AF891966

Ziegler

Defektur

Für meine Schwester

Andreas S. Ziegler

Defektur

Risikobasiertes Stufenmodell und apothekengerechte Prüfungsmethoden

Andreas S. Ziegler, Großhabersdorf

Mit 100 Abbildungen und 36 Tabellen

Deutscher Apotheker Verlag

Der Autor

Dr. rer. nat. Andreas S. Ziegler
Flurstr. 2
90613 Großhabersdorf

Bibliografische Information der Deutschen Nationalbibliothek
Die Deutsche Nationalbibliothek verzeichnet diese Publikation in der Deutschen Nationalbibliografie; detaillierte bibliografische Daten sind im Internet unter http://dnb.d-nb.de abrufbar.

1. Auflage 2014
ISBN 978-3-7692-6094-6 (Print)
ISBN 978-3-7692-6311-4 (E-Book, PDF)

Birkenwaldstr. 44, 70191 Stuttgart
www.deutscher-apotheker-verlag.de
Printed in Germany

Satz: primustype Hurler GmbH, Notzingen
Druck und Bindung: Kösel, Krugzell
Umschlaggestaltung: deblik, Berlin
Umschlagabbildung: Sinisa Botas – Fotolia.com

Vorwort

Die Apothekenbetriebsordnungsnovelle von 2012 war noch nicht in Kraft getreten, schon machte die Nachricht vom „Tod der Defektur“ die Runde. Besonders bedauerlich dabei war, dass selbst einige Standesvertreter – aus Unkenntnis oder wider besseres Wissen – meinten, das Totenglöcklein für die Defektur läuten zu müssen. Einige besonders forsche unter ihnen riefen gar nach dem Verordnungsgeber und verlangten eine Nachbesserung in Sachen Defektur, ohne zu realisieren, welch großen Gestaltungsspielraum die bestehende Formulierung des Verordnungstextes tatsächlich eröffnet. Doch statt die sich hieraus ergebenden Möglichkeiten im Sinne des Berufsstandes zu nutzen und aktiv mit Leben zu erfüllen, verstärkten sie die Verunsicherung vieler Apotheken, von denen sich in der Folge etliche vorschnell und unnötigerweise von der Defektur verabschiedeten. Das Hauptproblem der Defektur besteht demnach nicht etwa in den unüberwindlichen Hürden der Apothekenbetriebsordnung, sondern vor allem in der Verunsicherung, die durch die vage Formulierung des Verordnungstextes und die unreflektierten Meinungsäußerungen einiger Vertreter des Berufsstandes bzw. der Überwachungsbehörden gestiftet wurde.

Vielerorts hoffte man, ein klares, einvernehmliches Statement der Pharmazieräte könnte verbliebene Unklarheiten beseitigen und der Defektur in Deutschland wieder ein festes Fundament geben, insbesondere nachdem die Arbeitsgemeinschaft der Pharmazieräte Deutschlands (APD) in ihrer Resolution von 2012 ein klares Bekenntnis für den Erhalt der Defektur abgelegt und die Veröffentlichung allgemeiner Standards für die Defekturprüfung angekündigt hatte. Was im Oktober 2013 folgte, war zwar neuerlich ein eindeutiger Fingerzeig in Richtung einer risikoorientierten Defekturprüfung, der Konkretisierungsgrad blieb jedoch hinter den Erwartungen zurück. Letztlich bieten demnach auch die Ausführungen der Pharmazieräte noch immer große Interpretationsspielräume und lassen die von vielen Apotheken erhoffte Klarheit vermissen.

Die nach wie vor bestehende Verunsicherung in puncto Defekturprüfung zu beseitigen, ist daher das Hauptanliegen dieses Buches. Dreh- und Angelpunkt, des hierfür entwickelten Konzepts, ist eine standardisierte Risikobeurteilung, aus der sich konkrete Prüfempfehlungen ableiten lassen, ohne jedoch Anspruch auf Allgemeinverbindlichkeit erheben zu wollen. Das Konzept versteht sich vielmehr als Handreichung, mit deren Hilfe Apotheken das Risiko der von ihnen hergestellten Defekturarzneimittel jederzeit nach transparenten und nachvollziehbaren Kriterien beurteilen können. Die aus der Risikobeurteilung abgeleiteten Prüfempfehlungen ermöglichen es den Apotheken, eine greifbare Vorstellung des notwendigen Prüfaufwands zu entwickeln und aus einer Vielzahl potentiell in Frage kommender Prüfmethoden in Abhängigkeit von Risikoklasse und Darreichungsform eine oder mehrere aussagekräftige Prüfmethoden für das jeweilige Defekturarzneimittel auszuwählen. Natürlich sind die Apotheken hierbei nicht auf die in diesem Buch genannten Prüfmethoden beschränkt. Andere geeignete Prüfmethoden können selbstredend ebenfalls zum Einsatz kommen. Die nachfolgenden Ausführungen sollen es den Apotheken erleichtern, sich in die mögliche „Architektur“ eines risikobasierten Prüfkonzepts für Defekturarzneimittel einzudenken und dieses ihren individuellen Bedürfnissen anzupassen. Aus diesem Grund werden im zweiten Teil des Buches die verschiedenen Prüfmethoden mit ihren möglichen Einsatzbereichen sowie ihren Vor- und Nachteilen im Detail erläutert.

Die Auswahl der in diesem Buch empfohlenen Prüfmethoden und die Festlegung ihrer Anwendungsbereiche erfolgte in dem Bewusstsein, hierbei die Grenzen des statistisch bzw. wissenschaftlich Vertretbaren auszuloten. Dem geneigten Leser diene diese Tatsache als Indiz dafür, dass dieses Werk beseelt ist von dem Gedanken, den Aufwand der Defekturprüfung so gering wie möglich zu halten.
Wie der Europarat in einer Resolution aus dem Jahr 2011 zurecht feststellte, können industriell hergestellte Arzneimittel nicht alle individuellen Patientenbedürfnisse befriedigen, weshalb in Apotheken hergestellte Zubereitungen ein wichtiges Element der Arzneimittelversorgung in Europa darstellen. Damit die Apotheken diese unverzichtbare Aufgabe auch weiterhin erfüllen können, bedarf es jedoch geeigneter Rahmenbedingungen, die einen adäquaten Ausgleich schaffen zwischen Patienteninteresse einerseits und dem für Apotheken zumutbarem Aufwand andererseits. Ich hoffe mit diesem Buch hierzu einen Beitrag zu leisten und damit die Defektur in möglichst vielen Apotheken am Leben zu halten oder gar wiederzubeleben, auf dass sich das alte Sprichwort einmal mehr bewahrheite: Totgesagte leben länger!

Großhabersdorf, im Frühjahr 2014 Dr. Andreas S. Ziegler

Inhaltsverzeichnis

Vorwort V

TEIL A Risikobasiertes Stufenmodell

1 Rechtliche Grundlagen 3

1.1 Übersicht der rechtlichen Rahmenbedingungen 3

1.2 Rechtsbegriff „Defekturarzneimittel" 6

1.3 Zulassungsstatus von Defekturarzneimitteln 6

1.3.1 Fertigarzneimittel nach der Hunderterregel 7
1.3.2 STADA-Präparate 7
1.3.3 Standardzulassungen 7
1.3.4 Homöopathische Fertigarzneimittel nach der Tausenderregel 8
1.3.5 Homöopathische Standardregistrierungen 8
1.3.6 Bulkware als Zwischen- oder Endprodukt 8

1.4 Arzneimittelrechtliche Verbote bei der Herstellung von Defekturarzneimitteln 9

1.5 Defektur-Dokumentation 9

1.5.1 Herstellungsanweisung 10
1.5.2 Herstellungsprotokoll 11
1.5.3 Prüfanweisung 12
1.5.4 Prüfprotokoll 12
1.5.5 Plausibilitätsprüfung 13
1.5.6 Papierlose Dokumentation 13

1.6 Kennzeichnung 14

1.6.1 Kennzeichnung von Fertigarzneimittel nach der Hunderterregel 15
1.6.2 Kennzeichnung von STADA-Präparaten 20
1.6.3 Kennzeichnung von Standardzulassungen 21
1.6.4 Kennzeichnung von homöopathischen Defekturarzneimitteln 23
1.6.5 Kennzeichnung von Bulkware 23

1.7 Auslagerung der Defekturherstellung 23

1.7.1 Defekturherstellung und Herstellbetrieb 23
1.7.2 Defektur und Filialverbund 24

1.8 Auslagerung der Defekturprüfung 24

1.9 Abrechnung 25

2 Pharmazeutisch-regulatorisches Umfeld **26**

2.1 Überblick **27**

2.2 „Good Preparation Practices"-Guideline der PIC/S **29**
2.2.1 Qualitätssicherung 30
2.2.2 Gute Zubereitungspraxis (GPP) 31
2.2.3 Qualitätskontrolle 31

2.3 Resolution CM/ResAP(2011)1 des Europarats **31**

2.4 Europäisches Arzneibuch und andere Pharmakopöen **33**

2.5 Leitlinie „Herstellung und Prüfung der nicht zur parenteralen Anwendung bestimmten Rezeptur- und Defekturarzneimittel" der Bundesapothekerkammer (BAK) **35**

3 Grundsätze zur Prüfung von Defekturarzneimitteln **42**

3.1 Risikobeurteilung von offizinell hergestellten Arzneimitteln **43**
3.1.1 Jährliche Produktionsmenge 44
3.1.2 Applikationsart und Darreichungsform 45
3.1.3 Inhärente Risiken des Wirkstoffs 47
3.1.4 Herstellungsprozess 67
3.1.5 Abgabe 68
3.1.6 Dokumentation der Risikobeurteilung 69

3.2 Risikobasiertes Stufenmodell für die analytische Endprüfung **71**
3.2.1 Korrelation von Gesamtrisikoscore und analytischem Aufwand 72

3.3 Surrogatparameter-Konzept **77**

3.4 Methoden-Auswahl **79**
3.4.1 Feste Darreichungsformen 79
3.4.2 Flüssige Darreichungsformen 82
3.4.3 Halbfeste Darreichungsformen 84
3.4.4 Prüfung von Standardzulassungen 86

3.5 Festlegung von Soll- und Grenzwerten **87**
3.5.1 Grundlagen für die Festlegung von Soll- bzw. Grenzwerten 87
3.5.2 Individuelle Erarbeitung von Soll- und Grenzwerten in der Apotheke 91

4 Prüfung steriler Defekturarzneimittel **94**

4.1 Sterilitätsprüfung nach Arzneibuch **94**

4.2 Parametrische Freigabe **95**
4.2.1 Sterilisation im Endbehältnis 96
4.2.2 Aseptische Herstellung 97

4.3 Fazit **100**

5 Probenahme ... 101

6 Organoleptische Prüfung ... 103

6.1 Organoleptische Prüfverfahren ... 104
6.1.1 Einfache beschreibende Prüfung ... 105
6.1.2 Paarweise Unterschiedsprüfung ... 105

6.2 Organoleptische Qualitätsmerkmale ... 105
6.2.1 Feste Darreichungsformen ... 108
6.2.2 Halbfeste Darreichungsformen ... 108
6.2.3 Flüssige Zubereitungen ... 109

TEIL B Prüfmethoden

7 Densitometrie ... 113

7.1 Einführung ... 113

7.2 Aussagekraft und Limitationen ... 114

7.3 Prüfung der Dichte mittels Pyknometer ... 115
7.3.1 Geräte ... 115
7.3.2 Methodenbeschreibung ... 118
7.3.3 Eignung ... 119

7.4 Prüfung der Dichte mittels Aräometer ... 119
7.4.1 Geräte ... 119
7.4.2 Methodenbeschreibung ... 122
7.4.3 Eignung ... 124

8 Dünnschichtchromatographie ... 125

8.1 Einführung ... 125

8.2 Aussagekraft und Limitationen ... 126

8.3 Dünnschichtchromatographie (Ph. Eur. 2.2.27) ... 129
8.3.1 Geräte ... 129
8.3.2 Methodenbeschreibung ... 134
8.3.3 Eignung ... 140

9 Extensometrie ... 142

9.1 Einführung ... 142

9.2 Aussagekraft und Limitationen ... 142

9.3 Prüfung der Spreitbarkeit mit dem Extensometer ... 143
9.3.1 Geräte ... 143
9.3.2 Methodenbeschreibung ... 146
9.3.3 Eignung ... 146

10 Fließverhalten 148

10.1 Einführung 148

10.2 Aussagekraft und Limitationen 149

10.2.1 Partikelgröße 149

10.2.2 Elektrostatische Aufladung 149

10.2.3 Feuchte 150

10.2.4 Zusatz von Fließverbesserern 150

10.3 Prüfung des Fließverhaltens im Ausflusstrichter (Rieseltrichter) (Ph. Eur 2.9.16) 150

10.3.1 Geräte 150

10.3.2 Methodenbeschreibung 151

10.3.3 Eignung 153

10.4 Bestimmung des Schüttwinkels (Ph. Eur. 2.9.36) 155

10.4.1 Geräte 155

10.4.2 Methodenbeschreibung 156

10.4.3 Eignung 157

10.5 Bestimmung des Kompressibilitätsindex oder Hausner-Faktors (Ph. Eur. 2.9.36) 159

10.5.1 Methodenbeschreibung 159

10.5.2 Eignung 159

11 Gehaltsbestimmung 161

11.1 Einführung 161

11.2 Aussagekraft und Limitationen 162

11.3 Gehaltsbestimmung einzelner Wirkstoffe nach Ph. Eur. 163

11.3.1 Geräte 163

11.3.2 Methodenbeschreibung 164

11.3.3 Eignung 165

11.4 Gravimetrische Gehaltsbestimmung von Chloridionen 166

11.4.1 Geräte 166

11.4.2 Methodenbeschreibung 168

11.4.3 Eignung 168

11.5 Gravimetrische Gehaltsbestimmung von Sulfationen 168

11.5.1 Geräte 168

11.5.2 Methodenbeschreibung 168

11.5.3 Eignung 168

12 Gleichförmigkeit einzeldosierter Arzneiformen 170

12.1 Einführung 170

12.2 Aussagekraft und Limitationen 172

12.3 Gleichförmigkeit der Masse (Ph. Eur. 2.9.5) 173
12.3.1 Geräte 173
12.3.2 Methodenbeschreibung 173
12.3.3 Eignung 174

12.4 Gleichförmigkeit des Gehalts (Ph. Eur. 2.9.6) 174
12.4.1 Geräte 174
12.4.2 Methodenbeschreibung 175
12.4.3 Eignung 175

12.5 Gleichförmigkeit einzeldosierter Arzneiformen (Ph. Eur. 2.9.40) .. 175
12.5.1 Geräte 175
12.5.2 Methodenbeschreibung 176
12.5.3 Eignung 176

12.6 Gleichförmigkeit der Masse der abgegebenen Dosen aus Mehrdosenbehältnissen (Ph. Eur. 2.9.27) 178
12.6.1 Geräte 178
12.6.2 Methodenbeschreibung 178
12.6.3 Eignung 179

13 Grindometrie 180

13.1 Einführung 180

13.2 Geräte 180

13.3 Methodenbeschreibung 181

13.4 Aussagekraft und Limitationen 182

14 Identitätsprüfung von Wirkstoffen 184

14.1 Einführung 184

14.2 Aussagekraft und Limitationen 185

14.3 Identitätsprüfung einzelner Wirkstoffe nach Ph. Eur. bzw. anderen Regelwerken 186
14.3.1 Geräte 186
14.3.2 Methodenbeschreibung 187
14.3.3 Eignung 189

15 Konduktometrie 192

15.1 Einführung 192

15.2 Aussagekraft und Limitationen 193

15.3 Leitfähigkeitsmessung (Ph. Eur 2.2.38) 197
15.3.1 Geräte 197
15.3.2 Methodenbeschreibung 198
15.3.3 Eignung 199

16 Nahinfrarot-Spektroskopie (NIRS) 200

16.1 Einführung 200

16.2 Aussagekraft und Limitationen 202

16.3 Nahinfrarot-Spektroskopie (Ph. Eur. 2.2.40) 204
16.3.1 Geräte 204
16.3.2 Methodenbeschreibung 207
16.3.3 Eignung 213

17 Osmometrie (Tonizität) 216

17.1 Einführung 216

17.2 Aussagekraft und Limitationen 217

17.3 Osmometer-Methode (Ph. Eur. 2.2.35) 218
17.3.1 Geräte 218
17.3.2 Methodenbeschreibung 218
17.3.3 Eignung 221

17.4 Beckmann-Methode (nach ÖAB) 221
17.4.1 Geräte 221
17.4.2 Methodenbeschreibung 222
17.4.3 Eignung 224

18 Partikelgrößenbestimmung 226

18.1 Einführung 226

18.2 Aussagekraft und Limitationen 228

18.3 Mikroskopische Partikelgrößenbestimmung (modifiziert nach Ph. Eur. 2.9.37) 231
18.3.1 Geräte 231
18.3.2 Methodenbeschreibung 235
18.3.3 Eignung 239

18.4 Siebanalyse (modifiziert nach Ph. Eur. 2.9.12) ... 240
18.4.1 Geräte ... 240
18.4.2 Methodenbeschreibung ... 242
18.4.3 Eignung ... 243

19 Penetrometrie ... 245

19.1 Einführung ... 245

19.2 Geräte ... 246

19.3 Methodenbeschreibung ... 247

19.4 Aussagekraft und Limitationen ... 248

20 Phasenlage und Phasentrennung ... 250

20.1 Einführung ... 250

20.2 Aussagekraft und Limitationen ... 251

20.3 Prüfung der Phasenlage ... 252
20.3.1 Geräte ... 252
20.3.2 Methodenbeschreibung ... 252
20.3.3 Eignung ... 252

20.4 Phasentrennung im Zentrifugentest ... 253
20.4.1 Geräte ... 253
20.4.2 Methodenbeschreibung ... 253
20.4.3 Eignung ... 254

21 pH-Messung ... 256

21.1 Einführung ... 256

21.2 Aussagekraft und Limitationen ... 258

21.3 Indikatormethode (Ph. Eur. 2.2.4) ... 259
21.3.1 Geräte ... 259
21.3.2 Methodenbeschreibung ... 259
21.3.3 Eignung ... 260

21.4 Potentiometrische Methode (Ph. Eur. 2.2.3) ... 262
21.4.1 Geräte ... 262
21.4.2 Methodenbeschreibung ... 268
21.4.3 Eignung ... 269

22 Polarimetrie ... 272

22.1 Einführung ... 272

22.2 Aussagekraft und Limitationen ... 274

22.3 Optische Drehung (Ph. Eur. 2.2.7) ... 275
22.3.1 Geräte und Methodenbeschreibung ... 275
22.3.2 Eignung ... 278

23 Refraktometrie ... 279

23.1 Einführung ... 279

23.2 Aussagekraft und Limitationen ... 281

23.3 Brechungsindex (Ph. Eur. 2.2.6) ... 282
23.3.1 Geräte und Methodenbeschreibung ... 282
23.3.2 Eignung ... 284

24 Schütt- und Stampfdichte von Haufwerken ... 287

24.1 Einführung ... 287

24.2 Aussagekraft und Limitationen ... 288

24.3 Schütt- und Stampfdichte von Pulvern (Ph. Eur. 2.9.34) ... 289
24.3.1 Geräte ... 289
24.3.2 Methodenbeschreibung ... 289
24.3.3 Eignung ... 291

25 Sedimentationsanalyse ... 293

25.1 Einführung ... 293

25.2 Aussagekraft und Limitationen ... 294

25.3 Sedimentationsanalyse nach Andreasen ... 295
25.3.1 Geräte ... 295
25.3.2 Methodenbeschreibung ... 296
25.3.3 Eignung ... 296

25.4 Sedimentvolumenanalyse im Messzylinder ... 298
25.4.1 Geräte ... 298
25.4.2 Methodenbeschreibung ... 298
25.4.3 Eignung ... 299

26 Verlesen von Teemischungen ... 301

26.1 Einführung ... 301

26.2 Aussagekraft und Limitationen ... 302

26.3 Verlesen von Teemischungen (nach DAC 2013) ... 302
26.3.1 Geräte ... 302
26.3.2 Methodenbeschreibung ... 304
26.3.3 Eignung ... 305

27 Viskosimetrie ... 307

27.1 Einführung ... 307

27.2 Rheologische Grundbegriffe ... 308

27.3 Aussagekraft und Limitationen ... 313
27.3.1 Lösungen ... 313
27.3.2 Suspensionen ... 313
27.3.3 Emulsionen ... 313
27.3.4 Halbfeste Zubereitungen ... 314
27.3.5 Augensalben/-tropfen ... 314

27.4 Kapillarviskosimeter (Ph. Eur. 2.2.9) ... 315
27.4.1 Geräte ... 315
27.4.2 Methodenbeschreibung ... 318
27.4.3 Eignung ... 319

27.5 Rotationsviskosimeter (Ph. Eur. 2.2.10) ... 319
27.5.1 Geräte ... 319
27.5.2 Eignung ... 324

27.6 Kugelfallviskosimeter (Ph. Eur. 2.2.49) ... 324
27.6.1 Geräte ... 324
27.6.2 Methodenbeschreibung ... 324
27.6.3 Eignung ... 327

28 Wasseraufnahmevermögen ... 328

28.1 Einführung ... 328

28.2 Aussagekraft und Limitationen ... 328

28.3 Prüfung des Wasseraufnahmevermögen ... 330
28.3.1 Geräte ... 330
28.3.2 Methodenbeschreibung ... 330
28.3.3 Eignung ... 331

29 Zerfalls- und Erweichungszeit von Suppositorien ... 332

29.1 Einführung ... 332

29.2 Aussagekraft und Limitationen ... 333

29.3 Zerfallszeit von Suppositorien und Vaginalzäpfchen (Ph. Eur. 2.9.2) ... 334
29.3.1 Geräte ... 334
29.3.2 Methodenbeschreibung ... 334
29.3.3 Eignung ... 334

29.4 Erweichungszeit von lipophilen Suppositorien (Ph. Eur. 2.9.22) .. 335
29.4.1 Geräte 335
29.4.2 Methodenbeschreibung 336
29.4.3 Eignung 337

TEIL C Anhang

Literaturverzeichnis 341
Sachregister 347
Der Autor 355

Teil A
Risikobasiertes Stufenmodell

1 Rechtliche Grundlagen 3
2 Pharmazeutisch-regulatorisches Umfeld 26
3 Grundsätze zur Prüfung von Defekturarzneimitteln 42
4 Prüfung steriler Defekturarzneimittel 94
5 Probenahme 101
6 Organoleptische Prüfung 103

1 Rechtliche Grundlagen

1.1 Übersicht der rechtlichen Rahmenbedingungen

Von entscheidender Bedeutung für die sinnvolle, praktikable sowie im Rahmen der Möglichkeiten auch wirtschaftliche Herstellung von Arzneimitteln in der Apotheke ist die kombinierte Ausschöpfung aller rechtlich zulässigen Herstellungsoptionen von Rezeptur- und Defekturarzneimitteln. ○ Abb. 1.1 liefert einen Überblick über entsprechende Möglichkeiten und einschlägige Rechtsgrundlagen.

Wie ○ Abb. 1.1 so fokussieren auch die nachfolgenden Ausführungen, der Zielsetzung dieses Werkes entsprechend, auf die rechtlichen Rahmenbedingen der Defekturherstellung bzw., wo dies geboten erscheint, auf die Unterscheidung von Rezeptur und Defektur. Die Arzneimittelherstellung in Apotheken mit Herstellungserlaubnis nach § 13 AMG wird aufgrund der geringen Anzahl von Apotheken, die eine solche Erlaubnis besitzen, nicht näher thematisiert.

Um die angemessene Qualität von defekturmäßig hergestellten Arzneimitteln sicherzustellen, sind die herstellende Apotheke sowie der für die Herstellung verantwortliche Apotheker einer Reihe von gesetzlichen Bestimmungen unterworfen. Vom Apotheken- und Arzneimittelrecht, über das Betäubungsmittel- und Gefahrstoffrecht bis hin zum Eichrecht und der Branntweinsteuerverordnung bildet eine Vielzahl rechtlicher Vorschriften den gesetzlichen Rahmen für die Defekturherstellung (Thoma 2013). Sie alle in Gänze vorzustellen, würde den Umfang dieses Werkes zwangsläufig sprengen. Im Folgenden soll daher lediglich auf die Vorschriften der Apothekenbetriebsordnung (ApBetrO 2012) und des Arzneimittelgesetzes (AMG 2013) eingegangen werden, die die Defekturherstellung in der Apotheke im engeren Sinne regeln und auf vielfältige Weise ineinandergreifen. Einen Überblick über die relevanten Paragraphen dieser beiden Rechtsvorschriften liefert □ Tab. 1.1. Die darin genannten Rechtsbegriffe werden nachfolgend im Sinne der jeweiligen Norm verwendet und können dort im Originalwortlaut nachgelesen werden.

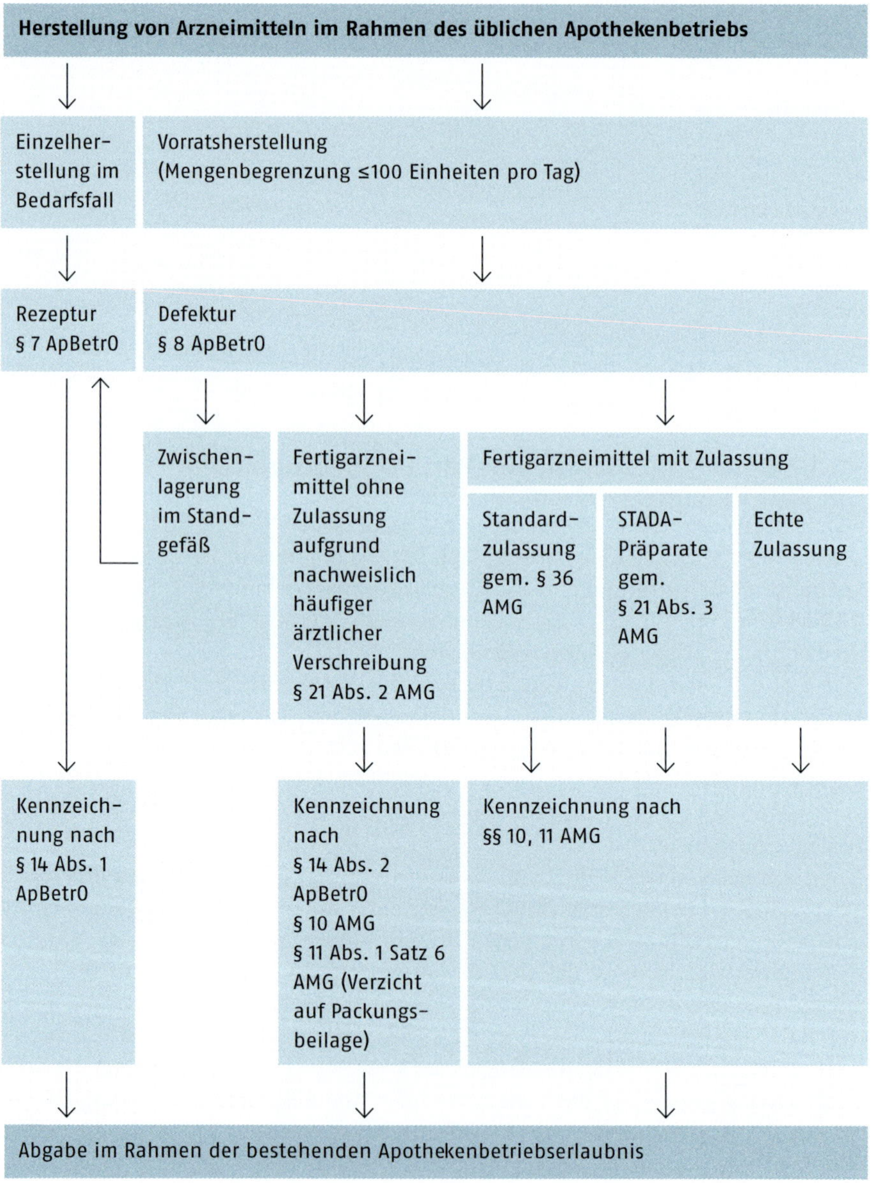

Abb. 1.1 Rechtsgrundlagen für die Arzneimittelherstellung im Rahmen des üblichen Apothekenbetriebs (nach Gebler, Kindl 2013)

Tab. 1.1 Für die Herstellung von Defekturarzneimitteln einschlägige Rechtsvorschriften in ApBetrO und AMG

	ApBetrO	AMG
Arzneimittelbegriff		§ 2
Definitionen		
Fertigarzneimittel		§ 4 Abs. 1
Herstellen		§ 4 Abs. 14
Qualität		§ 4 Abs. 15
Charge		§ 4 Abs. 16
Inverkehrbringen		§ 4 Abs. 17
Pharmazeutischer Unternehmer		§ 4 Abs. 18
Defekturarzneimittel	§ 1a Abs. 9	
Anforderungen an das Arzneimittel		
Verbot bedenklicher Arzneimittel		§ 5
Verbote zum Schutz der Täuschung		§ 8
Kennzeichnung der Behältnisse und äußere Umhüllungen	§ 14 Abs. 2 § 16 Abs. 2	§ 10 Abs. 1
Packungsbeilage	§ 14 Abs. 2	§ 11 Abs. 1 und 2
Zulassung der Arzneimittel		
Zulassungspflicht		§ 21
Ausnahmen von der Zulassungspflicht: Hunderterregel Standardzulassungen		 § 21 Abs. 2 Nr. 1 § 36
Lizenzherstellung (z. B. STADA-Präparate)		§ 21 Abs. 3
Herstellung von Arzneimitteln		
Ausgangsstoffe	§ 11	
Grundsätzliche Herstellungsvorschriften		§§ 13–19
Herstellungserlaubnis		§ 13
Rezepturherstellung	§ 7	
Defekturherstellung	§ 8	
Herstellung von Parenteralia	§ 35	

1

Tab. 1.1 Für die Herstellung von Defekturarzneimitteln einschlägige Rechtsvorschriften in ApBetrO und AMG (Fortsetzung)

	ApBetrO	AMG
Herstellung im Auftrag	§ 11a	
Ausnahme von der Herstellungserlaubnis für die Herstellung im Rahmen des üblichen Apothekenbetriebs	§§ 6–10	§ 13 Abs. 2 Nr. 1
Aufbewahrung der Herstellungs- und Prüfdokumentation in Apotheken	§ 22 Abs. 1	
Papierlose Dokumentation	§ 22 Abs. 2	

1.2 Rechtsbegriff „Defekturarzneimittel"

Ein Defekturarzneimittel ist gemäß § 1a Abs. 9 ApBetrO ein Arzneimittel, das im Rahmen des üblichen Apothekenbetriebes im Voraus und an einem Tag in bis zu 100 abgabefertigen Packungen oder in einer diesen entsprechenden Menge hergestellt wird (ApBetrO 2012). Da die Regelungen zur Herstellung von Defekturarzneimitteln in § 8 ApBetrO aber nur Anwendung finden, wenn auch tatsächlich Defekturarzneimittel hergestellt werden, ist es wichtig, zwischen der Herstellung von Defekturarzneimitteln und der Herstellung von mehreren patientenindividuell bestimmten Rezepturarzneimitteln zu unterscheiden. Während im ersten Fall die Herstellung im Voraus, d. h. vor der tatsächlichen Anforderung des Arzneimittels für einen noch nicht näher bestimmten Patienten erfolgt, ist im zweiten Fall der Empfänger des Arzneimittels zum Zeitpunkt der Herstellung bereits bekannt, da eine entsprechende Herstellungsanforderung (Rezept oder Kundenwusch) vorliegt. Werden mehrere Rezepturarzneimittel, die im o. g. Sinne patientenindividuell bestimmt sind, in einem Vorgang hergestellt, gilt § 8 ApBetrO nicht. Stattdessen richtet sich die Herstellung nach § 7 ApBetrO, der für Rezepturarzneimittel einschlägig ist (Cyran, Rotta 2012).

Die defekturmäßige Herstellung von Arzneimitteln zur parenteralen Anwendung ist grundsätzlich möglich. In diesem Fall sind neben den Anforderungen von § 8 ApBetrO die speziellen Vorgaben des § 35 ApBetrO zu beachten. Aufgrund der hohen Anforderungen dürfte eine solche Defekturherstellung aber die Ausnahme darstellen.

1.3 Zulassungsstatus von Defekturarzneimitteln

Wie aus Abb. 1.1 hervorgeht, handelt es sich bei Defekturarzneimitteln entweder um Fertigarzneimittel oder um Nicht-Fertigarzneimittel, die im Voraus in einer vergleichbaren Menge als Zwischen- oder Endprodukt für eine spätere Weiterverarbeitung bzw. zum Abfüllen/Abpacken hergestellt werden. Der rechtliche Status von Defekturarzneimitteln kann also unterschiedlich sein. Während sich die Herstellung stets nach § 8 ApBetrO richtet, sind für die Frage des Zulassungsstatus bzw. des Inverkehrbringens ausschließlich die Vorschriften des Arzneimittelgesetzes (AMG) relevant.

1.3.1 Fertigarzneimittel nach der Hunderterregel

Fertigarzneimittel sind nach § 21 AMG grundsätzlich zulassungspflichtig. Unter bestimmten Voraussetzungen können sie jedoch nach § 21 Abs. 2 AMG von der Zulassungspflicht ausgenommen sein. Bei Defekturarzneimitteln ist insbesondere § 21 Abs. 2 Nr. 1 AMG relevant. Demnach bedürfen Arzneimittel, die zur Anwendung bei Menschen bestimmt sind und aufgrund nachweislich häufiger ärztlicher oder zahnärztlicher Verschreibung in den wesentlichen Herstellungsschritten in einer Apotheke in einer Menge bis zu hundert abgabefertigen Packungen an einem Tag im Rahmen des üblichen Apothekenbetriebs hergestellt werden und zur Abgabe im Rahmen der bestehenden Apothekenbetriebserlaubnis bestimmt sind, keiner Zulassung. Diese Ausnahmeregelung ist exakt auf die in § 1a Abs. 9 ApBetrO definierte Defekturherstellung in der Apotheke zugeschnitten, sodass Defekturarzneimittel grundsätzlich von der Zulassungspflicht ausgenommen sind. Der geforderte Nachweis einer häufigen ärztlichen oder zahnärztlichen Verschreibung lässt sich durch die Sammlung von Rezeptkopien führen.

1.3.2 STADA-Präparate

Die Defekturherstellung kommt auch bei Fertigarzneimitteln in Betracht, für die ein pharmazeutischer Unternehmer nach § 21 Abs. 3 Satz 2 AMG eine Zulassung beantragt hat und die in Apotheken aufgrund einheitlicher Vorschriften hergestellt und unter einer einheitlichen Bezeichnung an Verbraucher abgegeben werden (z. B. sog. STADA-Präparate). Nach Abschluss eines Lizenzvertrags werden den Apotheken die Herstellungs- und Kennzeichnungsvorschriften sowie das Arzneimittel und das benötigte Verpackungsmaterial als Komplettpaket zur Verfügung gestellt. Eine eigene Zulassung durch die Apotheke ist nicht erforderlich. Die offizinelle Herstellung von STADA-Präparaten hat eine über 100-jährige, bis heute fortbestehende Tradition, allerdings ist die Anzahl der auf Basis einer STADA-Zulassung hergestellten Arzneimittel in den letzten Jahren stark rückläufig. Auch beschränken sich die in den Apotheken durchzuführenden Herstellungsschritte heute im Allgemeinen auf reine Abpack- und Kennzeichnungsvorgänge.

1.3.3 Standardzulassungen

Von der Zulassung freigestellt sind auch so genannte Standardzulassungen gem. § 36 AMG. Für die Defekturherstellung sind diese Standardzulassungen insbesondere deshalb interessant, weil hierfür kein Nachweis häufiger ärztlicher Verschreibungen gefordert wird, der ansonsten die Voraussetzung für eine Befreiung von der Zulassungspflicht darstellt (vgl. ▸ Kap. 1.3.1). In den Leitsätzen des Bundesministeriums für Gesundheit zu § 36 AMG heißt es: „Mit der Festlegung offizieller Standards wird die ursprüngliche Idee der Arzneibücher wieder aufgenommen, durch die Veröffentlichung von Monographien für häufig gebrauchte Fertigarzneimittel den Verbrauchern und Patienten sowie den Angehörigen der Heilberufe einen Qualitätsstandard zu gewährleisten.“ Für jede einzelne Standardzulassung wurde eine Monographie erarbeitet, die den gleichen Kriterien entspricht, wie sie für die Zulassung aller Fertigarzneimittel gelten. Heute stehen etwa 280 Standardzulassungen zur Verfügung (Braun 2011). Ein großer Anteil davon sind Infusionslösungen und andere, insbesondere für die Herstellung in Krankenhausapotheken wichtige Arzneimittel. Erwähnenswert sind die variablen Mischungsverhältnisse der standardzugelassenen Teerezepturen, da sie den Apotheken bei aller Standardisierung auch einen gewissen Gestaltungsspielraum zur Individualisierung bieten. Die Sammlung der Standardzulassungen wird laufend überarbeitet und erweitert. Eine Liste der aktuell gültigen

Monographien für Standardzulassungen ist auf der Homepage des Bundesinstituts für Arzneimittel und Medizinprodukte (BfArM) zu finden (www.bfarm.de).

Das Inverkehrbringen von standardzugelassenen Arzneimitteln muss dem Bundesinstitut für Arzneimittel und Medizinprodukte (BfArM) einmalig angezeigt werden (§ 67 Abs. 5 AMG). Seit 2012 existiert unter www.PharmNet.Bund.de die Online-Anwendung „Elektronische Standardzulassung". Über das Internetportal erhalten die Nutzer von Standardzulassungen u. a. die Möglichkeit

- die Nutzung von Standardzulassungen,
- Änderungsmeldungen sowie
- die Beendigung des Inverkehrbringens

papierlos beim BfArM anzuzeigen. Darüber hinaus besteht die Möglichkeit, den Stand der eigenen Standardzulassungen und die über das Portal angezeigten Änderungen darzustellen. Die Nutzung des Portals ist kostenfrei (BfArM 2013).

1.3.4 Homöopathische Fertigarzneimittel nach der Tausenderregel

Auch registrierungspflichtige homöopathische Arzneimittel nach § 38 Abs. 1 Satz 1 AMG können grundsätzlich defekturmäßig hergestellt und unter bestimmten Voraussetzungen ohne Registrierung in den Verkehr gebracht werden. Eine Zulassung ist nicht notwendig. Besondere Relevanz für die Defekturherstellung in der Apotheke hat § 38 Abs. 1 Satz 3 AMG. Danach bedarf es einer Registrierung nicht für homöopathische Arzneimittel, die von einem pharmazeutischen Unternehmer in Mengen bis zu 1 000 Packungen in einem Jahr in den Verkehr gebracht werden, sofern nicht bestimmte Ausschlusstatbestände, die ebenfalls in § 38 Abs. 1 Satz 3 AMG genannt sind, vorliegen. Die Herstellung im Rahmen dieser Tausenderregelung bietet sich daher für Apotheken an. Allerdings sind hierbei die mengenmäßigen Defekturgrenzen zu beachten. Auch bei Inanspruchnahme der Tausenderregelung dürfen nicht mehr als 100 Stück in einem Herstellungsvorgang bzw. an einem Tag hergestellt werden (Cyran, Rotta 2012). Um die Tausenderregel bei der defekturmäßigen Herstellung von Homöopathika komplett auszuschöpfen sind demnach mindestens zehn Herstellungsvorgänge notwendig.

1.3.5 Homöopathische Standardregistrierungen

Auch homöopathische Arzneimittel, die über Standardregistrierungen nach § 39 Abs. 3 AMG von der Registrierung freigestellt sind (StandRegV 2007), dürfen defekturmäßig hergestellt und in den Verkehr gebracht werden. Die mengenmäßige Beschränkung (max. 100 am Tag) ist auch in diesem Fall einzuhalten. Würde diese überschritten, kann die Herstellung nicht mehr nach den Vorgaben des § 8 ApBetrO erfolgen, stattdessen wäre eine Herstellungserlaubnis nach § 13 AMG notwendig.

1.3.6 Bulkware als Zwischen- oder Endprodukt

Als Defekturen gelten auch Nicht-Fertigarzneimittel, die in einer vergleichbaren Menge als Zwischen- oder Endprodukt für eine spätere Weiterverarbeitung oder zum Abfüllen/Abpacken im Voraus hergestellt werden (Rich, Kriessler 2012). Sie können als Ausgangsstoffe nach § 11 ApBetrO zur Herstellung von Rezeptur- oder anderen Defekturarzneimitteln verwendet werden. Auch in diesem Fall gilt grundsätzlich eine mengenmäßige Beschränkung, wobei es nicht immer ganz einfach ist, das Äquivalent zu 100 abgabefertigen Packungen festzulegen. Wird ein als Bulkware vorrätig gehaltenes Defekturarzneimittel beispielsweise je nach Verordnung in 50-, 100- und 200-Gramm-Kruken abgefüllt und abgegeben, so stellt sich die Frage, welche Gebindegröße bei der Berechnung der Chargenobergrenze zu Grunde zu legen ist. Auch wenn der Bulk zu einem späteren Zeitpunkt weiterverarbeitet oder als Rezeptur abgefüllt wird, ist das zwischengelagerte Produkt als fertige Defektur anzusehen und unterliegt damit nach Auffassung der Arbeitsgemeinschaft der Pharmazieräte Deutschlands (APD) der Prüfpflicht gem. § 8 ApBetrO (APD 2013).

1.4 Arzneimittelrechtliche Verbote bei der Herstellung von Defekturarzneimitteln

Für defekturmäßig hergestellte Arzneimittel gelten, wie für alle anderen Arzneimittel auch, die arzneimittelrechtlichen Verbote der §§ 5 und 8 AMG. Nach § 5 Abs. 1 AMG ist es untersagt, bedenkliche Arzneimittel in den Verkehr zu bringen. Bedenklich sind nach § 5 Abs. 2 AMG Arzneimittel, bei denen der begründete Verdacht besteht, dass sie bei bestimmungsgemäßem Gebrauch schädliche Wirkungen haben, die über ein nach den Erkenntnissen der medizinischen Wissenschaft vertretbares Maß hinaus gehen. Maßgebend für die Beurteilung eines Arzneimittels ist demnach der jeweilige Stand der wissenschaftlichen Erkenntnisse. Da diese laufend fortentwickelt werden, haben sich die für die unbedenkliche Beschaffenheit der Arzneimittel Verantwortlichen stets über den aktuellen Stand dieser Erkenntnisse zu unterrichten.

§ 8 AMG enthält Verbote zum Schutz vor Täuschung, darunter auch das Verbot, Arzneimittel herzustellen oder in den Verkehr zu bringen, die durch Abweichung von den anerkannten pharmazeutischen Regeln in ihrer Qualität nicht unerheblich gemindert sind. Eine Minderung der Qualität ist insbesondere dann nicht unerheblich, wenn die Wirksamkeit des Arzneimittels so herabgesetzt ist, dass der Behandlungserfolg bei Beachtung der vorgeschriebenen Art der Anwendung nicht erwartet werden kann. Dies kann vor allem durch einen gegenüber der Norm verminderten oder erhöhten Gehalt an bestimmten Stoffen oder Zubereitungen aus Stoffen, durch Verunreinigungen, durch Veränderungen in der Zusammensetzung oder durch Verderb (Überlagerung) verursacht worden sein. Insbesondere ist auch das Inverkehrbringen nach Ablauf des Verfallsdatums verboten (Cyran, Rotta 2012).

1.5 Defektur-Dokumentation

Grundsätzlich dienen die Dokumentationsvorschriften der Apothekenbetriebsordnung dem Nachweis aller für die Arzneimittelsicherheit wichtigen Prozesse. Dadurch wird die zuständige Behörde in die Lage versetzt, alle sicherheitsrelevanten Vorgänge innerhalb der Apotheke, ggf. auch retrospektiv, lückenlos zu überprüfen. Diesem Leitgedanken entsprechend ist auch die Herstellung und Prüfung von Defekturarzneimitteln umfassend zu dokumentieren. Im Einzelnen schreibt § 8 ApBetrO die folgenden vier Dokumente vor:

- Herstellungsanweisung
- Herstellungsprotokoll
- Prüfanweisung
- Prüfprotokoll

Welchen konkreten Anforderungen die einzelnen Dokumente genügen müssen, wird in ▸Kap. 1.5.1–1.5.4 näher ausgeführt. Grundsätzlich gilt: Die Angaben der Herstell- und Prüfdokumentation müssen klar und unmissverständlich sein. Der ursprüngliche Inhalt einer Eintragung darf daher nicht a posteriori unkenntlich gemacht werden. Nachträgliche Veränderungen oder Ergänzungen der Aufzeichnungen sind nicht grundsätzlich verboten. Sie müssen allerdings erkennen lassen, zu welchem Zeitpunkt sie der ursprünglichen Eintragung zugefügt wurden. In jedem Fall muss der genuine Eintrag lesbar bleiben, gleichgültig, ob er noch Bestand hat oder nicht. Dabei empfiehlt es sich, die vorgenommene Veränderung, Ergänzung oder Streichung mit dem Namenszeichen des hierfür Verantwortlichen zu bestätigen. Diese in § 22 Abs. 1 ApBetrO genannten Voraussetzungen müssen auch bei elektronischer („papierloser") Aufzeichnung gewährleistet sein. Außerdem muss sichergestellt sein, dass die Daten während der Aufbewahrungsfrist verfügbar sind und innerhalb einer angemessenen Frist lesbar gemacht werden können. Bei einer Aufzeichnung und Aufbewahrung ausschließlich auf Datenträgern ist gem. § 22 Abs. 2 ApBetrO ein nach der Apothekenbetriebsordnung gefordertes Namenszeichen durch eine elektronische Signatur nach dem Signaturgesetz und eine eigenhändige Unterschrift durch eine qualifizierte elektronische Signatur nach dem Signaturgesetz zu ersetzen.

Laut § 22 Abs. 1 ApBetrO sind alle Aufzeichnungen über die Herstellung und Prüfung von Defekturarzneimitteln vollständig und mindestens bis ein Jahr nach Ablauf des Verfalldatums, jedoch nicht weniger als fünf Jahre lang, aufzubewahren. Soweit andere Vorschriften außerhalb der Apothekenbetriebsordnung längere Aufbewahrungsfristen für Aufzeichnungen vorschreiben, gehen diese den Regelungen in § 22 ApBetrO vor.

1.5.1 Herstellungsanweisung

Für die Herstellung von Defekturarzneimitteln bedarf es laut § 8 Abs. 1 ApBetrO einer schriftlichen Herstellungsanweisung, die allerdings nicht zwangsläufig in ausgedruckter Form vorliegen muss. Vielmehr ist auch eine elektronische Herstellungsanweisung möglich (vgl. ▸Kap. 1.5.6). In diesem Fall muss die von § 8 Abs. 1 Satz ApBetrO geforderte (eigenhändige) Unterschrift eines Apothekers der Apotheke durch eine qualifizierte elektronische Signatur nach dem Signaturgesetz ersetzt werden. Eine „einfache" oder eine „fortgeschrittene" elektronische Signatur reichen nicht aus. Notwendig ist ferner die Erstellung der Herstellungsanweisung im Vorfeld. Sie darf also nicht während des Herstellungsvorgangs und erst recht nicht im Anschluss gefertigt werden.

Die Bezugnahme auf bekannte und allgemein anerkannte Vorschriften ist zulässig. Es muss aber sichergestellt sein, dass die Herstellungsanweisung insoweit aus sich verständlich ist und die Werke, auf die Bezug genommen wird, in der Apotheke auch entsprechend vorgehalten werden. Generell ist es jedoch zu vorzuziehen, auf entsprechende allgemein anerkannte pharmazeutische Regeln nicht nur Bezug zu nehmen, sondern diese – soweit von Bedeutung – zumindest auszugsweise zu übernehmen, um auf diese Weise ein einheitliches Dokument zu generieren, das alle relevanten Daten enthält.

§ 8 Abs. 1 Satz 2 regelt die Mindestanforderungen an die Herstellungsanweisung. Demnach muss sie insbesondere Festlegungen treffen (weitere Angaben sind zulässig, ggf. sogar notwendig):

- zu den einzusetzenden Ausgangsstoffen, den primären Verpackungsmaterialien und den Ausrüstungsgegenständen,
- zu den technischen und organisatorischen Maßnahmen, um Kreuzkontaminationen und Verwechslungen zu vermeiden, einschließlich der Vorbereitung des Arbeitsplatzes,
- zur Festlegung der einzelnen Arbeitsschritte, einschließlich der Sollwerte, und soweit durchführbar, von Inprozesskontrollen,
- zur Kennzeichnung, einschließlich des Herstellungsdatums und des Verfalldatums oder der Nachprüfung, und, soweit erforderlich, zu Lagerungsbedingungen und Vorsichtsmaßnahmen sowie
- zur Freigabe zum Inverkehrbringen im Sinne von § 4 Abs. 17 des Arzneimittelgesetzes.

1.5.2 Herstellungsprotokoll

Für die Herstellung von Defekturarzneimitteln ist ein Herstellungsprotokoll anzufertigen. Im Herstellungsprotokoll ist die Herstellung gemäß der Herstellungsanweisung zum Zeitpunkt der Herstellung von der herstellenden Person zu dokumentieren. Das Herstellungsprotokoll muss die zugrunde liegende Herstellungsanweisung nennen. Aus ihm müssen sich alle wichtigen, die Herstellung betreffenden Tätigkeiten rückverfolgen lassen. Wie bei der Herstellung von Rezepturarzneimitteln müssen auch bei Defekturarzneimitteln die einzelnen Schritte der Herstellung protokolliert werden.

1

Laut § 8 Abs. 2 ApBetrO muss das Herstellungsprotokoll insbesondere folgende Angaben enthalten:

- das Herstellungsdatum und die Chargenbezeichnung,
- die eingesetzten Ausgangsstoffe sowie deren Einwaagen oder Abmessungen und deren Chargenbezeichnungen oder Prüfnummern,
- die Ergebnisse der Inprozesskontrollen,
- die Herstellungsparameter,
- die Gesamtausbeute und, soweit zutreffend, die Anzahl der abgeteilten Darreichungsformen,
- das Verfalldatum oder das Nachtestdatum sowie
- die Unterschrift der Person, die das Arzneimittel hergestellt hat.

Im Anschluss muss ein Apotheker die Freigabe erteilen. Das Herstellungsprotokoll ist hierzu mit der Bestätigung eines Apothekers zu ergänzen, dass die angefertigten Arzneimittel der Herstellungsanweisung entsprechen (Freigabe). Da für die Bestätigung nicht ausdrücklich eine Unterschrift verlangt wird, ist wie bisher (vgl. BAK 2012) davon auszugehen, dass für die Freigabe ein Namenszeichen des verantwortlichen Apothekers ausreicht. Folglich genügt für die im Falle einer elektronischen Erstellung des Herstellungsprotokolls erforderliche Signatur die „einfache" elektronische Signatur. Fraglich ist, was hinsichtlich der nach § 8 Abs. 2 Nr. 7 erforderlichen Unterschrift der herstellenden Person gilt, die nicht notwendigerweise mit dem die Freigabe erklärenden Apotheker identisch sein muss. Es wird die Auffassung vertreten, dass es für den Anwendungsbereich von § 22 Abs. 2 Satz 3 ApBetrO allein darauf ankommt, ob vom verantwortlichen Apotheker die eigenhändige Unterschrift verlangt wird oder ein Namenszeichen ausreicht. Bei der Freigabe hat der Apotheker die Ergebnisse der analytischen Prüfung, die im Prüfprotokoll dokumentiert sind, zu berücksichtigen.

1.5.3 Prüfanweisung

Die bei Rezepturen erlaubte organoleptische Prüfung ist bei Defekturen nicht ausreichend, da laut Bundesgesundheitsministerium nach heutigen Kriterien bei einer Arzneimittelherstellung, die über den Einzelfall hinausgeht, unter Sicherheitsaspekten nicht auf jegliche analytische Prüfung zur Feststellung der Qualität des hergestellten Endprodukts verzichtet werden kann (BMG 2012). Wie bei anderen Arzneimittelherstellern ist auch bei der Defekturherstellung in der Apotheke für jede Prüfung eine schriftliche Anweisung zu erstellen (Ziegler 2012). Für die Prüfung von Defekturarzneimitteln ist demnach eine Prüfvorschrift anzufertigen, die von einem Apotheker zu unterschreiben ist. Liegt die Prüfanweisung in rein elektronischer, nicht gedruckter Form vor, bedarf es einer qualifizierten elektronischen Signatur nach dem Signaturgesetz (Cyran, Rotta 2012). Die Prüfanweisung dient der Arzneimittelsicherheit und muss mindestens Angaben enthalten

- zur Probenentnahme,
- zur Prüfmethode,
- zur Art der Prüfung, einschließlich der zulässigen Soll- oder Grenzwerte.

Laut Amtlicher Begründung des Bundesgesundheitsministeriums zur Novellierung der Apothekenbetriebsordnung 2012 kann bei der Prüfanweisung auf bekannte, allgemein anerkannte Vorschriften Bezug genommen werden (BMG 2012).

1.5.4 Prüfprotokoll

Wie bei der Herstellung, so ist auch bei der Prüfung durch ein Protokoll nachzuweisen, dass die Vorgaben der Anweisung eingehalten bzw. umgesetzt wurden. Das Prüfprotokoll ist gem. § 8 Abs. 4 ApBetrO von der Person zu erstellen, die die Prüfung durchgeführt hat. Es muss folgende Mindestangaben erhalten:

- Bezeichnung des geprüften Defekturarzneimittels sowie dessen Chargenbezeichnung und/oder Herstelldatum
- Nennung der zugrunde liegenden Prüfanweisung
- Datum der Prüfung
- Prüfergebnis sowie ggf. dessen Bewertung
- Freigabe des Prüfergebnisses durch den verantwortlichen Apotheker, der die Prüfung durchgeführt oder beaufsichtigt hat

Grundsätzlich gilt: die Prüfung muss anhand des Prüfprotokolls vollständig nachvollziehbar sein. Eine pauschale Protokollierung, dass eine Prüfung erfolgt ist und keine Mängel festgestellt worden sind, genügt nicht. Hieraus ergibt sich möglicherweise die Notwendigkeit weitere Daten auf dem Prüfprotokoll festzuhalten. Ein Verzicht auf die analytische Prüfung ist im Gegensatz zu Rezepturarzneimitteln nicht möglich. Damit die Sicherheit gewährleistet wird, muss die Prüfung am Endprodukt erfolgen. Dessen Qualität muss festgestellt werden. Die Prüfung ist vom Apotheker jedenfalls zu beaufsichtigen. Nur der Apotheker ist dann zur Freigabe berechtigt. Eine Personenverschiedenheit zwischen herstellendem und prüfendem Apotheker oder zwischen dem Apotheker, der die Prüfungsanweisung unterschreibt, der die Herstellungsanweisung unterschreibt und die Prüfung vornimmt, ist nicht notwendig. Das Prüfprotokoll ist wie auch sonst bei Prüfprotokollen vorgesehen (vgl. § 11 Abs. 2 Satz 4 und § 12 Abs. 2 Nr. 5 ApBetrO) von dem die Prüfung durchführenden oder beaufsichtigenden Apotheker mit einem Namenszeichen zu versehen.

1.5.5 Plausibilitätsprüfung

Während bei Rezepturarzneimitteln gem. § 7 Abs. 1b ApBetrO vor der Anfertigung zwingend eine Plausibilitätsprüfung durchzuführen ist, wird dies bei Defekturarzneimitteln in der Apothekenbetriebsordnung nicht explizit gefordert. Das bedeutet aber nicht, dass der Apotheker Defekturarzneimittel nicht unter galenischen Gesichtspunkten beurteilen muss (Kiefer 2012). Auf die Forderung einer Plausibilitätsprüfung für Defekturarzneimittel wurde verzichtet, weil die Herstellung entweder aufgrund validierter Rezepturformeln erfolgt (z. B. Standardzulassungen), für die die Plausibilität vorausgesetzt werden kann, oder aufgrund häufiger ärztlicher Verordnung und damit ursprünglich auf einer ärztlichen Rezepturanforderung basiert haben muss. Daraus ergibt sich, dass zumindest vor dem Erreichen der Defekturgrenze eine Plausibilitätsprüfung der Rezeptur stattgefunden haben muss (Preuschhof, Tisch 2012). Dies heißt jedoch nicht, dass ein Arzneimittel, das die Defekturgrenze einmal überschritten hat, keiner weiteren pharmazeutischen Bewertung mehr zu unterziehen ist. Vielmehr ergibt sich aus der Forderung des § 2a Abs. 1 ApBetrO, dass Arzneimittel nach Stand von Wissenschaft und Technik hergestellt, geprüft und gelagert werden müssen, implizit die Notwendigkeit, die Plausibilität auch bei Defekturarzneimitteln in regelmäßigen Abständen erneut zu prüfen. Da der Erkenntnisstand von Wissenschaft und Forschung kontinuierlich voranschreitet (vgl. ◘ Tab. 1.2), ist es nicht statthaft, sich auch nach Jahren noch immer auf eine Plausibilitätsprüfung zu verlassen, die irgendwann vor dem Erreichen der Defekturgrenze für ein bestimmtes Arzneimittel erstellt wurde. Es kann daher sinnvoll sein, auch Defekturarzneimittel von Zeit zu Zeit einer Plausibilitätsprüfung zu unterziehen, um so zu gewährleisten, dass die Formulierung dem aktuellen wissenschaftlichen Erkenntnisstand entspricht.

◘ **Tab. 1.2** Vergleich des plausibilitätsrelevanten, wissenschaftlichen Erkenntnisstands für die Jahre 2012 bzw. 2013 am Beispiel ausgewählter Wirkstoffprofile (Ziegler 2012a, 2013a)

	Rezeptierbarer pH-Bereich		Therapeutische Konzentration [%]	
	2012	2013	2012	2013
Clindamycinhydrochlorid	3–5	3–5	**1–3**	**1–2**
Hydrochinon	< 4	< 4	**2–5**	**2–3**
Milchsäure	**3–4**	**1–8**	5–10	5–10
Prednicarbat	**4–10**	**3,5–5,5**	0,25	0,25
Progesteron	**Nicht bekannt**	**≤ 7**	1–3	1–3
Trichloressigsäure	< 1	< 1	**10–80**	**10–65**

1.5.6 Papierlose Dokumentation

Die papierlose elektronische Dokumentation kann bei der Bewältigung des mit der Defekturherstellung einhergehenden Dokumentationsaufwandes und bei der Archivierung eine erhebliche Erleichterung darstellen. Die Apothekenbetriebsordnung sieht daher ausdrücklich vor, dass Aufzeichnungen auch auf Bild- oder Datenträgern vorgenommen und aufbewahrt werden können. Dies ist allerdings an gewisse Voraussetzungen geknüpft. Demnach muss die papierlose Dokumentation gemäß § 22 Abs. 2 ApBetrO so geführt werden, dass

- Aufzeichnungen, die nach der Apothekenbetriebsordnung mit einem Namenszeichen zu versehen sind, durch eine elektronische Signatur nach dem Signaturgesetz ersetzt werden; anstatt der eigenhändigen Unterschrift ist eine qualifizierte elektronische Signatur nach dem Signaturgesetz notwendig;
- sichergestellt ist, dass die Daten während der Aufbewahrungsfrist verfügbar sind und innerhalb einer angemessenen Frist lesbar gemacht werden können;
- der ursprüngliche Inhalt einer Eintragung nicht unkenntlich gemacht wird. Es dürfen keine Veränderungen vorgenommen werden, die nicht erkennen lassen, ob sie bei oder nach der ursprünglichen Eintragung vorgenommen worden sind;
- die Aufbewahrungsfristen eingehalten werden.

Insbesondere die Frage der elektronischen Signatur sorgt immer wieder für Verunsicherung, weshalb hierauf etwas detaillierter eingegangen werden soll. Verlangt die Apothekenbetriebsordnung für ein bestimmtes Dokument lediglich das Namenszeichen des Dokumentierenden, ist eine einfache elektronische Signatur (ES) ausreichend. Diese lässt sich z. B. durch Eingabe des Namenskürzels über die Tastatur erzeugen. Allerdings müssen auch die so signierten Dokumente den allgemeinen Dokumentationsanforderungen genügen, d. h. sie müssen gegen nachträgliche Änderungen und vor Unkenntlichkeit geschützt sein. Deshalb muss zusätzlich zur einfachen Signatur technisch gewährleistet sein, dass der einmal erstellte Dokumententext vor späterem Zugriff geschützt ist (Saalfrank 2013).

Fordert die Apothekenbetriebsordnung die eigenhändige Unterschrift des Dokumentierenden, ist eine qualifizierte elektronische Signatur (QES) notwendig. Die Anforderungen an eine solche QES sind relativ hoch und werden beispielsweise von Unterschriften-Pads nicht erfüllt. Vielmehr benötigt jede Person, die Dokumente qualifiziert elektronisch signieren möchte, eine persönliche Signaturkarte, die von einer autorisierten Zertifizierungsstelle, einem sogenannten Trust-Center, ausgestellt werden muss. Zusätzlich bedarf es eines Kartenlesegeräts, mit dem das auf der persönlichen Signaturkarte hinterlegte Zertifikat gelesen und mithilfe einer geeigneten Software überprüft werden kann. Die eigentliche elektronische Unterschrift erfolgt dann durch Eingabe einer PIN auf der Tastatur des Kartenlesegeräts. Auf diese Weise wird der Karteninhaber eindeutig authentifiziert. Ein solches QES-Verfahren bietet die Möglichkeit, alle Dokumente ohne Ausdruck rechtskonform zu signieren (Ziegler 2013a).

1.6 Kennzeichnung

Die Kennzeichnung eines Arzneimittels dient einer zuverlässig wahrnehmbaren Information im Interesse der Arzneimittelsicherheit und muss deshalb in gut lesbarer Schrift, auf dauerhafte Weise und in deutscher Sprache angegeben werden (§§ 14 Abs. 1 Satz 2 ApBetrO und 10 Abs. 1 AMG). Eine Schrift ist „gut lesbar“, wenn sie „für einen normalsichtigen Betrachter unter normalen Sichtverhältnissen ohne besondere Konzentration und Anstrengung lesbar ist“ (BGH, Urt. v. 10. 12. 1986). Nach der von der Europäischen Kommission im Januar 2009 veröffentlichten „Guideline on the readability of the label and package leaflet of medicinal products for human use“ soll die Etikettierung mindestens in einer Schriftgröße von 7-Punkt-Einheiten (oder in einer solchen Größe, bei welcher der Kleinbuchstabe „x" eine Höhe von mindestens 1,4 mm aufweist) erfolgen (Europäische Kommission 2009). Abgesehen von der Schriftgröße muss auch das Druckbild im Ganzen (Farbe, Kontrast, Drucktyp, Zeilenabstand u. a.) in Betracht gezogen werden. So kann beispielsweise helle Schrift auf dunklem Hintergrund die Lesbarkeit erheblich beeinträchtigen. Wichtig ist auch, eine Schriftart zu wählen, bei der ähnliche Buchstaben bzw. Zahlen wie „i", „l" (Buchstabe) und „1" (Zahl) leicht voneinander unterschieden werden können (Cyran, Rotta 2012). Die Forderung einer „dauerhaften" Kennzeichnung ist dann erfüllt, wenn die Beschriftung wischfest ist und nicht ohne Beschädigung entfernt werden kann.

Aus Gründen der Arzneimittelsicherheit müssen Arzneimittel grundsätzlich in deutscher Sprache gekennzeichnet werden (Einzige Ausnahme: Zusammensetzung von Rezepturarzneimitteln). Abkürzungen dürfen nur verwendet werden, soweit sie allgemein verständlich und gebräuchlich sind. Die zwingend vorgeschriebene deutsche Sprache für die Art der Anwendung und für die Gebrauchsanweisung kann bei ausländischen Kunden zu Verständigungsschwierigkeiten führen. Neben der deutschen Sprache sollten die jeweils in Betracht kommenden Angaben deshalb nach Möglichkeit auch in der betreffenden Fremdsprache auf dem Behältnis oder z. B. auf einem besonderen Etikett vermerkt werden. Sofern zusätzlich Angaben in einer anderen Sprache gemacht werden, müssen diese gem. § 10 Abs. 1 Satz 2 AMG mit der deutschen Kennzeichnung übereinstimmen.

1.6.1 Kennzeichnung von Fertigarzneimittel nach der Hunderterregel

Gemäß § 14 Abs. 2 ApBetrO sind auf Defekturarzneimittel, die als Fertigarzneimittel in einer zur Abgabe an den Verbraucher bestimmten Packung vorrätig gehalten werden, die Bestimmungen des § 10 AMG anzuwenden. Für Kleinstbehältnisse mit einer Nennfüllmenge von nicht mehr als 10 ml gelten die Sonderregeln des § 10 Abs. 8 Satz 3 AMG. Für Arzneimittel, die in das Register für homöopathische Arzneimittel eingetragen sind, gelten die Sonderbestimmungen des § 10 Abs. 4; für Fertigtierarzneimittel kommt § 10 Abs. 5 zur Anwendung.

Die Kennzeichnung nach § 10 AMG setzt neben den Angaben, die auch für Rezepturarzneimittel erforderlich sind, u. a. zusätzlich die Angabe der Bezeichnung des Arzneimittels (einschl. Stärke, Darreichungsform und Zielgruppe), der Zulassungsnummer („Zul.-Nr."), der Chargenbezeichnung („Ch.-B.") oder, soweit es nicht in Chargen in den Verkehr gebracht wird, des Herstellungsdatums, einen Hinweis auf die Verschreibungs- oder Apothekenpflicht und den Verwendungszweck bei nichtverschreibungspflichtigen Arzneimitteln voraus. Die Angabe von Zulassungsnummern bzw. Registrierungsnummern, die in § 10 AMG vorgesehen ist, kann entfallen, wenn das Arzneimittel von der Zulassung bzw. Registrierungspflicht freigestellt ist (vgl. ▸ Kap. 1.3.1 und ▸ Kap. 1.3.4), da solche Nummern in diesem Fall nicht existieren. Eine detaillierte Übersicht aller relevanten Unterschiede bei der Kennzeichnung von Rezeptur- und Defekturarzneimitteln kann ◘ Tab. 1.3 entnommen werden. Für gentechnologisch gewonnene Arzneimittel, Tierarzneimittel, Homöopathika, traditionelle pflanzliche Arzneimittel und Klinische Prüfmuster gelten spezielle Regeln, die dem § 10 AMG zu entnehmen sind.

Grundsätzlich sehen die §§ 10 und 11 AMG für Fertigarzneimittel auch eine Kennzeichnung in Blindenschrift sowie die Beifügung einer Packungsbeilage vor. Hiervon wären konsequenterweise auch Defekturarzneimittel betroffen. Allerdings wird das Bun-

Tab. 1.3 Kennzeichnungsvorschriften für Rezepturarzneimittel (§ 14 Abs. 1 ApBetrO) und Defekturarzneimittel (§ 14 Abs. 2 ApBetrO in Verb. mit § 10 AMG) (zum Zwecke der besseren Übersichtlichkeit redaktionell bearbeitet)

Rezepturarzneimittel-Kennzeichnung nach § 14 ApBetrO	Defekturarzneimittel-Kennzeichnung nach § 10 AMG
Name und Anschrift der abgebenden Apotheke und, soweit unterschiedlich, des Herstellers	Name oder Firma und Anschrift des pharmazeutischen Unternehmers (in diesem Fall der Apotheke)
	Bezeichnung des Arzneimittels, gefolgt von der Angabe der Stärke und der Darreichungsform, und soweit zutreffend, dem Hinweis, dass es zur Anwendung für Säuglinge, Kinder oder Erwachsene bestimmt ist
Inhalt nach Gewicht, Rauminhalt oder Stückzahl	Inhalt nach Gewicht, Rauminhalt oder Stückzahl
Art der Anwendung	Art der Anwendung
Gebrauchsanweisung	Raum für die Angabe der verschriebenen Dosierung (Eintragung bei Abgabe)
Wirkstoffe nach Art und Menge und sonstige Bestandteile nach der Art	Die Wirkstoffe nach Art und Menge und sonstige Bestandteile nach der Art. Enthält das Arzneimittel bis zu drei Wirkstoffe, muss der internationale Freiname (INN) aufgeführt werden oder, falls dieser nicht existiert, die gebräuchliche Bezeichnung; dies gilt nicht, wenn die Wirkstoffbezeichnung bereits in der Bezeichnung des Arzneimittels enthalten ist
Herstellungsdatum	Chargenbezeichnung, soweit das Arzneimittel in Chargen in den Verkehr gebracht wird, mit der Abkürzung „Ch.-B.“, soweit es nicht in Chargen in den Verkehr gebracht werden kann, das Herstellungsdatum
Verwendbarkeitsfrist mit dem Hinweis „verwendbar bis“ unter Angabe von Tag, Monat und Jahr und, soweit erforderlich, Angabe der Haltbarkeit nach dem Öffnen des Behältnisses oder nach Herstellung der gebrauchsfertigen Zubereitung	Verfalldatum mit dem Hinweis „verwendbar bis“ unter Angabe von Monat und Jahr
Hinweise auf besondere Vorsichtsmaßnahmen, für die Aufbewahrung oder für die Beseitigung von nicht verwendeten Arzneimitteln oder sonstige besondere Vorsichtsmaßnahmen, um Gefahren für die Umwelt zu vermeiden (soweit erforderlich)	Hinweise auf besondere Vorsichtsmaßnahmen, für die Aufbewahrung oder für die Beseitigung von nicht verwendeten Arzneimitteln oder sonstige besondere Vorsichtsmaßnahmen, um Gefahren für die Umwelt zu vermeiden (soweit erforderlich)

■ Tab. 1.3 Kennzeichnungsvorschriften für Rezepturarzneimittel (§ 14 Abs. 1 ApBetrO) und Defekturarzneimittel (§ 14 Abs. 2 ApBetrO in Verb. mit § 10 AMG) (zum Zwecke der besseren Übersichtlichkeit redaktionell bearbeitet) (Fortsetzung)

Rezepturarzneimittel-Kennzeichnung nach § 14 ApBetrO	Defekturarzneimittel-Kennzeichnung nach § 10 AMG
Name des Patienten, soweit das Rezepturarzneimittel aufgrund einer Verschreibung zur Anwendung bei Menschen hergestellt wurde	
	Hinweis „Verschreibungspflichtig" bzw. „Apothekenpflichtig" (falls zutreffend)
	Verwendungszweck bei nicht verschreibungspflichtigen Arzneimitteln
	Hinweis, dass Arzneimittel für Kinder unzugänglich aufbewahrt werden sollen (Ausnahme: Heilwässer)
	Zulassungsnummer mit der Abkürzung „Zul.-Nr.", es sei denn das Arzneimittel ist von der Zulassungspflicht freigestellt

desministerium in § 12 Abs. 1 Nr. 1 AMG ermächtigt, die Vorschriften der §§ 10 und 11 je nach den Erfordernissen von Fall zu Fall zur Anwendung zu bringen (Cyran, Rotta 2012). Von dieser Möglichkeit hat der Verordnungsgeber in § 14 Abs. 2 Satz 3 ApBetrO Gebrauch gemacht und Defekturarzneimittel von der Kennzeichnungspflicht in Blindenschrift explizit ausgenommen (Ziegler 2012). Der Verzicht des Gesetzgebers auf die Obliegenheit eine Packungsbeilage beizufügen, ergibt sich aus der versteckten Vorschrift des § 11 Abs. 1 Satz 6 AMG.

Die Pflicht zur allfälligen Aufnahme weiterer Warnhinweise, die von der Arzneimittelwarnhinweisverordnung (AMWarnV) vorgeschrieben werden, bleibt von den vorgenannten allgemeinen Kennzeichnungsvorschriften unberührt. Daraus ergibt sich, dass auch Ethanol- bzw. Tartrazin-haltige Defekturarzneimittel mit einem, den Vorgaben der §§ 2 und 3 AMWarnV entsprechenden Warnhinweis zu kennzeichnen sind.

Um sicher zu stellen, dass die an sich eindeutig formulierten und klar voneinander abgegrenzten Kennzeichnungsvorschriften für Rezeptur- und Defekturarzneimittel aufgrund der inhaltlichen, räumlichen und organisatorischen Nähe von Rezeptur- und Defekturherstellung in der Apotheke im Laufe der Zeit verschwimmen, liefern die ○ Abb. 1.2 und ○ Abb. 1.3 nochmal eine synoptische Zusammenfassung der jeweils einschlägigen Kennzeichnungsvorschriften.

Kennzeichnung von Rezepturarzneimitteln nach § 14 Abs. 1 ApBetrO

In gut lesbarer Schrift, auf dauerhafte Weise und mit Ausnahme der Wirkstoffe und sonstigen Bestandteile in deutscher Sprache auf den Behältnissen und – soweit verwendet – den äußeren Umhüllungen.

1 Patientenname	Wirkstoffe nach Art und Menge mit entsprechender Maßeinheit, sonstige Bestandteile nach der Art[1]. Bei der Verwendung von Fertigarzneimitteln genügt die Angabe der Bezeichnung.
2 Art der Anwendung[1] 3 Gebrauchsanweisung[1] 4 Hergestellt am: Herstellungsdatum[1] Verwendbar bis: Enddatum[1] 5 Haltbarkeit nach dem Öffnen 6 (Warn-, Gefahren-, Aufbewahrungs-, Entsorgungs-)Hinweise[1] 7 Enthält … Vol.-% Alkohol[2]	
8 Name und Anschrift der abgebenden Apotheke und soweit unterschiedlich des Herstellers[1], zusätzlich Angabe der Telefonnummer empfohlen	Inhalt nach Gewicht, Rauminhalt (mit entsprechender Maßeinheit) oder Stückzahl[1]

1 Die Angabe des **Patientennamens** wird grundsätzlich empfohlen. Bei Rezepturarzneimitteln, die aufgrund einer Verschreibung zur Anwendung bei Menschen hergestellt werden, ist sie zwingend vorgeschrieben (§ 14 Abs. 1 Nr. 9 ApBetrO).

2 **Art der Anwendung:** z. B. „zum Auftragen auf die Haut", „zum Einbringen in den Bindehautsack", „zum Gurgeln"

3 **Gebrauchsanweisung:** z. B. „morgens und abends dünn auftragen", „dreimal täglich eine Kapsel" (§ 14 Abs. 1 Nr. 4 ApBetrO)

4 Hier ist das **Enddatum** (Tag/Monat/Jahr) der Verwendbarkeitsfrist anzugeben.

5 Die **Haltbarkeit nach dem Öffnen** des Behältnisses oder nach Herstellung der gebrauchsfertigen Zubereitung ist nur „soweit erforderlich" anzugeben und daher nicht in jedem Fall zwingend.

6 **Allgemeine Hinweise**: z. B. „Vor Gebrauch schütteln!", „Nicht unverdünnt anwenden!", „Nicht in die Augen gelangen lassen!", „Verfärbt Textilien!"

Aufbewahrungshinweise: z. B. „Lagerung bei normaler Raumtemperatur (bis 25 °C)", „Kühl lagern (bis 20 °C)", „Im Kühlschrank aufbewahren (2 bis 8 °C)", „Vor Licht schützen!"

Entsorgungshinweise: z. B. „Arzneimittel keinesfalls über das Abwasser entsorgen!", „Größere Restbestände nicht im Hausmüll entsorgen!", „Restbestände können zur ordnungsgemäßen Vernichtung in der Apotheke abgegeben werden."

7 Soweit erforderlich Alkoholwarnhinweise oder andere **Warnhinweise** gem. AMWarnV.

8 **Name und Anschrift der abgebenden Apotheke** und soweit unterschiedlich des Herstellers[1].

Rechtliche Grundlagen: [1]§ 14 ApBetrO, [2]§ 2,3 AMWarnV

Abb. 1.2 Kennzeichnung von Rezepturarzneimitteln nach § 14 Abs. 1 ApBetrO

Kennzeichnung von Defekturarzneimitteln aufgrund häufiger (zahn-)ärztlicher Verschreibung (Hunderterregel) nach § 10 AMG

In gut lesbarer Schrift, auf dauerhafte Weise und in deutscher Sprache auf Behältnissen und – soweit verwendet – den äußeren Umhüllungen (bei FAM, die zur klinischen Prüfung bestimmt sind, sowie bei Homöopathika und traditionellen pflanzlichen Arzneimitteln gelten gesonderte Vorschriften, die ebenfalls dem AMG zu entnehmen sind).

ggf. Platzhalter für Patientennamen (empfohlen, nicht vorgeschrieben)	Inhalt nach Gewicht, Rauminhalt (mit entsprechender Maßeinheit) oder Stückzahl[1]
1 Bezeichnung Stärke Darreichungsform[1] Ggf. Hinweis, dass zur Anwendung für Säuglinge, Kinder oder Erwachsene bestimmt ist 2 Wirkstoffe[1] 3 Darreichungsform[1] 4 Verwendungszweck[1] 5 Art der Anwendung[1] 6 Verwendbar bis: Enddatum[1] 7 Ggf. Status „Apothekenpflichtig" oder „Verschreibungspflichtig"[1] 8 Arzneimittel für Kinder unzugänglich aufbewahren! 9 (Warn-, Gefahren-, Aufbewahrungs-, Entsorgungs-)Hinweise[1] 10 Enthält .... Vol.-% Alkohol[2] Name und Anschrift der Apotheke[1], zusätzlich Angabe der Telefonnummer empfohlen	2 Wirkstoffe nach Art und Menge mit entsprechender Maßeinheit, sonstige Bestandteile nach der Art[1,3] 11 Dosierung:[1] 12 Zulassungsnummer und Chargenbezeichnung[1]

1 **Bezeichnung des Arzneimittels gefolgt von Stärke und Darreichungsform** und – soweit zutreffend – Hinweis, dass das Arzneimittel zur Anwendung für Säuglinge, Kinder oder Erwachsene bestimmt ist (§ 10 Abs. 1 Nr. 2 AMG).

Bezeichnung: Der pharmazeutische Unternehmer ist in seiner Wahl der Bezeichnung grundsätzlich frei (z. B. Rheumasalbe, Folsäure-Tabletten, Dr. Schröders Hustentee). Geschützte Markenbezeichnungen dürfen nicht verwendet werden[1].

Stärke: Die Stärke ist als Massen- oder Konzentrationsangabe mit Maßeinheit aufzuführen[1].

Die Angaben der Stärke, der Darreichungsform und der Personengruppe sind entweder Bestandteil der Bezeichnung oder folgen dieser unmittelbar.

2 **Wirkstoffe:** Internationale Kurzbezeichnung der WHO (INN). ▸

Abb. 1.3 Kennzeichnung von Defekturarzneimitteln nach § 14 Abs. 2 ApBetrO in Verb. mit § 10 Abs. 1 AMG

3 **Darreichungsform:** Gesonderte Angabe neben der Angabe nach Ziffer 1 erforderlich. Darreichungsform ist die galenische Form, in der das Arzneimittel angewendet wird (z. B. Injektionslösung). Nicht ausreichend: Angaben über Verpackung (z. B. Ampulle) oder über die Anwendung (z. B. zur Injektion).

4 **Verwendungszweck** (z. B. „Hustensaft", „Rheumasalbe"): Die Angabe ist optional, bei nicht verschreibungspflichtigen Arzneimitteln zwingend!

5 **Art der Anwendung:** z. B. „Zum Auftragen auf die Haut", „Zum Einbringen in den Bindehautsack", „Zum Gurgeln"

6 **Verwendbar bis:** Hier ist das Verfalldatum (Monat/Jahr) anzugeben. Die zusätzliche Angabe eines Tages bei der Aufbrauchfrist wird für Defekturarzneimittel in Analogie zu Rezepturarzneimitteln empfohlen!

7 **Status:** Bei Arzneimitteln, die nur auf ärztliche, zahnärztliche oder tierärztliche Verschreibung abgegeben werden dürfen, der **Hinweis „Verschreibungspflichtig"**, bei sonstigen Arzneimitteln, die nur in Apotheken an Verbraucher abgegeben werden dürfen, der **Hinweis „Apothekenpflichtig"**.

8 **Hinweis:** Der **Hinweis, dass Arzneimittel unzugänglich für Kinder aufbewahrt werden sollen**, ist immer aufzubringen, es sei denn, es handelt sich um Heilwässer.

9 **Allgemeine Hinweise**: z. B. „Vor Gebrauch schütteln!", „Nicht unverdünnt anwenden!", „Nicht in die Augen gelangen lassen!", „Verfärbt Textilien!"

Aufbewahrungshinweise: z. B. „Lagerung bei normaler Raumtemperatur (bis 25 °C)", „Kühl lagern (bis 20 °C)", „Im Kühlschrank aufbewahren (2 bis 8 °C)", „Vor Licht schützen!"

Entsorgungshinweise: z. B. „Arzneimittel keinesfalls über das Abwasser entsorgen!", „Größere Restbestände nicht im Hausmüll entsorgen!" , „Restbestände können zur ordnungsgemäßen Vernichtung in der Apotheke abgegeben werden."

10 **Alkoholwarnhinweis** oder andere Warnhinweise gem. AMWarnV.

11 **Dosierung:** Raum für die Angabe der verschriebenen Dosierung, um diese bei der Abgabe zu ergänzen!

12 **Zulassungsnummer:** Mit der Abkürzung „Zul.-Nr."; kann entfallen, wenn das Arzneimittel von der Zulassungspflicht freigestellt ist (§ 14 Abs. 2 ApBetrO i. V. m. § 21 Abs. 2 Nr. 1 AMG).

Chargenbezeichnung: Mit der Abkürzung „Ch.-B."; soweit das Arzneimittel nicht in Chargen in den Verkehr gebracht werden kann, das Herstellungsdatum.

Rechtliche Grundlagen: § 14 ApBetrO, [1]§ 10 AMG, [2]§ 2,3 AMWarnV

Abb. 1.3 Kennzeichnung von Defekturarzneimitteln nach § 14 Abs. 2 ApBetrO in Verb. mit § 10 Abs. 1 AMG (Fortsetzung)

1.6.2 Kennzeichnung von STADA-Präparaten

Die Kennzeichnung von STADA-Präparaten erfolgt mit den bedruckten Etiketten, die die Firma STADA ihren Lizenznehmern – ebenso wie die Packungsbeilage – zur Verfügung stellt. Diese vorgefertigten Unterlagen werden in der Apotheke lediglich um die apothekenspezifische Lizenznummer, die für jeden Herstellungsvorgang zu vergebende Chargenbezeichnung (Ch.-B.) sowie das jeweilige Verfalldatum ergänzt.

1.6.3 Kennzeichnung von Standardzulassungen

Die für Standardzulassungen geltende Befreiung von der Zulassungspflicht (vgl. ▸Kap. 1.3.3) kann gem. § 36 Abs. 1 Satz 2 AMG zum Schutz der Gesundheit von Mensch oder Tier von einer bestimmten Herstellung, Zusammensetzung, Kennzeichnung, Packungsbeilage, Fachinformation oder Darreichungsform abhängig gemacht werden. Von dieser Beschränkungsmöglichkeit hat das zuständige Bundesgesundheitsministerium in allen Fällen Gebrauch gemacht. Dementsprechend enthalten alle Standardzulassungsmonographien nicht nur standardisierte Vorgaben für die Zusammensetzung, Herstellung, Prüfung und Verpackung, sondern auch für die Kennzeichnung und die Packungsbeilage. Eine Apotheke, die sich auf eine Standardzulassung beziehen möchte, kann dies nur, wenn die Kennzeichnungsvorgaben der jeweiligen Standardzulassungsmonographie eingehalten werden. Über den Inhalt der Monographie hinausgehende Angaben sind demnach nicht zulässig, da diese nicht durch das Bundesinstitut für Arzneimittel und Medizinprodukte (BfArM) überprüft werden können. Weitere Gegenanzeigen, Nebenwirkungen und Wechselwirkungen dürfen jedoch gemäß § 36 Abs. 1 AMG von der Apotheke eigenverantwortlich ergänzt werden. Darüber hinaus kann die Apotheke gemäß § 36 Abs. 2 AMG für das Arzneimittel eine Bezeichnung eigener Wahl benutzen, ohne zwingend gleichzeitig die Bezeichnung der Standardzulassungsmonographie angeben zu müssen. Bei der Wahl einer freien Bezeichnung ist allerdings darauf zu achten, dass es nicht zur Irreführung im Sinne von § 8 Abs. 1 Nr. 2 AMG kommt: d. h. unabhängig von eventuellen Verwechslungsmöglichkeiten dürfen keine unzutreffenden Vorstellungen über die Qualität, Unbedenklichkeit, therapeutische Wirksamkeit oder sonstige erhebliche Merkmale des betreffenden Präparats wie Zusammensetzung oder Anwendungsart ausgelöst werden (Braun 2011).

Laut Teil III der Anlage zur Verordnung über Standardzulassungen von Arzneimitteln (StandZV) kann die Apotheke auf die Angabe einzelner, in der Monographie genannter Anwendungsgebiete und damit im Zusammenhang stehender Anwendungsarten und Dosierungsanleitungen verzichten. Unberührt hiervon bleibt die Angabe der in der Monographie aufgeführten Gegenanzeigen, Nebenwirkungen und Wechselwirkungen, es sei denn, sie stehen in eindeutigem Bezug zu einer nicht beanspruchten Anwendungsart (StandZV 2006).

Wie andere defekturmäßig hergestellte Fertigarzneimittel werden auch standardzugelassene Fertigarzneimittel nach § 10 AMG gekennzeichnet. Darüber hinaus ist Standardzulassungen jedoch auch eine Packungsbeilage mit allen nach § 11 AMG geforderten Angaben beizulegen. Die hierfür benötigten Mustertexte sind ebenfalls der Standardzulassungsmonographie zu entnehmen. Die Packungsbeilage muss allerdings kein eigenes Schriftstück sein; sie kann auch zusammen mit den Kennzeichnungsangaben auf das Abgabebehältnis geklebt werden, z. B. wenn kein Umkarton verwendet wird (Kaufmann, Fischer 2007). Für häufig vorkommende standardzugelassene Präparate stehen im Apothekenbedarfshandel bereits fertig bedruckte Tüten oder Aufkleber zur Verfügung. Ein solches Kombinationsetikett, das sowohl die ordnungsgemäße Packungskennzeichnung als auch die vorgeschriebenen Angaben der Packungsbeilage in sich vereint, zeigt ○Abb. 1.4.

Lindenblüten

FLORES TILIAE

Tee

zum Trinken nach Bereitung eines Teeaufgusses

Lindenblüten

Pflanzliches Mittel zur Behandlung von Atemwegserkrankungen.

Anwendungsgebiete: Erkältungskrankheiten und damit verbundener Husten.

Dosierungsanleitung und Art der Anwendung: Soweit nicht anders verordnet, wird 1- bis 2mal täglich eine Tasse des wie folgt bereiteten Teeaufgusses getrunken:

1 Teelöffel voll (ca. 1,8 g) Lindenblüten oder die entsprechende Menge in einem Aufgussbeutel wird mit siedendem Wasser (ca. 150 ml) übergossen und nach etwa 10 bis 15 Minuten gegebenenfalls durch ein Teesieb gegeben.

Hinweis: Vor Licht und Feuchtigkeit geschützt aufbewahren.

Hinweis: Nach Ablauf des Verfalldatums nicht mehr anwenden.

Hinweis: Bei akuten Beschwerden, die länger als 1 Woche andauern oder periodisch wiederkehren, wird die Rücksprache mit einem Arzt empfohlen.

Hinweis: Gegenanzeigen, Neben- und Wechselwirkungen sind nicht bekannt.

Musterapotheke
Apotheker Max Mustermann
Musterstr. 1
12345 Musterstadt

Zul.-Nr. 1129.99.99 Ch.-B. 1969-07-28
Inhalt 100 g Verwendbar bis: 12/2016

o Abb. 1.4 Musteretikett für die Abfüllung von Lindenblüten nach Standardzulassung (grau hinterlegte Angaben sind durch die Apotheke zu ergänzen)

1.6.4 Kennzeichnung von homöopathischen Defekturarzneimitteln

Für die Kennzeichnung von Homöopathika, die aufgrund der Tausenderregel keiner Registrierung bedürfen (▸Kap. 1.3.4), sowie von standardregistrierten Homöopathika (▸Kap. 1.3.5) können die Ausführungen der ▸Kap. 1.6.1 und ▸Kap. 1.6.3 zur Kennzeichnung von Fertigarzneimitteln, die aufgrund der Hunderterregel keiner Zulassung bedürfen bzw. von standardzugelassenen Fertigarzneimitteln sinngemäß Anwendung finden. Hierbei ist allerdings zu beachten, dass die §§ 10 und 11 AMG für Homöopathika im Vergleich zu nicht-homöopathischen Fertigarzneimitteln geringfügig abweichende Pflichtangaben bei Kennzeichnung und Packungsbeilage fordern. Zusätzlich vorgeschrieben sind beispielsweise die Angabe der Ursubstanz und des Verdünnungsgrads sowie der Hinweis an den Anwender, bei während der Anwendung des Arzneimittels fortdauernden Krankheitssymptomen medizinischen Rat einzuholen. Ferner wird die Zulassungsnummer durch die Registrierungsnummer ersetzt, sofern diese nicht aufgrund einer Freistellung von der Registrierungspflicht ohnehin entfallen kann. Zu den detaillierten Kennzeichnungsregeln sei auf die §§ 10 und 11 AMG verwiesen.

1.6.5 Kennzeichnung von Bulkware

Die Kennzeichnungspflicht des § 14 Abs. 2 Nr. 2 ApBetrO bzw. § 10 AMG greift, sobald Defekturarzneimittel als Fertigarzneimittel in einer zur Abgabe an den Verbraucher bestimmten Packung vorrätig gehalten werden. Sind sie dagegen (noch) nicht Fertigarzneimittel, weil sie nicht in einer zur Abgabe an den Verbraucher bestimmten Packung vorrätig gehalten, sondern dazu bestimmt sind, weiterverarbeitet oder später abgepackt zu werden, greift lediglich die Kennzeichnungspflicht für Vorratsbehältnisse von in der Apotheke gelagerten Arzneimitteln und Ausgangsstoffen nach § 16 Abs. 2 ApBetrO (Cyran, Rotta 2012). Diese umfasst

- die gebräuchliche wissenschaftliche Bezeichnung des Inhalts,
- das Verfalldatum oder ggf. ein Nachprüfdatum,
- zusätzliche Angaben, soweit dies zur Feststellung der Qualität und zur Vermeidung von Verwechslungen erforderlich ist.

Werden Defekturen als Bulkware für eine spätere Abfüllung hergestellt und erfolgt diese patientenindividuell für einen zum Zeitpunkt der Abfüllung konkret benannten Patienten, so ist dieser Abfüllvorgang als Herstellung eines Rezepturarzneimittels zu werten, so dass eine vereinfachte Kennzeichnung nach Vorschriften den § 14 Abs. 1 ApBetrO erfolgen kann. Die Prüfpflicht für die Freigabe des Defekturarzneimittels zur patientenindividuellen Abfüllung bleibt hiervon jedoch unberührt (APD 2013).

1.7 Auslagerung der Defekturherstellung

1.7.1 Defekturherstellung und Herstellbetrieb

Eine Auslagerung der Defekturherstellung auf einen Herstellungsbetrieb unter gleichzeitiger Inanspruchnahme der Freistellung von der grundsätzlichen Zulassungspflicht beim Inverkehrbringen der hergestellten Defekturarzneimittel ist nicht möglich. § 21 Abs. 2 Nr. 1 AMG, der die Herausnahme von bestimmten Defekturarzneimitteln aus der Zulassungspflicht regelt, verlangt eine Herstellung, die in den wesentlichen Herstellungsschritten in einer Apotheke stattfindet. Auch über § 21 Abs. 2 Nr. 1b AMG ist keine Auslagerung möglich. Diese Vorschrift sieht eine Herstellung für Apotheken nur vor, wenn diese erstens patientenindividuell erfolgt und zweitens von einem bereits zugelassenen Arzneimittel ausgeht. Beides ist bei der Defektur regelmäßig nicht gegeben. Dass bei der Defektur die Herstellungstätigkeit nicht aus der Apotheke ausgelagert werden kann, ergibt sich auch aus § 11a ApBetrO (Cyran, Rotta 2012). Diese Regelung sieht das Tätigwerden eines Herstellbetriebs im Auftrag des Apothekers nur bei der Herstellung von Zytostatikalösungen bzw. bestimmten patientenindividuellen Rezepturen nach § 21 Abs. 2 Satz 1b AMG vor. Eine Defekturherstellung außerhalb der Apotheke scheidet demnach gleich aus mehreren Gründen aus.

1.7.2 Defektur und Filialverbund

Der Inhaber einer Mehrbetriebserlaubnis mit verschiedenen Filialen kann die Defekturherstellung so organisieren, dass eine Apotheke im Filialverbund herstellt und die anderen Apotheken das fertige Defekturarzneimittel von der herstellenden Filiale nach § 17 Abs. 6c Satz 2 Nr. 2 ApBetrO beziehen. In diesem Fall sind die Dokumentationsanforderungen nach § 17 Abs. 6c Satz 3 ApBetrO (Übermittlung der Chargenbezeichnung) zwischen den Filialen einzuhalten. Außerdem bleibt es bei der mengenmäßigen Beschränkung von 100 Stück pro Tag. Die herstellende Filiale kann diese Menge nicht erhöhen (Cyran, Rotta 2012). Wie in § 21 Abs. 2 Nr. 1 AMG vorgesehen, handelt es sich bei der Defekturherstellung im Filialverbund um eine Herstellung im Rahmen des üblichen Apothekenbetriebs und um eine Abgabe im Rahmen der bestehenden Apothekenbetriebserlaubnis, die in diesem Fall eben eine Mehrbetriebserlaubnis darstellt.

1.8 Auslagerung der Defekturprüfung

Nach § 6 Abs. 3 ApBetrO ist es gestattet, in der Apotheke hergestellte Arzneimittel unter der Verantwortung des Apothekenleiters auch außerhalb der Apotheke prüfen zu lassen. Laut § 6 Abs. 3 Satz 1 Nr. 1 bis 4 ApBetrO kommen hierfür folgende Prüfstellen in Frage:

1. Betriebe mit einer Herstellungserlaubnis nach § 13 AMG
2. Betriebe in einem Mitgliedstaat der EU oder des Europäischen Wirtschaftsraums, für den nach jeweiligem nationalen Recht eine Erlaubnis gemäß Artikel 40 der Richtlinie 2001/83/EG oder nach Art. 44 der (Tierarzneimittel-)Richtlinie 2001/82/EG erteilt ist
3. Apotheken, für die eine Erlaubnis nach § 1 Abs. 2 in Verbindung mit § 2 des Apothekengesetzes erteilt ist
4. Sachverständigen im Sinne des § 65 Abs. 4 AMG

Die externe Qualitätsüberprüfung von in der Apotheke hergestellten Arzneimitteln bedarf gem. § 11a Abs. 1 Satz 3 ApBetrO eines schriftlichen Vertrags. Detaillierte Empfehlungen zur inhaltlichen Gestaltung eines solchen Vertrags über die externe Prüfung von Defekturarzneimitteln finden sich im Kommentar zur Apothekenbetriebsordnung (Cyran, Rotta 2012).

1.9 Abrechnung

Bei Defekturarzneimitteln handelt es sich, wenn die hergestellten Arzneimittel an Verbraucher (Patient, Arzt, Krankenhaus) abgegeben werden sollen, um Fertigarzneimittel nach § 4 Abs. 1 AMG. Enthalten die Arzneimittel einen verschreibungspflichtigen Stoff, erfolgt die Abrechnung nach der Arzneimittelpreisverordnung (AMPreisVO). Allerdings ist bei Defekturarzneimitteln nicht § 3 AMPreisVO (Apothekenzuschläge für Fertigarzneimittel) einschlägig, da diese Norm für in Apotheken hergestellte Fertigarzneimittel nicht gilt. Vielmehr sieht § 5 AMPreisVO (Apothekenzuschläge für Zubereitungen aus Stoffen) eine spezielle Abrechnung vor. Diese setzt sich grundsätzlich aus einem Stoffzuschlag und einem Rezepturzuschlag (Herstellungszuschlag) zusammen. Einzelheiten können § 5 AMPreisVO sowie der Hilfstaxe, die nach § 5 Abs. 5 AMPreisVO vereinbart worden ist und für bestimmte Zubereitungen gilt, entnommen werden.

2 Pharmazeutisch-regulatorisches Umfeld

Die regulatorischen Rahmenbedingungen der Defekturherstellung umfassen nicht nur die gesetzlichen Vorgaben der Apothekenbetriebsordnung (ApBetrO) und des Arzneimittelgesetzes (AMG) sondern auch diverse pharmazeutische Leitlinien (vgl. ▫ Abb. 2.1). Letztere entfalten zwar mitunter weniger unmittelbare normative Kraft, für die Beurteilung von Betriebsabläufen, Herstellungsprozessen und betrieblichen Strukturen durch Überwachungsbehörden sind sie jedoch durchaus relevant, insbesondere im Hinblick auf die Frage, ob eine ausreichende Arzneimittelsicherheit und damit ein hinlänglicher Patientenschutz gewährleistet ist. Zum diesem pharmazeutisch-regulatorischen Umfeld der Defekturherstellung gehören insbesondere:

- Die Leitlinie „Guide to good practices for the preparation of medicinal products in healthcare establishments" (PIC/S-Dokument PE 010) des Pharmaceutical Inspection Cooperation Scheme (PIC/S)
- Die „Resolution CM/ResAP(2011)1 on quality and safety assurance requirements for medicinal products prepared in pharmacies for the special needs of patients" des Europarats
- Die Vorschriften des Arzneibuchs (Ph. Eur., DAB, HAB), insbesondere die Monographie „Pharmazeutische Zubereitungen" der Ph. Eur.
- Die Leitlinie „Herstellung und Prüfung der nicht zur parenteralen Anwendung bestimmten Rezeptur- und Defekturarzneimittel" der Bundesapothekerkammer (BAK 2012)

Hierbei ist anzumerken, dass dieser Aufzählung weder exklusiver, noch abschließender Charakter zukommt. In Abhängigkeit von den individuellen Rahmenbedingungen einer Defekturherstellung können auch andere Normen oder Standards bzw. bestimmte Teilaspekte davon relevant sein. Weitere Orientierungshilfen bieten die Leitlinien einschlägiger Fachgesellschaften (Bundesverband Deutscher Krankenhausapotheker e. V. (ADKA), Gesellschaft für Dermopharmazie etc.), nationale Sammlungen anerkannter pharmazeutischer Regeln (z. B. DAC/NRF) sowie die Vorschriften ausländischer Pharmakopöen (z. B. Ph. Helv., USP), soweit deren Inhalt auf die deutschen Gegebenheiten übertragbar ist. Sie alle im Detail vorzustellen, würde den Rahmen dieses Werkes jedoch sprengen, zumal gewisse Redundanzen hierbei unvermeidbar wären. Die nachfolgenden Erläuterungen beschränken sich demnach auf die vier oben genannten Dokumente, deren Bedeutung und Tragweite die anderer deutlich überragt.

2.1 Überblick

Während die Weltgesundheitsorganisation (WHO) für die pharmazeutische Industrie bereits 1969 „Grundregeln für die Herstellung von Arzneimitteln und die Sicherung ihrer Qualität" (engl.: „Good Manufacturing Practices" – kurz GMP) herausgab, etablierten sich vergleichbare Leitlinien für den Apothekenbereich wesentlich später. Erst am 1. April 2008 hat das Pharmaceutical Inspection Cooperation Scheme (PIC/S) mit dem „Guide to good practices for the preparation of medicinal products in healthcare establishments" (PIC/S-Dokument PE 010) die ersten internationalen Empfehlungen zur Herstellung von Arzneimitteln im Kleinmaßstab herausgegeben. Dabei wurde prinzipiell von einem einheitlichen Qualitätsstandard für industriell und offizinell hergestellte Arzneimittel ausgegangen. Folglich wurden die GMP-Standards sinngemäß auf den Apothekenbetrieb übertragen, allerdings hat man darauf geachtet, die Verhältnismäßigkeit der Anforderungen zu wahren. Hierbei wurde auch ein, im Vergleich zur GMP-Leitlinie geringeres Maß an Verbindlichkeit implementiert (vgl. ▸Kap. 2.2). In Analogie zum Begriff „GMP" werden die Vorgaben des genannten PIC/S-Dokuments PE 010 gemeinhin auch als „GPP" (Good Preparation Practices) abgekürzt, was sich mit „Guter Zubereitungspraxis" übersetzen lässt. Häufig wird aber auch von der „Guten Herstellungspraxis für Arzneimittel in kleinen Mengen" gesprochen, was insofern irreführend ist, als aufgrund der Begrifflichkeit häufig fälschlicherweise Assoziationen mit industriellen Prozessen geweckt werden.

Am 19. Januar 2011 hat das Ministerkomitee des Europarats den Mitgliedstaaten in der „Resolution CM/ResAP(2011)1 on quality and safety assurance requirements for medicinal products prepared in pharmacies for the special needs of patients" empfohlen, gesetzlich festzulegen, dass offizinell hergestellte Arzneimittel gemäß den „Good Preparation Practices" der PIC/S (PIC/S Guide PE 010) oder vergleichbaren nationalen Regeln herzustellen sind. Das Ministerkomitee betonte hierbei, dass der Patient von einem ärztlich verordneten Arzneimittel zu Recht angemessene Qualität, Sicherheit und therapeutischen Nutzen erwarten kann, egal wer das Arzneimittel hergestellt hat. Darüber hinaus empfiehlt die Resolution, den Aufwand für die Herstellungsdokumentation und Prüfung von in Apotheken hergestellten Arzneimitteln risikoorientiert auszugestalten. Ein Konzept für die Risikobeurteilung von in der Apotheke hergestellten Arzneimitteln ist integraler Bestandteil der Resolution (Europarat 2011; vgl. auch ▸Kap. 2.3 und ▸Kap. 3.1).

In Deutschland wurde die Novellierung der Apothekenbetriebsordnung im Jahr 2012 dazu genutzt, die Empfehlungen des Europarats bzw. die Grundprinzipien der PIC/S-Leitlinie in nationales Recht umzusetzen, soweit diese als adäquat angesehen wurden und mit den übrigen gesetzlichen Rahmenbedingungen sowie der pharmazeutischen Tradition und den Strukturen des deutschen Apothekenwesens in Einklang zu bringen waren. Die entsprechenden Vorschriften traten zum 12. Juni 2012 in Kraft.

Nahezu zeitgleich mit dem Inkrafttreten der Apothekenbetriebsordnung erschien eine Revision der von der Bundesapothekerkammer (BAK) herausgegebenen Leitlinie „Herstellung und Prüfung der nicht zur parenteralen Anwendung bestimmten Rezeptur- und Defekturarzneimittel" (BAK 2012; vgl. ▸Kap. 2.5). Darin werden die Vorgaben der Apothekenbetriebsordnung in konkrete Praxisempfehlungen übertragen und in ein Ablauf-

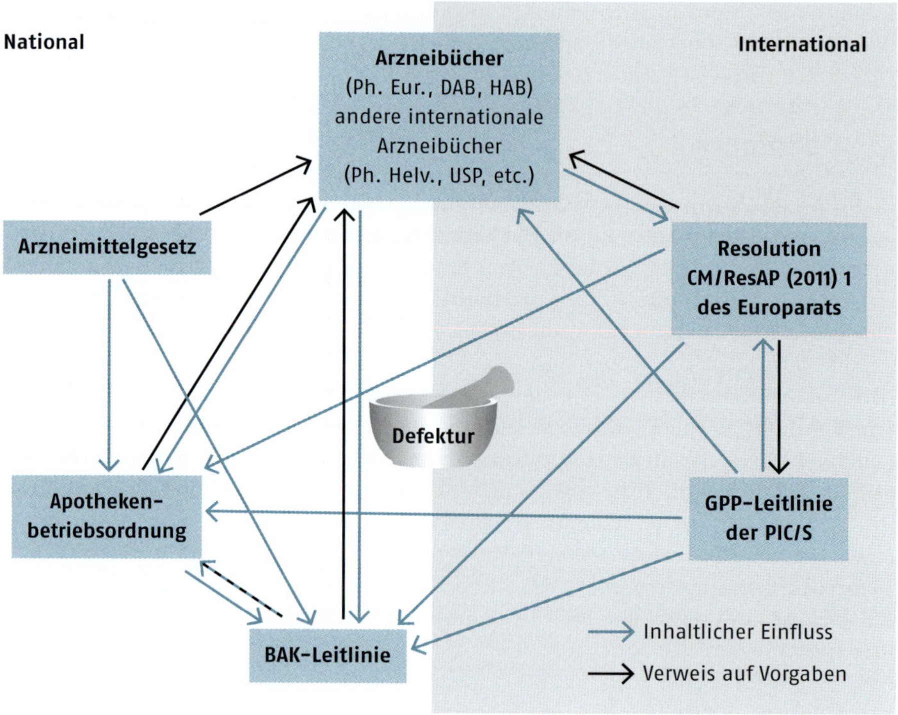

Abb. 2.1 Querbeziehungen des gesetzlichen und pharmazeutisch-regulatorischen Umfelds der Defektur (Auswahl)

schema für die Defekturerstellung umgesetzt (vgl. Abb. 2.2 auf ▸S. 36 ff.). Hinzu kommt ein Kommentar, der das Ablaufschema näher erläutert, praktische Tipps für den Apothekenalltag liefert und Quellen für das vertiefte Literaturstudium nennt.

Mit dem 7. Nachtrag der 7. Ausgabe des Europäischen Arzneibuchs wurde im Jahr 2013 erstmals eine Monographie aufgenommen, die die Qualitätsanforderungen an pharmazeutische Zubereitungen ganz allgemein beschreibt (vgl. ▸Kap. 2.4). Sie unterscheidet hierbei zwischen zugelassenen und von der Zulassungspflicht befreiten (offizinell hergestellten) Arzneimitteln, woraus auch unterschiedliche Anforderungen hinsichtlich Herstellung, Prüfung und Dokumentation abgeleitet werden (vgl. Tab. 2.1). Für den Bereich der offizinell hergestellten Arzneimittel sieht die Monographie – in Analogie zur Resolution des Europarats – vor, die qualitätssichernden Maßnahmen grundsätzlich nach dem, von einem bestimmten Arzneimittel potentiell ausgehenden Risiko zu bemessen.

Wie dieser kurze chronologische Abriss verdeutlicht, können die einzelnen Standards kaum isoliert voneinander, sondern nur in ihrem Gesamtkontext betrachtet werden. Die Kernaussagen der verschiedenen Dokumente folgen dabei alle der einheitlichen Grundidee, dass die Qualität offizineller Zubereitungen jener industriell gefertigter Arzneimittel prinzipiell ebenbürtig sein muss. In Einzelfragen sind ihre Formulierungen, trotz zahlreicher Referenzierungen, Querbeziehungen und inhaltlicher Interdependenzen (vgl. Abb. 2.1), jedoch nicht immer konsistent. Faktisch ist es daher kaum möglich allen genannten Richtlinien bis ins letzte Detail gleichermaßen gerecht zu werden. Jeder Vorstoß, die vorgenannten pharmazeutisch-regulatorischen Richtlinien in alltagstaugliche

Praxishilfen zu übertragen, erfordert es daher, die einzelnen Vorgaben gegeneinander abzuwägen, zu priorisieren und wo notwendig auch zu interpretieren. Hieraus ergeben sich für die Apotheken gewisse Gestaltungsspielräume mit all ihren Vor- und Nachteilen. Die Ausführungen in diesem Werk versuchen die entsprechenden Guidelines möglichst originalgetreu wiederzugeben. Um ein breites Fundament für die hier getroffenen Aussagen zu gewährleisten, wird ferner der aktuelle Stand zweckdienlicher Diskussionen einschlägiger Fachkreise berücksichtigt. Das sich hierbei aus den (wenngleich mitunter nur im Detail) inkonsistenten Formulierungen der verschiedenen Leitlinien bzw. aus den unterschiedlichen Interpretationen sachverständiger Fachkreise zwangsläufig ergebende Spannungsverhältnis sollte bei der Lektüre der nachfolgenden Kapitel stets im Hinterkopf behalten werden.

2.2 „Good Preparation Practices"-Guideline der PIC/S

Die Gründung der PIC (Pharmaceutical Inspection Convention) geht zurück auf ein, im Jahr 1970 zwischen den damaligen EFTA-Staaten (EFTA = European Free Trade Association) geschlossenes zwischenstaatliches Abkommen zur gegenseitigen Anerkennung von Inspektionen die Herstellung von Arzneimitteln betreffend. Im Laufe der Zeit schlossen sich weitere Mitglieder an. Insgesamt traten 18 Staaten dem Abkommen bei, darunter die meisten EU-Mitgliedsstaaten. Anfang der 1990er Jahre musste man jedoch erkennen, dass die Aktivitäten der PIC mit den Aufgaben der Europäischen Gemeinschaft kollidierten und ab dem Jahre 1993 ließ die EU-Gesetzgebung keine Erweiterung der PIC mehr zu. Um dennoch die ursprünglichen Interessen zu wahren und zumindest den Informationsaustausch aufrecht zu erhalten, wurde das PIC/S, das „Pharmaceutical Inspection Co-Operation Scheme" (dt.: PIC-Kooperationsvorhaben) ins Leben gerufen. Hierbei handelt es sich um die Zusammenkunft von Vertretern der zuständigen Behörden der Vertragsstaaten (Gengenbach 2008). Die ehemalige PIC und PIC/S arbeiten heute nebeneinander mit insgesamt 43 Mitglieder und der EMA, dem EDQM, der UNICEF und der WHO als Beobachtern.

Die Basis für eine einheitliche Durchführung der Inspektionen bildeten die von der PIC herausgegebenen PIC-Richtlinien, insbesondere die GMP- und Inspektionsstandards, die erstmals 1972 veröffentlicht wurden. Mit Übernahme der Aufgaben durch die Europäische Union wurden von dieser auch die GMP-Grundregeln und ergänzenden Leitfäden neu aufgelegt. Lange Zeit fokussierten sich die Aktivitäten der PIC bzw. des PIC/S auf die Arzneimittelherstellung in der pharmazeutischen Industrie, bevor 2008 mit dem „Guide to good practices for the preparation of medicinal products in healthcare establishments" (PIC/S-Dokument PE 010; nachfolgend kurz: GPP-Leitlinie) erstmals eine Leitlinie veröffentlich wurde, die sich explizit an Apotheken und Krankenhäuser richtet und die grundlegenden Erfordernisse für die Herstellung von Rezeptur- und Defekturarzneimitteln beschreibt. Die Struktur des Dokuments entspricht dem GMP-Leitfaden der PIC/S bzw. der EU, der in neun Hauptkapitel unterteilt ist. Dies erlaubt es auf einfache Weise Quervergleiche zwischen den beiden Dokumenten vorzunehmen. Hierbei fällt auf, dass für die Grundsätze der einzelnen Kapitel im GMP-Leitfaden der PIC/S bzw. der EU stets „muss-Formulierungen" verwendet werden, während in der GPP-Leitlinie an gleicher Stelle „sollte-Formulierungen" gewählt werden, um aufzuzeigen, dass die gemachten Empfehlungen möglicherweise im konkreten Fall nicht anwendbar sind oder durch andere Methoden ersetzt werden können, sofern diese mindestens das Qualitätsniveau der empfohlenen Methode aufweisen. Darüber hinaus weisen die Empfehlungen der GPP-Leitlinie einen geringeren Detaillierungsgrad auf als der GMP-Leitfaden der PIC/S bzw. der EU.

Bemerkenswert sind auch die beiden Anhänge der GPP-Leitlinie. Sie spezifizieren die allgemeinen Regeln des Hauptteils genauer und heben wichtige Aspekte gesondert hervor: In Annex 1 werden die Anforderungen an die Sterilherstellung von Arzneimitteln behandelt, Annex 2 enthält die Anforderungen für die Herstellung nicht steriler Lösungen, Cremes und Salben.

Laut GPP-Leitlinie müssen Arzneimittel zum Schutz der Gesundheit von Mensch und Tier stets der geforderten Qualität entsprechen. Erreicht werden soll dies mit Hilfe eines Qualitätssicherungssystems, das auf drei Säulen ruht:

- Qualitätssicherung
- Herstellung gemäß den Regeln der Guten Zubereitungspraxis (GPP)
- Qualitätskontrolle

Dieses Qualitätssicherungssystem soll gewährleisten, dass die Vorgaben der GPP-Guideline korrekt und umfassend umgesetzt werden, und somit sicherstellen, dass die hergestellten Arzneimittel für den vorgesehenen Gebrauch geeignet sind und qualitativ in gleichbleibendem Maß den vorgeschriebenen Anforderungen entsprechen. Hierfür muss das Qualitätssicherungssystem dokumentiert sein und seine Funktionstüchtigkeit überwacht werden. Diesem Grundprinzip folgt im Übrigen auch § 2a ApBetrO, der vorsieht, dass der Apothekenleiter ein Qualitätsmanagementsystem betreiben muss, das insbesondere gewährleistet, dass die Arzneimittel nach Stand von Wissenschaft und Technik hergestellt, geprüft und gelagert werden (ApBetrO 2012). Wie die nachfolgende Vorstellung der drei Säulen des Qualitätssicherungssystem laut GPP-Guideline zeigt, haben auch zahlreiche weitere Grundprinzipien der GPP-Guideline Eingang in die Apothekenbetriebsordnung gefunden und sind auf diese Weise in nationales Recht umgesetzt worden.

2.2.1 Qualitätssicherung

Die Qualitätssicherung stellt die Gesamtheit aller vorgesehenen Maßnahmen dar, die getroffen werden, um sicherzustellen, dass Arzneimittel die für den beabsichtigten Gebrauch erforderliche Qualität aufweisen. Diese Maßnahmen sind einer regelmäßigen Bewertung der Wirksamkeit und Eignung zu unterziehen. Die Qualitätssicherung gewährleistet laut GPP-Guideline, dass

- Arzneimittel entsprechend dem aktuellen Stand des Wissens formuliert und hergestellt werden.
- Produktions- und Prüfverfahren klar spezifiziert sind und die Regeln der Guten Herstellungspraxis angewandt werden.
- Arzneimittel erst abgegeben werden, wenn sie nach festgelegten Verfahren produziert, geprüft, gelagert und von der dafür verantwortlichen Person freigegeben wurden.
- ausreichende Vorkehrungen bestehen, um sicherzustellen, dass die Arzneimittel so gelagert, abgegeben und anschließend gehandhabt werden, dass die geforderte Qualität während der Verwendbarkeitsfrist oder bis zum Verfallsdatum und/oder während der Aufbrauchfrist erhalten bleibt.
- Dokumentationssysteme etabliert und gepflegt werden.

2.2.2 Gute Zubereitungspraxis (GPP)

Die Gute Zubereitungspraxis (GPP) ist der Teil des Qualitätssicherungssystems, der gewährleistet, dass Produkte nach geeigneten Qualitätsstandards in gleichbleibender Qualität hergestellt werden. Um dies sicher zu stellen, müssen laut GPP-Guideline insbesondere folgende grundlegende Anforderungen erfüllt sein:

- Das Personal muss seinen Aufgaben entsprechend, angemessen qualifiziert und geschult sein. Verantwortlichkeiten und Zuständigkeiten müssen klar geregelt sein.
- Räumlichkeiten und Ausrüstung müssen geeignet sein.
- Sämtliche qualitätssichernden Prozesse sind auf ihre Eignung hin zu prüfen und in geeigneten Anweisungen und Verfahren zu beschreiben.
- Prozesse im Rahmen der Herstellung sind unter Einhaltung der vorliegenden Regeln der Guten Zubereitungspraxis durchzuführen. Aus Protokollen muss hervorgehen, dass alle erforderlichen Schritte tatsächlich durchgeführt wurden. Die Herstellungsdokumentation muss eine vollständige Rückverfolgung der Historie eines hergestellten Arzneimittels erlauben.
- Die Qualität von hergestellten Produkten muss beurteilt werden und den Anforderungen entsprechen. Die Beurteilung muss dokumentiert werden und enthält üblicherweise:
  - Eine Überprüfung und Beurteilung der Produktionsdokumentation
  - Einen Vergleich von Prüfergebnissen mit der einschlägigen Produktspezifikationen
  - Eine Bewertung jeglicher eventuellen Abweichung
- Die zur Rede stehende Charge eines bestimmten Arzneimittels wird nur dann für die Verwendung freigegeben, wenn ihre Übereinstimmung mit den spezifizierten Anforderungen bescheinigt wurde.
- Das fertige Arzneimittel, sowie die verwendeten Ausgangs- und Verpackungsmaterialien müssen derart gehandhabt und gelagert werden, dass ihre Qualität während der Verwendbarkeitsfrist erhalten bleibt. Beanstandungen von Produkten werden überprüft, die Ursache von Qualitätsmängeln untersucht, geeignete Maßnahmen bezüglich der fehlerhaften Herstellung ergriffen und Vorkehrungen getroffen, um ein Wiedereintreten der Fehler zu verhindern.

2.2.3 Qualitätskontrolle

Die Qualitätskontrolle ist der Teil der Guten Zubereitungspraxis (GPP), der sich mit Probenahme, Spezifikation und Prüfung sowie Organisation, Dokumentation und Freigabeverfahren befasst. Sie gewährleistet, dass die jeweils notwendigen Prüfungen tatsächlich durchgeführt und Ausgangs- und Verpackungsmaterialien sowie Zwischen- und Fertigprodukte nur freigegeben werden, wenn ihre Qualität den Anforderungen genügt.

2.3 Resolution CM/ResAP(2011)1 des Europarats

In seiner „Resolution CM/ResAP(2011)1 on quality and safety assurance requirements for medicinal products prepared in pharmacies for the special needs of patients“ konstatiert der Europarat, dass industriell hergestellte Arzneimittel nicht alle individuellen Patientenbedürfnisse befriedigen können und in Apotheken hergestellte (d.h. nicht zugelassene) Arzneimittel daher ein wichtiges Element der Arzneimittelversorgung in Europa darstellen. Die nationalen Vorschriften, die die offizinelle Arzneimittelherstellung bzw. die Versorgung der Bevölkerung mit solchen nicht zugelassenen Arzneimitteln in den einzelnen Mitgliedsstaaten regeln, sind allerdings sehr unterschiedlich. Mit der Verabschiedung einheitlicher Regeln in einer gemeinsamen Resolution, deren Umsetzung in nationales Recht empfohlen wird, verfolgt der Europarat das Ziel, die hierbei geltenden Qualitätsstandards europaweit zu harmonisieren.

Die Resolution gilt ausschließlich für Humanarzneimittel, die in Apotheken angefertigt werden, um den besonderen Bedürfnissen einzelner Patienten gerecht zu werden – unabhängig davon ob die Herstellung im Rezeptur- oder Defekturmaßstab erfolgt. Der Patientenschutz, die Arzneimittelsicherheit und der therapeutische Nutzen gebieten es dabei, dass offizinell hergestellte Arzneimittel – auch wenn sie keiner Zulassung bedürfen – gewisse Mindestanforderungen hinsichtlich Qualität, Sicherheit und Wirksamkeit erfüllen müssen. Unter Bezugnahme auf das Europäische Arzneibuch sowie die einschlägigen, internationalen Leitlinien der Weltgesundheitsorganisation (WHO), der Pharmaceutical Inspection Convention (PIC) und des Pharmaceutical Inspection Cooperation Scheme (PIC/S) formuliert der Europarat unter anderem Standards für folgende Aspekte:

- Therapeutischer Nutzen und heilberufliche Verantwortung
- Herstellung
- Produktdossiers
- Rechtliche Rahmenbedingungen für das Inverkehrbringen
- Kennzeichnung
- Vorrang der Vorschriften aus Arzneibüchern und anerkannten Rezepturformularien
- Rekonstitution von Arzneimitteln in Gesundheitseinrichtungen
- Betriebs- und Herstellungserlaubnisse
- Transparenz, Sicherheit und behördliche Überwachung
- Patienteninformation
- Distribution offizinell hergestellter Arzneimittel

Bemerkenswert ist, dass der Europarat hierbei keine absoluten Vorgaben macht, sondern ein risikobasiertes Stufenmodell empfiehlt, das zwischen kritischen (high-risk) und unkritischen (low-risk) Arzneimitteln unterscheidet, für die unterschiedliche Anforderungen formuliert werden. Für die Zuordnung eines Arzneimittels zu einer der beiden Risikoklassen empfiehlt die Resolution die Verwendung eines Punktesystems, das jedoch von den einzelnen Mitgliedsstaaten verändert, weiterentwickelt und an die jeweilige nationale Situation angepasst werden kann. Für Deutschland findet sich eine solche Adaption an nationale Gegebenheiten beispielsweise in DAC Anlage J (DAC/NRF 2013), die sich jedoch mit einer rein qualitativen Reihung verschiedener Risikoaspekte begnügt. Auf die in der Resolution enthaltene Gewichtung der einzelnen Kriterien wird ebenso verzichtet, wie auf etwaige Präzisierungen, die auf nationaler Ebene leichter realisierbar gewesen wären. So bleibt der Konkretisierungsgrad der DAC-Anlage hinter dem der Resolution des Europarats zurück. Im regulatorischen Zusammenspiel von gesetzlichen Vorgaben und pharmazeutischen Leitlinien spielt die Risikobeurteilung von Defekturarzneimitteln insbesondere bei der Bemessung des adäquaten Prüfumfangs eine zentrale Rolle. Eine detaillierte Diskussion des vom Europarat vorlegten Punktesystem zur Risikobeurteilung erfolgt daher im Kontext der Defekturanalytik in ▸Kap. 3.1.

2.4 Europäisches Arzneibuch und andere Pharmakopöen

Die Monographie „Pharmazeutische Zubereitungen“ wurde in Ph. Eur. 7.7 neu aufgenommen (Ph. Eur. 2013). Da sie Auswirkungen auf alle einzelnen Darreichungsform-Monographien besitzt, kommt der Monographie „Pharmazeutische Zubereitungen“ eine besondere Bedeutung zu. Sie gilt für all diese Monographien, ohne dass dort explizit eine Referenzierung erfolgen muss. Damit werden alle allgemeinen Anforderungen an Arzneizubereitungen an einer Stelle zusammengefasst, wodurch sich die Übersichtlichkeit des Arzneibuchs verbessert. Da sich der Geltungsbereich der Monographie auf Fertigarzneimittel sowie auf Rezeptur- und Defekturarzneimittel gleichermaßen erstreckt, galt es bei der Ausformulierung den berechtigten, aber nicht immer einheitlichen Interessen von Industrie, Apotheken und Patienten in ausgewogener Weise Rechnung zu tragen. Der Monographie-Text ermöglicht es auch weiterhin, Versorgungslücken für Patienten durch die Herstellung von Individualrezepturen in der Apotheke zu schließen (Bracher, et al. 2013). Der Patient muss aber darauf vertrauen dürfen, dass er unabhängig vom Hersteller ein unbedenkliches und wirksames Arzneimittel von angemessener Qualität erhält. Die anerkannten pharmazeutischen Regeln für die Herstellung und Prüfung bleiben dabei im Grunde unverändert, jedoch muss der Apotheker nun darlegen und dokumentieren, wie er diese umsetzt, d. h. es ergeben sich erweiterte Dokumentationspflichten, die im Wesentlichen bereits in der Apothekenbetriebsordnung 2012 realisiert sind (ApBetrO 2012). Die spezifischen Vorgaben bzw. Anforderungen, die in der Monographie für die verschiedenen Arzneimittelkategorien formuliert werden, sind in ◘ Tab. 2.1 zusammengefasst.

Der Aufbau der Monographie folgt im Großen und Ganzen der Gliederung der Einzelmonographien zu den Darreichungsformen. Es sind sowohl erläuternde Abschnitte zum besseren Verständnis als auch explizite Anforderungen und Definitionen enthalten. Sie stellt jedoch keinen Leitfaden zur Herstellung pharmazeutischer Produkte dar, da bereits spezielle Leitfäden vorhanden sind, die die Herstellungsmethoden und die damit verbundenen Kontrollen betreffen (Bracher, et al. 2013). Die Monographie bezieht sich nicht auf klinische Prüfpräparate, jedoch können sich die zuständigen Behörden bei der Genehmigung klinischer Prüfpräparate auf die Anforderungen des Arzneibuchs beziehen. Abschließend sei darauf hingewiesen, dass in anderen Arzneibüchern bereits seit einiger Zeit ganz ähnliche Regelungen enthalten sind. Erwähnenswert in diesem Zusammenhang erscheinen die Monographien „<795> Pharmaceutical Compounding – Nonsterile Preparations“ und „<797> Pharmaceutical Compounding – Sterile Preparations“ der United States Pharmacopeia (USP 37, 2014) sowie die Monographien „20.1 Regeln der Guten Herstellungspraxis für Arzneimittel in kleinen Mengen“ und „21.1 Erläuterungen zu den Regeln der Guten Herstellungspraxis für Arzneimittel in kleinen Mengen“ der Pharmacopoea Helvetica (Pharm. Helv. XI 2012).

Tab. 2.1 Vorgaben bzw. Anforderungen der Monographie „Pharmazeutische Zubereitungen" des Europäischen Arzneibuchs (Ph. Eur. 2013)

Monographie „Pharmazeutische Zubereitungen" des Europäischen Arzneibuchs			
	Rezepturarzneimittel	**Defekturarzneimittel**	**Fertigarzneimittel**
Grundsatz	Der Patient hat einen Anspruch auf angemessene Qualität, Sicherheit und therapeutischen Nutzen – egal wer das ärztlich verordnete Arzneimittel herstellt		
Zulassungsstatus/ Arzneimittelkategorie	Nicht zugelassene Arzneimittel (für den spezifischen Bedarf von Patienten) keine vorherige behördlichen Bewertung, besondere Verantwortung von Arzt und Apotheker, angemessene Risikobeurteilung durch die für die Herstellung verantwortliche Person		Zugelassene Arzneimittel Bewertung durch die, für die Marktzulassung zuständige Behörde
	Unmittelbar vor Abgabe individuell für einen Patienten/eine Patientengruppe hergestellt	Im Voraus hergestellt und so lange gelagert, bis es auf Nachfrage abgegeben wird	Industriell hergestellte Fertigarzneimittel
Hersteller	Apotheke		Pharmazeutischer Unternehmer
Zubereitung/ Herstellung	Qualitätssicherungssystem mit „dem Produkttyp angemessenen Qualitätsstandards"		
	Zubereitung nach angemessener Risikobeurteilung gem. anerkannten pharmazeutischen Regeln bzw. GPP (Good Preparation Practices)		Herstellung gem. GMP (Good Manufacturing Practices)
Stabilität	Für die Herstellung verantwortliche Person muss mit ausreichender Sicherheit gewährleisten, dass die Zubereitung während ihrer Haltbarkeitsdauer von angemessener Qualität und für ihren Zweck geeignet bleibt		
	Keine weiteren Vorgaben zum konkreten Nachweis	Beurteilung anhand analytischer Daten *oder* gestützt auf Literaturnachweise	Stabilitätsstudien erforderlich
Prüfung	Prüfung gem. den in der Allgemeinen Monographie für die entsprechende Darreichungsform beschrieben Methoden		
	Sind die dort genannten Prüfungen nicht durchführbar (z. B. geringe Chargengröße, begrenzte Zeit), werden andere geeignete Methoden eingesetzt, die – unter Berücksichtigung der Risikobeurteilung – angemessene Qualität gewährleisten		Keine Einschränkung der Prüfpflicht Anforderungen der Marktzulassung müssen erfüllt werden
	Keine weiteren Vorgaben zum konkreten Prüfungsumfang	„Normalerweise größerer Prüfumfang" als bei Rezepturarzneimitteln	

2.5 Leitlinie „Herstellung und Prüfung der nicht zur parenteralen Anwendung bestimmten Rezeptur- und Defekturarzneimittel" der Bundesapothekerkammer (BAK)

Zwar gibt es für den Bereich der Herstellung und Prüfung von Arzneimitteln im Grundsatz klare Vorgaben im Arzneibuch, bei deren Übertragung auf den praktischen Apothekenalltag besteht jedoch ein gewisser Interpretationsspielraum. Nach Auffassung der Bundesapothekerkammer (BAK) ist daher eine Verständigung auf einen einheitlichen Handlungsrahmen notwendig, ohne dass damit eine Einschränkung der heilberuflichen Verantwortung des Apothekers verbunden sein kann und darf. Mit ihren Leitlinien zur Qualitätssicherung schafft die BAK einen solchen Rahmen. Die Leitlinien einschließlich ihrer ausführlichen Kommentare und Arbeitshilfen geben nicht nur den Apothekerinnen und Apothekern, die in ihrer Apotheke ein Qualitätsmanagementsystem etablieren wollen, eine Hilfestellung bei der Formulierung ihrer betriebsspezifischen Prozesse, da sie Empfehlungen für apothekerliches Handeln in charakteristischen Situationen sind, richten sie sich vielmehr an alle Berufsangehörigen mit dem Ziel, die Qualität der pharmazeutischen Leistungen ständig zu verbessern (ABDA 2013). Die Leitlinien der Bundesapothekerkammer zur Qualitätssicherung sind als Empfehlungen zu verstehen. Sie entbinden nicht von der heilberuflichen Verantwortung des Einzelnen, d. h. sie haben weder haftungsbegründende noch haftungsbefreiende Wirkung. Allerdings verweist das Bundesgesundheitsministerium in seiner amtlichen Begründung zur Apothekenbetriebsordnungsnovelle 2012 unter anderem darauf, dass in den Leitlinien der Bundesapothekerkammer Empfehlungen zur Herstellung und Prüfung von Arzneimitteln gegeben werden können (Kiefer 2012). Darüber hinaus wurden verschiedentlich Empfehlungen aus den Leitlinien der BAK sinngemäß in den Verordnungstext übernommen. Apothekenbetriebsordnung und BAK-Leitlinie stehen demnach in einer Wechselbeziehung einander ergänzender Ausführungen zur Qualitätssicherung bei der offizinellen Arzneimittelherstellung. Einen guten und komprimierten Überblick über alle relevanten Aspekte der Zubereitung von Defekturarzneimitteln liefert das in der BAK-Leitlinie enthaltene Ablaufschema, das ○ Abb. 2.2 zu entnehmen ist.

2

Ablaufschema Herstellung der Defekturarzneimittel (Stand: 08.05.2012)

Bedarf für Defekturarzneimittel

↓

Einordnung des Defekturarzneimittels

- Vorratsherstellung für Standgefäß: Arzneimittel-Bulkware
- Fertigarzneimittel ohne Zulassung: Verlängerte Rezeptur/100er-Regelung (§ 21 Abs. 2 AMG)
- Fertigarzneimittel mit Zulassung: Standardzulassung (§ 36 AMG), echte/fiktive Zulassung, z. B. Hausspezialität, Stada-Präparate (§ 21 Abs. 3 AMG)

↓

IV/V Erstellung einer Herstellungs- und Prüfanweisung

IV Standardisierte Herstellungsvorschrift
Standardisierte Rezepturen, z. B. NRF, Standardzulassungen
- Herstellung entspr. standardisierter Herstellungsvorschrift
- Festlegung der einzelnen Arbeitsschritte aufgrund individueller Besonderheiten in einer schriftlichen Herstellungsanweisung und Bestätigung durch diensthabenden Apotheker

V Nicht standardisierte Herstellungsvorschrift
Nicht standardisierte Defekturarzneimittel
- Herstellungsschritte festlegen, nach Rücksprache mit dem diensthabenden Apotheker Herstellungsanweisung erstellen
- Im Wiederholungsfall auf Herstellungsanweisung zurückgreifen; Festlegung der einzelnen Arbeitsschritte aufgrund individueller Besonderheiten und Bestätigung durch diensthabenden Apotheker

XIV-2 Qualitätsprüfung der Defekturarzneimittel
Prüfanweisung mit Angaben zu:
- Probennahme
- Prüfmethode (ggf. Verweis auf standardisierte Prüfvorschrift)
- Art der Prüfung
- Zulässigen Soll- und Grenzwerten
- Unterschrift des verantwortlichen Apothekers

↓

Abb. 2.2 Ablaufschema zur Defekturherstellung gem. der Leitlinie „Herstellung und Prüfung der nicht zur parenteralen Anwendung bestimmten Rezeptur- und Defekturarzneimittel" der Bundesapothekerkammer © Bundesapothekerkammer

Ablaufschema Herstellung Defekturarzneimittel (Fortsetzung)

II/III Vorbereitung des Arbeitsplatzes

Verweis auf Leitlinie zur Qualitätssicherung
– Hygienemanagement

II Hygienemaßnahmen
Hygienepläne für Betriebsräume, Geräte und Personal beachten und entprechende Hygienemaßnahmen ergreifen, wie z.B.:
- Vor Beginn der Arbeit oder mind. einmal täglich Desinfektion der Arbeitsfläche
- Vor Beginn der Arbeit Hände waschen und desinfizieren
- Sauberer, geschlossener Arbeitskittel
- Ggf. Mundschutz, Haube, Handschuhe verwenden
- Einmalhandtücher verwenden
- Keine fremden Tätigkeiten im Rezeptur-/Defekturbereich
- Desinfektion der benötigten Geräte und Arbeitsflächen
- Während der Herstellung Kunden nicht bedienen
- Abfälle in geeigneten Behältern sammeln und täglich entleeren

III Arbeitsschutz
- Betriebsanweisungen beachten
- Schutzmaßnahmen ergreifen

VII/VIII Bereitstellung der benötigten Materialien und des Packmittels

Verweis auf Leitlinie zur Qualitätssicherung
– Prüfung und Lagerung der Ausgangsstoffe
– Prüfung und Lagerung der Primärpackmittel

VII Ausgangsstoffe
- Geprüfte und freigegebene Ausgangsstoffe (§ 11 ApBetrO)
- Galenische Beschaffenheit, ggf. Einwaagekorrekturfaktor
- Rezepturkonzentrate
- Herstellungsgeräte

VIII Primärpackmittel und Applikationsmittel
- Primärpackmittel und Prüfzertifikat (§ 13 ApBetrO)
  Anwendungsorientierte Auswahl treffen
- Beachtung möglicher Inkompatibilitäten zwischen PP und AM
- Gereinigte und desinfizierte Standgefäße

Abb. 2.2 Ablaufschema zur Defekturherstellung gem. der Leitlinie „Herstellung und Prüfung der nicht zur parenteralen Anwendung bestimmten Rezeptur- und Defekturarzneimittel" der Bundesapothekerkammer © Bundesapothekerkammer (Fortsetzung)

Ablaufschema Herstellung Defekturarzneimittel (Fortsetzung)

IX/XV Herstellung der Defektur und Herstellungsdokumentation

IX Herstellung
- Umsetzung der Herstellungsanweisung
- „Vier-Augen-Prinzip" insbesondere in kritischen Fällen beachten (NRF I.2.3.2.)

XV Herstellungs- und Prüfprotokoll
- Dokumentation gemäß § 8 Abs. 2 ApBetrO

Herstellungsprotokoll:
- Bezeichnung
- Darreichungsform
- Ausgangsstoffe (Art, Menge, Qualität, Charge, Prüfnummer)
- Angabe der Herstellungsanweisung
- Verwendete Waagentypen
- Dokumentation der Einwaagen und der Herstellungsparameter, z. B. Rührzeit, Drehzahl, Besonderheiten
- Ergebnisse der Inprozessprüfungen
- Herstellungsdatum oder Chargenbezeichnung
- Angabe der Laufzeit und ggf. Aufbrauchfrist (der gebrauchsfertigen Zubereitung nach Anbruch) bei Mehrdosenbehältnissen nach NRF oder der Laufzeit bei Einzeldosisbehältnissen
- Ausbeute (Gesamtmenge und Anzahl der abgefüllten Gebinde)

Abb. 2.2 Ablaufschema zur Defekturherstellung gem. der Leitlinie „Herstellung und Prüfung der nicht zur parenteralen Anwendung bestimmten Rezeptur- und Defekturarzneimittel" der Bundesapothekerkammer © Bundesapothekerkammer (Fortsetzung)

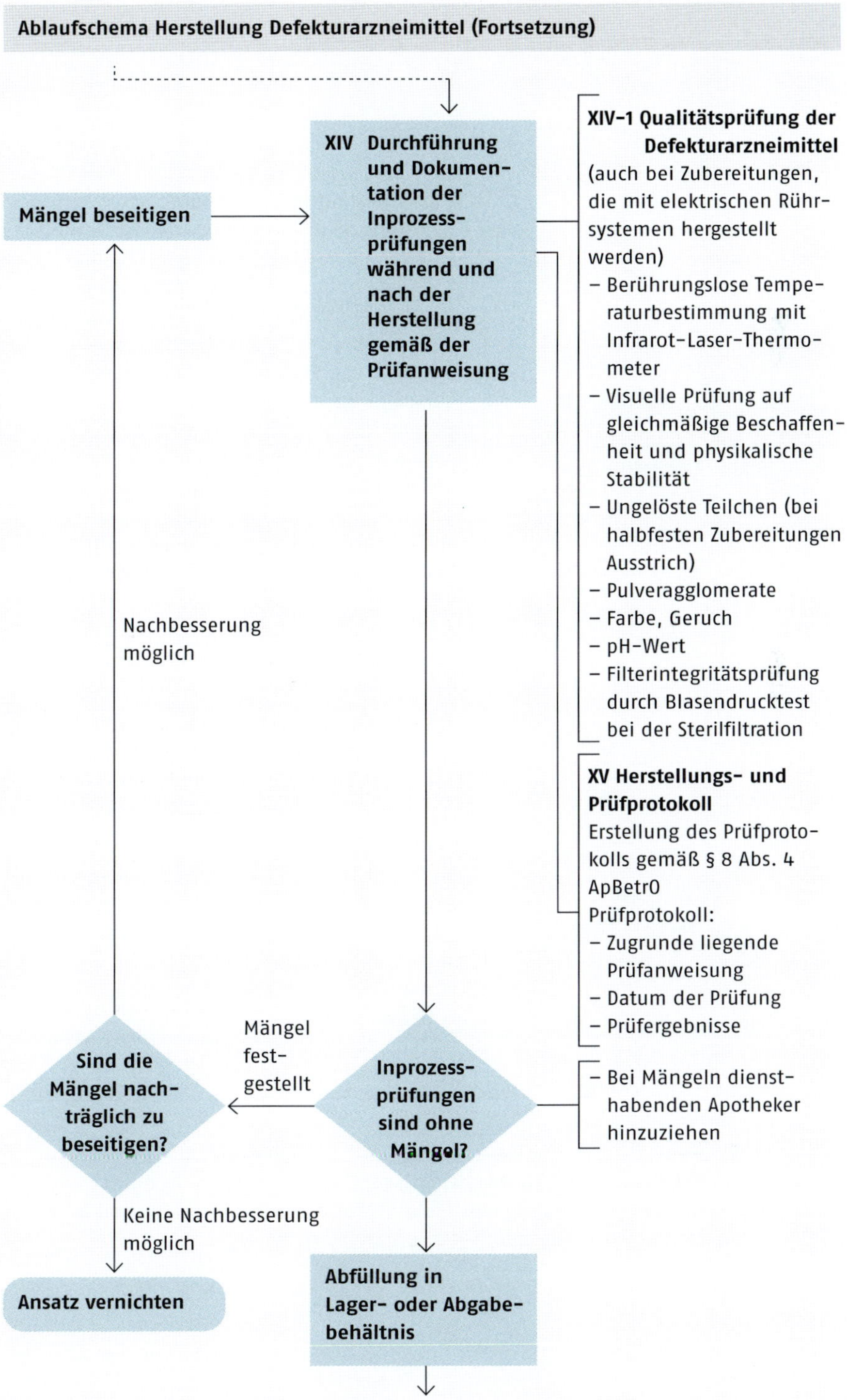

Abb. 2.2 Ablaufschema zur Defekturherstellung gem. der Leitlinie „Herstellung und Prüfung der nicht zur parenteralen Anwendung bestimmten Rezeptur- und Defekturarzneimittel" der Bundesapothekerkammer © Bundesapothekerkammer (Fortsetzung)

2

Ablaufschema Herstellung Defekturarzneimittel (Fortsetzung)

XIII Kennzeichnung (§ 14 Abs. 2 und § 16 Abs. 2 ApBetrO)

XIII Kennzeichnung der Defektur
- Zwischenlagerung im Standgefäß (Arzneimittel-Bulkware) unter Angabe der Bezeichnung, Konservierungsmittel, Herstellungsdatum oder Chargenbezeichnung, Enddatum der Laufzeit, Lagerungshinweis, ggf. Hinweise gemäß GefStoffV, ggf. Prüfnummer, Bezug zum Herstellungsprotokoll
- Einzelabfüllung der Bulkware bei Bedarf in abgabefertige Behältnisse und Kennzeichnung als Rezepturarzneimittel gemäß § 14 ApBetrO
- Vorratsabfüllung in abgabefertige Behältnisse als Fertigarzneimittel ohne Zulassung nach 100er-Regelung und Kennzeichnung gemäß § 10 AMG
- Vorratsabfüllung in abgabefertige Behältnisse als Fertigarzneimittel mit Zulassung und Kennzeichnung gemäß § 10 AMG

XIV-3 Endprüfung

XIV-3 Endprüfung
- Prüfung jeder Defektur durch den Apotheker auf Grundlage der Inprozesskontrollen und der Herstellungs- und Prüfdokumentation
- Übereinstimmung der Herstellungs-/Prüfdokumentation mit der Herstellungs-/Prüfanweisung
- Prüfung der Kennzeichnung

Abb. 2.2 Ablaufschema zur Defekturherstellung gem. der Leitlinie „Herstellung und Prüfung der nicht zur parenteralen Anwendung bestimmten Rezeptur- und Defekturarzneimittel" der Bundesapothekerkammer © Bundesapothekerkammer (Fortsetzung)

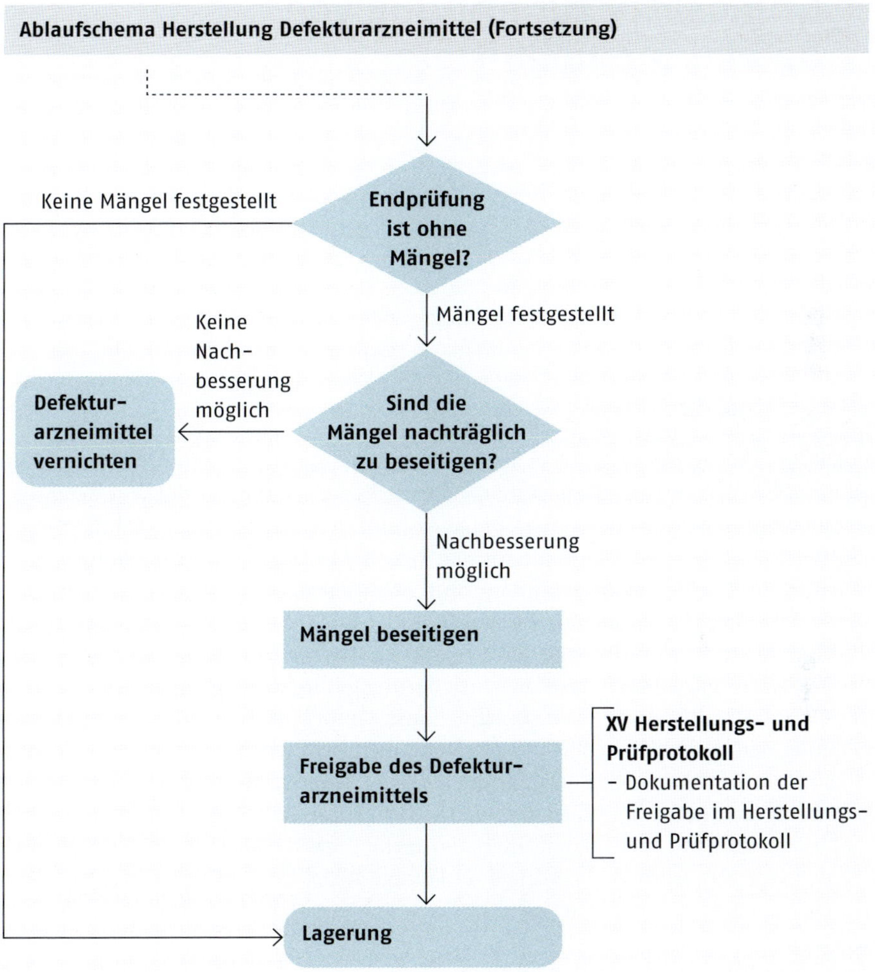

Abb. 2.2 Ablaufschema zur Defekturherstellung gem. der Leitlinie „Herstellung und Prüfung der nicht zur parenteralen Anwendung bestimmten Rezeptur- und Defekturarzneimittel" der Bundesapothekerkammer © Bundesapothekerkammer (Fortsetzung)

3 Grundsätze zur Prüfung von Defekturarzneimitteln

Für viele Apotheken ist die Antwort auf die Frage wie bzw. in welchem Umfang Defekturarzneimittel zu prüfen sind, die ausschlaggebende Determinante für die Entscheidung, ob eine Defekturherstellung für sie in Frage kommt oder nicht. Die Formulierung des § 8 ApBetrO sieht bei Defekturarzneimitteln zwar die verpflichtende Erstellung von Prüfanweisung und Prüfprotokoll sowie gem. amtlicher Begründung eine über die organoleptische Beurteilung hinausgehende Endprüfung der Zubereitung vor, zur konkreten Ausgestaltung dieser Prüfpflicht sagt der Verordnungstext jedoch nichts (ApBetrO 2012). Dies hat negativ betrachtet für viel Verunsicherung gesorgt und bedauerlicherweise dazu geführt, dass sich viele Apotheken vorschnell und unnötigerweise ganz von der Defekturherstellung verabschiedet haben. Positiv betrachtet eröffnet die unkonkrete Formulierung der Vorschrift aber einen erheblichen Interpretationsspielraum, den es im Sinne der Apotheken konstruktiv zu nutzen gilt. Hierbei ist grundsätzlich von einem einheitlichen Qualitätsstandard für alle Arzneimittel auszugehen, ganz gleich ob sie industriell oder offizinell hergestellt werden. Allerdings sind einige Aspekte zu berücksichtigen, in denen sich Defektur- und industriell hergestellte Fertigarzneimittel deutlich voneinander unterscheiden:

Im Gegensatz zur industriellen Fertigung

- sind Defekturchargen mengenmäßig begrenzt (ApBetrO 2012).
- werden Defekturarzneimittel ausschließlich von pharmazeutischem Fachpersonal hergestellt (ApBetrO 2012).
- handelt es sich bei Defekturarzneimitteln um Zubereitungen, die für spezifische Bedürfnisse kleiner Patientengruppen hergestellt werden und daher von der Zulassungspflicht sowie der damit einhergehenden Evaluierung durch staatliche Behörden ausgenommen sind. Deshalb unterliegen laut Ph. Eur. alle an der Verordnung und Herstellung von Defekturarzneimitteln Beteiligten (wie verschreibender Arzt und/oder herstellender Apotheker) innerhalb ihres Verantwortungsbereichs einer besonderen Sorgfaltspflicht gegenüber dem Patienten (Ph. Eur. 2013).

In Summe rechtfertigt es die Kombination der genannten Aspekte, die Prüfanforderungen bei Defekturarzneimitteln auf das unerlässliche Minimum zu reduzieren. Die Überlegungen, wo genau dieses Minimum zu verorten ist, obliegen dem für die Herstellung bzw. Freigabe verantwortlichen Apotheker. Sie sollen risikoorientiert durchgeführt und zum Zweck der Nachvollziehbarkeit dokumentiert werden (Pharm. Helv. XI 2012; Ph. Eur. 2013). Ein solcher risikobasierter Ansatz bei der Festlegung der zur Endkontrolle von Defekturarzneimitteln erforderlichen Prüfung(en) findet sich auch in den Resolutionen der Arbeitsgemeinschaft der Pharmazieräte Deutschlands (APD 2012, 2013) sowie in der Monographie „Pharmazeutische Zubereitungen", die 2013 in die Ph. Eur. aufgenommen wurde. Die Beurteilung des Risikos, das von einer Zubereitung für ein bestimmtes Patientenkollektiv ausgeht, ist demnach die Voraussetzung für die Auswahl konkreter Prüfmethoden für die Endkontrolle eines Defekturarzneimittels. Was auf den ersten Blick nach Mehraufwand aussieht, erweist sich bei genauerem Hinsehen als interessante Möglichkeit den Prüfaufwand bei Defekturarzneimitteln enorm zu reduzieren – mitunter sogar so weit, dass die Wirtschaftlichkeitsschwelle erreicht und ihre Herstellung wieder als sinnvoll angesehen werden kann. Vor diesem Hintergrund ist es im wahrsten Sinne des Wortes lohnend, sich etwas Zeit zu nehmen, um eine Risikobeurteilung der entsprechenden Zubereitung vorzunehmen, zumal diese nicht mit umfassenden Literaturrecherchen verbunden sein muss und bei Verwendung geeigneter Arbeitshilfen mit geringem Aufwand realisiert werden kann.

3.1 Risikobeurteilung von offizinell hergestellten Arzneimitteln

Ein interessantes Konzept für die Risikobeurteilung von in der Apotheke hergestellten Arzneimitteln findet sich in der Resolution CM/ResAP(2011)1 des Europarats (Europarat 2011; vgl. auch ▸Kap. 2.3). Die Resolution ist zwar lediglich eine Meinungsäußerung, der keine rechtliche Verbindlichkeit zukommt, allerdings wird die Überführung der Vorschläge in nationales Recht vom Europarat empfohlen, was im Hinblick auf die Risikobewertung beispielsweise in der Schweizer Verordnung über die Bewilligungen im Arzneimittelbereich (AMBV 2013) bereits vollzogen wurde. Die auf europäischer Ebene ausgearbeitete Resolution benennt die folgenden fünf Entscheidungskriterien, die mit abgestuften Risikofaktoren von 1 (wenig kritisch) bis 5 (sehr kritisch) bewertet werden:

- Jährliche Produktionsmenge
- Applikationsart und Darreichungsform
- Inhärente Risiken des Wirkstoffs
- Herstellungsprozess
- Abgabe

Durch Multiplikation der fünf einzelnen Risikofaktoren ergibt sich ein Gesamtrisikoscore, aus dem sich die Anforderungen bei der analytischen Prüfung von Defekturarzneimitteln ableiten lassen (vgl. ▸Kap. 3.2–3.4). Liegt der Gesamtrisikoscore einer Zubereitung bei 100 oder darüber, so gilt sie im Sinne der Resolution als kritisches bzw. risikoreiches Arzneimittel („high-risk preparations") während Zubereitungen mit einem Gesamtrisikoscore unter 100 als unkritisch bzw. risikoarm („low-risk preparations") klassifiziert werden (Europarat 2011). Unter der Voraussetzung, dass eine angemessene Risikobewertung erzielt wird, sind grundsätzlich auch andere als die, in der Resolution des Europarats beschriebene Evaluierungsmethode zulässig. Eine Suche nach solchen Alternativen, die derzeit nicht etabliert sind, erübrigt sich jedoch, da das vom Europarat verabschiedete Konzept nicht nur ausgewogen und praxisnah erscheint, sondern darüber hinaus jederzeit Ergänzungen oder Anpassungen gestattet, die den rechtlichen und wirtschaftlichen Rahmenbedingungen der einzelnen Mitgliedsländer Rechnung tragen. Das nachfolgend vorgestellte Konzept zur Risikobewertung von Defekturarzneimitteln basiert dementsprechend soweit als möglich auf den international konsentierten Empfehlungen des Europarats, berücksichtigt aber – wo notwendig oder vorgesehen – auch die Spezifika des deutschen Apothekenwesens sowie die verlautbarten Positionen einschlägiger Fachkreise bzw. nationaler Überwachungsinstanzen.

3.1.1 Jährliche Produktionsmenge

Während sich Herstellungsfehler (vgl. ▸Kap. 3.1.4) – sofern es sich nicht um systematische Fehler handelt – stets nur auf die betroffene Charge auswirken und das daraus resultierende Risiko im Wesentlichen von der Chargengröße mitbestimmt wird, stehen grundsätzliche Risiken, die aus dem korrekt hergestellten Arzneimittel selbst herrühren, meist in Relation zur Gesamtproduktionsmenge. Um es anschaulicher auszudrücken: Je mehr Einheiten eines Arzneimittels in Verkehr gebracht werden, desto größer ist die Wahrscheinlichkeit für ein Individuum, den von diesem Arzneimittel ausgehenden Risiken exponiert zu sein. Bei konstanter Nebenwirkungsrate steigt also die absolute Anzahl der Patienten, die von unerwünschten Arzneimittelwirkungen tatsächlich betroffen sind, proportional mit der Zahl der in Verkehr gebrachten Einheiten. Es ist daher folgerichtig, die jährliche Produktionsmenge in die Risikobetrachtung von Defekturarzneimitteln einzubeziehen. Die Resolution des Europarats (Europarat 2011) sieht hierzu lediglich ganz allgemein vor, dass für jede Zubereitung in Abhängigkeit von der jährlichen Produktionsmenge ein Risikofaktor zwischen 1 und 5 festzulegen ist, wobei der Risikofaktor 1 für sehr kleine, der Risikofaktor 5 hingegen für sehr große Produktionsmengen zu vergeben ist. Ferner wird empfohlen die Risikofaktoren für verschiedene Darreichungsformen separat zu definieren. Konkrete Anhaltspunkte dafür, welcher jährlichen Produktionsmenge welcher Risikofaktor zuzuweisen ist, enthält die Verordnung nicht. Eine Orientierungshilfe bietet jedoch die Schweizer Verordnung über die Bewilligungen im Arzneimittelbereich (AMBV 2013), in der eine, auf der Resolution des Europarats basierende Risikoprüfung bereits implementiert ist. Darin werden auch explizite jährliche Produktionsmengen genannt, die in Abhängigkeit von der Darreichungsform mit bestimmten Risikofaktoren korreliert werden. Bezogen auf Packungseinheiten liegen die in der AMBV vorgesehenen Grenzwerte der einzelnen Risikoklassen bei 100, 500, 1000 und 2000 Einheiten. Die für die Berechnung der konkreten maximalen jährlichen Produktionsmengen zugrunde gelegten Packungsgrößen betragen bei Suppositorien 20 Stück, bei Kapseln 60 Stück und bei halbfesten Zubereitungen 100 Gramm.

Die Mengenangaben der AMBV beziehen sich auf die (defekturmäßige) Herstellung von Fertigarzneimitteln in öffentlichen Schweizer Apotheken bzw. Krankenhausapotheken. Ihre inhaltsgleiche Übertragung auf die Defekturherstellung in deutschen Apotheken erscheint dennoch nicht sachgerecht, da die offizinelle Arzneimittelherstellung in Deutschland einen höheren Stellenwert besitzt, der sich auch in höheren Produktionsmengen niederschlägt. Während in der Schweiz pro Apotheke im Durchschnitt täglich zwei Arzneimittel hergestellt werden (Möll, et al. 1996; Deplazes, et al. 2010), liegt der Tagesdurchschnitt in einer deutschen Apotheke bei etwa drei Arzneimittelherstellungen (ABDA 2011; Bergner, et al. 2012). Allein dieser erhöhte Bedarf an offizinell hergestellten Arzneimitteln darf nicht dazu führen, dass derlei Zubereitungen in Deutschland grundsätzlich als risikoreicher einzustufen wären als in der Schweiz, vielmehr ist diesen nationalen Gegebenheiten durch eine Anhebung der Maßzahlen in adäquater Weise Rechnung

Tab. 3.1 Maßzahlen zur Risikobewertung der jährlichen Produktionsmenge von Defekturarzneimitteln

Jährliche Produktionsmenge				
Flüssige Arzneiformen (einschließlich Augentropfen) in üblichen Packungseinheiten	**Feste, oral applizierte Arzneiformen (z. B. Kapseln) in Stück**	**Feste, rektal oder vaginal applizierte Arzneiformen (z. B. Suppositorien) in Stück**	**Halbfeste Arzneiformen oder Teemischungen in Gramm**	**Risikofaktor**
> 3 000	> 180 000	> 60 000	> 300 000	5
1 500–3 000	90 000–180 000	30 000–60 000	150 000–300 000	4
750–1 499	45 000–89 999	15 000–29 999	75 000–149 999	3
150–749	9 000–44 999	3 000–14 999	15 000–74 999	2
< 150	< 9 000	< 3 000	< 15 000	1

zu tragen. Die in Tab. 3.1 vorgeschlagene Risikobewertung der jährlichen Produktionsmengen geht demnach zwar initial von den in der Schweizer Arzneimittel-Bewilligungsverordnung (AMBV) genannten Maßzahlen aus, hebt diese jedoch konsequenterweise proprotional zu den in Deutschland erhöhten Produktionsmengen um 50 % an. Teemischungen werden weder in der Resolution des Europarats erwähnt, noch werden in der AMBV Produktionsmengen für diese Darreichungsform genannt. Da Teemischungen in Deutschland jedoch nach wie vor eine große Rolle spielen, wird hierfür in Tab. 3.1 ebenfalls eine Empfehlung gegeben. Diese orientiert sich an den für halbfeste Zubereitungen vorgesehenen Maßzahlen, da diese ähnlich wie Teemischungen häufig in Einheiten zu 100 Gramm abgegeben werden.

Der Klarheit halber sei an dieser Stelle explizit darauf hingewiesen, dass es sich bei den entsprechenden Angaben um jährliche Produktionsmengen handelt und nicht um Chargengrößen. Dabei erscheint es legitim, die Jahresproduktion zunächst defensiv – aber nicht unrealistisch – abzuschätzen. Übertrifft die tatsächliche Produktionsmenge im Laufe eines Jahres die ursprünglichen Erwartungen, kann eine Anpassung der Risikobeurteilung für die entsprechende Zubereitung notwendig sein. In den Folgejahren bietet es sich an, die Gesamtproduktionsmenge des Vorjahres als Grundlage für die Ermittlung des mengenbezogenen Risikofaktors heranzuziehen.

3.1.2 Applikationsart und Darreichungsform

Ein weiteres Kriterium für die Risikobeurteilung ist die Applikationsart, die in unmittelbarem Zusammenhang mit der Darreichungsform steht. Betrachtet werden vor allem anwendungsbezogene und erst nachrangig galenische Aspekte. Dies ist leicht nachvollziehbar, denn wie ein Blick in das Arzneibuch oder andere einschlägige pharmazeutische Fachliteratur zeigt, werden die galenischen Anforderungen für eine bestimmte Darreichungsform im Wesentlichen von den physiologischen Bedingungen des Applikationsorts bestimmt. Von Dermatika über Peroralia bis hin zu Parenteralia steigen die Qualitätsanforderungen kontinuierlich an. Dies betrifft nicht nur mikrobiologische Aspekte, sondern auch die Breite des einzuhaltenden pH-Bereichs, die Isotonie oder die maximale

Partikelgröße disperser Zubereitungen. Grundsätzlich gilt: Je höher die Qualitätsanforderungen an ein Arzneimittel, desto schwieriger sind diese einzuhalten und desto größer ist auch das Risiko für den Patienten, falls Letzteres nicht gelingt.

Doch nicht nur die aus der Physiologie des Applikationsortes resultierenden Qualitätsanforderungen sind bei der Festlegung des Risikofaktors zu berücksichtigen, auch den aus der unterschiedlichen Bioverfügbarkeit herrührenden Risikounterschieden ist Rechnung zu tragen. So ist die Resorption von Dermatika und damit auch das Risiko systemischer Nebenwirkungen aufgrund der Barriereeigenschaften der Haut vergleichsweise gering. Demgegenüber werden oral oder rektal verabreichte Arzneimittel über die Darmschleimhaut deutlich schneller und besser resorbiert, womit im Falle eines Qualitätsmangels auch ein potentiell höheres Patientenrisiko einhergeht. Bei der parenteralen Verabreichung von i. v.-Injektionen entfällt der Resorptionsvorgang sogar vollständig, da die Zubereitung unmittelbar in das zentrale Kompartiment gespritzt wird und damit sofort und zu 100 % bioverfügbar ist. Zudem kann bei Parenteralia die Arzneimittelexposition nach erfolgter Verabreichung auch im Falle schwerer Unverträglichkeitsreaktionen, anders als bei den meisten topisch applizierten Darreichungsformen, nicht mehr unterbrochen werden. Auch hieraus ergibt sich ein höherer Risikofaktor für diese Zubereitungsart. Unter Einbeziehung all dieser Gesichtspunkte ordnet der Europarat den verschiedenen Zubereitungsarten in seiner Resolution (Europarat 2011) individuelle Risikofaktoren von 1 bis 5 zu, wobei einige Faktoren mehrfach, der Faktor 2 hingegen gar nicht vergeben wurde. Hierbei ist anzumerken, dass der DAC in Anlage J zur Defekturanalytik (DAC/NRF 2013) den am intakten Auge applizierten Ophthalmika im Gegensatz zur Europaratsresolution ein höheres Risiko zuweist als unsterilen, oral applizierten Darreichungsformen. Allerdings handelt es sich im DAC lediglich um eine relative Reihung ohne Gewichtung der tatsächlichen Risikounterschiede, sodass sich das Ausmaß des Dissenses zwischen den beiden Regelwerken nicht quantifizieren lässt. Während der Europarat am unverletzten Auge applizierte Ophthalmika hinsichtlich ihres Gefährdungspotentials mit anderen unsterilen Topika gleichsetzt, siedelt die Arbeitsgemeinschaft der Pharmazieräte Deutschlands (APD) Augentropfen auf einer Höhe mit enteral applizierten Darreichungsformen an (APD 2013). Wie ein Blick in die Ph. Eur. verdeutlicht, gelten für Ophthalmika aus gutem Grund ungleich höhere Qualitätsanforderungen als beispielsweise für Dermatika. Nicht zuletzt deshalb erscheint es opportun, bei der Risikobewertung von am intakten Auge applizierten Ophthalmika vom Vorschlag des Europarats abzuweichen und den Empfehlungen von DAC und APD zu folgen. Zumal zu erwarten ist, dass sich auch die nationale Überwachungspraxis an letzteren orientiert. Im Übrigen greift das hier vorgeschlagene Konzept zur Risikobewertung auf das unveränderte, international konsentierte und in anderen Ländern bereits in nationale Regularien bzw. Rechtsnormen übernommene Bewertungsmodell des Europarats zurück. Demzufolge werden alle enteral (Tropfen, Kapseln, Suppositorien etc.) und – mit Ausnahme der Ophthalmika – alle topisch (Creme, Nasensalbe, Ohrentropfen etc.) applizierten Darreichungsformen in jeweils einer Gruppe zusammengefasst. Vaginale Zubereitungen sind in der Europaratsresolution nicht explizit genannt. Aufgrund der biopharmazeutischen Ähnlichkeit sowie der möglichen systemischen Bioverfügbarkeit werden vaginale Darreichungsformen hier der gleichen Gruppe zugeordnet wie enteral applizierte Darreichungsformen. Auch offizinell hergestellte Teemischungen, die auf internationaler Ebene eine deutlich geringere Rolle spielen als in Deutschland, werden in der Europaratsresolution nicht namentlich erwähnt. Sie wären demnach unter den unsterilen, enteral applizierten

Tab. 3.2 Risikofaktoren für verschiedene Applikationsarten und Darreichungsformen (modifiziert nach Europarat 2011)

Applikationsart und Darreichungsform	Risikofaktor
Parenteralia	5
Ophthalmika in der Chirurgie oder bei traumatischen Verletzungen	4
Inhalanda	4
Enteral bzw. vaginal applizierte Darreichungsformen (steril)	4
Topisch applizierte Darreichungsformen (steril)	4
Ophthalmika am unverletzten Auge	3
Enteral bzw. vaginal applizierte Darreichungsformen (unsteril)	3
Teemischungen	2
Topisch applizierte Darreichungsformen (unsteril)	1

Darreichungsformen zu subsumieren. Dies erscheint jedoch inadäquat, da das von Teezubereitungen ausgehende Risiko mit dem von Kapseln oder Tabletten sicher nicht zu vergleichen ist. Zumal Teemischung ja nicht unmittelbar, sondern nach erst nach Herstellung eines Infuses eingenommen werden, wodurch ein nicht zu unterschätzender Verdünnungseffekt (1:10 bis 1:50) eintritt, der ebenfalls zu berücksichtigen ist. Es erscheint daher angebracht, das von Teemischungen ausgehende Risiko niedriger als das anderer oral applizierter Darreichungsformen, aufgrund der systemischen Verfügbarkeit aber höher als das topisch applizierter Zubereitungen zu bewerten. In Summe wird für Teemischungen daher der Risikofaktor 2 vorgeschlagen (Tab. 3.2).

3.1.3 Inhärente Risiken des Wirkstoffs

Hauptrisikoträger eines Arzneimittels ist der Wirkstoff selbst, dessen pharmakologische Wirkung in aller Regel untrennbar auch mit einem gewissen toxikologischen Potential einhergeht. Um dem besonderen Stellenwert der inhärenten Wirkstoffrisiken Rechnung zu tragen, sieht die Europaratsresolution (Europarat 2011) hierfür eine Dynamisierung der Risikofaktoren vor, d. h. die Klassifizierung dieses Entscheidungskriteriums kennt nur drei Gruppen, deren Risikofaktoren sich jeweils um zwei Zähler unterscheiden (Tab. 3.3).

Tab. 3.3 Risikofaktoren für die Bewertung der inhärenten Risiken eines Wirkstoffs (modifiziert nach Europarat 2011)

Inhärente Risiken des Wirkstoffs	Risikofaktor
Hohes Risiko	5
Mittleres Risiko	3
Geringes Risiko	1

Bei der Einstufung des Risikos eines Wirkstoffs werden mindestens folgende Kriterien berücksichtigt: pharmazeutische Qualität (Arzneibuchkonformität), Kanzerogenität, Mutagenität, Reproduktionstoxizität, therapeutische Breite, Betäubungsmittel, Allergierisiko, Umwelttoxizität, Stabilität (Licht, Sauerstoff, Temperatur, pH-Wert), Dosierung

3

Neben dem vagen Schema für die Klassifizierung in Wirkstoffe geringen, mittleren und hohen Risikos liefert die Europaratsresolution auch einen Katalog von Kriterien, die bei der Einstufung mindestens zu berücksichtigen sind. Ausführungen dazu, wie diese Einzelkriterien konkret zu bewerten und im Verhältnis zueinander zu gewichten sind, fehlen jedoch. Um ein transparente, nachvollziehbare und vor allem auch standardisierte Risikobewertung in der Apotheke zu ermöglichen, wurde daher das nachfolgende Konzept entwickelt, das auch die in der Europaratsresolution genannten Minimalkriterien systematisch abhandelt:

- Pharmazeutische Qualität (Arzneibuchkonformität)
- Kanzerogenität, Mutagenität, Reproduktionstoxizität
- Therapeutische Breite
- Betäubungsmittel
- Sensibilisierung/Allergierisiko
- Instabilität (Licht, Sauerstoff, Temperatur, pH-Wert)
- Umwelttoxizität
- Dosierung

Pharmazeutische Qualität (Arzneibuchkonformität)

Nach § 11 der Apothekenbetriebsordnung ist die Qualität aller Ausgangsstoffe vor ihrem Einsatz bei der Herstellung von Arzneimitteln zu prüfen (ApBetrO 2012). Dies erfolgt, soweit die Ausgangsstoffe dort aufgeführt sind, nach den entsprechenden Prüfanweisungen des Europäischen, Deutschen oder Homöopathischen Arzneibuchs. Fehlen im geltenden Arzneibuch entsprechende Vorschriften, muss auf andere verfügbare amtliche Regelwerke oder anerkannte Fachliteratur zurückgegriffen werden. Stehen auch solche Monographien oder allgemein zugängliche und anerkannte pharmazeutische Vorschriften nicht zur Verfügung, so muss eine spezielle Prüfvorschrift erarbeitet werden (Cyran, Rotta 2012). In diesem Fall fehlen klar definierte Qualitätskriterien, denen der jeweilige Ausgangsstoff zu genügen hat. Zwar definiert die Ph. Eur. in der allgemeinen Monographie „Substanzen zur pharmazeutischen Verwendung“ gewisse Standards für die Prüfung solcher Ausgangsstoffe (Ph. Eur. 2013), mit einer stoffspezifischen Einzelmonographie sind diese jedoch nur bedingt vergleichbar. Grundsätzlich obliegt dem Apotheker die Pflicht, die Statthaftigkeit der Verwendung eines nicht monographierten Ausgangsstoffs zu beurteilen, sowie die Verantwortung für die von ihm getroffene Entscheidung zu tragen. Unabhängig davon, wie der Apotheker die Verarbeitung eines Ausgangsstoffs unter Berücksichtigung der zur Verfügung stehenden Qualität und der beabsichtigten Verwendung beurteilt, resultiert aus der Abwesenheit einer Arzneibuchmonographie und den damit fehlenden Qualitätsstandards grundsätzlich ein erhöhtes Risiko für den Patienten. Zumal das Fehlen einer Arzneibuchmonographie darauf hindeutet, dass mit dem betreffenden Ausgangsstoff nur geringe therapeutische Erfahrungen vorliegen, da andernfalls eine entsprechende Verbreitung und Verwendungshäufigkeit die Erarbeitung einer Monographie vermutlich bereits früher erforderlich gemacht hätten.

Während Prüfvorschriften, die (bislang) keinen Eingang ins Arzneibuch oder anerkannte pharmazeutische Regelwerke gefunden haben, häufig von einzelnen Laboren oder Arbeitsgruppen erstellt wurden, sind Arzneibuchmonographien das Ergebnis eines nationalen bzw. internationalen Review-Prozesses unter Beteiligung staatlicher Aufsichtsbehörden. Sie besitzen daher ein deutlich breiteres wissenschaftliches Fundament. Die pharmazeutische Fachwelt bürgt gewissermaßen mit ihrer gebündelten Expertise für die Zuverlässigkeit der Methode und minimiert so das Patientenrisiko. Fehlen solche international anerkannten Standards, ist im Umkehrschluss aus grundsätzlichen Erwägungen im Sinne eines Worst-Case-Szenarios stets von einem maximalen Risiko für den Patienten auszugehen. Wirkstoffe, für die keine Arzneibuchkonformität nachgewiesen werden kann, sind daher stets mit dem höchsten Risikofaktor 5 zu bewerten.

Kanzerogenität, Mutagenität, Reproduktionstoxizität

Laut internationalem Gefahrstoffrecht, dem auch Arzneistoffe unterliegen, besitzen Stoffe, die als krebserzeugend, erbgutverändernd oder fortpflanzungsgefährdend einzustufen sind (= CMR-Stoffe, **c**ancerogen, **m**utagen, **r**eproduktionstoxisch), ein erhöhtes Gefährdungspotential, das sich aus den weitreichenden Konsequenzen für exponierte Personen herleitet:

- Als Karzinogene gelten Stoffe, die die Häufigkeit spontan entstehender Tumoren erhöhen, die Zeit bis zum Auftreten solcher Tumoren (Latenzzeit) verkürzen, Tumoren in anderen Geweben erzeugen oder die Zahl der Tumoren erhöhen.
- Mutagene Substanzen induzieren permanente, vererbbare Veränderungen in Menge oder Struktur des genetischen Materials von Zellen oder Organismen. Diese Veränderungen können ein einzelnes Gen oder Gensegmente, einen Genblock oder ganze Chromosomen betreffen. Die Wirkungen auf ganze Chromosomen können struktureller und/oder numerischer Art sein.
- Unter Reproduktionstoxizität versteht man die Beeinträchtigung der männlichen bzw. weiblichen Fortpflanzungsfunktionen bzw. -fähigkeit (Fertilität) sowie die Verursachung von Entwicklungsschäden (vorgeburtliche nicht vererbbare gesundheitliche Schäden und Fruchtschäden) in allen Abschnitten der Fortpflanzung: von der Beeinträchtigung der weiblichen und männlichen Fruchtbarkeit über Schädigungen während der Schwangerschaft und Stillzeit bis hin zu Effekten, die pränatal ausgelöst werden und sich erst in der nachfolgenden Generation manifestieren.

Laut EG-CLP-Verordnung (EG-CLP 2008) werden CMR-Stoffe in Abhängigkeit der vorliegenden Evidenz in drei Kategorien eingeteilt:

- Stoffe, die beim Menschen bekanntermaßen kanzerogen, mutagen und/oder reproduktionstoxisch wirken (Kategorie 1A)
- Stoffe, die beim Menschen wahrscheinlich kanzerogen, mutagen und/oder reproduktionstoxisch wirken (Kategorie 1B)
- Stoffe, für die Hinweise auf kanzerogene, mutagene und/oder reproduktionstoxische Eigenschaften existieren, aber keine ausreichend konkreten Anhaltspunkte (Kategorie 2)

Während für Substanzen der Kategorie 1 die CMR-Eigenschaften an Mensch (Kategorie 1A) bzw. Tier (Kategorie 1B) nachgewiesen sind, gelten Substanzen der Kategorie 2 als sogenannte CMR-Verdachtsstoffe. Diese Einteilung bietet eine gute Grundlage für die Beurteilung des inhärenten Risikos eines Wirkstoffs gem. Europaratsresolution, die expressis verbis fordert kanzerogene und mutagene Eigenschaften bei der Risikoabschätzung zu berücksichtigen. Reproduktionstoxizität wird als Bewertungskriterium zwar nicht explizit genannt, sollte aber aus grundsätzlichen Erwägungen und in Übereinstimmung mit den internationalen Konventionen zur Gefährdungsbeurteilung von Chemikalien ebenfalls in die Risikoabschätzung mit einbezogen werden. Abgesehen von der Tatsache, dass ein solches Vorgehen rational betrachtet aus Gründen des Patientenschutzes unbedingt geboten erscheint, bietet es auch einen ganz praktischen Vorteil: Das von der Bundesapothekerkammer (BAK) empfohlene Farbschema zur Kennzeichnung von Standgefäßen in der Apotheke, demzufolge CMR-Stoffe der Kategorien 1A und 1B mit einem roten Punkt zu kennzeichnen sind, kann unmittelbar als Grundlage für die Risikobewertung von daraus hergestellten Arzneimitteln dienen. Die Bezugnahme auf das Farbschema der BAK ist insofern naheliegend, als sich hieraus die Arbeitsschutzmaßnahmen für die Verarbeitung der Substanz in der Apotheke ableiten, die notwendigerweise ebenfalls mit dem Gefährdungspotential eines Wirkstoffs korrelieren. Es erscheint daher opportun CMR-Wirkstoffe der Kategorien 1A und 1B (= nach dem BAK-Farbschema rot gekennzeichnet) als Hochrisikowirkstoffe zu klassifizieren und sie im Sinne der Europaratsresolution grundsätzlich mit dem höchsten Risikofaktor 5 zu bewerten.

Therapeutische Breite

Die therapeutische Breite (auch: therapeutischer Index) eines Wirkstoffs ist ein anerkanntes Maß für dessen Anwendungssicherheit und somit ein wichtiger Parameter für die Risikobeurteilung eines Arzneimittels, in dem er verarbeitet wurde. Üblicherweise wird die therapeutische Breite in Form des therapeutischen Index als das Verhältnis von mittlerer Effektivdosis (ED_{50}) zu mittlerer letaler Dosis (LD_{50}) angegeben:

$$\text{Therapeutischer Index} = \frac{LD_{50}}{ED_{50}}$$

Bei Wirkstoffen mit geringer therapeutischer Breite ist demnach damit zu rechnen, dass selbst kleine Dosissteigerungen das Risiko für Nebenwirkungen erheblich erhöhen. Im Gegenzug bedeutet dies: Je größer die therapeutische Breite, desto risikoärmer ist ein Pharmakon. Derzeit existieren keine objektiven oder allgemein anerkannten Kriterien, wann von einer geringen bzw. einer großen therapeutischen Breite zu sprechen ist. Einen guten Anhaltspunkt liefert die Wirkstoffliste in ◻ Tab. 3.4, die auf einer breiten Literaturbasis zusammengestellt wurde, und nicht nur Substanzen mit enger therapeutischer Breite enthält, sondern auch solche, die eine hohe interindividuelle Variabilität der Pharmakokinetik aufweisen und deren Dosierung deshalb ebenfalls sorgsam im Auge behalten werden muss, um maximalen therapeutischen Erfolg bei minimalem toxikologischen Risiko zu gewährleisten. Aufgrund des bereits bei geringfügigen Dosisabweichungen vergleichsweise hohen Nebenwirkungspotentials wird empfohlen, Wirkstoffe mit geringer therapeutischer Breite oder hoher interindividueller Variabilität grundsätzlich mit dem Risikofaktor 5 zu bewerten. Allerdings sind bei der Einstufung auch die Applikationsart sowie die Indikation des Arzneimittels zu berücksichtigen. Während Lidocain beispielsweise im Falle einer systemischen Applikation bei Herzarrhythmien nur eine geringe therapeutische Breite aufweist, wird bei einer dermalen Anwendung zur Oberflächenanästhesie ein wesentlich breiterer Dosisbereich toleriert. Hieraus ergeben sich konsequenterweise auch unterschiedliche Bewertungen für das inhärente Wirkstoffrisiko von Lidocain bei systemsicher (Risikofaktor 5) bzw. topischer (Risikofaktor 1) Anwendung. Ähnliches gilt für Gentamicinsulfat (Risikofaktoren: systemisch 5; topisch 3), wobei anzumerken ist, dass es sich bei Gentamicinsulfat um eine Reserveantibiotikum für die systemische Anwendung handelt, dessen dermale Applikation nicht empfohlen wird.

Tab. 3.4 Wirkstoffe mit enger therapeutischer Breite bzw. hoher interindividueller Variabilität der Pharmakokinetik (Jaehde, et al. 2010; Derendorf, et al. 2010; Högger, Strehl 2007; FDA 2003; North Carolina Medicaid Pharmacy Newsletter 2004; Dasgupta 2012)

Amiodaron	Doxepin	Phenytoin
Amitriptylin	Ethosuximid	Primidon
Busulfan	Gabapentin	Procainamid
Carbamazepin	Gentamicinsulfat[1]	Propranolol
Chinidinhydrochlorid	Imipramin	Sirolimus
Chinidinsulfat	Lamotrigin	Tacrolimus
Chininhydrochlorid	Levothyroxin	Theophyllin
Chininsulfat	Lidocain[1]	Tobramycin
Ciclosporin	Lithium	Valproinsäure
Clonazepam	Methotrexat	Vancomycinhydrochlorid
Colchicin	Mexiletin	Verapamil
Desipramin	Natriumvalproat	Warfarin
Digitoxin	Nortriptylin	
Digoxin	Phenobarbital	

[1] nur bei systemischer Applikation

Betäubungsmittel

Da der Begriff des Betäubungsmittels europaweit nicht einheitlich definiert ist, nimmt auch die Resolution des Europarats keinen Bezug auf diesen Rechtsbegriff. Im Zuge einer nationalen Anpassung des in der Resolution vorgeschlagenen Modells zur Risikobeurteilung erscheint es aufgrund des von Betäubungsmitteln ausgehenden erhöhten Gefährdungspotentials jedoch geboten, diese gesondert zu berücksichtigen. Unter das deutsche Betäubungsmittelgesetz (BtMG) fallen nach § 1 Abs. 2 BtMG Substanzen, die nach wissenschaftlicher Erkenntnis wegen ihrer Wirkungsweise eine Abhängigkeit hervorrufen können oder deren betäubende Wirkung wegen des Ausmaßes der missbräuchlichen Verwendung unmittelbar oder mittelbar Gefahren für die Gesundheit begründet. Allein aus dieser Definition ergibt sich, dass die pharmakologische Wirkung dieser Substanzen so tiefgreifend und ihr Gefährdungspotential für den Patienten so hoch ist, dass ihre Verordnung, Verarbeitung und Abgabe einer besonderen Würdigung des Sachverhalts bedarf und eine besondere Sorgfaltspflicht begründet. Da durch den unsachgemäßen Gebrauch von Wirkstoffen, die dem Betäubungsmittelgesetz unterliegen, nicht oder nur sehr schwer reversible gesundheitliche Beeinträchtigungen bzw. somatische oder psychosomatische Schädigungen hervorgerufen werden können, sollten diese Substanzen unabhängig von ihrem sonstigen Wirkstoffprofil grundsätzlich mit dem Risikofaktor 5 bewertet werden.

Sensibilisierung/Allergierisiko

Neben Wirksubstanzen, die immediat Unverträglichkeitsreaktionen oder gar toxische Effekte auslösen, sind im Rahmen der Risikobeurteilung auch sensibilisierende bzw. allergieauslösende Arzneistoffe zu berücksichtigen (Europarat 2011). Allergische Reaktionen als Nebenwirkungen von Arzneimitteln sind im Gegensatz zu arzneistoffspezifischen Nebenwirkungen weitgehend dosisunabhängig und – obschon von dieser kausal verursacht – nicht zwangsläufig für die betreffende Wirksubstanz charakteristisch. Allergischen Reaktionen liegen stets immunologische Mechanismen zugrunde. Voraussetzung dafür ist ein zuvor erfolgter Erstkontakt mit dem gleichen Antigen, der als Sensibilisierung bezeichnet wird. Die Prädisposition hierzu ist genetisch mitbestimmt und außerdem von der Anwendungshäufigkeit eines Arzneimittels und der Darreichungsform abhängig (Mutschler, et al. 2013). Da nach erfolgter Sensibilisierung bereits der Kontakt zu Spuren des Allergens genügen kann, um eine allergische Reaktion hervorzurufen, sollte bei der Risikobeurteilung eines Wirkstoffs auch berücksichtigt werden, inwieweit für diesen bereits ein relevantes Sensibilisierungspotential beschrieben wurde. Als Maßstab kann diesbezüglich eine Eingruppierung der betreffenden Substanz in die Gefahrstoffklasse „Sensibilisierung der Atemwege oder der Haut" gemäß CLP-Verordnung (EG-CLP 2008) dienen, die entsprechenden Gefahrstoffverzeichnissen (Schulz 2013) entnommen oder einfach an den Gefahrenhinweisen „Kann bei Einatmen Allergie, asthmaartige Symptome oder Atembeschwerden verursachen" (H334 nach EG-CLP Anhang III) oder „Kann allergische Hautreaktionen verursachen" (H317 nach EG-CLP Anhang III) erkannt werden kann. Da sensibilisierende bzw. allergieauslösende Eigenschaften von Arzneistoffen für den Patienten in der Regel weniger weitreichende Konsequenzen besitzen als akut toxische Effekte oder gar CMR-Wirkungen, erscheint ein Bewertung dieser Substanzen mit dem Risikofaktor 3 als ausreichend und angemessen.

Instabilität (Licht, Sauerstoff, Temperatur, pH-Wert)

Einige Wirkstoffe sind mit einem besonderen Risiko behaftet, weil sie infolge geringer chemischer Stabilität empfindlich auf äußere Einflüsse reagieren. So treten bei photoinstabilen Wirkstoffen unter Lichteinwirkung Oxidationen, Reduktionen, Racemisierungen, Isomerisierungen oder weitere chemische Veränderungen auf, die zu einer Inaktivierung der Substanz führen können. In ähnlicher Weise betroffen sind oxidationsempfindliche Wirkstoffe, die durch Reaktionen mit Sauerstoff oder anderen Oxidationsmitteln mitunter derart verändert werden, dass sie einen wesentlichen Teil ihrer Wirkung einbüßen oder diese gar vollkommen verlieren. Diesbezüglich besonders gefährdet sind Verbindungen mit einer oder mehreren Doppelbindungen oder Bindungen, die unter sterischer Spannung stehen. Steigende Temperaturen oder pH-Werte erhöhen die Geschwindigkeit von Oxidationsreaktionen. Gleiches gilt auch für hydrolytische Zersetzungsreaktionen. Hier sind insbesondere Wirkstoffe betroffen, die bestimmte funktionelle Gruppen wie etwa Ester-, Amid-, Lacton-, Lactam- oder Glykosid-Strukturen enthalten. Wird der rezeptierbare pH-Bereich eines Wirkstoffs eingehalten, ist es häufig möglich, die Hydrolyse auf ein tolerierbares Minimum zu reduzieren, im Umkehrschluss bedeutet dies, dass bei pH-Werten außerhalb dieses Akzeptanzbereichs die Zersetzung umso schneller abläuft. Einerseits geht also mit etwaigen Wirkstoffinstabilitäten grundsätzlich ein gewisses Risiko für den Patienten einher, das insbesondere durch einen Wirkverlust begründet ist, andererseits lässt sich dieses in aller Regel durch geeignete galenische oder sonstige Maßnahmen (Wahl eines anderen Packmittels o. ä.) weitgehend reduzieren. Sofern keine anderen Gründe vorliegen, die eine höhere Eingruppierung erforderlich machen, wird daher empfohlen, licht-, oxidations-, temperatur- oder (ggf. pH-abhängig) hydrolysempfindliche Wirkstoffe in die mittlere Risikoklasse einzuordnen und mit dem Risikofaktor 3 zu bewerten. Mögliche Grundlage für die Beurteilung der Wirkstoffstabilität sind entsprechende Angaben des Arzneibuchs (Ph. Eur. 2013) bzw. des Arzneibuchkommentars (Bracher, et al. 2013) oder anderer pharmazeutischer Fachliteratur (Drugbase 2013; Blaschek 2013). Ferner existieren im Rezepturbereich bereits nützliche Wirkstofflisten, denen aus zahlreichen Literaturquellen kompilierte Stabilitätsdaten entnommen werden können (Ziegler 2013a). Hierbei ist zu berücksichtigen, dass Defekturarzneimittel im Gegensatz zu Rezepturarzneimitteln in der Regel nicht unmittelbar nach der Herstellung abgegeben und angewendet werden. Da während dieser zusätzlichen Lagerungszeit physikochemische Prozesse ablaufen können, die die Qualität der Zubereitung möglicherweise mindern, besitzen etwaige Instabilitäten bei Defekturarzneimitteln eine größere Bedeutung als bei Rezepturarzneimitteln.

Umwelttoxizität

Die Gesamtschau des Risikos eines Wirkstoffs umfasst nicht nur die Evaluierung nachteiliger Wirkungen, die unmittelbar den Patienten betreffen, sondern auch die Betrachtung potentiell schädlicher Effekte auf das Ökosystem. Als umweltgefährlich gelten Wirkstoffe dann, wenn sie selbst oder ihre Umwandlungsprodukte geeignet sind, die Beschaffenheit des Naturhaushalts, von Wasser, Boden oder Luft, Klima, Tieren, Pflanzen oder Mikroorganismen derart zu verändern, dass dadurch sofort oder später Gefahren für die Umwelt herbeigeführt werden können. Als mögliche Grundlage für die Beurteilung der Umwelttoxizität eines Wirkstoffs kann seine GHS-Klassifizierung als akut oder chronisch gewässergefährdend dienen, was leicht am entsprechenden Piktogramm der Gefahrstoffkennzeichnung erkennbar ist (o Abb. 3.1). Selbstverständlich sind etwaige Risiken bzw. nachteilige Auswirkungen auf die Umwelt unbedingt zu vermeiden. Da der Patient selbst hiervon jedoch nicht unmittelbar betroffen ist und eine tatsächliche Exposition der Umwelt gegenüber Defekturarzneimitteln in der Praxis kaum zu erwarten ist, erscheint die Bewertung umweltgefährlicher Wirkstoffe mit dem Risikofaktor 3 als grundsätzlich ausreichend.

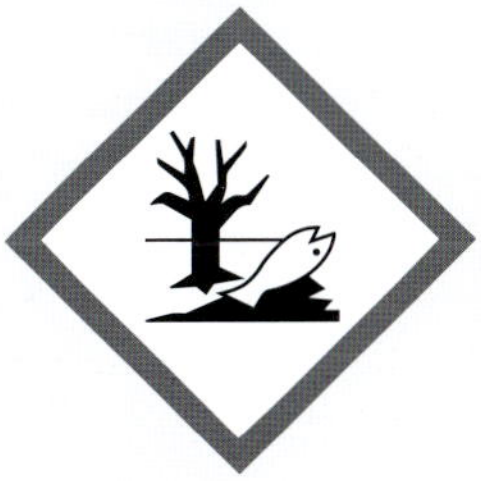

o Abb. 3.1 Gefahrenpiktogramm „Umwelt" nach GHS

3

Dosierung

Zu den Arzneimitteln mit einem erhöhten Risikopotential gehören insbesondere auch jene Zubereitungen, bei denen die Eventualität einer Fehldosierung infolge einer inhomogenen Wirkstoffverteilung erhöht ist. Da dieses Problem mit abnehmendem Wirkstoffgehalt immer stärker ins Gewicht fällt, ist die Dosierung eines Wirkstoffs ebenfalls in dessen Risikobewertung einzubeziehen. Einen Anhaltspunkt für die Beurteilung dieses Kriteriums liefert das Schweizer Arzneibuch. Als Beispiel für Arzneimittel mit erhöhtem Risikopotential nennt es Mischungen mit nicht gelösten, niedrigdosierten (hochwirksamen) Wirkstoffen und rekurriert dabei insbesondere auf einzeldosierte Arzneiformen mit einem Wirkstoffgehalt unter 2 Milligramm oder unter 2 % bezogen auf die Gesamtmasse einer Dosiseinheit (Pharm. Helv. XI 2012). Dabei sind die hier genannten Gehaltsgrenzen zur Identifizierung von Arzneimitteln, die hinsichtlich Fehldosierung und inhomogener Wirkstoffverteilung besonders kritisch sind, keineswegs neu, vielmehr haben sie sich in der pharmazeutischen Wissenschaft bereits seit Langem etabliert. Sie finden bzw. fanden sich an verschiedenen Stellen der internationalen Arzneibuchliteratur, insbesondere dann, wenn unterschieden werden soll, ob bei einzeldosierten Arzneiformen eine Prüfung auf Gleichförmigkeit der Masse ausreicht oder aufgrund des erhöhten Risikopotentials eine Prüfung auf Gleichförmigkeit des Gehalts erforderlich ist (DAB 9, 1986; Ph. Eur. 2013). Der Entscheidung, welche Gleichförmigkeitsprüfung durchzuführen ist, liegt letztlich die gleiche Rationale zugrunde wie der Risikobewertung von offizinell hergestellten Arzneimitteln, nämlich die Abschätzung des von einer etwaigen Fehldosierung für den Patienten ausgehenden Gefährdungspotentials. Es bietet sich daher an, auch bei der Risikobewertung von Defekturarzneimitteln auf die vorgenannten, etablierten Grenzwerte (2 mg bzw. 2 %) zurückzugreifen.

Während alle anderen Aspekte der Wirkstoffrisikobewertung voneinander weitgehend oder sogar völlig unabhängig sind, korreliert das aus einer Fehldosierung bzw. einer inhomogenen Wirkstoffverteilung herrührende Patientenrisiko meist unmittelbar mit dem grundsätzlich von einem Wirkstoff ausgehenden Gefährdungspotential. Es erscheint daher unangemessen sehr niedrig dosierten Wirkstoffen standardmäßig einen bestimmten Risikofaktor zuzuweisen. Stattdessen wird empfohlen, das im Vorfeld ermittelte, grundsätzliche Wirkstoffrisiko bei entsprechend niedriger Dosierung eine Gruppe höher einzustufen, d. h. den Risikofaktor um zwei Zähler zu erhöhen (vgl. ○ Abb. 3.2). Bei Wirkstoffen, die unabhängig von der Dosierung bereits mit dem maximalen Risikofaktor von 5 bewertet wurden, ist keine zusätzliche Erhöhung des Risikofaktors vorzunehmen. Bei Zubereitungen, in denen der Wirkstoff gelöst vorliegt, kann aufgrund von Diffusionsprozessen in der Regel von einem vergleichsweise raschen Ausgleich etwaiger Konzentrationsunterschiede ausgegangen werden. In diesen Fällen kann auch bei Unterschreitung der vorgenannten Massen- bzw. Konzentrationsgrenze von einer homogenen Wirkstoffverteilung ausgegangen werden, so dass sich eine Hochstufung des Risikofaktors auf nicht gelöst vorliegende Wirkstoffe beschränkt (vgl. Pharm. Helv. XI 2012).

Zusammenfassung

Ausgehend von den vorstehenden Ausführungen zur Bewertung der inhärenten Risiken von Wirkstoffen ergibt sich für die Ermittlung des Risikofaktors das Schema in ○ Abb. 3.2. Dieser Entscheidungsbaum umfasst alle Entscheidungskriterien, die in der Resolution des Europarats expressis verbis genannt werden (unter zusätzlicher Einbeziehung von Betäubungsmitteln). Dies schließt jedoch nicht aus, dass im Einzelfall ggf. weitere, das

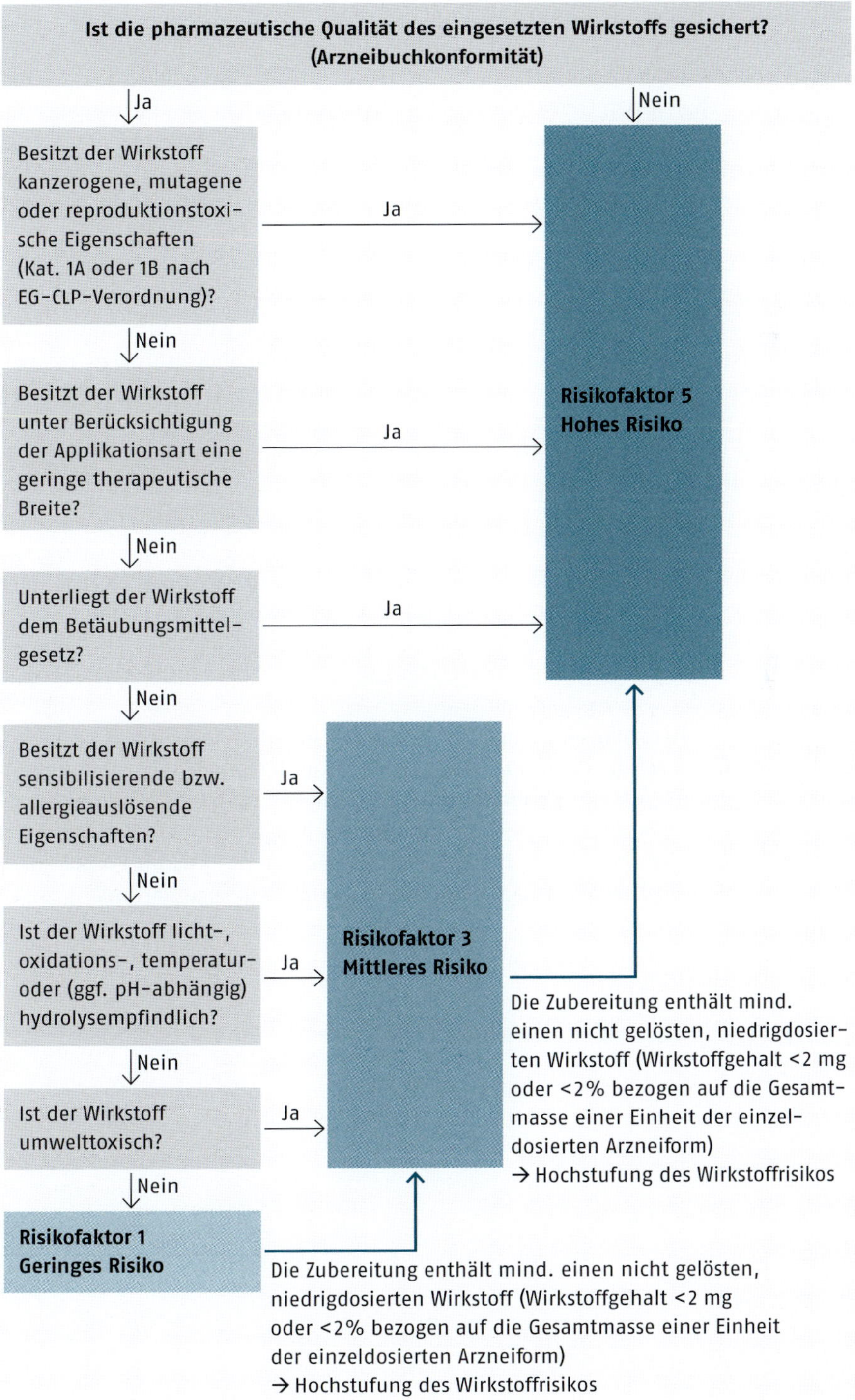

Abb. 3.2 Schema für die Bewertung der inhärenten Risiken eines Wirkstoffs

Risiko (mit)bestimmende Wirkstoffeigenschaften berücksichtigt werden müssen. Grundsätzlich besitzen weder die Europaratsresolution noch das vorstehende Schema für die Einschätzung des Wirkstoffrisikos verbindlichen Charakter. Eine individuelle Anpassung ist daher jederzeit möglich, in einigen Fällen vielleicht sogar unumgänglich. Exemplarisch seien die in halbfesten Defekturarzneimitteln besonders häufig verarbeiteten Glucocorticoide genannt, deren Einstufung in Fachkreisen kontrovers diskutiert wird. Für sie existieren beispielsweise Konzepte, die den Risikofaktor an der Wirkklasse des Cortisonderivats bemessen, wobei insbesondere schwach wirksame Corticoide (Klasse I), wie etwa Hydrocortison oder Prednisolon mit einem niedrigeren Risikofaktor bewertet werden. Eine solche Herangehensweise ist bei den Glucocorticoiden denkbar, bei vielen anderen, nicht in Wirkklassen eingeteilten Arzneistoffen hingegen schwierig bis unmöglich. Ziel der vorausgehenden Ausführungen ist es jedoch, einen stringenten und auf alle Wirkstoffe gleichermaßen anwendbaren Algorithmus für die Risikobewertung zu etablieren. Auf stoffgruppen- oder gar stoffspezifische Modifikationen wurde daher vollständig verzichtet. Nicht zuletzt weil von solch partikularen Betrachtungsweisen vergleichsweise wenige Wirkstoffe in Form einer Risikoherabstufung profitieren, wurde im Sinne höherer Transparenz und besserer Nachvollziehbarkeit einem holistischen Ansatz der Vorzug gegeben. Dies schließt eine abweichende Einschätzung durch den verantwortlichen Apotheker aber keineswegs aus.

Auch für den Fall, dass das hier vorgestellte Schema unverändert angewandt werden soll, würde dies für jeden Wirkstoff eine eigene Recherche bedeuten. Um den dadurch entstehenden Aufwand für die betroffenen Apotheken möglichst gering zu halten, liefert ◘ Tab. 3.5 die Daten zu über 200 häufig in Defekturarzneimitteln verarbeiteten Wirkstoffen, die auf Basis der vorausgehenden Ausführungen bzw. dem Schema aus ○ Abb. 3.2 in die verschiedenen Risikoklassen eingestuft wurden. Enthält eine Zubereitung mehr als einen Wirkstoff, so sind die inhärenten Risiken für jeden einzelnen Wirkstoff separat zu ermitteln. Eingang in die Gesamtbeurteilung des Arzneimittels findet jedoch nur der Risikofaktor des Wirkstoffs mit dem höchsten inhärenten Risikopotential. Bei Defekturen, die keinen Wirkstoff enthalten (z. B. Herstellung von Basiscreme DAC im Voraus zur späteren Wirkstoffeinarbeitung), wird das inhärente Wirkstoffrisiko standardmäßig mit dem Risikofaktor 1 bewertet.

■ **Tab. 3.5** Ermittlung der Risikofaktoren für das inhärente Risiko von häufig in Defekturarzneimitteln verwendeten Wirkstoffen

Wirkstoff	Monographie	CMR-Substanz	Therap. Breite	Betäubungsmittel	Sensibilisierung	Instabilität	Umweltgefährlich	Risikofaktor
Acetylcystein	Ph. Eur.					x		3
Acetylsalicylsäure	Ph. Eur.					x		3
Alfatradiol (17α-Estradiol)	DAC	x				x		5
Allantoin	Ph. Eur.							1
Aluminiumacetat-tartrat-Lösung	DAB							1
Aluminiumtrichlorid-Hexahydrat	Ph. Eur.							1
Ambroxolhydrochlorid	Ph. Eur.							1
5-Aminolävulinsäurehydrochlorid	DAC					x		3
Ammoniumbituminosulfonat (Ichthyol)	Ph. Eur.							1
Amphetaminsulfat	Ph. Eur.			x				5
Amphotericin B	Ph. Eur.					x		3
Atropin	Ph. Eur.					x		3
Azelainsäure	DAC							1
Bacitracin	Ph. Eur.					x		3
Beclometasondipropionat	Ph. Eur.	x				x		5
Benzalkoniumchlorid	Ph. Eur.						x	3
Benzocain	Ph. Eur.				x	x		3
Benzoylperoxid	Ph. Eur.				x			3
Benzylalkohol	Ph. Eur.					x		3
Benzylbenzoat	Ph. Eur.					x	x	3
Betamethasondipropionat	Ph. Eur.	x				x		5
Betamethasonvalerat	Ph. Eur.	x				x		5

Tab. 3.5 Ermittlung der Risikofaktoren für das inhärente Risiko von häufig in Defekturarzneimitteln verwendeten Wirkstoffen (Fortsetzung)

Wirkstoff	Monographie	CMR-Substanz	Therap. Breite	Betäubungsmittel	Sensibilisierung	Instabilität	Umweltgefährlich	Risikofaktor
Budesonid	Ph. Eur.					x		3
Butylscopolaminiumbromid	Ph. Eur.							1
Campher	Ph. Eur.							1
Capsaicinoide	DAC				x			3
Captopril	Ph. Eur.				x			3
Carbachol	Ph. Eur.							1
Cetylpyridiniumchlorid	Ph. Eur.						x	3
Chinidinsulfat	Ph. Eur.		x					5
Chininhydrochlorid	Ph. Eur.		x		x			5
Chininsulfat	Ph. Eur.		x		x			5
Chloralhydrat	Ph. Eur.					x		3
Chloramin T (Tosylchloramid-Natrium)	Ph. Eur.				x	x		3
Chloramphenicol	Ph. Eur.	x				x		5
Chlorhexidindiacetat	Ph. Eur.					x	x	3
Chlorhexidindigluconat-Lsg. 20 %	Ph. Eur.					x		3
Chlortetracyclinhydrochlorid	Ph. Eur.					x		3
Ciclopiroxolamin	Ph. Eur.				x	x	x	3
Ciclosporin	Ph. Eur.	x	x					5
Ciprofloxacinhydrochlorid	Ph. Eur.							1
Citronensäure, wasserfrei	Ph. Eur.							1
Clindamycindihydrogenphosphat	Ph. Eur.					x		3
Clindamycinhydrochlorid	Ph. Eur.					x		3
Clioquinol	Ph. Eur.				x	x		3

Tab. 3.5 Ermittlung der Risikofaktoren für das inhärente Risiko von häufig in Defekturarzneimitteln verwendeten Wirkstoffen (Fortsetzung)

Wirkstoff	Monographie	CMR-Substanz	Therap. Breite	Betäubungsmittel	Sensibilisierung	Instabilität	Umweltgefährlich	Risikofaktor
Clobetasolpropionat	Ph. Eur.	x				x		5
Clotrimazol	Ph. Eur.							1
Cocainhydrochlorid	Ph. Eur.	x		x	x	x		5
Codein	Ph. Eur.			x	x	x		5
Codeinphosphat-Hemihydrat	Ph. Eur.			x	x	x		5
Coffein	Ph. Eur.							1
Colchicin	Ph. Eur.	x	x			x		5
Colecalciferol (Vitamin D_3)	Ph. Eur.					x		3
Colistinsulfat	Ph. Eur.					x		3
Cromoglicinsäure-Natrium	Ph. Eur.				x			3
Cyanocobalamin (Vitamin B_{12})	Ph. Eur.					x		3
Dequaliniumchlorid	Ph. Eur.							1
Dexamethason	Ph. Eur.	x				x		5
Dexamethasonacetat	Ph. Eur.	x				x		5
Dexpanthenol	Ph. Eur.							1
Diclofenac-Natrium	Ph. Eur.							1
Digitoxin	Ph. Eur.		x			x		5
Digoxin	Ph. Eur.		x			x		5
Diltiazemhydrochlorid	Ph. Eur.					x		3
Dimethylsulfoxid	Ph. Eur.							1
Diphenhydraminhydrochlorid	Ph. Eur.					x		3
Dithranol	Ph. Eur.				x	x		3
Doxepinhydrochlorid	Ph. Eur.		x					5

3

Tab. 3.5 Ermittlung der Risikofaktoren für das inhärente Risiko von häufig in Defekturarzneimitteln verwendeten Wirkstoffen (Fortsetzung)

Wirkstoff	Monographie	CMR-Substanz	Therap. Breite	Betäubungsmittel	Sensibilisierung	Instabilität	Umweltgefährlich	Risikofaktor
Doxycyclin	Ph. Eur.							1
Doxylaminsuccinat	Ph. Eur.							1
Dronabinol	USP/DAC			x		x		5
Econazolnitrat	Ph. Eur.							1
Enalaprilmaleat	Ph. Eur.							1
Eosin-Dinatrium	Ph. Franc.							1
Epinephrinhydrochlorid	Ph. Eur.							1
Erythromycin	Ph. Eur.				x	x		3
17α-Estradiol (Alfatradiol)	DAC	x				x		5
Estradiolbenzoat	Ph. Eur.	x				x		5
17β-Estradiol-Hemihydrat	Ph. Eur.	x				x		5
Estriol	Ph. Eur.	x						5
Ethacridinlactat-Monohydrat (Rivanol)	Ph. Eur.					x		3
Ethanol	Ph. Eur.							1
Fluorescein-Natrium	Ph. Eur.							1
5-Fluorouracil	Ph. Eur.	x				x		5
Fuchsin	DAC	x				x		5
Furosemid	Ph. Eur.	x				x		5
Fusidinsäure	Ph. Eur.					x		3
Gentamicinsulfat, dermal	Ph. Eur.				x			3
Gentamicinsulfat, systemisch	Ph. Eur.		x		x			5
Gentianaviolett (Methylrosaniliniumchlorid)	Ph. Eur.						x	3

Tab. 3.5 Ermittlung der Risikofaktoren für das inhärente Risiko von häufig in Defekturarzneimitteln verwendeten Wirkstoffen (Fortsetzung)

Wirkstoff	Monographie	CMR-Substanz	Therap. Breite	Betäubungsmittel	Sensibilisierung	Instabilität	Umweltgefährlich	Risikofaktor
Glucose	Ph. Eur.							1
Glyceroltrinitrat-Lösung 1 %	Ph. Eur.							1
Glycolsäure-Lösung < 70 %	DAC							1
Griseofulvin	Ph. Eur.	x			x			5
Harnstoff	Ph. Eur.					x		3
Heparin-Natrium	Ph. Eur.							1
Hydrochinon	DAC				x	x	x	3
Hydrochlorothiazid	Ph. Eur.					x		3
Hydrocortison	Ph. Eur.	x				x		5
Hydrocortisonacetat	Ph. Eur.	x				x		5
8-Hydroxychinolinsulfat-Kaliumsulfat	DAB					x		3
8-Hydroxychinolinsulfat-Monohydrat	Ph. Helv.					x		3
Ibuprofen	Ph. Eur.							1
Ichthyol (Ammoniumbituminosulfonat)	Ph. Eur.							1
Indometacin	Ph. Eur.					x		3
Iod	Ph. Eur.						x	3
Isosorbiddinitrat	Ph. Eur.							1
Kaliumiodid	Ph. Eur.							1
Kaliumpermanganat	Ph. Eur.					x	x	3
Kanamycinsulfat	Ph. Eur.	x						5
Ketoconazol	Ph. Eur.	x					x	5
Kohle, medizinische	Ph. Eur.							1

Tab. 3.5 Ermittlung der Risikofaktoren für das inhärente Risiko von häufig in Defekturarzneimitteln verwendeten Wirkstoffen (Fortsetzung)

Wirkstoff	Monographie	CMR-Substanz	Therap. Breite	Betäubungsmittel	Sensibilisierung	Instabilität	Umweltgefährlich	Risikofaktor
Levomethadonhydrochlorid	Ph. Eur.	x		x		x		5
Lidocain, dermal	Ph. Eur.							1
Lidocain, systemisch	Ph. Eur.		x					5
Lidocainhydrochlorid, dermal	Ph. Eur.							1
Lidocainhydrochlorid, systemisch	Ph. Eur.		x					5
Macrogol 400	Ph. Eur.							1
Macrogol 4000	Ph. Eur.							1
Menthol	Ph. Eur.					x		3
Metamizol-Natrium	Ph. Eur.							1
Methadonhydrochlorid	Ph. Eur.	x		x		x		5
Methotrexat	Ph. Eur.	x	x			x		5
Methoxsalen (8-Methoxypsoralen)	DAC					x		3
Methylrosaniliniumchlorid (Gentianaviolett)	Ph. Eur.						x	3
Methylsalicylat	Ph. Eur.							1
Metronidazol	Ph. Eur.					x		3
Miconazol	Ph. Eur.				x			3
Miconazolnitrat	Ph. Eur.				x			3
Milchsäure	Ph. Eur.							1
Minoxidil	Ph. Eur.					x		3
Mometasonfuroat	Ph. Eur.	x						5
Morphinhydrochlorid	Ph. Eur.			x	x	x		5
Morphinsulfat	Ph. Eur.			x	x	x		5
Naloxonhydrochlorid-Dihydrat	Ph. Eur.							1

Tab. 3.5 Ermittlung der Risikofaktoren für das inhärente Risiko von häufig in Defekturarzneimitteln verwendeten Wirkstoffen (Fortsetzung)

Wirkstoff	Monographie	CMR-Substanz	Therap. Breite	Betäubungsmittel	Sensibilisierung	Instabilität	Umweltgefährlich	Risikofaktor
Naphazolinhydrochlorid	Ph. Eur.							1
Naproxen	Ph. Eur.							1
Natriumchlorid	Ph. Eur.							1
Natriumvalproat	Ph. Eur.	x	x					5
Neomycinsulfat	Ph. Eur.				x			3
Nystatin	Ph. Eur.					x		3
Oxytetracyclinhydrochlorid	Ph. Eur.					x		3
Paracetamol	Ph. Eur.					x		3
Phenobarbital	Ph. Eur.	x	x	x	x	x		5
Phenylephrinhydrochlorid	Ph. Eur.					x		3
Phenytoin	Ph. Eur.	x	x					5
Polidocanol 600 (Thesit®)	Ph. Eur.					x		3
Polihexanid-Lösung	DAC				x		x	3
Polymyxin-B-sulfat	Ph. Eur.							1
Povidon-Iod	Ph. Eur.						x	3
Prednicarbat	Ph. Eur.	x				x		5
Prednisolon	Ph. Eur.	x				x		5
Prednisolonacetat	Ph. Eur.	x				x		5
Prednison	Ph. Eur.	x				x		5
Procainhydrochlorid	Ph. Eur.				x	x		3
Progesteron	Ph. Eur.	x				x		5
Resorcin	Ph. Eur.					x	x	3
Retinol (Vitamin A)	Ph. Eur.	x				x		5
Salbutamolsulfat	Ph. Eur.							1

Tab. 3.5 Ermittlung der Risikofaktoren für das inhärente Risiko von häufig in Defekturarzneimitteln verwendeten Wirkstoffen (Fortsetzung)

Wirkstoff	Monographie	CMR-Substanz	Therap. Breite	Betäubungsmittel	Sensibilisierung	Instabilität	Umweltgefährlich	Risikofaktor
Salicylsäure	Ph. Eur.					x		3
Schwefel (äußerlich)	Ph. Eur.					x		3
Scopolaminhydrobromid	Ph. Eur.					x		3
Silber, kolloidales (äußerlich)	Ph. Eur.						x	3
Silbereiweiß	DAC						x	3
Silbereiweiß-Acetyltannat	DAC							1
Silbernitrat	Ph. Eur.					x	x	3
Steinkohlenteer	DAC	x				x		5
Steinkohlenteerlösung	DAC	x				x		5
Steinkohlenteerspiritus	DAC	x				x		5
Streptomycinsulfat	Ph. Eur.	x				x		5
Tannin	Ph. Eur.					x		3
Tannin-Eiweiß	DAC					x		3
Testosteron	Ph. Eur.	x				x		5
Testosteronpropionat	Ph. Eur.	x				x		5
Tetracainhydrochlorid	Ph. Eur.					x		3
Tetracyclinhydrochlorid	Ph. Eur.					x		3
Thalidomid	DAC	x				x		5
Theophyllin	Ph. Eur.		x					5
Thesit (Polidocanol 600)	Ph. Eur.					x		3
Tiabendazol	Ph. Eur.						x	3
α-Tocopherol (Vitamin E)	Ph. Eur.							1
α-Tocopherolacetat	Ph. Eur.					x		3
Tosylchloramid-Natrium (Chloramin T)	Ph. Eur.				x	x		3

Tab. 3.5 Ermittlung der Risikofaktoren für das inhärente Risiko von häufig in Defekturarzneimitteln verwendeten Wirkstoffen (Fortsetzung)

Wirkstoff	Monographie	CMR-Substanz	Therap. Breite	Betäubungsmittel	Sensibilisierung	Instabilität	Umweltgefährlich	Risikofaktor
Tranexamsäure	Ph. Eur.							1
Tretinoin (Vitamin-A-Säure)	Ph. Eur.	x				x		5
Triamcinolonacetonid	Ph. Eur.	x				x		5
Trichloressigsäure	Ph. Eur.						x	3
Triclosan	DAC					x	x	3
Tyrothricin	Ph. Eur.					x		3
Uridin	DAC							1
Valproinsäure	Ph. Eur.	x	x					5
Vancomycinhydrochlorid	Ph. Eur.		x		x			5
Vitamin-A-Säure (Tretinoin)	Ph. Eur.	x				x		5
Warfarin-Natrium	Ph. Eur.	x	x			x		5
Wasserstoffperoxid-Lösung ≤ 30 %	Ph. Eur.					x		3
Xylometazolinhydrochlorid	Ph. Eur.						x	3
Zinkoxid	Ph. Eur.						x	3
Zinksulfat-Heptahydrat	Ph. Eur.						x	3

Beurteilung von pflanzlichen Drogen

Auf pflanzliche Drogen ist das vorgenannte Konzept zur Ermittlung des inhärenten Risikos nur bedingt übertragbar. So existiert für Drogen beispielsweise keine Einstufung nach Gefahrstoffrecht, was in den allermeisten Fällen auch paradox erschiene, da viele arzneilich verwendete Drogen auch als Lebensmittel in den Handel gebracht und damit als sicher angesehen werden können. Angesichts der hohen Qualitätsstandards im Arzneimittelbereich erscheint es kaum begründbar, pharmazeutisch verwendeten Drogen ein erhöhtes Risiko zuzuschreiben, wenn diese parallel in gleicher oder gar geringerer Qualität als Genussmittel erhältlich sind. Von wenigen Ausnahmen abgesehen erscheint es daher legitim, das inhärente Risiko offizineller Drogen grundsätzlich mit dem Risikofaktor 1 zu bewerten. Einige Drogen, für die abweichend von dieser Grundregel eine höhere Risikobewertung gerechtfertigt erscheint, sind in Tab. 3.6 gelistet. Rationale Grundlage für eine höhere Einstufung der entsprechenden Drogen ist das jeweilige Inhaltsstoffspek-

3

◘ **Tab. 3.6** Beispiele offizineller Drogen mit einem Risikofaktor > 1 für das inhärente Wirkstoffrisiko

Deutsche Bezeichnung	Lateinische Bezeichnung	Risikofaktor
Adoniskraut	Adonidis herba	3
Belladonnablätter	Belladonnae folium	3
Belladonnawurzel	Belladonnae radix	3
Digitalis-pupurea-Blätter	Digitalis purpureae folium	5
Ephedrakraut	Ephedrae herba	3
Gelbwurz, Kanadische	Hydrastidis rhizoma	3
Maiglöckchenkraut	Convallariae herba	3
Meerzwiebel	Scillae bulbus	3
Opium	Opium crudum	5
Rauwolfiawurzel	Rauwolfiae radix	3
Schöllkraut	Chelidonii herba	3
Stramoniumblätter	Stramonii folium	3

trum unter besonderer Berücksichtigung der pharmakologisch besonders bedeutsamen Hauptkomponente(n). Dass den in ◘ Tab. 3.6 genannten Drogen sowohl ein erhöhtes pharmakologisches als auch toxikologisches Wirkpotential innewohnt, ist seit langem bekannt, weshalb sie historisch betrachtet im Gegensatz zu anderen Drogen in die Gruppe der Separanda oder Venena eingeordnet waren. Mit Inkrafttreten der Apothekenbetriebsordnung 2012 wurde diese Einordnung zwar hinfällig, die entsprechenden Angaben sind der DAC-Anlage K jedoch weiterhin zu entnehmen (DAC/NRF 2013). Ferner unterliegen die Drogen aus ◘ Tab. 3.6 bzw. ihre Hauptinhaltsstoffe der Verschreibungspflicht gem. § 1 Nr. 1 in Verbindung mit Anlage 1 der Arzneimittelverschreibungsverordnung (AMVV), was ebenfalls auf die Notwendigkeit einer besonderen Würdigung des von ihnen für den Patienten ausgehenden Gefährdungspotentials hindeutet. Da die in ◘ Tab. 3.6 gelisteten oder vergleichbar wirkstarke Drogen im Apothekenalltag jedoch kaum eine Rolle spielen, bleibt festzuhalten, dass die üblicherweise in der Apotheke abgegebenen oder zu Teemischungen verarbeiteten Drogen grundsätzlich mit dem Risikofaktor 1 bewertet werden können. Das inhärente Wirkstoffrisiko von durch Verarbeitung aus pflanzlichen Drogen gewonnenen (Zwischen-)Produkten wie Extrakten oder Tinkturen kann analog zu den chemisch definierten Wirkstoffen gem. dem Entscheidungsbaum in ◦ Abb. 3.2 ermittelt werden. Die hierfür notwendigen Informationen für derlei Zubereitungen sind in einschlägiger Fachliteratur, insbesondere den entsprechenden Gefahrstoffverzeichnissen zu finden (Schulz 2013).

3.1.4 Herstellungsprozess

Ein Teil des von einem Arzneimittel potentiell ausgehenden Patientenrisikos resultiert aus möglichen Herstellungsfehlern, die ihrerseits mit den prozessimmanenten Fehlerquellen des jeweiligen Herstellungsvorgangs korrelieren. Je komplexer der Prozess, desto größer sind auch Vielfalt und Anzahl möglicher Fehlerquellen, die einen nachteiligen Einfluss auf die Qualität des Arzneimittels haben können. Während bei der Abfüllung einer Lösung – außer etwaigen Fehlern bei der volumetrischen Dosierung – kaum relevante Störgrößen zu erwarten sind, kommen bei einer Sterilisation zahlreiche weitere potentielle Fehlerquellen hinzu, etwa die Auswahl eines adäquaten Sterilisationsverfahrens bzw. die Einhaltung der festgelegten Sterilisationsbedingungen. Doch nicht nur in ihrer Anzahl auch hinsichtlich ihrer möglichen Auswirkungen unterscheiden sich die Fehlerquellen der beiden exemplarisch genannten Herstellungsprozesse. So stellt die Unterfüllung des Abgabebehältnisses zwar einen Qualitätsmangel des entsprechenden Arzneimittels dar, bedingt aber kein unmittelbares Gesundheitsrisiko für den Patienten, anders hingegen, wenn etwa der Sterilisationsprozess versagt und bei einem immunsupprimierten Patienten eine mikrobiell verunreinigte Zubereitung appliziert wird. Dieses einfache Beispiel veranschaulicht die Notwendigkeit verschiedenen Herstellungsprozessen unterschiedliche Risikofaktoren zuzuweisen. In der Resolution des Europarats (Europarat 2011) wurde eine Einteilung in fünf Prozessgruppen vorgenommen, die von der Schweizer Arzneimittel-Bewilligungsverordnung (AMBV 2013) weitgehend unverändert übernommen wurden. Lediglich der Prozess „Lösen und Mischen“ wurde in der Schweiz mit einem höheren Risikofaktor (3 statt 2) bewertet. Aufgrund der geringfügigen Unterschiede im Herstellungsprozess und des in Summe vergleichbaren Gesamtrisikos für den Patienten schließt sich das hier vorgestellte Konzept der Empfehlung des Europarats an und bewertet das „Lösen und Mischen“ genauso wie einen Verdünnungsvorgang mit dem Risikofaktor 2.

Das Befüllen von Kapseln sowie das Gießen von Suppositorien und Ovula werden weder in der Resolution des Europarats (Europarat 2011) noch in der Schweizer Arzneimittel-Bewilligungsverordnung (AMBV 2013) erwähnt und demzufolge auch nicht mit einem eigenen Risikofaktor bewertet. Da die offizinelle Herstellung der genannten Darreichungsformen im innereuropäischen Ausland nur eine untergeordnete Rolle spielt, liegt die Vermutung nahe, dass eine Berücksichtigung dieser Prozesse schlicht als nicht notwendig erachtet wurde. Um das hier vorgestellte Konzept zur Risikobewertung von Defekturarzneimitteln nicht bereits bei der Zäpfchen- und Kapselherstellung an seine Grenzen gelangen zu lassen, war daher – wie in solchen Fällen vorgesehen – eine sachgerechte Ergänzung des auf internationaler Ebene erarbeiteten Musterprozesses vorzunehmen. Unter Abwägung von Quantität und Qualität denkbarer Störgrößen und der daraus möglicherweise resultierenden Herstellungsfehler bzw. Patientenrisiken erscheint es unangemessen, die Herstellung von Kapseln, Zäpfchen oder Ovula unter dem Prozess „Lösen und Mischen“ zu subsumieren. Daher wurde es als erforderlich angesehen, die Prozesse „Befüllen von Kapseln“ und „Gießen von Suppositorien/Ovula“ mit dem Risikofaktor 3 zu bewerten. Die übrigen Risikofaktoren der ◘ Tab. 3.7 entsprechen den Empfehlungen der Europaratsresolution (Europarat 2011).

3

Tab. 3.7 Risikofaktoren für verschiedene Herstellungsprozesse (modifiziert nach Europarat 2011)

Herstellungsprozess	Risikofaktor
Aseptische Herstellung	5
Aseptische Herstellung mit Sterilisation im Endbehältnis	4
Befüllen von Kapseln	3
Gießen von Suppositorien/Ovula	3
Lösen und Mischen	2
Verdünnen	2
Abfüllen nicht steriler Zubereitungen	1

3.1.5 Abgabe

Auch die Art und Weise der Abgabe hat gemäß Resolution des Europarats Auswirkungen auf das Risiko, das von einem Arzneimittel ausgeht (Europarat 2011). Dem liegt die Annahme zugrunde, dass sich ein Patient bei etwaigen Unverträglichkeitsreaktionen, Stabilitätsproblemen o. ä. vorrangig an die Abgabestelle des Arzneimittels wenden wird. Sind Abgabestelle und Herstellbetrieb identisch, kann dieser unmittelbar auf derlei Patientenberichte reagieren und etwaige Restbestände der betreffenden Charge ggf. verwerfen, wodurch sichergestellt wird, dass keine weiteren Patienten ein Arzneimittel der möglicherweise mangelhaften Charge erhalten. Durch diese direkte Interventionsmöglichkeit wird das Risiko für das Patientenkollektiv als Ganzes entsprechend reduziert. Erfolgt die Abgabe auch außerhalb der herstellenden Apotheke führt dies zu einer Zersplitterung des Patientenkollektivs, das ein bestimmtes Defekturarzneimittel erhält. Die an verschiedenen Stellen einlaufenden Patientenrückmeldungen müssen erst mühsam zusammengeführt werden, bevor ein auf eventuelle Probleme hindeutendes Signal erkannt werden kann. Mit den längeren Informationswegen geht zudem die Gefahr von Informationsverlusten einher. Eine möglicherweise notwendige Intervention der herstellenden Apotheke wird dadurch erschwert, zumindest aber verzögert, wodurch sich das Patientenrisiko verständlicherweise erhöht. Dementsprechend bewertet die Resolution des Europarats das Risiko umso geringer, je ausgeprägter und unmittelbarer der Patientenkontakt der herstellenden Apotheke ist (Tab. 3.8). Umgekehrt wird der höchste Risikofaktor für den Fall vergeben, dass der Herstellbetrieb überhaupt nicht in die Abgabe des von ihm hergestellten Arzneimittels eingebunden ist.

Hierzulande dürfte die abgebende Apotheke in der weit überwiegenden Zahl der Fälle mit der herstellenden Apotheke identisch und das Entscheidungskriterium „Abgabe" dementsprechend mit dem Risikofaktor 1 zu bewerten sein. Dies ist nicht zuletzt auf die deutsche Rechtslage zurückzuführen, die dem Arzneimittelbezug zwischen Apotheken enge Grenzen setzt. Denkbar und mit den Vorgaben der Apothekenbetriebsordnung vereinbar wäre es allerdings, dass der Inhaber einer Mehrbetriebserlaubnis für verschiedene Filialen die Defekturherstellung so organisiert, dass eine Apotheke im Filialverbund her-

◻ Tab. 3.8 Risikofaktoren in Abhängigkeit vom Abgabeort des Defekturarzneimittels (modifiziert nach Europarat 2011)

Abgabe (Mengenverhältnis der inner- bzw. außerhalb der herstellenden Apotheke abgegebenen Packungseinheiten)	Risikofaktor
Abgabe ausschließlich außerhalb der herstellenden Apotheke	5
Abgabe von mehr als 75 % außerhalb der herstellenden Apotheke	4
Abgabe von mehr als 50 % außerhalb der herstellenden Apotheke	3
Abgabe von mehr als 25 % außerhalb der herstellenden Apotheke	2
Abgabe hauptsächlich in der herstellenden Apotheke	1

stellt und die anderen Apotheken das fertige Defekturarzneimittel nach § 17 Abs. 6c Satz 2 Nr. 2 ApBetrO von der herstellenden Filiale beziehen (Cyran, Rotta 2012). In diesem Fall wäre das Risiko der Zubereitung unter Umständen mit einem höheren Risikofaktor zu bewerten. Hierbei spielt es keine Rolle wie viele Filialen mit dem jeweiligen Defekturarzneimittel beliefert werden, entscheidend ist ausschließlich das Verhältnis der Arzneimittelmengen, die inner- bzw. außerhalb der herstellenden Apotheke abgegeben werden (vgl. ◻ Tab. 3.8). Da in der Regel davon auszugehen ist, dass die Herstellung innerhalb eines Filialverbundes dort angesiedelt ist, wo der größte Bedarf besteht, dürfte auch bei der Abgabe von Defekturarzneimitteln in verschiedenen Apotheken eines Filialverbundes der Risikofaktor 2 kaum überschritten werden.

3.1.6 Dokumentation der Risikobeurteilung

Zum Zwecke der Nachvollziehbarkeit sollte die Risikobeurteilung eines Defekturarzneimittels dokumentiert werden (Pharm. Helv. XI 2012; Ph. Eur. 2013). Nur so kann gegenüber Pharmazieräten und Überwachungsbehörden ggf. schlüssig dargelegt werden, welche rationalen Entscheidungen bei der Auswahl bestimmter Prüfmethoden für ein spezifisches Defekturarzneimittel zugrunde gelegt wurden. Hierfür eignet sich beispielsweise nachfolgendes Protokollformular, das dem vorausgehend beschriebenen Konzept zur Risikobeurteilung inhaltlich exakt entspricht. Der zu ermittelnde Gesamtrisikoscore ergibt sich durch Multiplikation der einzelnen Risikofaktoren (vgl. ▸ Kap. 3.1).

Risikobeurteilung für Defekturarzneimittel

Modifiziert nach Resolution CM/ResAP(2011)1 des Europarats

Defekturarzneimittel: ______________________ Applikationsart: ____________

Inhaltsstoffe	Menge

Jährliche Produktionsmenge

Faktor	Flüssige Arzneiformen (einschl. Augentropfen) in üblichen Packungseinheiten	Feste, oral applizierte Arzneiformen (z.B. Kapseln) in Stück	Feste, rektal oder vaginal applizierte Arzneiformen (z.B. Suppositorien) in Stück	Halbfeste Arzneiformen oder Teemischungen in Gramm
5	> 3.000	> 180.000	> 60.000	> 300.000
4	1.500 – 3.000	90.000 – 180.000	30.000 – 60.000	150.000 – 300.000
3	750 – 1.499	45.000 – 89.999	15.000 – 29.999	75.000 – 149.999
2	150 – 749	9.000 – 44.999	3.000 – 14.999	15.000 – 74.999
1	< 150	< 9.000	< 3.000	< 15.000

Applikationsart und Darreichungsform

Faktor	Applikationsart und Darreichungsform
5	Parenteralia
4	Ophthalmika in der Chirurgie oder bei traumatischen Verletzungen
4	Inhalanda
4	Enteral bzw. vaginal applizierte Darreichungsformen (steril)
4	Topisch applizierte Darreichungsformen (steril)
3	Ophthalmika am unverletzten Auge
3	Enteral bzw. vaginal applizierte Darreichungsformen (unsteril)
2	Teemischungen
1	Topisch applizierte Darreichungsformen (unsteril)

Inhärente Risiken des Wirkstoffs

Faktor	Inhärente Risiken des Wirkstoffs	
5	Hohes Risiko	Bei der Einstufung des Risikos eines Wirkstoffs werden mindestens folgende Kriterien berücksichtigt: pharmazeutische Qualität (Arzneibuchkonformität), Kanzerogenität, Mutagenität, Reproduktionstoxizität, therapeutische Breite, Betäubungsmittel, Allergierisiko, Umwelttoxizität, Stabilität (Licht, Sauerstoff, Temperatur, pH-Wert), Dosierung
3	Mittleres Risiko	
1	Geringes Risiko	

Herstellungsprozess

Faktor	Herstellungsprozess
5	Aseptische Herstellung
4	Aseptische Herstellung mit Sterilisation im Endbehältnis
3	Befüllen von Kapseln
3	Gießen von Suppositorien/Ovula
2	Lösen und Mischen
2	Verdünnen
1	Abfüllen nicht steriler Zubereitungen

Abgabe

Faktor	Mengenverhältnis der inner- bzw. außerhalb der herstellenden Apotheke abgegebenen Packungseinheiten
5	Abgabe ausschließlich außerhalb der herstellenden Apotheke
4	Abgabe von mehr als 75 % außerhalb der herstellenden Apotheke
3	Abgabe von mehr als 50 % außerhalb der herstellenden Apotheke
2	Abgabe von mehr als 25 % außerhalb der herstellenden Apotheke
1	Abgabe hauptsächlich in der herstellenden Apotheke

___ x ___ x ___ x ___ x ___ =

Gesamtrisikoscore	Risikoklasse
	☐ niedrig (Gesamtrisikoscore < 30)
	☐ mittel (Gesamtrisikoscore 30 – 100)
	☐ hoch (Gesamtrisikoscore > 100)

Deutscher Apotheker Verlag, Vordruck 121400211/2014

Abb. 3.3 Formular zur Risikobeurteilung von Defekturarzneimitteln

3.2 Risikobasiertes Stufenmodell für die analytische Endprüfung

Das Arzneimittelgesetz (AMG) definiert pharmazeutische Qualität in § 4 als „die Beschaffenheit eines Arzneimittels, die nach Identität, Gehalt, Reinheit, sonstigen chemischen, physikalischen, biologischen Eigenschaften oder durch das Herstellungsverfahren bestimmt wird." Eine vollumfängliche Qualitätsprüfung, wie sie für Ausgangsstoffe in den Einzelmonographien der Arzneibücher realisiert ist, umfasst folglich eine Identitäts-, Gehalts- und Reinheitsprüfung. Eine solche Prüfungs-Trias ermöglicht eine profunde und abschließende Qualitätsbeurteilung, deren Aussagekraft im Allgemeinen auch durch den Einsatz zusätzlicher Prüfmethoden nicht gesteigert werden kann. Die Durchführung einer Identitäts-, Gehalts- und Reinheitsprüfung ist demnach nicht als Minimal- sondern als Maximalforderung zu verstehen. Geht man davon aus, dass die durchzuführende Endprüfung von Defekturen an dem von einem Arzneimittel ausgehenden Risiko zu bemessen ist, ergibt sich hieraus implizit, dass von dieser Maximalforderung – sofern die Risikobewertung es gestattet – nach unten abgewichen werden kann und ein geringerer Prüfumfang ausreichend ist. Diese Auffassung vertritt auch die Arbeitsgruppe Arzneimittel-, Apotheken-, Transfusions- und Betäubungsmittelwesen (AATB), in der die für die Arzneimittelüberwachung zuständigen Repräsentanten der obersten Landesgesundheitsbehörden aller 16 Bundesländer vertreten sind. In einem Konsensuspapier zur Apothekenbetriebsordnung schreibt die AATB: „Unter der Prüfung zur Feststellung der Qualität des hergestellten Endprodukts von Defekturen ist nicht die vollständige analytische Prüfung (z. B. laut Arzneibuch) zu verstehen" (AATB 2013). Auch nach Ph. Eur. ist es statthaft, den Prüfumfang für Defekturarzneimittel zu reduzieren. So heißt es in der Monographie „Pharmazeutische Zubereitungen": „Die relevanten Prüfungen, die zur Sicherstellung einer angemessenen Qualität einer bestimmten Darreichungsform durchzuführen sind, sind in der Allgemeinen Monographie für die entsprechende Darreichungsform beschrieben. In den Fällen, in denen es bei nicht zulassungspflichtigen pharmazeutischen Zubereitungen unmöglich ist, die Prüfungen durchzuführen (zum Beispiel aufgrund der Chargengröße, der begrenzten Zeit), werden andere geeignete Methoden eingesetzt, um zu gewährleisten, dass die angemessene Qualität in Bezug auf die durchgeführte Risikobeurteilung, die geltenden lokalen Leitlinien und die gesetzlichen Anforderungen erzielt wird." Es ist demnach dezidierter Konsens der pharmazeutischen Fachkreise, dass unter der in § 8 ApBetrO geforderten Defekturarzneimittelprüfung nicht zwangsläufig eine vollumfängliche Identitäts-, Gehalts- und Reinheitsprüfung zu verstehen ist. Was bleibt ist die spannende Frage, in welchem Verhältnis Prüfaufwand und Risikopotential eines Arzneimittels zueinander stehen müssen. Hierzu gibt es bislang leider nur wenige und vor allem weitgehend unkonkrete Anhaltspunkte. Der DAC sieht in Anlage J, die sich mit der Prüfung von Defekturarzneimitteln nach § 8 ApBetrO beschäftigt, eine Einteilung in drei Risikogruppen vor, aus denen allgemein gehaltene Anforderungen für die durchzuführenden Prüfungen abgeleitet werden (DAC/NRF 2013):

- Niedriges Risiko → allgemeine analytische Merkmale
- Mittleres Risiko → allgemeine analytische Merkmale und halbquantitative Methoden
- Hohes Risiko → qualitative und quantitative Prüfungen

3

Die Kriterien, die bei der Einstufung in Betracht zu ziehen sind, werden zwar genannt (sie entsprechen inhaltlich jenen der Europaratsresolution, vgl. ▸Kap. 3.1), wie die Eingruppierung konkret zu erfolgen hat, bleibt jedoch offen. Um den für die Festlegung der durchzuführenden Prüfungen Verantwortlichen eine konkrete Hilfestellung zu geben, soll nachfolgend eine Brücke zwischen der Risikobewertung gem. Resolution CM/ResAP(2011)1 des Europarats (Europarat 2011) und dem risikobasierten Drei-Stufen-Modell gem. DAC (DAC/NRF 2013) geschlagen werden, die es erlaubt, aus dem Gesamtrisikoscore eines Defekturarzneimittels unmittelbar die Anforderungen hinsichtlich des analytischen Aufwands abzuleiten.

3.2.1 Korrelation von Gesamtrisikoscore und analytischem Aufwand

Die Resolution CM/ResAP(2011)1 des Europarats (Europarat 2011) unterscheidet zwischen risikoarmen und risikoreichen Arzneimitteln. Sie kennt damit nur zwei Risikoklassen („low-risk preparations" bzw. „high-risk preparations"). Für die Auswahl der analytischen Methoden erscheint dies jedoch unzureichend, da die Gruppe der risikoarmen Arzneimittel ein so breites Spektrum an Zubereitungen umfasst, dass ein einheitliches Prüfkonzept schwerlich allen gleichermaßen gerecht werden kann. So erscheint es beispielsweise wenig angemessen, bei der unveränderten Abfüllung von 50 g Zinksalbe DAB die gleichen analytischen Anforderungen zu stellen, wie bei der Herstellung von 50 Thalidomid-Kapseln 100 mg (NRF 32.2). Würde man ausschließlich gemäß der Europaratsresolution in die Kategorien „risikoarm" und „risikoreich" unterscheiden, wären beide Defekturarzneimittel (Abgabe in der herstellenden Apotheke und geringe Produktionsmengen vorausgesetzt) als risikoarm zu klassifizieren. Es erscheint daher opportun, eine weitergehende Differenzierung der Risikogruppen vorzunehmen. Hierzu wurden bislang zwei Konzepte erarbeitet: eines von der DAC/NRF-Kommission (vgl. DAC-Anlage J „Weitergehende Prüfung der Defekturarzneimittel") und eines von der Arbeitsgemeinschaft der Pharmazieräte Deutschlands (APD 2013). Bedauerlicherweise sind die beiden Klassifizierungsschemata nicht kongruent. Während die DAC/NRF-Kommission eine Einteilung in drei Risikoklassen vornimmt, unterscheidet die APD vier verschiedene Risikoklassen (vgl. ▫Tab. 3.9). Beim Versuch beide Stufenmodelle miteinander zu korrelieren, stößt man auf gewisse Probleme. Während die Risikobeschreibungen der Klassen für „niedriges", „mittleres" und „hohes" Risiko einander im Wortlaut nahezu vollständig entsprechen, ist dies bei den Prüferfordernissen nicht der Fall. Während halbquantitative Analysen laut DAC/NRF-Kommission bereits in der mittleren Risikostufe notwendig werden, ist dies bei im APD-Modell erst bei „hohem Risiko" der Fall. Auch die im APD-Modell getroffene Unterscheidung zwischen „einfachen sensorischen Prüfungen oder charakteristischen Merkmalen" und „einfachen Methoden zur Qualitätskontrolle" (vgl. ▫Tab. 3.9) erscheint recht diffus und ist trotz einiger beispielhaft genannter Prüfmethoden interpretationsbedürftig, zumal es in der Resolution auch heißt: „Eine ausschließlich organoleptische Prüfung … ist nicht ausreichend." Eine organoleptische Prüfung ist jedoch letztlich nichts anderes als eine sensorische (vgl. ▸Kap. 6). Betrachtet man die von der APD formulierten Prüfanforderungen, so wird deutlich, dass das Drei-Stufen-Modell der DAC/NRF-Kommission genau genommen nicht um eine zusätzliche Klasse „Sehr hohes Risiko" erweitert wurde, sondern eigentlich um eine Klasse „Sehr niedriges Risiko", auch wenn die gewählte Nomenklatur der einzelnen Risikogruppen auf den ersten Blick einen anderen Schluss nahelegt. Die durch diese nomenklatorische Inkonsistenz entstehende Verwirrung lässt sich nur lösen, indem die einzelnen Risikostufen beider Modelle

Tab. 3.9 Vergleich der risikobasierten Stufenmodelle der DAC/NRF-Kommission (DAC/NRF 2013) und der Arbeitsgemeinschaft der Pharmazieräte Deutschlands (APD 2013). Kriterium für die Korrelation der Risikoklassen beider Konzepte sind die darin jeweils formulierten Prüferfordernisse.

Stufenmodell der DAC/NRF-Kommission		**Niedriges Risiko**		**Mittleres Risiko**	**Hohes Risiko**
	Risikobeschreibung	Es sind Risikofaktoren in geringem Ausmaß vorhanden. Das Gefährdungspotential für den Patienten ist sehr niedrig.		Es sind Risikokriterien vorhanden. Es besteht ein Gefährdungspotential für den Patienten.	Es sind mehrere Risikokriterien vorhanden und es besteht ein signifikantes Gefährdungspotential für den Patienten.
	Prüfungen	Analytische Merkmale		Analytische Merkmale und halbquantitative Methoden	Qualitative und quantitative Prüfungen. Die Prüfmethoden müssen validierbar sein.
Stufenmodell der Arbeitsgemeinschaft der Pharmazieräte Deutschlands (APD)		**Niedriges Risiko**	**Mittleres Risiko**	**Hohes Risiko**	**Sehr hohes Risiko**
	Risikobeschreibung	Es sind keine Risikokriterien erfüllt und das Risikopotential für den Patienten ist sehr niedrig.	Es ist ein Risikokriterium vorhanden bzw. die eigene Beurteilung ergibt die Notwendigkeit für weitergehende Prüfungen. Es kann ein Risikopotential für den Patienten bestehen.	Es sind mehrere Risikokriterien vorhanden. Es besteht ein signifikantes Risikopotential.	Es sind alle Risikofaktoren vorhanden. Es besteht ein erhebliches Risikopotential.
	Zubereitungsbeispiele	Teemischungen mit schwach wirksamen Bestandteilen, äußerlich anzuwendende Arzneiformen mit schwach wirksamen Arzneistoffen	Äußerlich anzuwendende Arzneiformen wie Salben, Cremes, Lotionen, Gele mit mittelstark wirksamen Arzneistoffen (z. B. Glucocorticoide der Klasse 2 und 3).	Oral anzuwendende Arzneiformen wie Tropfen, Kapseln; Ovula; Suppositorien; Augentropfen; Spülungen	Parenteralia, Zytostatika
	Prüfungen	Einfache sensorische Prüfungen oder charakteristische Merkmale	Einfache Methoden zur Qualitätskontrolle	Einfache Methoden zur Qualitätskontrolle sowie zusätzlich halbquantitative und quantitative analytische Methoden	„Parametrische Freigabe" auf Basis der erfolgreichen Prozessvalidierung und Prozessmonitoring durch monatliche Prüfung auf Partikel und Keime (Raum, Personal), monatliches Herstellen eines Dummys. Prüfung jeder Charge auf Gehalt und Sterilität

mit konkreten Risikoscores korreliert werden. Auf diese Weise lassen sich zum einen die beiden vorliegenden Schemata miteinander in gewisser Weise in Einklang bringen, zum anderen kann ein derart konkretisiertes Klassifikationssystem problemlos auf jede beliebige Defekturherstellung angewendet werden, ohne dass hierfür eine interpretationsbedürftige Zuordnung zu vage beschriebenen Risikoklassen erforderlich wäre. Darüber hinaus wird ein solchermaßen ausdifferenziertes Klassifikationssystem dem äußerst facettenreichen Spektrum denkbarer Defekturarzneimittel wesentlich besser gerecht, als die mitunter etwas holzschnittartige Korrelation mit abstrakt formulierten Risikobegriffen.

Zum Zwecke der besseren Übersichtlichkeit soll hier von den in DAC-Anlage J vorgeschlagenen drei Risikostufen ausgegangen werden. Dies erscheint auch deshalb sinnvoll, weil die vorstehend beschriebene, unscharfe Abgrenzung der Prüferfordernisse zwischen den beiden weniger risikobehafteten Zubereitungsklassen des APD-Schemas (◘ Tab. 3.9) dem Ziel der Konkretisierung für die Praxis in gewisser Weise zuwiderliefe. Ein Aufspaltung der niedrigsten Risikoklasse gem. DAC-Anlage J in zwei Unterklassen, was inhaltlich der APD-Empfehlung entspräche, wäre jedoch jederzeit (auch nachträglich) möglich. Für die Orientierung an der DAC-Anlage sprechen zudem ganz praktische Gründe, so ist der DAC in nahezu allen Apotheke vorhanden und damit jederzeit verfügbar, um für Detailfragen zu Rate gezogen zu werden.

Als Maßstab für die Eingruppierung in die drei Risikoklassen „niedrig", „mittel" und „hoch" dient der gem. ▸ Kap. 3.1 ermittelte Gesamtrisikoscore. Als Grenzwert, ab dem von einem hohen Risikopotential für den Patienten auszugehen ist, nennt die Resolution des Europarats einen Gesamtrisikoscore von 100. Dieser Grenzwert erscheint nachvollziehbar, angemessen und praktikabel. Er kann daher unmittelbar und unverändert als Demarkationslinie zwischen der mittleren und der hohen Risikoklasse herangezogen werden. Schwieriger zu beantworten ist die Frage, wo die Grenze zwischen der niedrigen und der mittleren Risikoklasse verlaufen könnte, da bislang keine Empfehlungen oder Anhaltspunkte existieren, von denen ein solcher Grenzwert direkt oder im Analogieschluss abgeleitet werden könnte. Es stellt sich also die Frage, welche Rationale als Grundlage für die Festlegung dienen kann. In Ermangelung anerkannter Vorgaben, soll hier anhand praktischer Beispiele aus der alltäglichen Defekturherstellung versucht werden, einen solchen Grenzwert rational abzuleiten. Hierfür wird zunächst von kleinen Produktionsmengen und einer Abgabe der Arzneimittels in der herstellenden Apotheken ausgegangen, da das geforderte Maß an Analytik für Betriebe, die unter diesen Rahmenbedingungen arbeiten von besonders großer Bedeutung ist. Betrachtet werden soll die Herstellung einer oral applizierten Lösung. Es dürfte Konsens sein, dass eine halbquantitative Untersuchung, wie sie laut DAC-Konzept für Zubereitungen mittleren Risikos vorgesehen ist, erst dann sinnvoll ist, wenn die Konzentration der Ausgangsstoffe in irgendeiner Weise durch Mischen, Lösen oder zumindest durch Verdünnen verändert wird. Wird ein Ausgangsstoff, dessen Gehalt ja bereits durch ein Prüfzertifikat bestätigt sein muss, lediglich abgefüllt, erscheint eine, wenn auch nur halbquantitative, Gehaltsbestimmung absolut unangemessen und übertrieben. Insofern ist auch der Auffassung der Arbeitsgruppe Arzneimittel-, Apotheken-, Transfusions- und Betäubungsmittelwesen (AATB) zu widersprechen, derzufolge bei oraler Verabreichung stets eine Gehaltsbestimmung erforderlich sein sollte (AATB 2013). Für Mischungen, Lösungen und Verdünnungen mag man sich dem unter bestimmten Umständen anschließen, für ansonsten unveränderte Abfüllungen eher nicht. Insbesondere wenn man bedenkt, dass für reine Abfüllungen im Rezepturmaßstab sogar vereinfachte Abfüllprotokolle gestattet sind, ist es kaum plausibel, dass

Tab. 3.10 Risikobasiertes Stufenmodell für die analytische Endprüfung

Gesamtrisikoscore < 30 (Niedriges Risiko)	Gesamtrisikoscore 30–100 (Mittleres Risiko)	Gesamtrisikoscore > 100 (Hohes Risiko)
Risikofaktoren in geringem Ausmaß vorhanden	Risikokriterien vorhanden	Mehrere Risikokriterien vorhanden
Gefährdungspotential für den Patienten sehr niedrig	Gefährdungspotential für den Patienten	Signifikantes Gefährdungspotential für den Patienten
Prüfungen		
Allgemeine analytische Merkmale (Surrogatparameter)	Allgemeine analytische Merkmale (Surrogatparameter) und halbquantitative Methoden	Quantitative und ggf. qualitative Prüfungen

bei der zeitgleichen Abfüllung mehrerer Abgabegefäße im Voraus eine halbquantitative Endprüfung notwendig sein soll. Diese Betrachtung gilt zweifelsohne auch für Zubereitungen, die Wirkstoffe mit dem Risikofaktor 5 für ein hohes inhärentes Risiko enthalten. Man bedenke nur die praktischen Auswirkungen in der Substitutionstherapie, wenn für jede unveränderte Abfüllung von L-Polamidon-Tropfen eine eigene halbquantitative Analytik notwendig würde.

Berechnet man den Gesamtrisikoscore für den vorausgehend beschriebenen Herstellungsvorgang und legt wie plausibel dargelegt zu Grunde, dass von einem mittleren Risiko auch bei oraler Verabreichung erst dann ausgegangen werden darf, wenn die Konzentration der Ausgangsstoffe während des Herstellungsprozesses verändert wird, so ergibt sich ein Gesamtrisikoscore von ≥ 30, ab dem von einem mittleren Risiko gesprochen werden kann bzw. muss. Von Zubereitungen mit einem niedrigeren Gesamtrisikoscore geht ein so geringes Gefährdungspotential für den Patienten aus, dass die Bestimmung allgemeiner analytischer Merkmale (Surrogatparameter; vgl. ▸Kap. 3.3) als ausreichend angesehen werden kann. In Summe ergibt sich demnach für die Ermittlung des erforderlichen Prüfaufwands für die Freigabe von Defekturarzneimitteln, das in Tab. 3.10 zusammengefasste risikobasierte Stufenmodell.

In der Praxis dürften die allermeisten Defekturarzneimittel in die niedrige, allenfalls in die mittlere Risikoklasse fallen, sodass sie mit vertretbarem Aufwand im Apothekenlabor geprüft werden können. Allerdings ist es nicht auszuschließen, dass in Einzelfällen, insbesondere bei parenteral applizierten Darreichungsformen oder sehr hohen Produktionsmengen, auch die erhöhten Prüfanforderungen der hohen Risikoklasse Geltung erlangen. Die dann möglicherweise notwendigen Gehaltsbestimmungen oder mikrobiologischen Untersuchungen lassen sich nicht immer ohne weiteres in den Routinebetrieb eines Apothekenlabors integrieren. Für diesen Fall sei darauf hingewiesen, dass es § 6 Abs. 3 ApBetrO gestattet, in der Apotheke hergestellte Arzneimittel unter der Verantwortung des Apothekenleiters auch außerhalb der Apotheke prüfen zu lassen (vgl. ▸Kap. 1.8).

Um einen Eindruck davon zu vermitteln, wie sich das hier vorgestellte risikobasierte Stufensystem auf die Praxis auswirkt, wurden einige repräsentative Zubereitungen exemplarisch klassifiziert und in Tab. 3.11 aufgelistet. Zur besseren Vergleichbarkeit wurden einheitlich geringe Produktionsmengen vorausgesetzt und davon ausgegangen, dass die

Tab. 3.11 Beispielhafte Einstufung repräsentativer Defekturarzneimittel auf Basis des hier vorgestellten risikobasierten Stufenmodells

Zubereitungsbeispiele	Jährliche Produktionsmenge[1]	Applikationsart und Darreichungsform	Inhärente Risiken des Wirkstoffs	Herstellungsprozess	Abgabe[2]	Gesamtrisikoscore	Risikoklasse
Basiscreme DAB (Abfüllung)	1	1	1	1	1	1	
Ethanol 70 % (Verdünnung)	1	1	1	2	1	2	
Dexpanthenol-Creme 5 %	1	1	1	2	1	2	
Kamillenblüten (Abfüllung)	1	2	1	1	1	2	
Weiche Zinkpaste DAB (Abfüllung)	1	1	3	1	1	3	
Magentee NRF 6.11.	1	2	1	2	1	4	Niedrig
Ambroxol-Saft 15 mg/5 ml	1	3	1	2	1	6	
Glycerol-Zäpfchen	1	3	1	3	1	9	
Triamcinolonacetonid-Creme 0,1 %	1	1	5	2	1	10	
Hydrochlorothiazid-Saft 2 mg/ml	1	3	3	2	1	18	
Paracetamol-Zäpfchen 500 mg	1	3	3	3	1	27	
Neomycinsulfat-Kapseln 250 mg	1	3	3	3	1	27	
Methadonhydrochlorid-Lösung 1 %	1	3	5	2	1	30	
Progesteron-Vaginalzäpfchen 100 mg	1	3	5	3	1	45	
Codeinphosphat-Kapseln 50 mg	1	3	5	3	1	45	
Povidon-Iod-Augentropfen 1,25 % (Sterilisation im Endbehältnis nicht möglich)	1	3	3	5	1	45	Mittel
Ethanolhaltige Polidocanol-600-Sklerosierungslösung 10 % (m/V)	1	5	3	4	1	60	
Chloramphenicol-Augentropfen 0,5 % (Sterilisation im Endbehältnis nicht möglich)	1	3	5	5	1	75	
Morphinhydrochlorid-Infusionslösung (Sterilisation im Endbehältnis)	1	5	5	4	1	100	Hoch
5-Fluorouracil-Infusionslösung (Sterilisation im Endbehältnis nicht möglich)	1	5	5	5	1	125	

[1] Es wird eine geringe Produktionsmenge angenommen (vgl. Tab. 3.1)

[2] Es wird angenommen, dass die Zubereitung in der herstellenden Apotheke abgegeben wird (vgl. Tab. 3.8)

jeweilige Zubereitung in der herstellenden Apotheke abgegeben wird. Die gewählten Beispiele decken das gesamte Risiko-Spektrum ab und machen deutlich, dass der weit überwiegende Teil der in deutschen Apotheken hergestellten Defekturarzneimittel in die niedrigste Risikoklasse eingruppiert werden kann. Das risikobasierte Stufensystem ist demnach geeignet, die Prüfanforderungen bei Defekturarzneimitteln auf das unerlässliche Minimum zu reduzieren (vgl. ▸ Kap. 3) und somit den zeitlichen, personellen und apparativen Aufwand gering zu halten. Das von den Pharmazieräten formulierte Ziel „die Herstellung von qualitätsgesicherten Defekturarzneimitteln in jeder Apotheke zu ermöglichen" (APD 2012) wird demzufolge erreicht. In ihrer Resolution gab die Arbeitsgemeinschaft der Pharmazieräte Deutschlands (APD 2013) ebenfalls einige Zubereitungsbeispiele für verschiedene Risikoklassen an, ohne hierbei jedoch ein Punkteschema zugrunde zu legen. Werden die dort genannten Beispiele nach dem hier vorgestellten System klassifiziert, ergibt sich jedoch die gleiche Risikozuordnung. Gleiches gilt für die laut DAC/NRF in die niedrige Risikogruppe einzuordnende Hydrophile Dexpanthenol-Creme 5 % sowie für die in die mittlere Risikogruppe einzuordnende Methadonhydrochlorid-Lösung (Hörnig 2013).

Das hier vorgestellte risikobasierte Stufensystem geht konform mit den gesetzlichen Vorgaben der Defekturherstellung bzw. -prüfung sowie dem nationalen und internationalen pharmazeutisch-regulatorischen Umfeld; soweit möglich werden die Empfehlungen internationaler Leitlinien aufgegriffen, wo erforderlich deutsche Spezifika berücksichtigt. Die Grenzwerte der einzelnen Risikoklassen wurden aus international konsentierten Empfehlungen übernommen bzw. nach pharmazeutischen Gesichtspunkten rational abgeleitet. In Summe steht das damit erzielte Ergebnis im Einklang mit den bisherigen Verlautbarungen einschlägiger Fachkreise bzw. nationaler Überwachungsinstanzen. Es entspricht demnach den anerkannten pharmazeutischen Regeln und kann von den verantwortlichen Apothekern zur Risikobewertung der von ihnen bzw. unter ihrer Aufsicht hergestellten Defekturarzneimitteln herangezogen werden. Darüber hinaus können apothekenspezifische Gesichtspunkte, soweit fachlich vertretbar, Berücksichtigung finden.

3.3 Surrogatparameter-Konzept

Wie in ▸ Kap. 2.4 und ▸ Kap. 3.2 erläutert, gestattet das Europäische Arzneibuch in den Fällen, in denen es bei nicht zulassungspflichtigen pharmazeutischen Zubereitungen (z. B. aufgrund der Chargengröße oder der begrenzten Zeit) unmöglich ist, die eigentlich im Arzneibuch vorgesehenen Prüfungen durchzuführen, andere geeignete Methoden einzusetzen, sofern diese in Bezug auf die durchgeführte Risikobeurteilung, die geltenden lokalen Leitlinien und die gesetzlichen Anforderungen eine angemessene Qualitätsaussage ermöglichen (Ph. Eur. 2013). Das Arzneibuch legitimiert es demnach, den Freigabeentscheid bei Defekturarzneimitteln auf einfache analytische Merkmale zu stützen, solange diese in kausalem Zusammenhang zur pharmazeutischen Qualität der Zubereitung stehen. Von dieser Option machen sowohl die Empfehlungen der DAC/NRF-Kommission als auch der Arbeitsgemeinschaft der Pharmazieräte Deutschlands (APD) Gebrauch, indem sie bei Defekturarzneimitteln mit einem geringen Gefährdungspotential für Patienten keine vollumfängliche Arzneibuchprüfung sondern lediglich die Bestimmung einfacher analytischer Merkmale vorsehen (DAC/NRF 2013; APD 2013).

Tab. 3.12 Surrogatparameter bei der Defekturarzneimittelprüfung und die von ihnen repräsentierten Qualitätskriterien

Surrogatparameter	Repräsentierte Qualitätskriterien
Spreitbarkeit (▶ Kap. 9)	Viskosität
Sedimentationsverhalten von Suspensionen (▶ Kap. 25)	Partikelgrößenverteilung
Gleichförmigkeit der Masse (▶ Kap. 12)	Gleichförmigkeit des Gehalts
Osmolalität von Lösungen (▶ Kap. 17)	Zahl der gelösten Partikel (→ indirekte Einwaagekontrolle)
Leitfähigkeit von Emulsionen (▶ Kap. 15)	Phasenlage, Ionenkonzentration, Viskosität
Fließverhalten von Haufwerken (▶ Kap. 10)	Kohäsivität, elektrostatische Aufladung
Schütt-/Stampfdichte von Haufwerken (▶ Kap. 24)	Größe, Form, Oberflächenbeschaffenheit, Hygroskopizität, Sorptionsverhalten

Was auf den ersten Blick ungewöhnlich erscheint, ist in der Pharmazie keineswegs neu. Vielmehr könnte man dieses prüfaufwandreduzierende Vorgehen in gewisser Weise als die Übertragung des in der therapeutischen Arzneimittelprüfung bereits etablierten Surrogatparameter-Konzepts auf die stoffliche Arzneimittelprüfung interpretieren. Vereinfacht gesagt versteht man unter Surrogatparametern (von lat. surrogatum = Ersatz) Messwerte, die als Indikator für eine bestimmte Eigenschaft (z. B. die Wirkung einer pharmakotherapeutischen Intervention oder eine physikochemischen Eigenschaft) dienen, mit der nicht zwangsläufig ein unmittelbarer, zumindest aber ein statistisch signifikanter Zusammenhang besteht. Dabei ist es das Wesen eines Surrogatparameters, dass dieser einfacher und schneller zugänglich ist als das beschriebene Phänomen selbst. Einige in der Arzneimittelprüfung gängige Surrogatparameter sind in Tab. 3.12 genannt. Weitere Ausführungen hierzu sind den jeweiligen Methodenmonographien zu entnehmen. Wie diese Beispiele zeigen, muss der Messwert eines Surrogatparameters nicht zwangsläufig monokausal auf ein einzelnes Qualitätskriterium zurückführbar sein, sondern kann auch mehrere, die Qualität des Defekturarzneimittels (mit)bestimmende Einflussgrößen in ihrer Gesamtheit repräsentieren.

Ein weiterer Vorteil der Verwendung einfacher analytischer Marker für die Qualitätsprüfung von Defekturarzneimitteln liegt in der allgemeinen Durchführbarkeit. Da die wenigsten Apotheken mit HPLC-Geräten oder UV/Vis-Spektrometern ausgestattet sein dürften, scheiden derlei instrumentelle Methoden als apothekenübergreifende Routineempfehlungen aus. Zwar kann die Laborausstattung auch jenseits der instrumentellen Analytik von Labor zu Labor variieren, die für die Ermittlung von einfachen analytischen Merkmalen (= Surrogatparametern) notwendigen Voraussetzungen dürften jedoch in den meisten Apotheken gegeben sein. Andernfalls können diese in der Regel kurzfristig mit vertretbarem Aufwand geschaffen werden. De facto ist damit jede Apotheke in der Lage, zumindest Defekturarzneimittel mit geringem Gefährdungspotential herzustellen und mit vertretbarem Aufwand zu prüfen.

3.4 Methoden-Auswahl

In ◘ Tab. 3.10 wurden die Prüfanforderungen der einzelnen Risikoklassen bereits grundsätzlich beschrieben. Im nächsten Schritt sollen diesen noch recht allgemein gehaltenen Empfehlungen konkrete Prüfmethoden zugeordnet werden, sodass für nahezu alle offizinell hergestellten Defekturarzneimittel in Abhängigkeit von Darreichungsform und Gefährdungspotential apothekengerechte Vorschläge für die jeweils durchzuführende Prüfung unterbreitet werden können. Kritiker eines solchen Ansinnens mögen zu Recht feststellen, dass die Auswahl einer Prüfmethode von diversen zubereitungsspezifischen Imponderabilien abhängt, die in defekturarzneimittelübergreifenden Handlungsempfehlungen kaum in Gänze berücksichtigt werden können. Im konkreten Einzelfall kann es daher bisweilen erforderlich sein, die Vorschläge durch Anpassungen, Änderungen oder Ergänzungen zu modifizieren. Auch wenn die nachfolgenden Matrices zur Methodenauswahl (◘ Tab. 3.13–3.15) keinen Anspruch auf Allgemeingültigkeit erheben können und wollen, ist ihr praktischer Nutzen dennoch unübersehbar. Eindeutige Prüfempfehlungen ermöglichen es den Apotheken, eine greifbare Vorstellung des notwendigen Prüfaufwands zu entwickeln und reduzieren auf diese Weise ggf. latent vorhandene Vorbehalte gegenüber der Defekturherstellung und -prüfung. Der Entwurf eines klaren Prüfschemas, wie es in den folgenden Matrices dargelegt ist, erleichtert es den Apotheken zudem, sich in die „Architektur" eines solchen Prüfkonzepts einzudenken und dieses ihren individuellen Bedürfnissen anzupassen.

3.4.1 Feste Darreichungsformen

Die meisten festen Defekturarzneimittel zählen zu den einzeldosierten Darreichungsformen, für die im Allgemeinen Gleichförmigkeitsprüfungen durchzuführen sind. Hierfür enthält die Ph. Eur. gleich mehrere Monographien, deren Methoden sich, trotz teilweise überlappender Anwendungsbereiche, grundsätzlich voneinander unterscheiden (vgl. ▸ Kap. 12). Diese Koexistenz verschiedener Vorschriften ist einerseits auf die historische Entwicklung und andererseits auf internationale Harmonisierungsprozesse zurückzuführen. Die Prüfung auf Gleichförmigkeit einzeldosierter Arzneiformen hat laut Ph. Eur. grundsätzlich nach der Monographie 2.9.40 „Gleichförmigkeit einzeldosierter Arzneiformen" zu erfolgen. Die deutlich weniger aufwendige und in Apotheken weitaus praktikablere Gleichförmigkeitsprüfung auf Basis der Monographie 2.9.5 ist laut Ph. Eur. nur noch in begründeten und zugelassenen Fällen möglich. Da es die Ph. Eur.-Monographie „Pharmazeutische Zubereitungen" jedoch gestattet, auf geeignete Alternativmethoden auszuweichen, wenn eine Durchführung der in der allgemeinen Monographie für die entsprechende Darreichungsform beschriebene Prüfung (z. B. aufgrund der begrenzten Zeit oder Chargengröße) nicht möglich ist, kann für einzeldosierte Defekturarzneimittel – zumindest bei Zubereitungen der niedrigsten Risikoklasse – von einem solchen begründeten und zugelassenen Ausnahmefall ausgegangen werden. Aufgrund dessen wird in ◘ Tab. 3.13 für alle einzeldosierten festen Darreichungsformen standardmäßig die Durchführung der Prüfung auf Gleichförmigkeit der Masse nach Ph. Eur.-Monographie 2.9.5 empfohlen, die erst bei steigendem Gefährdungspotential für den Patienten durch halbquantitative bzw. quantitative Untersuchungen zu ersetzen bzw. zu ergänzen ist.

Zu den darreichungsformübergreifenden Gleichförmigkeitsprüfungen kommen noch einige darreichungsformspezifische Prüfungen, die sich aus deren individuellen qualitäts(mit)bestimmenden Merkmalen ergeben. Pulver und Granulate sind beispielsweise durch ihre speziellen Eigenschaften als Haufwerke charakterisierbar. Die Beurteilung erfolgt nach Dimensions- (Korngröße bzw. Korngrößenverteilung) oder Dichteeigenschaften (Schütt-/Stampfdichte) sowie nach dem Fließverhalten. Genau genommen sind Teemischungen ebenfalls als Haufwerke zu betrachten, die sich von Pulvern und Granulaten vor allem durch eine stärker ausgeprägte Heterogenität der Partikelform sowie eine breitere Partikelgrößenverteilung unterscheiden. Im Prinzip können jedoch für Teemischungen dieselben Prüfmethoden zum Einsatz kommen wie bei anderen Haufwerken auch. Hinzu kommt die darreichungsformspezifische Prüfmethode des Verlesens der Teemischung in ihre Einzelbestandteile. Bei Zubereitungen der niedrigen Risikoklasse (dies dürfte für die meisten defekturmäßig hergestellten Teemischungen zutreffen) ist eine rein qualitative Untersuchung (Identifizierung charakteristischer Strukturmerkmale der verarbeiteten Drogen) als ausreichend anzusehen, erst bei mittlerem Risiko erscheint eine Wägung der verlesenen Einzelbestandteilfraktionen geboten.

Für die Qualitätsprüfung von Suppositorien und Vaginalovula können aufgrund ihres Aggregatszustands und der verwendeten Grundmassen bzw. Herstellungstechniken sowohl die Prüfungen von festen Arzneiformen als auch von halbfesten Darreichungsformen als Vorbild dienen. Der lange Zeit durchgeführte Bruchfestigkeitstest, bei dem Suppositorien durch Gewichte einer zunehmenden mechanischen Belastung ausgesetzt werden, um deren mechanische Widerstandsfähigkeit zu beurteilen, wurde aufgrund unzureichender Reproduzierbarkeit aus dem Arzneibuch gestrichen und ist für die Prüfung von Defekturarzneimitteln daher nicht mehr zu empfehlen. Ein wesentliches Qualitätskriterium für gegossene Suppositorien und Vaginalovula ist eine Bestimmung der Zerfallszeit, die im Apothekenlabor durchaus praktikabel erscheint. Aufgrund der Bedeutung der Erweichungszeit, vor allem im Hinblick auf die Wirkstoff-Freisetzung aus lipophilen Suppositorien, kann diese ebenfalls als Qualitätskriterium für die Defekturarzneimittelprüfung herangezogen und mithilfe sog. Suppositorien-Penetrationstester untersucht werden.

Die ◘ Tab. 3.13 enthält eine Zusammenstellung potentiell in Frage kommender Prüfmethoden. Hieraus kann der verantwortliche Apotheker in Abhängigkeit von der jeweiligen Risikoklasse und Darreichungsform nach Bedarf eine oder mehrere aussagekräftige Prüfmethoden auswählen. Andere geeignete Prüfmethoden können – additiv oder substitutiv – natürlich ebenfalls zum Einsatz kommen.

Tab. 3.13 Matrix zur Auswahl geeigneter Methoden für die Defekturprüfung fester Darreichungsformen

	Niedriges Risiko	Mittleres Risiko	Hohes Risiko
Puder, Pulver, Granulate	DC (qualitativ[1]; ▶ Kap. 8) Fließverhalten (▶ Kap. 10) NIR-Spektroskopie (▶ Kap. 16) Partikelgröße (▶ Kap. 18) Schütt-/Stampfdichte (▶ Kap. 24)	DC (halbquantitativ) Gravimetrie (▶ Kap. 11) NIR-Spektroskopie (mind. halbquantitativ[2]; ▶ Kap. 16)	Gehalt ggf. auch Gleichförmigkeit des Gehalts (▶ Kap. 11 und 12) NIR-Spektroskopie (quantitativ[2]; ▶ Kap. 16) ggf. zusätzlich: Identität (▶ Kap. 14) Sterilität (▶ Kap. 4)
Kapseln	DC (qualitativ[1]; ▶ Kap. 8) Gleichförmigkeit der Masse (▶ Kap. 12.3) NIR-Spektroskopie (▶ Kap. 16)		
Suppositorien	DC (qualitativ[1]; ▶ Kap. 8) Erweichungszeit (▶ Kap. 29.4) Gleichförmigkeit der Masse (▶ Kap. 12.3) NIR-Spektroskopie (▶ Kap. 16) Zerfallszeit (▶ Kap. 29.3)		
Ovula	DC (qualitativ[1]; ▶ Kap. 8) Erweichungszeit (▶ Kap. 29.4) Gleichförmigkeit der Masse (▶ Kap. 12.3) NIR-Spektroskopie (▶ Kap. 16) Zerfallszeit (▶ Kap. 29.3)		
Tee(mischungen)	DC (qualitativ[1]; ▶ Kap. 8) Fließverhalten (▶ Kap. 10) NIR-Spektroskopie (▶ Kap. 16) Partikelgröße (▶ Kap. 18) Verlesen (nur qualitativ; ▶ Kap. 26)	DC (halbquantitativ; ▶ Kap. 8) NIR-Spektroskopie (mind. halbquantitativ[2]; ▶ Kap. 16) Verlesen (auch quantitativ; ▶ Kap. 26)	

[1] Dies ist eine Methode zur Identitätsprüfung, die an sich erst bei hohem Risiko relevant wäre; aufgrund ihrer einfachen Durchführbarkeit ist sie aber auch bei niedrigem Risiko eine praktikable Option.
[2] Die erhöhten Anforderungen für die (halb)quantitative Auswertung von NIR-Spektren sind zu beachten (vgl. ▶ Kap. 16).

3.4.2 Flüssige Darreichungsformen

Die galenisch betrachtet einfachsten flüssigen Darreichungsformen sind Lösungen, in denen die gelöste Substanz molekulardispers verteilt ist. Im Gegensatz zu grobdispersen Systemen zeichnen sich Lösungen dadurch aus, dass viele physikalische Eigenschaften der zu lösenden Substanz mit dem Lösungsvorgang verloren gehen. Stattdessen entsteht ein neues physiko-chemisches System, das sich durch ganz individuelle Eigenschaften (Dichte, Leitfähigkeit, Brechungsindex, pH-Wert etc.) auszeichnet. Diese resultieren in aller Regel aus der qualitativen und quantitativen Zusammensetzung der Zubereitung sowie aus der gegenseitigen Wechselbeziehung aller eingesetzten Ausgangsstoffe. Daher lassen sich keine allgemeingültigen Aussagen treffen, welcher Parameter für eine Lösung am ehesten repräsentativ bzw. qualitätsbestimmend ist. So ist die optische Drehung beispielsweise nur dann von Interesse, wenn auch optisch aktive Substanzen in der Zubereitung enthalten sind. Die pH-Messung wiederum setzt ein wässriges bzw. zumindest protisches Lösungsmittel voraus, so dass diese Methode für ölige Lösungen in der Regel ausscheidet. Diese beiden Beispiele sollen pars pro toto veranschaulichen, dass viele der in ◘ Tab. 3.14 genannten Prüfmethoden an ganz konkrete Voraussetzungen geknüpft sind, sodass von allen für die Untersuchung von Lösungen grundsätzlich denkbaren Prüfmethoden bei den meisten Zubereitungen nur eine Auswahl überhaupt in Frage kommt. Hierzu sei auf die Ausführungen zur Aussagekraft und zu den Limitationen der einzelnen Prüfmethoden verwiesen, die den jeweiligen Methodenmonographien im hinteren Teil dieses Buchs entnommen werden können. Vor diesem Hintergrund obliegt es dem für die Herstellung verantwortlichen Apotheker mit seinem pharmazeutischen Sachverstand aus den in ◘ Tab. 3.14 zusammengestellten Prüfmethoden die am besten geeignete(n) auszuwählen. Die Anwendung anderer Prüfmethoden ist selbstverständlich ebenfalls denkbar.

Suspensionen sind grobdisperse Systeme des Typs fest-in-flüssig. Neben den für Lösungen genannten Prüfungen kommen daher weitere zubereitungsspezifische Methoden hinzu. Ein wesentliches Qualitätsmerkmal von pharmazeutischen Suspensionen ist die Größe der dispergierten Partikel. Sie liegt im Allgemeinen zwischen 1 und 100 µm. Durch entsprechende Qualitätskontrollen kann beispielsweise überprüft werden, dass während der Herstellung kein Partikelwachstum durch Umlösevorgänge o. ä. stattgefunden hat. Suspensionen neigen generell zur Sedimentation, sodass viskositätserhöhende Zusätze in Form von indifferenten kolloidalen Hilfsstoffen notwendig sein können (Bracher, et al. 2013). Demnach ist sowohl das Sedimentationsverhalten als auch die Viskosität von Suspensionen ein qualitäts(mit)bestimmendes Merkmal dieser Darreichungsform und damit ein geeigneter Parameter für deren Prüfung. Laut Ph. Eur. dürfen Suspensionen ein Sediment zeigen, dieses muss jedoch gut aufschüttelbar sein und so lange stabil bleiben, dass die Entnahme einer homogenen Dosis möglich ist. Demzufolge liefert auch die Prüfung auf Redispergierbarkeit im Rahmen der Sedimentationsanalyse eine wichtige Qualitätsaussage zu pharmazeutischen Suspensionen.

Emulsionen sind disperse Systeme von zwei nicht miteinander mischbaren Flüssigkeiten. Man unterscheidet je nach Phasenverteilung Öl-in-Wasser-(O/W)- und Wasser-in-Öl-(W/O)-Emulsionen. Die Ermittlung der Phasenlage ist demnach bereits ein erstes denkbares Prüfkriterium für Emulsionen. Durch Sedimentation, Aufrahmung oder beginnende Phasentrennung wird die Homogenität des Systems beeinträchtigt. Zur physikalischen Stabilisierung werden in der Regel Hilfsstoffe in Form von Emulgatoren und viskositätserhöhenden Kolloiden eingesetzt, sowie Substanzen, die die Dichte beeinflussen. Viskosität und Dichte sind folglich ebenfalls geeignete Parameter für die Prüfung von

Tab. 3.14 Matrix zur Auswahl geeigneter Methoden für die Defekturprüfung flüssiger Darreichungsformen

	Niedriges Risiko	Mittleres Risiko	Hohes Risiko
Lösungen	DC (qualitativ[1]; ▶ Kap. 8) Densitometrie (▶ Kap. 7) Konduktometrie (▶ Kap. 15) NIR-Spektroskopie (▶ Kap. 16) pH-Messung (▶ Kap. 21) Polarimetrie (▶ Kap. 22) Refraktometrie (▶ Kap. 23) Viskosimetrie (▶ Kap. 27)	DC (halbquantitativ; ▶ Kap. 8) Gravimetrie (▶ Kap. 11) Konduktometrie[3] (▶ Kap. 15) NIR-Spektroskopie (mind. halbquantitativ[2]; ▶ Kap. 16) Polarimetrie[3] (▶ Kap. 22) Refraktometrie[3] (▶ Kap. 23)	Gehalt (▶ Kap. 11) NIR-Spektroskopie (quantitativ[2]; ▶ Kap. 16) ggf. zusätzlich: Identität (▶ Kap. 14) Sterilität (▶ Kap. 4)
Suspensionen (auch Schüttelmixturen)	DC (qualitativ[1]; ▶ Kap. 8) Konduktometrie (▶ Kap. 15) NIR-Spektroskopie (▶ Kap. 16) Partikelgröße (▶ Kap. 18) pH-Messung (▶ Kap. 21) Sedimentationsanalyse (▶ Kap. 25) Viskosimetrie (▶ Kap. 27)		
Emulsionen	DC (qualitativ[1]; ▶ Kap. 8) Densitometrie (▶ Kap. 7) Konduktometrie (▶ Kap. 15) NIR-Spektroskopie (▶ Kap. 16) Phasenlage/-trennung (▶ Kap. 20) pH-Messung (▶ Kap. 21) Tröpfchengröße (▶ Kap. 18) Viskosimetrie (▶ Kap. 27)		
Säfte	DC (qualitativ[1]; ▶ Kap. 8) Densitometrie (▶ Kap. 7) Konduktometrie (▶ Kap. 15) NIR-Spektroskopie (▶ Kap. 16) pH-Messung (▶ Kap. 21) Polarimetrie (▶ Kap. 22) Refraktometrie (▶ Kap. 23) Viskosimetrie (▶ Kap. 27)		
Augentropfen	DC (qualitativ[1]; ▶ Kap. 8) Densitometrie (▶ Kap. 7) Konduktometrie (▶ Kap. 15) NIR-Spektroskopie (▶ Kap. 16) Osmometrie (▶ Kap. 17) pH-Messung (▶ Kap. 21) Polarimetrie (▶ Kap. 22) Refraktometrie (▶ Kap. 23) Viskosimetrie (▶ Kap. 27)	DC (halbquantitativ; ▶ Kap. 8) Gravimetrie (▶ Kap. 11) Konduktometrie[3] (▶ Kap. 15) NIR-Spektroskopie (mind. halbquantitativ[2]; ▶ Kap. 16) Osmometrie[3] (▶ Kap. 17) Polarimetrie[3] (▶ Kap. 22) Refraktometrie[3] (▶ Kap. 23)	

[1] Dies ist eine Methode zur Identitätsprüfung, die an sich erst bei hohem Risiko relevant wäre; aufgrund ihrer einfachen Durchführbarkeit ist sie aber auch bei niedrigem Risiko eine praktikable Option.
[2] Die erhöhten Anforderungen für die (halb)quantitative Auswertung von NIR-Spektren sind zu beachten (vgl. ▶ Kap. 16).
[3] Die Methode ist nur geeignet, wenn sie für das jeweilige Defekturarzneimittel (halb)quantitative Rückschlüsse auf den Wirkstoffgehalt erlaubt.

Emulsionen. Ein wichtiges Qualitätskriterium ist auch die Tröpfchengröße der inneren Phase, die einen Indikator für unzureichende Dispersität bzw. einsetzende Koaleszenzerscheinungen darstellt.

Bei Säften handelt es sich üblicherweise um viskose, peroral applizierte Lösungen, Suspensionen oder Emulsionen. Dementsprechend können die bei diesen Darreichungsformen bereits genannten Qualitätskriterien auch für die Prüfung von Säften herangezogen werden, wobei der Viskosität ein besonderer Stellenwert zukommt.

Voraussetzung für eine schmerzfreie Applikation wässriger Lösungen und Dispersionen am Auge ist die Angleichung von osmotischem Druck (Isotonie) und pH-Wert (Euhydrie) an das Milieu der Tränenflüssigkeit. Allein aus dieser Tatsache ergibt sich, dass pH-Wert und osmotischer Druck bei wässrigen Augenzubereitungen entscheidende Qualitätskriterien darstellen, die auch bei vergleichsweise risikoarmen Zubereitungen bestimmt werden sollten. Hinzu kommen fakultativ jene Parameter, die auch für nicht ophthal applizierte Lösungen, Suspensionen oder Emulsionen empfohlen werden.

3.4.3 Halbfeste Darreichungsformen

Wesentlichstes Charakteristikum halbfester Zubereitungen ist ihre plastische Verformbarkeit. Daher können rheologische Untersuchungen unabhängig von Phasenlage, innerer Struktur, Dispersitätsgrad, Wassergehalt etc. darreichungsformübergreifend als Qualitätskriterium für halbfeste Zubereitungen herangezogen werden. Die Messung erfolgt je nach Viskositätsbereich mit verschiedenen Methoden. Eine sehr einfache Prüfung für halbfeste Produkte ist die Bestimmung der Spreitbarkeit mit Hilfe eines Extensometers. Als Prüfmethode für relativ zähe Produkte eignet sich insbesondere die Penetrometrie. Für vergleichsweise flüssige und insbesondere thixotrope Zubereitungen empfiehlt sich die Messung der Viskosität z. B. mit Hilfe eines Rotationsviskosimeters. Das Vorhandensein geeigneter Pyknometer vorausgesetzt, kann auch die Dichte ein geeignetes Qualitätskriterium für halbfeste Darreichungsformen sein. Sie gibt auch Auskunft über die Menge der eingearbeiteten Luft, die – insbesondere bei oxidationsempfindlichen Inhaltsstoffen – zu Stabilitätsproblemen führen kann. Dabei ist es wichtig, dass das Pyknometer vollständig und ohne Einarbeiten von zusätzlichen Lufthohlräumen gefüllt wird.

Im Gegensatz zu den rheologischen und densitometrischen Untersuchungen, sind die meisten anderen in ◘ Tab. 3.15 genannten Prüfkriterien an gewisse Voraussetzungen geknüpft und jeweils nur für ausgewählte Zubereitungen einsetzbar. So kann der Brechungsindex nur zur Charakterisierung transparenter Gele herangezogen werden. Die Messung des pH-Wertes setzt einen gewissen Mindestwassergehalt sowie ggf. eine für Messungen zugängliche O/W-Phasenlage voraus. Die pH-Wert-Bestimmung dient z. B. zur Sicherstellung der korrekten Neutralisierung bei der Herstellung von Carbomergelen oder als Indikator für hydrolytische Prozesse.

Häufig handelt es sich bei halbfesten Zubereitungen um disperse Systeme, bei denen analog zu flüssigen Dispersionen (▸ Kap. 3.4.2) Tropfen- bzw. Partikelgröße der dispergierten Phase ein wesentliches Qualitätsmerkmal darstellen. Die einfachste Möglichkeit der Grenzgrößenbestimmung von Wirkstoff- oder Fettagglomeraten in halbfesten Zubereitungen ist die Grindometer-Prüfung. Darüber hinaus erlaubt die mikroskopische Beurteilung bei etwa 80- bis 100-facher Vergrößerung eine genaue Vermessung der Größe von Wirkstoffteilchen in Pasten und Suspensionssalben bzw. von Tröpfchen der inneren Phase eines Emulsionssystems. Zu den Prüfmethoden, die Hinweise auf die physikalische Stabilität der halbfesten Dispersion geben, zählen die Messung der Sedimentation und

Tab. 3.15 Matrix zur Auswahl geeigneter Methoden für die Defekturprüfung halbfester Darreichungsformen

	Niedriges Risiko	Mittleres Risiko	Hohes Risiko
Cremes	DC (qualitativ[1]; ▶ Kap. 8) Extensometrie (▶ Kap. 9) Konduktometrie (▶ Kap. 15) NIR-Spektroskopie (▶ Kap. 16) Penetrometrie (▶ Kap. 19) Phasenlage/-trennung (▶ Kap. 20) pH-Messung (▶ Kap. 21) Tröpfchengröße (▶ Kap. 18) Viskosimetrie (▶ Kap. 27) Wasseraufnahmevermögen (▶ Kap. 28)	DC (halbquantitativ; ▶ Kap. 8) NIR-Spektroskopie (mind. halbquantitativ[2]; ▶ Kap. 16)	Gehalt (▶ Kap. 11) NIR-Spektroskopie (quantitativ[2]; ▶ Kap. 16) ggf. zusätzlich: Identität (▶ Kap. 14) Sterilität (▶ Kap. 4)
Gele	DC (qualitativ[1]; ▶ Kap. 8) Extensometrie (▶ Kap. 9) Konduktometrie (▶ Kap. 15) NIR-Spektroskopie (▶ Kap. 16) Penetrometrie (▶ Kap. 19) pH-Messung (▶ Kap. 21) Viskosimetrie (▶ Kap. 27)		
Pasten/ Suspensionssalben	DC (qualitativ[1]; ▶ Kap. 8) Extensometrie (▶ Kap. 9) Grindometrie (▶ Kap. 13) NIR-Spektroskopie (▶ Kap. 16) Partikelgröße (▶ Kap. 18) Penetrometrie (▶ Kap. 19) Viskosimetrie (▶ Kap. 27) Wasseraufnahmevermögen (▶ Kap. 28)		
Salben	DC (qualitativ[1]; ▶ Kap. 8) Extensometrie (▶ Kap. 9) NIR-Spektroskopie (▶ Kap. 16) Penetrometrie (▶ Kap. 19) Viskosimetrie (▶ Kap. 27) Wasseraufnahmevermögen (▶ Kap. 28)		

[1] Dies ist eine Methode zur Identitätsprüfung, die an sich erst bei hohem Risiko relevant wäre; aufgrund ihrer einfachen Durchführbarkeit ist sie aber auch bei niedrigem Risiko eine praktikable Option.
[2] Die erhöhten Anforderungen für die (halb)quantitative Auswertung von NIR-Spektren sind zu beachten (vgl. ▶ Kap. 16).

des Aufrahmens. Je nach Viskosität der Grundlage eignen sich hierfür jene Methoden, die auch bei flüssigen Zubereitungen angewandt werden. Bei höheren Viskositäten lässt sich die Tendenz zur Phasentrennung mithilfe des Zentrifugentests bewerten (▶ Kap. 20.4).

Obgleich bei Cremes mit gegebener Rezeptur und festgelegtem Verfahren immer der erwünschte Emulsionstyp erreicht werden sollte, ist die Ermittlung der Phasenlage möglicher Teil der analytischen Prüfung von Defekturarzneimitteln. Hierfür kommen

Anfärbe- und Verdünnungsmethoden, bei entsprechender Ausstattung auch Leitfähigkeitsmessungen in Frage. Das Leitfähigkeitsspektrum einer Zubereitung kann jedoch nicht zur Bestimmung der Phasenlage sondern auch zur Stabilitätsbeurteilung herangezogen werden (▸Kap. 15).

Für die Prüfung halbfester Zubereitungen mit einem höheren Gefährdungspotential für den Patienten steht eine Reihe von Untersuchungsmethoden zur Verfügung. Sie betreffen z. B. den analytischen Nachweis der Wirkstoffmenge oder den mikrobiellen Status (Keimzahl, ggf. Sterilität bzw. ausreichende Konservierung). Außerdem lassen sich zum Teil Arzneibuchprüfungen für die entsprechenden Grundlagen, z. B. bestimmte Fettkennzahlen, auch auf die fertigen Zubereitungen anwenden.

Wie sich aus den vorausgehenden Ausführungen ergibt, sind nicht zwangsläufig alle in ▫Tab. 3.15 gelisteten Prüfmethoden anwendbar. Vielmehr steht es im Ermessen des verantwortlichen Apothekers eine – ggf. auch mehrere – aussagekräftige Prüfmethoden auszuwählen. Selbstverständlich ist er hierbei nicht auf die in ▫Tab. 3.15 gelisteten Prüfmethoden beschränkt.

3.4.4 Prüfung von Standardzulassungen

Die in den Standardzulassungsmonographien enthaltenen Prüfvorschriften unterscheiden sich, je nachdem, ob der Stoff bzw. die Zubereitung, die auf Grundlage der Standardzulassung als Fertigarzneimittel in den Verkehr gebracht werden soll, auch im Arzneibuch monographiert ist oder nicht. Stoffe und Zubereitungen, die im Arzneibuch aufgeführt sind, werden auch bei der Abgabe als Fertigarzneimittel nach der Arzneibuchmonographie geprüft. Für solche nach Arzneibuch prüfbaren Fertigarzneimittel, werden in der Standardzulassungsmonographie normalerweise keine Prüfungen mehr beschrieben. Dies gilt beispielsweise für Reinsubstanzen wie Ascorbinsäure oder Glaubersalz und viele Teedrogen, die unverändert abgefüllt werden. Allerdings können in der Standardzulassungsmonographie über das Arzneibuch hinausgehende Zusatzforderungen aufgeführt sein, falls sich solche aus der Art der Anwendung des Arzneimittels ergeben. In diesen Fällen wird in den Erläuterungen zur Monographie an entsprechender Stelle darauf hingewiesen.

Bei Stoffen oder Zubereitungen, die nicht im Arzneibuch aufgeführt sind, enthält die Standardzulassungsmonographie eine arzneibuchähnliche Teilmonographie, in der die physiko-chemischen Eigenschaften des Arzneimittels sowie die anzuwendenden Methoden der Identitäts- und Gehalts- sowie ggf. der Reinheitsprüfung eindeutig festgelegt sind. Die Überprüfung der im Arzneibuch für die jeweilige Darreichungsform beschriebenen Qualitätsmerkmale wird hierbei nicht mehr erwähnt, da diese für zugelassene Fertigarzneimittel ohnehin obligatorisch ist. Die Methoden zur Identitäts- und Gehaltsprüfung sind nicht zwangsläufig identisch mit den bei der Charakterisierung der Ausgangsstoffe verwendeten Methoden. So können Identitätsprüfungen beim Fertigprodukt häufig auf eine Methode eingeschränkt werden, sofern diese entsprechend spezifisch ist (Braun 2011).

Eine Apotheke, die sich auf eine Standardzulassung beziehen möchte, kann dies nur, wenn alle Vorgaben der jeweiligen Standardzulassungsmonographie eingehalten werden. Dies gilt auch für die entsprechenden Prüfvorschriften, unabhängig davon, ob diese in der Standardzulassungsmonographie oder einer einschlägigen Arzneibuchmonographie beschrieben sind. Die Auswahl geeigneter Endprüfungen durch die Apotheke entfällt in diesem Fall.

3.5 Festlegung von Soll- und Grenzwerten

3.5.1 Grundlagen für die Festlegung von Soll- bzw. Grenzwerten

Um die Qualität eines Arzneimittels auf Grundlage eines Prüfergebnisses rational, objektiv und nachvollziehbar beurteilen zu können, müssen für jedes untersuchte Qualitätsmerkmal im Vorfeld ein Sollwert bzw. die maximal zulässigen Toleranzen (d. h. Grenzwerte) festgelegt werden. Hierbei ist grundsätzlich zwischen der Prüfung nach Variablen und der Prüfung nach Attributen zu unterscheiden. Bei der Prüfung nach Variablen wird eine messbare, in der Regel kontinuierliche Kenngröße ermittelt. Die Charakterisierung eines solchen messbaren Qualitätsmerkmals erfolgt meist durch die Bestimmung eines Mittelwerts sowie ggf. der Standardabweichung. Für den Mittelwert und unter Umständen auch für die Standardabweichung werden dabei Spezifikationen, d. h. obere und untere Grenzwerte festgelegt. Werden diese Limits überschritten, darf die entsprechende Charge nicht freigegeben werden. Die Prüfung nach Attributen ist demgegenüber eine sogenannte „Gut/Schlecht"-Prüfung, bei der eine bestimmte Anzahl von Einzelwerten aus einer Stichprobe klar definierte Anforderungen bezüglich eines Qualitätsmerkmals erfüllen muss. Das zu prüfende Attribut selbst kann sich wiederum auf eine messbare (z. B. Anzahl der Partikel, die einen bestimmten Durchmesser überschreiten) oder nicht messbare Größe (z. B. Kapselhülle versehrt oder unversehrt) beziehen. Falls es sich bei dem zu prüfenden Attribut um eine kontinuierlich messbare Variable handelt, muss hierfür eine Grenze festgelegt werden, bis zu der das Attribut erfüllt bzw. nicht erfüllt ist. Hierbei können sich ganz ähnliche Fragestellungen ergeben, wie bei der Festlegung von Soll- und Grenzwerten für die eigentliche Variablenprüfung. Unabhängig von der Ausgestaltung des Prüfungsdesigns sind bei der Festlegung von Soll- bzw. Grenzwerten für die Defekturarzneimittelprüfung grundsätzlich drei Szenarien denkbar:

1. Für das fragliche Qualitätsmerkmal sind die einzuhaltenden Soll- und/oder Grenzwerte zubereitungsübergreifend durch Pharmakopöen bzw. gesetzliche oder allgemein anerkannte pharmazeutische Regeln definiert.
2. Für das fragliche Qualitätsmerkmal existieren Anhaltspunkte zur Soll- und/oder Grenzwert-Festlegung, die von anderen (monographierten) Zubereitungen vollständig oder teilweise auf das zu prüfende Defekturarzneimittel übertragen werden können. Meist bieten etablierte Toleranzen eine Orientierungshilfe für die Grenzwertfestlegung, während der Sollwert zubereitungsspezifisch anhand der vorhandenen Resultate bereits hergestellter (Pilot-)Chargen ermittelt werden muss.
3. Für das fragliche Qualitätsmerkmal existieren keine Anhaltspunkte, die auf die konkrete Zubereitung übertragen werden können. Die Festlegung von Soll- und Grenzwerten erfolgt unter Berücksichtigung der dauerhaft herstellbaren Qualität anhand der vorhandenen Resultate bereits produzierter (Pilot-)Chargen.

In ◘ Tab. 3.16 sind wichtige Methoden der Defekturanalytik diesen drei Szenarien zugeordnet und – soweit nötig oder möglich – mit Kommentaren versehen, die die Grenzwertfestlegung erleichtern sollen.

Tab. 3.16 Grundlagen für die Festlegung von Soll- und Grenzwerten bei der Defekturprüfung

Zubereitungsübergreifende Festlegung durch Pharmakopöen bzw. gesetzliche oder allgemein anerkannte pharmazeutische Regeln			
Prüfung	**Prüftyp**	**Soll-/Grenzwerte**	**Kommentar**
Gehaltsbestimmung (▶ Kap. 11)	Variable	Sollwert: 100 % Grenzwert: 95–105 %	Für Gehaltsbestimmungen aus Formulierungen bei der Beantragung von europäischen Zulassungen gilt die Grundregel, dass der ermittelte Gehalt ohne angemessene Begründung den Bereich zwischen 95 und 105 % des deklarierten Gehalts nicht unter- bzw. überschreiten darf. Werden diese Grenzen eingehalten, brauchen sie nicht begründet werden (DPhG 2003).
Prüfung auf Gleichförmigkeit einzeldosierter Arzneiformen (▶ Kap. 12)	Attribut	Grenzwerte sind von Darreichungsform bzw. Wirkstoffgehalt abhängig und den einschlägigen Arzneibuchmonographien zu entnehmen	Vgl. Ph. Eur.-Monographien 2.9.5, 2.9.6 bzw. 2.9.40
Siebanalyse (▶ Kap. 18.4)	Attribut	Charakterisierung durch ein Sieb: ▪ Siebdurchgang mind. 97 % (m/m) Charakterisierung durch zwei Siebe: ▪ Siebdurchgang 1: mind. 95 % (m/m) ▪ Siebdurchgang 2: max. 40 % (m/m)	Vgl. Ph. Eur.-Monographien 2.9.12
Verlesen von Teemischungen (▶ Kap. 26)	Attribut	Unter- bzw. Obergrenze für jeden einzelnen Bestandteil: Sollmenge ± 20 %	Übereinstimmende Vorgabe des DAC (DAC/NRF 2013), des Österreichischen Arzneibuchs (ÖAB 2013) und diverser Standardzulassungen (Braun 2011)

◘ **Tab. 3.16** Grundlagen für die Festlegung von Soll- und Grenzwerten bei der Defekturprüfung (Fortsetzung)

Zubereitungsübergreifende Festlegung durch Pharmakopöen bzw. gesetzliche oder allgemein anerkannte pharmazeutische Regeln			
Prüfung	**Prüftyp**	**Soll-/Grenzwerte**	**Kommentar**
Zerfalls- und Erweichungszeit von Suppositorien (▸ Kap. 29)	Attribut	Zerfallszeit ▪ Suppositorien mit fetthaltiger Grundmasse ≤ 30 min ▪ Suppositorien mit wasserlöslicher Grundmasse ≤ 60 min ▪ Rektalkapseln ≤ 30 min ▪ Vaginalzäpfchen ≤ 60 min ▪ Vaginalkapseln ≤ 30 min Erweichungszeit ▪ lipophile Suppositorien ≤ 30 min	Vgl. Ph. Eur.-Monographie 2.9.2 bzw. Ph. Eur.-Monographie „Zubereitungen zur rektalen Anwendung"
Ableitung von Anhaltspunkten, die von anderen (monographierten) Substanzen/Zubereitungen ganz oder teilweise auf das zu prüfende Defekturarzneimittel übertragen werden können.			
Prüfung	**Prüftyp**	**orientierende Soll-/Grenzwerte**	**Kommentar**
Densitometrie (▸ Kap. 7)	Variable	Reinstoffe ± 0,002 Stoffgemische bis zu ± 0,010	Grenzwerte, die in der Ph. Eur. größenordnungsmäßig für Reinstoffe bzw. Stoffgemische üblicherweise vorgesehen sind
Fließverhalten im Ausflusstrichter (▸ Kap. 10.3)	Variable	± 10 % vom Mittelwert	Empfehlung lässt sich indirekt aus den Vorschriften zur Angabe des Messergebnisses gem. Ph. Eur.-Monographie 2.9.16 ableiten
Kompressibilitätsindex (▸ Kap. 10.5 und ▸ Kap. 24.3)	Variable	Einteilung des Fließverhaltens in sieben Klassen, die zugehörigen Grenzwerte sind ◘ Tab. 10.1 zu entnehmen	Es existiert eine allgemein anerkannte Einteilung des Fließverhaltens (Carr 1965), auf die auch in der Ph. Eur. Bezug genommen wird
Hausner-Faktors (▸ Kap. 10.5 und ▸ Kap. 24.3)	Variable		

3

Tab. 3.16 Grundlagen für die Festlegung von Soll- und Grenzwerten bei der Defekturprüfung (Fortsetzung)

Ableitung von Anhaltspunkten, die von anderen (monographierten) Substanzen/Zubereitungen ganz oder teilweise auf das zu prüfende Defekturarzneimittel übertragen werden können.			
Prüfung	**Prüftyp**	**orientierende Soll-/Grenzwerte**	**Kommentar**
Grindometerie (▶ Kap. 13)	Attribut	Max. ein Partikel mit einem Durchmesser > 90 µm	Empfehlung des ZL (Tawab 2013) bzw. des DAC (DAC/NRF 2013)
	Variable	Max. gemessener Partikeldurchmesser < 100 µm (ggf. < 50 µm)	Laut Arzneibuch-Kommentar sollte die maximale Partikelgröße dispergierter Teilchen in halbfesten Zubereitungen unter 100 µm, noch besser unter 50 µm liegen (Bracher, et al. 2013).
Osmometrie (▶ Kap. 17)	Attribut	Sollwert: 286 mosmol · kg^{-1} Grenzwerte: 250 bzw. 300 mosmol · kg^{-1}	Geforderte Grenzwerte für isotone Augenzubereitungen (Bauer, et al. 2012)
Penetrometrie (▶ Kap. 19)	Variable	± 3 % vom Mittelwert	Empfehlung lässt sich indirekt aus dem Stufenschema der Ph. Eur.-Monographie 2.9.9 ableiten
pH-Wert-Messung (▶ Kap. 21)	Variable	Sollwert ± 1	Die pH-Bereiche von Handelspräparaten bzw. monographierten Grundlagen werden üblicherweise mit einer Spannweite von 1,5 bis 2 pH-Einheiten angegeben (Ziegler 2013a). Je geringer der Wassergehalt ist, desto größer wird im Allgemeinen die Toleranz der Grenzwerte
Refraktometrie (▶ Kap. 23)	Variable	Reinstoffe ± 0,002 Stoffgemische bis zu ± 0,008	Grenzwerte, die in der Ph. Eur. größenordnungsmäßig für Reinstoffe bzw. Stoffgemische üblicherweise vorgesehen sind

Tab. 3.16 Grundlagen für die Festlegung von Soll- und Grenzwerten bei der Defekturprüfung (Fortsetzung)

Keine Anhaltspunkte, die auf die konkrete Zubereitung übertragen werden können			
Prüfung	**Prüftyp**	**Soll-/Grenzwerte**	**Kommentar**
Dünnschicht-Chromatographie (▸ Kap. 8)	Attribut	Direkter Vergleich mit Referenz	
	Variable	Produktspezifische Soll- bzw. Grenzwerte müssen individuell erarbeitet werden	Die Festlegung erfolgt anhand der vorhandenen Prüfergebnisse und unter Berücksichtigung der dauerhaft herstellbaren Qualität. Hierbei müssen die produktionsimmanente und die analytisch bedingte Variabilität berücksichtigt werden (DPhG 2003).
Fließverhalten (▸ Kap. 10)	Variable		
Konduktometrie (▸ Kap. 15)	Variable		
Polarimetrie (▸ Kap. 22)	Variable		
Schütt- und Stampfdichte (▸ Kap. 24)	Variable		
Sedimentationsanalyse (▸ Kap. 25)	Variable		
Viskosimetrie (▸ Kap. 27)	Variable		
Wasseraufnahmevermögen (▸ Kap. 29)	Variable		

3.5.2 Individuelle Erarbeitung von Soll- und Grenzwerten in der Apotheke

Gemäß § 8 Abs. 3 ApBetrO muss der verantwortliche Apotheker in der Prüfanweisung die für das jeweilige Defekturarzneimittel zulässigen Soll- oder Grenzwerte festlegen. Sofern in der einschlägigen Fachliteratur keine geeigneten Angaben oder Orientierungshilfen zu finden sind, müssen hierfür in der Apotheke produktspezifische Soll- und Grenzwerte erarbeitet werden. Das Vorgehen orientiert sich dabei am besten an den Regeln, nach denen auch Spezifikationsgrenzen für neue Arzneibuchmonographien festgelegt werden (Daas, Miller 1998). Hierbei legt man eine statistische Betrachtung zugrunde, die von einer Normalverteilung der Messwerte ausgeht. In diesem Fall liegen 68,3 % aller Einzelwerte in einem Intervall von $\mu \pm \sigma_x$ (=Messwert ± einfache Standardabweichung). Erweitert man dieses Intervall auf $\mu \pm 2\sigma_x$, so liegen 95,4 % aller Einzelmesswerte in diesem Bereich und im Falle von $\mu \pm 3\sigma_x$ sind es sogar über 99,7 %. Sinngemäß gelten diese, als Vertrauensintervalle bezeichneten Bereiche, auch für die aus einer Mehrfachbestimmung ermittelten Mittelwerte $\overline{x}$. Auch hier liegen mehr als 99,7 % aller ermittelten Mittelwerte im Bereich von $\overline{x} \pm 3\sigma_{\overline{x}}$, wobei unter $\sigma_{\overline{x}}$ in diesem Fall die Standardabweichung der Mittelwerte und nicht die Standardabweichung der Einzelwerte zu verstehen ist. Bei der Wiederholung einer Messserie ist es demnach höchst unwahrscheinlich (Irrtumswahrscheinlichkeit < 0,3 %), dass der neue Mittelwert aufgrund zufälliger Streuung außerhalb des Bereichs $\overline{x} \pm 3\sigma_{\overline{x}}$ liegt. Im Umkehrschluss ist es vielmehr sehr wahrscheinlich, dass ein neu gemessener Mittelwert außerhalb des Vertrauensbereichs auf eine tatsächliche Abweichung des untersuchten Produkts bzw. der untersuchten Charge zurückzuführen ist. Da eine weitere Ausweitung des Vertrauensbereichs lediglich mit einer geringen Abnahme der Irrtumswahrscheinlichkeit einhergeht, ist das Intervall $\overline{x} \pm 3\sigma_{\overline{x}}$ als praktikabler Kompromiss aus geringer Irrtumswahrscheinlichkeit zum Nachteil des Herstellers und adäquater Patientensicherheit allgemein anerkannt. Es bildet demnach üblicherweise die Basis für die Festlegung der im Arzneibuch monographierten Akzeptanzbereiche (Imming 2013), wobei die zugrunde gelegte Standardabweichung üblicherweise methodenspezifisch im Rahmen eines Ringversuchs als sogenannte Zielstandardabweichung (engl.: target standard deviation TSD) ermittelt wird. Diese Ringversuch-Standardabweichung (= Interlabor-Standardabweichung bzw. Vergleichspräzision) wird mit identischer Methode und identischem Testmaterial in unterschiedlichen Labors mehrmals wiederholt. Dadurch werden zusätzlich zur zufälligen Streuung der Analysenergebnisse besonders auch systematische Veränderungen durch äußere Einflussgrößen (z. B. Temperatur, Raumfeuchte, Reagenzienqualität, Ausbildungsstand des Laborpersonals etc.) berücksichtigt und ausgemittelt. Ein solcher Ringversuch ist für die Festlegung der Spezifikationsgrenzen eines Defekturarzneimittels natürlich nicht möglich. Als Grundlage für die Ermittlung der üblichen, methodenspezifischen Standardabweichung kann daher allenfalls eine Intralabor-Standardabweichung dienen. Sie charakterisiert die Streuung, die sich ergibt, wenn die gleiche, vollständige Methode mehrmals innerhalb eines Labors, möglicherweise auch durch unterschiedliche Mitarbeiter und ggf. mit unterschiedlicher Ausrüstung, aber eben innerhalb des gleichen Labors durchgeführt wird. Auf diese Weise werden zusätzlich zur zufälligen Streuung auch Einflüsse durch zeitliche Veränderungen (z. B. Temperaturschwankungen, unterschiedliche Sorgfalt der Mitarbeiter) berücksichtigt. Auf lange Sicht nähert sich die Intralabor-Standardabweichung normalerweise der Interlabor-Standardabweichung an, da auch innerhalb einer Apotheke Personal- und Laborbedingungen im Laufe der Zeit variieren. Wichtig ist, dass für die Ermittlung der Standardabweichung zur Festlegung von Grenzwerten mehrere Chargen herangezogen werden, da andernfalls lediglich die Variabilität der Messmethode, nicht aber die Variabilität des Herstellungsprozesses Berücksichtigung fände. Damit wäre ein Verfehlen der Grenzwerte gewissermaßen vorprogrammiert. Die herstellungsbedingte Variabilität ist nur schwer abschätzbar. In Beispielen aus dem Bereich der Fertigarzneimittelzulassung wurde hierfür ein Schätzwert von ± 2,5 % angenommen (DPhG 2003), seine Übertragbarkeit auf die offizinelle Defekturarzneimittelherstellung ist jedoch fraglich. Es erscheint daher sinnvoller, den Weg über die Ermittlung der Intralabor-Standardabweichung an verschiedenen Chargen zu gehen. Hieraus resultiert eine gepoolte Standardabweichung, die sowohl die produktions- als auch die analytisch bedingte Variabilität berücksichtigt und zur Berechnung der zubereitungs- und methodenspezifischen Grenzwerte herangezogen werden kann:

$$\text{oberer Grenzwert} = \overline{x} + 3\sigma_{\overline{x}}$$
$$\text{unterer Grenzwert} = \overline{x} - 3\sigma_{\overline{x}}$$

| $\overline{x}$ Mittelwert aller Prüfergebnisse der für die Festlegung von Soll- bzw. Grenzwerten untersuchten Pilot-(Chargen) | $\sigma_{\overline{x}}$ In der herstellenden Apotheke ermittelte Intralabor-Standardabweichung aller für die Festlegung der Soll- bzw. Grenzwerte untersuchten Pilot-(Chargen), die sowohl die produktions- als auch die analytisch bedingte Variabilität berücksichtigt.

Es liegt in der Natur des vorausgehend beschriebenen Verfahrens, dass eine Apotheke, die mit der Herstellung und Prüfung eines Defekturarzneimittels beginnt, nicht von vornherein fixe Soll- und Grenzwerte festlegen kann, da es zunächst erforderlich ist, diese anhand diverser Chargen empirisch zu ermitteln bzw. soweit möglich statistisch abzusichern. Gerade bei Zubereitungen, von denen nur wenige Chargen pro Jahr herstellt werden, kann es daher einige Zeit dauern, bis ein ausreichend großer Datenpool für eine rationale Soll- bzw. Grenzwert-Ermittlung vorhanden ist. Hier ist es möglicherweise sinnvoll, die einmal festgelegte Spezifikation zu einem späteren Zeitpunkt auf Grundlage einer umfassenderen Datenbasis zu überprüfen und ggf. zu revidieren. Unter bestimmten Voraussetzungen kann es zudem erforderlich sein, größere als die oben beschriebenen Toleranzen ($\overline{x} \pm 3\sigma_{\overline{x}}$) zuzulassen. Mögliche Gründe hierfür wären etwa:

- unvermeidbare hohe herstellungsbedingte Chargenvariabilitäten
- sehr geringe Analytenkonzentrationen bei quantitativen Bestimmungen
- ausgeprägte Matrixeffekte durch Begleitstoffe der Formulierung
- unvermeidbar hohe Variabilität der Prüfmethode

Abschließend sei darauf hingewiesen, dass das vorausgehend beschriebene Verfahren eine starke Vereinfachung darstellt und den Ansprüchen eines Zulassungsverfahrens für Arzneimittel nicht gerecht würde; was es aber auch nicht muss, da Defekturarzneimittel ja von der Zulassungspflicht ausgenommen sind (vgl. ▸ Kap. 1.3.1). Das vorgestellte Konzept versteht sich daher einmal mehr als eine legitime Vereinfachung, die den besonderen Rahmenbedingungen der Defekturarzneimittelherstellung in den Apotheken Rechnung trägt und zu Gunsten der Praktikabilität auf eine letztgültige statistische Absicherung verzichtet, die von vielen defekturherstellenden Apotheken auch gar nicht zu leisten wäre. Vor diesem Hintergrund ist es selbstverständlich auch jederzeit möglich, das an der Intralabor-Standardabweichung orientierte Verfahren durch rein empirische Betrachtungen zu ersetzen. Insbesondere bei Apotheken die nur wenige Defekturarzneimittel bzw. pro Zubereitung nur wenige Chargen herstellen, wird dies möglicherweise sogar unumgänglich sein, um der Forderung der Apothekenbetriebsordnung nach einer Vorfestlegung der Soll- bzw. Grenzwerte in der Prüfanweisung zu entsprechen.

4 Prüfung steriler Defekturarzneimittel

Bei den meisten sterilen Zubereitungen, die in öffentlichen Apotheken hergestellt werden, handelt es sich um individuell auf die Bedürfnisse eines bestimmten Patienten abgestimmte Einzelanfertigungen und demzufolge definitionsgemäß um Rezepturarzneimittel. Die Anzahl der Apotheken, die sterile Zubereitungen im Defekturmaßstab herstellen, dürfte hingegen äußerst gering sein. Dennoch soll das sensible Thema der Prüfung steriler Defekturen hier adressiert werden, wenngleich aufgrund der Vielschichtigkeit der Materie nur ein rudimentärer Überblick gegeben werden kann und zur weitergehenden Vertiefung auf geeignete Fachliteratur bzw. die Leitlinien einschlägiger Fachgesellschaften verwiesen werden muss.

4.1 Sterilitätsprüfung nach Arzneibuch

Parenteralia, Ophthalmika und sonstige Zubereitungen, die laut Arzneibuch steril sein müssen, haben der Prüfung auf Sterilität zu entsprechen, wie sie in der allgemeinen Methodenmonographie 2.6.1 der Ph. Eur. beschrieben ist (Ph. Eur. 2013). Vor dem eigentlichen Test muss jedoch zunächst die Eignung der verwendeten Nährmedien für die Anzucht der vorhandenen Keime überprüft werden. Gleiches gilt für die Inkubationsbedingungen. Für anaerobe und aerobe Bakterien eignet sich meist ein Thioglycolat-Medium bei einer Inkubationstemperatur von 30–35 °C, für aerobe Bakterien und Pilze ein Sojapepton-Caseinpepton-Medium bei 20–25 °C. Hierbei ist anzumerken, dass kein Universalmedium existiert, auf dem alle vorkommenden Mikroorganismen wachsen, was die Aussagekraft der Methode in gewisser Weise limitiert. Das Arzneibuch beschreibt zwei verschiedene Varianten der Sterilitätsprüfung.

Membranfiltermethode: Die Zubereitung wird, evtl. nach geeigneter Auflösung, Verdünnung, pH-Optimierung oder Zugabe von Antibiotika-inaktivierenden Substanzen, durch Membranen filtriert, die gegen das Lösungsmittel stabil sind und eine Porengröße von höchstens 0,45 µm aufweisen. Die Menge der zu prüfenden Flüssigkeit hängt dabei von der Füllmenge des Probenbehältnisses ab. Die beschickte Membran wird dann in ein Nährmedium oder nach Zerteilen in verschiedene Medien überführt.

Direktbeschickungsmethode: Die vorgeschriebenen Mengen der Zubereitung werden direkt in ein geeignetes Nährmedium überführt. Bei öligen Zubereitungen oder Salben und Cremes werden ausgewählte Emulgatoren zugesetzt und die Mischung auf geeignete Weise verdünnt.

Bei beiden Varianten wird das Nährmedium mindestens 14 Tage bei geeigneten Bedingungen inkubiert. Das Produkt entspricht den Anforderungen, wenn danach kein makroskopisch sichtbares Wachstum von Bakterien oder Pilzen festgestellt wird. In einer Negativkontrolle muss die Sterilität der verwendeten Medien sichergestellt werden. Die genaue Durchführung der Prüfung auf Sterilität ist in der Ph. Eur.-Prüfvorschrift ausführlich beschrieben und soll angesichts ihrer Komplexität und ihres Umfangs an dieser Stelle nicht im Detail erläutert werden.

4.2 Parametrische Freigabe

Aus der routinemäßigen Durchführung der Prüfung auf Sterilität nach den Vorgaben der Ph. Eur. ergäben sich für defekturherstellende Apotheken in der Praxis diverse Probleme. Insbesondere die lange Inkubationszeit von 14 Tagen würde eine logistische Herausforderung darstellen und langfristige Planung erfordern. Betrachtet man ferner die bei der Defektur erlaubte Chargengröße von max. 100 Stück, so sieht das Arzneibuch für Parenteralia die Prüfung von 10 % aller Behältnisse (mind. jedoch vier) und bei Zubereitungen zur Anwendung am Auge und anderen nicht zur Injektion bestimmten Zubereitungen die Prüfung von 5 % aller Behältnisse (mind. jedoch zwei) vor. Das heißt 5 bis 10 % jeder Charge gingen allein für die Sterilitätsprüfung „verloren“. Doch selbst bei dieser vergleichsweise hohen Probenanzahl bietet die Prüfung auf Sterilität lediglich die Möglichkeit, grobe Fehler im Sterilitätssicherungssystem aufzudecken (Europäische Kommission 2001). Definitionsgemäß bedeutet Sterilität die vollständige Abwesenheit aller vermehrungsfähigen Keime. Sie ist damit ein absoluter Begriff, der als solcher jedoch niemals nachgewiesen werden kann (Agalloco, Akers 2002). Der Grund dafür liegt in der begrenzten statistischen Aussagekraft der Sterilitätsprüfung, wie das folgende Beispiel verdeutlicht: Geprüft werden soll eine Charge von 100 Einheiten mit einem Kontaminationsgrad von 5 %. Die Stichprobe umfasst, wie in der Prüfvorschrift der Ph. Eur. für Parenteralia vorgesehen, zehn Prüfmuster. Die Wahrscheinlichkeit, dass eines dieser zehn geprüften Muster unsteril ist, beträgt dann nur ca. 40 % (vgl. **o** Abb. 4.1) oder anders ausgedrückt: Mit ca. 60%iger Wahrscheinlichkeit wird diese Charge als steril bewertet, obwohl jede zwanzigste Einheit der Charge tatsächlich unsteril ist. Weitergehende statistische Betrachtungen zeigen, dass das von der Ph. Eur. geforderte Sterility Assurance Level (SAL) von 10^{-6} (d. h. in einer Menge von 10^6 sterilisierten Zubereitungen darf höchstens ein lebensfähiger Mikroorganismus gefunden werden) mit der Prüfung auf Sterilität nach Ph. Eur. gar nicht mit Sicherheit nachgewiesen werden kann.

Nachdem die Sterilität einer Zubereitung nicht durch eine Prüfung sichergestellt werden kann, muss sie von vornherein durch die Verwendung eines geeigneten validierten Herstellungsverfahrens gewährleistet werden. In Anbetracht dieser Tatsache kommt der ständigen Überwachung des gesamten Produktionsablaufs in Form von Inprozesskontrollen größere Bedeutung zu als der Sterilitätsprüfung selbst. Auch in der Ph. Eur. heißt es dazu: „Im Falle endsterilisierter Produkte verleihen biologisch fundierte und automa-

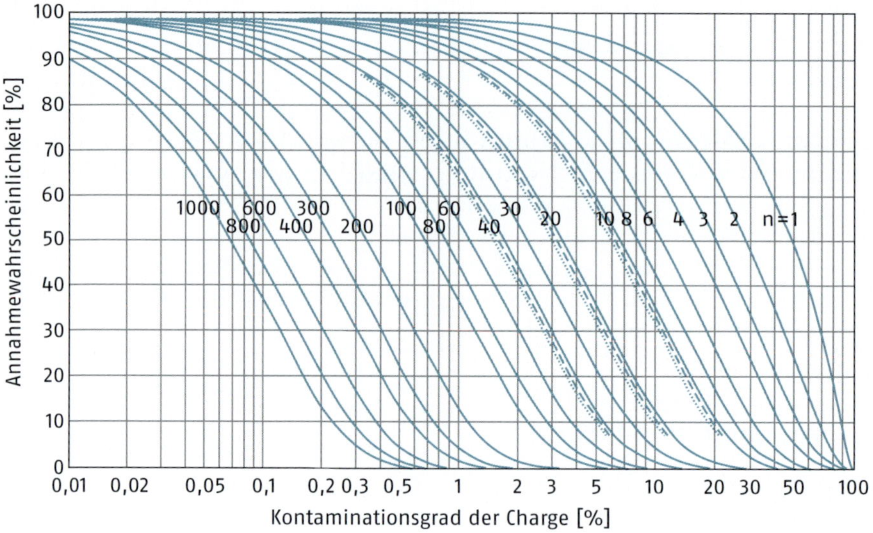

o Abb. 4.1 Operationscharakteristik der Sterilitätsprüfung nach Ph. Eur.: Darstellung der Annahmewahrscheinlichkeit einer unsterilen Charge in Abhängigkeit von ihrem Kontaminationsgrad und vom Umfang der untersuchten Stichprobe. Die Annahmewahrscheinlichkeit wurde mit Hilfe der Binomialverteilung (ausgezogene Kurven) bzw. der hypergeometrischen Verteilung (gepunktete und gestrichelte Kurven) berechnet; die gepunkteten Kurven gelten für Chargen, die fünfmal so groß sind wie die Stichprobe, die gestrichelten Kurven für Chargen, die zehnmal so groß sind wie die Stichprobe (nach Spichers, Peters 1975)

tisch aufgezeichnete physikalische Kontrollen, durch die eine fehlerfreie Behandlung der gesamten Charge während der Sterilisation nachgewiesen wird, eine größere Sicherheit als die Prüfung auf Sterilität." Führt man sich diesen Sachverhalt vor Augen, so erscheint es konsequent, die Freigabe einer sterilisierten Charge nicht anhand einer Stichprobenprüfung auf Sterilität zu erteilen, sondern auf der Grundlage gesicherter Prozessdaten. Ein solches Vorgehen wird auch als parametrische Freigabe bezeichnet.

4.2.1 Sterilisation im Endbehältnis

Laut Ph. Eur. ist eine parametrische Freigabe grundsätzlich dann zulässig, wenn ein vollständig validiertes Sterilisationsverfahren im Endbehältnis mit Hilfe von Dampf, trockener Hitze oder ionisierender Strahlung eingesetzt wird (Ph. Eur. 2013). Anhaltspunkte, wie eine solche Prozessvalidierung aussehen kann, liefern die von der EMA herausgegebene „Guideline on Real Time Release Testing" (EMA 2012) sowie Anhang 17 zum EU-Leitfaden für die Gute Herstellungspraxis (Europäische Kommission 2001). Beide Dokumente dienen jedoch lediglich als Orientierungshilfe, da sie für den industriellen Bereich konzipiert und nur mit deutlichen Abstrichen auf Apotheken übertragbar sind. Die EMA-Leitlinie fordert für die verwendeten Sterilisatoren eine Gerätequalifizierung und Prozessvalidierung einschließlich Studien zur Wärmeverteilung und Wärmepenetration bei allen verwendeten Beschickungsmustern. Die technische Validierung einer Sterilisationsmethode sollte ferner durch eine mikrobiologische Leistungsbeurteilung ergänzt werden. Hierbei können die Apotheken evtl. Unterstützung von den Geräteherstellern erhalten. Grundsätzlich muss der Sterilisationsprozess den Vorgaben der Ph. Eur. entsprechen (Ph. Eur. 2013; EMA 2012).

Der validierte Sterilisationsprozess ist jedoch nur ein Teil des gesamten Herstellungsvorgangs und muss, um eine parametrische Freigabe zu rechtfertigen, in ein umfassendes Sterilitätssicherheitssystem eingebettet sein, das alle getroffenen Vorkehrungen umfasst, die die Sterilität eines Produkts gewährleisten sollen. Laut Anhang 17 des EU-GMP-Leitfadens gehören hierzu insbesondere die folgenden Aspekte:

a) Produktdesign
b) Kenntnis und, wenn möglich, Kontrolle des mikrobiologischen Zustands der Ausgangsstoffe und der Prozesshilfen
c) Überprüfung des Produktionsverfahrens auf Verunreinigung, um das Eindringen von Mikroorganismen und deren Vermehrung im Produkt zu verhindern. Dies geschieht normalerweise durch Reinigung und Desinfektion der produktberührenden Flächen, durch Arbeiten in reinen Räumen, um Verunreinigung durch die Luft zu verhindern, durch Limitierung der Prozesszeiten und, wenn notwendig, durch die Einplanung von Filtrationsschritten
d) Ergreifen von Präventivmaßnahmen, um eine Verwechselung steriler und unsteriler Produkte auszuschließen (z. B. Farbindikatoren, die anzeigen, dass ein Gebinde dem Sterilisationsprozess unterworfen wurde, nicht jedoch, dass er erfolgreich war)
e) Wahrung der Produktintegrität
f) Sterilisationsverfahren
g) Gesamtheit des Qualitätssicherungssystems, das das Sterilitätssicherungssystems beinhaltet, z. B. Änderungskontrolle, Ausbildung, schriftliche Verfahren, Freigabeprüfungen, vorbeugende Wartung, Analyse von Störfällen, Vorbeugung menschlichen Versagens, Validierung, Kalibrierung, usw.

Ferner sollte sich die herstellende Apotheke im Rahmen einer Risikobewertung damit beschäftigen, wie hoch die Wahrscheinlichkeit ist, mit dem verwendeten Sterilisationsprozess nicht in jeder einzelnen Einheit einer Charge Sterilität zu erreichen und welche Gefahr für den Patienten hieraus ggf. resultiert.

Sind diese Voraussetzungen gegeben, erfolgt die Freigabe auf Basis eines engmaschigen Prozessmonitorings, bei dem Daten gesammelt werden, die sicher stellen, dass das Produkt tatsächlich die spezifizierten Qualitätsanforderungen erfüllt. Ist eine Einhaltung der Spezifikationen durch die erhobenen Prozessdaten nicht nachgewiesen, kann auch eine erfolgreiche Sterilitätsprüfung nicht zur Freigabe der Charge führen (Europäische Kommission 2001). Als Charge definiert die Ph. Eur. hierbei eine homogene Anzahl von verschlossenen Behältnissen, die so hergestellt oder behandelt wurde, dass für jedes darin enthaltene Einzelbehältnis das Kontaminationsrisiko gleich groß ist (Ph. Eur. 2013). Werden also Hundert Einheiten hergestellt, diese aber (z. B. aus Platzgründen bei der Beschickung) in zwei getrennten Zyklen autoklaviert, so handelt sich hierbei um zwei Chargen, für die eine getrennte Herstelldokumentation und Freigabe zu erfolgen hat.

4.2.2 Aseptische Herstellung

Da viele Arzneimittel aufgrund ihrer chemischen, physikochemischen oder galenischen Eigenschaften nicht im Endbehältnis sterilisiert werden können, dürfte die aseptische Herstellung im Bereich der offizinellen Sterilherstellung ein häufiger Fall sein. Das Arzneibuch, die EMA-Leitlinie sowie der EU-GMP-Leitfaden (▸Kap. 4.2.1) sagen jedoch übereinstimmend aus, dass eine parametrische Freigabe nur zugelassen werden kann, wenn die entsprechende Zubereitung im Endbehältnis sterilisiert wird (Ph. Eur. 2013; EMA 2012; Europäische Kommission 2001). Hierzu ist zweierlei anzumerken: Zum einen gelten die in ▸Kap. 4.2 dargelegten statistischen Limitationen der Sterilitätsprüfung natürlich bei aseptisch hergestellten Produkten ganz analog, zum anderen handelt es sich bei Defekturarzneimitteln um nicht zulassungspflichtige Zubereitungen (vgl. ▸Kap. 1.3.1), so dass auch das Freigabeprozedere keiner Zulassung bedarf. Dies gilt insbesondere vor dem Hintergrund, dass in der Monographie „Pharmazeutische Zubereitungen" der Ph. Eur. eine risikoangemessene Abweichung von den Arzneibuchprüfungen gestattet wird. Die Prüfung auf Sterilität wird in dieser Monographie zwar erwähnt, ihre Durchführung ist jedoch durch den einschränkenden Zusatz „falls anwendbar" nicht in allen Fällen obligat (Ph. Eur. 2013). Bis dato existieren keine verbindlichen Stellungnahmen einschlägiger Fachkreise, ob bzw. in welchen Fällen eine – ggf. modifizierte – parametrische Freigabe von aseptisch hergestellten Defekturarzneimitteln gerechtfertigt ist. Die Tatsache, dass die Arbeitsgemeinschaft der Pharmazieräte Deutschlands in ihrer Resolution zur Defekturprüfung eine parametrische Freigabe vorsieht, ohne hierbei zwischen im Endbehältnis sterilisierten und aseptisch hergestellten Arzneimitteln zu unterscheiden (APD 2013), mag indes als Fingerzeig gedeutet werden, dass eine Freigabe auf Basis von erfolgreicher Prozessvalidierung und Prozessmonitoring auch bei aseptisch hergestellten Zubereitungen als statthaft angesehen wird. Die Frage, wie eine solche Prozessvalidierung bzw. das regelmäßige Prozessmonitoring einer aseptischen Herstellung unter offizinellen Bedingungen ausgestaltet sein muss, wird jedoch kontrovers diskutiert. Sofern es sich bei den hergestellten Zubereitungen um Parenteralia handelt, gelten die Vorschriften des § 35 ApBetrO. Darin werden im Hinblick auf Prozessvalidierung und -monitoring unter anderem gefordert (ApBetrO 2012):

- Überprüfung der Wirksamkeit der festgelegten technischen und organisatorischen Maßnahmen, um Kontaminationen, Kreuzkontaminationen und Verwechslungen zu vermeiden
- Kalibrierung, Qualifizierung, Wartung und Reinigung der Ausrüstungen und des Herstellungsraums
- Validierung und Revalidierung der die Produktqualität beeinflussenden Prozesse, Methoden und Systeme; bei aseptischen Herstellungsprozessen am Ende jedes Arbeitstages unter Einbeziehung des betroffenen Herstellungspersonals
- Überprüfung der Reinraumbedingungen durch geeignete Kontrollen der Luft, kritischer Oberflächen und des Personals anhand von Partikel- und Keimzahlbestimmungen während der Herstellung in offenen Systemen
- Festlegung entsprechender Warn- und Aktionsgrenzen durch den für das Freigabeverfahren verantwortlichen Apotheker

In dieser Aufzählung werden zwar alle relevanten Punkte adressiert, dazu, wie diese Vorgaben zu interpretieren bzw. in die Praxis umzusetzen sind, existieren jedoch unterschiedliche Auffassungen. Empfehlungen und relevante Diskussionsbeiträge sind unter anderem folgenden Quellen zu entnehmen (Sortierung nach Zeitpunkt der Veröffentlichung ohne inhaltliche Gewichtung):

- ADKA-Leitlinie: Aseptische Herstellung und Prüfung applikationsfertiger Parenteralia (ADKA 2013)
- Sichere Parenteralia-Herstellung – aber wie? Was ist für die Qualitätssicherung wirklich notwendig? (Reutter 2013)
- Herstellung parenteraler Arzneimittel: Validierungsempfehlung des Verbands der Zytostatika-herstellenden Apothekerinnen und Apotheker (VZA) zur Sicherstellung der Arzneimittelqualität gemäß § 35 Abs. 4 Satz 1 Nr. 2 lit b) ApBetrO (Dellingshausen, Lemmen 2013)
- Erläuterungen zu den Regeln der Guten Herstellungspraxis für Zytostatika in kleinen Mengen (Pharm. Helv. XI 2012)
- Leitlinie der Bundesapothekerkammer zur Qualitätssicherung: Herstellung und Prüfung applikationsfertiger Parenteralia ohne CMR-Eigenschaften der Kategorie 1A oder 1B einschließlich Kommentar (BAK 2012a)
- Leitlinie der Bundesapothekerkammer zur Qualitätssicherung: Aseptische Herstellung und Prüfung applikationsfertiger Parenteralia mit CMR-Eigenschaften der Kategorie 1A oder 1B einschließlich Kommentar (BAK 2012b)
- PIC/S Guide to Good Practices for the Preparation of Medicinal Products in Healthcare Establishments (PIC/S 2008)

Konsens besteht offenbar dahingehend, dass apothekenspezifische Vorgaben zu gelten haben und die Anforderungen an die industrielle Herstellung von Arzneimitteln (EU-GMP-Anforderungen) nicht eins zu eins auf den Apothekenbetrieb zu übertragen sind. Diese Einschätzung ergibt sich auch aus der Tatsache, dass der in vorausgehenden Entwürfen der Apothekenbetriebsordnung noch enthaltene direkte Bezug zu den EU-GMP-Anforderungen auf dem Weg zum finalen Verordnungstext vom Verordnungsgeber aktiv gestrichen wurde (Saur 2013; BMG 2010; ApBetrO 2012).

Sollte eine parametrische Freigabe für ein bestimmtes, aseptisch hergestelltes Defekturarzneimittel nicht geeignet sein oder von der Überwachung nicht akzeptiert werden, so bietet es sich als Kompromisslösung an, statt auf die Sterilitätsprüfung des Arzneibuchs auf die einfacher und schneller durchführbare Aliquotmethode auszuweichen, die in der Leitlinie „Aseptische Herstellung und Prüfung applikationsfertiger Parenteralia" des Bundesverbands Deutscher Krankenhausapotheker e. V. (ADKA) empfohlen wird (ADKA 2013). Darin heißt es: „Die Prüfung bei der defekturmäßigen Herstellung ist risikoadaptiert durchzuführen und sollte die Überprüfung der Herstellungsdokumentation beinhalten. Bis zur Freigabe sind die Produkte unter Quarantäne zu lagern. Es ist eine Prüfanweisung zu erstellen, in der die Art der Probenahme und die Prüfmethode festzulegen sind. Diese sollte die Sterilitätsprüfung mittels Aliquotmethode und automatisierten Nachweismethoden (Schnellnachweis mit automatisierten Blutkulturflaschensystemen) und mindestens zwei Tage Bebrütung umfassen." Die Durchführung der Sterilitätskontrolle am Ende des Arbeitstags erfolgt demzufolge einfach mittels Direktbeschickung von Blutkulturflaschen (Aerobier- und Anaerobier-Flasche) mit einem Aliquot (max. 10 ml) von Anbruchlösungen, Rückgaben oder dafür hergestellten Dummies.

4.3 Fazit

Insgesamt ist festzuhalten, dass verbindliche Standards für die Sterilitätsprüfung von Defekturarzneimitteln derzeit (noch) fehlen. Allerdings wurde diesbezüglich bislang auch wenig Bedarf angemeldet – zumindest nicht öffentlich wahrnehmbar –, was vermutlich daran liegt, dass die Zahl der Apotheken, die sterile Defekturarzneimittel herstellen, wie erwähnt vergleichsweise gering sein dürfte. Dennoch ist der Status quo für die betroffenen Apotheken zweifelsohne wenig befriedigend. Solange aber zu diesem Thema keine konsolidierte Meinung der einschlägigen Fachgesellschaften bzw. kein greifbarer Konsens mit den Überwachungsbeamten existiert, ist es schlechterdings nicht möglich, allgemeingültige Empfehlungen mit einem ausreichenden Maß an Zuverlässigkeit bzw. Aussicht auf behördliche Anerkenntnis auszusprechen. Angesichts dieser Tatsache kann den betroffenen Apotheken seriöserweise nur geraten werden, im Austausch mit der für sie zuständigen Überwachungsbehörde im konkreten Einzelfall nach einer einvernehmlichen Lösung zu suchen und gemeinsam entsprechende Rahmenbedingungen festzulegen. Die vorausgehenden Ausführungen sowie die genannten Literaturquellen mögen hierbei als Argumentationshilfe dienen.

5 Probenahme

Unter der Annahme, dass ein Prüfverfahren den allgemeinen Anforderungen genügt und die Untersuchung ordnungsgemäß durchgeführt wird, haben insbesondere Art und Umfang der Probenahme entscheidenden Einfluss auf die Aussagekraft der analytischen Prüfung. Nur wenn die untersuchte Probe für die zu beurteilende Charge repräsentativ ist, kann das Resultat der Prüfung für die Freigabe der gesamten Charge herangezogen werden.

Werden zum Probenahmemodus eines bestimmten Defekturarzneimittels keine konkreten Angaben gemacht, so sind die Proben bei festen und halbfesten Zubereitungen wenige Zentimeter unter der Oberfläche, bei Flüssigkeiten vom Boden des Gebindes zu entnehmen. Bereits während der Probenahme ist auf ein einheitliches Erscheinungsbild der Zubereitung hinsichtlich Geruch, Farbe und Homogenität sowohl innerhalb eines Gebindes als auch zwischen verschiedenen Gebinden zu achten. Dabei ggf. festgestellte Unregelmäßigkeiten sind zu protokollieren. Bei der Probenahme ist sicherzustellen, dass keine Verunreinigungen in die Zubereitung gelangen können. Es sind daher ausschließlich frisch gereinigte Probenahmegeräte einzusetzen. Nach der Probenahme sind alle geöffneten Gebinde wieder sachgerecht zu verschließen. Dabei muss jede Stichprobe dem Gebinde, dem sie entnommen wurde, weiterhin zuordenbar bleiben. Überschüssiges, entnommenes Probenmaterial ist zu verwerfen. Der Modus der Probenahme ist gem. § 8 Abs. 3 ApBetrO in der Prüfanweisung festzulegen (ApBetrO 2012).

Hinsichtlich der Probenanzahl existieren keine allgemeingültigen oder gar verbindlichen Standards. In der Ph. Eur. sind lediglich Probenahmepläne für die Untersuchung von pflanzlichen Drogen enthalten. Aufgrund der bei Defekturarzneimitteln im Vergleich zu Drogenbulks üblicherweise signifikant geringeren Chargengrößen sowie der deutlich besseren Homogenität, erscheint es jedoch wenig zielführend, die dort genannten Zahlen auf die analytische Prüfung von Defekturarzneimitteln zu übertragen. Gleiches gilt für Angaben aus anderen (internationalen) Pharmakopöen. Eine sachgerechte und die offizinellen Rahmenbedingungen der Defekturherstellung berücksichtigende Orientierungshilfe für die Festlegung des Prüfumfangs bietet die DAC-Anlage J „Weitergehende Prüfung der Defekturarzneimittel“ (DAC/NRF 2013). Darin wird empfohlen die Anzahl der notwendigen Proben gemäß folgender Formel zu berechnen:

$$N = 0{,}4 \cdot \sqrt{n}$$

| N Anzahl der zu untersuchenden Proben | n Chargengröße

5

Entsprechend dieser Formel und den in im DAC genannten Rundungsregeln (bei $N < 1$, wird stets aufgerundet) ergibt sich für die analytische Prüfung von Defekturarzneimitteln in Abhängigkeit von der Chargengröße folgender Probenumfang:

Tab. 5.1 Für die analytische Prüfung von Defekturarzneimitteln empfohlener Probenumfang in Abhängigkeit von der Chargengröße

Chargengröße (= (fiktive) Anzahl abgabefertiger Packungen)	Probenanzahl
1–14	1
15–39	2
40–76	3
77–100	4

Da Chargengrößen von mehr als 100 abgabefertigen Packungen im Rahmen der Defekturherstellung nicht zulässig sind, ergibt sich aus der DAC-Empfehlung eine maximale Gesamtprobenanzahl von vier. In Einzelfällen kann eine geringere Probenanzahl ausreichend (z. B. Identitätsprüfung eines Bulks) oder eine höhere Anzahl (z. B. aufgrund der statistischen Streuung einer Messmethode) notwendig sein. Die Probenanzahl ist im Rahmen der Prüfanweisung festzulegen. Erfolgt die Prüfung nach einer Arzneibuchmethode, in deren Prüfvorschrift die zu untersuchende Probenanzahl festgelegt ist, so ist diese einzuhalten.

Bei Defekturarzneimitteln, die nicht als Fertigarzneimittel, sondern als Zwischen- oder Endprodukt für eine spätere Weiterverarbeitung bzw. zum Abfüllen oder Abpacken hergestellt werden, ist für die Ermittlung der Chargengröße abzuschätzen, in wie viele abgabefertige Einzelgebinde der im Voraus hergestellte Bulk zu einem späteren Zeitpunkt Eingang findet. Diese prognostizierte Packungsanzahl dient dann als fiktive Chargengröße für die Ermittlung der Probenanzahl, die aus dem Bulk zu entnehmen und zu untersuchen ist. Um die Repräsentativität des Probenzugs sicherzustellen, müssen die Proben bei Fertigarzneimitteln aus verschiedenen Gebinden, bei Bulkware an unterschiedlichen Stellen des Bulks entnommen werden.

6 Organoleptische Prüfung

Als organoleptische Prüfung bezeichnet man die hilfsmittelfreie Bewertung einer Zubereitung hinsichtlich der von ihr ausgehenden Sinneseindrücke durch eine Person, die hierzu aufgrund ihrer wissenschaftlichen Kenntnisse und regelmäßiger Übung befähigt ist. Sensorisch erfassbare Merkmale wie Beschaffenheit, Aussehen, Geruch und Geschmack, waren ursprünglich die einzigen Qualitätskriterien zur Beurteilung der Identität und Reinheit von Rohstoffen und daraus hergestellten Arzneimitteln. Einfache organoleptische Prüfungen bildeten daher lange Zeit die „wissenschaftliche" Grundlage aller Arzneibuchmonographien (Gebler, Kindl 2013). Erst infolge der Entwicklung chemischer bzw. chemisch-physikalischer Nachweis- und Bestimmungsmethoden, mit deren Hilfe auch sensorisch nicht wahrnehmbare Qualitätskriterien beurteilt werden konnten, verlor die Sinnesprüfung an Bedeutung. Die Aussagekraft organoleptischer Prüfungen sollte dennoch nicht unterschätzt werden. Untersuchungen des Zentrallabors Deutscher Apotheker zeigten, dass etwa 60 % der von Apotheken aufgrund einer organoleptischen Prüfung beanstandeten Fertigarzneimittel tatsächlich einen analytisch nachweisbaren Qualitätsmangel aufweisen, galenische Schönheitsfehler blieben hierbei unberücksichtigt (Gebler, Kindl 2013). Konsequenterweise sind in den Arzneibüchern neben den analytischen Prüfungen stets auch sensorische Eigenschaften aufgeführt, die ein umfassendes Gesamtbild der monographierten Zubereitungen widerspiegeln. Wenngleich die für Rezepturarzneimittel erlaubte organoleptische Prüfung bei Defekturarzneimitteln alleine nicht ausreicht (BMG 2012; vgl. auch ▸ Kap. 1.5.3), erscheint es empfehlenswert, sie als integralen Bestandteil einer umfassenden Qualitätsbeurteilung routinemäßig durchzuführen und zu dokumentieren.

Prinzipiell werden für eine organoleptische Prüfung alle wahrnehmbaren Sinneseindrücke herangezogen. Im Allmeinen unterscheidet man hierbei folgende Kategorien:

Visuelle Eindrücke

- Alle Produktmerkmale, die mit dem Auge wahrgenommen werden können.

Hierzu gehören Farbe und Form (äußere Gestalt und Beschaffenheit) sowie Struktur, Gefüge und Porosität (als Ausdruck der inneren Beschaffenheit). Weitere visuelle Eindrücke sind z. B. Homogenität, Opaleszenz, Glanz oder Trübung. Aufgrund der einfachen und offensichtlichen Zugänglichkeit, besitzen visuelle Eindrücke den größten Stellenwert im Rahmen der organoleptischen Prüfung.

Olfaktorische Eindrücke

- Produktmerkmale, die mit der Nase wahrgenommen werden können.

Hierzu gehört in erster Linie der Geruch, also der Eindruck, der beim Einziehen von Luft durch die Nase erweckt wird. Man unterscheidet dabei den Anfangsgeruch, der nur kurz anhält, vom nachfolgenden Hauptgeruch, der den Typ der Geruchsrichtung festlegt. Mitunter findet man noch einen Nachgeruch, der nach Verflüchtigung von Anfangs- und Hauptgeruch verbleibt. Beispiele für olfaktorisch detektierbare Beanstandungen wären die Ranzigkeit von Fetten oder die Freisetzung flüchtiger Substanzen bei der Zersetzung von Wirkstoffen (z. B. Essiggeruch als Indikator für die Zersetzung von Acetylsalicylsäure).

Haptische Eindrücke

- Produktmerkmale, die durch das Zusammenspiel der oberflächlichen Hautsinne mit der Tiefensensibilität wahrgenommen werden können.

Hierzu gehört das aktive Erfühlen von Gewicht, Größe, Konturen und Oberflächentextur, beispielsweise also auch die Zähigkeit und Spreitbarkeit von halbfesten Zubereitungen oder die Körnigkeit von Pasten.

Gustatorische Eindrücke

- Produktmerkmale, die mit Zunge, Mundhöhle und Rachen wahrgenommen werden können.

Hauptfaktor dieser Eindrücke ist natürlich der Geschmack, wobei – analog zum Geruch – zwischen Anfangs-, Haupt- und Nachgeschmack unterschieden werden kann. Häufig werden die individuellen Geschmacksempfindungen mit Hilfe der fünf Grundqualitäten des Geschmacks beschrieben: süß, sauer, bitter, salzig und umami (würzig). Aber auch adstringierende Empfindungen zählen zu den gustatorischen Eigenschaften. Aus Gründen des Mitarbeiterschutzes scheidet eine gustatorische Prüfung von Defekturarzneimitteln jedoch in der Regel aus.

Auditive Eindrücke

- Produktmerkmale, die akustisch mit dem Ohr wahrgenommen werden können.

Die Bedeutung auditiver Eindrücke für die sensorische Analyse eines Produkts ist zwar gering, aber dennoch nicht ganz zu vernachlässigen. Zu nennen wären hier beispielsweise Mikroemulsionsgele, die mechanisch-akustische Resonanzerscheinungen zeigen, deretwegen sie auch als „ringing gels“ oder „Brummgele“ bezeichnet werden.

6.1 Organoleptische Prüfverfahren

In einschlägiger Fachliteratur ist eine große Vielfalt unterschiedlicher, organoleptischer Prüfverfahren beschriebenen. Für die Defekturbeurteilung kommen hiervon vor allem die einfache, beschreibende Prüfung oder – sofern entsprechende Vergleichsmuster z. B. aus Vorläuferchargen zur Verfügung stehen – die paarweise Unterschiedsprüfung in Frage.

6.1.1 Einfache beschreibende Prüfung

Bei der einfachen beschreibenden Prüfung wird der sensorische Eindruck – insgesamt sowie ggf. auch bestimmter Produktmerkmale – von einer, meist jedoch von mehreren Prüfproben in frei zu wählenden Worten beschrieben. Falls das Profil der Zubereitung näher charakterisiert werden soll, können die Sinneswahrnehmungen auch in der Reihenfolge ihres Auftretens (Merkmalsausprägung nach der Zeit) und nach ihrer jeweiligen Intensität (Merkmalsausprägung nach Intensität) dokumentiert werden. Mit Hilfe einer Verdünnungsreihe kann ggf. zudem festgestellt werden, bei welchem Verdünnungsgrad eine Geruchs-, Geschmacks- oder Textureigenschaft nicht mehr wahrgenommen wird. Durch eine solche Verdünnungsprüfung wird zwar die Aussagekraft der organoleptischen Prüfung erhöht, aufgrund des ungleich höheren Aufwands dürfte diese in der Routine-Qualitätsbeurteilung von Defekturarzneimitteln jedoch keine Rolle spielen, zumal sie ja lediglich eine sinnvolle Ergänzung zur analytischen Prüfung der Zubereitung darstellt.

6.1.2 Paarweise Unterschiedsprüfung

Bei der paarweisen Unterschiedsprüfung handelt es sich um ein Verfahren zum Feststellen sensorischer Unterschiede oder auch Übereinstimmungen zwischen zwei Prüfmustern. Dabei kann der Unterschied in der Art des Prüfmusters liegen oder nur in der Ausprägung bzw. Intensität bestimmter Merkmale. Im Rahmen der Defekturbeurteilung dürfte es gemeinhin darum gehen, nachzuweisen, dass sich die sensorischen Eigenschaften einer Zubereitung, nicht von jenen der Vorläufercharge oder einer anderen definierten Bezugsgröße unterscheiden. Ein solches Vorgehen erfordert das Vorhandensein eines sensorischen Standards, z. B. in Form von Restbeständen bzw. Rückstellmustern oder anderen Referenzen wie etwa Farbfächern oder Geruchsstandards. Wobei der Vergleich mit Vorgängerchargen aus Gründen der Praktikabilität zu bevorzugen wäre, zumal hieraus auch unmittelbare Aussagen zur Chargenkonformität abgeleitet werden können.

Unabhängig vom gewählten Prüfverfahren liegt es in der Natur der organoleptischen Prüfung, dass diese nach subjektiven Kriterien erfolgt. Eine Skala, mit deren Hilfe die individuellen Sinneseindrücke des Prüfers objektiv wiedergegeben werden können, existiert nicht. Gleiches gilt für verbindliche Vorgaben zu Art und Umfang der organoleptischen Prüfung. Als Orientierungshilfe können ggf. die Kriterienkataloge des Arzneibuchs (Ph. Eur. 2013) oder einschlägiger Produktmonographien (Braun 2011; DAC/NRF 2013) dienen.

6

6.2 Organoleptische Qualitätsmerkmale

Die organoleptische Prüfung gestattet eine schnelle und einfache Qualitätsbeurteilung von Defekturarzneimitteln im Hinblick auf bestimmte, ohne Analytik erkennbare Mängel. Mit einem negativen Befund bei der organoleptischen Prüfung geht zwar nicht zwangsläufig eine mangelnde Wirksamkeit des Arzneimittels einher, dennoch ist eine angemessene Qualität der organoleptischen Merkmale genauso wichtig wie bei unmittelbar wirksamkeitsbezogenen, analytischen Parametern, da die sensorischen Eigenschaften einer Zubereitung dem Patienten den ersten Eindruck vermitteln und als einzige Qualitätsmerkmale von ihm selbst beurteilt werden können (Feltkamp, et al. 1983). Unabhängig davon sind die meisten organoleptischen Merkmale darüber hinaus aber auch Indizien für einen Qualitätsmangel bei bestimmten analytischen Parametern. Einen Überblick über die Vielzahl organoleptisch erkennbarer Qualitätsmängel und deren mögliche Ursachen gibt ◘ Tab. 6.1.

Tab. 6.1 Organoleptisch erkennbare Qualitätsmängel und deren mögliche Ursachen

Visuelle Beanstandungen	Mögliche Ursachen
Austretende Flüssigkeit	▪ Brechen von Emulsionen, ▪ Verflüssigung von Hydrogelen, ▪ Bluten von Kohlenwasserstoffgelen (z. B. Vaseline)
Körnige Struktur	▪ Zu hohe Verarbeitungstemperatur (v. a. bei Suspensionssalben und Pasten), ▪ mangelhafte Verarbeitung (z. B. unzureichende Verreibung), ▪ Rekristallisationen/Ausfällungen (z. B. infolge von pH-Verschiebungen), ▪ Inkompatibilitäten
Fremdpartikel	▪ Teile der Innenlackierung, ▪ Aluminium-Späne in Tuben, ▪ Textilfasern der Laborbekleidung, ▪ Verwendung ungeeigneten Filtermaterials
Agglomeratbildung	▪ Hygroskopizität, ▪ unzureichende Stabilisierung kohäsiver Ausgangsstoffe, ▪ Feuchtigkeits-/Temperatureinflüsse
Veränderte Oberflächenbeschaffenheit	▪ Rissbildung bei Kapseln durch Versprödung, mechanische Beschädigung oder Inkompatibilitäten zwischen Füllgut und Kapselhülle, ▪ Fettreifbildung bei Suppositorien
Trübung/Ausflockung	▪ Nachtrübung pflanzlicher Zubereitungen, ▪ ungenügende Solubilisierung, ▪ pH-Verschiebungen, ▪ mikrobielle Kontamination
Verfärbungen	▪ Licht, Temperatur, ▪ Verpackung, ▪ Inkompatibilität von Wirk- und Hilfsstoffen, ▪ mikrobielle Kontamination,
Inhomogenitäten bei Suspensionen (Flotation, Sedimentation, Zonenbildung, Caking)	▪ Licht, ▪ Temperatur, ▪ unterschiedliche Teilchengrößen, ▪ ungenügende Stabilisierungsmaßnahmen
Inhomogenitäten bei Emulsionen (Aufrahmung, Brechen)	▪ Feuchtigkeit, ▪ Temperatur, ▪ ungenügende Stabilisierungsmaßnahmen, ▪ Inkompatibilitäten

Tab. 6.1 Organoleptisch erkennbare Qualitätsmängel und deren mögliche Ursachen (Fortsetzung)

Visuelle Beanstandungen	Mögliche Ursachen
Inhomogenitäten bei Granulaten (Staubbildung, Entmischung, Teilchenagglomeration)	■ Zu hoher Feinanteil (Pulveranteil), ■ ungenügender Bindemittelzusatz, ■ unterschiedliche Dichte/Korngröße der Bestandteile, ■ mechanische Belastung, ■ Hygroskopizität
Olfaktorische Beanstandungen	**Mögliche Ursachen**
Unangenehmer Geruch	■ Zersetzung von Wirk- oder anderen Ausgangsstoffen, ■ Ranzigkeit, ■ mikrobielle Kontamination, ■ Restgehalt herstellungsnotwendiger Lösungsmittel
Untypischer Geruch	■ Zersetzung von Wirk- oder anderen Ausgangsstoffen, ■ natürliche Schwankung pflanzlicher Ausgangsstoffe, ■ Flüchtigkeit charakteristisch riechender Bestandteile (z. B. ätherische Öle)
Haptische Beanstandungen	**Mögliche Ursachen**
Körnige Struktur	■ Zu hohe Verarbeitungstemperatur (v. a. bei Suspensionssalben und Pasten), ■ mangelhafte Verarbeitung (z. B. unzureichende Verreibung), ■ Rekristallisationen/Ausfällungen (z. B. infolge von pH-Verschiebungen), ■ Inkompatibilitäten
Viskositätsänderungen	■ Natürliche Schwankungen bei pflanzlichen Rohstoffen (z. B. Tragant, Gummi arabicum o. ä.), ■ Verflüssigung/Nachhärten von Gelen, ■ Nachhärten von Pasten, ■ Thixotrope Effekte
Schlechte Spreitbarkeit	■ Mangelhafte Verarbeitung, ■ Nachhärten von Gelen
Gustatorische Beanstandungen	**Mögliche Ursachen**
Geschmacksveränderung	■ Zersetzung von Aromastoffen, ■ natürliche Schwankungen bei Naturstoffen
Auditive Beanstandungen	**Mögliche Ursachen**
Fehlender Resonanzeffekt bei Mikroemulsionsgelen	■ Mangelhafte Verarbeitung, ■ Zerstörung der dreidimensionalen Gelstruktur

6.2.1 Feste Darreichungsformen

Bei der visuellen Prüfung von festen Darreichungsformen werden insbesondere Form, Größe, Farbe und Oberflächenbeschaffenheit geprüft. Hierbei gilt es u. a. Verfärbung, Flecke oder die Anwesenheit von Staub, Bruchstücken oder Fremdpartikeln zu erkennen. Bei Arzneiformen, die nach Auflösung in Wasser einzunehmen sind (z. B. Brausegranulate), sollte auch das Aussehen der Lösung (v. a. Klarheit und Farbe) beurteilt werden (Feltkamp, et al. 1983). Feste Darreichungsformen kommen als Defekturarzneimittel meist in Form von Kapseln oder Suppositorien vor, seltener auch als Pulver oder Granulate.

Indizien für Qualitätsmängel bei Kapseln sind u. a. deformierte, versprödete oder rissige Kapselhüllen. Flecken auf der Oberfläche können auf eine Zersetzung des Wirkstoffes oder eine mikrobiologische Kontamination hindeuten. Für den Kapselinhalt stellen – wie bei anderen Haufwerken (z. B. Granulaten oder Pulvern) – die Streu- und Rieselfähigkeit, sowie die Korngrößenverteilung, Feuchtigkeit und Kohäsivität wichtige visuell bzw. haptisch erfassbare Qualitätsmerkmale dar. Der Geruch spielt bei der Beurteilung von festen Arzneiformen eine unterschiedliche Rolle; bei der Applikation wird er meist nur bedingt wahrgenommen, beim Öffnen des Behältnisses tritt er hingegen möglicherweise sehr prominent auf. Auch der Geruch kann ein Indiz für negative Veränderung anderer Qualitätsmerkmale sein, wie mikrobiologische Kontamination oder chemische Zersetzung in eine flüchtige Komponente. Ferner kann der Geruch auf Restmengen von Lösungsmitteln hindeuten, die bei der Herstellung (z. B. bei der Krustengranulation) verwendet wurden.

Suppositorien sollen äußerlich eine glatte und möglichst glänzende Oberfläche zeigen. Risse, welche gelegentlich bei Verwendung von zu harten Grundmassen oder einer zu raschen Abkühlung auftreten können, dürfen nicht sichtbar sein. Obwohl eine Fettreifbildung auf der Suppositorienoberfläche nur als Schönheitsfehler einzustufen ist, da die bestimmungsgemäße Anwendung sowie die Akzeptanz durch den Patienten kaum beeinflusst werden, stellt sie den häufigsten Beanstandungsgrund bei dieser Arzneiform dar (Gebler, Kindl 2013). Auch die Integrität der Arzneiform als Ganzes ist zu begutachten. Abweichungen, wie z. B. abgebrochene Spitzen, Krater- und Hohlraumbildungen, oder ungleichmäßige Rundungen, dürfen nicht auftreten. Der Geruch soll den üblichen pharmazeutischen Anforderungen entsprechen und während einer etwaigen Lagerung nicht intensiver werden (Feltkamp, et al. 1983). Zur Überprüfung der gleichmäßigen Verteilung von in der Grundmasse suspendiert vorliegenden Wirkstoffen kann das Suppositorium der Länge nach durchgeschnitten und die freigelegte Oberfläche visuell begutachtet werden. Hierbei sollte keine sichtbare Anreicherung des Wirkstoffes in der Suppositorienspitze erkennbar sein. Sie wäre ein Beleg für unerwünschte Sedimentationsvorgänge während der Herstellung bzw. beim Aushärten der Suppositorien.

6.2.2 Halbfeste Darreichungsformen

Genau genommen beginnt die organoleptische Prüfung von halbfesten Zubereitungen bereits mit der Entnahme des Creme- bzw. Salbenstrangs. Dieser muss bei leichtem Druck gleichmäßig und ohne Phasentrennung aus dem Primärpackmittel austreten. Hierbei dürfen keine Luftblasen oder schlecht emulgierte Teilchen (Gries) in Form von Aggregaten feststellbar sein. Farbe und Glanz der Zubereitung sollen von Charge zu Charge gleich sein. Die Partikel in Suspensionssalben bzw. Pasten müssen homogen verteilt sein und dürfen eine bestimmte Korngröße nicht überschreiten (Feltkamp, et al. 1983).

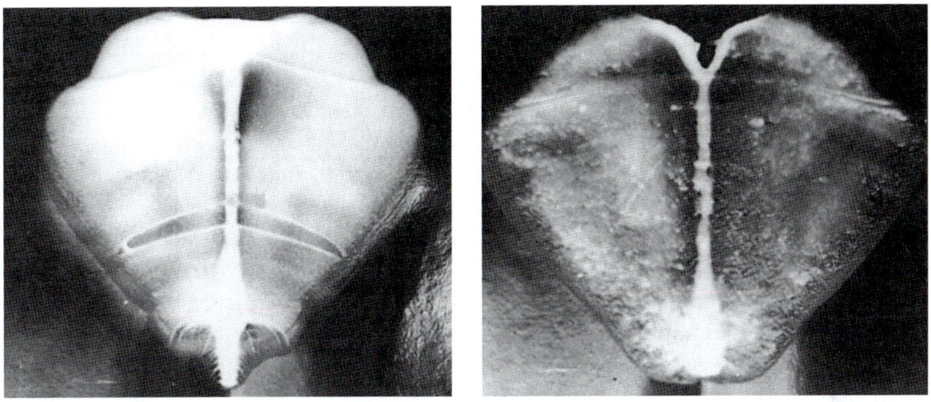

Abb. 6.1 Ergebnis des Glanzpapiertests einer homogenen Salbe (links) und einer Salbe mit Fettagglomeraten (rechts) (Niedner, Ziegenmeyer 1992)

Für die makroskopische Beurteilung von halbfesten Darreichungsformen besonders bewährt hat sich der sog. Glanzpapiertest. Hierbei wird eine Probe von ein bis zwei Gramm der Zubereitung auf einen kleinen Bogen schwarzen Glanzpapiers gegeben und durch Falten und leichtes Überstreichen mit den Fingern zu einer dünnen Schicht verteilt. Nach dem Entfalten werden Farbe und Homogenität beurteilt (Niedner, Ziegenmeyer 1992). Allfällige Fett- oder Feststoffagglomerate lassen sich auf diese Weise besonders gut erkennen (Abb. 6.1). Auch das Ausstreichen auf eine Glasplatte lässt manchmal eine gute Beurteilung zu. Die halbfeste Zubereitung sollte, in dünner Schicht aufgetragen, gleichmäßig verteilt sein und gut haften. Mit Hilfe einer zweiten Glasplatte kann die Probe durch sanften Druck zu einem dünnen Film auseinandergedrückt und im Gegenlicht beurteilt werden, wodurch insbesondere etwaige Luftblasen sichtbar werden. Aber auch Feststoffagglomerate lassen sich mit dieser Methode – ähnlich wie im Glanzpapiertest – gut erkennen.

Die Verreibbarkeit bzw. das Gleit- und Schmiervermögen sowie auffällige Kühl- oder Wärmeeffekte sind am besten haptisch, d. h. durch Auftragen auf die Haut wahrnehmbar. Manche Zubereitungen neigen dabei zum Weißeln, d. h. sie hinterlassen auch nach kräftigem Einreiben eine weiße, meist klebrige Schicht auf der Haut. Dies muss nicht unbedingt einen Qualitätsmangel darstellen und lässt sich bei Zubereitungen mit hohen mineralischen Feststoffanteilen häufig nicht vermeiden. Der Geruch soll den üblichen pharmazeutischen Anforderungen entsprechen. Eventuelle Geruchsveränderungen können auf unerwünschte Zersetzungsreaktionen oder mikrobielle Verunreinigungen hindeuten.

6.2.3 Flüssige Zubereitungen

Bei der organoleptischen Beurteilung von flüssigen Darreichungsformen muss zwischen Lösungen auf der einen und dispersen Systemen wie Emulsionen oder Suspensionen auf der anderen Seite unterschieden werden.

Lösungen müssen klar sein und dürfen keine Trübung, Ausflockungen oder Fällungsprodukte enthalten. Abscheidungen fester Stoffe in Lösungen sind stets dann zu erwarten, wenn annähernd gesättigte oder übersättigte Lösungen vorliegen. Pflanzliche Zubereitungen wie Tinkturen und Extrakte sind diesbezüglich besonders problematisch. Leichte Nachtrübungen, die sich beim Schütteln homogen verteilen, werden bei Phytopharmaka üblicherweise toleriert und lediglich als Schönheitsfehler eingestuft. Massive Ausflockungen und Bodensätze, sind dagegen echte Qualitätsmängel. Die Farbe von Lösungen kann entweder mit freien Worten beschrieben oder mit Hilfe von Farbvergleichslösungen nach Ph. Eur. oder durch einen Abgleich mit Farbfächern weitgehend objektiv beurteilt werden.

Typische Qualitätsmängel bei Suspensionen sind feste, nicht oder nur schwer aufschüttelbare Sedimente, die leicht erkennbar sind. Auch die Geschwindigkeit der Sedimentation kann als Qualitätskriterium herangezogen werden (vgl. auch ▸Kap. 25). Chargenabhängige Unterschiede bei Emulsionen gehen häufig auf die Verwendung natürlicher Emulgatoren und Stabilisatoren zurück, die bereits in den verarbeiteten Ausgangsstoffen gewisse Qualitätsschwankungen aufweisen können. Bei der makroskopischen Beurteilung von dispersen Systemen werden aufgrund ihrer speziellen Eigenschaften insbesondere die Opazität, die Homogenität sowie Aufrahmung und die Fließfähigkeit geprüft. Der Übergang zu halbfesten Darreichungsformen ist fließend, sodass mit zunehmender Viskosität ggf. auch die in ▸Kap. 6.2.2 beschriebenen, haptischen Tests auf der Hautoberfläche zur Beurteilung von Suspensionen und Emulsionen herangezogen werden können.

Teil B
Prüfmethoden

7 Densitometrie ... 113
8 Dünnschichtchromatographie ... 125
9 Extensometrie ... 142
10 Fließverhalten ... 148
11 Gehaltsbestimmung ... 161
12 Gleichförmigkeit einzeldosierter Arzneiformen ... 170
13 Grindometrie ... 180
14 Identitätsprüfung von Wirkstoffen ... 184
15 Konduktometrie ... 192
16 Nahinfrarot-Spektroskopie (NIRS) ... 200
17 Osmometrie (Tonizität) ... 216
18 Partikelgrößenbestimmung ... 226
19 Penetrometrie ... 245
20 Phasenlage und Phasentrennung ... 250
21 pH-Messung ... 256
22 Polarimetrie ... 272
23 Refraktometrie ... 279
24 Schütt- und Stampfdichte von Haufwerken ... 287
25 Sedimentationsanalyse ... 293
26 Verlesen von Teemischungen ... 301
27 Viskosimetrie ... 307
28 Wasseraufnahmevermögen ... 328
29 Zerfalls- und Erweichungszeit von Suppositorien ... 332

7 Densitometrie

Einsatzbereich

Risikoklasse:

- Niedriges Risiko (Gesamtrisikoscore < 30)

Darreichungsformen:

- Lösungen, Emulsionen, Säfte, Augentropfen
- Mit Einschränkungen auch Suspensionen und Schüttelmixturen

Für Details zur Eignung der Methode für bestimmte Darreichungsformen siehe ▸Kap. 7.3.3.

7.1 Einführung

Verschiedene Stoffe können bei gleicher Masse unterschiedliche Volumina aufweisen. Spezifisch für den betreffenden Stoff oder auch ein Stoffgemisch ist der Quotient aus seiner Masse m und seinem Volumen V, der als Dichte ρ bezeichnet wird. Es gilt demnach:

$$\rho = \frac{m}{V}$$

Die Dichte einer Substanz wird laut Arzneibuch in Kilogramm je Kubikmeter oder in Gramm je Kubikzentimeter angegeben. Hierbei gilt: $1\,kg \cdot m^{-3} = 10^{-3}\,g \cdot cm^{-3}$. Im allgemeinen Sprachgebrauch wird für die Dichte auch häufig die im Arzneibuch nicht vorgesehene Einheit Gramm pro Milliliter (g/ml) verwendet. Der Betrag der in dieser Einheit angegebenen Dichtewerte entspricht zahlenmäßig der Angabe in Gramm je Kubikzentimeter ($1\,g \cdot ml^{-1} = 1\,g \cdot cm^{-3}$).

In der Praxis vermeidet das Arzneibuch die Verwechslungsgefahr von Dichtewerten mit verschiedenen Einheiten und den Gebrauch der ungewohnten Zahlenwerte, die sich im Internationalen Einheitensystem ergeben, durch Verwendung der relativen Dichte. Laut Ph. Eur. ist die relative Dichte $d_{T_2}^{T_1}$ einer Substanz definiert als das Verhältnis zwischen der Masse eines bestimmten Volumens dieser Substanz bei der Temperatur T_1 und der Masse eines gleichen Volumens Wasser bei der Temperatur T_2. Wenn nichts anderes angegeben ist, wird die relative Dichte d_{20}^{20} verwendet, d. h. die Dichte der untersuchten Substanz und die Dichte von Wasser wurden jeweils bei 20 °C ermittelt.

In Formelschreibweise bedeutet das:

$$d_{20}^{20} = \frac{\rho_{20}(Substanz)}{\rho_{20}(Wasser)}$$

7

Dabei gelten die folgenden zahlenmäßigen Beziehungen zwischen der relativen Dichte und der Dichte, ausgedrückt in Gramm je Kubikzentimeter:

$$\rho_{20} = 0{,}998203 \cdot d_{20}^{20} \qquad \text{bzw.} \qquad d_{20}^{20} = 1{,}00180 \cdot \rho_{20}$$

Zahlenwerte für Dichten sind in der Ph. Eur. mit der dritten Dezimale nach dem Komma angegeben. Da nach allgemeiner naturwissenschaftlicher Übereinkunft Messabweichungen erst in der darauf folgenden Dezimale zulässig sind, können Dichtebestimmungen nur mit Geräten durchgeführt werden, die eine Messung bis mindestens zur vierten Dezimale erlauben. Geräte, die diese Anforderung erfüllen und in Ph. Eur.-Monographie 2.2.5 explizit als für die Dichtebestimmung geeignet genannt werden, sind Pyknometer (für Feststoffe oder Flüssigkeiten), hydrostatische Waagen (für Feststoffe), Aräometer (für Flüssigkeiten) oder mit einem Schwingungswandler ausgestattete digitale Densimeter.

7.2 Aussagekraft und Limitationen

Moderne Laboratorien verwenden heute laut Arzneibuchkommentar größtenteils digitale Dichtemessgeräte (Densi- bzw. Densitometer), die eine thermostatierte U-förmige Kapillare (Biegeschwinger) besitzen, in die das ebenfalls thermostatierte Messgut eingefüllt wird. Diese Kapillare wird über einen Piezokristall elektrisch oder seltener elektromagnetisch in Schwingungen versetzt und aus der Resonanzschwingung des Biegeschwingers die Dichte des Mediums ermittelt. Bei der Verwendung dieser Messmethode ergeben sich jedoch einige Fehlerquellen. Ein Problem sind insbesondere Nichtlinearitäten bei Verwendung über einen größeren Messbereich, aber auch Verfälschungen der gemessenen Resonanzfrequenz durch elektrische Felder, die im Laborbereich nicht selten gegeben sind. Ein bislang bei der Dichtemessung in Biegeschwinger-Densimeter offenbar ebenfalls ungelöstes Problem ist der Einfluss der Viskosität des Messgutes auf die gemessene Resonanzfrequenz. Je höher die Viskosität ist, desto stärker wird das Schwingverhalten des Biegeschwingers gedämpft. Zudem ist die Schwingerfrequenz aus zwei Gründen temperaturabhängig, denn neben der Dichte des Messgutes zeigen auch die mechanischen Eigenschaften des Schwingers eine gewisse Temperaturabhängigkeit, die bei den Messungen ggf. zu berücksichtigen ist. Darüber hinaus bewirken bei digitalen Densitometern kleinste Luftblasen in der Messflüssigkeit einen systematischen Messfehler und führen zu Schwankungen des Anzeigewerts. Daher wird vor der Messung häufig die Durchführung einer Entgasungsprozedur empfohlen. Für Präzisionsmessungen von Flüssigkeiten mit sedimentierendem Feststoffgehalt sind Biegeschwinger grundsätzlich ungeeignet. Da die örtliche Massenempfindlichkeit eines Biegeschwingers nicht gleich ist, wird bei einer evtl. Feststoffablagerung im Schwinger nicht etwa wie im Pyknometer eine definierte Durchschnittsdichte gemessen, sondern ein kaum reproduzierbarer Messwert ohne Aussagekraft. Aufgrund der komplizierten und aufwendigen Handhabung setzt der Einsatz eines digitalen Densimeters versiertes Fachpersonal voraus und ist für den nur gelegentlichen Gebrauch im Rahmen der Defekturanalytik nur bedingt zu empfehlen. Nicht zuletzt der hohe Preis dürfte diese Geräte nur bei hohem Probeaufkommen rentabel erscheinen lassen.

Während mit Aräometern ausschließlich Flüssigkeiten vermessen werden können, sind Pyknometer grundsätzlich auch für die Bestimmung der Dichte von Feststoffen geeignet. Hierbei wird im Prinzip die Volumenzunahme einer Flüssigkeit bei Eintauchen Festkörpers gemessen, jedoch nicht direkt, sondern über die Bestimmung des verdrängten Flüssigkeitsvolumens durch Wägung. Hierfür wird jedoch eine Flüssigkeit benötigt, in der der Feststoff vollständig unlöslich ist. Eine solche Flüssigkeit zu finden dürfte insbesondere bei Defekturarzneimittel, die im Allgemeinen ja aus einer Vielzahl von Komponenten mit unterschiedlichem Lösungsverhalten bestehen, ein mühsames und selten von Erfolg gekröntes Unterfangen darstellen. Unabhängig von dieser Problematik ist die Verwendung eines Flüssigkeitspyknometers für die Dichtebestimmung von Feststoffen sehr aufwendig und im Apothekenlabor schlecht reproduzierbar. Sie ist auch nicht sonderlich präzise, weshalb das Arzneibuch in einer eigenen Monographie für die Dichtebestimmung von Feststoffen statt Flüssigkeitspyknometern Gaspyknometer vorsieht (Ph. Eur.-Monographie 2.9.3).

Aufgrund der einfachen Bedienbarkeit und der vergleichsweise geringen Anschaffungskosten, sollen im Folgenden nur die Pyknometer- und die Aräometer-Methode näher erläutert werden.

7.3 Prüfung der Dichte mittels Pyknometer

7.3.1 Geräte

Die für die Dichtemessung zu verwendenden Pyknometer sind im Arzneibuch nicht näher definiert, im Allgemeinen kommen jedoch die in einschlägigen DIN-Normen (DIN 12 797 ff.) normierten Pyknometer-Typen zum Einsatz. Pyknometer sind Wägegefäße aus Glas mit einem reproduzierbaren und sehr genau bestimmbaren Innenvolumen. Diese Eigenschaft wird vor allem durch eine geeignete, definierbare Maßraumbegrenzung erreicht. Ein wesentlicher Vorteil von Pyknometern ist ihre Einsetzbarkeit in einem weiten Temperaturbereich (0–200 °C). Je nach Anwendungsfall und geforderter Genauigkeit stehen verschiedene Pyknometerbauarten zur Verfügung. ○ Abb. 7.1 zeigt die wichtigsten von ihnen.

Die genauesten Messungen von niedrigviskosen Flüssigkeiten mit nicht zu hohen Dampfdrücken lassen sich mit Pyknometern nach Gay-Lussac durchführen. Pyknometer mit skalierten Ausdehnungskapillaren nach Reischauer sind vorzugsweise für die Bestimmung von Dichte-Temperaturabhängigkeiten geeignet. Das Pyknometer nach Sprengel lässt sich einfach durch Einsaugen der Flüssigkeit füllen; es hat zwei Maßraumbegrenzungen (Ringmarke und Ende des Kapillarschenkels) und ist nur für Flüssigkeiten mit Viskositäten unter 30 mPa · s geeignet. Das Pyknometer nach Lipkin füllt sich selbständig durch Kapillar- und Heberwirkung, wenn die abgewinkelte Kapillare in ein Gefäß mit der Flüssigkeit getaucht wird. Die Pyknometerbauart nach Hubbard wird vor allem zur Bestimmung der Dichte von zähen Flüssigkeiten angewendet. Das Binghamsche Pyknometer wurde speziell für die Dichtebestimmung reiner Flüssigkeiten mit höheren Dampfdrücken entwickelt. Zur Dichtebestimmung von Ethanol-Wasser-Mischungen wird vorzugsweise das Pyknometer mit Thermometer von Jaulmes eingesetzt. Innerhalb einer Baureihe unterscheiden sich die Pyknometer vor allem hinsichtlich ihrer Volumina und der gestatteten Fertigungsabweichung vom Nennvolumen. □ Tab. 7.1 gibt einen Überblick über die genormten Pyknometerreihen. Je nach Pyknometerbauart, Flüssigkeitseigenschaften, Messtemperatur und -druck lassen sich Messunsicherheiten von 0,02 $kg \cdot m^{-3}$ bis 0,5 $kg \cdot m^{-3}$ erreichen (Hradetzky 2002).

7

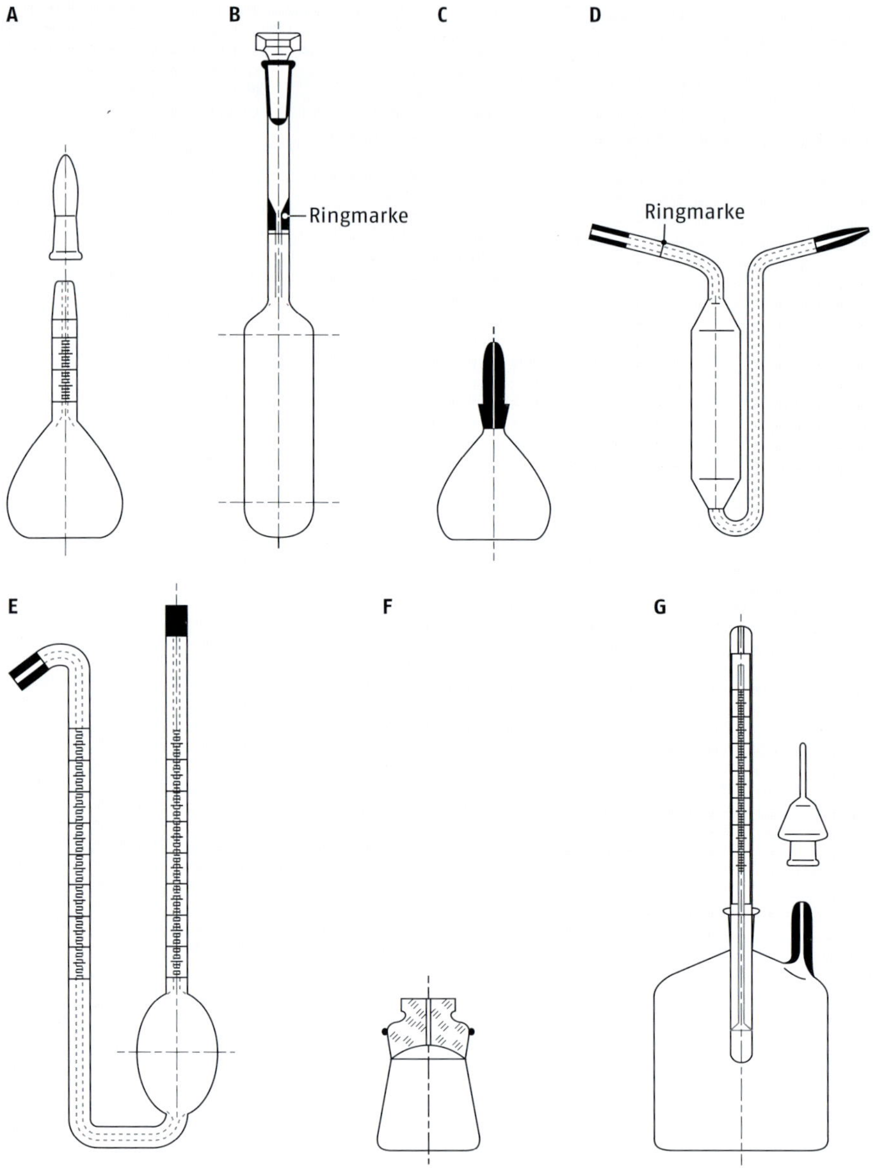

Abb. 7.1 Pyknometer-Baureihen **A** nach Reischauer, **B** nach Bingham, **C** nach Gay-Lussac, **D** nach Sprengel, **E** nach Lipkin, **F** nach Hubbard **G** nach Jaulmes

Tab. 7.1 Pyknometer-Baureihen

Bauart	Nenn-volumen [cm^3]	Thermo-meter	Hauptanwendung	Eichfehlergrenze (gem. Eichordnung) [mm^3]	DIN-Norm
Reischauer	25 50	ohne	Dichte von Flüssigkeiten mit Viskositäten unter 100 mPa · s und Dampfdrücken bis 1 bar bei 90 °C	6 8	DIN 12 801
Bingham	25	ohne	Dichte von reinen Flüssigkeiten mit Viskositäten unter 100 mPa · s sowie höheren Dampfdrücken und Temperaturen	6	DIN 12 807
Gay-Lussac	10 25 50	ohne	Dichte nichtflüchtiger Flüssigkeiten mit nicht zu hoher Viskosität (sehr genau)	4 6 8	DIN 12 797
Sprengel	5 10 25	ohne	Dichte von Flüssigkeiten mit Viskositäten unter 30 mPa · s und Dampfdrücken bis 0,8 bar	3 4 6	DIN 12 800
Lipkin	1 2 5 10	ohne	Dichte von Flüssigkeiten mit Viskositäten unter 30 mPa · s und Dampfdrücken bis 0,8 bar	2 3 3 4	DIN 12 798
Hubbard	25	ohne	Dichte von zähen Flüssigkeiten	6	DIN 12 806
Jaulmes	100	10–30 °C Skalierung: 0,1 °C	Dichte von Ethanol-Wasser-Mischungen		DIN 12 808
DIN 12 809	10 25 50	10–35 °C Skalierung: 0,2 °C	Dichte von Flüssigkeiten mit nicht zu hoher Viskosität	4 6 8	DIN 12 809

Pyknometer sind eichpflichtig; auf ihnen müssen der Rauminhalt in Milliliter oder Kubikzentimeter sowie die Bezugstemperatur angegeben sein (Bracher, et al. 2013). Justierte Pyknometer tragen grundsätzlich auf allen Einzelteilen eine identische Gerätenummer. Es dürfen nur Teile mit gleicher Nummer zusammen verwendet werden.

7.3.2 Methodenbeschreibung

Um die Dichte einer Flüssigkeit zu bestimmen, wird das Pyknometer mit geeichtem Volumen zuerst leer, dann mit der Flüssigkeit unbekannter Dichte gefüllt, gewogen. Das Pyknometer muss vor seiner Verwendung völlig sauber und trocken sein. Pyknometer, die durch einen Stopfen mit kapillarer Bohrung verschlossen werden, durch die überschüssige Flüssigkeit beim Füllen abfließen kann (z. B. Modell nach Gay-Lussac), sind so hoch zu befüllen, dass beim Einsetzen des Stopfens auch tatsächlich Flüssigkeit durch die Kapillare nach außen dringt. Dies bedingt ggf. eine äußere Flüssigkeitsanhaftung, so dass das Pyknometer nach dem Befüllen an der Außenseite gut abgetrocknet werden muss. Grundsätzlich gilt für alle Pyknometermodelle, dass das Gefäß und die Kapillare vollständig und blasenfrei gefüllt sein müssen.

Aufgrund der Eichpflicht ist das exakte Volumen eines Pyknometers in Milliliter oder Kubikzentimeter üblicherweise herstellerseitig mit mindestens drei Nachkommastellen auf dem jeweiligen Pyknometer eingraviert oder eingebrannt. Sollte das Volumen des Pyknometers dennoch nicht genau bekannt sein, so kann es durch Kalibrierung mit einer Flüssigkeit bekannter Dichte (z. B. Wasser) bestimmt werden. Für Präzisionsmessungen müssten eventuelle Temperaturunterschiede der Proben- und der Kalibrierflüssigkeit sowie der Auftrieb in Luft als Korrektur berücksichtigt werden. Wobei der Luftauftrieb laut Ph. Eur.-Monographie 2.2.5 bei der Wägung nicht berücksichtigt wird, was eine Unsicherheit von einer Einheit in der dritten Dezimalstelle zur Folge haben kann.

Die relative Dichte d_{20}^{20} nach Arzneibuch wird mithilfe der folgenden Gleichung errechnet:

$$d_{20}^{20} = \frac{Masse_{Substanz}}{\rho_{20}(H_2O) \cdot Volumen_{Pyknometer}} = \frac{Masse_{Substanz}}{0{,}998203 \cdot Volumen_{Pyknometer}}$$

Bei der Bestimmung der relativen Dichte d_{20}^{20} nach Arzneibuch ist die Messtemperatur von 20 ± 0,5 °C unbedingt einzuhalten. Dies geschieht am einfachsten, indem man das gefüllte Pyknometer vor der Wägung in einen Thermostaten stellt. Bei der Benutzung von Wasserbädern als Thermostaten ist darauf zu achten, dass dem Pyknometer evtl. äußerlich anhaftende Flüssigkeitsreste sorgfältig abgetrocknet werden. Sollte eine entsprechende Thermostatierung in der Apotheke nicht möglich sein, erscheint es für die Defekturanalytik grundsätzlich auch sachgerecht die Dichte bei einer anderen Temperatur zu bestimmen. Dabei ist die Messtemperatur T durch ein entsprechendes Subskript bei der absoluten Dichte ρ_T bzw. ein entsprechendes Superskript bei der relativen Dichte d_{20}^{T} anzugeben. Wichtig ist hierbei, dass für einen Wertevergleich, also auch beim Abgleich des Messwertes mit in der Spezifikation bzw. Prüfanweisung festgelegten Soll- bzw. Grenzwerten, prinzipiell nur Werte herangezogen werden dürfen, die bei gleicher Temperatur ermittelt wurden. Grundsätzlich können bei der Defekturanalytik – die Einhaltung der normierten Messtemperatur vorausgesetzt – sowohl die gemessene absolute Dichte ρ_T als auch die relative Dichte d_{20}^{T} zur Produktcharakterisierung angegeben werden.

7.3.3 Eignung

Ein Nachteil der Dichtemessung mit Pyknometern ist das etwas komplizierte Verfahren aus Pyknometerleerwägung, Temperierung, Flüssigkeitseinstellung, Abtrocknung und Flüssigkeitswägung sowie anschließender rechnerischer Auswertung, das einen gewissen Zeitaufwand, sauberes Arbeiten und etwas Erfahrung erfordert. Dem stehen allerdings der breite Anwendungsbereich sowie der fundamentale Charakter dieser Methode positiv gegenüber (Hradetzky 2002).

Fehlerquellen bei der pyknometrischen Dichtemessung resultieren vor allem aus einer möglichen Flüssigkeitsverdunstung zwischen Befüll- und Wägezeitpunkt (z. B. während der Temperierung), aus der Masse von Flüssigkeitsresten an der Außenoberfläche oder im Ringspalt der Schliffverbindungen sowie aus möglichen Luftbläschen in der Flüssigkeit.

Im Gegensatz zu anderen Dichtebestimmungsmethoden ist das Pyknometer grundsätzlich auch für Suspensionen geeignet. In diesem Fall repräsentiert das Messergebnis die unter definierten Bedingungen ermittelte Durchschnittsdichte der Zubereitung. Allerdings ist darauf zu achten, dass etwaige Austrittskapillaren nicht durch Feststoffpartikel verstopft werden.

Bei richtiger Durchführung und gewissenhafter Arbeitsweise ist die Dichtebestimmung mit dem Pyknometer eine sehr genaue und für nahezu alle Flüssigkeiten einsetzbare Messmethode. Eine Messbereichsbegrenzung existiert prinzipiell nicht, zähe Flüssigkeiten können jedoch zu Volumen- und dadurch zu Bestimmungsfehlern führen, wenn z. B. Pyknometerkapillaren nicht vollständig gefüllt werden (können).

7.4 Prüfung der Dichte mittels Aräometer

7.4.1 Geräte

Die für die Dichtemessung zu verwendenden Aräometer sind im Arzneibuch nicht näher definiert, im allgemeinen kommen jedoch die in DIN 12 790 bzw. DIN 12 791 normierten Aräometer-Typen zum Einsatz. Es handelt sich dabei um geschlossene zylindrische Schwimmkörper aus Glas (○ Abb. 7.2), die beim Messvorgang soweit in die Flüssigkeit einsinken, bis die Auftriebskräfte und das Aräometergewicht im Gleichgewicht stehen. In diesem frei schwimmenden Zustand kann an einer Skala, die am stabförmig verjüngten Stängel des Aräometers angebracht ist, die Dichte der Flüssigkeit abgelesen werden.

Die typische Aräometerbauart mit großem, unten zusätzlich beschwertem Körpervolumen und schlankem Stängel gewährleistet ein stabiles senkrechtes Schwimmen (tiefer Schwerpunkt), eine hohe Dichteempfindlichkeit (großes Körpervolumen) sowie eine geringe Oberflächenspannungs- und Luftdichtequerempfindlichkeit (kleiner Stängelumfang und kleines Stängelvolumen). □ Tab. 7.2 gibt einen Überblick über die wichtigsten Baureihen von Dichtearäometern gemäß DIN 12 791.

Mit den Aräometer-Baureihen nach DIN 12 791 werden im Messbereich von 600 bis 2000 $kg \cdot m^{-3}$ Messunsicherheiten von 0,1 $kg \cdot m^{-3}$ bis 5 $kg \cdot m^{-3}$ erreicht, mit speziellen Normalaräometern sind sogar Flüssigkeitsdichtemessungen mit einer Unsicherheit von 0,02 $kg \cdot m^{-3}$ möglich. Werte mit dieser Genauigkeit liefert ein Aräometer jedoch nur für die Flüssigkeiten, für die es justiert ist. Die meisten Aräometer sind für eine Ablesung in Höhe des ebenen Flüssigkeitsspiegels justiert („Ablesung von unten“, vgl. ○ Abb. 7.3). Für undurchsichtige, bzw. schlecht durchscheinende Flüssigkeiten wird die Justierung hingegen für eine „Ablesung von oben“, d. h. für eine Ablesung der Skala am oberen Flüssigkeitsrand vorgenommen.

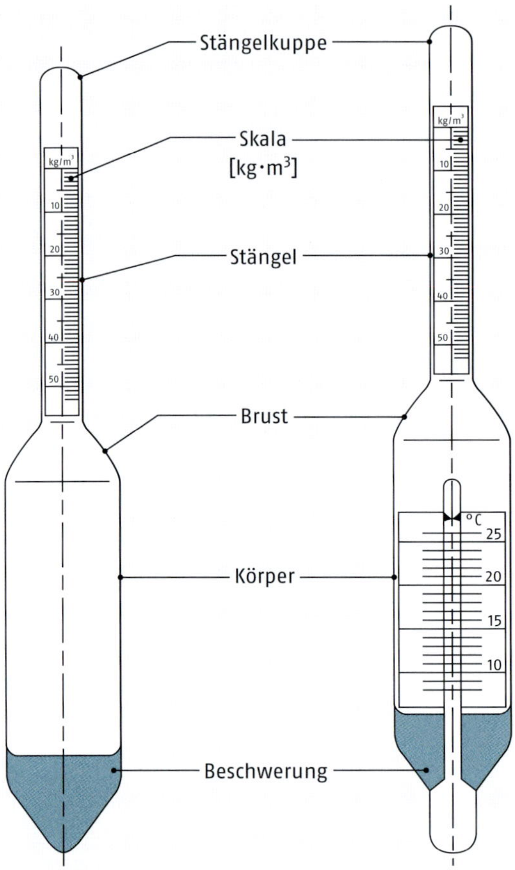

Abb. 7.2 Aufbau von Aräometern: Links ohne, rechts mit Thermometer

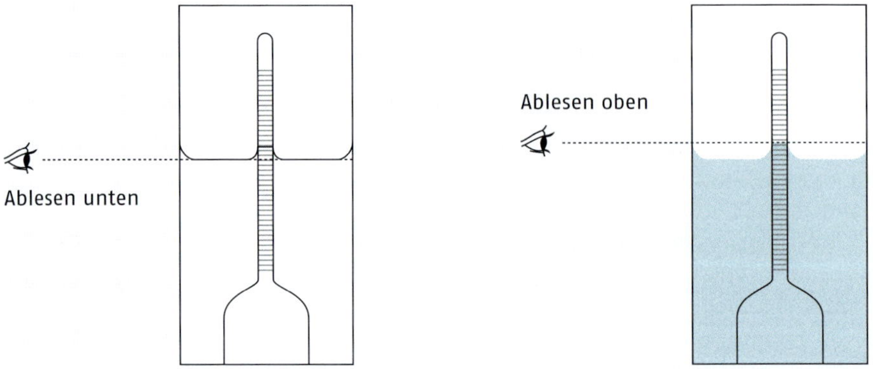

Abb. 7.3 Klare, durchscheinende Flüssigkeiten werden „von unten" (links), undurchsichtige bzw. schlecht durchscheinende Flüssigkeiten „von oben" (rechts) abgelesen

Tab. 7.2 Aräometer-Baureihen nach DIN 12 791

Baureihe	Messspannen der Einzelaräometer [$kg \cdot m^{-3}$]	Skalenteilung [$kg \cdot m^{-3}$]	Skalenlänge [mm]	Fehlergrenzen [$kg \cdot m^{-3}$]	Thermometer [°C]
L 20	20	0,2	105	± 0,2	
L 50	50	0,5	125	± 0,5	
M 50	50	1	70	± 1	
M 100	100	2	85	± 2	
S 50	50	1	50	± 2	
L 20 Th	20	0,2	105	± 0,2	0–25
L 50 Th	50	0,5	120	± 0,5	0–30
M 50 Th	50	1	80	± 1	0–30
M 100 Th	100	2	90	± 2	0–30
S 50 Th	50	1	50	± 1	0–30
L 50 Sp	50	0,5	125	± 0,3	
M 50 Sp	50	1	70	± 0,6	
S 50 Sp	50	1	50	± 1	

Jede Baureihe deckt den Dichtebereich von 600 $kg \cdot m^{-3}$ bis 2000 $kg \cdot m^{-3}$ ab, die Serien L 50 Sp, M 50 Sp und S 50 Sp den Bereich 600 $kg \cdot m^{-3}$ bis 1100 $kg \cdot m^{-3}$.

Ein wesentlicher Einflussfaktor für die Dichtebestimmung mittels Aräometern ist die Oberflächenspannung der Flüssigkeit. Daher sind Aräometer immer für bestimmte Gebrauchsflüssigkeiten oder eine der folgenden drei Oberflächenspannungsklassen justiert:

Klasse L (low): Oberflächenspannungsbereich von 15 $mN \cdot m^{-1}$ bis 35 $mN \cdot m^{-1}$ (z. B. für organische Flüssigkeiten und alle Arten von Ölen)

Klasse M (medium): Oberflächenspannungsbereich von 35 $mN \cdot m^{-1}$ bis 60 $mN \cdot m^{-1}$ (z. B. für Alkohole und wässrige Alkoholmischungen)

Klasse H (high): Oberflächenspannungsbereich ab 60 $mN \cdot m^{-1}$ (z. B. für wasserhaltige Flüssigkeiten, wie Säuren, Laugen und Salzlösungen).

7.4.2 Methodenbeschreibung

Die Dichtebestimmung mit Hilfe von Aräometern beruht auf dem archimedischen Prinzip, das besagt, dass die Auftriebskraft eines Körpers in einem Medium genauso groß ist wie die Gewichtskraft des vom Körper verdrängten Mediums. Die auf einen Körper wirkende Auftriebskraft F_A errechnet sich demnach wie folgt:

$$F_A = V \cdot \rho_{Fl} \cdot g$$

| F_A Auftriebskraft | V Flüssigkeitsvolumen, das durch den eintauchenden Teil des Körpers verdrängt wird | ρ_{Fl} Dichte der Flüssigkeit | g Erdbeschleunigung bzw. Ortsfaktor (Die mittlere Erdbeschleunigung beträgt g = 9,81 m · s^{-2})

Grundsätzlich sinkt ein Körper so lange in eine Flüssigkeit ein, bis seine Gewichtskraft und die von der verdrängten Flüssigkeit ausgehende Auftriebskraft einander die Waage halten. Für ein schwimmendes Aräometer (ein Teil des Aräometers befindet sich unter, der andere Teil über Wasser) gilt demnach:

$$F_g = F_A$$

$$V_{Ar} \cdot \rho_{Ar} \cdot g = V'_{Ar} \cdot \rho_{Fl} \cdot g$$

| F_g Gewichtskraft des Aräometers | F_A Von der verdrängten Flüssigkeit ausgehende Auftriebskraft | V_{Ar} Gesamtvolumen des Aräometers | V'_{Ar} Teilvolumen des Aräometers, das sich unter der Flüssigkeitsoberfläche befindet | ρ_{Ar} Dichte des Aräometers | ρ_{Fl} Dichte der Flüssigkeit | g Erdbeschleunigung bzw. Ortsfaktor (Die mittlere Erdbeschleunigung beträgt g = 9,81 m · s^{-2})

Durch Kürzung und Umformung erhält man folgende Gleichung, in der m_{Ar} die Masse des Aräometers darstellt:

$$V'_{Ar} = \frac{V_{Ar} \cdot \rho_{Ar}}{\rho_{Fl}} = \frac{m_{Ar}}{\rho_{Fl}}$$

Das eingetauchte Teilvolumen V'_{Ar} ist also umgekehrt proportional zu ρ_{Fl}, d. h. das Aräometer taucht umso tiefer ein, je geringer die Dichte der Flüssigkeit ist. Die an der Skala angegebenen Dichtewerte nehmen daher nach oben hin ab. Das eintauchende Volumen V'_{Ar} kann geschrieben werden als

$$V'_{Ar} = V_{Sk} + A \cdot h$$

| V_{Sk} Volumen des Aräometerschwimmkörpers (Aräometerteil unterhalb des Skalenrohrs) | A Querschnittsfläche des Skalenrohrs | h Höhe des eintauchenden Teils des Skalenrohrs

Aus den vorstehenden Gleichungen ergibt sich somit für die Höhe h des eintauchenden Teils des Skalenrohrs:

$$h = \frac{m_{Ar}}{\rho_{Fl} \cdot A} - \frac{V_{Sk}}{A}$$

bzw. für die Dichte des Fluids ρ_{Fl}:

$$\rho_{Fl} = \frac{m_{Ar}}{V_{Sk} + A \cdot h}$$

| h Höhe des eintauchenden Teils des Skalenrohrs | m_{Ar} Masse des Aräometers | ρ_{Fl} Dichte der Flüssigkeit | V_{Sk} Volumen des Aräometerschwimmkörpers | A Querschnittsfläche des Skalenrohrs

Bei großer Querschnittsfläche A des Skalenrohrs ergibt sich nach obiger Gleichung ein breiterer Messbereich des Aräometers, wogegen bei kleinerer Querschnittsfläche eine größere Empfindlichkeit erreicht wird (große Änderung der Höhe h bei kleiner Dichteänderung), jedoch ist dann der Gesamtumfang des Messbereichs geringer.

Die Skala eines Aräometers ist im Allgemeinen in Einheiten der Dichte geeicht, sodass die für die jeweilige Flüssigkeit zu bestimmende Dichte direkt abgelesen werden kann. Die Eichung dieser Skalen gilt jedoch nur für die auf dem Aräometer angegebene Temperatur. Weicht die Messtemperatur von der Bezugstemperatur des Aräometers ab, so kann – je nach geforderter Ablesegenauigkeit – eine Korrektur erforderlich sein, die die thermische Ausdehnung des Aräometerglases berücksichtigt:

$$\rho_T = (1 - \gamma(T - T_0))\rho$$

| ρ_T Korrigierte Dichte bei Messtemperatur T | γ Volumenausdehnungskoeffizient des Aräometerglases (z. B. $25 \cdot 10^{-6}\,K^{-1}$) | T Messtemperatur | T_0 Bezugstemperatur des Aräometers | ρ Abgelesene Dichte

Das Ergebnis der vorstehenden Gleichung gibt dann die Dichte der Flüssigkeit bei der entsprechenden Messtemperatur an. Soll auch eine Korrektur der gemessenen Flüssigkeitsdichte auf eine andere Temperatur erfolgen, so ist dies in der Regel nur mit Hilfe von entsprechenden Tabellenwerken möglich, in denen die Ausdehnungskoeffizienten der Flüssigkeiten oder die Dichte in Abhängigkeit von Temperatur und Konzentration dargestellt sind. Da solche tabellierten Daten für Defekturarzneimittel in aller Regel nicht vorliegen dürften, scheidet diese Option in der Defekturanalytik de facto aus. Es führt daher kein Weg an der Einhaltung einer normierten Messtemperatur vorbei, die in der Regel 20 °C betragen sollte, aber nicht zwangsläufig betragen muss. Eine von 20 °C abweichende Messtemperatur T ist durch ein entsprechendes Subskript in der absoluten Dichte ρ_T bzw. ein entsprechendes Superskript bei der relativen Dichte d_{20}^{T} anzugeben und bei allen Messungen der entsprechenden Zubereitung reproduzierbar einzuhalten.

Die Genauigkeit von Aräometern richtet sich letztlich nach der angegebenen Skaleneinteilung. Entsprechend den Vorgaben der Ph. Eur. sind nur solche Spindeln einsetzbar, die eine Skaleneinteilung von mindestens $0{,}0005\,g \cdot ml^{-1}$ aufweisen.

Da in Deutschland nur Aräometer eichfähig sind, die die absolute Dichte angeben, muss der abgelesene Messwert ρ_{20} für die Angabe der relativen Dichte d_{20}^{20} noch umgerechnet werden (vgl. ▶Kap. 7.1).

Für die Defekturanalytik können – die Einhaltung der normierten Messtemperatur vorausgesetzt – grundsätzlich sowohl die gemessene absolute Dichte ρ_T als auch die relative Dichte d_{20}^{T} zur Produktcharakterisierung angegeben werden.

7.4.3 Eignung

Aräometer sind grundsätzlich in einem sehr weiten Messbereich einsetzbar und stellen eine einfache und sichere Routinemethode für die Dichtebestimmung im Apothekenlabor dar. Problematisch ist allerdings die Messung von Suspensionen, da der Messvorgang von Sedimentationsereignissen überlagert wird, die im Rahmen eine Aräometermessung im Allgemeinen nicht verhindert oder normiert werden können. Da Aräometer für Suspensionen kaum reproduzierbarere Messwerte liefern, sollte für diese Art von Zubereitungen auf Pyknometer ausgewichen werden, die die Messung einer definierten Durchschnittsdichte erlauben.

Grundvoraussetzung für die Aräometer-Messung ist die freie Schwimmfähigkeit der Messspindel, die nicht durch eine zu hohe Viskosität der Probe beeinträchtigt sein darf. Daraus ergibt sich, dass die Methode mit ansteigender Zähigkeit der Probe zunehmend ungeeignet ist. Der Übergang von dünnen, gut fließfähigen zu viskosen, das Schwimmverhalten des Messkörpers beeinträchtigenden Fluiden verläuft kontinuierlich. Da jedoch bereits eine geringe Beeinflussung des Schwimmverhaltens zu einer großen Beeinträchtigung der Messgenauigkeit führen kann, sollte die freie Schwimmfähigkeit stets kritisch geprüft (z. B. durch leichtes Antippen der Spindel und Beobachtung der Rückkehr in die Gleichgewichtslage) und im Zweifelsfall auf eine andere Methode ausgewichen werden.

Um eine hohe Messgenauigkeit von Absolutwerten zu erreichen, sollten Aräometer immer nur für jene Flüssigkeiten verwendet werden, für die sie justiert wurden. Dies gilt nicht nur für die Einhaltung der Messtemperatur, sondern insbesondere auch für die Berücksichtigung der Oberflächenspannung der Flüssigkeit (vgl. ▸Kap. 7.4.1). Die Einhaltung der Messbedingungen, für die ein Aräometer justiert wurde, ist insbesondere bei der Ausgangsstoffprüfung von Bedeutung, da hier die gemessenen Werte mit unter den gleichen definierten Bedingungen ermittelten Literaturwerten verglichen werden. Im Rahmen der Defekturprüfung wäre es hingegen denkbar, die Dichten aller Flüssigkeiten bei abweichenden Messkonventionen zu vermessen, solange die Bedingungen für alle Einzelmessung konstant sind, da in diesem Fall keine betriebsstättenübergreifend oder gar international gültigen Absolutwerte gemessen werden müssen, sondern Relativwerte ausreichen, die mit Referenzwerten verglichen werden, die selbst unter identischen Messbedingungen generiert wurden.

8 Dünnschichtchromatographie

Einsatzbereich

Risikoklasse:

- Alle Risikoklassen: qualitative Auswertung (ggf. ergänzend zu anderen Prüfungen)
- Mittleres Risiko (Gesamtrisikoscore 30–100): mind. halbquantitative Auswertung

Darreichungsformen:

- Puder, Pulver, Granulate, Kapseln, Suppositorien, Ovula, Tee(mischungen)
- Lösungen, Suspensionen (auch Schüttelmixturen), Emulsionen, Säfte, Augentropfen
- Cremes, Gele, Pasten, (Suspensions-)Salben

Für Details zur Eignung der Methode für bestimmte Darreichungsformen siehe ▸Kap. 8.3.3.

8.1 Einführung

Da es sich bei Defekturen in aller Regel um Mehr- bzw. Vielstoffgemische handelt, ist deren Trennung in einzelnen Komponenten für bestimmte analytische Fragestellungen von besonderem Interesse. Eine einfache und auch im Apothekenlabor gut durchführbare Methode zur Substanztrennung ist die Dünnschichtchromatographie, die auch die qualitative und (halb)quantitative Analyse der getrennten Komponenten erlaubt. Die Stofftrennung bei der Dünnschichtchromatographie beruht auf dem unterschiedlichen Verhalten verschiedener Stoffe bei Phasenübergängen zwischen einer sich bewegenden, mobilen Phase (Fließ- bzw. Elutionsmittel) und einer ruhenden, stationären Phase (Sorptionsmittel bzw. Sorbens).

Die mobile Phase dient zum Transport des Stoffgemisches entlang der stationären Phase, wobei es aufgrund unterschiedlicher Wechselwirkungen in einer Folge sich ständig wiederholender Sorptions-/Desorptionsvorgänge zu einer Trennung der Komponenten kommt. Voraussetzung dafür ist, dass beide Phasen nicht miteinander mischbar sind. Je größer die Wechselwirkung einer Substanz mit der stationären Phase, desto langsamer erfolgt der Transport der Verbindung. Da sich die verschiedenen Probenbestandteile häufig in ihren physiko-chemischen Eigenschaften (Polarität, Ladung, Größe) unterscheiden, besitzen sie in der Regel unterschiedliche Affinitäten zur stationären Phase und werden verschieden schnell an ihr entlang transportiert (Dominik, et al. 2013). Genau genommen resultiert die Auftrennung also aus einer unterschiedlichen Verweildauer der einzelnen Komponenten der Zubereitung in den verschiedenen Phasen.

Der unterschiedlichen Transportgeschwindigkeit liegen bei der Dünnschichtchromatographie im Wesentlichen die beiden folgenden physikalisch-chemische Vorgänge zugrunde:

- die Adsorption der Substanzen an der Oberfläche eines Feststoffes (z. B. Kieselgel)
- die Verteilung der Substanzen zwischen einer flüssigen, ruhenden Phase und einer mobilen Phase. Diese flüssige, ruhende Phase umhüllt auf der Dünnschichtplatte die einzelnen Kieselgelpartikel der Schicht als dünner Film.

Beide Vorgänge laufen bei der Dünnschichtchromatographie parallel ab, wobei den Adsorptionsvorgänge die wesentlich größere Bedeutung zukommt (Pachaly, Koch 2012). Ionenaustauschvorgänge sind demgegenüber und im Vergleich zu anderen chromatographischen Verfahren von untergeordneter Bedeutung.

Da die Adsorption und Verteilung von Substanzen durch eine Vielzahl von physikochemischen Wechselwirkungen beeinflusst wird, lassen sich mit Hilfe eines optimierten Chromatographie-Systems theoretisch alle Substanzgemische in ihre Einzelbestandteile auftrennen. Im Idealfall wird dabei jede Komponente eines gegebenen Gemisches vollständig von den anderen abgetrennt und ergibt eine einzige, wohldefinierte, mehr oder weniger symmetrische Zone. In der Realität trifft man nicht selten auf Abweichungen von diesem Idealbild (Feltkamp, et al. 1983). Dennoch hat die Dünnschichtchromatographie aufgrund ihrer technischen Anspruchslosigkeit und ihrer hohen Aussagekraft in der Arzneimittelanalytik im Allgemeinen und im Apothekenlabor im Besonderen einen hohen Stellenwert erlangt. Ihr Einsatz wird im Arzneibuch bzw. in einschlägiger pharmazeutischer Fachliteratur sowohl für qualitative als auch für (halb)quantitative Untersuchungen beschrieben. Die Dünnschichtchromatographie ist demnach eine sehr flexible Methode, die grundsätzlich an die, sich aus der vorausgehenden Risikobeurteilung ergebenden Erfordernisse der Defekturanalytik (vgl. ▸Kap. 3.2 und ▸Kap. 3.4) angepasst werden kann.

8.2 Aussagekraft und Limitationen

Aufgrund der vielfältigen Variations- und Kombinationsmöglichkeiten von Parametern, die die Trennung eines Stoffgemischs beeinflussen (Fließmittel, Sorbens, Detektionsreagenzien, mehrdimensionale Entwicklung etc.), lässt sich für nahezu jedes Defekturarzneimittel ein aussagekräftiges Dünnschichtchromatogramm erstellen. Trotz des in den letzten Jahrzehnten erzielten Erkenntnisgewinns bei der Theorie der Chromatographie, der wesentliche Einblicke in Trennmechanismen und Zonenwanderung mit sich brachte, können die für ein gegebenes Gemisch erforderlichen Trennbedingungen nach wie vor nur näherungsweise vorhergesagt werden. Der experimentelle Weg in der Chromatographie ist deshalb weitgehend auf Empirie, d. h. auf Analogien, Intuition und Erfahrungen angewiesen. Zusammenstellungen chromatographischer Daten und Publikationen sind daher sehr wertvoll, weil der Anwender von den Erfahrungen anderer profitieren kann, die sich bereits mit den gleichen oder ähnlichen Verbindungen beschäftigt haben (Feltkamp, et al. 1983). Durch Nach- oder Umarbeitung erfolgreicher Systeme lassen sich häufig in kurzer Zeit brauchbare Trennergebnisse erzielen. Als Ausgangspunkt für die Entwicklung eines eigenen dünnschichtchromatographischen Systems seien an dieser Stelle die entsprechenden Prüfvorschriften des Arzneibuchs (Ph. Eur. 2013; DAB 2012) empfohlen, sowie der „DC-Atlas Dünnschichtchromatographie in der Apotheke“ (Pachaly, Koch 2012), der die wohl umfassendste Vorschriftensammlung für apothekengerecht aufbereitete dünnschichtchromatographische Methoden darstellt.

Wie erwähnt eignet sich die Dünnschichtchromatographie sowohl für qualitative als auch für (halb)quantitative Untersuchungen. Welche Eigenschaften, Kenngrößen oder Messwerte hierbei jeweils zur Ergebnisfindung herangezogen werden können, ist ◘ Tab. 8.1 zu entnehmen.

Tab. 8.1 Eigenschaften, Kenngrößen oder Messwerte, die bei Dünnschichtchromatogrammen zur Ergebnisfindung herangezogen werden

Qualitativ	Halbquantitativ (nur mit den Augen)	Quantitativ (technisch unterstützt)
▪ Position des Substanzflecks (R_F-Werte) ▪ Farbe/UV- bzw. Fluoreszenz-Verhalten ▪ Derivatisierung durch Aufbringung von Detektionsreagenzien	▪ Größe der Substanzflecken (Verdünnungsreihe) ▪ Intensität der Farbe bzw. des UV- oder Fluoreszenz-Verhaltens (ggf. nach Derivatisierung)	▪ Streifenweises Scannen der UV/Vis-Absorption (ggf. nach Derivatisierung) ▪ Erhaltene Peaks analog zur Säulenchromatographie auswertbar ▪ Einzelnes Extrahieren der getrennten Substanzen aus der Sorptionsschicht und anschließende spektroskopische oder nasschemische Gehaltsbestimmung

Qualitative Untersuchung

Am einfachsten und zuverlässigsten lassen sich Substanzen identifizieren, wenn die Probe gemeinsam mit authentischen Standards auf derselben Platte aufgetragen wird. Wenn sich der Probenfleck und der Fleck eines aufgetragenen Standards nach der Entwicklung des Chromatogramms in folgenden Eigenschaften entsprechen, können die beiden Substanzen identisch sein:

- gleiche Wanderungsstrecke (Mittelpunkt der Flecken)
- gleiche Farbe (aufgrund unterschiedlicher Mengen ggf. in unterschiedlicher Intensität)
- gleiches Verhalten gegenüber UV-Licht (Fluoreszenzfarbe bzw. Fluoreszenzlöschung)
- gleiches Verhalten beim Besprühen mit geeigneten Detektionsreagenzien

Bei reinen Identitätsprüfungen ist die Größe der Flecken nicht entscheidend, da sie von der Konzentration der betreffenden Substanz in der Probe bzw. im Standard abhängig ist.

Falls eine gemeinsame Auftragung von Probe und Standard auf derselben Platte nicht möglich ist, z. B. weil der Standard nicht vorliegt und dessen Daten nur in der Literatur zu finden sind oder wenn eine zweidimensionale Entwicklung notwendig ist, um ein komplexes Gemisch aufzutrennen, ist penibel auf eine exakte Einhaltung der Arbeitsvorschrift und der darin genannten Trennbedingungen zu achten. Dennoch wird es in der Regel nur schwer gelingen, die Laufstrecke eines anderen Chromatogramms exakt zu reproduzieren. Daher wird für jede Substanz der sogenannte Retardationsfaktor R_F (häufig auch als Retentionsfaktor bezeichnet) errechnet:

$$R_F = \frac{\textit{Entfernung der Substanz vom Start}}{\textit{Entfernung der Fließmittelfront vom Start}}$$

Für die Beurteilung der Identität tritt dann in obiger Aufzählung der im Rahmen der Messgenauigkeit (Lineal) gleiche R_F-Wert an die Stelle der gleichen Wanderungsstrecke. Die übrigen Vergleichskriterien bleiben unverändert.

Quantitative Untersuchung

Für die Quantifizierung einzelner Substanzen, die mittels Dünnschichtchromatographie aus einem Gemisch herausgetrennt wurden, stehen prinzipiell zwei Techniken zur Verfügung. Bei der *indirekten quantitativen* Bestimmung wird die Substanz nach der Trennung von der Platte abgekratzt und mit einem geeigneten Lösungsmittel extrahiert. Der Extrakt kann dann beispielsweise photometrisch, gravimetrisch oder titrimetrisch untersucht werden. Eine *direkte quantitative* Auswertung von dünnschichtchromatographischen Trennungen erfordert einen hohen Aufwand. Durch den Einsatz von speziellen DC-Scannern kann die nach spezifischer Lichteinstrahlung von den Substanzen auf der DC-Platte emittierte Strahlung gemessen werden. Die quantitative Auswertung erfolgt dann anhand von Kalibrierstandards, die üblicherweise auf der gleichen DC-Platte mitchromatographiert werden (Nau, et al. 2003). Darüber hinaus ist die quantitative Direktauswertung von Dünnschichtchromatogrammen auch über die Fluoreszenz möglich. Hierbei wird Licht bei der Anregungswellenlänge der fluoreszierenden Substanz eingestrahlt und bei der Emissionswellenlänge gemessen. Die Bestimmungsgrenzen moderner DC-Scanner reichen von 10^{-6} bis 10^{-8} Milligramm.

Der Nachteil quantitativer DC-Bestimmungen liegt darin, dass der apparative Mehraufwand für die Quantifizierung im Vergleich zu rein qualitativen Anwendungen vergleichsweise hoch ist. Die Komplexität dieser Untersuchungsmethode führt zudem zu einer relativ hohen Fehlerquote wenn die Quantifizierung (direkt oder indirekt) nicht routinemäßig betrieben wird. Hinzukommt der hohe Preis für zusätzliche Geräte, wie etwa einen DC-Scanner. Die quantitative Dünnschichtchromatographie dürfte deshalb in der Defekturanalytik eher die Ausnahme sein.

Halbquantitative Untersuchung

Etwas weniger aussagekräftig als die quantitative DC-Auswertung, dafür aber ohne zusätzlichen apparativen Aufwand zu bewerkstelligen ist die semi- bzw. halbquantitative DC-Auswertung. Laut NRF Anlage J wird eine solche halbquantitative Prüfung bei Defekturarzneimitteln, von denen ein mittleres Risiko ausgeht, als ausreichend erachtet (DAC/NRF 2013; vgl. auch ▸Kap. 3.2).

Eine halbquantitative Aussage über den Wirkstoffgehalt eines Defekturarzneimittels basiert auf einem visuellen Vergleich von Fleckengröße und Farbintensität zwischen Probe und auf der gleichen Platte aufgetragenen Vergleichslösungen unterschiedlicher Konzentration (○ Abb. 8.4). Stimmt ein Fleck der mitchromatographierten Verdünnungsreihe in Größe und Farbintensität mit dem zu bestimmenden Fleck der Zubereitung überein, kann deren prozentuale Konzentration in etwa abgeschätzt werden.

8.3 Dünnschichtchromatographie (Ph. Eur. 2.2.27)

8.3.1 Geräte

Wie erwähnt ist die Dünnschichtchromatographie für die Defekturanalytik in der Apotheke insbesondere wegen ihres im Vergleich zu anderen chromatographischen Verfahren relativ geringen apparativen Aufwands in besonderem Maße geeignet. Im Wesentlichen werden für die Durchführung dünnschichtchromatographischer Analysen folgende Gerätschaften bzw. Hilfsmittel benötigt:

- Dünnschichtplatten
- Entwicklungskammer
- Auftragegeräte, insbesondere bei (halb)quantitativen Bestimmungen
- Geräte zur Detektion

Aus den genannten Komponenten wird für jede zu beantwortende analytische Fragestellung das spezifisch passende Chromatographiesystem zusammengestellt. Im Folgenden sollen die verschiedenen Systemkomponenten kurz vorgestellt werden, einschließlich ihrer relevanten Charakteristika, soweit diese in der Ph. Eur. spezifiziert sind.

Dünnschichtplatten

Die Chromatographie wird mit vorgefertigten beschichteten Platten durchgeführt. Als Träger für die stationäre Phase dienen dabei üblicherweise Glasplatten oder – im Falle einer industriellen Beschichtung – Aluminium- bzw. Kunststofffolien im Format 20 × 20 cm. Werden für die stationäre Phase sogenannte HPTLC-Platten (engl.: high performance thin layer chromatography) mit Hochleistungssorbentien eingesetzt, die sich durch eine kleinere Korngröße und eine engere Korngrößenverteilung auszeichnen, sind wegen der kürzeren Trennstrecken kleinere Platten im Format 10 × 10 cm ausreichend.

Die Ph. Eur. führt im Reagenzienverzeichnis (Ph. Eur.-Monographie 4.1.1) u. a. folgende Sorbentien bzw. damit beschichtete Fertig-DC-Platten auf:

Tab. 8.2 Auswahl der in Ph. Eur.-Monographie 4.1.1 gelisteten Sorbentien für die Dünnschichtchromatographie bzw. der bereits damit beschichteten Fertig-DC-Platten

DC-Platten mit Aluminiumoxid	
DC-Platte mit Aluminiumoxid	Trägerplatte aus Glas, Metall oder Kunststoff mit einer Schicht von Aluminiumoxid (Teilchengröße 5 bis 40 µm), die etwa 10 % Calciumsulfat-Hemihydrat (Gips) als Bindemittel enthält.
DC-Platten mit Kieselgel	
DC-Platte mit Kieselgel	Trägerplatten aus Glas, Metall oder Kunststoff mit einer Schicht von Kieselgel geeigneter Dicke und Teilchengröße (gewöhnlich 2 bis 10 µm für Platten mit feiner Korngröße [Hochleistungsdünnschichtchromatographie, HPTLC] und 5 bis 40 µm für normale DC-Platten).
DC-Platte mit Kieselgel F_{254}	Die Kieselgel-Schicht enthält zusätzlich einen Fluoreszenzindikator mit einem Absorptionsmaximum bei 254 nm.
DC-Platte mit Kieselgel G	Die Kieselgel-Schicht enthält 13 % Calciumsulfat-Hemihydrat (Gips) als Bindemittel.
DC-Platte mit Kieselgel GF_{254}	Die Kieselgel-Schicht enthält 13 % Calciumsulfat-Hemihydrat (Gips) als Bindemittel und einen Fluoreszenzindikator mit einem Absorptionsmaximum bei 254 nm.

8

Tab. 8.2 Auswahl der in Ph. Eur.-Monographie 4.1.1 gelisteten Sorbentien für die Dünnschichtchromatographie bzw. der bereits damit beschichteten Fertig-DC-Platten (Fortsetzung)

DC-Platten mit octadecylsilyliertem Kieselgel	
DC-Platte mit octadecylsilyliertem Kieselgel	Trägerplatten aus Glas, Metall oder Kunststoff mit einer Schicht von octadecylsilyliertem Kieselgel. Die Schicht kann ein organisches Bindemittel enthalten.
DC-Platte mit octadecylsilyliertem Kieselgel F_{254}	Die Schicht aus octadecylsilyliertem Kieselgel enthält zusätzlich einen Fluoreszenzindikator mit einem Absorptionsmaximum bei 254 nm.
DC-Platte mit octadecylsilyliertem Kieselgel zur Trennung chiraler Komponenten R	Die Schicht aus octadecylsilyliertem Kieselgel ist imprägniert mit Cu^{2+}-Ionen und einem reinen Enantiomeren von Hydroxyprolin. Die Platte kann ein organisches Bindemittel enthalten.
DC-Platten mit silanisiertem Kieselgel	
DC-Platte mit silanisiertem Kieselgel	Trägerplatten aus Glas, Metall oder Kunststoff mit einer Schicht von silanisiertem Kieselgel von geeigneter Dicke und Teilchengröße (gewöhnlich 2 bis 10 µm für DC-Platten mit feiner Korngröße [Hochleistungsdünnschichtchromatographie, HPTLC] und 5 bis 40 µm für normale DC-Platten). Die Schicht kann ein organisches Bindemittel enthalten.
DC-Platte mit silanisiertem Kieselgel F_{254}	Die Schicht aus silanisiertem Kieselgel enthält zusätzlich einen Fluoreszenzindikator mit einem Absorptionsmaximum bei 254 nm.
Kieselgur	
Kieselgur G	Besteht aus den Kieselsäure-Gerüstpanzern fossiler Kieselalgen oder deren Bruchstücken; mit Salzsäure gereinigt und geglüht; Korngröße 10 bis 40 µm; Zusatz von ca. 15 % Calciumsulfat-Hemihydrat (Gips) als Bindemittel.

Alle aufgeführten Kieselgele eignen sich zur Selbstbeschichtung von DC-Platten, deren Herstellung in der Ph. Eur.-Monographie 4.1.1 beschrieben ist. In der Praxis werden jedoch nahezu ausschließlich industriell beschichtete Fertigplatten eingesetzt.

Eine wichtige Gruppe bei den chemisch modifizierten Kieselgelen stellen die sogenannten Umkehrphasen dar. Sie entstehen durch die Einführung lipophiler Gruppen wie Alkyl-, Phenyl- oder Cyclohexylreste. Dadurch werden lipophile Substanzen stärker an das Sorbens gebunden als hydrophile, die Reihenfolge der zugelegten Wegstrecken dreht sich im Vergleich zu polaren Phasen um. Die am häufigsten verwendete Umkehrphase ist die C-18 Phase, aus octadecylsilyliertem Kieselgel.

Vor der Entwicklung des Chromatogramms kann ein Waschen der Platten erforderlich sein, was durch Entwicklung mit einem geeigneten Lösungsmittel erfolgen kann. Die Platten können auch durch Entwicklung, Eintauchen oder Besprühen imprägniert werden und/oder falls erforderlich unmittelbar vor der Anwendung durch 20-minütiges Erhitzen im Trockenschrank bei 120 °C aktiviert werden.

Entwicklungskammer

Chromatographiekammern für die vertikale Plattenentwicklung haben einen flachen Boden oder zwei Wannen und bestehen aus durchsichtigem, inertem Material mit einem dicht schließenden Deckel (◘ Tab. 8.3). Zur horizontalen Entwicklung eingesetzte Kammern sind mit einer Wanne für Fließmittel ausgestattet und enthalten zusätzlich eine Vorrichtung, um das Fließmittel auf die stationäre Phase zu leiten. Die Größe der Kammer richtet sich nach den verwendeten Platten. Je größer die Kammer, desto mehr Zeit nimmt eine evtl. notwendige Sättigung der Kammeratmosphäre mit Fließmittel in Anspruch (zur Kammersättigung ▸Kap. 8.3.2). In sogenannten Sandwich-Trennkammer wird dieses Problem folgendermaßen gelöst: Die beschichtete Platte wird in einen Trennkammerrahmen eingelegt. Darin befindet sich die adsorbierende Trennschicht zwischen zwei Platten, der Rahmenplatte und der DC-Trägerplatte (Sandwich). Abstandsleisten sorgen dafür, dass die mobile Phase in der Schicht ohne Beeinträchtigung empor wandern kann. Wird die Rahmenplatte trocken eingesetzt, so arbeitet man praktisch ungesättigt. Durch Beschichten der Rahmenplatte und Befeuchten erhält man Kammersättigung.

◘ **Tab. 8.3** In der Dünnschichtchromatographie gängige Entwicklungskammer-Modelle

Normalkammer (Flachboden-Kammer, Standard-Trennkammer)	
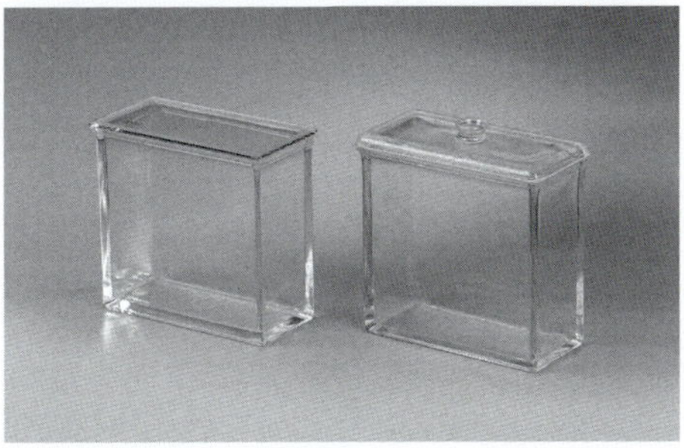 © biostep GmbH	▪ Am häufigsten verwendete Entwicklungskammer ▪ Für maximal zwei DC-Platten ▪ Für Kammersättigung mit lösungsmittelgetränktem Filterpapier auszukleiden ▪ Sättigung der Kammer dauert wegen des großen Gasraums relativ lange
Doppeltrogkammer	
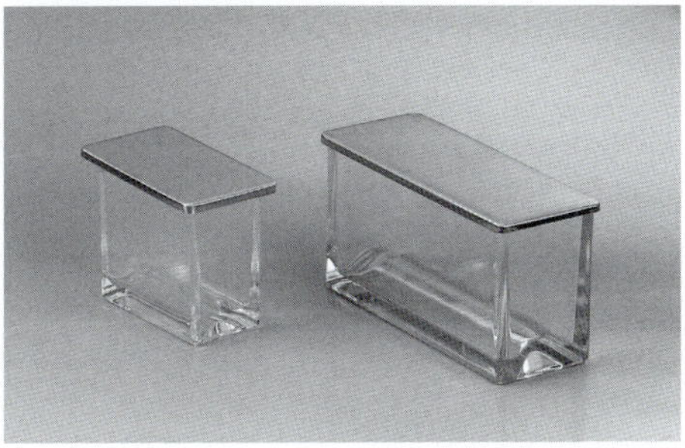 © biostep GmbH	▪ Schwelle am Boden teilt Kammer in zwei Tröge ▪ Geringerer Lösungsmittelbedarf ▪ Vorkonditionierung möglich (Lösungsmittel befindet sich in einer Trogkammer und sättigt den Gasraum. Durch Kippen der Kammer gelangt Lösungsmittel in den zweiten Trog und die Entwicklung beginnt.)

8

Tab. 8.3 In der Dünnschichtchromatographie gängige Entwicklungskammer-Modelle (Fortsetzung)

Simultan-Trennkammer (Synchronkammer)

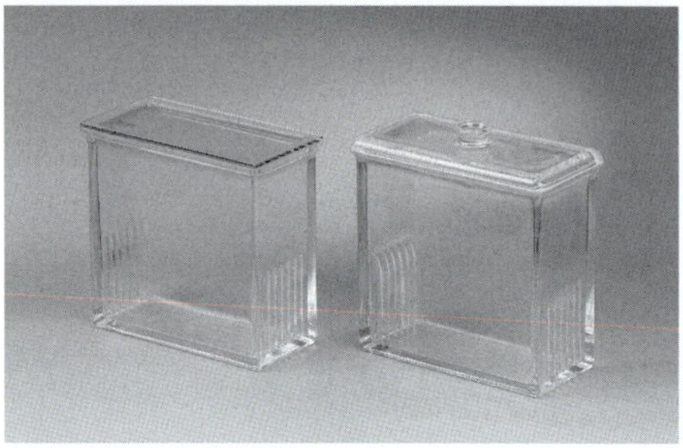

© biostep GmbH

- Mit Einstellrillen für fünf oder mehr DC-Platten
- Mit flachem oder gerilltem Boden
- Weniger Lösungsmittel pro Platte nötig
- Vorkonditionierung möglich

Horizontalentwicklungskammer (H-Kammer)

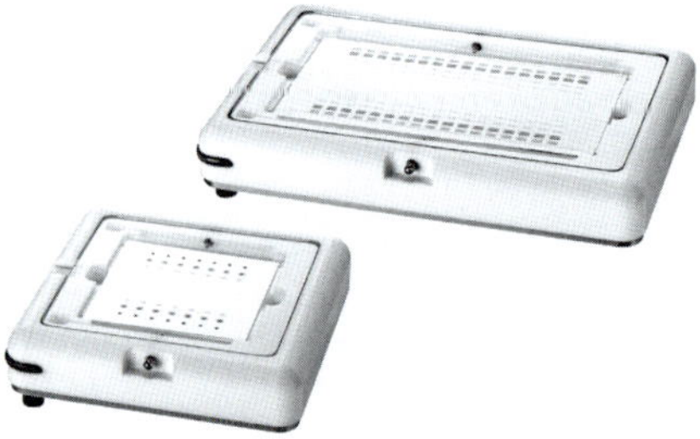

© CAMAG Chemie-Erzeugnisse & Adsorptionstechnik AG & Co. GmbH

- Horizontale Entwicklung des Chromatogramms
- Sandwichkammer, d. h. eine Abdeckplatte ist durch einen Abstandshalter wenige Millimeter über der Trennplatte angeordnet, dadurch ist das Volumen der Gasphase sehr klein
- Insbesondere für die Entwicklung von HPTLC-Platten vorgesehen
- Entwicklung von zwei Seiten gleichzeitig möglich

Vario-Kammer

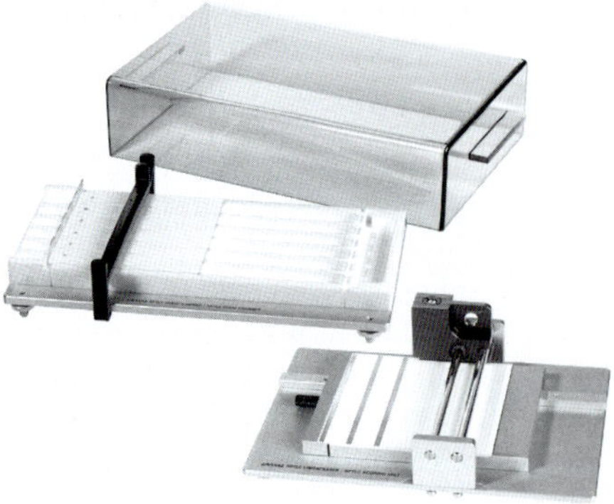

© CAMAG Chemie-Erzeugnisse & Adsorptionstechnik AG & Co. GmbH

- Mehrere Fließmitteltanks
- Geeignet für die Erarbeitung optimaler Trennbedingungen (Wahl der mobilen Phase) unter gleichen Versuchsbedingungen
- Sandwich- und Wannenkonfiguration können parallel simuliert werden
- Die unterschiedlichen Entwicklungsbedingungen können frei kombiniert werden

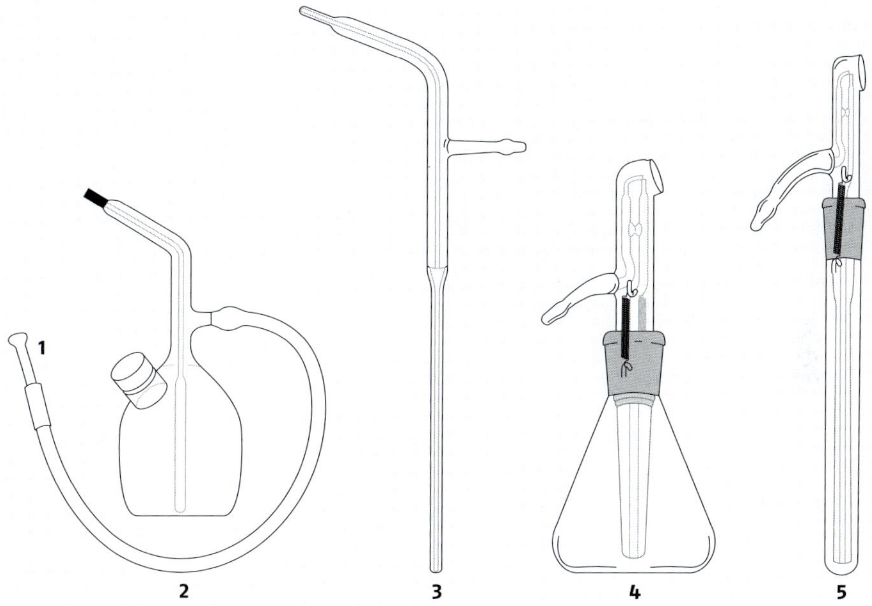

o Abb. 8.1 1 Anschluss an Druckluftleitung oder Gummiball, 2 Ganzglassprüher, 3 Sprühaufsatz für vorhandene Reagenzgläser (Korkverbindung), 4 Reagenzglaszerstäuber 12 ml, 5 Reagenzglaszerstäuber 6 ml (Golloch, et al. 1985)

Auftragegeräte

Geeignete Auftragegeräte sind Mikropipetten, Mikrospritzen, kalibrierte Einweg-Kapillaren oder andere Geräte, mit denen die Lösungen fachgerecht aufgetragen werden können. Die notwendige Dosiergenauigkeit der Mikropipetten, Mikrospritzen und Einweg-Kapillaren richtet sich nach dem Auftragevolumen, welches wiederum von der Probe vor allem aber von den verwendeten Platten abhängig ist. Bei normalen DC-Platten beträgt das Auftragsvolumen bei punktförmiger Auftragung 1 µl bis 4 µl, bei bandenförmiger Auftragung bis zu 10 µl, in Einzelfällen sogar bis zu 20 µl. Bei HPTLC-Platten liegen die Auftragsvolumina im Bereich von 100 bis 200 nl, sodass entsprechend genauere Auftragegeräte erforderlich sind.

Geräte zur Detektion

Zur apparativen DC-Ausstattung gehört üblicherweise auch ein Gerät zum Nachweis der direkten Fluoreszenz oder der Fluoreszenzminderung. Hierfür kommt üblicherweise eine UV-Handlampe zum Einsatz, die Licht einer Wellenlänge von 254 nm bzw. 365 nm emittiert. Darüber hinaus erforderlich sind laut Ph. Eur. geeignete Vorrichtungen zur Derivatisierung durch Aufbringen von Reagenzien auf die Platte (Besprühen, Eintauchen oder Behandeln mit Gasen) und, falls notwendig, zum Erhitzen der Platte, um die voneinander getrennten Bestandteile sichtbar zu machen.

Im Apothekenlabor hat sich insbesondere das Besprühen von DC-Platten als praktikable Methode für das Aufbringen von Detektionsreagenzien etabliert. Hierfür stehen spezielle Sprühgeräte zur Verfügung (o Abb. 8.1) die mit Druckluft aus Kompressoren, Gummibällen oder Inertgasdosen betrieben werden.

Das Besprühen sollte stets in einem gut ziehenden Abzug erfolgen, um das Einatmen von toxischen und aggressiven Aerosolnebeln zu verhindern. Nach Beendigung der Arbeiten sind die Sprühgeräte (besonders deren Düsen) und der Abzug sorgfältig zu reinigen, um unerwartete Reaktionen mit später benutzten Reagenzien zu vermeiden. Durch den Einsatz spezieller Sprühkabinette lässt sich die Kontamination des übrigen Abzugs reduzieren.

Als Alternative zum Sprühverfahren hat sich auch das Tauchen von DC-Platten etabliert. Das Tauchen bewirkt eine gleichmäßige Benetzung der Sorptionsschicht und vermindert die Kontamination des Arbeitsplatzes mit toxischen Reagenzien. Hierfür stehen spezielle kleinvolumige Tauchbäder zur Verfügung, die jedoch trotzdem mindestens 100 ml Reagenzlösung benötigen, wovon unter Umständen ein Großteil entsorgt werden muss.

Für das Erhitzen wird meist ein Trockenschrank verwendet, besser eignen sich jedoch spezielle Heizplatten, mit denen man das Dünnschichtchromatogramm schnell und gleichmäßig unter ständiger Beobachtung erhitzen kann (Pachaly, Koch 2012).

8.3.2 Methodenbeschreibung

Die Durchführung einer Dünnschichtchromatographie erfordert eine Vielzahl diverser Handgriffe und Arbeitsvorgänge, deren wichtigste Aspekte nachfolgend in chronologischer Abfolge erläutert werden.

Auftragen der Substanz

Das Auftragen der Lösung erfolgt mit Schmelzpunktkapillaren, speziell dafür vorgesehenen Auftragekapillaren mit definiertem Volumen (häufig 2–10 µl) oder Mikropipetten, deren Volumen dem jeweiligen Bedarf individuell angepasst werden kann. Um eine gute Trennung zu erzielen, sollte der Durchmesser der aufgetragenen Substanzflecke möglichst klein sein. Dies kann dadurch erreicht werden, dass größere Volumina der Probenlösung in mehreren Portionen mit zwischenzeitlichen Pausen zum Verdampfen des Lösungsmittels aufgetragen werden. Der Abstand der Startlinie vom unteren Rand der Platte ist so zu wählen, dass die aufgetragenen Substanzflecke während der Entwicklung des Chromatogramms nicht in das Fließmittel eintauchen. Die äußeren Proben sollten ca. 1,5 cm vom Plattenrand entfernt sein, um Randeffekte zu vermeiden. Die Substanzen können punkt- oder bandenförmig aufgetragen werden, dabei ist auf einen ausreichenden Abstand zwischen den Auftragspunkten zu achten, damit die einzelnen Banden auch nach der Entwicklung, bei der eine gewisse Diffusion nicht zu vermeiden ist, klar voneinander unterschieden und gegeneinander abgegrenzt werden können.

Fließmittel

Um Substanzen bei der Dünnschichtchromatographie entlang der stationären Phase transportieren zu können, müssen die Probenmoleküle nach erfolgter Adsorption wieder zurück in die mobile Phase gelangen. Zum einen ist die Elutionswirkung eines Fließmittels darauf zurückzuführen, dass die Wechselwirkung zwischen Probenmolekülen und mobiler Phase größer ist als die zwischen den Probenmolekülen und dem Sorptionsmittel. Zum anderen werden die Probenmoleküle aus ihrer Bindung an das Sorbens verdrängt, indem Fließmittelmoleküle mit ihnen um die Bindungsstellen an der stationären Phase zu konkurrieren. Ein Fließmittel, das eine höhere Elutionskraft aufweist als ein anderes, verdrängt die Probenmoleküle schneller und effektiver vom Sorbens als ein

Tab. 8.4 Eluotrope Reihe für Kieselgel (Schwedt 1986)

Lösungsmittel	Elutionskraft ε^0	Polarität
Pentan	0,00	
Hexan	0,03	
Cyclohexan	0,03	
Tetrachlormethan	0,11	
Diisopropylether	0,21	
Benzol	0,25	
Chloroform	0,26	
Dichlormethan	0,32	
Diethylether	0,38	
Ethylacetat	0,38	
Aceton	0,46	
Dioxan	0,49	
Acetonitril	0,50	
Pyridin	> 0,70	
Methanol	0,73	
Ethanol	0,88	
Wasser	Sehr groß	

Fließmittel mit geringerer Elutionskraft. Entscheidende Eigenschaft eines Lösungsmittels für die Chromatographie ist also seine Elutionskraft, die man mit dem Symbol ε^0 bezeichnet und die sich relativ zur willkürlich gleich Null gesetzten Elutionskraft von Pentan berechnen lässt. Ordnet man die verschiedenen Lösungsmittel nach steigender Elutionskraft, erhält man die sogenannte eluotrope Reihe (Tab. 8.4).

Die eluotrope Reihe der Lösungsmittel läuft im Wesentlichen parallel zu den Polaritäten bzw. zu den Dielektrizitätskonstanten und gilt streng genommen nur für ein bestimmtes Sorbens. Bei Verwendung einer weitgehend unpolaren Umkehrphase kehrt sich auch die Reihenfolge der eluotropen Reihe um, d. h. lipophile Lösungsmittel besitzen dann eine stärkere Elutionskraft als hydrophile.

Geeigneter als ein einzelnes Lösungsmittel ist eine Mischung aus stärker und schwächer polaren Komponenten, deren Mischungsverhältnis an die individuellen Eigenschaften der untersuchten Probe angepasst werden kann. Beispiele für in der Dünnschichtchromatographie auf Kieselgel-Platten allgemein verwendbare Fließmittelgemische sind Tab. 8.5 zu entnehmen.

Tab. 8.5 In der Arzneimittelanalytik häufig verwendete Fließmittel bei Kieselgel-Platten (Dominik, et al. 2013)

Untersuchte Substanz	Fließmittel	Zusammensetzung (in Volumenanteilen)
Organische Säuren	Toluol/Isopropanol/konz. Ammoniak	30/60/10
	Toluol/Aceton/Ameisensäure	60/39/1
Neutralstoffe	Methylenchlorid/Ethanol	90/10
	Toluol/Aceton	60/40
Alkaloide	Methylenchlorid/Aceton/ konz. Ammoniak	20/78/2
	Methylenchlorid/Methanol/ konz. Ammoniak	85/14/1
	Methylenchlorid/Diethylamin	90/10

Die in Tab. 8.5 genannten Fließmittelsysteme weisen zwar einen relativ großen Einsatzbereich auf, dennoch ist eine individuelle Anpassung des Fließmittels an die analytische Fragestellung, das verwendete Substanzgemisch und das eingesetzte Sorbens oft nicht zu umgehen. Neben einschlägigen Vorgaben des Arzneibuchs (Ph. Eur. 2013; DAB 2012) findet sich im „DC-Atlas Dünnschichtchromatographie in der Apotheke“ (Pachaly, Koch 2012) eine Übersicht geeigneter Fließmittel für über 250 Arzneistoffe, Drogen und Salbengrundlagen.

Entwicklung

Konventionelle DC-Platten werden in vertikaler Richtung entwickelt und dafür so in die Entwicklungskammer gestellt, dass sich die Startlinie etwa 0,5 bis 1,0 cm oberhalb des Fließmittelpegels befindet. Die Kammer sollte gut verschlossen und weder Zugluft noch direkter Sonneneinstrahlung ausgesetzt sein. Sie darf während der Chromatographie nicht geöffnet werden, da anderenfalls Störungen auftreten, die zu einer unregelmäßigen Fließmittelfront und veränderten R_F-Werten führen.

Die Entwicklung der DC-Platte kann sowohl mit als auch ohne Kammersättigung erfolgen. Unter Kammersättigung versteht man die Sättigung des Kammerraums oberhalb des Flüssigkeitsspiegels mit Lösungsmitteldämpfen. Die Sättigung wird beschleunigt, wenn man die Kammerwände innen mit Filterpapier auskleidet bevor man das Fließmittel einfüllt (Rücker, et al. 2008). In einer gesättigten Kammer führt die Vorbeladung der Sorptionsschicht mit Fließmitteldämpfen zu einer erhöhten Fließgeschwindigkeit bei gleichzeitig verringertem Fließmitteleinstrom (Abb. 8.2). Ist die Kammeratmosphäre nicht gesättigt, verdampft während der Entwicklung ein Teil des Fließmittels von der Schicht. Dadurch wird für die gleiche Strecke mehr Fließmittel benötigt als in einer gesättigten Kammer, sodass die in einer ungesättigten Kammer gemessenen R_F-Werte größer sind. Bei Fließmittelgemischen verdampfen vor allem die leicht flüchtigen Komponenten, wodurch sich in der ungesättigten Kammer die Zusammensetzung der mobilen Phase ändert. Infolge des verstärkten Fließmitteleinstroms auf die nicht vorbeladene

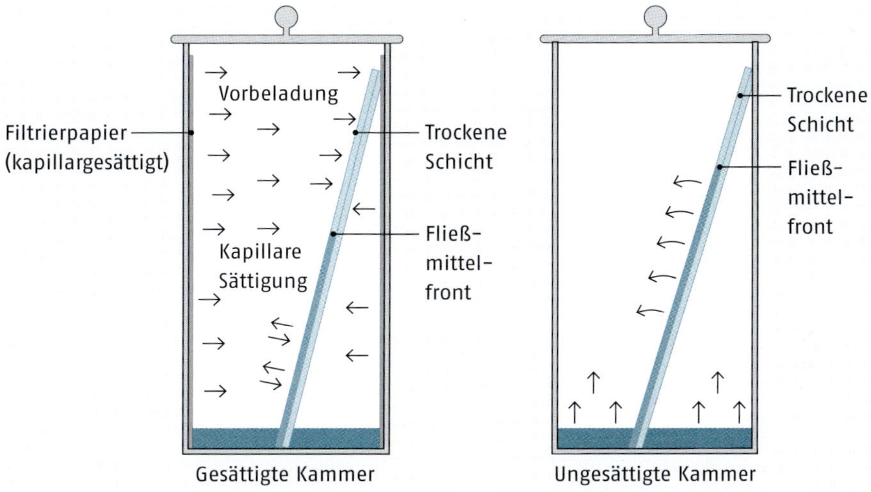

Abb. 8.2 Gesättigte vs. ungesättigte Kammeratmosphäre

Sorptionsschicht, lässt sich die Trennung von Vielkomponentengemischen in einer ungesättigten Kammeratmosphäre bisweilen deutlich verbessern. Da jedoch mit einer normalen ungesättigten Kammer schwieriger reproduzierbare Ergebnisse zu erhalten sind, wird üblicherweise eine gesättigte Kammeratmosphäre bevorzugt (Pachaly, Koch 2012).

Im Allgemeinen ist es ausreichend, konventionelle DC-Platten ca. 10 cm weit zu entwickeln, im Arzneibuch werden meist Trennstrecken zwischen 10 und 15 cm angegeben. Die Entwicklungszeit beträgt im Normalfall zwischen 15 und 30 Minuten. Eine größere Laufstrecke verbessert selten die Trennung und erfordert unverhältnismäßig mehr Zeit, da die Fließgeschwindigkeit der mobilen Phase mit zunehmender Laufstrecke erheblich abnimmt. Bei HPTLC-Platten reichen aufgrund der höheren Trenneffizienz üblicherweise Trennstrecken von 5 bis 7 cm aus, die häufig bereits nach 2- bis 10-minütiger Entwicklungszeit erreicht werden. Um eine zuverlässige und reproduzierbare Auswertung des Dünnschichtchromatogramms zu gewährleisten, darf die Fließmittelfront das obere Ende der Platte nicht erreichen. Denn auch nach Erreichen des Schichtendes strömt für einige Zeit weiterhin Fließmittel auf die Platte bis die Aufnahmefähigkeit der Schicht auch im oberen Bereich erschöpft ist. Während dieser nicht sichtbaren Bewegung der mobilen Phase kann sich jedoch weiterhin die Laufstrecke der Substanzen vergrößern, was in diesem Fall dazu führt, dass gemessene R_F-Werte nicht mehr mit Literaturangaben verglichen werden können.

Bei Vielkomponentengemischen können sehr kurze Laufstrecken problematisch sein, da die einzelnen Zonen dann unter Umständen nicht mehr sauber getrennt werden. Dies gilt auch für Substanzen, die im gewählten Chromatographie-System sehr niedrige R_F-Werte besitzen. Bei R_F-Werten unter 0,4 lässt sich die Trennung dicht beieinander liegender Zonen verbessern indem man die Platte nach kurzer Lufttrocknung ein zweites Mal entwickelt. Allerdings sind die nach einer solchen Mehrfachentwicklung erhaltenen R_F-Werte aufgrund der schwer zu standardisierenden Zwischentrocknung oft nicht gut reproduzierbar, weshalb meist versucht wird die Anwendung dieser Methode durch die Wahl eines anderen, besser geeigneten Chromatographie-Systems zu umgehen. Eine

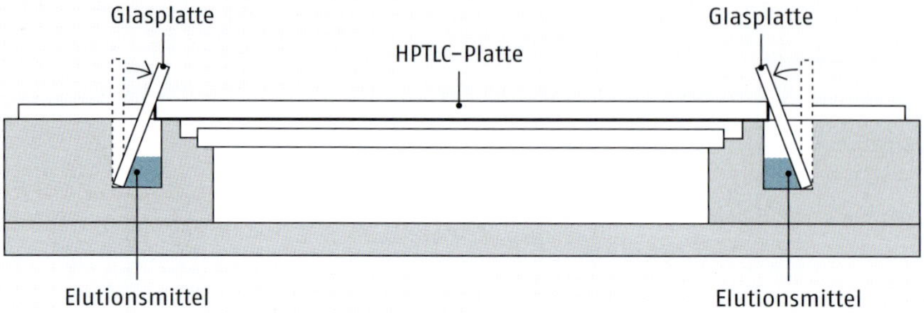

o Abb. 8.3 Schematischer Aufbau einer Horizontalentwicklungskammer zur Entwicklung von HPTLC-Platten

andere, häufiger eingesetzte Form der Mehrfachentwicklung ist die zweidimensionale Dünnschichtchromatographie. Dabei wird die DC-Platte vor der zweiten Entwicklung um 90° gedreht und zur Erhöhung der Selektivität in einem anderen Fließmittel quer zur ersten Auftrennung entwickelt.

Anstelle der vertikalen Entwicklung in Glaströgen werden HPTLC-Platten für quantitative Bestimmungen üblicherweise horizontal chromatographiert. Dazu werden Horizontalkammern (□ Tab. 8.3) verwendet, in denen die mit der Schicht nach unten liegenden HPTLC-Platten von zwei Seiten her entwickelt werden (o Abb. 8.3). Das Fließmittel wird mithilfe von Glassinterplatten (Fritten) auf die HPTLC-Platte transportiert. Die Vorteile der Linearkammer liegen darin, dass auf einer Platte die doppelte Probenzahl getrennt werden kann und dass sich bei der Entwicklung von zwei gegenüberliegenden Seiten die Fließmittelfronten in der Mitte treffen und so eine gerade Linie bilden. Eine gerade Fließmittelfront ist für die instrumentelle Auswertung vorteilhaft. Außerdem kann in den nach dem Sandwich-Prinzip arbeitenden Horizontalentwicklungskammern die Gasphase aufgrund ihres geringeren Volumens besser kontrolliert werden als bei der herkömmlichen Entwicklung in Normalkammern.

Detektion

In vielen Fällen lassen sich die Substanzflecken nach der Entwicklung des Chromatogramms bereits aufgrund ihrer Eigenfarbe erkennen. Bei ungefärbten Substanzen führt in aller Regel eine der folgenden Detektionsmethoden zum Ziel:

Fluoreszenz-Anregung: Bestimmte Substanzgruppen, z. B. Alkaloide, Cumarinderivate und Salicylsäurederivate, können im langwelligen UV-Licht zur Eigenfluoreszenz angeregt werden. Bei einer Betrachtung der DC-Platte unter der langwelligen Strahlung der UV-Lampe bei 365 nm können fluoreszierende Substanzen als hell leuchtende Flecken auf dem dunklen Plattenuntergrund sichtbar gemacht werden.

Fluoreszenz-Minderung: DC-Platten, die einen Fluoreszenzindikator enthalten, können mit einer UV-Lampe bei 254 nm zur Fluoreszenz angeregt werden. Befinden sich auf der Plattenoberfläche Substanzen, die UV-Strahlung dieser Wellenlänge absorbieren (z. B. Aromaten, Verbindungen mit konjugierten Doppelbindungen), wird die Fluoreszenz des Indikators gemindert oder sogar ganz gelöscht. Die Substanzen sind dann als dunkle Flecke auf der hell leuchtenden Oberfläche zu erkennen und können markiert werden.

Derivatisierung mit Sprühreagenzien: Lassen sich die Substanzflecke auch über eine Betrachtung im UV-Licht bei 254 oder 365 nm nicht detektieren, so müssen sie durch das Aufbringen (Sprühen, Tauchen, Bedampfen) adäquater Nachweisreagenzien sichtbar gemacht werden. Dabei entstehen zum Teil charakteristische Färbungen, die bei Tageslicht erkennbar sind, zum Teil aber auch wieder Fluoreszenzfarbstoffe, die erst durch langwelliges UV-Licht (365 nm) angeregt werden müssen. Meist lassen sich diese chemischen Farbreaktionen durch Erhitzen der DC-Platte beschleunigen und/oder vertiefen. In ▫ Tab. 8.6 sind verschiedene Sprühreagenzien beschrieben, die sich in der Substanzdetektion auf DC-Platten bewährt haben.

▫ **Tab. 8.6** In der Dünnschichtchromatographie gebräuchliche Detektionsreagenzien

Sprühreagenz	Substanzgruppe	Farbreaktion
Universell		
Ioddampf	Universell	Braune Flecken
Kaliumpermanganat oder Kaliumpermanganat/Schwefelsäure	Universell, reduzierende Verbindungen	Weiße Flecken auf rosa Grund
Methanolische Schwefelsäure	Universell	Verschiedene charakteristische Farben
Substanzklassen		
Anisaldehyd/Schwefelsäure	Zucker, Steroide, Terpene	Verschiedene charakteristische Farben
Dragendorffs Reagenz (Bismutoxidnitrat, Weinsäure, Kaliumiodid)	Alkaloide (und andere stickstoffhaltige Verbindungen)	Verschiedene charakteristische Farben
Eisen(III)-chlorid/Iod	Xanthinderivate	Graublau bis braunrot
Natriumtetraphenylborat (Kalignost®)	Alkaloide	Orange bis rot
Funktionelle Gruppen		
Ehrlichs Reagenz (4-Dimethylbenzaldehyd/Salzsäure)	Amine	Gelb bis violett
Eisen(III)-chlorid/Kaliumhexacyanoferrat(III)	Reduzierende Verbindungen, Phenole, Amine	Verschiedene charakteristische Farben
Eisen(III)-chlorid/Salzsäure	Phenole, Hydroxamsäuren	Blau, rot
Fluorescein/Brom	Ungesättigte Verbindungen	Fluoreszenz, auch gelb
Formaldehyd/Schwefelsäure	Mehrkernige Aromaten	Verschiedene charakteristische Farben
Molybdatophosphorsäure	Reduzierende Verbindungen, Lipide, Sterine, Steroide	Blau

Tab. 8.6 In der Dünnschichtchromatographie gebräuchliche Detektionsreagenzien (Fortsetzung)

Sprühreagenz	Substanzgruppe	Farbreaktion
Ninhydrin	Aminosäuren, Amine, Aminozucker	Gelb bis violett
Nitroprussid-Natrium	SH-Verbindungen	Rote Flecken
Van Urk-Reagenz (Dimethylamino-benzaldehyd/Wasser/Schwefelsäure/Eisen(III)-chlorid)	Indol-Derivate	Blau bis violett
Vanillin/Schwefelsäure	Höhere Alkohole, Phenole, Steroide, ätherische Öle	Verschiedene charakteristische Farben

Eine umfassende Liste mit über 40 Detektionsreagenzien einschließlich Angaben zu ihrer Zusammensetzung und Herstellung findet sich im „DC-Atlas Dünnschichtchromatographie in der Apotheke“ (Pachaly, Koch 2012).

Vorgehen bei der halbquantitativen Auswertung

Wie in ▸Kap. 8.2 erläutert basiert die halbquantitative Auswertung eines Dünnschichtchromatogramms darauf, Größe und Farbintensität des zu bestimmenden Substanzflecks mit den Flecken einer Verdünnungsreihe zu vergleichen, wobei die Konzentration der Untersuchungslösung näherungsweise der jener Vergleichslösung entspricht, deren Fleck dem der Untersuchungslösung am nächsten kommt (◉ Abb. 8.4). Für die quantitative Auswertung mit DC-Scannern schreibt die Ph. Eur.-Monographie mindestens drei Referenzlösungen im Konzentrationsbereich von 80 bis 120 Prozent (bezogen auf den Sollgehalt der Probe). Diese Vorgabe kann auch als Orientierung für halbquantitative DC-Auswertungen dienen. Bei Bedarf können allerdings auch mehr als drei Referenzlösungen verschiedener Konzentration mitchromatographiert werden, um den Gehalt der Zubereitung genauer einzugrenzen.

8.3.3 Eignung

Die Dünnschichtchromatographie eignet sich wegen ihrer technischen Anspruchslosigkeit und hohen Aussagekraft ganz besonders zur Defekturanalytik im Apothekenlabor. Sie ist universell einsetzbar und zeichnet sich besonders durch eine hohe Trennschärfe und Geschwindigkeit des Trennvorganges aus. Da für die dünnschichtchromatographische Trennung eine Vielzahl unterschiedlicher physiko-chemischer Wechselwirkungen eine Rolle spielt, lassen sich durch die Auswahl geeigneter Trennbedingungen auch Substanzen trennen, die sich in einzelnen Eigenschaften möglicherweise nur geringfügig voneinander unterscheiden. Aufgrund der großen Flexibilität und individuellen Anpassungsfähigkeit der Methode können nahezu alle bei Raumtemperatur festen oder flüssigen Substanzen dünnschichtchromatographisch untersucht werden. Die dabei erreichbaren Trennleistungen sind mit anderen aufwendigeren chromatographischen Techniken (HPLC, SEC, GC) vergleichbar, bei denen, im Gegensatz zur Dünnschichtchromatographie, die gesamte Trennstrecke nicht auf den ersten Blick erfasst werden kann. Qualitative Bestimmungen sind grundsätzlich möglich, für die meisten Defekturarzneimittel sind

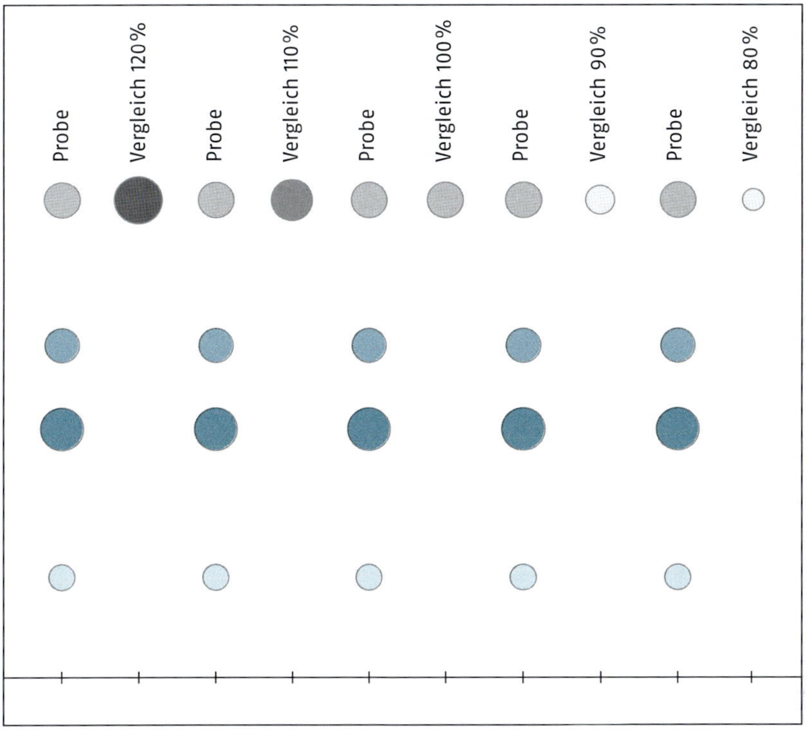

o Abb. 8.4 Exemplarisches Dünnschichtchromatogramm zur halbquantitativen Gehaltsbestimmung. In diesem Beispiel entspricht der Gehalt der Probe dem Sollwert, da der Probenfleck in Größe und Farbintensität der 100%igen Vergleichslösung (≙ Sollgehalt) entspricht.

qualitative oder halbquantitative Aussagen jedoch vollkommen ausreichend. Letztere können auf einfache Weise durch visuellen Vergleich getroffen werden und sind folglich mit Hilfe der Dünnschichtchromatographie so einfach zugänglich wie mit kaum einer anderen, im Apothekenlabor mit vergleichbar geringem Aufwand durchführbaren Methode. Die Dünnschichtchromatographie ist demnach eine zeit- und materialsparende Analysemethode, die sich zudem durch eine gute Reproduzierbarkeit der Messergebnisse auszeichnet. Sie hat in der Apotheke zu Recht eine sehr breite und vielseitige Anwendung gefunden und ist prädestiniert für die Beantwortung einer Vielzahl analytischer Fragen, die sich im Rahmen der Defekturprüfung stellen.

9 Extensometrie

Einsatzbereich

Risikoklasse:

- Niedriges Risiko (Gesamtrisikoscore < 30)

Darreichungsformen:

- Cremes, Gele, Pasten, (Suspensions-)Salben

Für Details zur Eignung der Methode für bestimmte Darreichungsformen siehe ▸Kap. 9.3.3.

9.1 Einführung

Wesentlichstes Charakteristikum halbfester Zubereitungen ist ihre plastische Verformbarkeit, d. h. ihre Eigenschaft sich unter Krafteinwirkung nach Überschreiten der Fließgrenze irreversibel zu verformen, genauer gesagt zu fließen. Während bei Flüssigkeiten in der Regel bereits die Einwirkung der Schwerkraft ausreicht, um die plastische Verformung in Gang zu setzen, sind halbfeste Zubereitungen deutlich formstabiler. Nach Überschreiten der Fließgrenze zeigen sie jedoch den Flüssigkeiten ganz ähnliche rheologische Eigenschaften. Dies gilt auch für die Spreitung, also die Ausbreitung und flächige Verteilung einer Zubereitung auf Oberflächen. Hierbei ist allerdings ein wesentlicher Unterschied zu beachten: Während die Spreitung von Flüssigkeiten vor allem durch deren Benetzungseigenschaften bestimmt wird, spielen bei halbfesten Systemen deren rheologische Eigenschaften eine bzw. die entscheidende Rolle (Leuenberger 2002). Die Untersuchung der Spreitbarkeit halbfester Zubereitungen gehört demnach im weiteren Sinne zu den rheologischen Prüfungen, wenngleich hierbei nur ein ganz bestimmter Ausschnitt des gesamten viskoelastischen Verhaltens (vgl. ▸Kap. 27.2) erfasst wird. Eine sehr einfache Methode zur Bestimmung der Spreitbarkeit ist die sogenannte Extensometrie. Dabei wird die halbfeste Zubereitung zwischen planen Flächen unter standardisierten Bedingungen verschiedenen Druckbelastungen ausgesetzt. Die von der Probe nach der Druckbelastung bedeckte Fläche wird gemessen und ausgewertet. Der apparative Aufwand ist demnach ungleich geringer als bei den in ▸Kap. 27 beschriebenen Viskositätsmessungen.

9.2 Aussagekraft und Limitationen

Die Spreitbarkeit gilt bei genauer Einhaltung der festgelegten Prüfprozedur als eine sehr einfache und aussagekräftige Methode (Feltkamp, et al. 1983), wenngleich sie mit einer rheologischen Komplettcharakterisierung nicht vergleichbar ist. Auch liegt es in der Natur der Sache, dass die Extensometrie als Konventionsmethode keine Absolutwerte liefert, sondern lediglich für Vergleichsmessungen geeignet ist. Die statistische Auswertung einer großen Zahl von experimentellen Ergebnissen, die mit verschiedenen Dermatika-Grundlagen gewonnen wurden, zeigte beispielhaft, dass mit Hilfe der Extensometrie erhöhte Wasseranteile in O/W-Cremes oder erhöhte Mengen dünnflüssigen Paraffins in lipophilen Salbengrundlagen recht zuverlässig festgestellt werden können (Gruntova, Mandak 1971). Dabei wurden, durch kleine Veränderungen in der Zusammensetzung verursachte Unterschiede der Spreitbarkeit nicht nur in ausreichendem Maße erkannt, sondern auch angemessen reproduzierbare Werte erhalten. Die Extensometrie erscheint demnach als ein geeigneter Indikator für etwaige Einwaage- oder Herstellungsfehler. Im Rahmen der Defekturanalytik dient die Spreitbarkeit jedoch nicht nur als Surrogatparameter für die Messung der Viskosität (vgl. ▸Kap. 27), vielmehr stellt sie auch ein eigenständiges Qualitätskriterium dar. Sie zählt zu den Faktoren, die die Aufnahme eines Wirkstoffs aus einer Grundlage in die Haut beeinflussen, und spielt eine nicht zu unterschätzende Rolle für die Compliance der Anwender (Daniels 2009). Die Überprüfung der Spreitbarkeit gewährleistet demnach nicht nur die Chargenhomogenität und -konformität der Zubereitung, sondern auch eine von den Anwendern des Arzneimittels tolerierte Haptik.

9.3 Prüfung der Spreitbarkeit mit dem Extensometer

9.3.1 Geräte

Das Prinzip der Extensometrie besteht darin, dass Zubereitungsproben gleichen Durchmessers und gleichen Volumens auf eine ebene Fläche aufgebracht und mit einer transparenten Messplatte definierten Gewichts belastet werden, um die sich dabei ergebende Spreitungsfläche zu ermitteln. Zur reproduzierbaren Messung eignen sich sogenannte Extensometer, für die verschiedene Varianten beschrieben wurden, die sich durch die Form der Platten sowie die Art und Weise des Probenauftrags unterscheiden (Niedner, Ziegenmeyer 1992; Münzel, et al. 1959; Gruntova und Mandak 1971; Pozo Ojeda, Suñé Arbussá 1955). Insbesondere dem Probenauftrag kommt eine erhebliche Bedeutung zu, da die Methode nur dann verlässliche und vor allem vergleichbare Aussagen ermöglicht, wenn stets Proben gleichen Durchmessers und gleichen Volumens vermessen werden. Extensometer, bei denen die Probe vor der Messung zunächst in einem Dosierer geformt und dann auf die untere Platte des Geräts übertragen werden muss (Münzel, et al. 1959), wurden in der Vergangenheit kritisch diskutiert, da diese vorbereitende Manipulation die innere Struktur der Probe und damit auch das Messergebnis beeinträchtigt (Gruntova, Mandak 1971). Auch lässt die Dosiergenauigkeit bei dieser Form der Probenvorbereitung mitunter zu wünschen übrig. Moderne Extensometer-Modelle besitzen daher neben der druckausübenden, skalierten Messplatte einen zweiteiligen Unterbau, der aus einer Dosier- und einer Basisplatte besteht (○ Abb. 9.1). Letztere sind so gestaltet, dass eine kleine kreisförmige Fläche in der Mitte der Dosierplatte um einen definierten Wert abgesenkt werden kann, wodurch eine Vertiefung definierten Volumens entsteht, die vollständig mit der zu prüfenden Zubereitung befüllt wird (vgl. ○ Abb. 9.2). Danach wird die Dosierplatte auf die Basisplatte gesetzt. Hierbei wird der Stempel, der die Bodenfläche der Vertiefung bildet, durch einen Bolzen der Basisplatte nach oben gedrückt, sodass der Stempel nunmehr bündig mit der umgebenden Dosierplatte abschließt. Die exakt definierte Probenscheibe liegt damit zentral auf der jetzt planen Oberfläche der Dosierplatte und kann mit der skalierten Messplatte bzw. dem gewählten Zusatzgewicht belastet werden.

Um zu verhindern, dass sich die Platten gegeneinander verschieben, was zu Messungenauigkeiten führen könnte, sind in zwei Ecken der Basisplatte Führungsstifte angebracht,

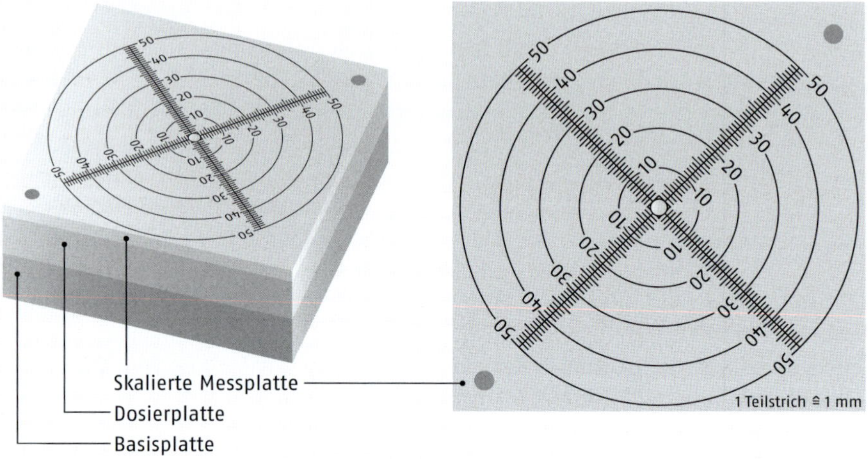

o Abb. 9.1 Aufbau eines modernen Extensometers

auf die die Mess- und Dosierplatte mithilfe entsprechender Bohrungen aufgesteckt werden können. Die Skala, anhand derer die Spreitungsfläche ermittelt wird, ist in Millimeter-Schritten unterteilt und ermöglicht so eine sehr genaue Ablesung. Der maximal ablesbare Skalendurchmesser, des in o Abb. 9.1 gezeigten Extensometer-Modells beträgt 100 mm, woraus sich eine maximal messbare Spreitungsfläche von rund 7 850 mm^2 ergibt. Abschließend bleibt festzuhalten, dass es sich bei der Extensometrie um eine sogenannte Konventionsmethode handelt, d. h. es können grundsätzlich auch Extensometer mit anderen Dimensionen oder Skalierungen eingesetzt werden. Um die Ergebnisse verschiedener Messungen miteinander vergleichen zu können, müssen diese jedoch unter Einhaltung einheitlicher, im Voraus festgelegter Konventionen, d. h. mit demselben Gerätemodell und unter denselben Messbedingungen, ermittelt worden sein. Um konkrete Durchführungsempfehlungen bereitstellen zu können, ist es demnach unumgänglich vorab eine bestimmte Konventionsmethode auszuwählen.

o Abb. 9.2 Durchführung einer Extensometer-Messung: der Stempel wird in der Dosierplatte abgesenkt (Tiefe durch Stempelwahl variierbar) und der entstehende Hohlraum mit der zu prüfenden Zubereitung gefüllt; durch das Zusammenfügen von Dosier- und Basisplatte wird der Stempel nach oben gedrückt; die Probe definierten Durchmessers und Volumens liegt auf der nunmehr planen Oberfläche der Dosierplatte, die skalierte Messplatte kann aufgelegt werden; durch das Gewicht der Platte (evtl. Auflegen weiterer Gewichte) spreitet die Zubereitung; die von ihr bedeckte Fläche kann mithilfe der Skalierung ermittelt werden (A Querschnitt; B Aufsicht) ▷

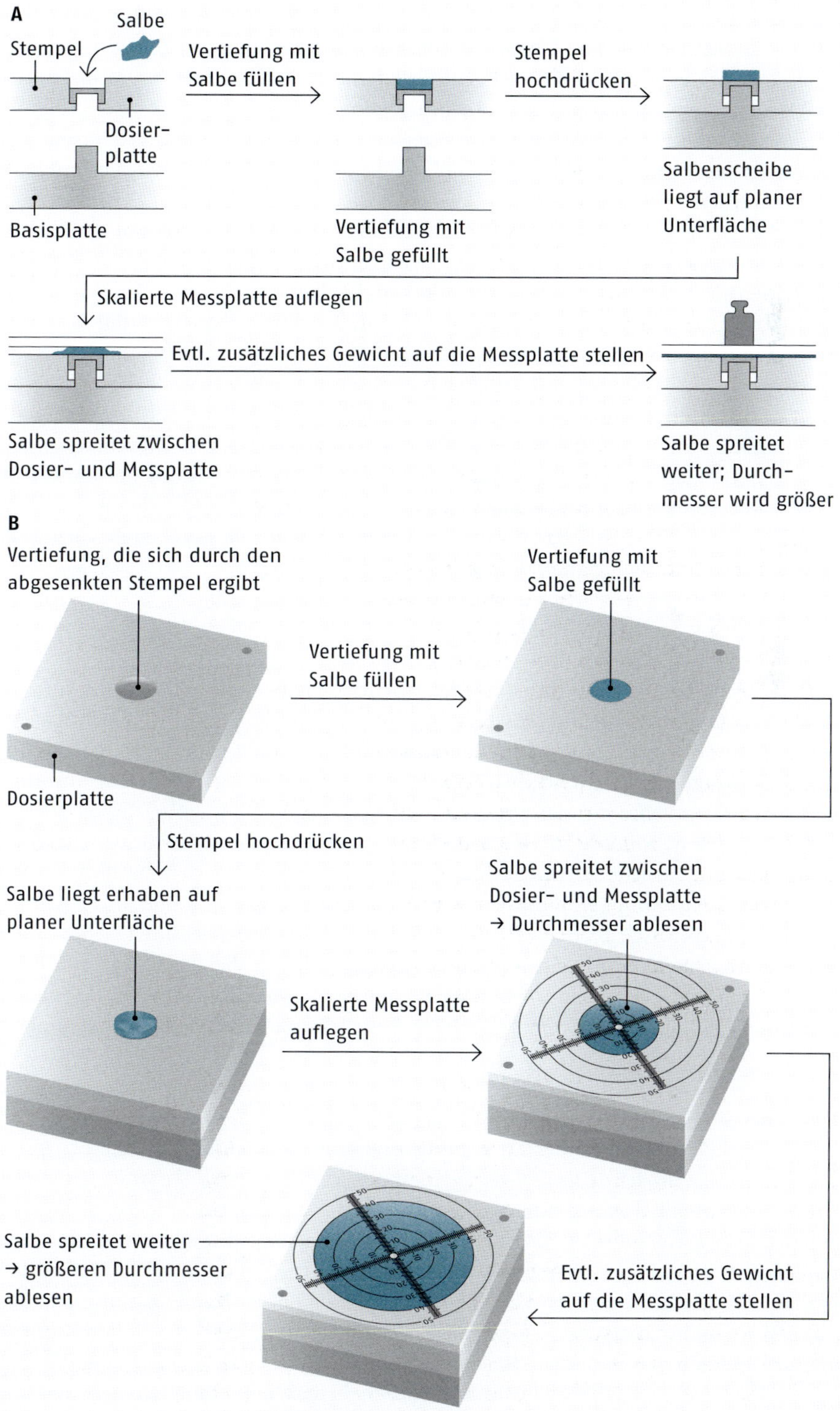
A
Salbe
Stempel
Vertiefung mit
Salbe füllen
Stempel
hochdrücken
Dosier-
platte
Basisplatte
Vertiefung mit
Salbe gefüllt
Salbenscheibe
liegt auf planer
Unterfläche
Skalierte Messplatte auflegen
Evtl. zusätzliches Gewicht auf die Messplatte stellen
Salbe spreitet zwischen
Dosier- und Messplatte
Salbe spreitet
weiter; Durch-
messer wird größer
B
Vertiefung, die sich durch den
abgesenkten Stempel ergibt
Vertiefung mit
Salbe gefüllt
Vertiefung mit
Salbe füllen
Dosierplatte
Stempel hochdrücken
Salbe liegt erhaben auf
planer Unterfläche
Salbe spreitet zwischen
Dosier- und Messplatte
→ Durchmesser ablesen
Skalierte Messplatte
auflegen
Salbe spreitet weiter
→ größeren Durchmesser
ablesen
Evtl. zusätzliches Gewicht
auf die Messplatte stellen

9.3.2 Methodenbeschreibung

Bei der Extensometrie wird die zu prüfende Zubereitung unter standardisierten Bedingungen zwischen zwei planen Flächen verschiedenen Druckbelastungen ausgesetzt. Die von der Zubereitung nach der Druckbelastung bedeckte Fläche in Quadratmillimetern (mm^2) wird gemessen und ausgewertet. Hierzu wird zunächst mit Hilfe einer geeigneten Dosiervorrichtung eine hinsichtlich Durchmesser und Volumen definierte Probe generiert. Die Probenmenge kann zwar in Abhängigkeit von den Zubereitungseigenschaften festgelegt werden, muss aber zum Zwecke der Vergleichbarkeit bei allen Folgemessungen konstant gehalten werden. Sie sollte je nach Gerätetyp so bemessen sein, dass das Messergebnis mindestens 300 besser 500 mm^2 beträgt. Größere Probenmengen bieten aufgrund der größeren Spreitungsfläche zwar die Möglichkeit geringfügige Qualitätsschwankungen besser zu erkennen, in der Praxis wird dieser Effekt jedoch häufig durch eine höhere Standardabweichung der Messwerte relativiert. Auf die entsprechend vorbereitete Probe wird dann die skalierte Messplatte gelegt, durch deren Gewicht die Zubereitung spreitet und sich über eine annähernde Kreisfläche verteilt. Nach einer in Abhängigkeit von den Zubereitungseigenschaften festgelegten Wartezeit (meist zwischen 1 und 3 Minuten) werden die Radien der ausgespreiteten Zubereitungsfläche mithilfe der kreuzförmigen Messskala in vier Raumrichtungen abgelesen und daraus der Mittelwert $\overline{r}$ in Millimetern berechnet. Die Spreitbarkeit der Zubereitung unter den gegebenen Versuchsbedingungen errechnet sich gemäß der Kreisflächenformel:

$$Spreitbarkeit = \overline{r}^2 \cdot \pi \quad \left[\mathrm{mm}^2\right]$$

Wurde der Messwert für die Belastung mit der Messplatte ermittelt, können vorsichtig verschiedene Gewichte auf die Messplatte gelegt werden, deren Auswahl sich nach den Eigenschaften des zu prüfenden Defekturarzneimittels richtet: je geringer die Spreitbarkeit einer Zubereitung, desto höher ist das zu wählende Gewicht. Nach dem Aufbringen eines Gewichts und einer für das weitere Ausspreiten ausreichenden Wartezeit (abermals ca. 1 bis 3 Minuten) werden die vier Radien erneut abgelesen und daraus der sich für die erhöhte Belastung ergebende Spreitbarkeitswert errechnet. Für jede Belastung sind drei Spreitbarkeitsbestimmungen durchzuführen und der Mittelwert zu bilden (Feltkamp, et al. 1983). Grundsätzlich ist darauf zu achten, dass die Platten glatt, unversehrt und gut gereinigt sind. Da das Spreitungsverhalten – ähnlich wie die Viskosität (vgl. ▸ Kap. 27.2) einer Zubereitung – temperaturabhängig ist, muss die Messung stets bei der gleichen Temperatur erfolgen. Sofern nichts anderes festgelegt ist, beträgt die Messtemperatur 20 °C.

9.3.3 Eignung

Die Spreitbarkeit ist bei genauer Einhaltung eine sehr einfache und für die Beurteilung der Salbenkonsistenz sehr aussagekräftige Methode, die durch eine Variation der Probenmenge, der Probenbelastung oder anderer Parameter mühelos an die zu vermessende Zubereitung bzw. die individuelle Problemstellung angepasst werden kann. In der Literatur werden diverse derartige Adaptionen beschrieben (Feltkamp, et al. 1983; Gruntova, Mandak 1971). Wenn beispielsweise die Prüfbelastung bei Pasten zu gering ist, so kann das Prüfgewicht durchaus auf 2 000 bzw. 2 500 Gramm erhöht werden. Zur Ermittlung der Spreitbarkeit nach mechanischer Beanspruchung ist auch eine Vorbelastung der Probe möglich. Bei Vaseline etwa wird das Prüfmuster mehrmals bei schmalem Spalt und hoher

Geschwindigkeit über einen Dreiwalzenstuhl gegeben und nach 24-stündigem Temperaturausgleich vermessen. Auch zur Beurteilung von Salbenmustern unterschiedlicher Konsistenz ist die Spreitbarkeitsmessung nützlich. Weiche Salben wie Augensalben oder solche, die zum Ausbluten und zur Phasentrennung neigen, haben eine signifikant höhere Spreitbarkeit als Salben mittlerer und zäher Konsistenz. Einige Hinweise deuten sogar darauf hin, dass sich aus der Spreitbarkeit einer Zubereitung deren Fließgrenze, Viskosität und Thixotropie errechnen lassen (Feltkamp, et al. 1983; Erös 1977). Insgesamt gibt es kaum halbfeste Zubereitungen, die einer Spreitbarkeitsmessung nicht zugänglich wären. Die Extensometrie ist demnach nicht nur eine sehr einfache, schnelle und unaufwendige, sondern auch eine sehr breit einsetzbare Methode, die sich für die routinemäßige Durchführung bei nahezu allen Dermatika eignet.

10 Fließverhalten

Einsatzbereich

Risikoklasse:

- Niedriges Risiko (Gesamtrisikoscore < 30)

Darreichungsformen:

- Puder, Pulver, Granulate, Tee(mischungen)

Für Details zur Eignung der Methode für bestimmte Darreichungsformen siehe ▸Kap. 10.3.3, ▸Kap. 10.4.3 und ▸Kap. 10.5.2.

10.1 Einführung

Ein entscheidendes Qualitätskriterium für pharmazeutische Schüttgüter aller Art ist eine gute oder zumindest ausreichende Fließfähigkeit. Sie besitzt nicht nur für den Herstellungsprozess, z. B. bei der Kapselfüllung, eine große Bedeutung sondern auch für das Fertigprodukt. So können Pulver, die nicht frei fließen, vom Patienten häufig nur schlecht aus dem Packmittel entnommen und unzureichend genau dosiert werden. Umgekehrt fördert eine besonders gute Fließfähigkeit möglicherweise Entmischungstendenzen, die aus einer breiten Korngrößenverteilung des Haufwerks herrühren können.

Das Fließverhalten eines Haufwerks wird ganz wesentlich von interpartikulären Haftkräften bestimmt, die auf Van-der-Waals-Kräfte, elektrostatische Wechselwirkungen und insbesondere auf Haftkräfte durch Flüssigkeitsbrücken zurückgehen. Neben den Haftkräften spielen für die Fließcharakteristik von Partikeln vor allem deren Größe und Größenverteilung, aber auch ihre Form und Oberflächenbeschaffenheit eine Rolle.

Die Fließeigenschaften von Pulvern, Granulaten und anderen partikulären Systemen lassen sich nach den Erkenntnissen der modernen Schüttgutmechanik beschreiben. Mittlerweile haben sich vielfältige Methoden zur Charakterisierung des Fließverhaltens pharmazeutischer Schüttgüter etabliert, von denen die folgenden vier in den Ph. Eur.-Monographien 2.9.16 und 2.9.36 beschrieben werden:

- Durchflussrate durch eine/n Düse/Trichter (Fließgeschwindigkeit)
- Schüttwinkel
- Kompressibilitätsindex oder Hausner-Faktor
- Scherzelle

Aufgrund der vielfältigen Fließeigenschaften ist keine der genannten Prüfmethoden für alle Schüttgüter gleichermaßen geeignet. Es ist daher möglicherweise notwendig, für unterschiedliche Zubereitungen verschiedene Prüfmethoden auszuwählen oder eine etablierte Methode den Eigenheiten der spezifischen Probe anzupassen. Derlei individuelle Anpassungen der Prüfmethode sind vom Arzneibuch vorgesehen und zugelassen. Generell gilt: die Methode zur Charakterisierung des Fließverhaltens muss praktikabel, nützlich, reproduzierbar und empfindlich sein sowie aussagekräftige Ergebnisse liefern. Dies wiederum lässt sich nur gewährleisten, wenn die verwendete Prüfmethode nach klar definierten Standards abläuft, die sich jedoch von Zubereitung zu Zubereitung unterscheiden können und in der Prüfanweisung individuell festzulegen sind. Im Hinblick darauf, werden im Folgenden etablierte Prüfmethoden diskutiert und jeweils Standards empfohlen, die eine möglichst breite Anwendung unter den Bedingungen eines üblichen Apothekenbetriebs zulassen.

Da der im Arzneibuch erwähnte Einsatz von Scherzellen den für eine Apotheke tragfähigen Aufwand im Regelfall übersteigt und der damit erzielbare Erkenntnisgewinn bei der analytischen Prüfung von Defekturarzneimitteln, anders als bei der Verarbeitung von Großgebinden in der pharmazeutischen Industrie, dazu in keinem adäquaten Verhältnis steht, soll an dieser Stelle auf weitergehende Erläuterungen zu dieser speziellen Methode verzichtet werden. Diesbezüglich sei auf die vertiefenden Ausführungen des Arzneibuchkommentars (Bracher, et al. 2013) und einschlägige Spezialliteratur zur Schüttgutmechanik verwiesen.

10.2 Aussagekraft und Limitationen

Das Fließverhalten von Schüttgütern wird vor allem von interpartikulären Haftkräften bestimmt, die das Fließen in aller Regel je nach Ausprägung mehr oder weniger stark behindern. Die wesentlichen Kenngrößen, die die Fließcharakteristik von Haufwerken auf partikulärer Ebene beeinflussen und die für Defekturarzneimittel daraus ableitbaren Aussagen sind nachfolgend dargestellt.

10.2.1 Partikelgröße

Haufwerke mit Teilchengrößen von mehr als 300 µm sind meist freifließend. Bei Teilchengrößen zwischen 50 und 300 µm treten mehr oder weniger gut behebbare Fließstörungen auf, Teilchen unter 50 µm fließen im Allgemeinen nicht. Enge Kornverteilungen sind günstiger als breite mit hohem Feinanteil. Betroffen sind hierbei die eingesetzten Ausgangsstoffe (mikronisierte vs. nicht-mikronisierte Ware) genauso wie deren partikelgrößenbeeinflussende Verarbeitung im Rahmen der Defekturarzneimittelherstellung. Wurde beispielsweise ein Ausgangsstoff, der in der Reibschale zerkleinert werden sollte, im Rahmen der Defekturherstellung unzureichend lange oder intensiv verrieben, so äußerst sich dies ebenso im Fließverhalten des fertigen Produkts wie beispielsweise eine ausgebliebene Siebung, mit deren Hilfe der Fein- oder Grobanteil eines Partikelkollektivs hätte entfernt werden sollen.

10.2.2 Elektrostatische Aufladung

Elektrostatische Aufladung entsteht durch die Übertragung einer elektrischen Ladung zwischen zwei Partikeln aufgrund von Kontakt oder Reibung. Besonders häufig tritt dieses Phänomen bei Zerkleinerungsprozessen auf oder im Zuge von Separationsprozessen, bei denen Feststoffe zerteilt werden. Die Aufladung erfolgt ohne Anwesenheit von zusätzlichen Ladungsträgern und führt in der Regel zu schwer abschätzbaren Ladungszuständen, die im Apothekenlabor mit einfachen Mitteln kaum zu quantifizieren ist. Bei der Untersuchung des Fließverhaltens handelt es sich um eine der ganz wenigen Prüfmethoden, die einen Surrogatparameter für die elektrostatische Aufladung eines Schüttguts liefern, noch bevor diese makroskopisch sichtbar wird. Elektrostatische Effekte treten bevorzugt bei kleinen und schlecht leitenden Partikeln auf und verstärken deren Kohäsivität zusätzlich. Auch in diesem Fall gilt, dass sowohl Ausgangsstoffe (v. a. mikronisierte Wirkstoffpulver) als auch Herstellungsprozesse (v. a. Zerkleinerungs- und Separationsprozesse) als Ursachen für eine verstärkte elektrostatische Aufladung in Frage kommen.

10.2.3 Feuchte

Neben Van-der-Waals-Kräften und elektrostatischen Wechselwirkungen geht eine Fließhemmung insbesondere auf Haftkräfte durch Flüssigkeitsbrücken zurück, die vor allem dadurch entstehen, dass alle Teilchen je nach Hygroskopizität eine mehr oder weniger dicke Schicht von Wassermolekülen aus der Luftfeuchte adsorbieren. Dies hat zwei Konsequenzen: Zum einen spiegelt sich das Sorptionsverhalten der einzelnen Zubereitungskomponenten im Fließverhalten des Defekturarzneimittels wieder, zum anderen wird das Ergebnis der Messung in hohem Maße durch die jeweils herrschenden Umgebungsbedingungen beeinflusst. Während also die Untersuchung des Fließverhaltens einerseits in gewissem Maße Aussagen über den Feuchtigkeitsgehalt einer Zubereitung (z. B. aus einem Granulationsprozess herrührende Restfeuchte) zulässt, wird ihre Aussagekraft andererseits durch ständig stattfindende Sorptions-/Desorptionsprozesse limitiert, sodass eine Standardisierung der Umgebungsbedingungen notwendig ist, um die Streuung der Messergebnisse so gering wie möglich zu halten.

10.2.4 Zusatz von Fließverbesserern

Der Einsatz von Fließregulierungsmitteln vermindert die Kontaktflächen zwischen den Partikeln, verbessert das Gleiten oder adsorbiert den oberflächlichen Flüssigkeitsfilm, der die Fließbewegung hemmt. Bei an sich schon freifließenden Schüttgüter ist die Beimengung von Fließverbesserern wirkungslos, da sich deren Fließverhalten nicht mehr positiv beeinflussen lässt. Allenfalls bei Haufwerken mit einem kohäsiven Feinanteil kann eine gewisse Verbesserung der Fließfähigkeit festgestellt werden. Dies geht aber häufig mit einer Zunahme der Entmischungstendenz einher, wodurch bei einer Abteilung in Einzeldosen die Gleichförmigkeit der Masse nachteilig beeinflusst wird. Fließverbessernde Zusätze sind daher nur bei kohäsiven Schüttgütern zweckmäßig, bei denen auch die Entmischungsgefahr gering ist. Unabhängig von diesen grundsätzlichen Überlegungen wird der ausgebliebene Zusatz eines galenisch notwendigen Fließregulierungsmittels im Rahmen der Prüfung des Fließverhaltens evident.

10.3 Prüfung des Fließverhaltens im Ausflusstrichter (Rieseltrichter) (Ph. Eur 2.9.16)

Die Ph. Eur.-Methode 2.9.16 charakterisiert das Fließverhalten eines Schüttguts über dessen Fließgeschwindigkeit. Hierzu wird die Zeit ermittelt, die eine bestimmte Materialmenge benötigt, um unter definierten Bedingungen aus einer Düse oder einem Trichter zu fließen.

10.3.1 Geräte

Ohne Beschränkung auf bestimmte Formen oder Maße wird in der Ph. Eur.-Monographie 2.9.16. die Verwendung unterschiedlicher Trichter mit oder ohne Auslaufrohr, mit verschiedenen Winkeln und Öffnungsdurchmessern erlaubt. Unabhängig von dieser freien Wahlmöglichkeit werden in der Ph. Eur. zwei typische Prüftrichter beispielhaft dargestellt. Dabei handelt es sich zum einen um einen Stahltrichter mit drei auswechselbaren Düsen unterschiedlicher Öffnungsweite (10, 15, 25 mm) ohne Auslaufrohr und zum anderen um einen Glastrichter mit Auslaufrohr und einer Öffnungsweite von 12 Millimetern.

Aufgrund der unterschiedlichen Öffnungsweite der verschiedenen Düsen besitzt der genannte Stahltrichter eine größere Anwendungsbreite. Das Auslaufrohr des in der Ph. Eur.-Monographie beschriebenen Glastrichters behindert hingegen den Materialfluss, wodurch seine Einsatzfähigkeit in gewisser Weise eingeschränkt ist. Der für den Glastrichter angegebene Trichterwinkel von 60° entspricht DIN 12445.

Es sei nochmal darauf hingewiesen, dass die beiden in der Ph. Eur. genannten Trichterapparaturen in erster Linie der exemplarischen Veranschaulichung und der betriebsstättenübergreifenden Standardisierung dienen. Da Letztere im Rahmen der Defekturherstellung üblicherweise keine Rolle spielt, können in Abhängigkeit von den Fließeigenschaften der zu testenden Zubereitung auch abweichende Trichtergeometrien zum Einsatz kommen. Im Rahmen der analytischen Defekturprüfung von Haufwerken kann demnach – eine ausreichende Ausflussgeschwindigkeit der Probe vorausgesetzt – nahezu jeder in der Apotheke vorhandene Trichter für die Untersuchung des Fließverhaltens verwendet werden. Hierbei ist zu beachten, dass die Fließgeschwindigkeit nicht nur von der Beschaffenheit des Pulvers abhängt, sondern auch von Durchmesser und Form der Düsen-/Trichteröffnung, den Wandeigenschaften des Behältnisses sowie von Höhe und Durchmesser der Materialschüttung über der Düsen-/Trichteröffnung (Bauer, et al. 2012). Um verlässliche Aussagen zur Chargenkonformität machen zu können, ist es daher notwendig, dass die Ausflusszeit chargenübergreifend stets mit der gleichen Trichtergeometrie ermittelt wird, da diese großen Einfluss auf das Messergebnis hat. Ferner ist darauf zu achten, dass der Trichter durch eine geeignete Vorrichtung exakt senkrecht gehalten wird, da bereits geringfügige Abweichungen einen Einfluss auf die Ausflussgeschwindigkeit haben können.

10.3.2 Methodenbeschreibung

Die Charakterisierung des Fließverhaltens über die Fließgeschwindigkeit beruht üblicherweise auf einem der beiden folgenden Messprinzipien:

- Messung der Zeit, die eine vorgegebene Substanzmenge für das Ausfließen aus einer Düsen-/Trichteröffnung benötigt,
- Messung der Substanzmenge, die in einer vorgegebenen Zeit aus einer Düse oder einem Trichter ausfließt.

Die Fließgeschwindigkeit nach Ph. Eur.-Methode 2.9.16 basiert auf der erstgenannten Variante. Zur Beurteilung der Fließfähigkeit werden die Prüfergebnisse laut Monographie wie folgt angegeben:

a) als Mittelwert der Messungen, wenn keiner der einzelnen Werte mehr als 10 % vom Mittelwert abweicht
b) als Spannweite, wenn die einzelnen Werte mehr als 10 % vom Mittelwert abweichen
c) als Diagramm (Masse gegen Fließzeit)
d) als unendliche Zeit, wenn die gesamte Probe nicht durchfließt

Aus offizineller Sicht dürften hauptsächlich die beiden erstgenannten Fälle relevant sein. Die unter c) geforderte Aufstellung eines Masse-Fließzeit-Diagramms ist mit einem

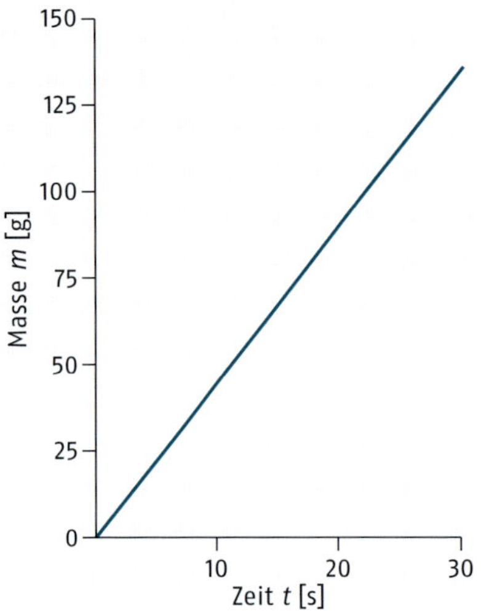

Abb. 10.1 Beispiel eines Masse-Fließzeit-Diagramms nach Ph. Eur.-Methode 2.9.16

erhöhten Aufwand verbunden. Die noch am ehesten umsetzbare Möglichkeit ein solches Diagramm zu erstellen, bestünde in der Positionierung des Rieseltrichters über einer elektronischen Waage, die die aus dem Trichter ausgelaufene Masse kontinuierlich registriert. Häufig erhält man im Masse-Fließzeit-Diagramm eine Gerade aus deren Steigung sich die Fließgeschwindigkeit ergibt (Abb. 10.1). Normalerweise treten mehr oder weniger große momentane Fluktuationen in der Fließgeschwindigkeit auf (Bracher, et al. 2013). Je geringer diese ausfallen, d. h. je linearer der Kurvenverlauf, desto gleichmäßiger fließt die Probe.

Der mit Masse-Fließzeit-Diagrammen erzielbare Erkenntnisgewinn ist jedoch in erster Linie für groß angelegte Industrieprozesse von Interesse, da dort mitunter auch geringe zeitliche Schwankungen der Fließgeschwindigkeit, beispielsweise bei der Beschickung von schnell laufenden Tablettenpressen, erhebliche Probleme bereiten können. Die Untersuchung von partikulären Defekturarzneimitteln dient hingegen nicht dazu, deren Einsatz- und Verarbeitungsmöglichkeiten in technischen Prozessen zu evaluieren, sondern dazu, sich ein summarisches Gesamtbild der Zubereitung zu machen. Die Ausflusszeit ist demnach ein Surrogat für die Gesamtheit aller, das Fließverhalten der Probe beeinflussenden, Produktcharakteristika (Partikelgröße, Partikelform, Partikeloberfläche, elektrostatische Aufladung, Haftwasser etc.) und damit ein repräsentatives Qualitätskriterium für Defekturarzneimittel. Aus diesem Grund wird für die Charakterisierung von Defekturarzneimitteln die Angabe von Mittelwert oder Spannweite der Ausflusszeit als ausreichend erachtet, der erhöhte Aufwand für die Erstellung eines Masse-Fließzeit-Diagramms erscheint hingegen entbehrlich. Auch die Charakterisierung nicht fließfähiger Pulver durch die Angabe einer unendlichen Durchflusszeit nach Arzneibuch (s. o.) dürfte in der Defektur keine Rolle spielen, da für derart kohäsive Zubereitungen, zumal als Endprodukt, üblicherweise keine Anwendungsbereiche existieren.

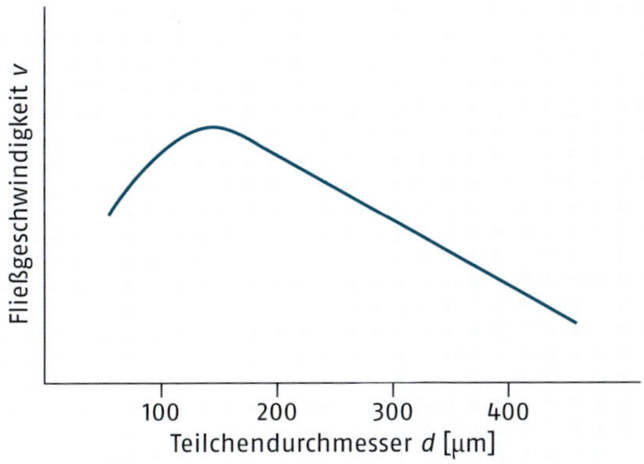

o Abb. 10.2 Fließgeschwindigkeit *v* aus Trichtern in Abhängigkeit vom Teilchendurchmesser *d* (nach Nürnberg, et al. 1991)

10.3.3 Eignung

Wie erwähnt spielt die Teilchengröße für das Fließverhalten eines Haufwerks eine entscheidende Rolle. Dies zeigt sich auch im Rieseltrichterexperiment. Bei frei fließenden Schüttgütern nimmt die Ausflussgeschwindigkeit mit abnehmender Korngröße aus geometrischen Gründen zunächst zu, da sich kleinere Teilchen beim Fließen gegenseitig weniger behindern und die Trichteröffnung so rascher passieren können (o Abb. 10.2). Bei noch kleineren Partikeln werden dann zunehmend kohäsiv wirkende Oberflächenhaftkräfte wirksam, wodurch die Fließgeschwindigkeit rasch abnimmt, bevor der Fluss schließlich ganz zum Erliegen kommt. Es liegt daher in der Natur der Sache, dass mikronisierte Pulver mit Partikeldurchmessern unter 100 µm mit Rieseltrichtern in aller Regel nicht oder nur unzureichend, vor allem aber schlecht reproduzierbar charakterisiert werden können.

Dies gilt nicht oder nur bedingt für mikronisierte Pulver, die in geringen Konzentrationen zusammen mit anderen nicht mikronisierten Feststoffbestandteilen verarbeitet werden. Allerdings wird durch gravierende Partikelgrößenunterschiede Entmischungstendenzen Vorschub geleistet, so dass sich Feststoffkombinationen mit einer derart breiten Korngrößenverteilung aus diesem Grund normalerweise verbieten. Entmischungsphänomene äußern sich im Rieseltrichterexperiment üblicherweise in einer Änderung der Ausflussgeschwindigkeit über den zeitlichen Verlauf des Experiments. Da die Messung jedoch üblicherweise nur kurze Zeit in Anspruch nimmt, sind Entmischungen, die erst im Rieseltrichter auftreten, in der Regel so gering ausgeprägt, dass sie kaum detektiert werden können. Anders hingegen, wenn im Rahmen der Herstellung eine unzureichende Mischung der Schüttgutkomponenten stattgefunden hat. Verschieden Bereiche des auf diese Weise (teil)segregierten Haufwerks, zeigen im Rieseltrichterexperiment unterschiedliche Fließgeschwindigkeiten. Dies kann zu Schwankungen innerhalb einer Messung führen, die im Extremfall sogar mit bloßem Auge bemerkt werden können. Gerade bei größeren Chargen ist es jedoch auch denkbar, dass verschiedene Stichproben, die nach dem Zufallsprinzip an unterschiedlichen Stellen des Bulks oder aus unterschiedlichen Gebinden entnommen wurden, in sich einheitlich sind und keinerlei merkliche Schwankung der Fließgeschwindigkeit über die Messdauer eines Experiments aufweisen. Hier äußert sich die Inhomogenität des Bulks als Ganzes dann häufig erst in einer weiten Streu-

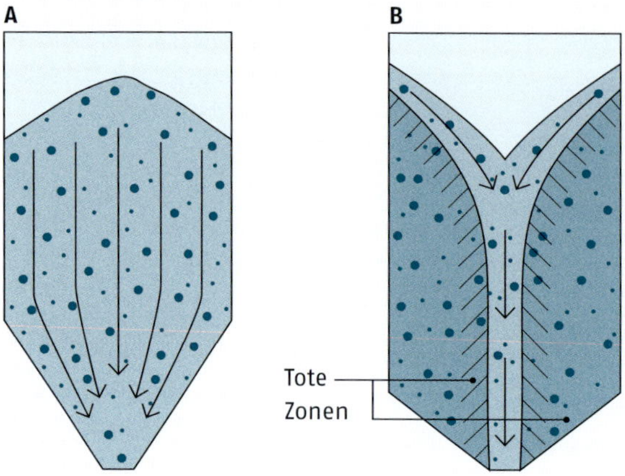

Abb. 10.3 Fließcharakteristik von Schüttgütern
A Massefluss; **B** Kernfluss mit Kraterbildung

ung der Messergebnisse für die einzelnen Stichproben. Je größer die Charge ist, desto mehr Stichproben sollten daher im Allgemeinen vermessen werden. Da den Chargengrößen bei Defekturen durch eine Limitierung der Herstellung auf täglich 100 abgabefertige Packungen eine klare Grenze gesetzt ist, ist davon auszugehen, dass die vom Arzneibuch vorgesehenen drei Stichproben für eine Charakterisierung des Haufwerks und für die Detektion etwaiger Inhomogenitäten ausreichend sind.

Auch die sogenannte Fließcharakteristik ist ein limitierender Faktor für die Prüfung eines Hauwerks mit dem Ausflusstrichter. Man unterscheidet hierbei einerseits den sogenannten Masse- und andererseits den sogenannten Kernfluss. Beim Massefluss senkt sich der Meniskus des Schüttguts über die gesamte Fläche gleichmäßig ab, d. h. alle Partikel sind in Bewegung und besitzen über den gesamten Querschnitt annähernd die gleiche Fließgeschwindigkeit. Das Gut fließt restlos aus. Beim Kernfluss hingegen senkt sich bereits kurze Zeit nach Beginn des Fließvorgangs der Meniskus der Substanzsäule in der Mitte trichterförmig ab und es bildet sich ein Krater, da nur das Material im mittleren Bereich des Trichters fließt. Randständiges Gut in den sog. toten Zonen (Abb. 10.3) bleibt dabei zunächst in Ruhe, bricht aber eventuell später irregulär, d. h. ohne einer bestimmten Gesetzmäßigkeit zu folgen, zusammen. Haufwerke deren Fließverhalten im Rieseltrichter durch Kernfluss charakterisiert ist, sind daher mit dieser Methode nicht überprüfbar. Dies wird bei der praktischen Versuchsdurchführung sehr schnell offenbar.

Im Zusammenhang mit der Untersuchung des Fließverhaltens im Rieseltrichter wird in der pharmazeutischen Fachliteratur meist ausschließlich auf Pulver, allenfalls noch auf Granulate rekurriert. Drogenmischungen, die ebenfalls Haufwerke darstellen, wenngleich deutlich heterogenerer Zusammensetzung, finden hingegen kaum Beachtung. Dies ist jedoch nicht darauf zurückzuführen, dass die Methode für derlei Haufwerke nicht geeignet wäre, sondern vielmehr darauf, dass Teemischungen in der pharmazeutischen Industrie gemessen an anderen Zubereitungen nur eine untergeordnete Rolle spielen. Hinzukommt, dass in der drogenverarbeitenden Industrie ein analytischer Aufwand möglich ist, durch den sich eine Prüfung des Fließverhaltens im Rahmen der analytischen Endprüfung von Teemischungen erübrigt, der jedoch im Apothekenalltag häufig nicht zu realisieren ist. Umgekehrt spielen Teemischungen in Relation zu anderen Defekturarzneimitteln eine relativ große Rolle, so dass ein Bedarf an einfachen und schnell zu realisierenden Prüfungen besteht. In leicht modifizierter Form kann hier die Rieseltrichter-Methode der Ph. Eur.-Monographie 2.9.16 gute Dienste erweisen. Aufgrund der deutlich größeren Partikeldurchmesser geschnittener Drogen dürfte in der Regel eine Anpassung der Ausflussöffnung notwendig werden, damit diese nicht verstopft. Da sich Partikelgröße und -form verschiedener Teedrogen in der Regel deutlicher voneinander unterscheiden als dies bei häufig weitgehend isometrischen pharmazeutischen Pulvern und Granulaten der Fall ist, schlagen sich Abweichung der quantitativen Zusammensetzung in stärker ausgeprägtem Maße auch in einem veränderten Fließverhalten nieder. Verstärkt wird dieser Effekt noch durch die unterschiedliche Oberflächenbeschaffenheit verschiedener Drogen. Während sogenannte Stabilisierungsdrogen aufgrund ihrer wolligen (z. B. Huflattich oder Salbei), klebrigen (z. B. Hopfenzapfen) oder mit kleinen Widerhaken besetzten (z. B. Brombeerblätter) Oberfläche nicht nur das Entmischen des Tees verhindern, sondern auch die Fließgeschwindigkeit im Rieseltrichter herabsetzen, führen Drogen mit einer glatten Cuticula (z. B. Bärentraubenblätter) oder annähernd sphärischer Gestalt (z. B. Koriander) durch Abgleit- und Kugellagereffekte zu beschleunigtem Fließen der Mischung. Anteilsmäßige Verschiebungen werden demnach besonders schnell evident. Gleiches gilt, wenn in der Partikelgröße abweichendes Ausgangsmaterial eingesetzt wird, d. h. wenn beispielsweise statt Ganzdrogen zerstoßene, geschnittene oder gar pulverisierte Ware verarbeitet wurde. Angesichts dieser guten Diskriminierungsmöglichkeiten hinsichtlich Zusammensetzung und verwendeter Ausgangsware ist der Rieseltrichter eine erstaunlich gute Möglichkeit, um defekturmäßig hergestellte Teemischungen zu beurteilen. Einschränkend ist jedoch hinzuzufügen, dass bei Teemischungen nicht nur Abweichungen deutlichere Schwankungen der Messergebnisse hervorrufen, sondern dass die Messergebnisse auch für korrekt zusammengesetzte und homogen gemischte Teezubereitungen stärker streuen, als dies bei Pulverproben der Fall ist. Es ist daher auch bei Wiederholungsmessungen identischer Zubereitung grundsätzlich mit einer höheren Standardabweichung der Prüfergebnisse zu rechnen.

10.4 Bestimmung des Schüttwinkels (Ph. Eur. 2.9.36)

Lässt man ein Schüttgut aus einem Behälter auslaufen, bildet sich auf ebener Fläche ein Kegel, dessen Randwinkel zwischen Mantel- und Grundfläche als Schütt- oder Böschungswinkel bezeichnet wird und ein Maß für die Fließeigenschaften der Probe darstellt.

10.4.1 Geräte

Für die Geometrie des Auslaufgefäßes, das zur Generierung des Schüttwinkels dient, macht die Ph. Eur. keine verbindlichen Vorgaben, so dass die Apotheke diesbezüglich grundsätzlich freie Wahl hat. Demnach kommen für die Bestimmung des Schütt- bzw. Böschungswinkels prinzipiell die gleichen Auslaufbehälter in Frage, wie sie für die Ermittlung der Fließgeschwindigkeit beschrieben wurden (▸ Kap. 10.3.1), was den Vorteil bietet, dass beide Prüfungen mit ein und demselben Prüfgerät durchgeführt werden könnten, wobei sich die Aussagekraft der beiden Untersuchungen gegenseitig erhöht. In Abhängigkeit vom Fließverhalten des Schüttguts kann es aber auch notwendig sein, ein anderes Auslaufbehältnis zu wählen. Neben der Geometrie des Auslaufbehältnisses existieren

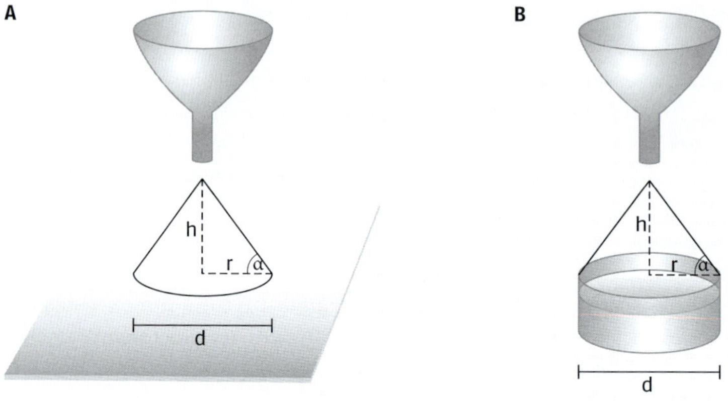

o Abb. 10.4 Bestimmung des Schüttwinkels: **A** auf einer großflächigen, unbegrenzten Unterlage; **B** auf einer kreisförmig begrenzten Unterlage (Zylinder mit erhöhtem Rand)

noch zwei weitere, wichtige experimentelle Variablen, die den Schüttwinkel und dessen Messung beeinflussen:

Abstand des Trichters zur Grundfläche: Durch den Aufprall des von oben herabfallenden Schüttgutes kann die Spitze des Pulverkegels verformt werden. Dieser Effekt lässt sich durch ein vorsichtiges Aufbauen des Pulverkegels und einen vergleichsweise geringen Abstand zwischen Auslauföffnung und Kegelspitze verringern. Die Ph. Eur. empfiehlt daher, den Abstand des Trichters zur Spitze des sich bildenden Schüttgutkegels bei etwa 2 bis 4 cm zu halten, um die Stärke des Aufpralls der auf die Spitze des Kegels fallenden Partikel zu minimieren.

Grundfläche, auf der sich der Schüttkegel bildet: Die Prüfung kann auf einer großflächigen Unterlage durchgeführt werden, wobei der Basisdurchmesser des Kegels von den Pulvereigenschaften bestimmt wird und entsprechend vermessen werden muss, oder auf einer kreisförmig begrenzten Fläche definierten Durchmessers, an deren Außenkante der überschüssige Teil des Pulvers abläuft (o Abb. 10.4). Im zweiten Fall ist darauf zu achten, dass sich die Auslauföffnung wirklich zentral über Grundfläche befindet, damit die Kegelgeometrie nicht verfälscht wird. Da die Beschaffenheit der Grundfläche (z. B. Oberflächenrauigkeit) den Schüttwinkel mitbestimmt, wird empfohlen als Grundfläche eine dünne Pulverschicht zu wählen. Generiert wird diese etwa dadurch, dass die Kreisfläche einen kleinen Rand aufweist, der die Partikel der untersten Schicht am Ablaufen hindert.

10.4.2 Methodenbeschreibung

Um den Schüttwinkel (Böschungswinkel) zu ermitteln, muss zunächst unter standardisierten Bedingungen ein reproduzierbarer Schüttgutkegel erzeugt werden. Hierzu fließt das Schüttgut durch einen Trichter aus definierter Höhe auf eine ebene Fläche. Aus dem Durchmesser und der Höhe des Kegels errechnet sich dann der Schüttwinkel, der dem Winkel zwischen Mantelfläche des Kegels und der ebenen Unterlage entspricht. Der Schüttwinkel sollte auf einer festen, unbeweglichen Grundfläche bestimmt werden, die keinen Erschütterungen ausgesetzt sein darf. Der Abstand des Trichters zur Grundfläche ist so zu wählen, dass sich ein symmetrischer Schüttgutkegel bilden kann. Laut Ph. Eur.

kann der Abstand des Trichters zur Grundfläche festgelegt und definiert sein oder in Abhängigkeit von der Bildung des Schüttkegels variiert werden. Grundsätzlich wird in der Monographie empfohlen, den Abstand des Trichters zur Spitze des sich bildenden Schüttgutkegels bei etwa 2 bis 4 cm zu halten, um die Stärke des Aufpralls der auf die Spitze des Kegels fallenden Partikel zu minimieren. Hierbei ist darauf zu achten, dass beim Bewegen des Trichters keine Erschütterungen auftreten. Da diese kontinuierliche, erschütterungsfreie Abstandsanpassung in der Apotheke manuell nur sehr schwer standardisiert und reproduzierbar zu gewährleisten ist, wird für die offizinelle Defekturprüfung empfohlen, den Trichter für den gesamten Ausfließzeitraum auf vordefinierter Höhe zu fixieren. Hierbei ist lediglich darauf zu achten, dass der Abstand zwischen Ausflussbehältnis und Schüttgutkegel am Ende des Auslaufvorgangs im angestrebten Bereich von 2 bis 4 cm liegt, um eine Verformung der Spitze des Schüttgutkegels zu verhindern, damit dessen Höhe präzise vermessen werden kann. Für Fälle, in denen kein symmetrischer Schüttgutkegel gebildet oder reproduziert werden kann, ist diese Methode nicht geeignet.

Die Höhe des Schüttgutkegels wird gemessen und der Schüttwinkel α nach folgender Gleichung berechnet:

$$\tan\alpha = \frac{h_K}{0{,}5 \cdot d_K}$$

| α Schüttwinkel (Böschungswinkel) | h_K Höhe des Schüttgutkegels | d_K Durchmesser der Grundfläche des Schüttgutkegels

Grundsätzlich ist der Schüttwinkel keine reine Schüttguteigenschaft, sondern auch von der verwendeten Messmethode bzw. ihrer Durchführung abhängig. Der, zumindest zubereitungsspezifischen, Standardisierung der Messbedingungen kommt daher eine erhebliche Bedeutung zu. Experimentelle Schwierigkeiten treten beispielsweise durch Entmischung des Materials und Verdichtung oder Luftanreicherung des Pulvers während der Aufschüttung des Kegels auf, so dass diese Einflussgrößen limitierende Faktoren für die Anwendung dieser Methode darstellen können.

10.4.3 Eignung

Bei der Bestimmung des Schüttwinkels handelt es sich um einen einfachen Vergleichstest ohne eine absolute oder gar quantifizierte Aussage hinsichtlich der Fließfähigkeit. Auch zur Zeitverfestigung, wie sie beispielsweise während der statischen Lagerung des fertigen Defekturarzneimittels in der Apotheke oder beim Patienten auftreten kann, sind keine Aussagen möglich. Bei kohäsiven Schüttgütern ist der Böschungswinkel kaum genau zu messen, da er über den Schüttkegel variiert (**o** Abb. 10.5) und somit keine verlässliche Aussage möglich ist.

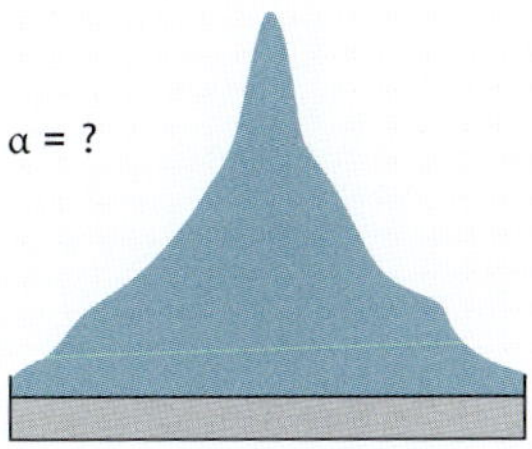

o Abb. 10.5 Möglicher Schüttgutkegel eines kohäsiven Schüttguts mit variierendem Böschungswinkel (nach Schulze 2009)

Da fallendes Schüttgut den bereits gebildeten Kegel verdichten oder zerstäuben kann, führen Schüttgüter mit großen Anteilen sehr volatiler Partikel zu einer stärkeren Streuung der Messwerte, insbesondere dann, wenn sie gemeinsam mit sehr schweren, dichten Partikeln in einem Schüttgut vorkommen. Bei pharmazeutisch eingesetzten Haufwerken sind derart heterogen zusammengesetzte Pulver jedoch eher selten, sodass die Methode in den allermeisten Fällen problemlos durchgeführt werden kann, ohne das verfälschende Zerstäubung oder unregelmäßige Verdichtung zu beobachten sind.

Betrachtet man ein Gut, das zu einem Kegel aufgeschüttet werden soll und dessen Partikel unterschiedliche Oberflächeneigenschaften aufweisen, so bewegen sich die jeweils neu aufgegebenen Teilchen in einer Roll- und Gleitbewegung längs der Böschung in die Peripherie des Kegels. Da die Böschungsoberfläche nicht glatt ist, wird der Bewegung der feineren Teilchen ein größerer Widerstand entgegengesetzt, so dass sie hängen bleiben, während die größeren Teilchen bis an den Fuß des Kegels gelangen. Somit wird sich das Feingut allmählich um die Zentralachse des Kegels ansammeln, das Grobgut in der Peripherie (Leuenberger 2002). Daraus ergibt sich, dass nicht nur die absolute Partikelgröße sondern auch die Partikelgrößenverteilung insbesondere bei gemischten Schüttgütern maßgeblichen Einfluss auf die Gestalt des Schüttkegels hat. Wird also beispielsweise im Rahmen des Herstellungsprozesses vergessen den Feinanteil durch Sieben abzutrennen, äußert sich dies in einem steileren Schüttkegel. Gleiches gilt bei einem unterlassenen Zusatz von Fließregulierungsmitteln (z. B. hochdisperses Siliciumdioxid). Auch bei Defekturgranulaten, die in der Apotheke mittels Feuchtgranulierung hergestellt wurden, erlaubt die Schüttwinkelbestimmung eine Aussage über wichtige qualitäts(mit)bestimmende Herstellungsparameter. Eine unzureichende Trocknung nach dem Granulationsprozess beispielsweise führt aufgrund der erhöhten Restfeuchte zu einem kohäsiveren Haufwerk, das einen größeren Schüttwinkel aufweist. Wie diese Beispiele zeigen, ist der Schüttwinkel also eine geeignete Methode, um etwaige Abweichungen im Herstellungsprozess oder bei den eingesetzten Ausgangsmaterialien zu erkennen. Wenngleich eine kausale Zuweisung nicht immer möglich ist, erlaubt der Schüttwinkel doch im Sinne einer Gut/Schlecht-Prüfung Aussagen über die Einhaltung oder Nichteinhaltung der spezifizierten Arzneimittelqualität, was ja letztlich das Ziel der analytischen Defekturprüfung ist.

10.5 Bestimmung des Kompressibilitätsindex oder Hausner-Faktors (Ph. Eur. 2.9.36)

10.5.1 Methodenbeschreibung

In den letzten Jahren haben sich die Bestimmung des Kompressibilitätsindex und des nahe verwandten Hausner-Faktors als einfache, schnelle und populäre Methoden zur Beurteilung der Fließeigenschaften von Pulvern etabliert. Beide Kennzahlen sind indirekte Messgrößen (Surrogatparameter) für die Schüttdichte, Partikelgröße und -form, spezifische Oberfläche, Feuchte und Stärke der Kohäsion von Pulvern, da sie von all diesen Eigenschaften beeinflusst werden. Der Kompressibilitätsindex *C* und der Hausner-Faktor *HF* werden durch die aufeinanderfolgende Messung des unverdichteten Schüttvolumens V_0 und des endgültigen Stampfvolumens V_f eines Schüttguts bestimmt und hieraus folgendermaßen errechnet:

$$C = 100 \cdot \frac{V_0 - V_f}{V_0} = 100 \cdot \frac{\rho_f - \rho_0}{\rho_f} \quad [\%] \qquad HF = \frac{V_0}{V_f} = \frac{\rho_f}{\rho_0} \quad [-]$$

| *C* Kompressibilitätsindex (auch Carr-Index) | *HF* Hausner-Faktor | V_0 Unverdichtetes Schüttvolumen | V_f Endgültiges Stampfvolumen | ρ_0 Schüttdichte | ρ_f Stampfdichte

Da sich die gleichen Wechselwirkungen, die das Fließverhalten eines Haufwerks beeinflussen, auch auf seine Schütteigenschaften auswirken, stellen Kompressibilitätsindex und Hausner-Faktor nicht nur ein Maß für die Fließeigenschaften eines Haufwerks dar, sondern auch für dessen Verdichtungstendenz. Konsequenterweise werden beide Kennzahlen in der Ph. Eur. sowohl in der Monographie 2.9.36 „Fließverhalten von Pulvern" als auch in der Monographie 2.9.34 „Schütt- und Stampfdichte von Pulvern" zur Haufwerkcharakterisierung herangezogen. Da die Bestimmung von Schütt- und Stampfvolumen bzw. -dichte jedoch Voraussetzung ist, um Kompressibilitätsindex und Hausner-Faktor berechnen zu können, erscheint es zweckmäßig das methodische Vorgehen zur Ermittlung dieser beiden Kennzahlen zusammen mit der Bestimmung von Schütt- und Stampfvolumen bzw. -dichte in ▸Kap. 24.3.2 abzuhandeln. Im Folgenden soll daher nur kurz auf jene Aspekte von Kompressibilitätsindex und Hausner-Faktor eingegangen werden, die unmittelbar mit den Fließeigenschaften von Haufwerken in Zusammenhang stehen.

10.5.2 Eignung

Je nach Herstellungsverfahren besitzen pharmazeutische Haufwerke eine mehr zylindrische, sphärische oder kantige Form. Unter der Annahme identischer mittlerer Partikeldurchmesser fließt ein Schüttgut umso besser, je stärker sich die Partikelform der einer Kugel annähert. Derlei Partikel bilden im Vergleich zu anisometrischen Partikeln sehr kompakte Schüttungen mit wenigen interpartikulären Zwischenräumen. Es liegt daher in der Natur gut fließender Haufwerke, dass sie durch Erschütterungen kaum weiter verdichtet werden können. Dementsprechend unterscheiden sich auch Schütt- und Stampfvolumen bzw. -dichte nur geringfügig. Gemäß ihrer Definition (s. o.) nehmen Kompressibilitätsindex und Hausner-Faktor in diesem Fall niedrige Werte an. Große Differenzen zwischen Schütt- und Stampfvolumen deuten hingegen auf heterogene Haufwerke hin, deren Partikel Form- und Oberflächeneigenschaften aufweisen, die das Fließen behindern und folglich zu wenig kompakten Schüttungen mit großen Zwischenräumen führen. Erst durch die mechanische Einwirkung einer entsprechenden Zahl von Stampfbewe-

Tab. 10.1 Einteilung des Fließverhaltens (nach Carr 1965)

Kompressibilitätsindex *C* [%]	Fließverhalten	Hausner-Faktor *HF* [–]
1–10	Ausgezeichnet	1,00–1,11
11–15	Gut	1,12–1,18
16–20	Zufriedenstellend	1,19–1,25
21–25	Mäßig	1,26–1,34
26–31	Schlecht	1,35–1,45
32–37	Sehr schlecht	1,46–1,59
≥ 38	Ungenügend	≥ 1,60

gungen werden diese hemmenden Einflüsse überwunden und das Haufwerk verdichtet sich. Diese meist schlecht vorhersagbaren Verdichtungsprozesse können bei volumendosierten Arzneiformen, sei es bei der Herstellung in der Apotheke oder bei der Entnahme durch den Patienten, mitunter zu erheblichen Dosisschwankungen führen und sind daher möglichst zu vermeiden.

Schüttgüter mit hohem Kompressibilitätsindex bzw. hohem Hausner-Faktor weisen im Allgemeinen ein unbefriedigendes Fließverhalten auf, während niedrige Werte für diese beiden Kennzahlen auf gute Fleißeigenschaften hindeuten. Üblicherweise erfolgt die Beurteilung des Fließverhaltens anhand von Kompressibilitätsindex und Hausner-Faktor gem. der in ◘ Tab. 10.1 dargestellten, allgemein anerkannten Einteilung, auf die auch in der Ph. Eur. Bezug genommen wird.

11 Gehaltsbestimmung

Einsatzbereich

Risikoklasse:

- Hohes Risiko (Gesamtrisikoscore > 100)

Darreichungsformen:

- Puder, Pulver, Granulate, Kapseln, Suppositorien, Ovula, Tee(mischungen)
- Lösungen, Suspensionen (auch Schüttelmixturen), Emulsionen, Säfte, Augentropfen
- Cremes, Gele, Pasten, (Suspensions-)Salben

Für Details zur Eignung der Methode für bestimmte Darreichungsformen siehe ▸Kap. 11.3.3, ▸Kap. 11.4.3 und ▸Kap. 11.5.3.

11.1 Einführung

Das Ziel einer quantitativen Analyse ist die Beantwortung der Frage, wie viel von einem Wirkstoff in einer Substanzprobe bzw. im Hinblick auf Defekturarzneimittel, wie viel von einem Wirkstoff in der Zubereitung enthalten ist. Neben Identität und Reinheit gehört der Gehalt laut §4 Abs. 15 AMG zu den grundlegenden Qualitätsmerkmalen eines Arzneimittels, was durch die unmittelbare Korrelation von Dosis und Wirkung begründet ist. Eine zuverlässige Gehaltsbestimmung ist insbesondere dann von Bedeutung, wenn es sich um Wirkstoffe mit starker pharmakologischer Wirkung und geringer therapeutischer Breite handelt, da hier bereits geringe Dosisabweichungen nachteilige Folgen für den Patienten haben können. Dies ist auch der Grund, weshalb etwaige, vom Arzneibuch tolerierte Mindergehalte der Ausgangsstoffe bei der Rezeptur- bzw. Defekturherstellung durch entsprechende Mehreinwaagen kompensiert werden müssen (DAC/NRF 2013).

Dessen ungeachtet sieht die Ph. Eur. die Gehaltsbestimmung in Übereinstimmung mit moderner nicht-pharmazeutischer Analytik nicht als zentralen Punkt der analytischen Charakterisierung an, sondern als abschließendes „i-Tüpfelchen" nach sorgfältiger Identitäts- und Reinheitsprüfung (Imming 2013). In der Einleitung der Ph. Eur. heißt es zur Spezifität von Gehaltsbestimmungen: „Bei der Ausarbeitung von Monographien über chemisch aktive Substanzen gibt die Kommission bei der Prüfung auf Verunreinigungen ... einem gut ausgearbeiteten Kapitel „Prüfung auf Reinheit" mit stabilitätsindizierenden Methoden den Vorzug gegenüber einer Gehaltsbestimmung, die spezifisch für die Wirksubstanz ist" (Ph. Eur. 2013). Bei der Erarbeitung neuer Arzneibuchmonographien ist es folglich nicht zwingend das Ziel, besonders spezifische Gehaltsbestimmungsmethoden vorzugeben, sondern möglichst einfach durchzuführende. In der Ph. Eur. werden demnach überwiegend Titrationen vorgeschrieben, mit deutlichem Abstand gefolgt von Flüssigchromatographie. Die UV/Vis-Spektroskopie wird immer weniger eingesetzt. Neuere Titrationen werden überwiegend in nicht-wässrigem Medium durchgeführt und der Endpunkt häufig potentiometrisch indiziert (Imming 2013).

Aus der Vielfalt der vorkommenden Wirkstoffe, dem mitunter komplexen Spektrum enthaltener Hilfsstoffe und der Variabilität der physiko-chemischen Eigenschaften verschiedener Darreichungsformen ergibt sich, dass hier keine allgemein gültige und breit anwendbare Gehaltsbestimmungsmethode vorgeschlagen werden kann. Eine individuelle Auswahl unter Berücksichtigung der analytischen Fragestellung und der konkreten Defekturzusammensetzung ist daher unumgänglich. Bei der Wahl einer konkreten Gehaltsbestimmungsmethode liegt es nahe, auf entsprechende Arzneibuchvorschriften (Ph. Eur. 2013; DAB 2012) bzw. andere, allgemein anerkannte und validierte Methoden zurückzugreifen, wie sie beispielsweise in den „Apothekengerechten Prüfvorschriften" (Rohdewald, et al. 2013) oder dem DAC (DAC/NRF 2013) zu finden sind. In ▸Kap. 11.4 und ▸Kap. 11.5 werden exemplarisch zumindest zwei, etwas breiter einsetzbare Gehaltsbestimmungsmethoden vorgestellt, die auf der gravimetrischen Quantifizierung des Begleitions verschiedener Wirkstoffsalze beruhen. Von den etwa 200 am häufigsten in Defekturarzneimitteln verarbeiteten Wirkstoffen, werden etwa 10 % als Sulfat und etwa 15 % als Hydrochlorid eingesetzt (Ziegler 2013a). Sulfat- und Chloridionen bieten sich jedoch nicht nur aufgrund ihres vergleichsweise häufigen Vorkommens für eine allgemeine Gehaltsbestimmung in Defekturarzneimitteln an, sondern insbesondere deshalb, weil für ihre Quantifizierung bereits zuverlässige und gut reproduzierbare Verfahren etabliert sind, die – eine entsprechende apparative Ausstattung vorausgesetzt – auch im Apothekenlabor durchgeführt werden können. Allerdings sind auch diese beiden Gehaltsbestimmungsmethoden nur dann einsetzbar, wenn die entsprechenden methodenimmanenten Einschränkungen berücksichtigt werden (vgl. ▸Kap. 11.4.3 und ▸Kap. 11.5.3).

11.2 Aussagekraft und Limitationen

Die Aussagekraft von Gehaltsbestimmungen lässt sich nicht pauschal beurteilen, da verschiedene Gehaltsbestimmungsmethoden diesbezüglich gravierende Unterschiede aufweisen. Für eine gegebene Methode wiederum hängt die Aussagekraft des Messergebnisses von der untersuchten Zubereitung ab. Während gravimetrische Bestimmungen beispielsweise bei Lösungen – die Abwesenheit spezifisch störender Begleitsubstanzen vorausgesetzt – im Allgemeinen recht gut angewandt werden können, scheiden sie bei halbfesten Zubereitungen de facto aus, weil eine quantitative Fällung und/oder die quantitative Isolierung des Präzipitats aufgrund der viskosen Matrix kaum möglich ist. Photometrische Bestimmungen setzen klare Untersuchungslösungen voraus, polarimetrische Bestimmungen die Abwesenheit optisch aktiver Hilfsstoffe, die den Drehwert verfälschen können. In ihrer Gesamtheit betrachtet stellt daher gerade die klassische Titration eine sehr breit einsetzbare und zuverlässige Methode der Gehaltsbestimmung dar. Der häufig vorherrschende Eindruck titrimetrische Verfahren seien nicht nur altmodisch, sondern auch ungenau, ist falsch. Die bei der quantitativen Bestimmung von Reinstoffen überlegene Richtigkeit und Präzision von Titrationen gegenüber vermeintlich moderneren Verfahren wie etwa der HPLC geht aus professionellen Untersuchungsreihen unzweifelhaft hervor (Imming 2013). Allgemein findet man beim Vergleich von Titrationen mit der Hochdruckflüssigchromatographie (HPLC) die in ◘Tab. 11.1 aufgelisteten Präzisionen. Die Hauptfehlerquelle von Titrationen hinsichtlich ihrer Präzision ist in der Praxis die Ablesegenauigkeit der verwendeten Büretten.

Festgelegte Gehaltsgrenzen müssen grundsätzlich die Methode berücksichtigen, mit der gearbeitet werden soll. Sie sind daher auch nicht direkt auf quantitative Bestimmungen mit anderen Methoden übertragbar. Bis 1997 gab es diesbezüglich in der Ph. Eur.

Tab. 11.1 Präzisionsvergleich zwischen Titration und HPLC (Imming 2013)

Präzision bei der klassischen Titration	Präzision bei der HPLC
Einwaage ≈ 0,04 %,	Einwaage ≈ 0,04 %
	Lösung und Verdünnung herstellen ≈ 0,6 %
Endpunktbestimmung ≈ 0,02 %	Integration ≈ 0,3 %
Gesamtpräzision (theoret.) ≈ 0,06 %	Gesamtpräzision (theoret.) ≈ 1,0 %
Gesamtpräzision (prakt.) ≈ 0,1 %	Gesamtpräzision (prakt.) ≈ 1,4 %

keine einheitlichen Vorgaben. Seit ca. 1997 legt die Europäische Arzneibuch-Kommission basierend auf den Ergebnissen von Ringversuchen für Reinstoffe normalerweise die folgenden Grenzen fest: 100,0 % ± 3 Standardabweichungen aller Labore aus dem Ringversuch (vgl. ▸Kap. 3.5.2). Bei Titrationsverfahren erwiesen sich die Grenzen 99–101 % von der Methode her als realistisch. Bei der HPLC sind 98–102 % noch zu knapp bemessen. Das Gleiche gilt für die Grenzen 97–103 % bei UV/Vis-Verfahren, die zwar sehr empfindlich sind, aber daher auch sehr anfällig für kleine Mengen an UV/Vis-aktiven Verunreinigungen (Imming 2013). Damit unterstreichen auch die Erkenntnisse dieser Ringversuche den Stellenwert der Titration bei der quantitativen Arzneistoffanalyse. Instrumentelle, chromatographische Methoden wie die HPLC besitzen dafür eine höhere Selektivität (sofern die Substanzen/Peaks sauber getrennt sind) und bieten somit den Vorteil, dass bei entsprechender Kalibrierung Identität, Reinheit und Gehalt in einem Lauf bestimmt werden können, was bei Titrationen nicht gegeben ist.

Eine wichtige Titrationsart für die Gehaltsbestimmung in Dermatika ist die Titration in nichtwässrigen Lösungsmitteln. Dadurch können auch Säuren und Basen titriert werden, die in Wasser unlöslich sind. Weiter lassen sich so auch schwache Säuren und Basen titrieren, deren Acidität bzw. Basizität in Wasser zu gering ist, aber durch Verwendung von geeigneten Lösungsmitteln erhöht werden kann. Gerade durch die Wahl des richtigen Lösungsmittels bzw. oft auch eines Lösungsmittelgemischs, lassen sich manche Probleme vermeiden, die z. B. von einer Störung der Titration durch Hilfsstoffe herrühren könnten (Niedner, Ziegenmeyer 1992). Oftmals resultiert hieraus auch eine verbesserte Endpunkterkennung.

11.3 Gehaltsbestimmung einzelner Wirkstoffe nach Ph. Eur.

11.3.1 Geräte

Die für eine quantitative Analyse im Apothekenlabor benötigten Arbeitsgeräte sind so vielfältig, dass ihre ausführliche Beschreibung hier nicht erfolgen kann, aber auch nicht muss, da diese in den meisten Apothekenlaboren in mannigfacher Auswahl und ausreichender Anzahl vorhanden sind. Benötigt werden vor allem analytische Waagen und Messgefäße, wie Messkolben, Messpipetten und Büretten. Hinzu kommt eine Reihe weiterer vielseitig verwendbarer Geräte und Hilfsmittel. Hier wären beispielsweise Stative mit verschiedenem Zubehör wie Muffen, Klemmen und Ringe sowie Dreifüße, Gummi- und Kunststoffschläuche zu nennen. Als Reaktionsgefäße werden Bechergläser, Eng- und

□ Tab. 11.2 Vor-/Nachteile klassischer Gehaltsbestimmungsmethoden im Apothekenlabor

Vorteile	Nachteile
Kalibrierfreie Methoden	Geringe Selektivität
Einfache Probenvorbereitung	Geringe Empfindlichkeit
Einfach Durchführung	Zerstörende Methode
Hohe Flexibilität	
Robust gegen systematische und zufällige Fehler	
Einfach validierbar	
Geringe Investitions- und Folgekosten	

Weithals-Erlenmeyerkolben, Schalen und Tiegel und zum Abdecken geeignete Uhrgläser und Deckel verwendet. Als Wärmeerzeuger dienen Gasbrenner, elektrische Heizplatten und Öfen, Wasserbäder und Trockenschränke. Zur Homogenisierung des Reaktionsansatzes kommen Magnetrührer zum Einsatz.

11.3.2 Methodenbeschreibung

Die im Arzneibuch beschriebenen Methoden zur Gehaltsbestimmung lassen sich im Wesentlichen in klassische und physikalische Analysenmethoden einteilen. Als klassisch werden im Allgemeinen jene Methoden bezeichnet, bei denen nach einer chemischen Umsetzung eine Masse- oder eine Volumenbestimmung vorgenommen wird. Die Berechnung der Quantität des gesuchten Stoffes aus dem Messwert erfolgt mit Hilfe von stöchiometrischen Umrechnungsfaktoren, die aus den molaren Verhältnissen der an der Reaktion beteiligten Stoffe abgeleitet werden können. Bei den physikalischen Methoden wird eine konzentrationsabhängige physikalische Eigenschaft des gesuchten Stoffes gemessen und hieraus seine Konzentration, Masse oder Stoffmenge errechnet. Der jeweilige Umrechnungsfaktor hängt von den chemischen, physikalischen und apparativen Versuchsbedingungen ab. Er wird nicht theoretisch abgeleitet, sondern durch Messungen an Lösungen bekannter Konzentration oder an Substanzproben mit bekannten Gehalten experimentell ermittelt (Jander, Jahr 1989). Der Einsatz physikalischer Methoden erfordert in der Regel spezielle Geräte, die – verglichen mit den klassischen Methoden – häufig mit einem höheren Kosten- und Wartungsaufwand verbunden sind. Für das Apothekenlabor eignen sich daher insbesondere klassische Gehaltsbestimmungsmethoden wie etwa Titrationen mit visueller Endpunkterkennung oder die Gravimetrie. Die Vor- bzw. Nachteile dieser klassischen Methoden sind □ Tab. 11.2 zu entnehmen. Ein wesentliches Entscheidungskriterium für Apotheken dürfte neben den Kosten insbesondere die Kalibrierfreiheit der klassischen Methoden darstellen. Dadurch erübrigt sich die Vorratshaltung teurer Referenzsubstanzen sowie eine regelmäßige Validierung, die kleinere Laboratorien, wie etwa ein Apothekenlabor, vor gewisse Probleme stellen würde (Nürnberg, et al. 1991).

Eine umfassende Darstellung der im Arzneibuch enthaltenen Gehaltsbestimmungsmethoden würde den Rahmen dieses Werkes bei weitem übersteigen. Diesbezüglich sei daher auf einschlägige Spezialliteratur, insbesondere den Arzneibuchkommentar (Bracher, et al. 2013) verwiesen, der umfassende Informationen zu allgemeinen Methoden sowie stoffspezifischen Gehaltsbestimmungen bereitstellt. Nachfolgend sollen daher nur kurz die Grundprinzipien der klassischen Titration sowie der gravimetrischen Gehaltsbestimmung dargestellt werden. Physikalische Methoden, die im Apothekenlabor mit vertretbarem Aufwand durchführbar sind, und unter bestimmten Voraussetzungen ebenfalls zur Gehaltsbestimmung eingesetzt werden können, sind unter anderem in ▸Kap. 7, ▸Kap. 16, ▸Kap. 22 und ▸Kap. 23 zu finden.

Klassische Titration

Das Analysenprinzip der klassischen Titration beruht auf der Messung des Volumens einer Reagenzlösung bekannter Konzentration, die man als Maßlösung bezeichnet. Von der Maßlösung wird der Probelösung bei der Titration gerade so viel zugesetzt, wie für die chemische Umsetzung des zu bestimmenden Stoffes erforderlich ist, d. h. die äquivalente Stoffmenge. Aus dem Volumen der Maßlösung, das bis zum Erreichen dieses Punktes (Äquivalenzpunkt) benötigt wird, und ihrer Konzentration lässt sich bei Kenntnis des Reaktionsablaufs die Menge des gesuchten Stoffes berechnen. Das Erreichen des Äquivalenzpunkts wird durch Farb- oder Aggregationsänderungen erkannt. Diese können durch die Substanz selbst oder durch einen zugesetzten Indikator verursacht sein.

Nach der Art der chemischen Reaktion, die bei der Titration abläuft, unterscheidet man:

- Säure-Base-Titrationen, bei denen Protonen von der Säure auf die Base übertragen werden,
- Fällungstitrationen, bei denen eine schwerlösliche Verbindung entsteht, die als Niederschlag ausfällt,
- Komplexbildungstitrationen, bei denen Ionen sich mit anderen Ionen oder Molekülen zu wenig dissoziierten Komplexen vereinen,
- Redoxtitrationen, bei denen Elektronenübertragungen vom Reduktions- zum Oxidationsmittel erfolgen.

Gravimetrie

Bei gravimetrischen Verfahren werden die zu bestimmenden Ionen oder Moleküle unter genau festgelegten Arbeitsbedingungen in Form einer schwerlöslichen Verbindung (Fällungsform) abgeschieden, filtriert, gewaschen und durch Trocknen oder Glühen in eine definierte Wägeform überführt. Aus der ausgewogenen Masse kann durch Multiplikation mit dem, sich aus der Stöchiometrie der gefällten Verbindung ergebenden Umrechnungsfaktor auf die Masse der zu bestimmenden Substanz zurückgerechnet werden.

11.3.3 Eignung

Die grundsätzliche Eignung vieler hier zur Rede stehender Methoden für die stoffspezifische Gehaltsbestimmung einzelner Wirkstoffe ergibt sich bereits aus der Tatsache, dass die Methoden im Arzneibuch monographiert und dort für die Prüfung des jeweiligen Arzneistoffs vorgeschrieben sind. Aus der Eignung für die Ausgangsstoffprüfung kann jedoch nicht selbstverständlich auch eine Eignung für die Defekturanalytik abgeleitet werden, da aufgrund der häufig komplexen Zusammensetzung des Arzneimittels in der fertigen Zubereitung störende Begleitstoffe enthalten sein können, die möglicherweise mit der chemischen Reaktion oder der physikalischen Wechselwirkung, die der Gehaltsbestimmung zugrunde liegt, interferieren. Erschwerend hinzu kommt eine mitunter komplexe Matrix, die den Arzneistoff insbesondere bei halbfesten oder festen Zubereitungen umgibt und deren physiko-chemische Eigenschaften die Prüfung ebenfalls beeinträchtigen können. Da es sich sowohl bei der klassischen Titration als auch bei der Gravimetrie sehr oft um nichtspezifische Reaktionen handelt, können diese nur dann eingesetzt werden, wenn die qualitative Zusammensetzung der Zubereitung bekannt ist, da evtl. störende Begleitsubstanzen vor der eigentlichen Bestimmung entweder durch Ausfällung, Destillation oder Komplexierung entfernt werden müssen. Für den Fall, dass die in den betreffenden Wirkstoff-Monographien vorgeschriebenen Methoden zur Gehaltsbestimmung von Zubereitungen angewandt werden sollen, fordert die Ph. Eur. einen Nachweis, dass die Bestimmung nicht durch andere in der Zubereitung enthaltene Substanzen und/oder die Art der Formulierung beeinträchtigt wird. Alternativ besteht natürlich stets die Möglichkeit andere Prüfverfahren zu wählen, die durch die gleichen Begleitsubstanzen nicht beeinflusst werden.

Unabhängig von individuellen Anwendungsbeschränkungen für bestimmte Gehaltsbestimmungsmethoden, die sich aus der konkreten Zusammensetzung des jeweiligen Defekturarzneimittels ergeben, gelten für die beiden klassischen nasschemischen Quantifizierungsmethoden folgende Grundvoraussetzungen:

Tab. 11.3 Grundvoraussetzungen für die Gehaltsbestimmung mittels klassischer Titration oder Gravimetrie

Klassische Titration	Gravimetrie
▪ Eindeutiger Reaktionsablauf mit schneller und quantitativer Umsetzung ▪ Eindeutige Herstellung von Maßlösungen mit definierter über längere Zeit stabiler Konzentration ▪ Erkennbarkeit des Endpunktes der Titration	▪ Quantitative Ausfällung (Überschuss des Fällungsreagens) ▪ Konstante und bekannte stöchiometrische Zusammensetzung des Niederschlags ▪ Keine Massenveränderung des Niederschlags durch Folgereaktionen

11.4 Gravimetrische Gehaltsbestimmung von Chloridionen

11.4.1 Geräte

Aus der Vielfalt der bei einer gravimetrischen Bestimmung anfallenden Arbeitsschritte (Fällung, Filtration/Waschen des Niederschlags, Trocknen/Glühen, Abkühlen) und der dabei eingesetzten Verfahren ergibt sich auch ein entsprechend diversifizierter Gerätebedarf.

Für den Fällungsprozess werden sehr saubere und fettfreie Bechergläser, elektrische Heizplatten sowie Magnetrührer und Büretten bzw. Pipetten benötigt. Das Filtriergerät besteht entweder aus Glastrichtern mit eingelegtem Filterpapier oder Saugtöpfen bzw. Saugflaschen und Filtertiegeln (**o** Abb. 11.1). Quantitative Filter sind aschefrei, d. h. sie hinterlassen bei der Veraschung keine wägbaren Rückstände. Die zu verwendende Filterart richtet sich nach der Teilchengröße des Niederschlags. Voluminöse und grobkristalline Niederschläge werden durch weiche Filter, solche mittlerer Körnung durch mittelharte und pulvrige bzw. feinkristalline Fällungen durch harte Sorten filtriert. Darf der Filter aufgrund der Temperaturempfindlichkeit des Fällungsprodukts nicht verascht wer-

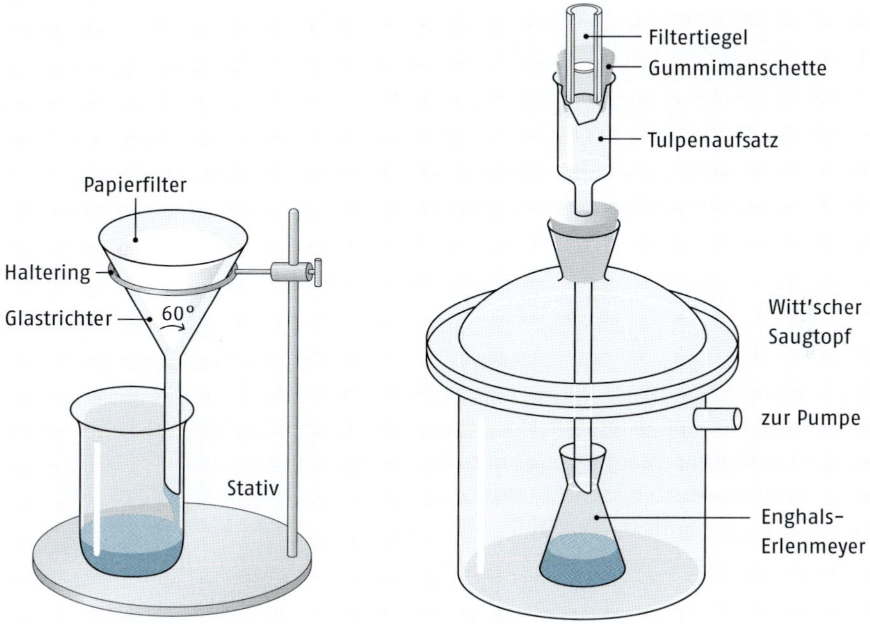

Abb. 11.1 Verschiedene Filtrieranordnungen (Schweda 2011)

den, kann aber das Fällungsprodukt durch Trocknen bis etwa 250 °C in eine definierte Wägeform gebracht werden, so lässt sich eine Filtration mit der in Abb. 11.1 rechts gezeigten Anordnung unter Verwendung von Glasfiltertiegeln einfacher und schneller durchführen. Für quantitative Arbeiten eignen sich Tiegel mit Fritten D3 (relativ grob) und D4. Bewährte Tiegelformen sind die Typen 63a D4 und die etwas größeren Tiegel 1D3 bzw. 1D4. Allgemein nimmt bei den Glasfritten die Porengröße von D1 zu D4 hin ab (D ≙ Duranglas; G ≙ Geräteglas; auch Aufdruck Pyrexglas). Neben den Glasfiltertiegeln gibt es für höhere Nachbehandlungstemperaturen noch solche aus Quarz oder Porzellan. Bei den Porzellanfiltertiegeln hat A1 die kleinsten, A4 die größten Poren. Um die Filtration zu beschleunigen wird häufig ein Witt'scher Saugtopf eingesetzt, mit dessen Hilfe ein Unterdruck erzeugt wird, der alle nicht gefällten Bestandteile der Probe durch den Filter saugt (Abb. 11.1; Schweda 2011).

Nach der Filtration muss der gewaschene Niederschlag in eine definierte luftstabile Wägeform überführt werden. Hierzu werden die Papierfilter in Porzellantiegeln verascht und die Kohlereste in einem Muffelofen bei mehreren Hundert Grad Celsius verglüht. Dieses Vorgehen ist jedoch auf glühbeständige Wägeformen wie Oxide, einige Pyrophosphate und Sulfate beschränkt. Wägeformen von wenig temperaturstabilen Verbindungen müssen hingegen im Filtertiegel gesammelt und durch Trocknen bei 105–140 °C von der Restfeuchtigkeit befreit werden. Zur Entfernung von fester gebundenem Kristallwasser sind Trocknungstemperaturen von 140–240 °C erforderlich. Hierfür reichen üblicherweise einfache Trockenschränke aus. Nach dem Veraschen/Glühen/Trocknen und vor jeder Wägung müssen die Tiegel in einem Exsikkator auf Raumtemperatur abkühlen.

11.4.2 Methodenbeschreibung

Die Chloridionen werden aus verdünnter salpetersaurer Lösung durch Zusatz von Silberionen als schwerlösliches Silberchlorid ($Cl^- + Ag^+ \rightarrow AgCl\downarrow$) gefällt, das sich gut filtrieren lässt und nach dem Trocknen direkt gewogen werden kann. Die Löslichkeit des Silberchlorids hängt weitgehend von der Fällungsbeschaffenheit (flockig, schwammig, kristallin), von der Anwesenheit von Ammonium- oder Alkalisalzen sowie von der Säurekonzentration der Probelösung ab. Silberchlorid fällt anfangs kolloidal aus und ballt sich, sowie Ag^+-Ionen in geringem Überschuss vorhanden sind, beim Erwärmen und kräftigem Rühren zusammen.

11.4.3 Eignung

Die Bestimmung von Chloridionen als Silberchlorid ist sehr genau und wird sogar zur Ermittlung von relativen Atommassen herangezogen. Unter Lichteinwirkung wird Silber ausgeschieden, das im Silberchlorid kolloidal gelöst bleibt und selbiges dunkel färbt. Da die Zersetzung nur an der Oberfläche erfolgt, genügt es, die Fällung vor hellem Licht zu schützen (Zusatz von Methylorange und Aufbewahrung im Dunkeln). Weiter muss in einer schwefelwasserstofffreien Atmosphäre gearbeitet werden, damit keine Bildung von Silbersulfid (Ag_2S) eintritt. Die Salpetersäurekonzentration ist klein zu halten, um eine Löslichkeitszunahme des Niederschlags, besonders in der Hitze, zu vermeiden. Da die Anionen Br^-, I^-, CN^-, SCN^- mit Ag^+-Ionen ebenfalls schwerlösliche Fällungen ergeben, dürfen diese für eine zuverlässige Chloridbestimmung nicht in der zu untersuchenden Zubereitung enthalten sein. Etwaige Schwermetallionen (z. B. Zinkionen) sind wegen evtl. Mitfällung vorher abzutrennen.

11.5 Gravimetrische Gehaltsbestimmung von Sulfationen

11.5.1 Geräte

Die für die gravimetrische Gehaltsbestimmung von Sulfationen erforderlichen Geräte entsprechen im Grundsatz jenen, die bereits in den allgemeinen Ausführungen zum Geräteeinsatz bei der gravimetrischen Gehaltsbestimmung von Chloridionen beschrieben wurden (▸Kap. 11.4.1).

11.5.2 Methodenbeschreibung

Die Sulfationen werden aus schwach salzsaurer Lösung durch Zusatz von Bariumchloridlösung in der Siedehitze als schwerlösliches Bariumsulfat ($SO_4^{2-} + Ba^{2+} \rightarrow BaSO_4\downarrow$) gefällt, das sich gut filtrieren lässt und nach dem Glühen im Muffelofen direkt gewogen werden kann.

11.5.3 Eignung

Frischgefälltes Bariumsulfat hat die Eigenschaft, andere leicht lösliche Salze, z. B. $BaCl_2$, $Ba(NO_3)_2$ usw. mitzureißen (Mitfällung). Dieser Effekt wird umso stärker, je höher die Konzentration der Fremdionen ist. Zu den mitgefällten Anionen gehören Cl^-, NO_3^-, ClO_3^-, PO_4^{3-}, CrO_4^{2-} und MnO_4^-. Während eine Cl^--Mitfällung durch sehr langsame Bariumchloridzugabe unter ständigem Rühren weitgehend vermieden werden kann, müssen NO_3^- und ClO_3^--Ionen auf jeden Fall durch mehrmaliges Abrauchen mit konz. Salzsäure entfernt werden. PO_4^{3-}-Ionen werden durch Fällung, CrO_4^{2-} und MnO_4^--Ionen durch Reduktion und anschließende Ausfällung abgetrennt. Von den Kationen werden mitgefällt: Fe^{3+}, Cr^{3+} und in starkem Maße Ca^{2+}; sie sind vorher zu entfernen. Fe^{3+}, Al^{3+}, Mn^{2+}, Na^{+}, K^{+} und NH_4^{+} werden, sofern sie in kleiner Konzentration zugegen sind, in verdünnter Lösung nur schwach adsorbiert. Durch EDTA können fast alle zwei- und dreiwertigen Kationen maskiert, oder durch Kationenaustauscher entfernt werden. Es muss in schwach saurer Lösung (pH = 2,0–2,5) gearbeitet werden, da die Löslichkeit von $BaSO_4$ mit steigender Säurekonzentration erheblich zunimmt.

12 Gleichförmigkeit einzeldosierter Arzneiformen

Einsatzbereich

Risikoklasse:

- Niedriges Risiko (Gesamtrisikoscore < 30):
  - Gleichförmigkeit der Masse nach Ph. Eur. 2.9.5 (▸Kap. 12.3);
  - Gleichförmigkeit der Masse der abgegebenen Dosen aus Mehrdosenbehältnissen nach Ph. Eur. 2.9.27 (▸Kap. 12.6);
- Hohes Risiko (Gesamtrisikoscore > 100):
  - Gleichförmigkeit des Gehalts nach Ph. Eur. 2.9.6 (▸Kap. 12.4);
  - Gleichförmigkeit einzeldosierter Arzneiformen nach Ph. Eur. 2.9.40 (▸Kap. 12.5)

Darreichungsformen:

- Puder, Pulver, Granulate, Kapseln, Suppositorien, Ovula
- Lösungen, Suspensionen (auch Schüttelmixturen), Emulsionen, Säfte
- Cremes, Gele, Pasten, (Suspensions-)Salben

Für Details zur Eignung der Methode für bestimmte Darreichungsformen siehe ▸Kap. 12.3.3, ▸Kap. 12.4.3, ▸Kap. 12.5.3 und ▸Kap. 12.6.3.

12.1 Einführung

Die Erkenntnis, dass Dosis und Wirkung eines Arzneimittels eng miteinander korrelieren, gehört zu den Grundpfeilern der Pharmazie. Konsequenterweise gehört die Gewähr dafür, dass ein Arzneimittel und damit auch jede Einzeldosis tatsächlich die deklarierte Menge an Wirkstoff enthält, zu den zentralen Kriterien bei der Beurteilung der pharmazeutischen Qualität eines Arzneimittels. Das Problem dabei ist, dass es sich bei einer analytischen Gehaltsbestimmung meist um eine zerstörende Prüfung handelt, so dass die untersuchten Arzneiformen hinterher nicht mehr verwendet werden können. Aus dieser Tatsache resultiert die Notwendigkeit der Anwendung statistischer Methoden, die es erlauben, anhand einer Stichprobe überschaubaren Ausmaßes, Aussagen über die Wirkstoffverteilung in der Grundgesamtheit aller Einzeldosen einer Charge zu treffen. Eine Darstellung der statistischen Grundlagen, auf denen die Arzneibuchprüfungen zur Gleichförmigkeit einzeldosierter Arzneiformen basieren, würde den Rahmen sprengen, so dass diesbezüglich auf einschlägige Spezialliteratur verwiesen werden muss.

Zur Überprüfung der Dosierungsgenauigkeit einzeldosierter Arzneizubereitungen stehen sowohl wirkstoff- als auch massebezogene Methoden zur Verfügung. Die Masseeinheitlichkeit einzeldosierter Defekturarzneimittel stellt dabei ein Surrogat für die Gehaltseinheitlichkeit dar, die durch die Herstellung gewährleistet und durch die analytische Prüfung überwacht werden soll. Aufgrund des insgesamt ungleich geringeren Aufwands dürfte die Prüfung auf Gleichförmigkeit der Masse der des Gehalts grundsätzlich vorgezogen werden. Eine gute Aussagekraft der Masseprüfung setzt dabei eine hohe

Homogenität der Arzneistoffverteilung voraus. Bei industriellen Herstellungsprozessen ist diese Annahme durch den Einsatz hochtechnisierter und optimierter Verfahren in aller Regel gerechtfertigt. Aber auch im Rahmen der offizinellen Defekturherstellung lässt sich eine homogene Arzneistoffverteilung weitgehend problemlos gewährleisten, indem gerade Mischvorgängen eine besondere Aufmerksamkeit geschenkt wird. Unabhängig davon ist jedoch zu beachten, dass der Wirkstoffgehalt auch bei sorgfältiger Herstellung in der Regel stärkere Schwankungen aufweist als die Massen der einzeldosierten Arzneiformen. Grundsätzlich gilt hierbei, dass die Auswirkungen geringfügiger Abweichungen im Herstellungsprozess auf die Gleichförmigkeit umso gravierender sind, je geringer der Arzneistoffgehalt der Einzeldosen ist. Dies bestätigen auch systematische Reihenuntersuchungen von Fertigarzneimitteln aus denen hervorgeht, dass Arzneimittel mit niedrigen Einzeldosen (≤ 2 mg) bei Beanstandungen der Gleichförmigkeit deutlich überrepräsentiert sind (Nürnberg, et al. 1991). Das heißt je geringer der Arzneistoffgehalt, desto weniger wird seine gleichförmige Verteilung auf verschiedene Einzeldosen durch die Gleichförmigkeit der Masse dieser Einzeldosen adäquat repräsentiert. Die Gehaltsprüfung wird daher mit abnehmendem Arzneistoffgehalt immer bedeutsamer. Dieser Tatsache tragen auch die Arzneibuchmonographien Rechnung, indem bei geringen Wirkstoffmengen bzw. -anteilen zwingend die aufwendigere Prüfung auf Gleichförmigkeit des Gehalts vorgeschrieben wird.

Die Ph. Eur. enthält verschiedene Monographien für Gleichförmigkeitsprüfungen, deren Methoden sich, trotz teilweise überlappender Anwendungsbereiche, grundsätzlich voneinander unterscheiden. Die heutige Koexistenz verschiedener Vorschriften ist einerseits auf die historische Entwicklung und andererseits auf internationale Harmonisierungsprozesse zurückzuführen. Langfristig sollen die älteren, in den Ph. Eur.-Monographien 2.9.5 und 2.9.6 beschriebenen Gleichförmigkeitsprüfungen durch die neueren international harmonisierten Anforderungen, wie sie in der Ph. Eur.-Monographie 2.9.40 enthalten sind, ersetzt werden. Die Änderungen gegenüber den älteren, derzeit noch im Arzneibuch enthaltenen Vorschriften bestehen im Wesentlichen darin, dass ein Akzeptanzwert („Acceptance Value", AV) eingeführt wurde, der die zulässige Streuung der Einzeldosen in Abhängigkeit von der Abweichung ihres Mittelwertes zum deklarierten Wirkstoffgehalt begrenzt. Dabei gelten nun, im Gegensatz zu früher, für alle zu prüfenden Darreichungsformen einheitliche Akzeptanzkriterien. Zwar ist es auch nach der neueren Ph. Eur.-Monographie 2.9.40 grundsätzlich möglich die Gehaltseinheitlichkeit in bestimmten Fällen alternativ über die Streuung der Massen nachzuweisen, allerdings ist hierfür, im Gegensatz zur älteren Arzneibuchprüfung der Methode 2.9.5, zuvor eine Gehaltsbestimmung an einem separaten Muster durchzuführen. Deren Ergebnis dient in einem nachfolgenden Schritt dazu, von den gewogenen Massen der jeweiligen Einzeldosis auf deren Gehalt zurückzurechnen (näheres hierzu siehe unter ▸ Kap. 12.5.2).

Die Prüfung auf Gleichförmigkeit einzeldosierter Arzneiformen hat laut Ph. Eur. grundsätzlich nach Monographie 2.9.40 Gleichförmigkeit einzeldosierter Arzneiformen zu erfolgen. Eine Prüfung auf Basis der weniger aufwendigen Monographien 2.9.5 und 2.9.6 ist laut Ph. Eur. nur noch in begründeten und zugelassenen Fällen möglich. Da es die Ph. Eur.-Monographie „Pharmazeutische Zubereitungen" bei Defekturarzneimitteln gestattet, auf geeignete Alternativmethoden auszuweichen, wenn eine Durchführung einer Prüfung (z. B. aufgrund der begrenzten Zeit oder Chargengröße) nicht möglich ist, kann für einzeldosierte Defekturarzneimittel von einem solchen begründeten und zugelassenen Ausnahmefall ausgegangen werden. Ferner werden nach wie vor auch viele Standardzulassungen nach den einfacheren Prüfvorschriften der Ph. Eur.-Monographien 2.9.5 und 2.9.6 geprüft, da für Zulassungen, die bereits vor Einführung der Ph. Eur.-Methode 2.9.40 erteilt wurden, ein Bestandsschutz greift. Im Rahmen der Defekturanalytik werden daher bevorzugt die Ph. Eur.-Methoden 2.9.5 und 2.9.6 zum Einsatz kommen. Der Vollständigkeit halber und um eine umfassende Auswahlmöglichkeit zu bieten, werden im Folgenden dennoch alle Gleichförmigkeitsprüfungen der Ph. Eur. vorgestellt.

Die Gleichförmigkeitsproblematik tritt natürlich nicht nur bei Arzneiformen auf, die von vornherein einzeldosiert in den Verkehr gebracht werde, sondern auch bei Einzeldosen, die mit Hilfe einer entsprechenden Dosiervorrichtung vom Anwender aus einem Mehrdosenbehältnis entnommen werden. Um eine ausreichende Dosiergenauigkeit zu gewährleisten, haben solche Zubereitungen der Ph. Eur.-Monographie 2.9.27 zu entsprechen, die aufgrund ihrer thematischen und methodischen Nähe hier gemeinsam mit den Gleichförmigkeitsprüfungen für einzeldosierte Arzneiformen abgehandelt wird.

12.2 Aussagekraft und Limitationen

Wie bereits ausgeführt ist die Gleichförmigkeit von Gehalt bzw. Masse ein zentrales Qualitätskriterium für einzeldosierte Darreichungsformen. Dies gilt aufgrund ihrer meist systemischen Wirkung insbesondere für oral oder rektal applizierte Arzneimittel, die die größte Gruppe der einzeldosierten Darreichungsformen darstellen. Nicht zuletzt deshalb, weil der Resorptionsprozess im Gegensatz zu topisch applizierten Darreichungsformen nach einmal erfolgter Applikation nicht oder nur mehr sehr schwer unterbrochen werden kann, kommt der Dosiergenauigkeit gerade bei innerlicher Anwendung eine besondere Bedeutung zu. Gewisse Schwankungen der Einzeldosen lassen sich jedoch selbst bei sorgfältigster Herstellungsweise nicht vermeiden. Dabei ist es im Allgemeinen umso leichter eine gleichmäßige Dosierung zu erreichen, wenn der Wirkstoff hoch dosiert ist und vor allem, wenn er einen erheblichen Anteil des Gesamtgewichts der Darreichungsform ausmacht.

Bei Arzneizubereitungen mit niedrig dosierten Wirkstoffen bzw. geringem gewichtsmäßigen Anteil der Wirkstoffe an der Gesamtmasse der Einzeldosis ist hingegen die Gefahr einer inhomogenen Verteilung groß. Dies ist insbesondere dann ein Problem, wenn es sich um Wirkstoffe mit starker pharmakologischer Wirkung und geringer therapeutischer Breite handelt, da hier bereits geringe Dosisabweichungen nachteilige Folgen für den Patienten haben können. Um dieses Patientenrisiko möglichst zu minimieren, ist die Prüfung auf Gleichförmigkeit von Masse und/oder Gehalt für einzeldosierte Arzneizubereitungen in allen relevanten internationalen Arzneibüchern vorgeschrieben.

Das Ergebnis der Gleichförmigkeitsprüfung ist jedoch nicht nur ein Maß für die Dosispräzision und damit für die Patientensicherheit, sondern auch für die Robustheit und Reproduzierbarkeit des Herstellungsprozesses. Ursächlich für eine unzureichende Gleichförmigkeit von Masse und/oder Gehalt, die aus dem Herstellungsprozess herrührt, sind meist Ungenauigkeiten beim volumetrischen Abteilen der Einheiten oder Mischungsinhomogenitäten.

Während das exakte Abteilen der Einzeldosen selbst bei hochviskosen Lösungen aufgrund des Kontinuumcharakters in der Regel keine Probleme bereitet, lassen sich disperse Zubereitungen wesentlich schwieriger in einheitliche Einzeldosen aufteilen. So müssen Suspensionen während des Abteilvorgangs konsequent gerührt werden, um die

Sedimentation größerer Feststoffmengen zu verhindern. Besonders groß ist die Herausforderung bei Pulvern und Granulaten, da die Exaktheit des Abteilungsvorgangs hier von einer Vielzahl schwer regulierbarer Einflussfaktoren abhängt. Hierzu gehören unter anderem die Partikelgröße(nverteilung) und die Partikelform. So lässt sich beispielsweise durch eine Reduktion der Korngrößenunterschiede bzw. der maximalen Korngröße Entmischungstendenzen vorbeugen und so eine bessere Gleichförmigkeit erzielen. Mangelnde Zerkleinerung der Ausgangsstoffe vor oder während der Herstellung äußert sich auch in einer mangelnden Gleichförmigkeit des Produkts und schlägt sich als solche in entsprechenden Prüfergebnissen nieder. Eine zu starke Zerkleinerung führt jedoch ebenfalls zu einer nachteiligen Beeinflussung der Gleichförmigkeit. Aufgrund der überproportionalen Zunahme der Oberfläche im Vergleich zur Masse treten bei sehr kleinen Partikeln relativ hohe interpartikuläre Haftkräfte auf, die das freie Fließen des Haufwerks z. B. bei der Befüllung von Kapseln behindern. Eine auf diese Weise zunehmende Kohäsivität hat aus naheliegenden Gründen auch Einfluss auf die Gleichförmigkeit, da die schlechtere Fließfähigkeit auch mit einem Präzisionsverlust bei der Einzeldosenabteilung einhergeht. Dem lässt sich durch den Zusatz von Fließverbesseren entgegenwirken. Doch auch diesbezüglich ist Augenmaß geboten, denn wird die Fließfähigkeit durch entsprechenden Hilfsstoffeinsatz zu sehr gesteigert, fördert dies insbesondere bei grobkörnigen Granulaten und Pulvern mit einer breiten Korngrößenverteilung Entmischungstendenzen, die ihrerseits Auswirkungen auf die Gleichförmigkeit des einzeldosierten Arzneimittels haben. Die Gleichförmigkeitsprüfung ist somit auch ein indirekter Indikator für fehlenden oder inadäquaten Hilfsstoffzusatz (z. B. Fließverbesserer) oder für Abweichungen bei Zerkleinerungs- oder Mischvorgängen. Alle Methoden der Gleichförmigkeitsprüfung besitzen daher einen hohen Informationsgehalt, der neben einer Gewährleistung der Dosiergenauigkeit auch Aussagen über die Güte der ganzen Charge (Chargenhomogenität) und durch den Vergleich mehrerer Chargen untereinander über die Gleichmäßigkeit der Produktqualität (Chargenkonformität) ermöglicht.

12.3 Gleichförmigkeit der Masse (Ph. Eur. 2.9.5)

12.3.1 Geräte

Die Prüfung auf Gleichförmigkeit der Masse kann mit apothekenüblichen Präzisions- und Feinwaagen erfolgen, sofern gewährleistet ist, dass alle ermittelten Massen innerhalb des zulässigen Wägebereichs der verwendeten Waage liegen. Der Teilungswert der Waage (d-Wert) sollte weniger als ein Promille der im Rahmen der Prüfung auf Gleichförmigkeit ermittelten Massen betragen. Während der Wägung sind störende Umgebungseinflüsse (Luftzug, elektromagnetische Strahlung, Kondensatbildung etc.) soweit wie möglich auszuschließen.

12.3.2 Methodenbeschreibung

Die Prüfung auf Gleichförmigkeit des Gehalts einzeldosierter Arzneiformen beruht auf der Bestimmung der Einzelmassen einer Anzahl einzeldosierter Einheiten. Die Prüfung wird durchgeführt, um festzustellen, ob die Masse einer Einheit und damit indirekt deren Gehalt innerhalb der festgesetzten Grenzen liegt, die auf die Durchschnittsmasse eines Musters bezogen werden. Hierbei ist zu berücksichtigen, dass aus rein praktischen, herstellungstechnischen Gründen, bei hohen Durchschnittsmassen eine akzeptable Gleichförmigkeit leichter zu erzielen ist als bei niedrigen Durchschnittsmassen und bei Tabletten leichter als bei Kapseln, Granulaten oder Pulvern. Dieser Tatsache trägt die Ph. Eur.-Monographie 2.9.5 Rechnung, indem sie in Abhängigkeit von der Wirkstoffdosis für diverse Arzneiformen unterschiedliche Prüfkriterien definiert. Hierzu werden die einzelnen Darreichungsformen folgendermaßen gruppiert:

1. Nicht überzogene Tabletten, Filmtabletten
2. Kapseln, nicht überzogene Granulate und Pulver (in Einzeldosisbehältnissen)
3. Pulver zur Herstellung von Parenteralia (in Einzeldosisbehältnissen)
4. Suppositorien und Vaginalzäpfchen
5. Pulver für Augentropfen und Pulver für Augenbäder (in Einzeldosisbehältnissen)

Im Folgenden sollen nur die Darreichungsformen der zweiten und vierten Gruppe näher beleuchtet werden, da die übrigen genannten Darreichungsformen im Rahmen der Defekturherstellung üblicherweise keine oder nur eine sehr geringe Rolle spielen. Weitergehende Informationen zu den Prüfkriterien für diese Darreichungsformen sind im Arzneibuch (Ph. Eur. 2013) bzw. dem dazugehörigen Kommentar (Bracher, et al. 2013) zu finden.

12.3.3 Eignung

Prinzipiell ist die Methode für alle einzeldosierten Darreichungsformen geeignet, deren Masse ein repräsentatives Maß für den Gehalt einer Einzeldosis darstellt. Diese Bedingung ist in der Regel dann erfüllt, wenn die Wirkstoffmenge einer Einzeldosis und der Wirkstoffanteil an deren Gesamtmasse ausreichend hoch sind. Allerdings gibt es auch Arzneiformen, bei denen die Prüfung auf Gleichförmigkeit der Masse, trotz an sich ausreichender Wirkstoffmengen und -anteile, keine hinreichende Aussagekraft besitzt. So sind beispielsweise Dragees von der Gleichförmigkeitsprüfung der Masse einzeldosierter Arzneiformen ausgenommen, da das Auftragen einer Drageehülle auf einen Tablettenkern zu einer stärkeren Streuung der Einzelmassen führt, die damit kein repräsentatives Maß mehr für den Gehalt darstellen. In diesen Fällen muss die Bestimmung der Gleichförmigkeit des Gehalts durchgeführt werden. Bei Kapseln wird zwischen Hart- und Weichkapseln unterschieden; bei Letzteren, die in der Defektur aber in der Regel keine Rolle spielen, wird deren flüssiger oder pastöser Inhalt unter Verwendung von Lösungsmitteln aus der Hülle gewaschen. Bei Suppositorien und Vaginalglobuli fällt auf, dass die höchstzulässigen Abweichungen von der Durchschnittsmasse geringer sind als beispielsweise bei Kapseln. Der Grund hierfür ist die relativ große Masse dieser Arzneiformen.

12.4 Gleichförmigkeit des Gehalts (Ph. Eur. 2.9.6)

12.4.1 Geräte

Die Auswahl der für die Prüfung benötigten Geräte richtet sich nach der für die analytische Gehaltsbestimmung des Wirkstoffs/der Wirkstoffe ausgewählten Methode. Sie sind einer gesonderten Prüfvorschrift für die Gehaltsbestimmung(en) zu entnehmen (vgl. auch ▸Kap. 11.3.1).

12.4.2 Methodenbeschreibung

Die Prüfung auf Gleichförmigkeit des Gehalts einzeldosierter Arzneiformen beruht auf der Bestimmung des einzelnen Wirkstoffgehalts oder der einzelnen Wirkstoffgehalte einer Anzahl einzeldosierter Einheiten. Die Prüfung wird durchgeführt, um festzustellen, ob der Gehalt einer Einheit (Einzelgehalt) innerhalb der festgesetzten Grenzen liegt, die auf den Durchschnittsgehalt einer Stichprobe von mindestens 10 Einheiten bezogen werden. Die Prüfung ist für Multivitamine und/oder Spurenelemente in Zubereitungen sowie in anderen begründeten und zugelassenen Fällen nicht erforderlich.

Die Ph. Eur.-Monographie 2.9.6 definiert Prüfkriterien für zahlreiche Arzneiformen, die dort folgendermaßen gruppiert werden:

1. Tabletten, Pulver zur Herstellung von Parenteralia und Suspensionen zur Injektion
2. Kapseln, nicht zur Herstellung von Parenteralia bestimmte Pulver, Granulate, Suppositorien und Vaginalkugeln
3. Transdermale Pflaster

Weitergehende Informationen zu den Prüfkriterien für diese Darreichungsformen sind im Arzneibuch (Ph. Eur. 2013) bzw. dem dazugehörigen Kommentar (Bracher, et al. 2013) zu finden.

12.4.3 Eignung

Bei der Prüfung auf Gleichförmigkeit des Gehalts nach Ph. Eur.-Monographie 2.9.6 handelt es sich um ein, infolge der notwendigen Mehrfachgehaltsbestimmungen, relativ aufwendiges Verfahren, dessen Anwendbarkeit weniger durch die Gleichförmigkeitsprüfung an sich, sondern vielmehr durch ggf. zu berücksichtigende Limitationen bei der Gehaltsbestimmung selbst eingeschränkt wird. Bei der Defekturherstellung problematisch ist das Verfahren eher aufgrund der Tatsache, dass die Untersuchung des Gehalts eine zerstörende Prüfung darstellt, die demnach grundsätzlich nur an Stichproben durchgeführt werden kann. Der durch den Stichprobenumfang vorgegebene Verlust an Einzeldosen ist bei Defekturen relativ zur Chargengröße recht hoch und sollte daher bei der Bemessung der Chargengröße von vornherein berücksichtigt werden.

12.5 Gleichförmigkeit einzeldosierter Arzneiformen (Ph. Eur. 2.9.40)

12.5.1 Geräte

Die Auswahl der für die Prüfung benötigten Geräte richtet sich nach der für die analytische Gehaltsbestimmung des Wirkstoffs/der Wirkstoffe ausgewählten Methode, sie sind einer gesonderten Prüfvorschrift für die Gehaltsbestimmung(en) zu entnehmen (vgl. ▸ Kap. 11.3.1).

Die für die Prüfung auf Gleichförmigkeit der Masse notwendigen Wägungen können mit apothekenüblichen Präzisions- und Feinwaagen erfolgen, sofern gewährleistet ist, dass alle ermittelten Massen innerhalb des zulässigen Wägebereichs der verwendeten Waage liegen. Der Teilungswert der Waage (d-Wert) sollte weniger als ein Promille der im Rahmen der Prüfung auf Gleichförmigkeit ermittelten Massen betragen. Während der Wägung sind störende Umgebungseinflüsse (Luftzug, elektromagnetische Strahlung, Kondensatbildung etc.) soweit wie möglich auszuschließen.

12.5.2 Methodenbeschreibung

Um die Gleichförmigkeit einzeldosierter Arzneiformen sicherzustellen, sollte jede Einheit einer Charge einen Wirkstoffgehalt aufweisen, der innerhalb eines engen Bereichs um den in der Beschriftung angegebenen Gehalt liegt. Falls nichts anderes angegeben ist, gelten die Spezifikationen der Prüfung „Gleichförmigkeit einzeldosierter Arzneiformen" nicht für Suspensionen, Emulsionen oder Gele in Einzeldosisbehältnissen zur kutanen Anwendung. Die Prüfung der Gleichförmigkeit des Gehalts von Multivitaminen und/oder Spurenelementen in Zubereitungen ist nicht erforderlich.

Der Begriff „Gleichförmigkeit einer einzeldosierten Arzneiform" ist definiert als Grad der Gleichförmigkeit der Menge an Wirkstoff in einer bestimmten Anzahl von Einheiten. Falls nichts anderes im Arzneibuch angegeben ist, gelten daher die Anforderungen für jeden einzelnen der in der einzeldosierten Arzneiform enthaltenen Wirkstoffe. Ob die Gleichförmigkeit über den aus Einzelmassen errechneten Wirkstoffgehalt nachgewiesen werden kann oder ob für jede Einzeldosis eine analytische Gehaltsbestimmung durchgeführt werden muss, hängt von der Darreichungsform und der darin enthaltenen Dosis ab. Auch die Beurteilung der Gleichförmigkeit über die Errechnung der Einzelgehalte aus den Massen setzt vorab eine Gehaltsbestimmung an einem repräsentativen Muster der Charge voraus. Die Konzentration (Masse des Wirkstoffs je Masse der Einheit) wird als einheitlich angenommen.

Die wesentliche Neuerung gegenüber den älteren, im Arzneibuch enthaltenen Gleichförmigkeitsprüfungen (Ph. Eur.-Methoden 2.9.5 und 2.9.6) besteht in der Einführung eines Akzeptanzwerts, der die zulässige Streuung der Einzeldosen in Abhängigkeit von der Abweichung ihres Mittelwertes zum deklarierten Wirkstoffgehalt begrenzt. Wird dieser Akzeptanzwert unterschritten, wird die untersuchte Charge angenommen, andernfalls erfolgt die Ablehnung oder eine weitere Stichprobenziehung. Zielsetzung dieses Vorgehens ist es, dass Chargen, deren Mittelwerte nicht dem Referenzwert entsprechen, diese Abweichung durch kleinere Standardabweichungen kompensieren können bzw. müssen, um damit auf gleiche Anteile (auch Überdeckungsanteile oder Überdeckung genannt) von Einheiten innerhalb eines definierten Spezifikationsintervalls zu kommen. So ist Charge 2 in ○ Abb. 12.1 zwar in ihrem Mittelwert gegenüber Charge 1 und dem Referenzwert *M* verschoben, liegt jedoch aufgrund ihrer geringeren Streuung noch voll im Spezifikationsintervall, wohingegen Charge 3 bei einer der Charge 1 vergleichbaren Streuung aufgrund der Mittelwertverschiebung eine geringere Überdeckung und damit mehr Einheiten außerhalb des Spezifikationsintervalls aufweist (Bracher, et al. 2013).

12.5.3 Eignung

Die Gleichförmigkeit einzeldosierter Arzneiformen kann grundsätzlich mit einer der beiden Methoden Gleichförmigkeit des Gehalts (= Content Uniformity, CU) oder Gleichförmigkeit der Masse (= Mass Variation, MV) gezeigt werden. Wobei die erstgenannte grundsätzlich in allen Fällen eingesetzt werden kann, während die Anwendung letzterer an gewisse Voraussetzungen geknüpft ist.

Die Prüfung auf Gleichförmigkeit durch eine Errechnung des Wirkstoffgehalts aus den Einzelmassen setzt eine hinreichend homogene Verteilung des Wirkstoffs in der Charge voraus, sodass Unterschiede in der Wirkstoffkonzentration gegenüber den Massenschwankungen vernachlässigt werden können. In der Regel lässt sich eine homogene Verteilung in einer Defektur bei ausreichend hohem Wirkstoffanteil mit Hilfe eines geeigneten Mischverfahrens problemlos erzielen. Ab dem in der Ph. Eur. genannten Schwellen-

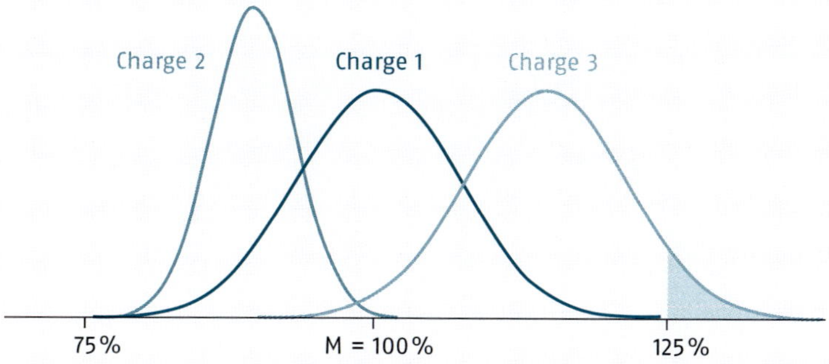

Abb. 12.1 Drei Chargen mit unterschiedlichen Überdeckungsanteilen für das Spezifikationsintervall (75 %, 125 %); M = Referenzwert

wert einer Einzeldosis von mindestens 25 mg und einem Wirkstoffgehalt von mindestens 25 %, ist daher von einer ausreichend homogenen Wirkstoffverteilung auszugehen, so dass eine massebezogene Gleichförmigkeitsprüfung *bei bestimmten Darreichungsformen* grundsätzlich möglich ist. Einen Überblick, wann die Prüfung auf Gleichförmigkeit des Gehalts erfolgen muss bzw. wann sie durch die Prüfung auf Gleichförmigkeit der Masse ersetzt werden kann, gibt folgende Tabelle:

Tab. 12.1 Anwendung der Prüfungen „Gleichförmigkeit des Gehalts" (Content Uniformity, CU) und „Gleichförmigkeit der Masse" (Mass Variation, MV) nach Ph. Eur.-Monographie 2.9.40

Darreichungsform	Typ	Sub-Typ	Dosis und Wirkstoffanteil	
			≥ 25 mg und ≥ 25 %	< 25 mg oder < 25 %
Tabletten	Nicht überzogen		MV	CU
	Überzogen	Filmtabletten	MV	CU
		Andere	CU	CU
Kapseln	Hart		MV	CU
	Weich	Suspensionen, Emulsionen, Gele	CU	CU
		Lösungen	MV	MV
Feste Zubereitungen in Einzeldosisbehältnissen	Mit einem einzelnen Bestandteil		MV	MV
	Mit mehreren Bestandteilen	Im Endbehältnis gefriergetrocknete Lösungen	MV	MV
		Andere	CU	CU

Tab. 12.1 Anwendung der Prüfungen „Gleichförmigkeit des Gehalts" (Content Uniformity, CU) und „Gleichförmigkeit der Masse" (Mass Variation, MV) nach Ph. Eur.-Monographie 2.9.40 (Fortsetzung)

Darreichungsform	Typ	Sub-Typ	Dosis und Wirkstoffanteil	
			≥ 25 mg und ≥ 25 %	< 25 mg oder < 25 %
Lösungen in Einzeldosisbehältnissen			MV	MV
Andere			CU	CU

Bei Produkten, deren Wirkstoffgehalt unter 25 mg oder 25 % liegt, kann zum Nachweis der Gleichförmigkeit anstelle der Prüfung „Gleichförmigkeit des Gehalts" die Prüfung „Gleichförmigkeit der Masse" durchgeführt werden, wenn die relative Standardabweichung der Konzentration des Wirkstoffs in den Dosierungseinheiten nicht mehr als 2 % beträgt. Dies wäre anhand von Prozessvalidierungsdaten und Daten der pharmazeutischen Entwicklung zu belegen und von der zuständigen Behörde zu genehmigen. Da diese Voraussetzungen für Defekturarzneimittel in der Regel nur schwer zu erfüllen sein dürften, soll auf diese Option hier nicht näher eingegangen werden.

12.6 Gleichförmigkeit der Masse der abgegebenen Dosen aus Mehrdosenbehältnissen (Ph. Eur. 2.9.27)

12.6.1 Geräte

Die Prüfung auf Gleichförmigkeit der Masse der abgegebenen Dosen aus Mehrdosenbehältnissen kann mit apothekenüblichen Präzisions- und Feinwaagen erfolgen, sofern gewährleistet ist, dass alle ermittelten Massen innerhalb des zulässigen Wägebereichs der verwendeten Waage liegen. Der Teilungswert der Waage (d-Wert) sollte weniger als ein Promille der im Rahmen der Prüfung auf Gleichförmigkeit ermittelten Massen betragen. Während der Wägung sind störende Umgebungseinflüsse (Luftzug, elektromagnetische Strahlung, Kondensatbildung etc.) soweit wie möglich auszuschließen.

12.6.2 Methodenbeschreibung

Die Methode entspricht weitgehend der Prüfung einzeldosierter Zubereitungen auf Gleichförmigkeit der Masse nach Ph. Eur.-Monographie 2.9.5 (▸Kap. 12.3). Während dort die Grenzwertspezifikation von der Darreichungsform und der Durchschnittsmasse der Einzelmuster abhängt, gelten bei der Prüfung auf Gleichförmigkeit der Masse der abgegebenen Dosen aus Mehrdosenbehältnissen für alle Zubereitungen einheitliche und von der Entnahmemenge unabhängige Grenzen.

Eine besondere Herausforderung bei der Durchführung der Prüfung ist der Probenzug. Die Forderung, dass die zu wägenden Einzeldosen nach dem Zufallsprinzip ausgewählt werden sollen, ist nämlich nicht so einfach zu realisieren, wie es zunächst scheint. Grundsätzlich lässt es die Arzneibuchmonographie zu, die 20 Einzeldosen, deren Masse geprüft wird, aus einem oder aus mehreren Behältnissen zu entnehmen. Da jedoch bei der

Entnahme aus nur einem Behältnis fertigungsbedingte Unterschiede einzelner Dosiereinrichtungen nicht erkannt werden, ist prinzipiell die Probenahme aus verschiedenen Behältnissen zu empfehlen. Dabei ist sicherzustellen, dass die Wahrscheinlichkeit, in die Stichprobe zu kommen, für jede entnehmbare Dosis gleich ist, also für die erste genauso hoch wie für die letzte. Dies ist insbesondere deshalb von Bedeutung, da sich die Masse und der Wirkstoffgehalt von Einzeldosen im Laufe der Entleerung von Behältnissen systematisch ändern können (Bracher, et al. 2013).

Im Falle von Zubereitungen, bei denen die entnommene Masse einer direkten Wägung nicht oder nur bedingt zugänglich ist (z. B. bei der Dosisentnahme mit Pumpzerstäubern o. ä.), kann diese stattdessen auch indirekt durch eine Differenzwägung des Behältnis vor und nach der Dosisentnahme ermittelt werden.

12.6.3 Eignung

Das Grundprinzip, auf dem die Gleichförmigkeit der Masse der abgegebenen Dosen aus Mehrdosenbehältnissen basiert, ließe sich, zumindest dem Prinzip nach, auf alle Mehrdosenbehältnissen übertragen, die mit einer mitgelieferten Dosiervorrichtung in Verkehr gebracht werden. Die Ph. Eur. beschränkt die Anwendung dieser Prüfung an sich auf orale Darreichungsformen, wie Granulate, Pulver oder flüssige Zubereitungen zum Einnehmen. Zwar nimmt die Ph. Eur. beispielsweise auch in der Monographie „Dosier-Nasensprays“ Bezug auf die Prüfung der Gleichförmigkeit der Masse der abgegebenen Dosen aus Mehrdosenbehältnissen (sie gestattet sogar größere als in der Prüfmonographie an sich erlaubte Abweichungen von der Durchschnittsmasse), allerdings wird diese nur in begründeten und zugelassenen Fällen gestattet. Standardprüfung für Dosier-Nasensprays ist hingegen die Prüfung auf Gleichförmigkeit einzeldosierter Arzneiformen gem. Ph. Eur.-Monographie 2.9.40. Unabhängig von dieser Vorgabe des Arzneibuchs hat die Prüfung auf Gleichförmigkeit der Masse der abgegebenen Dosen aus Mehrdosenbehältnissen als einfache und orientierende Prüfung dennoch ihre Berechtigung und zwar bei allen Defekturarzneimitteln, die in Mehrdosenbehältnissen zusammen mit einer mitgelieferten Dosiervorrichtung abgegeben werden. Ihre Anwendung an Stelle der Gleichförmigkeitsprüfung nach Ph. Eur.-Methode 2.9.40 wird im Bereich der Defekturanalytik durch die Ph. Eur.-Monographie „Pharmazeutische Zubereitungen“ legitimiert.

13 Grindometrie

Einsatzbereich

Risikoklasse:
- Niedriges Risiko (Gesamtrisikoscore < 30)

Darreichungsformen:
- Pasten, Suspensionssalben

Für Details zur Eignung der Methode für bestimmte Darreichungsformen siehe ▸Kap. 13.4.

13.1 Einführung

Die Löslichkeit vieler Wirkstoffe in den gebräuchlichen Grundlagen halbfester Zubereitungen ist so gering, dass ihre Sättigungslöslichkeit überschritten wird und ein Teil des Wirkstoffes suspendiert vorliegt. Daher rührt auch die Forderung der Ph. Eur., dass bei der Herstellung von halbfesten Zubereitungen zur kutanen Anwendung, die dispergierte Teilchen enthalten, sichergestellt sein muss, dass die Teilchengröße im Hinblick auf die beabsichtigte Anwendung kontrolliert und geeignet ist (Ph. Eur. 2013). Diese Forderung betrifft insbesondere Suspensionssalben und Pasten, die gemäß Arzneibuchdefinition dispergierte Feststoffe enthalten. Pasten unterscheiden sich von Suspensionssalben zwar grundsätzlich durch ihren deutlich höheren Feststoffanteil, der Übergang ist jedoch fließend. Bei welchem Gehalt an suspendierten Feststoffen die Grenze zwischen Paste und Suspensionssalbe zu ziehen ist, lässt das Arzneibuch offen (Ph. Eur. 2013).

Da die Bioverfügbarkeit und damit der therapeutische Wert von suspendierten Wirkstoffen in Dermatika unter anderem unmittelbar von der Teilchengröße der Wirkstoffe abhängig ist (Thoma 2013), eignet sich eine Teilchengrößenbestimmung für Suspensionssalben und Pasten in besonderem Maße als analytische Defekturprüfung. Als Prüfmethode in der Apotheke bietet sich die Verwendung eines Grindometers an, da diese Messmethode einen vergleichsweise geringen zeitlichen und apparativen Aufwand erfordert. Die Grindometer-Messung hat Eingang in verschiedene, branchenunabhängige, nationale und internationale Normen gefunden (DIN 53 203 bzw. DIN EN 21 524 und ISO 1524), die ggf. in leicht modifizierter Form auf die Arzneimittelprüfung übertragen werden können.

13.2 Geräte

Das Grindometer besteht aus einem gehärteten Edelstahlblock, der zur Gewährleistung einer langfristigen Maßhaltigkeit speziell abgelagert wurde. In den Block ist eine keilförmige Präzisionsrinne eingeschliffen, deren jeweilige Tiefe an einer µm-Skala abgelesen werden kann, die neben der Rinne oder an der Längsseite in den Block eingraviert ist (○ Abb. 13.1). Neben der Standardausführung mit µm-Skala stehen auch Grindometer

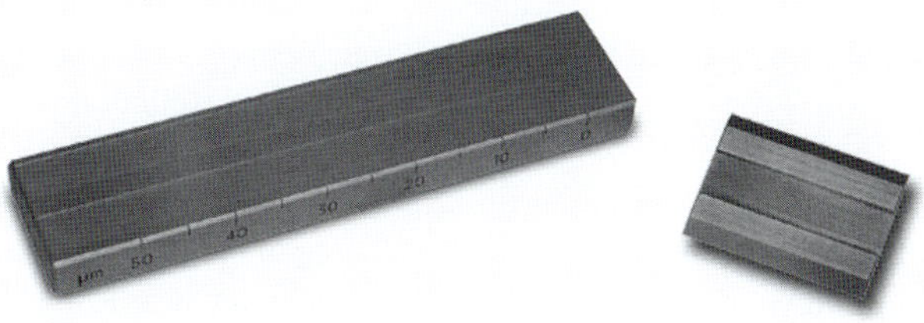

○ **Abb. 13.1** Grindometer (Erichsen GmbH & Co. KG)

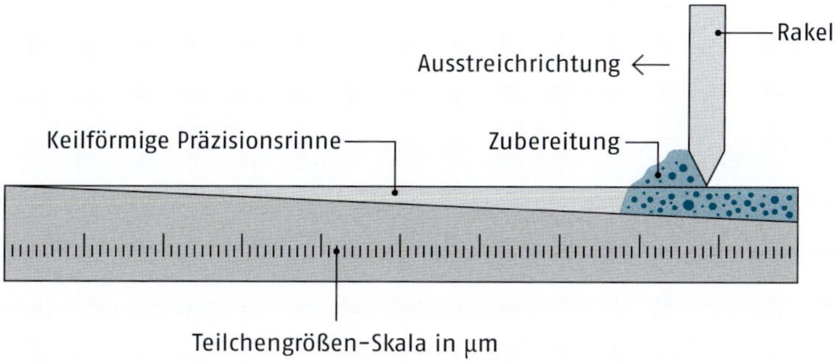

○ **Abb. 13.2** Schematischer Querschnitt eines Grindometers mit Rakel (nach Brock, et al. 1998)

mit anderen Skalen (Hegman/North/mils/FSPT) zur Verfügung, die in der Pharmazie jedoch nicht gebräuchlich sind. Grindometer werden üblicherweise für die Messbereiche von 0 bis 15, 25, 50 oder 100 µm angeboten. Aufgrund des in pharmazeutischen Zubereitungen üblicherweise vorliegenden Teilchengrößenspektrums, empfiehlt es sich für die analytische Prüfung von Defekturarzneimitteln ein Grindometer mit einem Messbereich bis 100 µm auszuwählen.

Die Rakeln zum Ausstreichen der Proben bestehen zwar ebenfalls aus gehärtetem Edelstahl, unterliegen jedoch in der alltäglichen Verwendung, mehr als das Grindometer selbst, stetigem Verschleiß. Grundsätzlich sollte die Rakel daher mit wenig Andruckkraft verwendet und regelmäßig überprüft werden. Dazu ist die Haarkante der Rakel auf eine plane Unterlage (z. B. eine Kufe des Prüfgeräts) zu setzen und nach der Lichtspaltmethode zu untersuchen. Sobald zwischen Haarkante und planer Unterlage Licht hindurchfällt, wäre die Rakel durch eine neue zu ersetzen.

13.3 Methodenbeschreibung

Das Grindometer dient zur Ermittlung der Kornfeinheit der Partikel oder Agglomerate einer Dispersion. Zur Untersuchung werden der Zubereitung kleine Mengen entnommen und an der tiefsten Stelle der keilförmigen Vertiefung des Grindometers aufgetragen. Danach wird die Probe mit einer Rakel in einer gleichmäßigen, durchgehenden Handbewegung zum flachen Ende des Grindometers hin ausgestrichen (○ Abb. 13.2). Dann wird mit dem Auge die tiefste Stelle des Grindometerkeils bestimmt, bei der gröbere Teilchen die ansonsten glatte Oberfläche der Zubereitung durchstoßen oder ab der Schleifspuren und Riefen auftreten, weil Partikel, deren Durchmesser die Keiltiefe an dieser Stelle übersteigt, beim Ausstreichen der Probe von der Rakel mitgeschleift wurden (Brock, et al. 1998; Goldschmidt, Streitberger 2002). Die an der Skala für diesen Bereich abzulesende Keiltiefe ist demnach das Maß für die größten in der Probe vorhandenen Teilchen bzw. Agglomerate.

Zur Objektivierung und zur Verringerung der Fehlerbreite wird die Probenoberfläche rechtwinklig zum Rinnenverlauf unter flachem Winkel (20°–30°) gegen eine Lichtquelle begutachtet. Darüber hinaus empfiehlt es sich, die Rakel in rechtem Winkel zum Rinnenverlauf an den Messpunkt (größter Partikel, Beginn der längsten Schleifspur) anzulegen, um den Zahlenwert an der Grindometerskala genauer ablesen zu können und so die Streuung der Messwerte zu minimieren (Erichsen GmbH & Co. KG 2013).

Aufgrund des geringen Aufwands ist die Bestimmung der Kornfeinheit mit dem Grindometer auch als Inprozesskontrolle sehr beliebt. Ein solches Vorgehen bietet zweierlei Vorteile. Zum einen können nach einer Inprozesskontrolle bei Verfehlung des Soll- oder gar des oberen Grenzwertes ggf. noch weitere Maßnahmen zur Partikelzerkleinerung ergriffen werden, zum anderen ergibt sich daraus eine gewisse Gewähr, dass bei einer positiv verlaufenen Inprozesskontrolle auch die abschließende Prüfung der fertigen Zubereitung bestanden wird. Nachteil ist allerdings, dass jede Inprozesskontrolle mit einem Masseverlust einhergeht, da die entnommenen Proben dem Bulk nach erfolgter Prüfung nicht wieder zugeführt werden dürfen. Dieses Problem wird jedoch durch den geringen Substanzbedarf der Grindometer-Prüfung relativiert.

Es liegt in der Natur der Sache, dass bei der Bestimmung des maximalen Teilchendurchmessers der Festlegung des oberen Grenzwerts entscheidende Bedeutung zukommt. Zwar enthält die Monographie „Halbfeste Zubereitungen zur kutanen Anwendung“ der Ph. Eur. selbst keine konkreten Angaben zum maximalen Partikeldurchmesser dispergierter Teilchen (Ph. Eur. 2013), jedoch gibt der Arzneibuch-Kommentar hilfreiche Anhaltspunkte für die Festlegung eines solchen Grenzwerts. Dort heißt es, dass die maximale Partikelgröße dispergierter Teilchen in halbfesten Zubereitungen nicht nur unter dem ehedem im DAB 1996 geforderten Grenzwert von 180 µm, sondern unter 100 µm, noch besser unter 50 µm liegen sollte. Diese Empfehlung kann zunächst als Grundlage für die Festlegung der oberen Grenzwerte bei der Grindometer-Prüfung dienen. Handelt es sich allerdings um Wirkstoffe, die zur Gewährleistung einer adäquaten Wirksamkeit in mikronisierter Form eingesetzt und verarbeitet werden müssen, so ist der akzeptierte Grenzwert entsprechend nach unten anzupassen.

13.4 Aussagekraft und Limitationen

Wie aus den vorausgehenden Ausführungen hervorgeht, handelt es sich bei der Prüfung der Kornfeinheit mithilfe des Grindometers um eine orientierende Grenzprüfung zur Bestimmung der maximalen, in der Probe vorkommenden Teilchengröße. Diese wiederum erlaubt keine unmittelbaren Rückschlüsse auf die mittlere Teilchengröße oder gar eine Teilchengrößenverteilung innerhalb der Zubereitung. Dies tut der Eignung der Methode als analytische Defekturprüfung jedoch keinen Abbruch, da das vorrangige Ziel der analytischen Prüfung, nämlich die Detektion möglicher Herstellungsfehler oder Qualitätsmängel im konkreten Fall auch mittels Grindometrie erreicht werden kann. Die nachfolgenden Beispiele verdeutlichen diesen Sachverhalt.

Laut Arzneibuch-Kommentar (Bracher, et al. 2013) sollte die Verarbeitung von dispergierten Wirkstoffen grundsätzlich ohne Wärmezufuhr erfolgen. Der Grund dafür liegt in der bei höheren Temperaturen häufig besseren Löslichkeit dieser Substanzen. Diese ist unerwünscht, da bei der nachfolgenden Abkühlung auf Normaltemperatur längerfristig eine Auskristallisation des Wirkstoffs unter Ausbildung größerer Kristallnadeln eintritt. In rekristallisierten Suspensionssalben können dann Teilchengrößen von etwa 100 bis 500 µm beobachtet werden (Thoma 2013). Aus dem gleichen Grund gilt auch eine Auflösung des Wirkstoffes in kleineren Mengen Lösungsmittel wie Ethanol oder Ether und anschließende Einarbeitung dieser Lösungen in halbfeste Grundlagen als Kunstfehler, da nach Verdunsten des Lösungsmittels ebenfalls mit Rekristallisation gerechnet werden muss. Die beiden genannten, kristallisationsfördernden und damit qualitätsmindernden Herstellungsfehler lassen sich einfach mit Hilfe der Grindometrie erkennen. Eine detaillierte Bestimmung der Teilchengrößenverteilung ist hierfür nicht notwendig, sodass kritische Herstellparameter durch eine Grindometer-Prüfung zuverlässig überwacht und im Rahmen der analytischen Endprüfung erkannt werden können.

Doch nicht nur kritische Herstellungsschritte sondern auch die Verwendung qualitätsgeminderter Ausgangsstoffe lässt sich mit Hilfe einer Grindometer-Messung erfassen. Passende Beispiele hierfür wären etwa Corticosteroid-haltige Zubereitungen, bei denen die Teilchengröße des Arzneistoffs für die Wirksamkeit von besonderer Bedeutung ist. Daher müssen bei der Herstellung von derlei Präparaten mikronisierte Arzneistoffe, d. h. hochdisperse Wirkstoffe im Teilchengrößenbereich von etwa 1–10 µm, eingesetzt werden. Neben den Corticosteroiden werden vor allem Antibiotika, Antimykotika, Estrogene und Androgene in mikronisierter Form angeboten. Werden nun statt der mikronisierten Ware fälschlicherweise nicht mikronisierte Wirkstoffe mit größerem Partikeldurchmesser eingesetzt, so ist dies ebenfalls durch ein entsprechendes Messergebnis im Rahmen der Grindometrie erkennbar.

Es wird also deutlich, dass die für Suspensionssalben und Pasten qualitätsbestimmenden Parameter bei Herstellung und Rohstoffauswahl durch die Grindometrie adäquat erfasst werden und diese als Defekturprüfung grundsätzlich geeignet ist. Sollten Art der Zubereitung, Herstellungstechnik oder andere Parameter eine detaillierte Teilchengrößenbestimmung erforderlich machen, kann alternativ die Mikroskopie (▸Kap. 18.3) zur Prüfung der Partikelgröße eingesetzt werden.

14 Identitätsprüfung von Wirkstoffen

Einsatzbereich

Risikoklasse:

- Hohes Risiko (Gesamtrisikoscore > 100): ggf. ergänzend zu quantitativen Prüfungen

Darreichungsformen:

- Puder, Pulver, Granulate, Kapseln, Suppositorien, Ovula, Tee(mischungen)
- Lösungen, Suspensionen (auch Schüttelmixturen), Emulsionen, Säfte, Augentropfen
- Cremes, Gele, Pasten, (Suspensions-)Salben

Für Details zur Eignung der Methode für bestimmte Darreichungsformen siehe ▸Kap. 14.3.3.

14.1 Einführung

Die korrekte Identität eines Arzneistoffes in einem Arzneimittel ist für dessen pharmakologische Wirkung von entscheidender Bedeutung und damit ein wichtiges Qualitätsmerkmal. Bei der Überprüfung der Identität des in einem Defekturarzneimittel eingesetzten Wirkstoffs geht es im Normalfall nicht darum, aus einer beliebig großen Zahl von Wirkstoffen den richtigen zu identifizieren, sondern um die Bestätigung, dass bei der Herstellung im Rahmen der Guten Zubereitungspraxis (GPP) der richtige Wirkstoff aus der in der Apotheke vorhandenen Palette eingesetzt wurde. Rein theoretisch könnten natürlich trotz GPP Verwechslungen auftreten (z. B. Chinin/Chinidin, Tetracain/Tetracyclin, Betamethasonvalerat/Betamethasondipropionat/Beclomethasondipropionat, Zinkpaste/Weiche Zinkpaste), die Apothekenbetriebsordnung schreibt jedoch eine ganze Reihe von Maßnahmen vor, um dies zu verhindern. So muss das für Apotheken verpflichtende Qualitätsmanagementsystem nach § 2a Abs. 1 ApBetrO gewährleisten, dass Verwechslungen vermieden werden. Nach § 16 Abs. 2 ApBetrO ist der Inhalt von Vorratsbehältnissen außer durch seine gängige wissenschaftliche Bezeichnung durch zusätzliche Angaben zu kennzeichnen, soweit dies zur Feststellung der Qualität und zur Vermeidung von Verwechslungen erforderlich ist. Darüber hinaus sind laut § 8 Abs. 1 Nr. 2 ApBetrO auch in der Herstellungsanweisung für Defekturarzneimittel Festlegungen zu technischen und organisatorischen Maßnahmen zu treffen, um Kreuzkontaminationen und Verwechslungen zu vermeiden (ApBetrO 2012). Die tatsächliche Gefahr, dass ein an den Patienten abgegebenes Defekturarzneimittel einen falschen Wirkstoff enthält, ist aufgrund dieser umfassenden und verpflichtenden Qualitätssicherungsmaßnahmen verschwindend gering. Hinzukommt die schriftliche oder elektronische Herstelldokumentation (▸Kap. 1.5.2), die einen weiteren Kontrollmechanismus für die Verwendung des richtigen Wirkstoffs darstellt, da Name und Chargenbezeichnung von dessen Etikett in das Herstellprotokoll übertragen werden müssen. Aufgrund dieser hohen Qualitätssicherungsstandards ist eine standardmäßige Identitätsprüfung bei defekturmäßig hergestellten Fertigarzneimitteln entbehrlich. Lediglich bei Zubereitungen der höchsten Risikogruppe (Gesamtrisikoscore > 100) erscheint sie evtl. geboten (vgl. ▸Kap. 3.4). Hierbei ist allerdings anzumerken, dass bei Zubereitungen mit hohem Gefährdungspotential für Patienten nach dem risikobasierten Stufenmodell (vgl. ▸ Kap. 3.2) auch Gehaltsprüfungen durchzuführen sind, die ihrerseits eine gewisse Spezifität für den Wirkstoff besitzen und demzufolge indirekt ebenfalls zum Identitätsnachweis des verarbeiteten Wirkstoffs beitragen (Niedner, Ziegenmeyer 1992).

Aus der Vielfalt der vorkommenden Wirkstoffe, dem mitunter komplexen Hilfsstoffspektrum und der Variabilität der physiko-chemischen Eigenschaften verschiedener Darreichungsformen ergibt sich, dass keine allgemein gültige und breit anwendbare Methode für die Identitätsprüfung empfohlen werden kann. Eine individuelle Auswahl unter Berücksichtigung der analytischen Fragestellung und der konkreten Defekturzusammensetzung ist daher unumgänglich. Eine der wichtigsten und für die Identitätsprüfung am häufigsten angewendeten Methoden ist die Dünnschichtchromatographie (▸ Kap. 8). Sie bietet den Vorteil, dass sie mit einfachen Mitteln in nahezu jedem Apothekenlabor durchgeführt werden kann. Für die Identitätsprüfung ebenfalls geeignet und gerade in größeren Apotheken zunehmend beliebter ist die Nahinfrarot-Spektroskopie (NIRS). Sie ist nicht nur für die Ausgangsstoffprüfung sondern – nach individueller Erstellung von Referenzdaten – auch zur schnellen und einfachen Identifizierung und Qualifizierung von Defekturarzneimitteln geeignet (▸ Kap. 16.1). Neben diesen beiden, an anderer Stelle ausführlicher beschriebenen Prüfverfahren, kommen natürlich auch klassische nasschemische bzw. andere chemische oder physikalische Methoden in Frage. Da die Nachweise für den zu identifizierenden Wirkstoff spezifisch sein müssen, liegt es nahe, bei der Auswahl der konkreten Prüfmethode auf entsprechende Arzneibuchvorschriften (Ph. Eur. 2013; DAB 2012) bzw. andere, allgemein anerkannte Methoden zurückzugreifen, wie sie beispielsweise in den „Apothekengerechten Prüfvorschriften" (Rohdewald, et al. 2013), dem DC-Atlas (Pachaly, Koch 2012) oder dem DAC (DAC/NRF 2013) zu finden sind.

14.2 Aussagekraft und Limitationen

Da es sich bei der Identitätsprüfung um eine attributive Gut/Schlecht-Prüfung handelt, deren Aussage entweder zutrifft oder nicht, ist die Verwendung des Begriffs „Aussagekraft" in diesem Kontext nicht sehr zweckmäßig. Stattdessen sollte besser von der Irrtumswahrscheinlichkeit einer Prüfung gesprochen werden, diese wiederum hängt unmittelbar von der Spezifität der verwendeten Methode ab. Allgemein versteht man unter der Spezifität einer Identitätsprüfung deren Fähigkeit einen Analyten in Gegenwart anderer Komponenten, die diesen für gewöhnlich umgeben, eindeutig und ungestört nachzuweisen. Zu den umgebenden Komponenten gehören typischerweise Verunreinigungen, Abbauprodukte sowie ggf. Bestandteile der (Hilfsstoff-)Matrix. Identitätsnachweise sollten dabei in der Lage sein, auch strukturell eng verwandte Substanzen zu unterscheiden. Um das Unterscheidungsvermögen der Nachweisreaktion zu belegen, müssen Proben, die den Analyten enthalten (ggf. Vergleich mit bekanntem Referenzmaterial) positive Ergebnisse liefern, während ansonsten ähnliche/gleiche Proben, die den Analyten nicht enthalten, negativ ausfallen müssen. Wenn möglich und sinnvoll, sollte die Nachweisprüfung zusätzlich mit dem Analyten strukturell ähnlichen Substanzen durchgeführt werden, um zu belegen, dass die Nachweisreaktion auch in diesem Fall negativ ausfällt. Die Entscheidung auf welche, möglicherweise mit der Identitätsprüfung interferierende Substanzen im Rahmen der Methodenvalidierung getestet wird, erfolgt üblicherweise auf Basis einer wissenschaftlichen Beurteilung, welche Verunreinigungen, Abbauprodukte oder Matrixbestandteile bei einem bestimmten Wirkstoff/Arzneimittel ggf. zu erwarten sind. Dennoch lässt sich nicht immer belegen, dass ein analytisches Verfahren für einen bestimmten Analyten spezifisch ist (vollständige Diskriminierung anderer Substanzen). In diesem Fall empfiehlt die International Conference on Harmonisation (ICH) eine Kombination von zwei oder mehr analytischen Verfahren, um einen hinreichenden Diskriminierungsgrad zu erzielen (ICH 2005). Die mangelnde Spezifität einer Nachweismethode kann also ggf. durch andere zusätzliche Nachweise ausgeglichen werden. Die Validierung von Identitätsprüfungen ist generell schwierig, da aus naheliegenden Gründen nicht vorherzusagen ist, mit welchem Stoff die in Rede stehende Substanz/Zubereitung eines Tages vielleicht verwechselt wird (Gebler, Kindl 2013). Diesbezüglich ist anzumerken, dass auch die Prüfungen im Abschnitt „Prüfung auf Identität" des Europäischen Arzneibuchs keine vollständige Bestätigung der chemischen Struktur oder der Zusammensetzung des Produkts ermöglichen; sie belegen lediglich mit einem annehmbaren Maß an Sicherheit, dass das Produkt mit den Angaben in der Beschriftung übereinstimmt (Ph. Eur. 2013).

Um die Irrtumswahrscheinlichkeit von Identitätsprüfungen vor dem Hintergrund dieser Limitationen auf das unvermeidliche Minimalmaß zu begrenzen, sollten stets vollumfänglich nach Arzneibuch geprüfte und zertifizierte Ausgangsstoffe verwendet werden. Bei nasschemischen Nachweisen wird ferner empfohlen, jeden Wirkstoff durch zwei voneinander unabhängige Reaktionen oder ein weiteres, anderes Prüfverfahren zu identifizieren. Auch charakteristische Eigenschaften und/oder sensorische Prüfungen können ggf. als zusätzliche Indizien zur Unterstützung des Identitätsnachweises herangezogen werden. Gleiches gilt für einen Vergleich mit Referenzmaterial gesicherter Identität. Bei Zubereitungen, die mehrere Wirkstoffe enthalten, ist deren Identität einzeln nachzuweisen.

14.3 Identitätsprüfung einzelner Wirkstoffe nach Ph. Eur. bzw. anderen Regelwerken

14.3.1 Geräte

Die für eine qualitative Analyse im Apothekenlabor benötigten Arbeitsgeräte sind so vielfältig, dass ihre ausführliche Beschreibung hier nicht erfolgen kann. Die für die meisten nasschemischen Nachweise erforderlichen Geräte dürften jedoch in nahezu allen Apothekenlaboren in ausreichendem Maße vorhanden sein. Benötigt werden vor allem präzise Waagen und Glasgefäße, wie Reagenz-, Uhr- und Bechergläser, Eng- und Weithals-Erlenmeyerkolben und (Mess-)Pipetten sowie Schalen, Tiegel, Tüpfelplatten, Trichter und Filter. Als Wärmeerzeuger dienen meist Gasbrenner, aber auch elektrische Heizplatten, Öfen, Wasserbäder und Trockenschränke. Gelegentlich kommen für die Homogenisierung des Reaktionsansatzes Magnetrührer zum Einsatz. Hinsichtlich der, für die Durchführung dünnschichtchromatographischer Untersuchungen notwendigen Geräteausstattung sei auf die detaillierten Ausführungen in ▸Kap. 8.3.1 verwiesen. Weitergehende Erläuterungen zum Einsatz von Nahinfrarot-Spektrometern bei der Identifizierung und Qualifizierung von Defekturarzneimitteln finden sich in ▸Kap. 16.3.1.

14.3.2 Methodenbeschreibung

Es existiert eine große Vielfalt chemischer bzw. physikochemischer Methoden, die für die Identitätsprüfung eingesetzt werden. Aufgrund ihrer höheren Spezifität haben instrumentelle Methoden in der pharmazeutischen Industrie klassische, dünnschichtchromatographische oder nasschemische Nachweise weitgehend verdrängt (Feltkamp, et al. 1983). Die meisten dieser instrumentellen Verfahren kommen für Apotheken jedoch angesichts hoher Investitionen, die ein entsprechender Gerätepark erfordert, nicht in Frage. Die nachfolgenden Ausführungen beschränken sich auf jene Methoden, die im Apothekenlabor mit einem vertretbaren zeitlichen, personellen und finanziellen Aufwand durchgeführt werden können und damit für den offizinellen Routineeinsatz in Frage kommen.

Dünnschichtchromatographie

Für die Identitätsprüfung ist die Dünnschichtchromatographie eine der wichtigsten und am häufigsten angewendeten Methoden. Die mit Hilfe der Dünnschichtchromatographie aufgetrennten Substanzen können mittels UV-Licht durch Eigenfluoreszenz oder, bei Verwendung von Schichtmaterial mit Zusatz von Fluoreszenzindikatoren, durch Fluoreszenzlöschung nachgewiesen werden. Zur weiteren Absicherung der Identität können die Dünnschichtplatten mit substanzspezifischen Sprühreagenzien angefärbt werden. Die Prüfung erfordert eine Vergleichsprobe, die in gleicher Menge aufgetragen werden muss. Die Laufstrecken von Probe und Vergleich müssen übereinstimmen. Der Vergleich der beiden Fleckengrößen gibt überdies einen Hinweis über die vorhandene Wirkstoffmenge im untersuchten Produkt und erlaubt damit zumindest halbquantitative Aussagen über den Wirkstoffgehalt. Nähere Ausführungen hierzu sind ▸Kap. 8.3.2 zu entnehmen.

Nahinfrarot-Spektroskopie

Eine sich auch in den Apothekenlaboren zunehmend verbreitende Methode ist die Identitätsprüfung mittels Nahinfrarot-Spektroskopie. Für Ausgangsstoffe wird sie bereits recht häufig eingesetzt. Die auf der Messung von Molekülschwingungen beruhende Methode kann jedoch auch für die Prüfung von Fertigarzneimitteln eingesetzt werden. Voraussetzung hierfür ist allerdings die Existenz geeigneter Referenzspektren bzw. Spektrenvergleichsalgorithmen, die für viele Defekturarzneimittel erst individuell erstellt werden müssen. Ausführlichere Erläuterungen zu dieser Methode finden sich in ▸Kap. 16.

Nasschemische Nachweisreaktionen

Neben den beiden vorgenannten Methoden existieren natürlich diverse nasschemische Nachweisreaktionen, die keiner speziellen Analysengeräte bedürfen und häufig selbst mit rudimentärer Laborausstattung (z. B. in Entwicklungsländern) durchgeführt werden können (Eger, et al. 2006). Hierzu zählen in Reihenfolge zunehmender Spezifität (Auterhoff, Kovar 1998):

- Vorproben
  z. B. Färbung nach Säuren- oder Laugenzusatz, Geruch nach Erhitzen, etc.
- elementaranalytische Untersuchungen
  z. B. Nachweis von Stickstoff, Schwefel oder Halogenen, etc.
- Reaktionen zum Nachweis funktioneller Gruppen
  z. B. aromatische Nitroverbindungen, primäre aliphatische Amine, Aminosäuren, Ester, Aldehyde, etc.
- Spezielle Reaktionen zum Nachweis bestimmter Wirkstoffklassen
  z. B. Murexid-Reaktion zum Nachweis von Purinalkaloiden, Liebermann-Burchard-Reaktion zum Steroid-Nachweis, etc.
- Wirkstoffspezifische Nachweisreaktionen

Die Mechanismen, die den einzelnen Nachweisen zugrunde liegen, sind so vielfältig wie die Reaktionstypen der organischen Chemie an sich (Eger, et al. 2006). Allen gemeinsam ist lediglich, dass die Nachweisreaktion zu einer Veränderung der Reaktionspartner führt, die sensorisch wahrnehmbar bzw. mit einfachsten Methoden detektierbar ist. Die wichtigsten Typen nasschemischer Nachweisreaktionen sind ◘ Tab. 14.1 zu entnehmen.

Eine umfassende Darstellung der im Arzneibuch enthaltenen Identitätsprüfungen würde den Rahmen dieses Werkes bei weitem übersteigen. Diesbezüglich sei daher auf einschlägige Spezialliteratur, insbesondere den Arzneibuchkommentar (Bracher, et al. 2013) verwiesen, der umfassende Informationen zu allgemeinen Identitätsreaktionen auf Ionen und funktionelle Gruppen sowie zu stoffspezifischen Identitätsprüfungen bereitstellt.

◘ **Tab. 14.1** Ergebnis und Detektion nasschemischer Identitätsreaktionen

Ergebnis	Detektion
Schwerlösliches Produkt	Fällung, evtl. nachfolgende Schmelzpunktbestimmung
Farbiges Produkt	Farbänderung
Farbloses Produkt	Entfärbung
Gasförmiges/leichtflüchtiges Produkt	Geruch, Gasentwicklung, Auffangen der flüchtigen Komponenten und optisch erkennbare Folgereaktionen
Flüssiges Produkt	Siedepunkt, Bildung zweier nicht mischbarer Phasen
Chirale Produkte	Optische Drehung
Saure oder basische Produkte	pH-Wert-Bestimmung

Identitätsprüfungen von Drogenzubereitungen

Der Identitätsnachweis von Drogen bzw. Drogenzubereitungen erfolgt in der Regel über den makro- oder mikroskopischen Nachweis charakteristischer morphologischer Merkmale (vgl. ▶ Kap. 26). Welche Merkmale hierfür geeignet sind, ist u. a. der Arzneibuchmonographie der jeweiligen Droge zu entnehmen. Ist eine Droge morphologisch unauffällig oder leicht mit anderen Drogen zu verwechseln, wird die Identifizierung in der Regel durch eine (Mikro-)Dünnschichtchromatographie ergänzt. Hierbei werden gemeinhin die DC-Methoden des Arzneibuchs (Ph. Eur. 2013; DAB 2012) verwendet. Andere, allgemein anerkannte DC-Vorschriften finden sich in den „Apothekengerechten Prüfvorschriften“ (Rohdewald, et al. 2013), dem DC-Atlas (Pachaly, Koch 2012) oder im DAC (DAC/NRF 2013). Im Übrigen sei auf die Ausführungen zur Dünnschichtchromatographie in ▸Kap. 8 verwiesen.

14.3.3 Eignung

Aus Gründen der Validität und Spezifität sowie der amtlichen Anerkennung liegt es nahe, bei der Prüfung von Defekturarzneimitteln auf die im Arzneibuch für den jeweiligen Wirkstoff vorgesehen Identitätsprüfungen zurückzugreifen (▸Kap. 14.1 und ▸Kap. 14.2). In der Praxis ergeben sich hierbei jedoch gewisse Probleme. So haben in den letzten Jahrzehnten immer mehr aufwendige Analysenverfahren Eingang in die Arzneibuchanalytik gefunden. Etliche Prüfvorschriften sind unangemessen zeitraubend und arbeitsintensiv. Auch sind viele Substanzen und Zubereitungen, die für die Apotheke noch Bedeutung besitzen, in der aktuell gültigen Pharmakopöe nicht mehr aufgeführt, während andererseits immer mehr Stoffe in das Arzneibuch aufgenommen wurden, die für die Prüfpraxis des Apothekenlabors ohne Bedeutung sind (Rohdewald, et al. 2013). Dessen ungeachtet erhebt das Europäische Arzneibuch den Anspruch nicht nur eine Vorschriftensammlung für pharmazeutische Großbetriebe zu sein, sondern für alle, die professionell mit Arzneimitteln umgehen. Deshalb und weil die für die instrumentelle Analytik benötigten Geräte in Apotheken nur in Ausnahmefällen vorhanden sind, bemüht sich die Arzneibuchkommission, zumindest bei solchen Arzneistoffen, die erfahrungsgemäß häufig als Ausgangsstoffe in der Apotheke vorkommen, zwei Identifizierungsreihen ins Arzneibuch aufzunehmen (Imming 2013). Die erste Reihe ist laut den allgemeinen Vorschriften der Ph. Eur. immer ausreichend. Die zweite Reihe darf in Apotheken zur Anwendung kommen, wenn die Substanz einer zertifizierten Charge entstammt, die sämtlichen Anforderungen der Arzneibuchmonographie entspricht, was bei der Defekturherstellung in aller Regel der Fall sein sollte. Trotz dieses Anspruchs der Arzneimittelkommission fehlen alternative Identifizierungsverfahren (zweite Identifizierungsreihe) mit nasschemischen Nachweisen in zunehmendem Maße. Als Folge davon können einige für die Defektur wichtige Wirkstoffe (z. B. Clobetasolpropionat, Estradiolbenzoat oder Testosteronpropionat) mittlerweile in der Apotheke nicht mehr mit Ph. Eur.-Methoden auf Identität geprüft werden. Außerdem ist festzustellen, dass auch die eigentlich für Apotheken vorgesehene zweite Identifizierungsreihe des Arzneibuchs wegen fehlender Geräte oder Reagenzien oft nicht durchführbar ist, mit gefährlichen Chemikalien arbeitet oder einen sehr hohen Arbeitsaufwand erfordert (Gebler, Kindl 2013).

Um derlei Wirkstoffe im Apothekenlabor ordnungsgemäß identifizieren zu können, ergibt sich somit zwangsläufig die Notwendigkeit, auf alternative Prüfmethoden zurückzugreifen. Dies ist nach § 6 Abs. 1 Satz 3 ApBetrO auch gestattet, sofern mit diesen Alternativverfahren die gleichen Ergebnisse erzielt werden, wie mit den im Arzneibuch beschriebenen Methoden und Geräten.

Für die Auswahl alternativer Prüfmethoden empfiehlt die Bundesapothekerkammer in ihrem Kommentar zur „Leitlinie zur Qualitätssicherung: Prüfung und Lagerung der Ausgangsstoffe“ u. a. folgende Literatur (BAK 2012c):

- Rohdewald, et al.: Apothekengerechte Prüfvorschriften. Deutscher Apotheker Verlag, Stuttgart, in der jeweils gültigen Fassung.
- Pachaly, et al.: DC-Atlas, Dünnschichtchromatographie in der Apotheke. Deutscher Apotheker Verlag, Stuttgart in der jeweils gültigen Fassung.
- Deutscher Arzneimittel Codex, Neues Rezeptur Formularium. Hrsg.: ABDA Bundesvereinigung Deutscher Apothekerverbände. Govi-Verlag Pharmazeutischer Verlag, Eschborn, Deutscher Apotheker Verlag, Stuttgart in der jeweils gültigen Fassung.

Die grundsätzliche Eignung der im Arzneibuch bzw. den vorgenannten Werken monographierten Nachweismethoden für die Wirkstoffidentifizierung kann als gegeben angesehen werden. Allerdings gilt es zu berücksichtigen, dass diese Prüfungen allesamt primär für die Ausgangsstoffprüfung konzipiert sind. Aus der Eignung für die Ausgangsstoffprüfung kann jedoch nicht selbstverständlich auch eine Eignung für die Defekturanalytik abgeleitet werden, da in der fertigen Zubereitung störende Begleitstoffe enthalten sein könnten, die möglicherweise mit der Identitätsprüfung interferieren. Erschwerend hinzu kommt eine mitunter komplexe Matrix, die den Arzneistoff insbesondere bei halbfesten oder festen Zubereitungen umgibt, und deren Eigenschaften die Prüfung ebenfalls beeinträchtigen können. Um diese Probleme zu umgehen, muss der Wirkstoff ggf. aus dieser

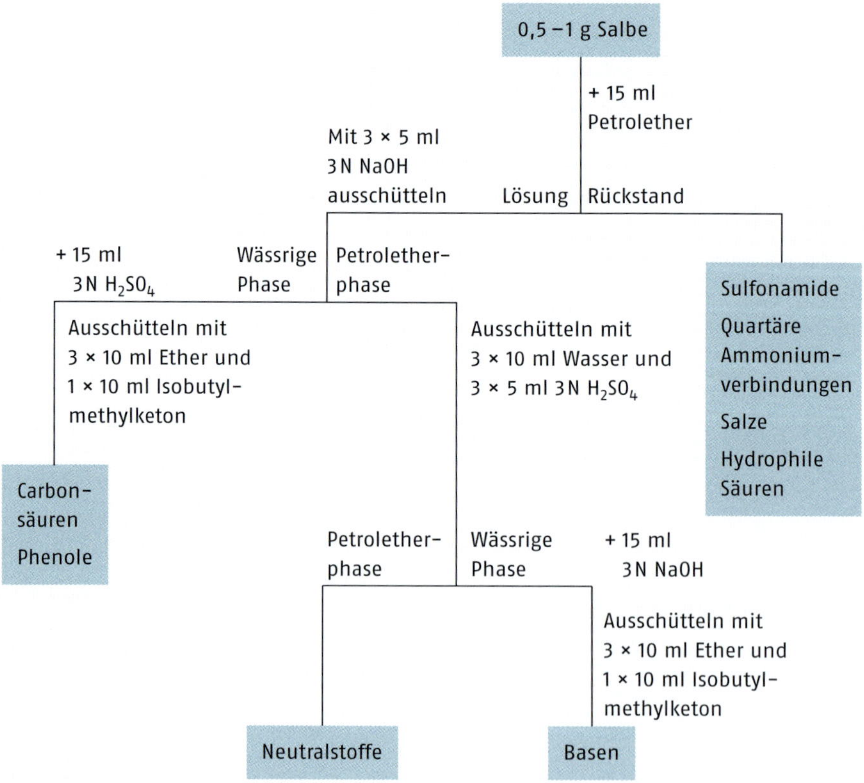

Abb. 14.1 Analysengang aus petroletherlöslichen Salbengrundlagen (Auterhoff, Kovar 1998)

Matrix extrahiert werden, was zugleich eine Aufkonzentrierung ermöglicht, die bei weniger sensitiven Identitätsnachweisen notwendig sein kann.

Ein hierfür in Frage kommender und vergleichsweise breit einsetzbarer Isolierungs- bzw. Trennungsgang ist beispielhaft in ○ Abb. 14.1 dargestellt. Dabei werden zunächst 0,5–1 g Salbe mit 15 ml Petrolether unter Erwärmen auf dem Wasserbad gelöst. Dann trennt man die Lösung durch Dekantieren von denjenigen Substanzen, welche in Petrolether nicht löslich sind. Hierzu gehören u. a. Sulfonamide, quartäre Ammoniumverbindungen und andere Salze sowie hydrophile Säuren. Um saure Substanzen zu identifizieren, wird die Petrolether-Lösung dreimal mit jeweils 5 ml 3 N-Natronlauge ausgeschüttelt. Zur wässrigen Phase gibt man 15 ml 3 N-Schwefelsäure und schüttelt dreimal mit je 10 ml Ether und einmal mit 10 ml Isobutylmethylketon (IBMK) aus. Die organische Phase wird dünnschichtchromatographisch auf Carbonsäuren und Phenole untersucht. Um alkalische und neutrale Substanzen zu trennen wird die Petrolether-Phase dreimal mit je 10 ml Wasser ausgeschüttelt, danach dreimal mit je 5 ml 3 N-Schwefelsäure. Die Petrolether-Phase wird dünnschichtchromatographisch auf Neutralstoffe untersucht. Die wässrige, schwefelsaure Lösung wird mit 15 ml 3 N Natronlauge versetzt und der Ansatz dreimal mit jeweils 10 ml Ether und einmal mit 10 ml Isobutylmethylketon ausgeschüttelt. Die organische Phase wird dünnschichtchromatographisch auf Basen untersucht (Auterhoff, Kovar 1998).

In einschlägiger Fachliteratur sind weitere Trennungsgänge beschrieben (Sucker 1964; Dietrich, Sucker 1972). Diese sind jedoch recht aufwendig und bedürfen beinahe generalstabsmäßiger Planung. Für den Routineeinsatz in der Defekturanalytik dürften sie damit kaum in Frage kommen (Niedner, Ziegenmeyer 1992). Aber auch die Durchführung des in ○ Abb. 14.1 dargestellten Trennungsgangs erfordert erhebliche zeitliche und personelle Ressourcen und erscheint daher wenig attraktiv. Gerade für Apotheken, die größere Mengen halbfester Defekturarzneimittel identifizieren bzw. qualifizieren wollen, dürfte daher die Nahinfrarot-Spektroskopie eine interessante Alternative darstellen, da diese Methode im Allgemeinen keine Probenaufbereitung durch Extraktion o. ä. erfordert (vgl. ▸ Kap. 16). Nachteil dieser Methode ist, dass hierfür geeignete Referenzspektren zur Verfügung stehen müssen, die von den meisten Apotheken nur mit Hilfe externer Dienstleister erstellt werden können.

15 Konduktometrie

Einsatzbereich

Risikoklasse:

- Niedriges Risiko (Gesamtrisikoscore < 30)

Darreichungsformen:

- Lösungen, Suspensionen (auch Schüttelmixturen), Emulsionen, Säfte, Augentropfen
- Cremes, Gele

Für Details zur Eignung der Methode für bestimmte Darreichungsformen siehe ▸Kap. 15.5.3.

15.1 Einführung

Seien es Wirkstoffionen, ionische Emulgatoren oder Gelbilder, Salze die zur Isotonisierung zugesetzt werden oder Peptisatoren, viele – insbesondere wasserhaltige – Defekturarzneimittel enthalten in irgendeiner Form gelöste Elektrolyte, die beim Anlegen einer elektrischen Spannung in der Zubereitung wandern und somit Strom durch die Zubereitung leiten können. Der Mechanismus, auf dem die Stromleitung in derlei Zubereitungen basiert, unterscheidet sich allerdings grundsätzlich von dem in einem metallischen Leiter („Draht"). In einem Metalldraht bewegen sich nur die Elektronen; alle Atome bleiben an ihren Plätzen. Deshalb sind die Geschwindigkeit der Stromleitung und die Leitfähigkeit metallischer Leiter sehr groß bzw. der elektrische Widerstand eines Drahtes relativ klein. In einer Elektrolytlösung sind hingegen nicht bewegliche Elektronen für den Ladungstransport verantwortlich, sondern wandernde Ionen. Diese Ionenwanderung ist ihrerseits von einer Vielzahl verschiedener Einflussgrößen abhängig, deren Gesamtheit für eine bestimmte Zubereitung als charakteristisch gelten kann. Grundsätzlich leitet ein Elektrolyt den elektrischen Strom umso besser

- je höher die Konzentration aller Ionen ist
- je höher die Ladung der Ionen ist
- je größer die Beweglichkeit der Ionen in der Zubereitung ist

Bei der Wanderung durch die Zubereitung werden die Ionen aber durch das umgebende Medium gebremst. Der Widerstand, den die Ionen überwinden müssen, resultiert hauptsächlich aus der Reibung zwischen den bewegten Landungsträgern und den ruhenden Umgebungsmolekülen. Daneben spielen aber auch der Relaxationseffekt und der elektrophoretische Effekt eine Rolle. Der Relaxationseffekt ist eine Folge der Anziehungskraft zwischen positiven und negativen Ionen. Da diese beim Anlegen einer Spannung in unterschiedliche Richtungen wandern, muss die Anziehungskraft zwischen diesen Ionen überwunden werden. Auch der elektrophoretische Effekt ergibt sich aus der entgegengesetzten Bewegungsrichtung der Ionen, weil sich jedes Kation gegen die Strömung der Anionen bewegen muss und umgekehrt. Diese den Ionentransport bremsenden Effekte behindern somit die Leitung des elektrischen Stroms durch die Zubereitung und führen zu einem messbaren elektrischen Widerstand. Gemäß dem Ohmschen Gesetz ist der elektrische Widerstand definiert als das Verhältnis der Spannung zwischen den Enden eines leitenden Mediums und der Stärke des darin fließenden Stroms:

$$R = \frac{U}{I}$$

| *R* Elektrischer Widerstand | *U* Spannung | *I* Stromstärke

Unabhängig vom Material ist der elektrische Widerstand *R* eines Leiters proportional zu seiner Länge *L* und umgekehrt proportional zu seinem Querschnitt *S*. Der Proportionalitätsfaktor ρ ist der spezifische elektrische Widerstand und zugleich eine Stoffkonstante für das leitende Material:

$$R = \rho \cdot \frac{L}{S} \; [\Omega] \qquad \text{bzw.} \qquad \rho = R \cdot \frac{S}{L} \; [\Omega \cdot \text{cm}]$$

| *R* Elektrischer Widerstand | ρ Spezifischer elektrischer Widerstand des Leitermaterials (Draht, Elektrolytlösung, Arzneizubereitung etc.) | *L* Länge der Leiters | *S* Leitungsquerschnitt

Der Kehrwert des Widerstandes wird als elektrischer Leitwert *G*, der Kehrwert des spezifischen Widerstandes als Leitfähigkeit κ bezeichnet:

$$G = \frac{1}{R} \quad \left[\text{S} = \frac{1}{\Omega}\right] \qquad \text{bzw.} \qquad \kappa = \frac{1}{\rho} = \frac{1}{R} \cdot \frac{L}{S} \quad [\text{S} \cdot \text{cm}^{-1}]$$

| *G* Leitwert | *R* Elektrischer Widerstand | κ Leitfähigkeit | *L* Länge der Leiters | *S* Leitungsquerschnitt

Die Einheit der Leitfähigkeit im SI-System ist Siemens je Meter $[\text{S} \cdot \text{m}^{-1}]$. In der Praxis wird die elektrische Leitfähigkeit einer Lösung meist in Siemens je Zentimeter $[\text{S} \cdot \text{cm}^{-1}]$ oder Mikrosiemens je Zentimeter $[\mu\text{S} \cdot \text{cm}^{-1}]$ angegeben.

Wie der spezifische Widerstand ist auch sein Kehrwert, die Leitfähigkeit, eine für den jeweiligen Leiter spezifische Größe. Diese Beziehungen treffen für metallische Leiter wie für Elektrolyte gleichermaßen zu. So wie sich bei metallischen Leitern die Leitfähigkeit von Eisen, Silber oder Kupfer unterscheidet, so unterscheidet sich auch die Leitfähigkeit verschiedener pharmazeutischer Zubereitungen. Abgesehen von den Anschaffungskosten ist die konduktometrische Direktmessung eine gerade für den Routinebetrieb in Apotheken sehr gut geeignete Methode. Die Messung erfolgt schnell, ohne große Probenvorbereitung und ist gut standardisierbar. Zudem ist eine aufwendige Elektrodenpflege, wie sie bei pH-Elektroden erfolgen muss, bei Leitfähigkeitszellen nicht erforderlich.

15.2 Aussagekraft und Limitationen

Da die Leitfähigkeit von den Konzentrationen aller in der Zubereitung enthaltenen Ionen abhängig ist (vgl. ▸Kap. 15.1), könnte aus der Leitfähigkeit einer Elektrolytlösung zwar grundsätzlich auf deren Ionengehalt geschlossen werden, allerdings gilt dieser Zusammenhang nur im Idealfall. In der Praxis treten so starke Abweichungen auf, dass sich Konzentrationsbestimmungen nur mit Kalibrierkurven durchführen lassen (Dominik, et al. 2013). Hinzukommen insbesondere bei komplex zusammengesetzten, halbfesten Zubereitungen zahlreiche weitere Störeinflüsse, die eine selektive Gehaltsbestimmung erschweren. Konduktometrische Direktbestimmungen zur Gehaltsermittlung werden daher nur selten angewendet.

Wie in ▸Kap. 15.1 ausgeführt, hängt die Leitfähigkeit einer Zubereitung nicht nur von der Zahl der Ladungsträger und deren Ladung ab, sondern insbesondere auch davon, wie schnell sich diese in ihr bewegen. Die Beweglichkeit der Ladungsträger wird dabei durch zwei konkurrierende Kräfte bestimmt:

1. Die Kraft F_{el}, die das elektrische Feld $E = \frac{U}{L}$ (U = angelegte Spannung, L = Elektrodenabstand) auf Ionen mit der Ladung $z_{\pm} \cdot e_0$ (e_0 = elektrische Elementarladung) ausübt:

$$F_{el} = z_{\pm} \cdot e_0 \cdot E = \frac{z_{\pm} \cdot e_0 \cdot U}{L}$$

2. Die Kraft F_f, die der Bewegung durch Reibung aufgrund der Wechselwirkungen der Ionen mit dem Radius r und dem sie umgebenden Medium mit der Viskosität η proportional zur Geschwindigkeit v entgegenwirkt (Stokes-Gleichung):

$$F_f = 6 \cdot \pi \cdot r \cdot \eta \cdot v$$

Im Gleichgewicht der Kräfte erhält man durch Gleichsetzen $F_{el} = F_f$ und Auflösen nach der Bewegungsgeschwindigkeit v:

$$v = \frac{z_{\pm} \cdot e_0 \cdot U}{6 \cdot \pi \cdot r \cdot \eta \cdot L}$$

bzw. als feldunabhängige Größe die Ionenbeweglichkeit u:

$$u = \frac{z_{\pm} \cdot e_0}{6 \cdot \pi \cdot r \cdot \eta}$$

Wie hieraus hervorgeht, hängt die Ionenbeweglichkeit u eines Teilchens von seiner Ladung, seinem Radius sowie von der Viskosität des Umgebungsmediums ab. All diese Parameter haben somit unmittelbaren Einfluss auf das Ergebnis der Leitfähigkeitsmessung. Wobei zu berücksichtigen ist, dass die Viskosität ihrerseits bereits das Resultat einer Fülle verschiedener Einflussgrößen darstellt, die zusammengenommen das rheologische Verhalten der Zubereitung bestimmen (vgl. ▸Kap. 27). Diese Parameter werden bei der Konduktometrie so gesehen indirekt miterfasst, ohne sie jedoch im Einzelnen quantifizieren zu können. Nach dem Surrogatparamter-Konzept (▸Kap. 3.3) erlaubt die Konduktometrie dennoch grundsätzliche Aussagen über die Chargenhomogenität und -konformität von Defekturarzneimitteln.

Außer den Parametern, die direkt in die Gleichung der Ionenbeweglichkeit eingehen, spielen für das Ergebnis der Leitfähigkeitsmessung noch weitere Produktcharakteristika eine wesentliche Rolle. So z. B. die Phasenlage disperser Zubereitungen. Eine hydrophile äußere Phase besitzt aufgrund der darin gelösten Elektrolyte beim Anlegen einer elektrischen Spannung in der Regel einen geringen Widerstand und daher einen hohen Leitfähigkeitswert. Lipophile Phasen verhalten sich umgekehrt. Die Leitfähigkeit von O/W-Emulsionen ist demnach aufgrund der kontinuierlichen wässrigen Phase sehr viel höher als die von W/O-Emulsionen. Die folgenden Leitfähigkeitswerte können bei der Beurteilung der Phasenlage zur Orientierung dienen (Feltkamp, et al. 1983):

Tab. 15.1 Orientierungsgrößen zur Bestimmung der Phasenlage mithilfe der Leitfähigkeitsmessung

Emulsionstyp	Leitfähigkeit [μS · cm^{-1}]
W/O-Emulsion	< 1
Ambiphile Emulsion	1–50
O/W-Emulsion	> 50

Hierbei ist zu beachten, dass die tatsächlich gemessenen Leitfähigkeitswerte, nicht nur von der Phasenlage, sondern auch durch weitere Parameter beeinflusst werden, sodass die tatsächlich gemessenen Messwerte trotz entsprechender Phasenlage im konkreten Fall von den in Tab. 15.1 genannten deutlich abweichen können. Es ist dabei durchaus möglich, dass der Leitfähigkeitsunterschied verschiedener Phasenlagen mehrere Zehnerpotenzen überspannt. Diese Tatsache ermöglicht es auch, Phasenumkehrungen, die während der Emulsionszubereitung auftreten können, zu beobachten, da bei einer Phasenumkehr vom O/W- zum W/O-Typ oder umgekehrt ein deutlicher Leitfähigkeitssprung zu verzeichnen ist. Durch Temperaturveränderung kann sich die Polarität vor allem nichtionischer Emulgatoren stark verändern, was dann ebenfalls eine Umkehr der Phasenlage (Phaseninversion) zur Folge hat. Viele nichtionogene, insbesondere Polyoxyethylenketten-tragende Emulgatoren werden bei höherer Temperatur stärker lipophil, weil ihre polaren Ketten nicht mehr so gut mit Wasser wechselwirken können. Dadurch können an sich hydrophile W/O-Emulgatoren bei hören Temperaturen in lipophile W/O-Emulgatoren übergehen. Mit solchen Emulgatoren hergestellte Emulsionen ändern folglich bei einer bestimmten Temperatur ihre Phasenlage. Für derlei Emulsionen kann als charakteristische Größe die Phaseninversionstemperatur (PIT) bestimmt werden, die mit Hilfe des oben beschriebenen Leitfähigkeitssprungs ermittelt werden kann (Abb. 15.1).

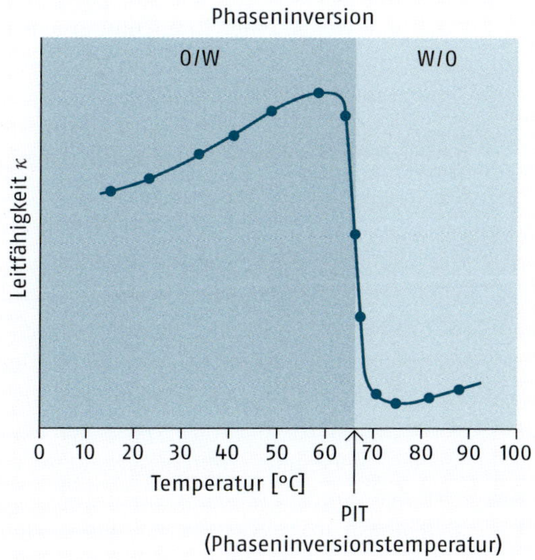

Abb. 15.1 Bestimmung der Phaseninversionstemperatur über die Leitfähigkeit κ

15

In der Regel ist die Leitfähigkeit einer Emulsion κ_{em} proportional zur Leitfähigkeit der äußeren Phase κ_{ext} und deren Volumenanteil φ_{ext}:

$$\kappa_{em} \sim \kappa_{ext} \cdot \varphi_{ext}$$

Das heißt die Leitfähigkeit einer Emulsion hängt neben der Phasenlage auch vom Volumenverhältnis von innerer zu äußerer Phase ab (Nielloud, Marti-Mestres 2000). In Abhängigkeit vom Volumenanteil der hydrophilen Phase kann sich demnach für die Leitfähigkeit einer Emulsion der folgende idealisierte Verlauf ergeben:

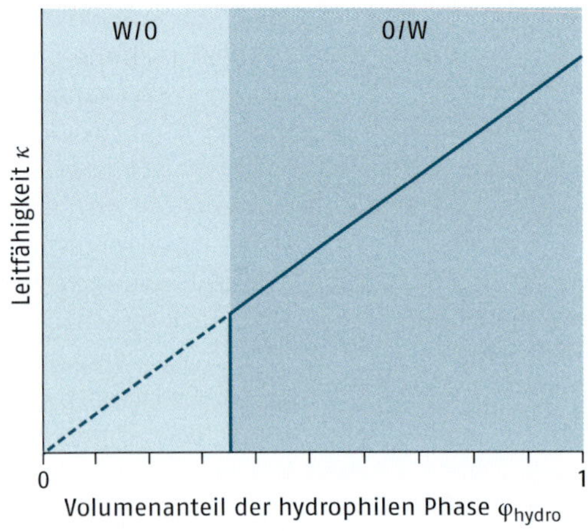

Abb. 15.2 Leitfähigkeit in Abhängigkeit des Phasenvolumenanteils bzw. der Phasenlage (nach Nielloud, Marti-Mestres, 2000)

Auch Art und Menge des eingesetzten Emulgators haben Einfluss auf das Ergebnis der Leitfähigkeitsmessung von dispersen Systemen (Petersen 2012). So weisen Emulsionen, die mit ionischen Emulgatoren hergestellt wurden, aus leicht nachvollziehbaren Gründen höhere Leitfähigkeitsmesswerte auf als Emulsionen, die nichtionische Emulgatoren enthalten (Nürnberg, et al. 1991). Dabei wirkt sich die Menge eines Emulgators nicht nur über dessen unmittelbaren Beitrag zum Ladungstransport aus, sondern auch über die konzentrationsabhängige Beeinflussung der Phasenlage der Zubereitung.

Auch der Dispersitätsgrad der inneren Phase einer Emulsion spiegelt sich zu gewissem Maße in deren Leitfähigkeit wider (Nürnberg, et al. 1991). Da die Dispersität in der Regel durch das Herstellungsverfahren bzw. die dabei angewandten Prozessparameter determiniert wird, ist es möglich über die Leitfähigkeitsmessung indirekt auch Rückschlüsse auf die Konformität des Herstellungsvorgangs zu ziehen. So ergab beispielsweise die manuelle Herstellung einer definierten Emulsion eine mittlere Tröpfchengröße der inneren Phase von 10 µm und eine Leitfähigkeit von 2 $mS \cdot cm^{-1}$, während die Herstellung der gleichen Emulsion mit einem Rotor-Stator-Homogenisator (Polytron) zu einem mittleren Tröpfchendurchmesser von nur 6,8 µm und zu durchschnittlichen Leitfähigkeitswerten von 4 $mS \cdot cm^{-1}$ führte (Arnold, et al. 2007). Aus den hohen Scherkräften im Rotor-Stator-Homogenisator resultierte demnach nicht nur eine geringere Tröpfchengröße, sondern auch ein signifikant höherer Leitfähigkeitswert, der somit in gewissen Grenzen auch als Indikator für den Dispersitätsgrad eines mehrphasigen Defekturarzneimittels dienen kann. Konsequenterweise ist die Leitfähigkeitsmessung auch für die Stabilitätsbeurteilung von Emulsionen geeignet. Dabei spielt weniger der Absolutwert der Leitfähigkeit der Emulsion eine Rolle, als vielmehr der Beginn und der Grad ihrer Veränderung bei eintretender Koaleszenz. Man verfolgt also die Zeit, bis eine Änderung der Leitfähigkeit eintritt. Mit diesem Verfahren lassen sich Strukturveränderungen in einer Emulsion erfassen, noch bevor makroskopisch erste Anzeichen einer beginnenden Koaleszenz zu beobachten sind (Voigt 2010).

15.3 Leitfähigkeitsmessung (Ph. Eur 2.2.38)

15.3.1 Geräte

Das Gerät zur Bestimmung der Leitfähigkeit besteht aus der Leitfähigkeitszelle, die in die Probe eingetaucht oder in die die Probe eingebracht wird, sowie dem eigentlichen Messgerät, dem sog. Konduktometer.

Leitfähigkeitszelle

Eine Leitfähigkeitszelle besteht aus zwei Elektroden, zwischen denen sich die zu untersuchende Zubereitung befindet. Das Verhältnis zwischen dem Abstand der Elektroden *L* und deren Oberfläche *S* wird als Zellkonstante *K* bezeichnet.

$$K = \frac{L}{S} \ [\text{cm}^{-1}]$$

| *K* Zellkonstante | *L* Elektrodenabstand | *S* Leitungsquerschnitt (Querschnittsfläche der Elektroden)

Jede Messzelle besitzt eine individuelle Zellkonstante. Bedingt durch das Auftreten von inhomogenen Randfeldern lässt sich diese in der Praxis jedoch nicht einfach aus der Zellgeometrie errechnen, sondern sie muss stets experimentell durch Kalibrierung mit einer Standardlösung bekannter Leitfähigkeit ermittelt und durch anschließende Justierung im Gerät gespeichert werden (Eith 2013). Mittlerweile sind allerdings Messzellen mit zertifizierten Zellkonstanten erhältlich, die direkt in das Messgerät eingegeben werden können, ohne vorher aufwendig bestimmt werden zu müssen. Hierbei ist darauf zu achten, dass tatsächlich eine *zertifizierte* Zellkonstante vorliegt und nicht nur eine *nominale* Zellkonstante, die produktionsbedingt noch relativ stark variieren kann. Sowohl selbst als auch herstellerseitig kalibrierte Messzellen sind in geeigneten Zeitabständen unter Verwendung einer zertifizierten Referenzlösung oder durch Vergleich mit einer Zelle mit zertifizierter Zellkonstante zu überprüfen.

Das in der Ph. Eur. beschriebene Gerät zur Leitfähigkeitsmessung misst den Widerstand einer Probe zwischen zwei parallel angeordneten, mit schwarzem Platin überzogenen Platinelektroden. Andere Messzelltypen sind aber ebenfalls zulässig.

Die Auswahl der Messzelle sollte so erfolgen, dass der Quotient aus Zellkonstante und erwarteter Leitfähigkeit größer als 100 Ω und kleiner als 100 kΩ ist. Konkret ergeben sich daraus für die Auswahl der Messzelle folgende Empfehlungen:

Tab. 15.2 Empfohlene Zellkonstanten

Erwartete Leitfähigkeit κ	Empfohlene Zellkonstanten *K* für die Leitfähigkeitszelle
$1\ \mu S \cdot cm^{-1}$ bis $1\ mS \cdot cm^{-1}$	$0{,}1\ cm^{-1}$
$10\ \mu S \cdot cm^{-1}$ bis $10\ mS \cdot cm^{-1}$	$1{,}0\ cm^{-1}$
$100\ \mu S \cdot cm^{-1}$ bis $100\ mS \cdot cm^{-1}$	$10{,}0\ cm^{-1}$

Konduktometer

Leitfähigkeitsmessgeräte (Konduktometer) unterscheiden sich von den gängigen Widerstandsmessgeräten (Ohmmeter) durch die Verwendung von Wechsel- anstelle von Gleichspannung. Dadurch werden die Auswirkungen der Elektrodenpolarisation vermieden. Die Ladungsträger schwingen lediglich in der Frequenz des Wechselstromes; Elektrodenoberfläche und Zusammensetzung der Zubereitung bleiben unverändert. Der Frequenzbereich der verwendeten Wechselspannungen liegt bei wenigen Kilohertz (nach IUPAC < 0,1 MHz). Bei den typischen Messfrequenzen von 0,5 bis 5 kHz lassen sich durch die Wahl einer geeigneten Zellkonstante die kapazitiven Stromanteile sehr gering halten. Das in der Ph. Eur. beschriebene Gerät ist darüber hinaus mit einer Temperaturmesssonde und einer Temperaturausgleichsanordnung ausgestattet (Ph. Eur. 2013).

Konduktometer messen die Stromstärke I und die Spannung U. Hieraus werden gemäß dem Ohmschen Gesetz der Leitwert G bzw. unter Berücksichtigung der Zellkonstante K (s. o.) die Leitfähigkeit κ errechnet:

$$G = \frac{1}{R} = \frac{I}{U} \quad \left[S = \frac{1}{\Omega} \right] \qquad \kappa = \frac{1}{R} \cdot \frac{L}{S} = G \cdot K \quad [S \cdot cm^{-1}]$$

| G Leitwert | κ Leitfähigkeit | R Elektrischer Widerstand | L Elektrodenabstand | I Stromstärke | S Querschnittsfläche der Elektroden | U Spannung | K Zellkonstante

Eine bestimmte Messgenauigkeit der Messzelle bzw. des Konduktometers wird in der allgemeinen Methoden-Monographie 2.2.38 der Ph. Eur. nicht vorgeschrieben. Ein Anhaltspunkt findet sich jedoch in den Substanzmonographien der im Arzneibuch beschriebenen Wasserarten (Ph. Eur. 2013). Darin wird eine Genauigkeit der Messgeräte von mindestens $0{,}1\ \mu S \cdot cm^{-1}$ gefordert.

15.3.2 Methodenbeschreibung

Bei der Konduktometrie wird die elektrische Leitfähigkeit einer Zubereitung ermittelt. Die Messung erfolgt in einer Leitfähigkeitszelle, die aus zwei exakt definierten Elektroden besteht, zwischen deren plan-parallele Flächen die zu vermessende Zubereitung eingebracht wird. Da mit Wechselstrom gearbeitet wird (s. o.), ergibt sich der Gesamtwiderstand der Messzelle aus der Impedanz (= Wechselstromwiderstand) der beiden Elektroden und dem in der Konduktometrie ausschließlich interessierenden Ohmschen Widerstand der eingebrachten Zubereitung. Letzterer lässt sich bestimmen, indem für die

Wechselspannung eine hinreichend hohe Wechselfrequenz gewählt wird, da die beiden Elektroden dann einen so geringen Wechselstromwiderstand besitzen, dass der Gesamtwiderstand der Messzelle annähernd dem Widerstand der zu vermessenden Probe entspricht (Rücker, et al. 2008). Aus dem so ermittelten Widerstand errechnet sich unter Berücksichtigung der Elektrodengeometrie bzw. der Zellkonstante und einer ggf. notwendigen Temperaturkompensation die Leitfähigkeit der Zubereitung.

15.3.3 Eignung

Grundsätzlich ist die Koduktometrie für alle Defekturarzneimittel geeignet, die eine ausreichend hohe und damit messbare Leitfähigkeit aufweisen. Die Messgrenze der meisten Messgeräte liegt bei etwa 1 $\mu S \cdot cm^{-1}$, je nach verwendeter Messzelle möglicherweise sogar deutlich darunter. Da wässrige bzw. wasserhaltige Zubereitungen für gewöhnlich auch ohne expliziten Elektrolytzusatz ausreichend viele Ladungsträger enthalten, die in diesem Messbereich eine stabile Leitfähigkeitsmessung ermöglichen, ist meist die zunehmende Viskosität beim Übergang vom halbfesten in den festen Aggregatszustand der limitierende Faktor für den Einsatz der Konduktometrie. Denn mit steigender Viskosität werden die Ladungsträger in ihrer Beweglichkeit immer weiter eingeschränkt (vgl. ▸Kap. 15.2) bis schließlich kein Ladungstransport mehr stattfindet. Hinzukommt gerade bei höher viskosen Zubereitungen die zunehmende Schwierigkeit die Messzelle vollständig und homogen mit der Probe zu füllen. Dies ist jedoch wichtig, da etwaige Lufteinschlüsse insbesondere an den Oberflächen der Elektroden zu gravierenden Verfälschungen des Messergebnisses führen können. Feste bzw. sehr hochviskose Zubereitungen kommen für konduktometrische Messungen demnach nicht in Frage. Grundsätzlich gilt, je dünnflüssiger die Zubereitung ist und je weniger Bestandteile sie enthält, desto aussagekräftiger ist das Messergebnis bzw. desto konkreter sind die Rückschlüsse, die aus dem Messergebnis auf einzelne Einflussgrößen gezogen werden können. Betrachtet man die Leitfähigkeit jedoch als multifaktoriellen Repräsentanten diverser Zubereitungscharakteristika, erweist sie sich auch bei komplexer zusammengesetzten Defekturarzneimitteln als informative Kenngröße für die Beurteilung einer gleichbleibend reproduzierbaren Produktqualität.

Zu berücksichtigen ist bei der Konduktometrie allerdings die starke Temperaturabhängigkeit des Messergebnisses, da sowohl die Beweglichkeit der Ionen als auch die Anzahl der dissoziierten Moleküle temperaturabhängig ist. Um verschiedene Messwerte miteinander vergleichen zu können, müssen sie daher bei exakt der gleichen Temperatur ermittelt oder auf eine festgelegte Referenztemperatur umgerechnet werden. Falls nichts anderes vorgeschrieben ist, beträgt die Referenztemperatur laut Arzneibuch 25 °C. Zur Angabe der Leitfähigkeit gehört grundsätzlich die Angabe der Mess- bzw. Referenztemperatur T für die das Messergebnis angegeben wird; sie wird dem Formelbuchstaben für die Leitfähigkeit κ_T als Index hinzugefügt. $\kappa_{25\,°C}$ ist demnach die bei 25 °C gemessene oder auf 25 °C umgerechnete Leitfähigkeit. Anders als in der pH-Messtechnik bezeichnet der Begriff der Temperaturkompensation in der Leitfähigkeitsmessung die Umrechnung der bei einer Temperatur gemessenen Leitfähigkeit auf die Leitfähigkeit bei einer Bezugstemperatur. Die Kompensation des Temperatureinflusses bezieht sich also auf das Messmedium, nicht auf die Messzelle wie bei der pH-Messung (Sartorius AG 2013).

15

16 Nahinfrarot-Spektroskopie (NIRS)

Einsatzbereich

Risikoklasse:

- Niedriges Risiko (Gesamtrisikoscore < 30): qualitative Auswertung
- Mittleres Risiko (Gesamtrisikoscore 30–100): mind. halbquantitative Auswertung[1]
- Hohes Risiko (Gesamtrisikoscore > 100): quantitative Auswertung[1]

Darreichungsformen:

- Puder, Pulver, Granulate, Kapseln, Suppositorien, Ovula, Tee(mischungen)
- Lösungen, Suspensionen (auch Schüttelmixturen), Emulsionen, Säfte, Augentropfen
- Cremes, Gele, Pasten, (Suspensions-)Salben

Für Details zur Eignung der Methode für bestimmte Darreichungsformen siehe ▶Kap. 16.3.3.

[1] Die erhöhten Anforderungen für die (halb)quantitative Auswertung von NIR-Spektren sind zu beachten (▶Kap. 16.1 und ▶Kap. 16.3.3).

16.1 Einführung

Verglichen mit anderen Methoden zur Defekturanalytik fällt die Nahinfrarot-Spektroskopie (NIRS) aufgrund des komplexen theoretischen Hintergrunds, der hohen Anschaffungskosten für das Spektrometer und der für viele Apotheken im Normalfall unumgänglichen Inanspruchnahme externer Dienstleister beim Aufbau einer geeigneten Spektrenbibliothek deutlich aus dem Rahmen. Da einige Hersteller in jüngster Zeit aber Geräte und Dienstleistungsangebote entwickelt haben, die unmittelbar auf den Apothekenbedarf zugeschnitten sind, und aufgrund der im Routinebetrieb unbestreitbaren Vorteile – keine bis vernachlässigbare Probenvorbereitung, nicht-invasive Methodik, sehr kurze Analysenzeiten – sowie ihrer vielseitigen Anwendbarkeit, soll auf eine Darstellung dieser Methode nicht verzichtet werden. Zumal die Zahl der NIR-Spektrometer in Apothekenlaboren in stetigem Wachstum begriffen ist.

Anders als viele andere neue Analysentechniken hat sich die Nahinfrarot-Spektroskopie (NIRS) in sehr kurzer Zeit als Standardverfahren in der pharmazeutischen Qualitätskontrolle etabliert. Die herausragende Bedeutung der NIRS in der Pharmazie spiegelt sich auch in der Tatsache wider, dass die Methode, obwohl erst seit Anfang der 1990-er Jahre für die Routineanwendung interessant (kommerziell erhältlich, ausreichende Rechnerkapazität für die Auswertung der Spektren), bereits 1997 in die Ph. Eur. aufgenommen wurde (Brunner, Fischer 1998). Damit hat die NIRS so schnell Eingang in das Europäische Arzneibuch gefunden wie keine andere Analysenmethode vor ihr (Ebel, Schütz 1998).

Genau genommen ist die NIR-Spektroskopie ein Spezialfall der IR-Spektroskopie. Die Wellenlänge des verwendeten Lichts liegt näher am sichtbaren Bereich als die bei der „normalen" IR-Spektroskopie verwendete Strahlung (○Abb. 16.4). Die dabei entstehenden Spektren sind komplexer als bei der herkömmlichen IR-Spektroskopie und vom

Habitus her UV-Spektren nicht unähnlich. Der Vorteil dieser Analysenmethode liegt in der Einfachheit der Durchführung und der hohen Automatisierbarkeit. Bevor man ein NIR-Gerät einsetzen kann, ist zwar eine lange Phase der Kalibrierung und der Aufbau einer Spektrenbibliothek notwendig, aber danach ist die Durchführung der Prüfung selbst denkbar einfach und schnell (Imming 2013). Im Gegensatz zur IR-Spektroskopie ist es jedoch nur im Ausnahmefall möglich, Spektren direkt zu vergleichen. Vielmehr muss in der Regel eine geeignete und validierte Datenverarbeitung erfolgen. Die Auswertung des Spektrums erfolgt daher computergestützt mithilfe sogenannter multivariater Datenanalysen. Die dabei zugrunde gelegten Rechenmodelle sind relativ vielgestaltig und komplex. Die Datenanalyse dürfte daher, neben Preis, Kalibrierung und der Notwendigkeit einer geeigneten Spektrenbibliothek der Hauptgrund dafür sein, weshalb NIRS-Geräte trotz ihrer Vielseitigkeit und Leistungsfähigkeit in der Defekturanalytik bislang eher sporadisch eingesetzt werden. Eine Reihe von Argumenten spricht aber dafür, dass sich dies ändern könnte. So forderte die Ph. Eur. 7.8 in der Methodenmonographie zur NIRS bis Ende 2013 unter Datenvorbehandlung: „Ein Verständnis der Algorithmen ist erforderlich und in allen Fällen muss die Begründung für die Anwendung einer Umwandlung dokumentiert werden". Der Anwender musste also die angewendeten Algorithmen verstehen. Diese Anforderung war zu streng, da es eine Vielzahl von mathematischen Methoden gibt, die während des Pharmaziestudiums üblicherweise nicht vermittelt werden können. Mit Implementierung der Ph. Eur. 8.0 im Jahr 2014 wurde diese Anforderung abgemildert und es wird nur noch vorausgesetzt, dass die Anwendbarkeit ausgewählter Algorithmen durch Validierung belegt und dokumentiert sein muss.

Fortschritte bei der Miniaturisierung von Bauteilen erlauben zudem den Bau einfacher und kostengünstiger Geräte und auch die Preise der für die Datenbearbeitung notwendigen Computer spielen praktisch keine Rolle mehr. Hinzukommen die vielfältigen Einsatzmöglichkeiten innerhalb des Apothekenbetriebs. In Zusammenhang mit der Qualitätskontrolle von Defekturarzneimitteln kann die NIRS beispielsweise folgende Bereiche abdecken:

- Identifikation von Ausgangsstoffen (Arznei- und Hilfsstoffen) vor und während der Herstellung
- Identifikation von Rezepturkonzentraten
- Identifikation von Teedrogen
- Optional berührungslose und verlustfreie Identifizierung hochpotenter Wirkstoffe und Betäubungsmittel im Originalgefäß aus Glas
- Identifikation und Qualifizierung von Defekturarzneimitteln (nach individueller Erstellung von Referenzdaten)

Die konstruktionsbedingte Leistungsfähigkeit verschiedener NIR-Systeme führt allerdings dazu, dass predispersive Scanning-Grating-Systeme mit ungekühlten Detektoren, die ihre Stärke in der extrem effizienten Identifizierung von Arznei- und Hilfsstoffen bei günstigem Gerätepreis haben, nur bei Zubereitungen mit einem niedrigen Gesamtrisikoscore < 30 eingesetzt werden können (vgl. ▸ Kap. 3.2 und ▸ Kap. 3.4). Für halbquantitative Bestimmungen im mittleren Risikobereich müssen leistungsfähigere Systeme mit Temperierung herangezogen werden, z. B. temperierte Scanning-Grating-Systeme mit gekühlten Detektoren. Um quantitative Aussagen bei einem hohen Gesamtrisikoscore zu machen, sind zurzeit nur sehr aufwendig konstruierte postdispersive FT-NIR-Systeme, z. B. mit Interferometer und temperierten Detektor, breit einsetzbar.

16.2 Aussagekraft und Limitationen

Da in NIR-Spektren nicht nur Stoffeigenschaften sondern auch physikalische Eigenschaften eingehen, können mithilfe der NIRS sowohl chemische als auch physikalische Analysen durchgeführt werden. So lassen sich Wirkstoffe, Hilfsstoffe, Fertigarzneimittel, chemische Zwischenprodukte und Packmittel identifizieren und bei Verwendung geeigneter Kalibriermodelle auch quantitativ bestimmen. Darüber hinaus ist es möglich, Stoffkonstanten wie Hydroxylzahl, Säurezahl, Esterzahl und Iodzahl simultan in einer einzigen Analyse zu ermitteln (Janosch 1993). Aufgrund der Absorption des Wassers im NIR-Bereich kann auch der Wassergehalt bestimmt werden, wobei zum Teil zwischen adsorbiertem Wasser und Kristallwasser unterschieden werden kann. Ein weiteres Anwendungsgebiet der NIR-Spektroskopie ist die Erkennung von Polymorphie, Pseudopolymorphie, Kristallunterschieden und die Bestimmung der Teilchengröße (Bracher, et al. 2013).

Der Mangel an scharfen Banden und die damit einhergehende Schwierigkeit der Bandenzuordnung durch zahlreiche Ober- und Kombinationsschwingungen, überlappende Peaks und Schultern, die Drift der Basislinie und um den Faktor 10 bis 100 geringere Signalstärken führten dazu, dass der NIR-Bereich für spektroskopische Zwecke lange Zeit als wenig geeignet galt. Obwohl Unterschiede in der chemischen Struktur von Molekülen zu verschiedenen NIR-Spektren führen, ist es aufgrund der breiten uncharakteristischen Banden praktisch nicht möglich, die NIR-Spektroskopie zur Strukturaufklärung zu nutzen (Ebel, Schütz 1998). Die für die IR-Spektroskopie im mittleren IR-Bereich entwickelte Interpretation einzelner Banden lässt sich demnach nicht auf die NIR-Spektroskopie übertragen. Die Quantifizierung durch Auswertung einer einzelnen Wellenlänge im Spektrum der Probe ist zwar bei Vorliegen linearer Datenzusammenhänge grundsätzlich möglich, führt allerdings bei komplexeren Fragestellungen häufig zu unbefriedigenden Ergebnissen (Link 2014). Aus all diesen Gründen kann ein NIR-Spektrum immer nur ganzheitlich ausgewertet werden und in der Regel ist für die Identifizierung eine große Spektrensammlung in Form einer Datenbank erforderlich. Dies bedeutet aber gleichzeitig, dass entsprechende Spektrenvergleichsalgorithmen bei großen Datenmengen eingesetzt werden müssen (Ebel, Schütz 1998). Dies erfordert chemometrische Auswertemethoden, die im Zusammenhang mit der NIR-Spektroskopie ebenfalls Eingang in das Europäische Arzneibuch gefunden haben.

Da die Anwendung chemometrischer Verfahren auch die Auswertung nicht linearer Datenzusammenhänge erschließt, können durch die Kombination von NIR-Spektroskopie mit multivariaten Auswertemethoden auch quantitative Aussagen getroffen werden. Für die Beantwortung quantitativer Fragestellungen sind jedoch eine Temperierung von Probe und Detektor und damit ein höherer apparativer Aufwand erforderlich. Im Bereich der Arzneimittelherstellung wurde die Eignung und Zuverlässigkeit der NIR-Spektroskopie von den Aufsichtsbehörden lange als nicht ausreichend belegt angesehen, da kaum valide Untersuchungen vorlagen (Link 2014). In verschiedenen Validierungsstudien konnte jedoch schließlich gezeigt werden, dass die NIR-Spektroskopie eine geeignete Alternative zu anderen offizinellen Methoden darstellt. Daraufhin wurde die NIR-Analytik in diverse Pharmakopöen aufgenommen – auch in das Europäische Arzneibuch.

Wie die vorausgehenden Ausführungen deutlich machen, können NIR-Spektren von vielen chemischen und physikalischen Parametern gleichzeitig beeinflusst werden, die – sofern sie nicht selbst die analysierte Kenngröße darstellen – die Aussagekraft der Methode durch eine variierende Beeinflussung des spektralen Verhaltens möglicherweise limitieren. Reproduzierbarkeit und Relevanz von Ergebnissen, die mittels NIR-Spektroskopie erzielt werden, hängen stark von der Kontrolle dieser Einflussfaktoren ab. Laut Arzneibuch sind insbesondere folgende, potentielle Störgrößen im Auge zu behalten:

Umgebung: Die Temperatur und Luftfeuchtigkeit der Umgebung müssen berücksichtigt werden, bevor die Messungen ausgeführt werden.

Probentemperatur: Dieser Parameter ist für wässrige Lösungen und viele Flüssigkeiten wichtig. Ein Unterschied von wenigen Graden kann zu erheblichen Änderungen des Spektrums führen. Die Temperatur ist auch für Festsubstanzen und Pulver, die Wasser enthalten, ein wichtiger Parameter. Während die Probentemperatur für genaue quantitative Analysen meist von großer Bedeutung ist, kann bei qualitativen Analysen in der Praxis meist auf eine genaue Temperierung verzichtet werden, da die Wasserbande für Identifizierungsanalysen in der Regel durch mathematische Operationen herausgerechnet werden kann, sofern diese nicht ursächlich zur Identifikation einer Probe beiträgt.

Feuchtigkeit und Lösungsmittel-Rückstände: In Proben enthaltene Feuchtigkeit und Lösungsmittel-Rückstände führen im NIR-Bereich zu deutlichen Absorptionsbanden. Spektrale Schwankungen durch Feuchtigkeit bei Festsubstanzen werden bei einigen Geräten durch die Datenvorbehandlung unterdrückt. Falls Lösungsmittel-Rückstände das Spektrum signifikant verändern, führt dies möglicherweise zu einer Nicht-Identifikation und dient der Arzneimittelsicherheit.

16

Schichtdicke der Probe: Die Schichtdicke der Probe ist eine bekannte Quelle für Spektren-Variabilität. Dieser Zusammenhang muss verstanden und/oder kontrolliert werden. Beispielsweise kann die Probe bei Reflexionsmessungen „unendlich" dick sein, während dünnere Proben konstanter Dicke ein stabiles, diffus reflektierendes Hintergrundmaterial mit konstantem und vorzugsweise hohem Reflexionsvermögen benötigen. Bei Feststoffen wird in der Regel mit „unendlich" dicken Schichten gearbeitet. Bei Flüssigkeiten und Salben wird die Schichtdicke meist über einen sog. Transflexionsstempel definiert (vgl. ▸Kap. 16.3.3).

Optische Eigenschaften der Probe: In Festsubstanzen müssen die Streueigenschaften sowohl der Probenoberfläche als auch die streuenden Eigenschaften eines Haufwerks in Betracht gezogen werden. Bei Spektren von physikalisch, chemisch oder optisch heterogenen Proben kann es erforderlich sein, einen Durchschnittswert für die Probe zu erhalten, indem mehrere Proben untersucht werden oder der Messstrahl vergrößert oder eine rotierende Probe verwendet wird. Bestimmte Faktoren, wie Unterschiede im Verdichtungsgrad oder der Teilchengröße pulverförmiger Materialien oder der Oberflächenbearbeitung, können signifikante Unterschiede in den Spektren verursachen.

Polymorphie: Variationen der Kristallstruktur (Polymorphie) haben Einfluss auf die Spektren. Daher können unterschiedliche Kristallformen sowie die amorphe Form eines Feststoffs aufgrund ihrer NIR-Spektren voneinander unterschieden werden. Beim Vorliegen multipler Kristallformen muss beachtet werden, dass die Kalibrierstandards eine Verteilung von Formen aufweisen, die für die vorgesehene Anwendung relevant ist. Alternativ könnten voneinander abweichende polymorphe Formen auch als unterschiedliche Vergleichssubstanzen aufgefasst werden. Ein solches Vorgehen trüge ihren zum Teil unterschiedlichen physikalischen Eigenschaften Rechnung und würde auch die Modellerstellung erheblich erleichtern.

Alter der Proben: Mit der Zeit können sich die chemischen, physikalischen oder optischen Eigenschaften von Proben verändern. Daher muss beachtet werden, dass die NIR-spektroskopisch untersuchten Proben und die Proben, mit denen die Kalibrierung durchgeführt worden ist, einander entsprechen. Wenn Proben unterschiedlichen Alters untersucht werden, müssen eventuelle Unterschiede in ihren Eigenschaften in Betracht gezogen werden. Am einfachsten lässt sich dieses Problem umgehen, wenn alle Proben möglichst frisch vermessen werden, also unmittelbar nach Wareneingang oder Abschluss des Herstellungsprozesses.

16.3 Nahinfrarot-Spektroskopie (Ph. Eur. 2.2.40)

16.3.1 Geräte

NIR-Spektrometer werden für die Aufnahme von Spektren im Bereich von etwa 780 nm bis etwa 2500 nm (etwa 12 800 cm^{-1} bis etwa 4000 cm^{-1}) verwendet. Alle NIR-Messungen basieren darauf, dass Licht durch oder in eine Probe tritt und die Abschwächung des austretenden Strahls (transmittiert, gestreut oder reflektiert) gemessen wird. Spektrometer für Messungen im NIR-Bereich bestehen aus einer geeigneten Lichtquelle, einem Monochromator oder Interferometer und einem Detektor. Einfache Geräte verwenden einen schnell rotierenden Scanning-Grating-Spiegel um monochromatische NIR-Strahlung von ansteigender Wellenlänge auf die Probe zu strahlen. Die sonst unerwünschte Wärmestrahlung einer Halogenglühlampe kann dabei als NIR-Strahlung dienen. Da die verschiedenen Wellenlängen sehr schnell nacheinander detektiert werden können, ist es möglich vergleichsweise preisgünstige Thermodetektoren anstelle aufwendigerer Dioden-Arrays zu verwenden. Eine zusätzliche Vereinfachung ergibt sich aus der Verwendung von nicht thermostatierten Detektoren aus Gallium-Indium-Arsenid. Durch Einsatz solcher in der Optoelektronik gängigen Halbleiter-Detektoren können zwar nur Spektren im Bereich zwischen 1000 nm und 1900 nm aufgenommen werden, aufgrund des redundanten Charakters der Informationen aus mehrfachen Oberschwingungen ist für viele Anwendungen der Verzicht auf den Spektralbereich von 1900 bis 2500 nm jedoch unkritisch (Link 2014). Zur Kalibrierung werden fest eingebaute Proben von Oxiden der Lanthanoide Dysprosium, Holmium und Erbium mittels Motor regelmäßig in den NIR-Strahl transportiert, gemessen und die Absorptionsmaxima intern von der Gerätesoftware mit den im Arzneibuch geforderten Referenzwerten abgeglichen (o Abb. 16.1).

Für qualitative und quantitative Fragestellungen entwickelte NIRS-Geräte sind sehr viel aufwendiger gebaut. Einige arbeiten wie herkömmliche IR-Geräte nach dem Prinzip der Fourier Transformation mit Hilfe eines Michelson-Interferometers. Hierbei wird die Probe nicht mit einer monochromatischen Strahlung von ansteigender Wellenlänge angestrahlt, sondern von allen Wellenlängen gleichzeitig. Eine Wolframlampe als thermische Lichtquelle emittiert eine breitbandige IR-Strahlung. Diese fällt auf einen Strahlenteiler, der eine Hälfte des einfallenden Lichtes reflektiert, das dann auf einen fest montierten Spiegel trifft (o Abb. 16.2). Die andere Hälfte des Lichts erreicht einen zweiten, beweglichen Spiegel, der sich auf der optischen Achse präzise um eine Wegstrecke x verschieben lässt. Von beiden Spiegeln wird die Strahlung erneut reflektiert. Beim Aufeinandertreffen der Strahlenhälften weisen sie einen Unterschied der doppelten Wegstrecke x auf und interferieren miteinander. Der nun modulierte Strahl trifft auf die Probe und von dort auf einen thermostatierten Halbleiter-Detektor. Zur Steuerung des Interferometers wird in

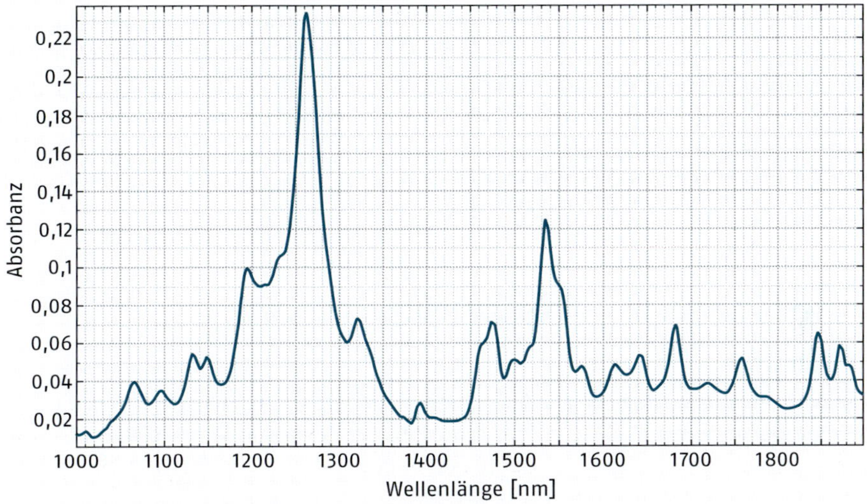

Abb. 16.1 Vergleichsweise scharfe Banden eines Lanthanoxid-Spektrums, aufgenommen mit einem Mikroscannerspiegel-NIRS-Gerät (Link 2014)

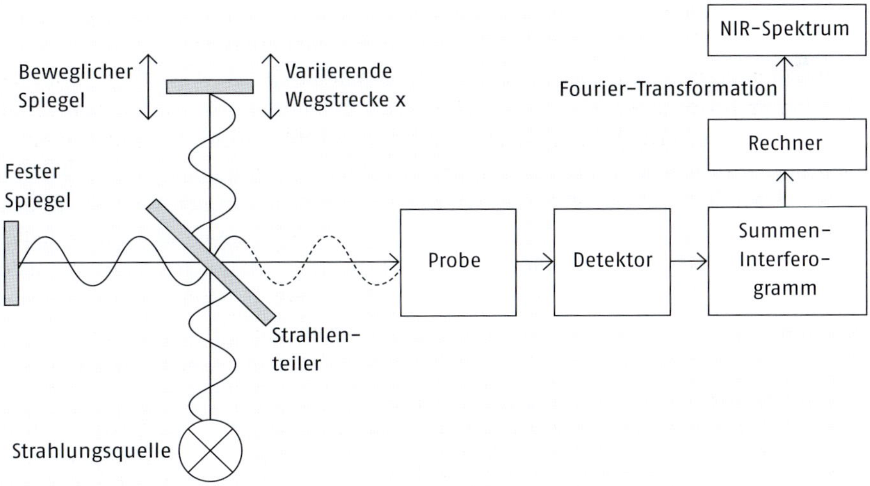

Abb. 16.2 NIR-Spektrometer mit Michelson-Interferometer (nach Rücker, et al. 2008)

der Regel ein He/Ne-Laser verwendet, um eine erhöhte Wellenlängengenauigkeit und damit präzisere Messungen zu erreichen (Link 2014). Um die Störanfälligkeit für mechanische Einflüsse zu reduzieren, ist ein hoher Aufwand bei der Konstruktion und dem Bau solcher Präzisionsgeräte unerlässlich.

Gleich aufwendig aber bauartbedingt robuster gegenüber mechanischen Einflüssen als Michelson-Interferometer sind Polarisations-Interferometer mit einem statischen und einem sich schnell vor- und zurückbewegenden anisotropen Quarzsubstrat-Keil (**o** Abb. 16.3). Dieses Bauteil ermöglicht die Messung im Einstrahlprinzip, weil unter 45°

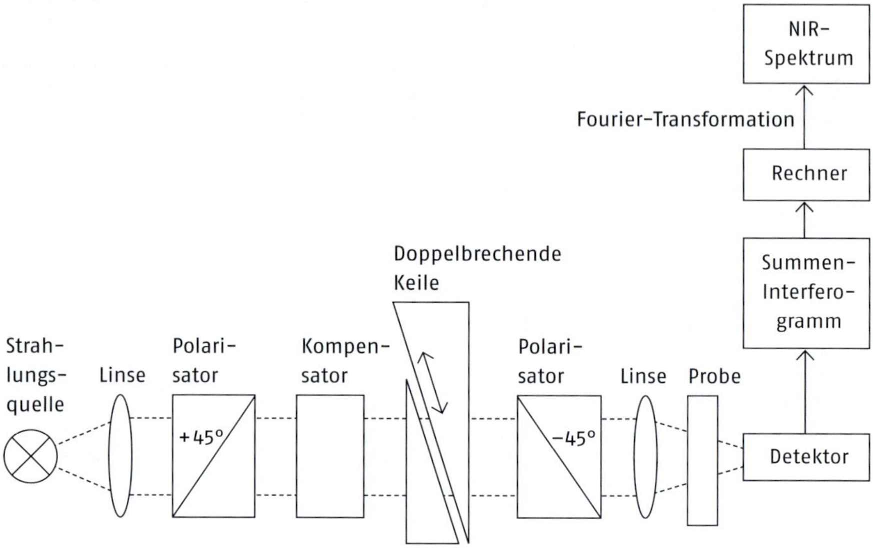

Abb. 16.3 NIR-Spektrometer mit Polarisations-Interferometer (nach Beyer 2003)

polarisierte polychromatische NIR-Strahlung zunächst in zwei Vektoren zerlegt wird, die den anisotropen Keil mit unterschiedlichen Phasengeschwindigkeiten durchqueren. Durch Bewegung des Keils wird diese Phasenverschiebung variiert und nach Durchtritt durch den zweiten Kristallkeil ein Interferogramm erhalten. Durch eine Fourier-Transformation können die registrierten Interferogramme in ein Spektrum überführt werden. Solche aufwendig konstruierten Geräte ermöglichen die Aufnahme von Spektren im Bereich von maximal 800–2500 nm, es wird aber empfohlen auf den Bereich unterhalb von 1000 nm zu verzichten. Die Wellenzahlenpräzision solcher Geräte liegt im Bereich von ± 0,2 cm^{-1} (Link 2014). Annehmbare Toleranzen laut Arzneibuch sind ± 1 nm bei 1200 nm, ± 1 nm bei 1600 nm und ± 1,5 nm bei 2000 nm (± 8 cm^{-1} bei 8300 cm^{-1}, ± 4 cm^{-1} bei 6250 cm^{-1} und ± 4 cm^{-1} bei 5000 cm^{-1}). Das Signal-Rausch-Verhältnis als Spitze-Spitze-Rauschen einer linearen korrigierten Basislinie zwischen 5600 und 6000 cm^{-1} liegt bei etwa 10 000, die typische Auflösung unter 10 cm^{-1}.

Viele NIR-Geräte haben eine Einstrahlausführung. Konventionelle Küvettenhalter, einfache Glasgefäße, faseroptische Sonden, Transmissionstauchsonden und rotierende oder traversierende Küvettenhalter sind einige der üblichen Vorrichtungen zum Einbringen der Proben. Die Auswahl richtet sich nach der beabsichtigten Anwendung, wobei der Eignung der Proben-Untersuchungsvorrichtung für die Art der zu untersuchenden Probe besondere Aufmerksamkeit geschenkt werden muss. Üblicherweise sind geeignete Datenverarbeitungs- und Auswertungseinheiten ebenfalls Teil des Geräts (Ph. Eur. 2013).

In Abhängigkeit von Apparatur und Messtechnik wird normalerweise die Wellenlänge λ_{nm} in Nanometern und die Wellenzahl $\upsilon_{cm^{-1}}$ in 1/Zentimeter (cm^{-1}) angegeben. Die Umwandlung zwischen nm und cm^{-1} erfolgt nach der folgenden Gleichung:

$$\upsilon_{cm^{-1}} = 10^7 \cdot \frac{1}{\lambda_{nm}}$$

| $\upsilon_{cm^{-1}}$ Wellenlänge [nm] | λ_{mm} Wellenzahl [cm^{-1}]

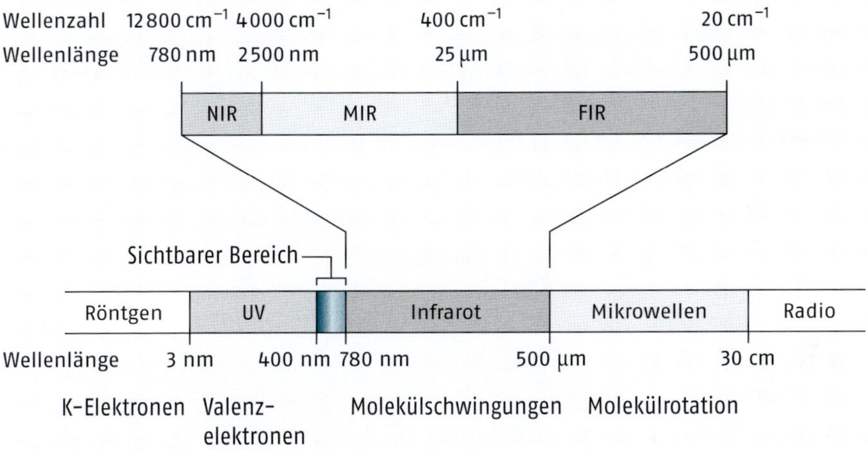

Abb. 16.4 NIR-Strahlung als Teil des elektromagnetischen Spektrums

16

16.3.2 Methodenbeschreibung

Spektrenaufnahme (Messmethoden)

NIR-Strahlung im Sinne des Arzneibuchs ist Infrarotlicht im Wellenlängenbereich von 780 bis 2500 nm bzw. bei Wellenzahlen von 12800 bis 4000 cm^{-1} (Ph. Eur. 2013). Diese Strahlung schließt damit unmittelbar an das sichtbare Spektrum an und wird von der mittleren IR-Region (MIR) begrenzt (Abb. 16.4), die insbesondere in der pharmazeutischen Industrie häufig die Methode der ersten Wahl zur spektroskopischen Identifizierung von Arzneistoffen darstellt.

Durch Absorption elektromagnetischer Strahlung werden in Molekülen mechanische Schwingungen der Atome angeregt. Die im NIR-Bereich verursachte Absorption resultiert aus den ersten bis dritten Oberschwingungen sowie Kombinationsschwingungen der ansonsten in der mittleren IR-Region auftretenden Grundschwingungen. In der Hauptsache treten Oberschwingungen auf, deren Grundschwingungen im Bereich zwischen 4000 und 2000 cm^{-1} liegen. Dies sind im Wesentlichen Schwingungen von kovalent gebundenen Wasserstoffatomen in C-H-, N-H- und O-H-Bindungen (Abb. 16.5).

In Abhängigkeit von den Probeneigenschaften sind mehrere Messmethoden in Gebrauch, die nachfolgend beschrieben werden. Die zu den verschiedenen Methoden gehörenden Strahlengänge sind aus Abb. 16.6 ersichtlich. Eine Kombination in Form einer diffusen Reflexion nach Transmission ist ebenfalls möglich, wird im Arzneibuch – im Gegensatz zu den anderen Methoden – jedoch nicht explizit beschrieben. Hinweise dazu, welche Methode für welche Proben geeignet ist, sind ▸ Kap. 16.3.3 zu entnehmen.

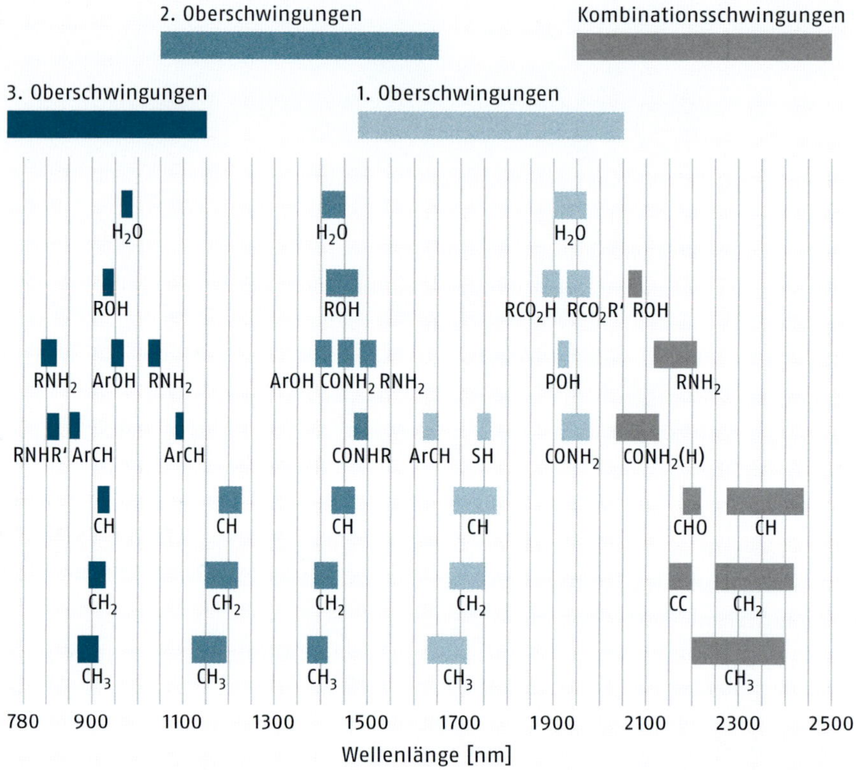

o Abb. 16.5 Analytische Hauptbanden und relative Peakpositionen für die wichtigsten Absorptionen von Wasser und organischen Strukturelementen im Nahinfrarotbereich

Messung der Transmission

Die Transmission T gibt an, welcher Bruchteil der eingestrahlten Intensität eines Strahls die Probe bei einer gegebenen Wellenlänge wieder verlässt, d. h. nicht absorbiert wird. Indirekt ist die Transmission T damit auch ein Maß für die Absorption A. Die Probe wird in den optischen Strahl zwischen Strahlungsquelle und Detektor gebracht. Die Anordnung entspricht der vieler konventioneller Spektrometer. Das erhaltene Spektrum kann direkt als Transmission und/oder Absorption gegen die Wellenlänge oder Wellenzahl dargestellt werden.

$$T = \frac{I}{I_0}$$

$$A = -\log T = \log\left(\frac{1}{T}\right) = \log\left(\frac{I_0}{I}\right)$$

| T Transmission | A Absorption | I_0 Intensität der eintretenden Strahlung | I Intensität der austretenden Strahlung

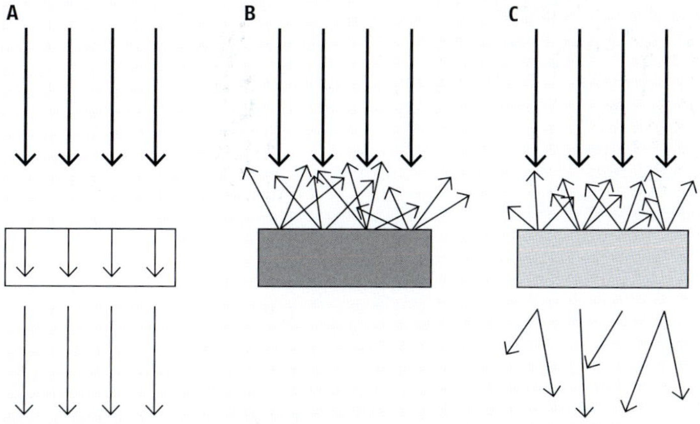

Abb. 16.6 Messmethoden in der NIR-Spektroskopie; **A** wenig dichte Probe – klare Lösung; **B** sehr dichte Probe – Feststoff; **C** mitteldichte Probe – etwa Suspensionen, halbfeste Zubereitungen (Ausschnitt aus Bracher, et al. 2013)

Messung der diffusen Reflexion

Die Messung der diffusen Reflexion liefert ein Maß für die Reflexion R (= Remission), die das Verhältnis der Intensität des von der Probe reflektierten Lichts zu der des vom reflektierenden Hintergrund oder der Referenzoberfläche reflektierten Lichts darstellt. NIR-Strahlung vermag in eine beträchtliche Tiefe der Probe einzudringen, wo sie durch Kombinations- und Oberschwingungen absorbiert werden kann. Nicht absorbierte Strahlung wird von der Probe zum Detektor reflektiert. NIR-Reflexionsspektren werden üblicherweise durch Berechnung und graphische Darstellung der Pseudoabsorption A_R als Funktion der Wellenlänge oder Wellenzahl erhalten.

$$R = \frac{I}{I_r}$$

$$A_R = \log\left(\frac{1}{R}\right) = \log\left(\frac{I_r}{I}\right)$$

| R Remission | A_R Pseudoabsorption | I Intensität des von der Probe diffus reflektierten Lichts | I_r Intensität des vom reflektierenden Hintergrund oder von der Referenzoberfläche reflektierten Lichts

Da die NIR-Strahlung unterschiedlich tief in das feste Probengut eindringt, ist immer eine Vergleichsmessung erforderlich. Der Vergleich kann gegen eine definierte Vergleichssubstanz oder gegen einen definierten Untergrund (Weißstandard) erfolgen.

Messung der Transflexion

Die Messung der Transflexion stellt eine Kombination aus Transmission und Reflexion dar. Bei der Messung der Transflexion T^* wird ein Spiegel oder eine diffus reflektierende Oberfläche (z. B. TiO_2) verwendet, um die durch die Probe gehende Strahlung ein zweites Mal zu reflektieren und dadurch die Schichtdicke zu verdoppeln. Nicht absorbierte Strahlen werden von der Probe zum Detektor reflektiert. Das resultierende Spektrum kann direkt als Zusammenhang der Transflexion T^* oder der Pseudoabsorption A^* gegen die Wellenzahl oder Wellenlänge dargestellt werden.

$$T^* = \frac{I}{I_T}$$

$$A^* = \log\left(\frac{1}{T^*}\right) = \log\left(\frac{I_T}{I}\right)$$

| T^* Transflexion (= Pseudotransmission) | A^* Pseudoabsorption | I Intensität der Transflexionsstrahlung (mit der Probe gemessen) | I_T Intensität der Transflexionsstrahlung (ohne Probe gemessen)

Spektrenauswertung (Chemometrische Methoden)

Wie bereits in ▸Kap. 16.1 und ▸Kap. 16.2 ausgeführt benötigt man für die Auswertung eines NIR-Spektrums eine Bibliothek mit geeigneten Referenzspektren, mit denen das Spektrum der untersuchten Probe unter Verwendung geeigneter mathematischer Modelle (Spektrenvergleichsalgorithmen) verglichen werden kann. Die Anwendung dieser Verfahren wird auch als Chemometrie bezeichnet. Wenngleich die Apotheken im Normalfall auf die Spektrenbibliotheken und mathematischen Modelle hierauf spezialisierter Dienstleister bzw. Gerätehersteller zurückgreifen dürften, soll nachfolgend ein kurzer Überblick über die dabei einschlägigen Vorgaben der Ph. Eur. gegeben werden.

Aufbau einer Referenzspektrenbibliothek

Für die Bibliothek der Referenzspektren wird eine Vielzahl von Spektren vermessen, wobei die Variabilität der betreffenden Substanz eine gewisse Rolle spielt. Für Substanzen mit im Hinblick auf die NIRS wenig kritischen Eigenschaften (z. B. Feststoffe, die nicht hygroskopisch oder polymorph sind bzw. kaum Herstellungsunterschiede aufweisen) genügen wenige Chargen. Gibt es charakteristische Unterschiede durch solche NIRS-kritischen Eigenschaften, so gehen mehr Chargen in die Datenbank ein. Die größte Anzahl an Chargen wird üblicherweise bei Naturprodukten wie Drogen oder mikrobiologisch hergestellten Wirkstoffen berücksichtigt, da hier die Variation zwischen den einzelnen Chargen normalerweise am größten ist (HiperScan GmbH 2013). Der Spektrensatz repräsentiert in seiner Gesamtheit die Information zur Identifizierung und Charakterisierung. Er definiert die Grenzen der Vergleichbarkeit und dient als Eintrag in die Spektrenbibliothek für die Identifizierung dieser Substanz. Die Anzahl der Substanzspektren in der Bibliothek hängt von der spezifischen Anwendung ab, zu umfangreiche Bibliotheken können allerdings Schwierigkeiten beim Unterscheiden verschiedener Materialien und bei der Validierung verursachen (Ph. Eur. 2013). Alle Spektren dieser primären Bibliothek besitzen, vom verwendeten Gerät abhängig, einen definierten spektralen Bereich, eine definierte Auflösung (Zahl der Datenpunkte) und basieren auf einer gegebenen Messmethode (Transmission, Remission). Hinzu kommen eventuell gerätespezifische Angaben zur Datenvorverarbeitung (z. B. Mittelwertbildung, Registriergeschwindigkeit, Zeitkonstante).

Quantitative Bestimmungen setzen die Erstellung eines mathematischen Modells (Kalibrierung) voraus, um das Messsignal eines analytischen Geräts mit den Eigenschaften der Proben zu korrelieren. Jeder Kalibrierungs-Algorithmus, der eindeutig durch einen exakten mathematischen Ausdruck definiert werden kann und geeignete Ergebnisse liefert, kann verwendet werden. Hierfür werden Spektren einer ausreichend großen Anzahl an Proben mit bekannten Gehaltswerten (zum Beispiel Wirkstoff- oder Wassergehalt) über den Messbereich aufgezeichnet. Wellenlängen, die bei dem Kalibrierungsmodell verwendet wurden, können mit den bekannten Banden der zu untersuchenden Substanz und jenen der Matrix verglichen werden, um zu überprüfen, ob die Banden der betreffenden Substanz bei der Kalibrierung verwendet werden. Das Kalibrierungsmodell wird mit etwa zwei Dritteln der gemessenen Proben erstellt. Das verbleibende Drittel der gemessenen Proben wird mit der Datenbank verglichen. Alle Proben müssen quantitative Ergebnisse liefern, die innerhalb des durch den beabsichtigten Zweck der Methode festgelegten Präzisionsintervalls liegen. Die korrekte Quantifizierung muss bei vorgenommenen Veränderungen der Matrix innerhalb des spezifizierten Bereichs nachgewiesen werden. Üblicherweise werden multiple lineare Regression (MLR), partielle Kleinste-Quadrate-Regression (Partial Least Squares Regression, PLS) und Hauptkomponentenregression (Principal Component Regression, PCR) verwendet. Für PLS- oder PCR-Kalibrierungen können die Koeffizienten oder die Ladungen graphisch aufgezeichnet und die Bereiche großer Koeffizienten mit dem Spektrum der untersuchten Substanz verglichen werden.

Es ist leicht einzusehen, dass solche Datenbanken – unabhängig davon, ob sie für eine qualitative oder quantitative Untersuchung bestimmt sind – im Laufe der Zeit einen riesigen Umfang annehmen und dann kaum mehr zur Auswertung geeignet sind. Aus diesem Grund werden in Abhängigkeit von der zu bearbeitenden Fragestellung spezielle Datenbanken generiert, die nur noch Datensätze für das spezielle Problem (z. B. Identifizierung, Bestimmung des Wassergehalts, Bestimmung der Teilchengröße) enthalten. Diese Datenbanken enthalten dann nur noch die notwendigen Daten für das gewählte Programm der Auswertung.

Datenvorbehandlung

In vielen Fällen, insbesondere bei Reflexionsspektren, kann vor der Erstellung eines Klassifikations- oder Kalibrierungsmodells eine bestimmte mathematische Aufbereitung des Spektrums hilfreich sein. Ziel der Vorbehandlung kann zum Beispiel sein, Änderungen der Basislinie zu verringern, den Einfluss bekannter Variationen, die mit den nachfolgenden mathematischen Modellen interferieren, zu vermindern oder Daten vor der Verwendung zu komprimieren. Typische Methoden sind die Korrektur für Mehrfachstreuung (Multiplicative Scatter Correction, MSC), die Kubelka-Munk-Transformation, Spektren-Kompressionstechniken, wie die Wahl von Spektrenausschnitten oder Rauschverminderung, und die numerische Berechnung der Ableitung erster oder zweiter Ordnung des Spektrums. Ableitungen höherer Ordnung werden nicht empfohlen. In einigen Fällen können Spektren auch normalisiert werden, zum Beispiel gegen die maximale Absorption, die mittlere Absorption oder die integrierte Absorptionsfläche unter dem Spektrum. Mathematische Transformationen müssen mit Vorsicht durchgeführt werden, da Artefakte eingeführt oder essenzielle Informationen (wichtig für die Qualifizierungsmethoden) verloren gehen können.

Datenauswertung

Der direkte Vergleich des Spektrums der untersuchten Substanz mit dem individuellen Referenzspektrum oder den gemittelten Referenzspektren aller Substanzen der Datenbank wird auf der Grundlage ihrer mathematischen Korrelation oder anderer geeigneter Algorithmen vorgenommen. Ein Satz an bekannten gemittelten Referenzspektren und die Variabilität um diesen Mittelwert können zur Klassifikation mittels eines Algorithmus verwendet werden. Zur Verfügung stehen unterschiedliche Algorithmen, die auf Hauptkomponentenanalyse (Principal Component Analysis, PCA), kombiniert mit Clusteranalyse, SIMCA (soft independent modelling of class analogy), Vergleichsfunktionen (COMPARE) unter Verwendung von Filtern oder ungleich verteilten Klassen (unequal dispersed class, UNEQ) beruhen, und andere Algorithmen, die in der Software des NIR-Geräts verwendet werden oder als Software von dritter Stelle erhältlich sind. Die Zuverlässigkeit des für eine spezielle Anwendung gewählten Algorithmus muss validiert sein. Weitergehende Erläuterungen zu den einzelnen Methoden würde an dieser Stelle zu weit führen, daher sei diesbezüglich auf einschlägige Spezialliteratur verwiesen (Henrion, Henrion 1992; Otto 1996; Kessler 2007; Radtke, et al. 1999). Da die meisten der verwendeten Algorithmen sehr komplex sind, ist es gemeinhin zu empfehlen, ihre Auswahl und Implementierung erfahrenen Spezialisten zu überlassen. Dies steht mit den in Ph. Eur. 8.0 abgemilderten Anforderungen des Arzneibuchs im Einklang (vgl. ▸Kap. 16.1).

Validierung und Kalibrierung

Auch eine Validierung bzw. Kalibrierung von Messgerät und Datenbank ist laut Ph. Eur. gefordert. Ein Validierungshandbuch muss die Anforderungen an die Dokumentation der System-Validierung abdecken und sollte u. a. folgende Punkte umfassen:

- Design Qualification (DQ, Anforderungen an das System und die Gründe für die Auswahl)
- Installation Qualification (IQ, Nachweis der spezifikationsgerechten Lieferung und Installation. Photometrische Genauigkeit, Genauigkeit der Wellenzahl, Reproduzierbarkeit der Wellenzahl, Energie, Linearität, Signal-Rausch-Verhältnis, Auflösung und Empfindlichkeit werden mit Standards ermittelt.)
- Operational Qualification (OQ, Nachweis der spezifikationsgerechten Funktion. Photometrische Genauigkeit, Genauigkeit der Wellenzahl, Reproduzierbarkeit der Wellenzahl, Auflösung und Empfindlichkeit werden mit Standards ermittelt)
- Performance Qualification (PQ, Festlegung regelmäßiger Überprüfungen im QMS-Handbuch)

Die Validierung der Auswertemethoden hinsichtlich der Anforderungen des Arzneibuchs dient der Überprüfung der Eignung des erstellten Modells für die Identifizierung der Proben. Um Aussagen über die Zuverlässigkeit und Sicherheit des Modells treffen zu können, werden Test-Set-Methoden und die Kreuzvalidierung herangezogen.

Quantitative NIRS-Methoden sind indirekte Analysenmethoden. Die erhaltenen Spektren müssen mit, durch etablierte Methoden ermittelten Referenzwerten überprüft werden. Zudem weisen NIR-Spektren eine Variabilität der optischen Daten auf, die zum Teil im Rauschpegel (noise level) der NIRS-Geräte begründet ist. Einen weitaus größeren Effekt können jedoch Partikelgrößeneffekte, Packungscharakteristik, Verunreinigungen oder unterschiedliche Kristallinität haben. Bei qualitativen Methoden sind diese Herausforderungen sehr viel leichter zu beherrschen, indem bei der Zusammenstellung der Referenzdatenbank genügend verschiedene Proben berücksichtigt und ausgewertet werden.

Die rückführbaren Standards des EDQM werden typischerweise in Mengen von 15 mg gehandelt. Diese Substanzmenge reicht für viele instrumentelle Analysemethoden aus, nicht aber, um ein NIRS-Messgefäß mit einer praktisch „unendlichen Schichtdicke" (vgl. ▸ Kap. 16.2) zu befüllen. Daher müssen handelsübliche Ausgangsstoffe, um sie für eine Referenzdatenbank verwenden zu können, anderweitig, z. B. durch das ZL identifiziert werden. Typischerweise werden hierfür die in den Arzneibuchmonographien vorgesehenen Verfahren wie etwa ein Vergleich von IR-Spektren im mittleren IR herangezogen. Dieser Umweg ist nicht ideal, steht aber einer Validierung der Referenzdatenbank nicht grundsätzlich im Weg (Link 2014).

Bei Defekturarzneimitteln stellt sich die Lage aufgrund fehlender Standards deutlich schwieriger bzw. aufwendiger dar. In diesem Fall müssen spezifikationsgerechte Zubereitungen hergestellt und als Referenz vermessen werden. Sinnvoll ist es hierbei auch Zubereitungen mit zu hoher oder zu geringer Wirkstoffkonzentration herzustellen und für einen Vergleich heranzuziehen. In Form einer halbquantitativen Vergleichsbestimmung – ähnlich der halbquantitativen Dünnschichtchromatographie (▸ Kap. 8) – kann ein solche Prüfung für Defekturarzneimittel mit einem mittleren Gesamtrisikoscore ausreichend sein. Für einen hohen Gesamtrisikoscore bei dem eine genaue Gehaltsbestimmung erforderlich ist oder z. B. das Vergessen des Konservierungsmittels ausgeschlossen werden muss, ist eine genaue chemometrische Analyse durchzuführen. In der Praxis bedeutet dies, dass das jeweilige Defekturarzneimittel in guter und unzureichender Qualität an den Gerätehersteller oder einen anderen kompetenten Dienstleister geschickt wird, um dort ein Modell zu entwickeln, dass sicher zwischen den akzeptablen und nicht akzeptablen Zubereitungen unterscheiden kann.

Soll die Datenbank für quantitative Untersuchungen dienen, wird sie nach den üblichen Kriterien der Validierung einer quantitativen Analyse überprüft. Hierzu gehören beispielsweise: Spezifität, Linearität, Messbereich, Genauigkeit, Präzision, Robustheit und Ausreißerwerte. Die spezifischen Akzeptanzkriterien für jeden Validierungsparameter müssen mit der beabsichtigten Verwendung der Methode übereinstimmen.

16.3.3 Eignung

Wegen der in der Regel sehr kleinen Absorptionskoeffizienten können Proben mittels NIRS fast immer unverdünnt, also ohne Probenvorbereitung, vermessen werden. In Sekundenschnelle erhält man ohne Substanzverbrauch Transmissions- oder Reflexionsspektren. Dabei können die Proben – im Gegensatz zur IR-Spektroskopie im mittleren IR – in handelsüblichen Glasgefäßen vermessen werden. Idealerweise werden die Einflüsse des Glasgefäßes dadurch minimiert, dass eine Vergleichsmessung mit dem leeren Messgefäß ebenso durchgeführt wird wie die Messung eines identischen Gefäßes mit einer Reflexionsreferenz (z. B. TiO_2 oder Talkum).

Die NIR-Strahlung durchdringt flüssige, halbfeste oder feste Proben bei dünner Schichtdicke und lässt grundsätzlich eine Messung im Transmissionsmodus zu. Primär ist die Transmissionsmessung jedoch auf klare Flüssigkeiten bzw. Lösungen begrenzt. Bei getrübten Flüssigkeiten erhält man durch die Messung der Summe von Absorption und Streuung jeweils die entsprechende Extinktion, was bei einer quantitativen Analyse zu Fehlern führt, bei einer Identifizierung die Selektivität aber sogar erhöhen kann (Bracher, et al. 2013). Für Feststoffe wird in der Regel eine Messung der Reflexion bevorzugt, weil dann keine Limitationen bezüglich der Form eines Festkörpers wie einer Kapsel auftreten und häufig bessere Ergebnisse erhalten werden. Pulver werden in der Regel ebenfalls im

◻ Tab. 16.1 Anwendungsgebiete der NIR-Spektroskopie

Chemische Analytik	Physikalische Analytik	Prozessanalytik
▪ Identifizierung von Wirkstoffen, Hilfsstoffen, Darreichungsformen und Zwischenprodukten ▪ Quantifizierung von Wirkstoffen und Hilfsstoffen, einschließlich Bestimmung des Wasser- bzw. Lösungsmittelgehalts ▪ Bestimmung chemischer Kennzahlen wie Hydroxylzahl, Iodzahl, Säurezahl oder Hydroxylierungsgrad	▪ Kristallform und Kristallinität, Polymorphie, Pseudopolymorphie, Teilchengröße ▪ Wirkstofffreisetzung, Zerfallsmuster, Härte ▪ Untersuchung von Filmeigenschaften an Tabletten	▪ Überwachung oder Bestimmung eines Endpunkts ▪ Überwachung von Teilschritten in der Verfahrenstechnik (z. B. beim Mischen, Trocknen oder Granulieren)

Reflexionsmodus gemessen. Sie müssen dazu lediglich in ein Probenglas geschüttet werden und stellen bei einer Füllhöhe von mehreren Millimetern praktisch eine unendliche Schichtdicke dar. Während damit die Schichtdicke leicht reproduzierbar ist, beeinflussen unterschiedliche Schütt- und Stampfdichte sowie das Ausmaß der nach unten durchfallenden kleineren Partikel das Spektrum. Ein wiederholtes Aufstampfen des Messgefäßes auf eine harte Oberfläche ist daher sinnvoll, um eine weniger zufällige Bedeckung des Gefäßbodens zu erreichen. Um mit einem auf Reflexionsmessungen ausgelegten NIR-Gerät auch Flüssigkeiten oder Salben untersuchen zu können, ohne das Gerät umbauen zu müssen, kann eine reflektierende Oberfläche (Transflexionsstempel) in die Probe eingebracht werden. Eine definierte Schichtdicke kann dabei einfach dadurch realisiert werden, dass der verwendete reflektierende Körper an der planen Unterseite definierte Abstandshalter aufweist. Die NIR-Strahlung durchdringt dann die Probe (Transflexion), wird reflektiert (diffuse Reflexion) und durchdringt die Probe auf dem Weg zum Detektor erneut (Link 2014).

Insgesamt zeichnet sich die NIR-Spektroskopie durch einen weiten und vielfältigen Anwendungsbereich, sowohl in der chemischen und physikalischen Analytik als auch in der Prozessüberwachung aus (vgl. ◻ Tab. 16.1). Wenngleich nicht alle Anwendungsbereiche der NIR-Spektroskopie auch in Apotheken eine Rolle spielen, so wird daraus dennoch ersichtlich, dass es sich bei NIR-Spektren um Spektren mit einem sehr hohen Informationsgehalt handelt.

Wegen der niedrigen Absorption ist die Eindringtiefe der NIR-Strahlung vergleichsweise hoch und so können neben Haufwerken, halbfesten und festen Zubereitungen sogar sehr inhomogene Proben wie Teedrogen ohne Vorbereitung gemessen werden. Kann das Setting des NIR-Spektrometers den individuellen Erfordernissen der Probe angepasst werden (z. B. Einsatz eines Transflexionsstempels o. ä.), sind praktisch alle im Defekturbereich vorkommenden Darreichungsformen grundsätzlich damit analysierbar. Eignungseinschränkungen der NIR-Spektroskopie für die Beantwortung einer bestimmten analytischen Fragestellung resultieren demnach in der Regel aus dem Mangel geeigneter Referenzspektren bzw. Spektrenvergleichsalgorithmen. Da es sich bei vielen Defekturarzneimitteln und sehr individuell zusammengesetzte Zubereitungen handelt und viele von den Geräteherstellern angebotene Spektrenbibliotheken in erster Linie auf die Identifizierung von Ausgangsstoffen ausgelegt sind, dürfte es bei Defekturanalytik gar nicht so selten sein, dass die geeigneten Referenzspektren erst generiert und das Spektrometer darauf kalibriert werden muss. Hierbei ist es normalerweise unumgänglich, sich der Expertise von Spezialisten zu bedienen. Die Aufgabe der Apotheke beschränkt sich in diesem Fall auf das Zurverfügungstellen der Referenzproben. Ob sich dieser einmalige Aufwand durch die Zeitersparnis bei der nachfolgenden Routineanalytik amortisiert, wird vor allem von der Frequenz abhängen mit der ein bestimmtes Defekturarzneimittel hergestellt wird. Sollen quantitative Analysen durchgeführt werden, erhöht sich der initiale Aufwand, da hierfür Referenzspektren einer ausreichend großen Anzahl an Proben mit bekannten Gehaltswerten notwendig sind. Die Apotheke müsste für diesen Zweck also eine ganze Reihe von Zubereitungen mit verschiedenen (und durch andere Analysenmethoden abgesicherten) Wirkstoffgehalten herstellen, um entsprechende Spektren zu generieren und eine Kalibrierung zu ermöglichen.

17 Osmometrie (Tonizität)

Einsatzbereich

Risikoklasse:
- Niedriges Risiko (Gesamtrisikoscore < 30)
- Mittleres Risiko (Gesamtrisikoscore 30–100): nur wenn (halb)quantitative Rückschlüsse auf den Wirkstoffgehalt möglich sind

Darreichungsformen:
- Bevorzugt für Augentropfen
- Ggf. auch zur Einwaagekontrolle bei anderen Lösungen

Für Details zur Eignung der Methode für bestimmte Darreichungsformen siehe ▸Kap. 17.3.3 und ▸Kap. 17.4.3.

17.1 Einführung

Bei wässrigen Parenteralia, Ophthalmika, Nasalia sowie am Mittelohr applizierten Auricularia spielt der osmotische Druck einer Zubereitung eine entscheidende Rolle für die Verträglichkeit des verabreichten Arzneimittels. Um Schmerz- und Reizerscheinungen am Applikationsort zu vermeiden, müssen bzw. sollten die genannten Darreichungsformen den physiologischen Umgebungsbedingungen durch Isotonisierung, d.h. die Einstellung auf den gleichen osmotischen Druck, angepasst werden. Analytisch betrachtet ist der osmotische Druck auf direktem Wege nur schwer zugänglich. Allerdings handelt es sich beim osmotischen Druck um eine sogenannte kolligative Größe, d.h. er hängt ausschließlich von der Anzahl der osmotisch wirksamen Teilchen in einer Lösung ab, nicht aber von ihrer stofflichen Beschaffenheit. Demzufolge kann von jeder anderen kolligativen Eigenschaft, wie etwa der Siedepunkterhöhung oder der Gefrierpunkterniedrigung, unmittelbar auf den osmotischen Druck einer Lösung geschlossen werden.

Um das Gesamtmaß des Beitrags verschiedener gelöster Stoffe in einer Lösung auf deren osmotischen Druck auszudrücken, wird in der Regel die Osmolalität ξ_m angegeben. Sie ist definiert als die Konzentration osmotisch wirksamer Teilchen bezogen auf ein Kilogramm Lösungsmittel. Die Einheit der Osmolalität ist Osmol je Kilogramm (osmol $\cdot$ kg^{-1}). Für gewöhnlich wird jedoch die kleinere Einheit Milliosmol je Kilogramm (mosmol $\cdot$ kg^{-1}) verwendet.

Als annehmbare Näherung für die Osmolalität ξ_m einer gegebenen wässrigen Lösung gilt:

$$\xi_m = \nu \cdot m \cdot \Phi$$

| ξ_m Osmolalität | ν Zahl der Teilchen, in die ein Molekül dissoziiert (falls der gelöste Stoff nicht in ionisierter Form vorliegt, gilt $\nu = 1$; sonst steht ν für die Gesamtzahl der vorhandenen oder durch Solvolyse aus einem Molekül des gelösten Stoffs gebildeten Ionen.) | m Molalität der Lösung (Anzahl Mole der gelösten Substanz je Kilogramm Lösungsmittel) | Φ Molaler osmotischer Koeffizient, der die Wechselwirkungen zwischen den Ionen mit entgegengesetzter Ladung in der Lösung berücksichtigt; er ist abhängig von der Molalität m der Lösung. Je komplexer die Lösung zusammengesetzt ist, desto schwieriger wird die Bestimmung von Φ.

Der osmotische Druck der meisten pharmazeutisch relevanten Körperflüssigkeiten entspricht dem einer 0,9%igen Natriumchlorid-Lösung und damit einer Osmolalität von 286 mosmol · kg^{-1} bzw. bei wässrigen Lösungen einer Gefrierpunkterniedrigung von 0,52 °C. Lösungen mit einer geringeren Osmolalität sind hypoton, solche mit einer höheren Osmolalität hyperton. Der schmerzfreie Tonizitätsbereich des Auges liegt zwischen 225 und 430 mosmol · kg^{-1} (Bracher, et al. 2013), sicherheitshalber werden für Augentropfen jedoch strengere Maßstäbe angelegt und Tonizitäten zwischen 250 und 300 mosmol · kg^{-1} gefordert (Bauer, et al. 2012). Bei i. v.-Injektion kleiner Flüssigkeitsvolumina wird der Injektionsschmerz durch nicht-isotone Lösungen nur wenig verstärkt, da durch das Blut eine schnelle Verdünnung erfolgt. Bei der Anwendung von nicht-isotonen Infusionslösungen kommt es hingegen zu Schädigungen der Gefäßwand und der Erythrozyten. Unabhängig von der Applikationsart können hypotone Lösungen durch Zusatz osmotisch wirksamer Verbindungen isotonisiert werden. Bei hypertonen Lösungen (z. B. Kontrastmittel, Aminosäuren, osmotisch aktive Diuretika) ist dies aus naheliegenden Gründen nicht möglich. Die Einstellung der Tonizität sowie die Berechnung der notwendigen Mengen isotonisierender Zusätze ist im Allgemeinen integraler Bestandteil der Rezepturentwicklung entsprechender Darreichungsformen, so dass hierauf an dieser Stelle nicht näher eingegangen werden soll. Stattdessen sei auf die einschlägige pharmazeutische Fachliteratur verwiesen.

Klassische Methoden zur Bestimmung der kolligativen Eigenschaften einer Lösung sind, neben der membranosmometrischen Messung des osmotischen Drucks, die Bestimmung der Dampfdruckerniedrigung, der Siedepunkterhöhung und der Gefrierpunkterniedrigung. Von den genannten Bestimmungsmethoden kommt aus praktischen Erwägungen für den Einsatz im Apothekenlabor in der Regel nur die Bestimmung der Gefrierpunkterniedrigung in Frage. Die übrigen Methoden führen entweder zu experimentellen Schwierigkeiten oder sind mit hohem apparativem Aufwand verbunden bzw. nur für Lösungen von höhermolekularen Substanzen geeignet (Bracher, et al. 2013). Auch die Ph. Eur.-Monographie 2.2.35 sieht vor, die Osmolalität durch Messung der Gefrierpunkterniedrigung zu bestimmen. Zwischen der Osmolalität und der Gefrierpunkterniedrigung ΔT_f besteht folgende Beziehung:

$$\xi_m = \frac{\Delta T_f}{K_f} \cdot 1000 \qquad [\text{mosmol} \cdot \text{kg}^{-1}]$$

| ξ_m Osmolalität | ΔT_f Gefrierpunkterniedrigung in °C | K_f Kryoskopische Konstante des Lösungsmittels (für Wasser gilt: K_f = 1,86 °C · kg · mol^{-1})

17.2 Aussagekraft und Limitationen

Da mit einer unzureichenden Isotonisierung bestimmter Zubereitungen nicht nur eine möglicherweise schmerzhafte Applikation einhergeht, sondern schlimmstenfalls sogar eine irreversible Schädigung von empfindlichen Geweben, ist die Osmolalität ein ganz entscheidender Parameter für die Beurteilung der pharmazeutischen Qualität von parenteral, ophthal, nasal oder auricular applizierten Defekturarzneimitteln. Da die Osmolalität als kolligative Eigenschaft einer Lösung ausschließlich von der Zahl der gelösten Teilchen abhängig ist (s. o.), kann sie bei der Herstellung von Lösungen – mit gewissen Ein-

17

schränkungen – auch als Surrogatparameter zur Überprüfung korrekter Einwaagen dienen (Bracher, et al. 2013).

Die Bestimmung des osmotischen Drucks über die Gefrierpunkterniedrigung stellt, gemessen an anderen Messverfahren, vergleichsweise geringe Anforderungen an die zu untersuchende Probenlösung. Demzufolge handelt es sich um ein sehr breit einsatzbares und für nahezu alle pharmazeutischen Lösungen geeignetes Verfahren. In der Literatur beschriebene Einschränkungen beziehen sich in der Regel auf eine etwaige Diskrepanz zwischen dem realen osmotischen Druck und seinem unter Annahme eines idealen kolligativen Verhaltens theoretisch vorausberechneten Wert. Während ideale und reale Osmolalität in stark verdünnten Lösungen weitgehend identisch sind, ist dies bei pharmazeutischen Zubereitungen im Allgemeinen nicht der Fall. Dennoch ist die Bestimmung der Gefrierpunkterniedrigung für die Defekturanalytik bestens geeignet, zumal stets die reale und damit die pharmazeutisch relevante d. h. am Applikationsort tatsächlich wirksame Osmolalität gemessen wird. Da dies für etwaige Wiederholungs- oder Mehrfachmessungen gleichermaßen gilt, ist auch die Aussagekraft der Methode hinsichtlich Chargenhomogenität und -konformität in keiner Weise eingeschränkt. Lediglich bei der Herstellung von Referenzlösungen für die Osmometer-Kalibrierung ist die Abweichung vom idealen kolligativen Verhalten zu berücksichtigen (vgl. ▸Kap. 17.3.2).

17.3 Osmometer-Methode (Ph. Eur. 2.2.35)

17.3.1 Geräte

Laut Ph. Eur.-Monographie 2.2.35 besitzt ein Osmometer normalerweise eine Misch- und eine Kühlvorrichtung für das Messbehältnis sowie eine Temperaturmesseinrichtung bestehend aus einem temperaturabhängigen Widerstand (Thermistor) mit einer zur Messung eines Stroms oder einer Potentialdifferenz geeigneten Vorrichtung, welche eine Anzeige besitzt, auf der die Gefrierpunkterniedrigung oder die Osmolalität abzulesen ist (Ph. Eur. 2013). Weitergehende Angaben zu technischen Spezifikationen werden nicht gemacht. Handelsübliche Osmometer-Messköpfe besitzen darüber hinaus einen Auslöser, der den Kristallisationsvorgang initiiert (○ Abb. 17.1). Der Auslöser besteht entweder aus einem Vibratordraht, der zugleich als Rührer fungiert, oder einer gekühlten Nadel, an der sich aus der Luftfeuchte kleinste Eiskristalle bilden, die den Kristallisationsvorgang auslösen, sobald die Nadelspitze in die Probenlösung getaucht wird (Bracher, et al. 2013). Die Änderung des elektrischen Widerstandes des Thermistors mit der Temperatur wird mit Hilfe einer wheatstoneschen Brücke erfasst.

17.3.2 Methodenbeschreibung

Zur Ermittlung der Gefrierpunkterniedrigung müssen die Erstarrungstemperaturen des reinen Lösungsmittels und der Lösung bestimmt werden. Bei der Messung wird eine Probelösung zunächst ohne zu rühren unter den Gefrierpunkt abgekühlt. Reines Wasser kann auf etwa –5 bis –8 °C unterkühlt werden, ohne dass es gefriert. Durch automatisches Auslösen des Vibrators bei einer definierten Unterkühlungstemperatur wird das Gefrieren eingeleitet. Die freiwerdende Kristallisationswärme führt zu einem Temperaturanstieg bis auf eine Maximaltemperatur, die als Erstarrungspunkt registriert wird. Bei der Erstarrung reiner Lösungsmittel steigt die Temperatur der erstarrenden Flüssigkeit bis auf den Gefrierpunkt an, bleibt bei diesem Wert, bis die gesamte Flüssigkeit erstarrt ist (Tem-

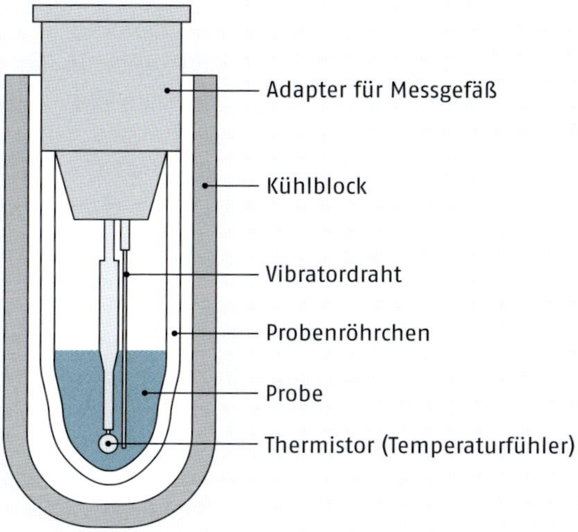

Abb. 17.1 Schematischer Aufbau eines Osmometer-Messkopfs mit umgebendem Kühlblock (Voigt 2010)

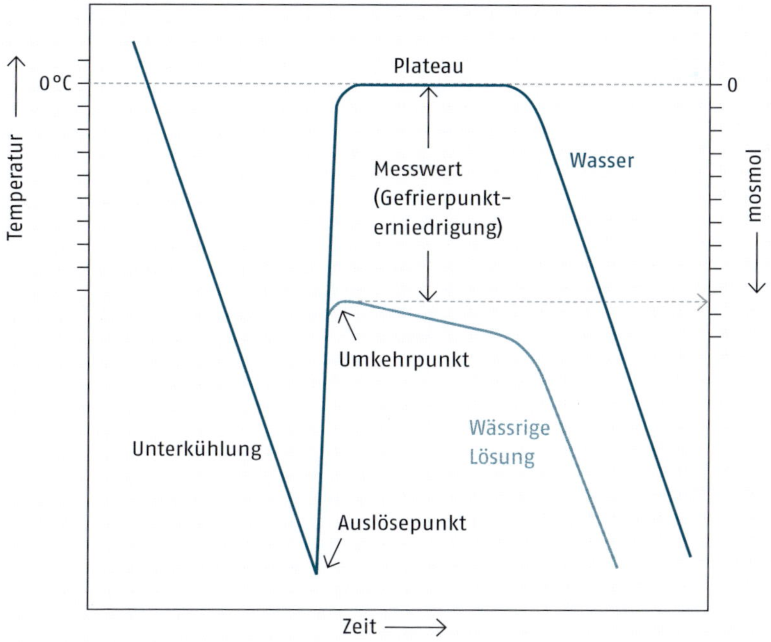

Abb. 17.2 Typische Temperaturverläufe von Wasser und wässrigen Lösungen bei einer Osmolalitätsbestimmung mit dem Osmometer

peraturplateau), und sinkt anschließend wieder ab (vgl. Abb. 17.2). Bei reinem Wasser liegt das Temperaturplateau demnach exakt bei 0 °C. Bei Lösungen wird die als Gefrierpunkt zu registrierende Maximaltemperatur dagegen nur für einen kurzen Moment (Umkehrpunkt) erreicht (vgl. Abb. 17.2). Dies ist darauf zurückzuführen, dass sich aus der Lösung zunächst nur Kristalle des reinen Lösungsmittels abscheiden, wodurch die

Lösung aufkonzentriert wird und der Gefrierpunkt absinkt. In der Regel erkennt das Gerät den erreichten Maximalwert der Temperatur (Gefrierpunkt) automatisch, speichert diesen und zeigt ihn dann im Falle einer einwandfreien Kristallisation an. Da die Gefrierpunkterniedrigung und der osmotische Druck einer Lösung zueinander direkt proportional sind, rechnen einige Osmometer die gemessene Gefrierpunkterniedrigung gleich in den osmotischen Druck um, sodass dieser in mosm · kg^{-1} unmittelbar abgelesen werden kann. Nach beendeter Messung wird das Probegefäß wieder erwärmt, sodass die Probe wieder entfernt bzw. ausgetauscht werden kann.

Kalibrierung

Die Einstellung des Nullpunkts erfolgt mit destilliertem Wasser; das Gerät wird mit einer Referenzlösung bekannter Osmolalität, die oberhalb des für die Probe erwarteten Werts liegen muss, kalibriert. Im Normalfall wird die Kalibrierung mit einer Referenzlösung von 300 oder 400 mosmol · kg^{-1} vorgenommen. Moderne Geräte können die Werte der Kalibrierung mehrere Tage lang speichern, so dass in diesem Zeitraum nicht vor jeder Messung neu kalibriert werden muss. Die Referenzlösungen sind entsprechend der in Ph. Eur.-Monographie 2.2.35 aufgeführten Tabelle herzustellen (◘ Tab. 17.1).

Messbar ist nur die reale Osmolalität (vgl. ▸ Kap. 17.2). Es ist daher nicht möglich, aus einer Referenzlösung bekannter Osmolalität durch lineare Verdünnung eine Lösung gewünschter Osmolalität herzustellen. Grundsätzlich müssen Kalibrierung und Messung bei der gleichen Unterkühlungstemperatur durchgeführt werden. Jede Veränderung der Temperatureinstellung macht deshalb zwingend eine neue Kalibrierung erforderlich. Eine Messung darf nur ausgewertet werden, wenn der gemessene Wert zwischen zwei Werten der kalibrierten Skala liegt.

◘ **Tab. 17.1** Referenzlösungen zur Osmometerkalibrierung nach Ph. Eur.-Monographie 2.2.35

Gramm Natriumchlorid je Kilogramm Wasser	Reale Osmolalität [mosmol · kg^{-1}]	Ideale Osmolalität [mosmol · kg^{-1}]	Molaler osmotischer Koeffizient Φ	Gefrierpunkt-erniedrigung [°C]
3,087	100	105,67	0,9463	0,186
6,260	200	214,20	0,9337	0,372
9,463	300	323,83	0,9264	0,558
12,684	400	434,07	0,9215	0,744
15,916	500	544,66	0,9180	0,930
19,147	600	655,24	0,9157	1,116
22,380	700	765,86	0,9140	1,302

17.3.3 Eignung

Grundsätzlich ist die Osmolalitätsbestimmung mit dem Osmometer eine sehr breit einsetzbare und bei korrekter Handhabung des Geräts wenig störanfällige Messmethode für die routinemäßige Prüfung von Defekturarzneimitteln. Da die Gefrierpunkterniedrigungen pharmazeutisch relevanter Zubereitungen aufgrund der anzustrebenden Isotonie naturgemäß in einem relativ engen Temperaturbereich um −0,52 °C liegen, können einmal ermittelte Geräteeinstellungen im Allgemeinen für alle zu testenden Defekturarzneimittel beibehalten werden. Anpassungen sind möglicherweise bei höher konzentrierten oder viskosen Lösungen notwendig, da die Kristallisationsneigung ggf. gestört sein kann. Unter Umständen lässt sich hier durch ein geringeres Probenvolumen oder eine tiefere Unterkühlungstemperatur Abhilfe schaffen. Besonders bei Augentropfen mit viskositätserhöhenden Hilfsstoffen kann zudem ein Auslöser nach dem Prinzip der gekühlten Nadel von Vorteil sein (Bracher, et al. 2013). Da Kratzer oder Verunreinigungen am Thermistor zu einem vorzeitigen Gefrieren der Probe führen können, sollten diese durch eine schonende Reinigung und/oder die Verwendung von Einmal-Messgefäßen vermieden werden. Soll das Ergebnis einer Messung mit der gleichen Probe reproduziert werden, ist die Probe vor der Wiederholungsmessung gründlich mit dem Vibratordraht zu durchmischen. Da das Eis keine Salze enthält und beim Auftauen oben schwimmt ergibt sich ein Konzentrationsgradient, der vor der Messung beseitigt werden muss.

17.4 Beckmann-Methode (nach ÖAB)

17

Zur Messung der Gefrierpunkterniedrigung ΔT_f kann auch die Beckmann-Apparatur verwendet werden, die gerätetechnisch einfacher, allerdings erheblich zeitaufwendiger zu bedienen ist als die weitgehend automatisch arbeitenden Osmometer (vgl. ▸Kap. 17.3.1). In der Ph. Eur. ist die Beckmann-Apparatur nicht enthalten (Ph. Eur. 2013), allerdings verweist der Arzneibuch-Kommentar (Bracher, et al. 2013) darauf, dass verschiedene internationale Arzneibücher und Vorschriftensammlungen für die Messung der Osmolalität bzw. der Gefrierpunkterniedrigung statt der Osmometer-Bestimmung die Methode und Apparatur nach Beckmann vorsehen. Ein aktuelle, auch unter Offizinbedingungen praktikable Vorschrift für die Bestimmung der Gefrierpunkterniedrigung ΔT_f mithilfe der Beckmann-Apparatur findet sich im ÖAB 2013 (ÖAB 2013).

17.4.1 Geräte

Die Beckmann-Apparatur nach ÖAB 2013 (○Abb. 17.3) besteht aus einem 2 bis 2,5 cm weiten und etwa 20 cm langen zylindrischen Gefäß (a), das an seinem oberen Teil einen schrägen Stutzen (b) besitzt. Das Rohr ist mit einem Kork verschlossen, der in einer zentralen Bohrung ein Beckmann-Thermometer (c) trägt. Durch eine seitliche Bohrung ist ein ringförmiger Rührer (d) aus indifferentem Material eingeführt. Das Rohr (a) ist konzentrisch in ein weiteres Rohr (e) eingesetzt, so dass der Raum zwischen den beiden Rohren einen Luftmantel von etwa 1 cm Stärke bildet. Das äußere Gefäß (f) dient zur Aufnahme des Kühlbades; es ist mit einem Thermometer (g) und einem Rührer (h) versehen. Die Skala des Beckmann-Thermometers besitzt eine Ablesegenauigkeit von 0,01 °C und umfasst einen Messbereich von etwa 5 °C. Die Quecksilberkapillare des Beckmann-Thermometers ist am oberen Ende umgebogen und zu einem kleinen U-förmigen Reservoir erweitert, an dem eine zweite, kleine Skala angebracht ist. Durch das Reservoir wird es

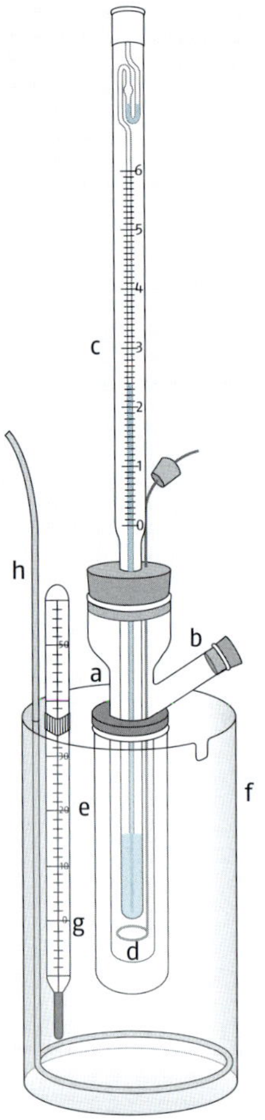

Abb. 17.3 Beckmann-Apparatur (Beschreibung siehe Text)

möglich, die Quecksilbermenge im Thermometer selbst zu ändern und seinen Messbereich so auf den jeweils relevanten Temperaturbereich einzustellen. Für die Bestimmung der Gefrierpunkterniedrigung ΔT_f von wässrigen Lösungen, wird das Thermometer so eingestellt, dass das Ende der Quecksilbersäule bei einer Temperatur von 0 °C im oberen Viertel der Messskala liegt.

17.4.2 Methodenbeschreibung

Einstellung des Temperatur-Messbereichs

Vor der Durchführung der eigentlichen Messung muss das Beckmann-Thermometer auf den relevanten Temperatur-Messbereich eingestellt werden, indem Quecksilber aus dem Thermometergefäß in das Hilfsgefäß überführt wird. Das Thermometergefäß beinhaltet dann gerade so viel Quecksilber, dass bei der eingestellten Temperatur die Temperaturänderung an der Hauptskala in einem etwa 5 °C großen Intervall abgelesen werden kann. Das Hilfsgefäß nimmt den Quecksilberüberschuss aus dem Thermometergefäß auf. Gleichzeitig kann die eingestellte Temperatur an der Hilfsskala abgelesen werden.

Ist die eingestellte Temperatur zu niedrig bzw. läuft der Quecksilberfaden nach oben aus der Hauptskala heraus, muss Quecksilber aus dem Thermometergefäß in das Hilfsgefäß überführt werden. Ist die dagegen eingestellte Temperatur zu hoch bzw. erreicht der Quecksilberfaden das untere Ende der Hauptskala nicht, muss Quecksilber aus dem Hilfsgefäß in das Thermometergefäß zurückgeführt werden. Dabei ist wie folgt vorzugehen (LD Didactic GmbH 2013):

Quecksilber zusammenführen: Das Beckmann-Thermometer wird mit dem Hilfsgefäß senkrecht nach unten gehalten und der abgetrennte Teil des Quecksilbers durch leichtes Klopfen vollständig in das Hilfsgefäß gebracht. Sobald das Überlaufgefäß und die Kapillarverengung ohne Unterbrechung (ohne Blase) gefüllt sind beginnt der Quecksilberfaden durch die Kapillarverengung in das Hilfsgefäß zu strömen.

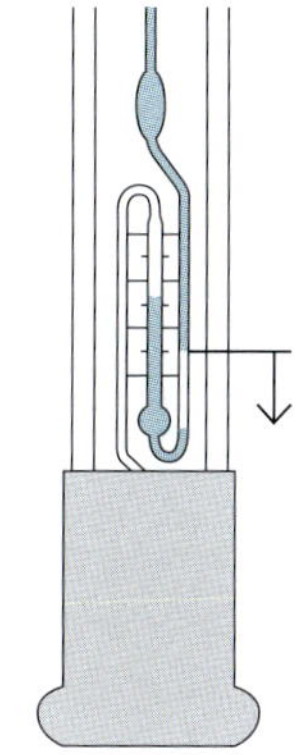

Höhere Temperatur einstellen: Nach dem Zusammenführen des Quecksilberfadens wird gewartet bis so viel Quecksilber durch die Kapillarverengung in das Hilfsgefäß geströmt ist, bis auf der Hilfsskala der gewünschte Temperaturwert erreicht ist. Dann wird die Einstellung beendet (s. u.).

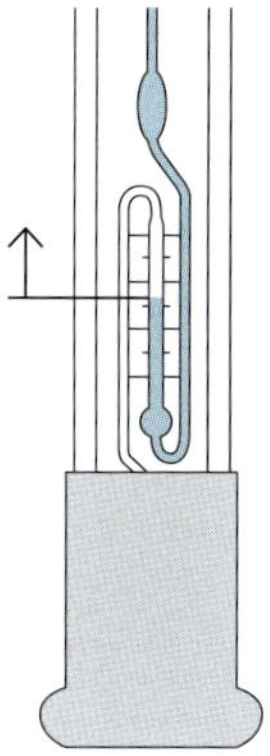

Niedrigere Temperatur einstellen: Nach dem Zusammenführen des Quecksilberfadens wird das Beckmann-Thermometer vorsichtig gedreht, bis das Hilfsgefäß etwa 10 cm über dem Niveau des Thermometergefäßes liegt (dabei darf der Quecksilberfaden an keiner Stelle abreißen). Während der Quecksilberfaden nun langsam durch die Kapillarverengung aus dem Hilfsgefäß ins Thermometergefäß strömt wird gewartet, bis auf der Hilfsskala der gewünschte Temperaturwert erreicht ist. Dann wird die Einstellung beendet (s. u.).

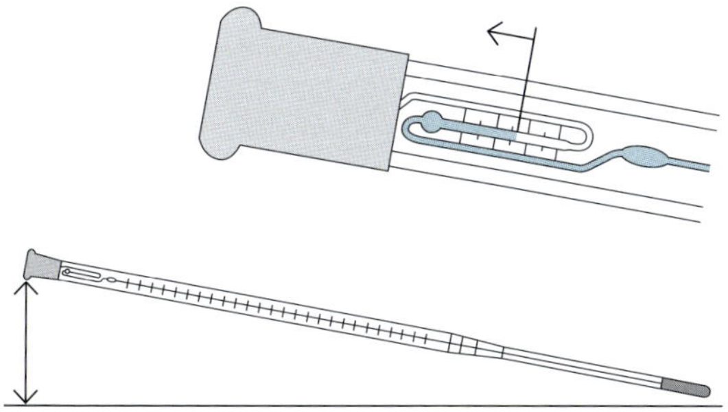

17

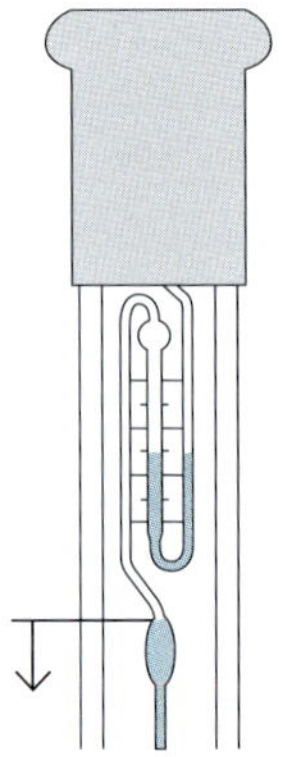

Einstellung beenden: Um die Einstellung zu beenden wird das Beckmann-Thermometer vorsichtig aufrecht gestellt (dabei darf der Quecksilberfaden unter dem Überlaufgefäß nicht abreißen). Dann wird vorsichtig gegen den oberen Teil des Beckmann-Thermometers geklopft, damit der Quecksilberfaden an der Kapillarverengung abreißt. Anschließend wird gewartet, bis das Quecksilber aus dem Überlaufgefäß geflossen ist und Einstellung überprüft.

Bestimmung der Gefrierpunkterniedrigung ΔT_f

Nach der Einstellung des Temperatur-Messbereichs erfolgt die eigentliche Bestimmung der Gefrierpunkterniedrigung ΔT_f. Hierzu wird das äußere Gefäß der Apparatur zu etwa drei Vierteln mit einer Eiswasser-Kochsalz-Kältemischung von etwa −5 °C gefüllt. Die Temperatur des Kühlbades soll während der Bestimmung möglichst konstant gehalten werden. Durch zeitweiliges Bewegen des Rührers wird für eine gleichmäßige Temperatur im gesamten Kühlbad gesorgt. Nun füllt man das trockene Probenaufnahmerohr zu etwa zwei Dritteln mit der zu prüfenden Lösung, die vorher auf 1 bis 2 °C über die erwartete Gefriertemperatur abgekühlt wurde und setzt das Beckmann-Thermometer dann so ein, dass dessen Quecksilbergefäß vollständig in die Flüssigkeit eintaucht. Anschließend lässt man die Flüssigkeit unter beständigem, langsamem Bewegen des Rührers bis auf etwa 0,2 °C unter die erwartete Gefriertemperatur der Lösung abkühlen und leitet sodann die Eisbildung ein, z. B. durch eine Vibration des Rührers oder falls nötig durch Einwerfen eines kleinen Eissplitters, der aus gereinigtem Wasser erzeugt wurde. Sobald Eisbildung eintritt, beginnt der Quecksilberfaden im Beckmann-Thermometer zu steigen, bis die Temperatur nach einiger Zeit wieder zu fallen beginnt (vgl. auch Temperaturverlauf in ○ Abb. 17.2). Die höchste während dieses Vorgangs erreichte Temperatur wird abgelesen. Nachdem das gebildete Eis aufgetaut ist, kühlt man die Probe nach gründlichem Durchrühren erneut ab und wiederholt die Messung. Laut ÖAB gilt der Mittelwert von mindestens fünf Ablesungen als Gefrierpunkt der Probe (ÖAB 2013). In einer ähnlich lautenden Prüfvorschrift des DAC (DAC/NRF 2013) sind hingegen lediglich drei Bestimmungen vorgeschrieben, was für die Defekturarzneimittelprüfung ebenfalls als ausreichend erachtet wird. Nach der Messung wird das Gefäß entleert und ebenso wie Rührer und Thermometer sorgfältig mit gereinigtem Wasser gespült und gereinigt. Anschließend wird der Gefrierpunkt von gereinigtem Wasser in analoger Weise ermittelt. Die Differenz zwischen den beiden Gefriertemperaturen ist die Gefrierpunkterniedrigung ΔT_f der untersuchten Lösung.

17.4.3 Eignung

Hinsichtlich der erzielbaren Messgenauigkeit steht die Beckmann-Methode dem Osmometer in nichts nach, allerdings ist ihre Durchführung ungleich umständlicher und zeitintensiver. Was die gestörte Kristallisationsneigung hochkonzentrierter bzw. viskoser Zubereitungen anbelangt so gelten für beide Verfahren die gleichen Einschränkungen (vgl. ▸ Kap. 17.3.3). Grundsätzlich werden für die Messung in der Beckmann-Apparatur deutlich größere Probenvolumina benötigt, was bei kleinen Defekturchargen ein Nachteil sein kann. Während moderne Stabthermometer größtenteils ungiftige, quecksilberfreie Messflüssigkeiten enthalten, kommt in Beckmann-Thermometern aufgrund der speziellen Anforderungen an das Messfluid beim Einstellen des Messbereichs weiterhin Quecksilber zum Einsatz. Nicht zuletzt deshalb sollte die Handhabung des Messgeräts stets mit größter Sorgfalt und Umsicht erfolgen. Unabhängig davon erfordert die Verwendung der Beckmann-Apparatur zur Bestimmung der Osmolalität einiges an Erfahrung und Routine, um zuverlässige und reproduzierbare Messwerte zu generieren. Aufgrund des höheren Automatisierungsgrades werden Osmometer insbesondere im Routinebetrieb in der Regel bevorzugt. Dem steht der deutlich niedrigere Preis einer Beckmann-Apparatur gegenüber.

18 Partikelgrößenbestimmung

Einsatzbereich

Risikoklasse:

- Niedriges Risiko (Gesamtrisikoscore < 30)

Darreichungsformen:

- Puder, Pulver, Granulate, Tee(mischungen)
- Suspensionen (auch Schüttelmixturen), Emulsionen
- Cremes, Pasten, Suspensionssalben

Für Details zur Eignung der Methode für bestimmte Darreichungsformen siehe ▸Kap. 18.3.3 und ▸Kap. 18.4.3.

18.1 Einführung

Die Partikelgröße steht in engem Zusammenhang mit diversen pharmazeutisch bedeutsamen physiko-chemischen Stoffeigenschaften, wie z. B. Lösungsgeschwindigkeit, Adsorptionsvermögen, Haftvermögen und Fließeigenschaften. Vor allem bei schwer löslichen Arzneistoffen ist eine geringe Partikelgröße die Voraussetzung für eine ausreichende Lösungsgeschwindigkeit und damit für eine adäquate Arzneistoffresorption. Die Partikelgröße(nverteilung) ist demnach ein aussagekräftiger Parameter bezüglich der Qualität defekturmäßig hergestellter, disperser Darreichungsformen. Das bei pharmazeutischen Zubereitungen auftretende Korngrößenspektrum reicht je nach Produkt und Herstellungstechnik vom Nanometerbereich bis hin zu Teilchendurchmessern von einigen Millimetern (Voigt 2010). Unter dem Begriff Partikelgröße sind in diesem Zusammenhang keineswegs nur die Durchmesser von Feststoffpartikeln in Pulvern, Granulaten oder Suspensionen zu verstehen, sondern auch die Tröpfchendurchmesser flüssiger, disperser Phasen beispielsweise in Emulsionssystemen. Aufgrund der hohen Relevanz des Partikeldurchmessers für die pharmazeutische Qualität einer Zubereitung wurden für seine Bestimmung in der Vergangenheit diverse grundsätzlich geeignete Messmethoden etabliert (o Abb. 18.1), von denen jedoch einige aufgrund des hohen apparativen und/oder finanziellen Aufwands für den Einsatz in der Offizin nicht in Frage kommen.

Von den in o Abb. 18.1 genannten Untersuchungsmethoden erscheinen die analytische Siebung, die lichtmikroskopische Bildanalyse sowie die Sedimentationsanalyse für den Einsatz im Apothekenlabor besonders geeignet, da die hierfür notwendigen Messgeräte in vielen Apotheken bereits vorhanden sind oder zu überschaubaren Preisen im pharmazeutischen Fachhandel bezogen werden können. Darüber hinaus sind die drei genannten Methoden relativ robust und die Geräte im Vergleich zu zahlreichen anderen, eher im industriellen Bereich eingesetzten Apparaturen wenig störanfällig.

Bei der Auswahl der Teilchengrößen-Bestimmungsmethode müssen neben dem Partikelgrößenbereich (vgl. o Abb. 18.1) auch die Eigenschaften (Pulver, Emulsionen, Suspensionen etc.) der Probe berücksichtigt werden. So wird beispielsweise für manche Methoden ein geeignetes Dispersionsmittel benötigt, in dem alle Partikelbestandteile unlöslich

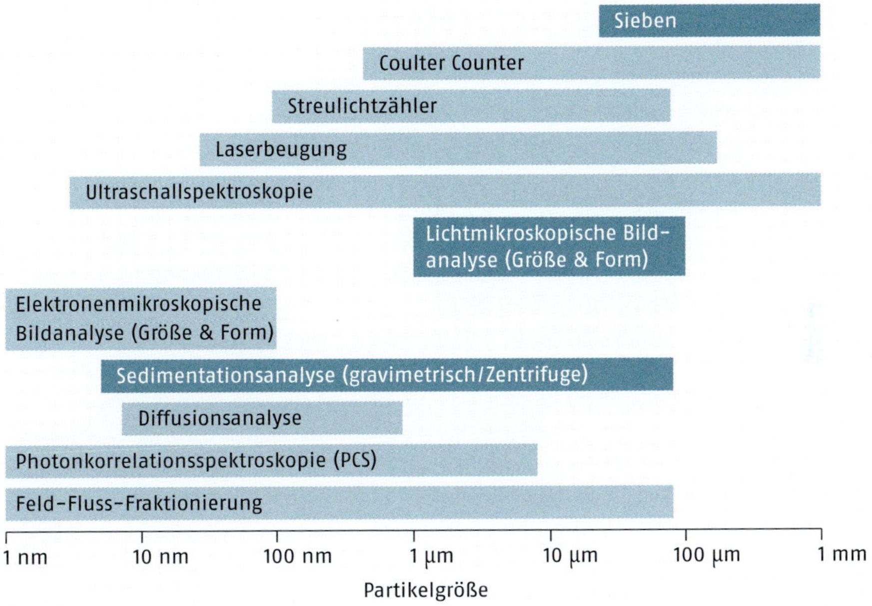

Abb. 18.1 Verschiedene Partikelgrößenanalyseverfahren und ihre Arbeitsbereiche (für die Offizin geeignete Untersuchungsmethoden hervorgehoben)

sind. Ein solches Dispersionsmittel zu finden, ist angesichts der komplexen Zusammensetzung einiger Pulverpartikel aus Substanzen mit unterschiedlichem Lösungsverhalten, ein mitunter mühsames Unterfangen und nicht immer von Erfolg gekrönt. Ferner ist die Sedimentationsanalyse für Emulsionen aufgrund des meist nur geringen Dichteunterschieds von disperser und kohärenter Phase und/oder aufgrund der hohen Viskosität der äußeren Phase in der Regel nicht geeignet. Da mit der mikroskopischen Analyse und der analytischen Siebung geeignete und nicht minder offizintaugliche Alternativverfahren für die Teilchengrößenbestimmung von Pulvern, Granulaten und Emulsionen zur Verfügung stehen, wird die Sedimentationsanalyse für diese Zubereitungsarten kaum eingesetzt. Ihre Anwendung fokussiert sich ganz auf die Untersuchung von Suspensionen, da sich hier die Suche nach einem geeigneten Dispersionsmittel erübrigt und häufig eine Vermessung ohne weitere Probenaufbereitung möglich ist. Häufig wird bei Suspensionen allerdings nicht nur die Partikelgröße im Speziellen, sondern das Sedimentationsverhalten als Ganzes betrachtet, das seinerseits unmittelbar von der Größe der suspendierten Teilchen abhängig ist. Das Verfahren zur Bestimmung der Größe von suspendierten Partikeln wird daher zusammen mit der Sedimentationsanalyse in ▸ Kap. 25 näher erläutert.

18.2 Aussagekraft und Limitationen

Der Partikeldurchmesser ist ein wichtiges Qualitätskriterium von dispersen Defekturarzneimitteln. Mit seiner Hilfe kann beispielsweise erkannt werden, ob in Pasten spezifikationskonform mikronisierter Wirkstoff eingesetzt wurde oder ob die gemessenen Partikelgrößen auf fälschlicherweise eingesetztes, gröberes Ausgangsmaterial hindeuten. Auch Abweichungen bei der Zusammensetzung eines Dispersionsmittels können unter Umständen erkannt werden, weil sich aufgrund der möglicherweise veränderten Lösungseigenschaften die Größe der suspendierten Partikel ändert. Da bei Emulsionen unterschiedliche Emulgatoren bzw. Emulgatorkonzentrationen häufig zu unterschiedlichen Tröpfchengrößen der dispersen Phase führen, können auch diesbezügliche Fehler retrospektiv mit Hilfe der Partikelgrößenmessung erkannt werden. Gleiches gilt für Abweichungen im Herstellungsprozess. Werden Emulsionen oder Suspensionen unzureichend homogenisiert, resultiert hieraus eine breite Partikelgrößenverteilung oder insgesamt eine Verschiebung hin zu größeren Partikeldurchmessern. Auch Aussagen über die Lagerstabilität eines Defekturarzneimittels können mit Hilfe der Partikelgrößenmessung getroffen werden, indem beispielsweise zeitabhängiges Kristallwachstum in Suspensionen oder Koaleszenzerscheinungen in Emulsionen überwacht werden.

Bei dem Versuch die Größe eines Partikels zu charakterisieren, ergibt sich das Problem, dass diese insbesondere bei unregelmäßig geformten Partikeln weder offensichtlich noch einheitlich definiert ist. Lediglich bei Einzelpartikeln mit exakt sphärischer Form lässt sich die Partikelgröße durch den Kreisdurchmesser eindeutig beschreiben. Die Mehrzahl der pharmazeutischen Haufwerke besteht jedoch aus anisometrischen Partikeln, die mehr oder weniger stark von der Kugelgestalt abweichen. Sie werden in aller Regel zwar auch durch eine Durchmesserangabe *d* charakterisiert, die jedoch je nach Messmethode bzw. Definition sehr unterschiedliche Werte annehmen kann. Aufgrund dessen ist bei der Angabe von Partikelgrößen stets die verwendete Messmethode sowie – falls sie sich nicht bereits aus der Messmethode ergibt – die zugrunde gelegte Größendefinitionen mit anzugeben. In ◘ Tab. 18.1 ist eine Reihe von Größendefinitionen aufgeführt, die alle nebeneinander gebräuchlich und je nach Fragestellung oder gewähltem Messprinzip von besonderem Interesse sind.

◘ **Tab. 18.1** Gängige Definitionen zur Beschreibung der Größe anisometrischer Partikel (nach Schiffter, Ziegler 2012)

Größte Hauptabmessung	$d = l$	d Partikeldurchmesser l Länge des Partikels
Zweitgrößte Hauptabmessung	$d = b$	d Partikeldurchmesser b Breite des Partikels
Mittelwert von Länge und Breite	$d = \frac{l + b}{2}$	d Partikeldurchmesser l Länge des Partikels b Breite des Partikels
Mittelwert über alle Abmessungen	$d = \frac{l + b + h}{3}$	d Partikeldurchmesser l Länge des Partikels b Breite des Partikels h Höhe des Partikels

Tab. 18.1 Gängige Definitionen zur Beschreibung der Größe anisometrischer Partikel (nach Schiffter, Ziegler 2012) (Fortsetzung)

Seitenlänge des flächengleichen Quadrats der Projektion	$d=\sqrt{l \cdot b}$	d Partikeldurchmesser l Länge des Partikels b Breite des Partikels
Kantenlänge des volumengleichen Würfels	$d=\sqrt[3]{l \cdot b \cdot h}$	d Partikeldurchmesser l Länge des Partikels b Breite des Partikels h Höhe des Partikels
Kantenlänge des oberflächengleichen Würfels	$d=\sqrt{\frac{l \cdot b+l \cdot h+b \cdot h}{3}}$	d Partikeldurchmesser l Länge des Partikels b Breite des Partikels h Höhe des Partikels
Durchmesser der volumengleichen Kugel	$d=\sqrt[3]{\frac{6}{\pi} \cdot V_K}$	d Partikeldurchmesser V_K Volumen der Kugel
Durchmesser der oberflächengleichen Kugel	$d=\sqrt{\frac{S_K}{\pi}}$	d Partikeldurchmesser S_K Oberfläche der Kugel
Feretscher Durchmesser	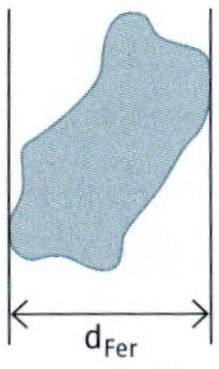	Abstand zweier vertikaler Tangenten an die Partikelprojektionsfläche
Martinscher Durchmesser	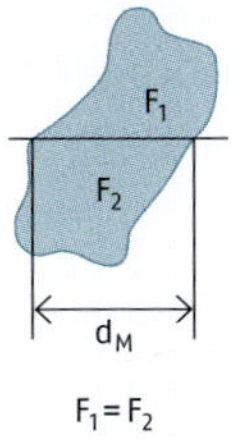	Länge der horizontalen Strecke, die die Projektion des Partikels in zwei flächengleiche Hälften teilt
Durchmesser des der Projektionsfläche äquivalenten Kreises	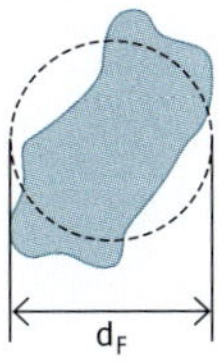	
Maschenweite eines Siebes	$d = w$	d Partikeldurchmesser w lichte Maschenweite des Analysensiebes

Tab. 18.1 Gängige Definitionen zur Beschreibung der Größe anisometrischer Partikel (nach Schiffter, Ziegler 2012) (Fortsetzung)

Stokesscher Durchmesser	$d = \sqrt{\frac{18 \cdot \eta \cdot v}{(\rho_p - \rho_{fl}) \cdot g}}$	Der Partikeldurchmesser wird als Durchmesser einer Kugel mit gleichem Sinkverhalten in einer Flüssigkeit beschrieben. d Partikeldurchmesser η Dynamische Viskosität des flüssigen Dispersionsmediums in dem die Kugel bzw. der Partikel sinkt v Sinkgeschwindigkeit der Kugel bzw. des Partikels ρ_p Dichte der Kugel bzw. der Partikel ρ_{fl} Dichte des flüssigen Dispersionsmediums g Gravitationskonstante

Unabhängig von der konkreten Definition des Partikeldurchmessers ist zu beachten, dass das Messverfahren als solches zu einer repräsentativen Größenaussage führen muss. Die Schwierigkeiten, die sich dabei einstellen, veranschaulicht die Betrachtung von nadelförmigen Partikeln. Bei ihrer Analyse erhält man – je nach gewähltem Verfahren – zwei verschiedene Partikelgrößenverteilungen, obgleich ein einheitliches Partikelkollektiv vorliegt. Diese beiden Verteilungen rühren beispielsweise daher, dass die Siebanalyse in erster Linie die Querdimension der Partikel erfasst (Partikel rutschen „hochkant" durch die Siebmaschen), während bei der Mikroskopie neben der Querdimension auch die Längsausdehnung berücksichtigt wird (Partikel liegen flach auf dem Objektträger des Mikroskops; vgl. ○ Abb. 18.2). Die erhaltenen Diagramme spiegeln scheinbar zwei unterschiedliche Partikelkollektive wider, was zeigt, dass die Ergebnisse verschiedener Messverfahren nicht miteinander vergleichbar sind. Daher muss die Messmethode für die Prüfung eines Defekturarzneimittels einmal festgelegt und für alle Folgechargen beibehalten werden.

Ein weiterer limitierender Faktor der Teilchengrößenanalytik von Defekturen ist die Probenvorbereitung. Viele Analysemethoden verlangen eine Verdünnung oder Suspendierung der Probe. Dadurch könnten sich der pH-Wert, die Ionenstärke oder die Stabilisatorkonzentration und auch das Agglomerationsverhalten der Probe verändern. Eine Verdünnung sollte daher stets in jenem Fluid vorgenommen werden, in dem die Partikel bereits suspendiert sind. Für die Suspendierung von Feststoffen ist ein Dispersionsmedium zu wählen, in dem alle Partikelbestandteile unlöslich sind. Werden Suspensionen hergestellt, in dem die Partikel zwar schlecht aber nicht unlöslich sind, lösen sich insbesondere Partikel mit kleinen Durchmessern zeitabhängig auf, während Partikel mit großen Durchmessern wachsen, da das an der Oberfläche kleiner Partikel in Lösung gegangene Material aus thermodynamischen Gründen bevorzugt an der Oberfläche großer Partikel rekristallisiert. Im Laufe der Zeit kann es daher zu einer Verschiebung der Partikelverteilung hin zu größeren Partikelgrößen kommen.

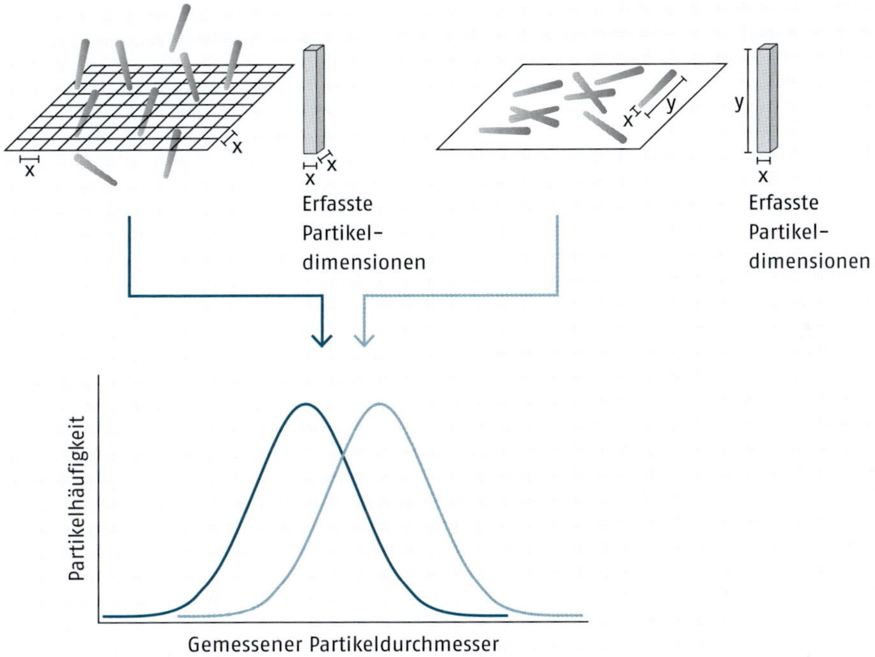

○ Abb. 18.2 Verschiedene Messverfahren können zu verschiedenen Partikelgrößenverteilungen führen, obgleich ein einheitliches Partikelkollektiv vorliegt (links Siebanalyse, rechts mikroskopische Untersuchung)

18.3 Mikroskopische Partikelgrößenbestimmung (modifiziert nach Ph. Eur. 2.9.37)

18.3.1 Geräte

Die Beschreibung der laut Ph. Eur. einsetzbaren Lichtmikroskope ist sehr allgemein gehalten und enthält keine spezifisch zu erfüllenden, technischen Spezifikationen, sodass die einzelne Apotheke in der Wahl ihres Prüfgeräts weitgehend frei ist. Die meisten, in Apothekenlaboren vorhandenen Mikroskope arbeiten nach dem Prinzip der klassischen Lichtmikroskopie bzw. genauer gesagt nach dem Prinzip der sogenannten Hellfeld-Durchlicht-Mikroskopie. Dabei wird sichtbares Licht, das durch den zu betrachtenden Gegenstand hindurchgeleitet wird, durch eine Kombination von mindestens zwei Linsensystemen – Objektiv und Okular – gelenkt, um wahrgenommen zu werden (○ Abb. 18.3 und 18.4). Das beobachtete Objekt befindet sich auf einem Objektträger und ist meist mit einem Deckglas bedeckt. Das Objektiv (Brennweite f_{Ob}) entwirft ein reelles, vergrößertes, umgekehrtes Zwischenbild des betrachteten Gegenstands. Die Tubuslänge t des Mikroskops, d. h. der Abstand der Brennebenen von Objektiv und Okular, ist so eingestellt, dass dieses „frei schwebende" Zwischenbild in der Brennebene oder knapp innerhalb der Brennweite f_{OK} des Okulars liegt und von diesem wie mit einer Lupe betrachtet wird. Hierdurch entsteht ein nochmals vergrößertes, virtuelles Bild.

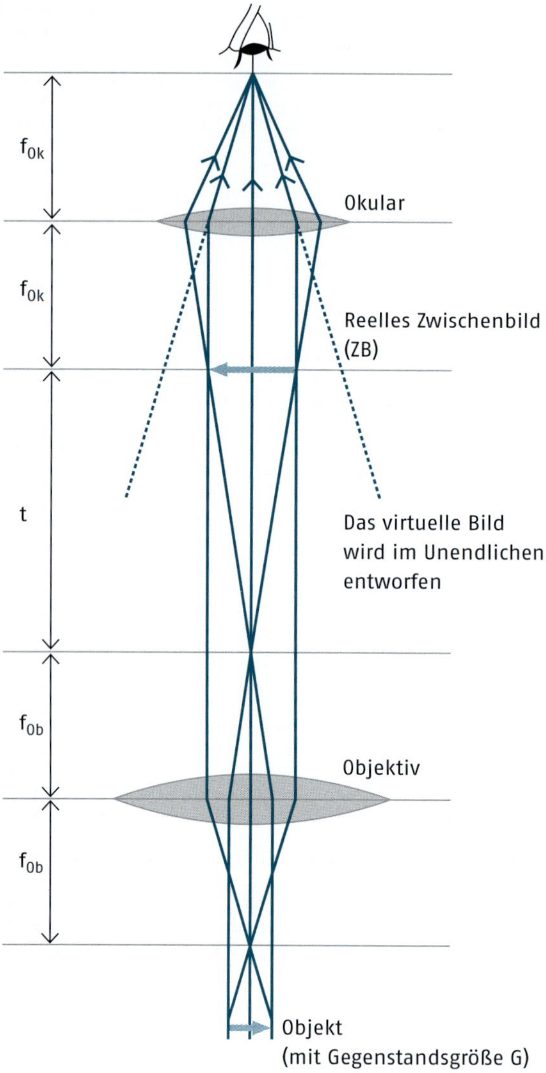

Abb. 18.3 Strahlengang eines Lichtmikroskops (Schiffter, Ziegler 2012)

Die Gesamtvergrößerung des Mikroskops ergibt sich demnach aus dem Produkt von Abbildungsmaßstab des Objektivs und Okularvergrößerung:

Abbildungsmaßstab des Objektivs: $\beta_{Ob} = \frac{ZB}{G} = \frac{t}{f_{Ob}}$

Vergrößerung des Okulars: $VG_{Ok} = \frac{s_0}{f_{Ok}}$

Gesamtvergrößerung des Mikroskops: $VG_M = \beta_{Ob} \cdot VG_{Ok} = \frac{t}{f_{Ob}} \cdot \frac{s_0}{f_{Ok}}$

| β_{Ob} Abbildungsmaßstab des Objektivs | ZB Zwischenbildgröße | G Gegenstandsgröße | t Tubuslänge (Abstand zwischen den Brennebenen von Objektiv und Okular) | f_{Ob} Brennweite des Objektivs | VG_{Ok} Vergrößerung des Okulars | s_0 Deutliche Sehweite (25 cm) | f_{Ok} Brennweite des Okulars | VG_M Vergrößerung des Mikroskops

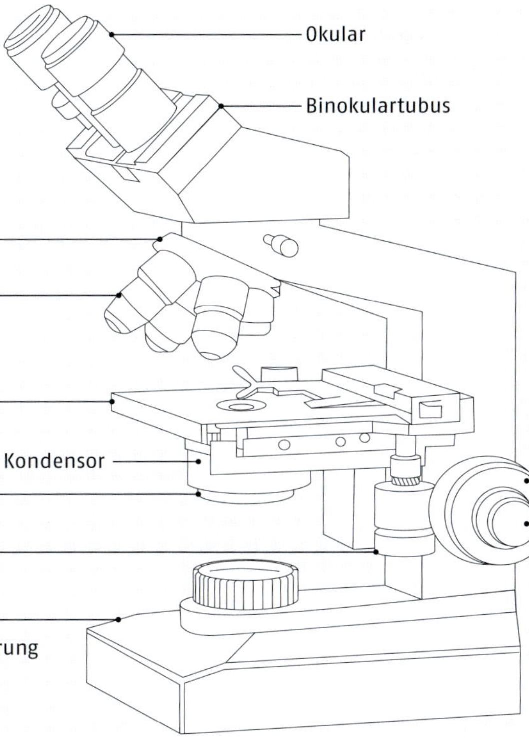

Abb. 18.4 Aufbau eines Lichtmikroskops

Die Objektive sind in der Regel wechselbar, sodass die Vergrößerung der jeweiligen Aufgabenstellung, z. B. dem relevanten Partikelgrößenbereich, angepasst werden kann. Meist ermöglicht ein Objektivrevolver den schnellen Objektiv- und damit Vergrößerungswechsel. Die Fokussierung des Objekts erfolgt durch einen höhenverstellbaren Tubus oder Objekttisch. Der Objekttisch ist häufig mit einem verschiebbaren Objekthalter ausgestattet, um den zu betrachtenden Probenbereich punktgenau vor dem Objektiv zu positionieren. Der Kondensor dient zur optimalen Bündelung des Lichts und sorgt so für die optimale Ausleuchtung und Kontrastausprägung der Probe. Die Verwendung von etwaigen Filtern dient der Optimierung der Ausleuchtung. Bestimmte Strukturen lassen sich durch Farbausgleichsfilter besser kontrastieren.

Von der Durchlicht-Mikroskopie unterschieden wird die Auflicht-Mikroskopie, bei der das Objekt nicht von der Objektiv-abgewandten sondern von der Objektiv-zugewandten Seite beleuchtet wird (Abb. 18.5). Für eine gute Ausleuchtung des gesamten Gesichtsfelds ist eine gleichmäßige und regelbare Lichtintensität notwendig, was im Allgemeinen durch eine sog. Köhler-Beleuchtung gewährleistet wird, die laut Ph. Eur. auch bevorzugt einzusetzen ist (Ph. Eur. 2013). Sie ergibt die größtmögliche Lichtintensität mit gleichmäßiger Ausleuchtung des Objekts und Minimierung von Streulicht (Reflexminderung). Ausschlaggebend für diese Beleuchtung ist das optimale Zusammenspiel zwischen Lichtquelle, Lichtfeldblende und Kondensor (Bracher, et al. 2013).

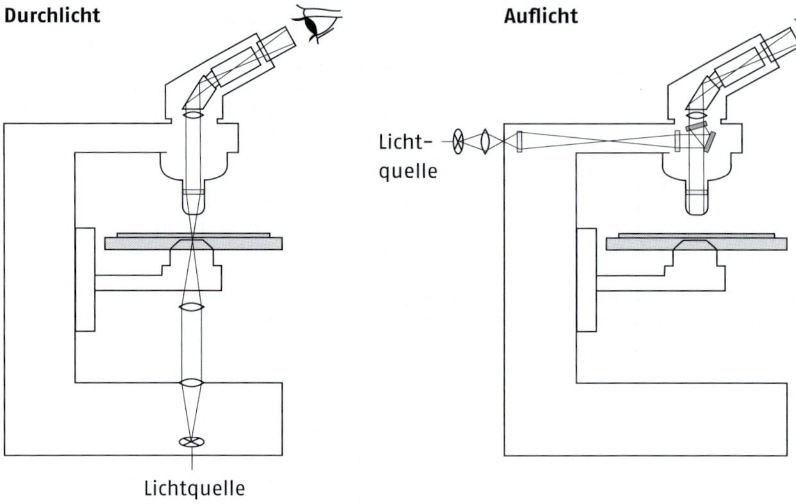

Abb. 18.5 Beleuchtungsvarianten in der Lichtmikroskopie

Gemäß der Ph. Eur.-Monographie 2.9.37 muss das Mikroskop auf einer stabilen und vibrationsfreien Unterlage stehen. Seine Vergrößerung muss zur angemessenen Charakterisierung der kleinsten zu untersuchenden Teilchen in der Probe ausreichend sein. Neben der maximalen Vergrößerung spielt auch die Auflösung des Mikroskops eine entscheidende Rolle für dessen Einsatzgebiete. Die Auflösung ist der kleinste Abstand zwischen zwei Strukturelementen, die gerade noch getrennt wiedergegeben werden können. Bei Lichtmikroskopen wird sie ausschließlich durch das Auflösungsvermögen des Objektivs bestimmt. Strukturelemente, die durch das Objektiv nicht aufgelöst werden, können auch durch eine noch so starke Vergrößerung des Zwischenbildes mit dem Okular nicht sichtbar gemacht werden. Nach der Abbildungstheorie von Abbe errechnet sich das Auflösungsvermögen eines Mikroskops, ausgedrückt als kleinster noch auflösbarer Abstand d_A zwischen zwei Punkten aus der Wellenlänge λ des verwendeten Lichts und der numerischen Apertur ($n \cdot \sin\alpha$):

$$d_A = \frac{\lambda}{NA} = \frac{\lambda}{n \cdot \sin\alpha}$$

| d_A Abstand zwischen zwei Punkten, die noch getrennt wahrgenommen werden können | λ Wellenlänge des verwendeten Lichts | NA Numerische Apertur | n Brechzahl des Mediums zwischen Objektiv und Objekt | α Öffnungswinkel desjenigen vom Objekt ausgehenden Strahlenkegels, der gerade noch ins Objektiv gelangt

Gemäß dieser Gleichung ist die numerische Apertur des Objektivs abhängig vom Brechungsindex des Mediums zwischen Deckglas und Linse sowie vom Sinus des Winkels der Lichtstrahlen, die gerade noch ins Objektiv gelangen. Zur Erhöhung des Auflösungsvermögens werden bei der Betrachtung sehr kleiner Objekte Immersionsobjektive verwendet, bei denen der Zwischenraum zwischen Objekt und Objektiv mit einem Tropfen Öl ausgefüllt wird (Abb. 18.6). Infolgedessen wird die durch Glas und Luft hervorgerufene, störende Lichtbrechung größtenteils beseitigt und der Öffnungswinkel des Strahlen-

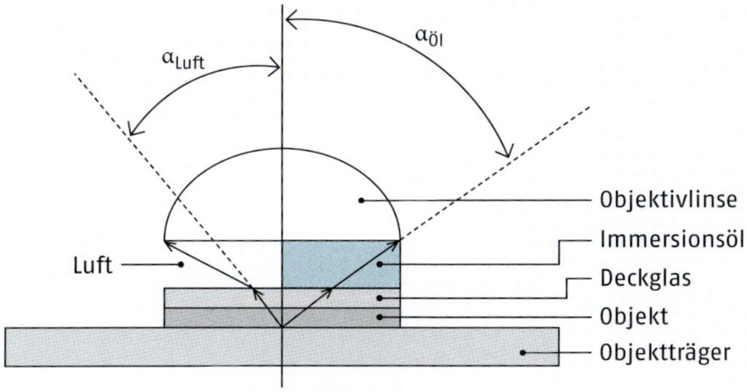

Abb. 18.6 Wirkung von Immersionsöl auf die numerische Apertur (nach Kwade, Kampen 2013)

kegels, der gerade noch ins Objektiv gelangt ($\alpha_{Luft} < \alpha_{Öl}$), vergrößert. Als Immersionsflüssigkeit eignen sich beispielsweise Zedernholzöl (n = 1,510) und neuere Immersionsölzusammensetzungen, die nicht verharzen (Bracher, et al. 2013).

18.3.2 Methodenbeschreibung

Die Mikroskopie ist ein Verfahren, das es erlaubt Objekte bzw. die Struktur von Objekten, deren Größe unterhalb des Auflösungsvermögens des menschlichen Auges liegt, aus geringer Entfernung stark vergrößert zu betrachten oder bildlich darzustellen. Die optische Mikroskopie ermöglicht demnach die Charakterisierung der Größe und Form sowie der Oberflächenbeschaffenheit von Partikeln, die ohne optische Hilfsmittel nicht zu erkennen wären. Dieser Vorteil sollte genutzt werden, indem bei der lichtmikroskopischen Partikelmessung gleichzeitig immer auch eine Beschreibung der Partikelmorphologie spezifiziert/dokumentiert wird. Der übliche Anwendungsbereich eines Lichtmikroskops liegt im Teilchengrößenbereich von ca. 1 bis 100 µm. Größere Partikel sind mit dem menschliche Auge auch ohne Hilfsmittel als Einzelbestandteile zu erfassen. Kleinere Partikel können mit dem Lichtmikroskop optisch nicht mehr hinreichend aufgelöst werden.

Probenpräparation

Um die einzelnen zu bestimmenden Partikel unter dem Mikroskop voneinander unterscheiden zu können, müssen sie sich alle in einer Ebene befinden und gut verteilt sein. Dies wird gewährleistet, indem die Pulverprobe in einer geeigneten Präparationsflüssigkeit dispergiert wird. Die Wahl der Präparationsflüssigkeit hängt von den physikalischen Eigenschaften der Probe ab. Damit die Konturen der Partikel gut dargestellt werden können, sollte der Kontrast zwischen Partikel und Flüssigkeit ausreichend, aber nicht zu stark sein. Ferner ist darauf zu achten, dass die Partikel durch die Präparation nicht verändert werden dürfen. In bestimmten Fällen kann auch mit „trockenen" Präparaten gearbeitet werden, sofern die Präparationsmethode eine ausreichend feine, homogene und repräsentative Verteilung der Partikel auf dem Objektträger gewährleistet. Disperse Flüssigkeiten (Emulsionen, Suspensionen, o. ä.) bedürfen in der Regel keiner spezifischen Vorbereitung, es sei denn, eine zu hohe Konzentration oder Viskosität der Zubereitung macht einen Verdünnungsschritt erforderlich. Für die Ermittlung der Tröpfchengröße in

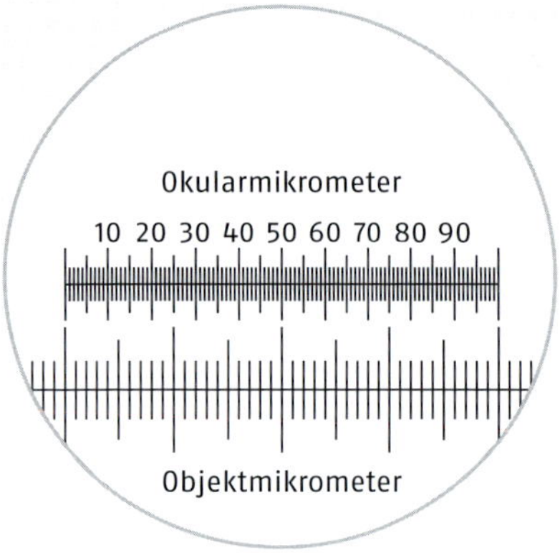

o Abb. 18.7 Kalibrierung eines Okularmikrometers: 100 Teilstriche des Okularmikrometers entsprechen in diesem Beispiel 40 Teilstrichen des Objektmikrometers (= 400 µm), d. h. der Abstand zwischen zwei Teilstrichen des Okularmikrometers beträgt in dieser Mikroskopeinstellung 4 µm

Cremes genügt es in der Regel die Zubereitung direkt in dünner Schicht auf dem Objektträger auszustreichen. Gleiches gilt für die Bestimmung der Teilchengröße von Feststoffpartikeln in Suspensionssalben oder Pasten. Allerdings kann in Einzelfällen auch hier eine Verdünnung der Probe mit einem geeigneten Medium notwendig sein.

Das so vorbereitete Präparat wird auf dem Objekttisch des Mikroskops platziert und mit einer Vergrößerung betrachtet, die eine angemessene Charakterisierung der kleinsten zu untersuchenden Teilchen in der Probe erlaubt. Bei der klassischen Hellfeld-Durchlichtmikroskopie erscheinen die Partikel als dunkle Schatten auf hellem Untergrund.

Messung mit dem Messokular (Okularmikrometer)

Die sich anschließende mikroskopische Partikelmessung erfolgt mit Hilfe von speziellen Messokularen, bei denen im Bereich der Zwischenbildebenen ein sog. Okularmikrometer angebracht ist. Dadurch erscheinen Mikrometerskalierung und Präparat im mikroskopischen Bild gleichzeitig scharf.

Bevor mit dem Messokular gemessen werden kann, muss es zunächst mit Hilfe eines Objektmikrometers kalibriert werden. Durch die Kalibrierung erhält man einen Umrechnungsfaktor, welcher für diese bestimmte Messokular-Objektiv-Kombination gültig ist. Der Umrechnungsfaktor gibt an, welchem tatsächlichen Abstand auf dem Objektträger (also im Präparat) der Abstand zwischen zwei Teilstrichen des Okularmikrometers entspricht. Das Objektmikrometer besteht aus einem speziellen Objektträger, auf dem eine winzige Skala eingraviert oder eingedruckt ist, bei der üblicherweise 1 mm (= 1000 µm) in 100 gleiche Teile zu je 10 µm geteilt ist. Für die Kalibrierung wird das Objektmikrometer genau wie ein Präparat auf dem Objekttisch des Mikroskops eingespannt und durch das Okular fokussiert. Danach wird das Okular mit dem Okularmikrometer so lange gedreht, bis beide Skalen parallel liegen (o Abb. 18.7).

Dann wird verglichen, wie viele Teilstriche des Objektmikrometers wie vielen Teilstrichen des Okularmikrometers entsprechen. Um eine bessere Genauigkeit zu erreichen sollte dabei eine möglichst große Strecke auf dem Objektmikrometer ausgemessen werden. Der Umrechnungsfaktor für die Partikelmessung ergibt sich aus folgender Gleichung:

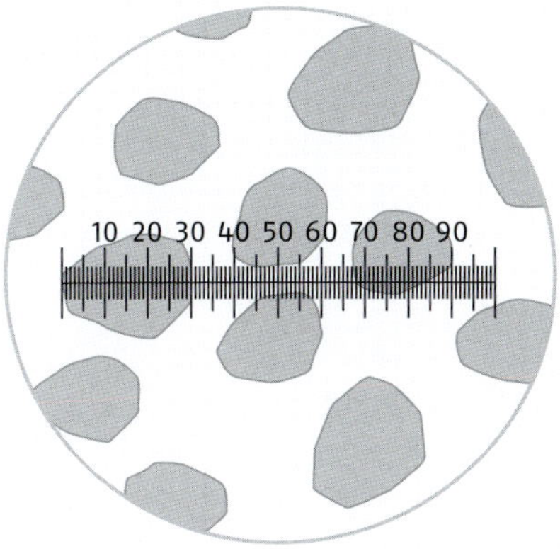

○ Abb. 18.8 Vermessung der Partikelprobe: Der Partikel im linken Bereich des Okularmikrometers besitzt einen Durchmesser von 30 Teilstrichen. Gemäß der Kalibrierung in ○ Abb. 18.7 entspräche dies einem tatsächlichen Durchmesser von 120 µm.

$$f = \frac{TS_{Obj}}{TS_{Ok}} \cdot d_{TS_{Obj}} \qquad [\mu m/\text{Teilstrich}]$$

| TS_{Obj} Anzahl der Teilstriche auf dem Objektmikrometer | TS_{Ok} Anzahl der deckungsgleichen Teilstriche auf dem Okularmikrometer | $d_{TS_{Obj}}$ Abstand der Teilstriche auf dem Objektmikrometer [µm/Teilstrich] (in der Regel gilt: $d_{TS_{Obj}} = 10$ µm/Teilstrich)

Nach erfolgter Kalibrierung kann das Okularmikrometer zur Partikelmessung verwendet werden. Dazu wird das Objektmikrometer auf dem Objekttisch gegen das Präparat ausgetauscht. Durch Verschieben des Objekttisches und ggf. Drehen des Okulars wird der zu vermessende Partikel so positioniert, dass er genau unter der Skala des Objektmikrometers liegt (○ Abb. 18.8). In dieser Anordnung wird die Anzahl der Teilstriche abgelesen, die dem Partikeldurchmesser entspricht und anschließend mit dem ermittelten Umrechnungsfaktor multipliziert, um den tatsächlichen Durchmesser des Partikels zu errechnen:

$$d_P = TS_{Ok} \cdot f \qquad [\mu m]$$

| d_P Partikeldurchmesser [µm] | TS_{Ok} Anzahl von Teilstrichen auf dem Okularmikrometer, die dem Partikeldurchmesser entspricht | f Umrechnungsfaktor [µm/Teilstrich]

Partikeldurchmesser

Bei kugelförmigen Partikeln ist die Größe durch den Durchmesser eindeutig definiert. Für die Größe unregelmäßig geformter Partikel existiert hingegen – wie in ▸Kap. 18.2 erläutert – eine ganze Reihe unterschiedlicher Definitionen, von denen nicht alle für eine mikroskopische Untersuchung geeignet sind. Insbesondere Definitionen, die auf dem Konzept der Volumen- oder Oberflächenäquivalenz beruhen, können aufgrund der Zweidimensionalität lichtmikroskopischer Abbildungen nicht auf diese Messmethode angewandt werden. Die bei der Lichtmikroskopie für die Partikelgröße üblicherweise verwendeten Maße sind in ○ Abb. 18.9 dargestellt und laut Ph. Eur.-Monographie 2.9.37 (Ph. Eur. 2013) folgendermaßen definiert:

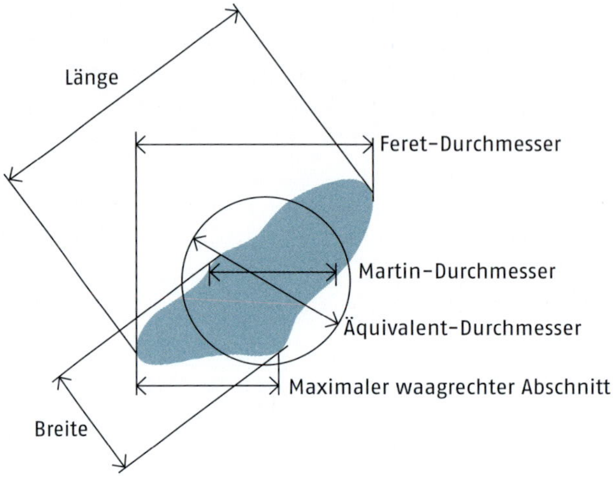

Abb. 18.9 In der Lichtmikroskopie üblicherweise verwendete Maße für die Partikelgröße

- Feret-Durchmesser: Abstand zwischen zwei imaginären parallelen Linien, die tangential zu einem nach dem Zufallsprinzip orientierten Partikel und senkrecht zur Okular-Mikrometerskala verlaufen
- Martin-Durchmesser: der Durchmesser der nach dem Zufallsprinzip orientierten Partikel an dem Punkt, an dem der Partikel in zwei gleiche Projektionsflächen geteilt werden kann
- Äquivalent-Durchmesser: der Durchmesser eines Kreises, dessen Fläche der Projektionsfläche der Partikel entspricht
- Länge: der größte Abstand von Rand zu Rand eines parallel zur Okularmikrometerskala orientierten Partikels
- Breite: der größte Abstand von Rand zu Rand des Partikels, im rechten Winkel zur Länge gemessen

Aus Abb. 18.9 ist ersichtlich, dass jeder der definierten Durchmesser demselben anisometrischen Teilchen unterschiedliche Werte für die Größe zuordnet. Im Allgemeinen muss daher für die Charakterisierung der Partikelgröße bei unregelmäßig geformten Partikeln auch angegeben werden, auf welche Weise der Durchmesser bestimmt wurde. Am einfachsten zu bestimmen ist der Feret-Durchmesser, da die Partikelorientierung hierbei unberücksichtigt bleibt und keinerlei Anpassung der Messrichtung vorgenommen wird. Durch das Ausmessen einer statistisch bedeutsamen Anzahl von Teilchen, die auf dem Objektträger zufällig ausgerichtet sind, erhält man jedoch auch in diesem Fall ein repräsentatives Maß für die mittlere Feinheit des Partikelkollektivs. Für die Grenzwertbestimmung der Partikelgröße gem. Ph. Eur.-Monographie 2.9.37 erscheint es zwar opportun die größte Partikeldimension (also gem. Ph. Eur.-Definition die Länge) als Beurteilungskriterium heranzuziehen, grundsätzlich ist die Apotheke in der Wahl, welcher Partikeldurchmesser als Qualitätskriterium dienen soll, jedoch frei. Es ist lediglich zu gewährleisten, dass die bei der Festlegung der Spezifikation gewählte Methode auch für die Routinevermessung späterer Chargen beibehalten wird.

18.3.3 Eignung

Die Uneinheitlichkeit des Durchmessers nichtsphärischer Partikel bringt für die mikroskopische Ermittlung der Durchmesser erhebliche Probleme mit sich. Die im Mikroskop sichtbare Form beeinflusst die Bestimmung der Partikelgröße, da man das Teilchen nur aus zwei der drei Dimensionen vermessen kann (Leuenberger 2002). Dies führt bei der Partikelgrößenangabe zu mehr oder weniger stark ausgeprägten Fehlern, die systematischer oder statistischer Natur sein können. Bei der Bestimmung von Partikelgrößen muss grundsätzlich auf eine repräsentative Stichprobe der Gesamtheit zurückgegriffen werden. Die Probenahme sowie die Festlegung der Stichprobe müssen daher mit großer Sorgfalt erfolgen, andernfalls können sich relevante systematische Fehler ergeben (Feltkamp, et al. 1983). Da bei der mikroskopischen Partikelgrößenbestimmung einzelne Partikel gemessen und gezählt werden, ist neben der Vermeidung systematischer Fehler bei diesem Verfahren besonders darauf zu achten, dass eine ausreichend große Anzahl von Partikeln ausgewertet wird, um statistische Fehler zu vermeiden. Der prozentuale, statistische Fehler errechnet sich aus der Anzahl n der vermessenen Partikel gemäß der Formel $1/\sqrt{n}$, d. h. falls in einer Partikelgrößenklasse 100 Teilchen gemessen wurden, beträgt der absolute Fehler 10 %. Um eine 1%ige Genauigkeit pro Partikelgrößenklasse zu erreichen, wäre demzufolge bereits die Messung von 10^4 Partikeln erforderlich (Feltkamp, et al. 1983). Um einen repräsentativen Querschnitt der Probe zu erhalten, sollte die Anzahl der untersuchten Partikel laut Arzneibuchkommentar (Bracher, et al. 2013) möglichst hoch sein. Die Autoren des Kommentars empfehlen 400 bis 500 Partikel zu vermessen, weisen jedoch zugleich darauf hin, dass sich durch Erhöhung der vermessenen Partikelanzahl auf ca. 3000 eine erhebliche Verbesserung der Aussagesicherheit erreichen lässt. Der große zeitliche Aufwand, selbst bei einer geringen Anzahl von Teilchenmessungen stellt den Hauptnachteil dieser Methode dar. Ihr Hauptvorteil besteht in der Erkennung und Unterscheidung von Primärteilchen und Sekundäragglomeraten, die mit anderen Verfahren häufig nicht erkannt werden können. Gleiches gilt auch für die Oberflächenbeschaffenheit der Partikel sowie ihr Aussehen, ihren Zustand und ihre Form. So lassen sich mit Hilfe des Lichtmikroskops auch Proben unterscheiden, die aufgrund ihrer gleichen Partikelgrößenverteilung bei einer Untersuchung mit anderen Messmethoden als gleich bezeichnet würden (vgl. Abb. 18.10).

Um den Aufwand zu reduzieren und die Zahl der zu vermessenden Partikel in Grenzen zu halten, bietet sich gerade im Bereich der Defekturanalytik die in der Ph. Eur.-Monographie 2.9.37 beschriebene Grenzwertbestimmung der Partikelgröße an, da hier nur Partikel vermessen werden müssen, die einen bestimmten Größenbereich erreichen, kleinere Partikel können unberücksichtigt bleiben. In letzter Zeit kommen vermehrt ganz- oder halbautomatische Bildanalysesysteme zu Einsatz, die die Effizienz der mikroskopischen Partikelgrößenbestimmung erheblich steigern. Bei diesem Verfahren wird mit dem Mikroskop bei bekannter Vergrößerung eine Digitalbild aufgenommen, dessen Pixel dann von einem Computerprogramm automatisch vermessen und ausgezählt werden.

Der Vorteil dieser Methode liegt darin, dass viele Partikel in relativ kurzer Zeit automatisiert ausgezählt und gemessen werden können, darüber hinaus sind weitere Kennzahlen wie etwa die Formfaktoren der Partikel sehr einfach messbar. Ein Nachteil der automatisierten Bildanalyse ist, dass die Partikel eine Reihe von Anforderungen (hoher Kontrast zwischen Probe und Hintergrund, scharfe Umrisse, möglichst vereinzelte Parti-

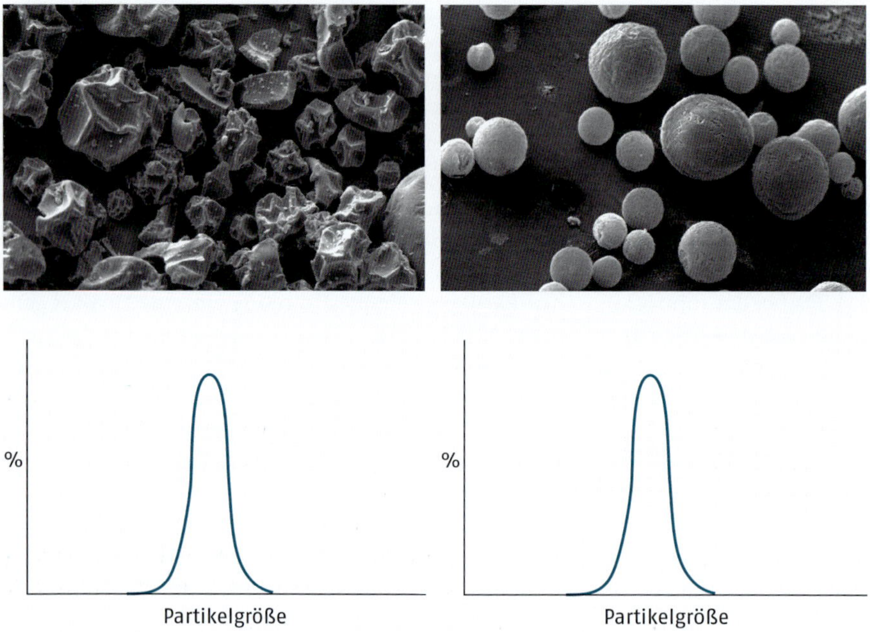

o Abb. 18.10 Zwei unterschiedliche Proben, die als gleich bezeichnet würden, wenn die Partikelgrößenverteilung das alleinige Kriterium wäre.

kel etc.) erfüllen müssen, um für diese Messmethode überhaupt zugänglich zu sein (Kwade, Kampen 2013). Während das menschliche Gehirn auch bei weniger optimalen Bildern die einzelnen Partikel leicht erkennen kann, gelangt einschlägige Software hier schneller an ihre Grenzen.

18.4 Siebanalyse (modifiziert nach Ph. Eur. 2.9.12)

18.4.1 Geräte

Für die analytische Siebung werden laut Ph. Eur.-Methode 2.9.12 die in der Siebliste der Ph. Eur. genannten Analysensiebe aus Metalldrahtgewebe (o Abb. 18.11) verwendet. Sie bestehen aus rostfreiem Stahl, weniger bevorzugt aus Messing oder einem anderen geeigneten inerten Material. Die europäische Siebnummerierung ergibt sich aus der lichten quadratischen Maschenweite in Mikrometern. Deren zulässige Toleranzen sowie die einzuhaltenden Drahtdurchmesser sind im Arzneibuch ebenfalls angegeben (Ph. Eur. 2013) und werden von den im Apothekenfachhandel erhältlichen Analysensieben eingehalten.

Die Siebtabelle des Europäischen Arzneibuchs (Ph. Eur.-Monographie 2.1.4) listet 18 genormte Siebe mit folgenden Maschenweiten in µm (entspricht der europäischen Siebnummer):

11200	8000	5600	4000	2800	2000	1400	1000	710
500	355	250	180	125	90	63	45	38

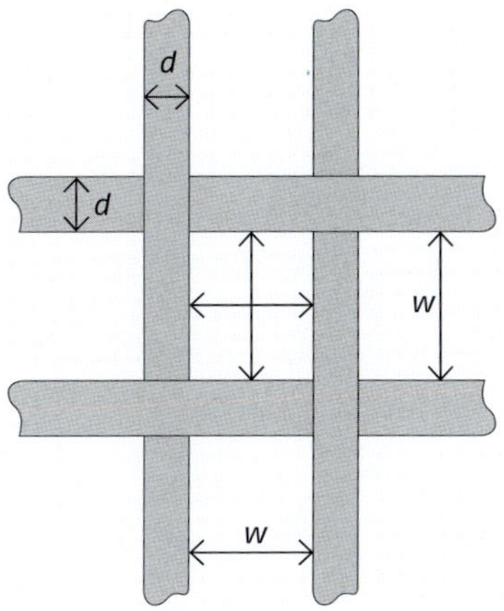

Abb. 18.11 Metalldrahtgewebe (nach DIN ISO 3310, Teil 1); *w* lichte Maschenweite; *d* Drahtdurchmesser

Die Siebe werden so gewählt, dass der gesamte Bereich der in der Probe vorkommenden Teilchengrößen abgedeckt ist. Bei der Verwendung mehrerer Siebe werden diese mit von oben nach unten zunehmendem Feinheitsgrad aufeinandergesetzt. Gebräuchlich sind runde Siebe mit einem Gesamtdurchmesser von 200 mm oder 76 mm. Für sehr feines Material und geringe Prüfgutmengen können auch kleinere Siebe (bzw. spezielle Einsätze mit kleinerem Durchmesser) verwendet werden (Feltkamp, et al. 1983).

Als Siebmethoden kommt neben dem manuellen Rütteln eine Vielzahl weiterer Methoden bzw. Geräte in Frage, die die Siebe mechanisch oder elektromagnetisch bewegen und dabei entweder vertikale oszillierende bzw. horizontal kreisende und/oder stampfende Bewegungen induzieren. Das Mitführen von Partikeln in einem Luftstrom (Luftstrahlsiebung) ist ebenfalls möglich. Beim Luftstrahlsieb wird mittels eines Staubsaugers am Austrittsstutzen ein Unterdruck erzeugt, der dafür sorgt, dass durch die über dem Sieb rotierende Schlitzdüse Luft angesaugt und damit das auf dem Sieb befindliche Gut zum Verwirbeln gebracht wird (Abb. 18.12). Partikel, die durch das Sieb passen werden mit dem Luftstrahl ausgetragen. Gröbere Partikel bleiben auf dem Sieb zurück und werden am

18

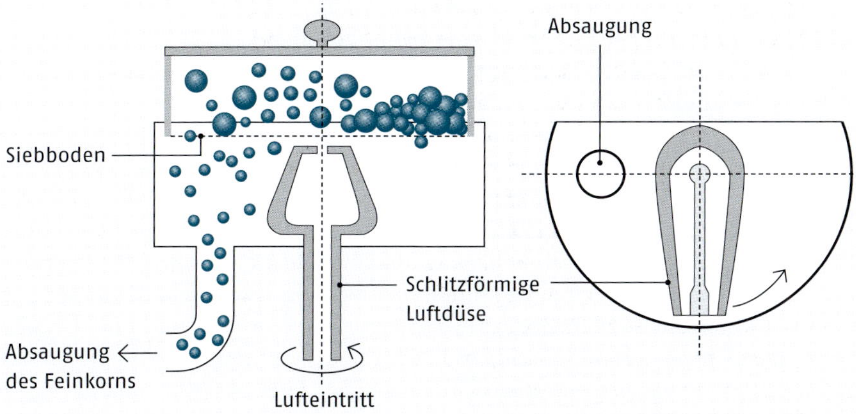

Abb. 18.12 Querschnitt (links) und Teilaufsicht (rechts) eines Luftstrahlsiebes (Voigt 2010)

Ende des Trennvorganges gewogen. Die Luftstrahlsiebung ist relativ zeitaufwendig, da nur jeweils mit einem Sieb gearbeitet wird. Sollen mehrere Partikelfraktionen abgesiebt werden, ist der Vorgang mehrmals mit verschiedenen Sieben zu wiederholen. Die Siebung beginnt mit dem Sieb kleinster Maschenweite

Der Einsatz unterschiedlicher Siebmethoden kann zu abweichenden Ergebnissen der Siebanalyse führen, da Art und Stärke der auf die einzelnen Teilchen wirkenden Kräfte möglicherweise verschieden sind. Daher müssen mit den Ergebnissen die verwendete Rüttelmethode und – sofern diese definiert werden können – die Rüttelparameter angegeben werden. Im Apothekenlabor dürfte in der Regel die Handsiebung zum Einsatz kommen, deren Reproduzierbarkeit für die Defekturanalytik – genügend lange Siebzeiten vorausgesetzt – im Allgemeinen auch ausreichend erscheint. Mittlerweile stehen jedoch auch einfache Luftstrahlsiebe zur Verfügung, die an handelsübliche Haushaltsstaubsauger angeschlossen werden können und zu einem vertretbaren Preis erhältlich sind.

18.4.2 Methodenbeschreibung

Das Sieben ist eine der ältesten Methoden zur Klassifizierung von Pulvern und Granulaten nach ihrer Partikelgröße. Man benutzt dazu Siebe aus Metall- oder Textilgewebe mit jeweils einheitlicher Maschenweite (▸Kap. 16.4.1). Diese werden von Hand oder mechanisch bewegt. Dabei ist allerdings darauf zu achten, dass jede Veränderung der Teilchengröße durch mechanische Belastung unbedingt vermieden wird (Voigt 2010). Partikel, die in einer passenden Lage kleiner als die Sieböffnungen sind, können diese passieren und in den sog. Siebdurchgang (= Feingut) gelangen, während die anderen über dem Siebboden verbleiben und den Siebrückstand (= Grobgut) bilden. Die Trennung der beiden Fraktionen auf einem Siebboden setzt voraus, dass das Siebgut auf dem Siebboden permanent in Bewegung gehalten wird, sodass der Feinanteil kontinuierlich durch die Maschen fallen kann (Nürnberg, et al. 1991).

In den Monographien 2.9.12 und 2.9.38 beschreibt die Ph. Eur. zwei verschiedene Methoden der Siebanalyse von Haufwerken. Die einfachere von beiden (Ph. Eur.-Monographie 2.9.12) charakterisiert die Feinheit eines Haufwerks durch eine oder zwei Siebnummern, die bestimmte Pulverfraktionen begrenzen. Die deutlich aufwendigere Methode (Ph. Eur.-Monographie 2.9.38) beschreibt die siebanalytische Bestimmung der Partikelgrößenverteilung, die in der Regel durch ein Histogramm oder eine Verteilungskurve widergespiegelt wird. Die Auswertung der Rohdaten erfolgt rechnerisch oder graphisch, meist unter Anwendung statistischer Methoden, mit deren Hilfe in Abhängigkeit von der zugrunde gelegten Verteilungshypothese charakteristische Kennzahlen für das jeweilige Partikelkollektiv ermittelt werden. Die letztgenannte Methode setzt den Einsatz relativ großer Pulvermengen (mindestens 25 g, ggf. deutlich mehr), umfangreiche Vorversuche zur Bestimmung geeigneter Siebparameter, profunde Kenntnisse der anzunehmenden statistischen Verteilung sowie eine langwierige ggf. EDV-gestützte Auswertung der Rohdaten voraus. Der im Rahmen der Defekturanalytik mit Hilfe der Bestimmung einer Partikelgrößenverteilung gem. Ph. Eur.-Monographie 2.9.38 zu erzielende Erkenntnisgewinn steht demnach in keinem angemessenen Verhältnis zu dem dafür notwendigen Aufwand. Dies gilt insbesondere deshalb, weil damit – nicht zuletzt aufgrund der gesetzlich begrenzten Chargengröße – keine für den Verbraucherschutz bzw. die Arzneimittelsicherheit obligaten Aussagen getroffen werden können, deren praktisch Relevanz signifikant über jene Erkenntnisse hinausgeht, die durch eine Bestimmung der Partikelfeinheit gem. Ph. Eur.-Monographie 2.9.12 erzielt werden können. Daher soll im Folgenden nur die apothekengerechte und für eine Defekturanalytik hinreichende Methode nach Ph. Eur.-Monographie 2.9.12 beschrieben werden. Sie sieht zwei Möglichkeiten zur Charakterisierung der Partikelfeinheit vor:

- Wenn das Haufwerk durch eine Siebgröße charakterisiert wird, müssen – falls nichts anderes angegeben ist – mindestens 97 % (m/m) der Probe das entsprechende Sieb passieren
- Wenn das Haufwerk durch zwei Siebgrößen charakterisiert wird, müssen mindestens 95 % (m/m) der Probe das grobmaschige Sieb und maximal 40 % (m/m) der Probe das engmaschige Sieb passieren. Hierbei werden laut Arzneibuch insbesondere folgende Kornklassen unterschieden, wobei unabhängig davon die individuelle Festlegung eigener, defekturarzneimittelspezifischer Kornklassen grundsätzlich möglich ist:

Tab. 18.2 In Ph. Eur.-Monographie 2.9.12 verwendete Begriffe zur Kornklassencharakterisierung

Kornklasse	Obergrenze der Kornklasse (Siebnummer des weitmaschigen Siebes)	Untergrenze der Kornklasse (Siebnummer des engmaschigen Siebes)
Grobkörniges Pulver	1400	355
Mittelfeines Pulver	355	180
Feines Pulver	180	125
Sehr feines Pulver	125	90

18

Die optimale Siebdauer ist stark von den Pulvereigenschaften abhängig und muss für jedes Haufwerk empirisch bestimmt werden. Laut der Ph. Eur.-Monographie ist die Siebung beendet, wenn sich die Masse auf einem Sieb während einer Siebdauer von fünf Minuten nicht um mehr als 5 % oder 0,1 g (10 % im Fall von Sieben mit 76 mm Durchmesser) ändert.

18.4.3 Eignung

Die Siebanalyse ist für viele, jedoch nicht für alle Schüttgüter einsetzbar. Insbesondere Partikeleigenschaften, die die Dispersität es Haufwerks nachteilig beeinflussen sind diesbezüglich limitierende Faktoren. Beispielswiese können Adhäsions- sowie elektrostatische Anziehungskräfte die Beweglichkeit der Partikel und damit deren Absiebung beeinträchtigen. Hier kann abgeholfen werden, indem die auf das Siebgut übertragenen Kräfte erhöht werden, z. B. durch eine stärkere Bewegung des Siebbodens. Bei abriebempfindlichen Proben wird genau das gegenteilige Vorgehen empfohlen. Um den Abrieb so gering wie möglich zu halten, sollten die auftretenden Kräfte möglichst gering gehalten werden, was sich beispielsweise durch vorsichtige Handsiebung erreichen lässt. Dies hat möglicherweise eine verlängerte Siebdauer zur Folge. Die kapillaren Anziehungskräfte feuchter Pulver können durch Trocknung vermindert werden (Nürnberg, et al. 1991). Im Idealfall sollte die Siebung unter Bedingungen durchgeführt werden, bei denen die Probe weder Feuchtigkeit aufnimmt noch abgibt.

Die Siebanalyse ist insbesondere für Haufwerke geeignet, deren Partikel mehrheitlich größer als 75 µm ist. Sind die Teilchen kleiner, reicht ihre Masse im Allgemeinen nicht aus, um die Oberflächenkräfte von Kohäsion und Adhäsion zu überwinden, so dass die Teilchen aneinander und am Sieb haften. Dies führt dazu, dass Teilchen, die das Sieb aufgrund ihrer Größe normalerweise passieren würden, zurückgehalten werden (Ph. Eur. 2013). Mit Hilfe spezieller Siebverfahren, wie etwa der Luftstrahlsiebung (▸ Kap. 18.4.1), können allerdings auch Partikel mit geringerem Durchmesser der Siebanalyse zugänglich gemacht werden. Je nach Stärke der Sogwirkung können mit einem Luftstrahlsieb Partikel ab einem Durchmesser von ca. 40 µm analysiert werden.

Neben den Partikeleigenschaften selbst hat auch die aufgegebene Probenmenge Einfluss auf die Siebanalyse. Es ist leicht nachvollziehbar, dass die Zahl der Auftreffereignisse auf den Siebboden bei einer dickeren Siebgutschicht geringer ist als bei einer dünneren (Nürnberg, et al. 1991). Die aufgegebene Probenmenge sollte demnach begrenzt werden, damit in einer angemessenen Siebdauer jeder Partikel oft genug einer freien Sieböffnung zugeführt werden kann. Die Probenmenge darf aber auch nicht zu klein gewählt sein, da sie den Anforderungen an den Stichprobenumfang und der Präzision der verwendeten Waagen entsprechen muss (Bracher, et al. 2013).

19 Penetrometrie

Einsatzbereich

Risikoklasse:
- Niedriges Risiko (Gesamtrisikoscore < 30)

Darreichungsformen:
- Cremes, Gele, Pasten, (Suspensions-)Salben

Für Details zur Eignung der Methode für bestimmte Darreichungsformen siehe ▸Kap. 19.4

19.1 Einführung

Die Konsistenz ist kein fest umrissener Begriff, sondern eher ein Notbehelf, um die „salbenartige", weiche Beschaffenheit halbfester Zubereitungen durch eine Maßzahl zu charakterisieren (Voigt 2010). Zwar lässt sich bei halbfesten Zubereitungen das rheologische Verhalten charakterisieren (▸Kap. 27), die meisten Untersuchungsmethoden, wie etwa die Rotationsviskosimetrie, erlauben jedoch keine Aussagen über den mechanischen Zustand von ungescherten Proben (Leuenberger 2002). Darüber hinaus ist der apparative Aufwand für eine Viskositätsmessung verglichen mit einer einfachen Konsistenzprüfung meist höher. Aus diesen Gründen hat sich für die Beurteilung von streichfähigen Arzneizubereitungen die Konsistenzprüfung mittels Penetrometrie bewährt (Bauer, et al. 2012). Sie eignet sich insbesondere deshalb zur Charakterisierung von Salben-, Creme- und Gelgrundlagen, weil damit unter anderem Unregelmäßigkeiten bei der Herstellung der Grundlage oder der fertigen Zubereitung sowie Verwechslungen festgestellt werden können (Latsch 2010; Beck, Nürnberg 1996).

Zur orientierenden Messung der Konsistenz könnte im einfachsten Fall die Eindringtiefe eines Glasstabs mit festgelegten Abmessungen bestimmt werden, wie dies beispielsweise im Arzneibuch der DDR vorgesehen war (Nürnberg, et al. 1991). Als genauere und vor allem besser reproduzierbare Methode hat sich jedoch die, auch in der Ph. Eur.-Methode 2.9.9 beschriebene der Kegelpenetrometrie etabliert. Das Messprinzip des Penetrometers beruht darauf, dass man einen kegelförmigen Prüfkörper unter exakt festgelegten Versuchsbedingungen (Temperatur, Probenvorbereitung etc.) durch sein Eigengewicht in die zu untersuchende Probe eindringen lässt und die nach einer vorgegebenen Zeit erreichte Eindringtiefe bestimmt. Je geringer die Konsistenz der Zubereitung, desto tiefer dringt der Prüfkörper während der vorgegebenen Messzeit ein. Die Eindringtiefe ist außer von der Konsistenz des Materials auch vom Gewicht des Prüfkörpers und vom Öffnungswinkel des Kegels abhängig. Die Ph. Eur.-Methode sieht die Verwendung zweier verschiedener Prüfkörper mit unterschiedlichen Kegelausführungen vor und ermöglicht es dadurch, das Messsystem dem jeweils interessierenden Messbereich optimal anzupassen (Ph. Eur. 2013).

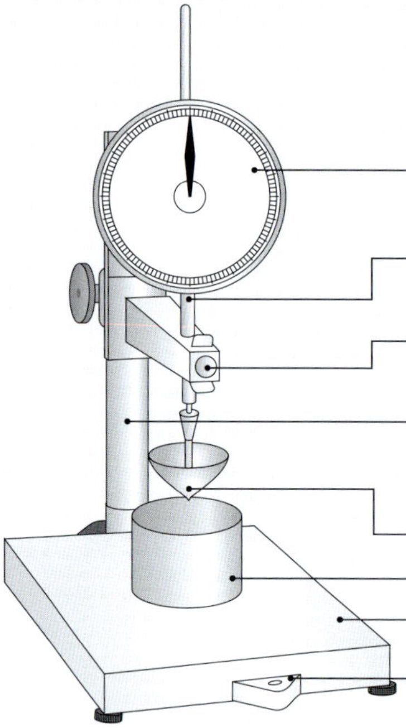

Abb. 19.1 Penetrometer gem. Ph. Eur.-Monographie 2.9.9

19.2 Geräte

Für Routineuntersuchungen zur Konsistenzbeurteilung von halbfesten Zubereitungen hat sich die Kegelpenetrometrie bewährt, die auch in der Ph. Eur.-Monographie 2.9.9 beschrieben ist. Das Penetrometer (Abb. 19.1) besteht aus einem Prüfkörper und einer Messeinrichtung. Letztere wiederum besteht aus:

- einer vertikal befestigten Halterung, die den Prüfkörper führt
- einer horizontal angeordneten Grundplatte
- einem Instrument, mit dem festgestellt werden kann, ob sich der Prüfkörper in vertikaler und die Grundplatte in horizontaler Lage befinden
- einem Bauteil zur Arretierung und Freigabe des Prüfkörpers
- einer Skala, auf der die Eindringtiefe des Prüfkörpers abgelesen werden kann und die Zehntelmillimeter anzeigt

Der Prüfkörper hat eine glatte Oberfläche und ist in seiner Form, Größe und Masse festgelegt. In der Ph. Eur. werden zwei Methoden beschrieben, die zwar die gleiche Messeinrichtung aber unterschiedliche Prüfkörper verwenden. Der größere und schwerere Makrokonus besitzt einen Durchmesser von 65 mm und eine Masse von 150 g, der kleinere Mikrokonus einen Durchmesser von 8,2 mm und eine Masse von 23,8 g. Die Größe der Probenbehältnisse ist dem jeweils verwendeten Prüfkörper angepasst. Bei ein und derselben Zubereitung führen Messungen mit verschiedenen Koni in aller Regel zu signifikant unterschiedlichen Messergebnissen und dürfen daher nicht miteinander verglichen werden. Insgesamt erwies sich die Verwendung des Mikrokonus für den offizinellen Einsatz als praktikabler, weil hierfür geringere Mengen an Probenmaterial (ca. 5 g pro Messung) benötigt werden.

19.3 Methodenbeschreibung

Bei der Probenvorbereitung ist darauf zu achten, dass die Prüfbehältnisse vollständig gefüllt und frei von Luftblasen sind. In der Ph. Eur. sind die folgenden drei Anweisungen für die Probenvorbereitung aufgeführt:

a) Ohne Luftblasen einzuarbeiten, werden drei Behältnisse sorgfältig und vollständig gefüllt. Falls erforderlich wird die Oberfläche glatt ausgestrichen. Wenn nichts anderes vorgeschrieben ist, werden die Proben 24 Stunden lang bei 25 ± 0,5 °C aufbewahrt.
b) Wenn nichts anderes vorgeschrieben ist, werden drei Proben 24 Stunden lang bei 25 ± 0,5 °C gelagert und danach 5 min lang in geeigneter Weise einer Scherung unterzogen. Ohne Luftblasen einzuarbeiten, werden drei Behältnisse sorgfältig und vollständig gefüllt. Falls erforderlich wird die Oberfläche glatt ausgestrichen.
c) Drei Proben werden geschmolzen; drei Behältnisse werden mit den Proben sorgfältig, vollständig und ohne Luftblasen einzuarbeiten gefüllt. Wenn nichts anderes vorgeschrieben ist, werden die Proben 24 Stunden lang bei 25 ± 0,5 °C aufbewahrt.

Von den drei Vorbereitungsmethoden, hat sich insbesondere die erstgenannte als gut reproduzierbar erwiesen (Beck, Nürnberg 1996). Sie dürfte damit, nicht zuletzt auch aufgrund des deutlich geringeren Aufwands, die für den Routinebetrieb der Defekturprüfung halbfester Zubereitungen praktikabelste sein. Mit der Befüllung der Probenbehältnisse geht eine unvermeidbare Scherwirkung einher, die in Abhängigkeit von den einwirkenden Kräften und der Zusammensetzung des Arzneimittels zu einer mehr oder weniger ausgeprägten Zerstörung des inneren Gerüsts der Zubereitung führt. Um ein vollständige Reorganisation der gerüstbildenden Elemente der Zubereitung zu gewährleisten, sieht die Ph. Eur. zwischen Probenvorbereitung und eigentlicher Messung eine Wartezeit von 24 Stunden vor. Je nach Art und Zusammensetzung der Zubereitung kann diese Wartezeit im konkreten Fall zu kurz aber auch zu großzügig bemessen sein. Das heißt, in Abhängigkeit von der Kristallisationsgeschwindigkeit der gerüstbildenden Elemente, sind möglicherweise Lagerungszeiten von mehreren Tagen notwendig oder aber schon wenige Stunden ausreichend. Bei Vorliegen zubereitungsspezifischer Erkenntnisse wäre für eine Defekturprüfung demnach auch eine von der Ph. Eur.-Monographie abweichende Wartezeit denkbar. Dabei muss gewährleistet sein, dass der, nach der Scherbeanspruchung durch die Probenvorbereitung einsetzenden Rekristallisationsprozess bereits abgeschlossen ist. Dies kann dadurch nachgewiesen werden, dass bei weiteren Messungen zu späteren Zeitpunkten keine Änderung der Penetrationswerte mehr festzustellen ist.

Nach Einhaltung der festgelegten Wartezeit wird das gefüllte Probenbehältnis auf die Grundplatte des Penetrometers gestellt. Dabei muss die Oberfläche der Probe zentriert und senkrecht zur vertikalen Achse des Prüfkörpers stehen. Um gleiche und reproduzierbare Ausgangsbedingungen für jede einzelne Messung zu gewährleisten, ist die Spitze des Prüfkörpers so zu justieren, dass diese die Oberfläche der Probe gerade berührt. Dann wird der Prüfkörper fünf Sekunden lang aus der Arretierung freigegeben, wieder fixiert und die Eindringtiefe auf einen Zehntelmillimeter genau gemessen.

Für die Lagerung der Proben sowie die Temperatur des Prüfkegels gibt die Monographie der Ph. Eur. eine Temperatur von 25 ± 0,5 °C vor. Diese Anforderung dürfte im Rahmen der Defekturprüfung nur schwer zu erfüllen sein, da in den meisten Apotheken keine entsprechenden Klimakammern vorhanden sind. Auch im Arzneibuch-Kommentar heißt es hierzu, dass eine Temperatur von 21 ± 0,5 °C realistischer wäre, da diese Temperatur häufig in nicht klimatisierten Laborräumen herrscht (Bracher, et al. 2013). Es erscheint daher legitim, für die Defekturprüfung von der Temperaturvorgabe des Arzneibuchs abzuweichen, solange grundsätzlich die Temperaturkonstanz für alle Einzelmessungen einer Untersuchungsserie gewährleistet werden kann. Hierbei ist jedoch zu beachten, dass zu einer Untersuchungsserie nicht nur die Proben einer Charge gehören, sondern die Proben aller ggf. zeitlich versetzt angefertigter Einzelchargen einer bestimmten Zubereitung. Schließlich hat die analytische Defekturprüfung nicht nur die Detektion von eventuellen Inhomogenitäten innerhalb einer Charge zum Ziel, sondern auch und gerade die Feststellung möglicher Unterschiede zwischen einzelnen Chargen, die möglicherweise auf Abweichungen im Rahmen der Herstellung oder Qualitätsmängel hindeuten. Zudem ist der Abgleich mit einem Sollergebnis integraler Bestandteil der Defekturprüfung. Auch dies ist aufgrund der Temperaturabhängigkeit penetrometrischer Messergebnisse nur möglich, wenn Sollwert und abzugleichender Messwert bei der gleichen Temperatur gemessen wurden.

19.4 Aussagekraft und Limitationen

Die mittels penetrometrischer Messung ermittelten Kennzahlen zur Konsistenz halbfester Zubereitungen sind verständlicherweise in ihrer Aussagekraft mit einer rheologischen Komplettcharakterisierung durch die Aufnahme von Rheogrammen nicht vergleichbar (Trommer 2010; Leuenberger 2002). Auch liefert die Methode keine absoluten Werte, sondern eignet sich nur für Vergleichsmessungen (Voigt 2010). Dennoch genügt die Aussagekraft pentrometrischer Messungen, um kritische Fragestellungen, wie sie sich im Zusammenhang mit der Defekturherstellung ergeben, zuverlässig zu beurteilen.

Im Rahmen von Ringversuchen konnte das Zentrallabor der Deutschen Apotheker beispielsweise feststellen, dass Emulsionen, deren Grundlage in der Apotheke selbst hergestellt wurde, andere Penetrationstiefen und damit unterschiedliche Konsistenz aufwiesen als Emulsionen, bei deren Herstellung ein industriell hergestelltes Fertigprodukt eingesetzt wurde (Latsch, et al. 2009). Die Ursache hierfür liegt gewiss in den in Offizin und Industrie eingesetzten unterschiedlichen Herstellungsverfahren und den damit in Zusammenhang stehenden äußeren Einflussfaktoren wie Druck und Temperatur. Der Einfluss der verwendeten Herstellungsmethode auf die Konsistenz der Zubereitung zeigt sich auch darin, dass Rezepturen, bei denen der Wirkstoff mithilfe eines elektrischen Mischsystems in eine Emulsionsgrundlage eingearbeitet wurde, durchschnittlich eine höhere Konsistenz aufweisen, als diejenigen Rezepturen, bei denen der Wirkstoff mittels Fantaschale und Pistill eingearbeitet wurde. Grund hierfür könnten Strukturveränderungen innerhalb der Grundlage sein, die infolge der Einwirkung starker Scherkräfte bei der Herstellung mit elektrischen Mischsystemen auftreten (Latsch, et al. 2009). Daraus ergibt sich, dass unterschiedliche Mischparameter oder Ansatzgrößen auch bei ansonsten gleicher Herstellungstechnik zu Produkten unterschiedlicher Konsistenz führen können. Die genannten Beispiele zeigen, dass sich Unterschiede im Herstellungsverfahren mithilfe penetrometrischer Messungen erkennen lassen und damit im Rahmen der Freigabeprüfung Rückschlüsse auf eventuelle Abweichungen von der Herstellungsvorschrift retrospektiv erkennen lassen.

Dies gilt nicht nur für den Herstellungsprozess, sondern auch für die Zusammensetzung der Zubereitung. Da die Konsistenz halbfester Systeme in erster Linie von der inneren Struktur der Zubereitung geprägt wird, lässt sich mithilfe der Penetrometrie in bestimmten Fällen auch nachweisen, wenn im Rahmen der Herstellung andere Emulgatoren bzw. Gelbildner oder abweichende Mengen davon verarbeitet wurden (Latsch, et al. 2009). Auch unterschiedliche Wassergehalte wirken sich unmittelbar auf die Konsistenz einer Zubereitung aus und können daher unter Umständen mit Hilfe der Penetrometrie detektiert werden. Die Penetrometrie stellt demzufolge ein Messverfahren dar, das es dem freigebenden Apotheker ermöglicht, sich ein umfassendes Bild von der Qualität halbfester Darreichungsformen zu machen und kritische Abweichungen vor Abgabe der Zubereitung an den Patienten zu erkennen.

Die über verschiedene Chargen hinweg gleichbleibende Konsistenz einer Zubereitung ist jedoch nicht nur Indiz für die reproduzierbare Qualität einer pharmazeutischen Zubereitung, sondern zugleich notwendige Voraussetzung für die Gewährleistung der Therapietreue durch Patienten, die das betreffende Arzneimittel wiederholt erhalten. Da Konsistenzunterschiede bei der dermalen Applikation auch durch Patienten leicht bemerkt werden können, dürften diese vermutlich einen Qualitätsmangel unterstellen, wenn sie einmal eine cremeartige Zubereitung und einmal ein flüssiges Produkt erhalten. Auch wenn diese Unterschiede möglicherweise lediglich durch eine unterschiedliche Herstellungstechnik (automatisches Mischsystem vs. Fantaschale) bedingt sind, werden Patienten, denen diese Hintergründe nicht bekannt sind, davon ausgehen, der Apotheke sei bei der Herstellung ein Fehler unterlaufen (Latsch, et al. 2009).

20 Phasenlage und Phasentrennung

Einsatzbereich

Risikoklasse:

- Niedriges Risiko (Gesamtrisikoscore < 30)

Darreichungsformen:

- Emulsionen
- Cremes

Für Details zur Eignung der Methode für bestimmte Darreichungsformen siehe ▸Kap. 20.3.3 und ▸Kap. 20.4.3.

20.1 Einführung

Cremes und Emulsionen sind per Definition mehrphasige Zubereitungen, die aus einer lipophilen und einer wässrigen Phase bestehen. In Abhängigkeit von der Phasenverteilung kennt man lipophile (hydrophobe) Wasser-in-Öl(W/O)-Systeme, bei denen die Fettphase die feinverteilte wässrige Phase umschließt und eine Mischbarkeit mit Fett gegeben ist, und hydrophile Öl-in-Wasser(O/W)-Systeme, die Fetttröpfchen in einer äußeren wässrigen Phase enthalten und daher mit Wasser mischbar sind (Bracher, et al. 2013). Die Ermittlung der Phasenlage ist demnach bereits ein erstes denkbares Prüfkriterium für Cremes und Emulsionen, wenngleich der Art nach eher eine Eigenschaftsprüfung und daher von beschränkter Aussagekraft.

Aufgrund des dispersen Zustands und der damit verbundenen hohen Grenzflächenenergie sind Emulsionen per se thermodynamisch instabile Systeme. Ohne zusätzliche Stabilisierungsmaßnahmen fließen die Tröpfchen der inneren Phase zusammen sobald sie einander berühren, dabei sammelt sich das Öl auf dem Wasser an, bis schließlich beide Phasen getrennt vorliegen. In diesem Zustand haben Wasser und Öl die geringstmögliche gemeinsame Grenzfläche und das System somit die niedrigste Grenzflächenenergie. Um den beim Dispergieren erreichten Zustand zu fixieren und damit eine stabile Emulsion zu erzielen, müssen Emulgatoren verwendet werden, die im Übrigen auch die Herstellung der Emulsion erleichtern (Voigt 2010). Bei Cremes laufen dem Prinzip nach dieselben Prozesse ab, allerdings sind diese aufgrund der höheren Viskosität der äußeren Phase deutlich verlangsamt. Aber auch in den mit Emulgatoren stabilisierten Cremes und Emulsionen können normalerweise für diese Darreichungsformen typische Instabilitätsphänomene (○ Abb. 20.1) beobachtet werden, die auf längere Sicht zu einer teilweisen oder vollständigen Phasentrennung führen. Dies ist jedoch zum Zeitpunkt der Herstellung nicht immer erkenn- oder absehbar, da die Phasentrennung meist relativ langsam verläuft. Durch Anwendung der Zentrifugalkraft können etwaige Entmischungsvorgänge beschleunigt werden und so bereits kurz nach der Herstellung Prognosen hinsichtlich der zu erwartenden Stabilität der untersuchten Zubereitung getroffen werden.

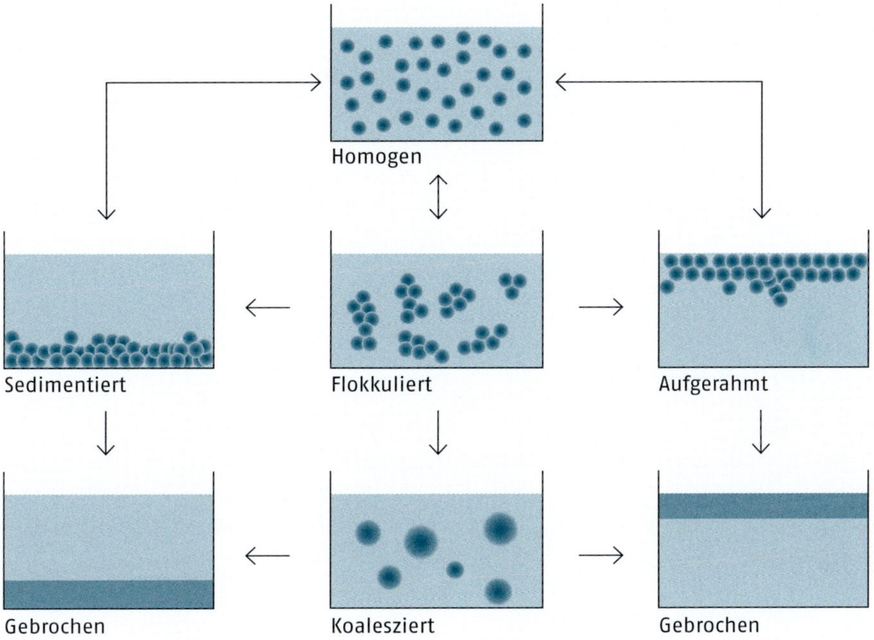

Abb. 20.1 Instabilität von Cremes und Emulsionen (Voigt, 2010)

20.2 Aussagekraft und Limitationen

Aufgrund des geringen apparativen Aufwands, des geringen Probenbedarfs sowie ihrer schnellen und einfachen Durchführbarkeit ist die Prüfung der Phasenlage vergleichsweise weit verbreitet. Allerdings ist anzumerken, dass bei gegebener Rezeptur und festgelegtem Herstellverfahren quasi immer der erwünschte Emulsionstyp erreicht wird. Grundsätzlich ist es ratsam, zur Bestimmung der Phasenlage mehrere Methoden anzuwenden, da die Auswertung von lediglich einer Methode zu Fehlurteilen führen kann. Insbesondere bei Methoden, die auf die Zugabe weiterer Phasenanteile angewiesen sind, ist darauf zu achten, dass die Phasenlage durch die Testprozedur nicht verändert wird (Voigt 2010). Ferner ist festzustellen, dass alle Untersuchungen zur Phasenlage umso unklarere Aussagen liefern, je mehr sich die betreffende Zubereitung einem Zustand annähert, bei dem die beiden Phasen in Bezug auf Zusammensetzung und Eigenschaften einander weitgehend angeglichen sind (Bauer, et al. 2012). Es ist daher kaum verwunderlich, dass die Ermittlung der Phasenlage bei vielen industriell gefertigten hochstabilen Emulsionssystemen auf große Schwierigkeiten stößt oder gar unmöglich ist. In diesen Fällen empfiehlt sich die praktisch immer anwendbare Messung der Leitfähigkeit in Emulsionssystemen, die ebenfalls zur Ermittlung der Phasenlage herangezogen werden kann (Sucker, et al. 1991). Nähere Ausführungen hierzu finden sich in ▸Kap. 15.

Durch Anwendung der Zentrifugalkraft können Entmischungsvorgänge beschleunigt und Tendenzen zur Phasentrennung zeitnah nach der Herstellung untersucht werden. Dies ermöglicht eine Abschätzung der Lagerstabilität. Der Zentrifugentest erlaubt damit einerseits eine Haltbarkeitsprognose und gewährleistet andererseits die gleichbleibende Qualität verschiedener Chargen (Sucker, et al. 1991). Es ist umstritten, ob durch hochtouriges Rühren einer halbfesten Zubereitung in elektrischen Rührgeräten tendenziell eine scheinbare Homogenität vorgetäuscht und eine Inkompatibilität bzw. Instabilität larviert wird oder ob das maschinelle Rühren solche Inkompatibilitäten noch während der Herstellung manifest werden lässt, die bei vorsichtiger manueller Zubereitung bis nach der Abgabe an den Patienten unentdeckt geblieben wären (NRF 2010). Unabhängig davon, durch welche Herstellungsweise die Tendenz zur Phasentrennung möglicherweise larviert wurde, in den allermeisten Fällen kann sie mithilfe des Zentrifugentests demaskiert und vor Abgabe an den Kunden erkannt werden.

20.3 Prüfung der Phasenlage

20.3.1 Geräte

Zur Bestimmung der Phasenlage werden lediglich einfache Glasgeräte benötigt, die in Apotheken üblicherweise vorhanden sind. In der Praxis hat sich die Verwendung kleiner Bechergläser, Glasstäbe und Metallspatel bewährt. Die Prüfung selbst wird meist auf einem Objektträger oder Uhrglas durchgeführt.

20.3.2 Methodenbeschreibung

Um O/W- und W/O-Systeme mit einfachsten Mitteln zu unterscheiden, kommen im Wesentlichen zwei Methoden in Frage. Bei der Färbemethode wird einer Probe ein lipophiler, einer weiteren Probe einen hydrophiler Farbstoff zugesetzt und das Anfärbeverhalten beobachtet. Im Falle einer W/O-Emulsion wird die Emulsion von einem öllöslichen Farbstoff (z. B. Sudanrot) intensiv gefärbt, während der wasserlösliche Farbstoff (z. B. Methylenblau) nur schwache Färbeeffekte hervorruft. Ebenso kann man bei einer O/W-Emulsion eine intensive Färbung bei Anwendung eines wasserlöslichen Farbstoffs beobachten, während in diesem Fall der öllösliche Farbstoff nur geringe oder überhaupt keine Färbeeffekte hervorbringt (Bauer, et al. 2012). Die Verdünnungsmethode lässt gelegentlich ebenfalls eine rasche Bestimmung der äußeren Phase zu: O/W-Emulsionen lassen sich mit Wasser, W/O-Emulsionen mit Öl verdünnen, ohne dass der Emulsionscharakter verloren geht.

20.3.3 Eignung

Die Phasenlagenbestimmung ist grundsätzlich für ein sehr breites Spektrum disperser Zubereitungen geeignet. Voraussetzung ist jedoch, dass sich die beiden Phasen der Zubereitung hinsichtlich ihrer Zusammensetzung sowie ihrer Hydro- bzw. Lipophile ausreichend voneinander unterscheiden. So lassen sich beispielsweise hydrophile Cremes, die gleichzeitig einen hohen Emulgator- und Fettanteil enthalten, sowohl mit Fett als auch mit Wasser mischen. Die Phasenlage ist also nicht eindeutig definiert. Zubereitungen, die solches Verhalten zeigen, werden auch als ambiphile Cremes bezeichnet, ein Beispiel hierfür ist die Basiscreme DAC. Aber auch viele der industriell hergestellten Cremes stellen ambiphile Zubereitungen dar, so dass eine Unterscheidung in die klassischen Formen der O/W- bzw. W/O-Emulsionen bei vielen heute auf dem Markt befindlichen Emulsionen prinzipiell fragwürdig und in der Realität oft unmöglich ist (Sucker, et al. 1991). Zuverlässiger und praktisch immer anwendbar ist die Messung der Leitfähigkeit in Emulsionssystemen. Nähere Ausführungen hierzu finden sich in ▸Kap. 15.

Eine weitere Zubereitungsgruppe für die die Phasenlagenbestimmung nicht bzw. nur bedingt geeignet ist sind die sogenannten Quasiemulsionen, in denen die innere Phase in der äußeren ausschließlich durch die hohe Viskosität der letzteren festgehalten wird. Es handelt sich um wenig stabile Zubereitungen mit einem dispersen, mechanischen Einschluss, die mitunter darauf angelegt sind bei der Applikation zu Brechen (z. B. Kühlsalbe). Aufgrund der mechanischen und/oder thermischen Belastung ist bei Quasiemulsionen auch während der Bestimmung der Phasenlage mit einem Brechen der Zubereitung zu rechnen, wodurch die innere Struktur der Probe aufgelöst und die Prüfung ad absurdum geführt würde.

Nach der Bancroft-Regel bildet diejenige Phase einer Creme oder Emulsion die äußeren Phase, in der sich der Emulgator am besten löst. Die Phasenlage wird also im Wesentlichen durch den Typ des Emulgators vorgegeben. Hierbei ist zu berücksichtigen, dass die wasserlöslichen Farbstoffe, die bei der Phasenlagenbestimmung eingesetzt werden, selbst ebenfalls grenzflächenaktiv sind und somit bei der Mischung der Emulsion mit der Farbstofflösung eine Umkehr der Phasenverteilung eintreten kann (Münzel, et al. 1959). Auch bei der Verdünnungsmethode kann während des Mischens unbemerkt eine Phaseninversion stattfinden (Sucker, et al. 1991), dies ist jedoch seltener der Fall, da das Phasenvolumenverhältnis verglichen mit den Emulgatoreigenschaften für die Phasenlage einer Emulsion von untergeordneter Bedeutung ist. Ungeachtet dessen, sollten die im Verdünnungstest eingearbeiteten Volumina möglichst gering gehalten werden.

20.4 Phasentrennung im Zentrifugentest

20.4.1 Geräte

Grundsätzlich kommt für die Untersuchung der physikalischen Stabilität von flüssigen oder halbfesten Emulsionen eine große Vielfalt verschiedener Zentrifugen in Frage, da diese lediglich einige wenige grundlegende Voraussetzungen erfüllen müssen. Hierzu gehören beispielsweise konstante und ausreichend hohe Umdrehungszahlen. Je nach Zubereitungstyp können bis zu 15 000 Umdrehungen/Minute notwendig sein. Handzentrifugen sind daher in aller Regel nicht geeignet. Dies liegt jedoch nicht nur an den hohen Umdrehungszahlen, die im Handbetrieb nicht zu erreichen sind, sondern auch an unvermeidbaren Schwankungen der Rotationsgeschwindigkeit, so dass die Zentrifugenleistung nur schlecht reproduziert werden kann. Es wird daher empfohlen grundsätzlich elektrische Zentrifugen zu nutzen. Insbesondere während längerer Zentrifugationsvorgänge ist darauf zu achten, dass sich Gerät und Probe nicht zu sehr erwärmen, da dies ebenfalls zu Verfälschungen des Messergebnisses führen kann.

20.4.2 Methodenbeschreibung

Im Zentrifugentest werden disperse Systeme einem Kraftfeld ausgesetzt, das den üblicherweise zeitverzögert ablaufenden Prozess der Phasentrennung stark beschleunigt und damit gewissermaßen die Beurteilung der physikalischen Stabilität einer Zubereitung im Zeitraffer ermöglicht. Zur Durchführung des Tests können nur wenige allgemeingültige Hinweise gegeben werden, da Umdrehungsgeschwindigkeit und Zeitdauer der Prüfung für jedes Problem individuell ermittelt werden müssen. Im Allgemeinen sind 5 000–15 000

Umdrehungen pro Minute (U/min) und eine Zentrifugationsdauer von 10 Minuten ausreichend (Feltkamp, et al. 1983; Niedner, Ziegenmeyer 1992). In Einzelfällen können jedoch auch Zentrifugationszeiten von bis zu 60 Minuten notwendig sein. Durch Anfärbung der Phasen (vgl. ▸Kap. 20.3.2) ist unter Umständen eine bequemere Beobachtung der auftretenden Effekte möglich (Sucker, et al. 1991).

20.4.3 Eignung

Der Zentrifugentest eignet sich im Prinzip für alle dispersen Zubereitungen, die aufgrund ihrer thermodynamischen Instabilität eine mehr oder weniger ausgeprägte Tendenz zur Phasentrennung aufweisen. Betroffen sind insbesondere Emulsionen, die durch eine unerwünschte Anreicherung von Wirk- und Hilfsstoffen in der Grenzfläche eine Beeinträchtigung ihres dispersen Zustands erfahren. Die Ursachen für das Brechen von Emulsionssystemen lassen sich häufig auf eine der drei nachfolgend beschriebenen Ursachen zurückführen (Voigt 2010; Ziegler 2013a):

- Der Emulgator reagiert mit einem anderen Rezepturbestandteil (z. B. dem Wirkstoff) unter Bildung eines schwerlöslichen Salzes. So ist z. B. der in der wasserhaltigen hydrophilen Salbe enthaltene anionische Emulgator (Natrium-Cetylstearylsulfat) mit kationischen Wirkstoffen inkompatibel, da er durch die Bildung eines schwerlöslichen Salzes seine emulgierenden Eigenschaften einbüßt. Diese Unverträglichkeit kann durch die Verwendung nichtionogener Emulgatoren umgangen werden.
- Wirkstoffe mit Tensidcharakter treten in Konkurrenz mit dem an der Grenzfläche fixierten Emulgator und bewirken so eine Schwächung des Emulgatorfilms. Ein typisches Beispiel hierfür ist die Unverträglichkeit des anionischen Ammoniumbituminosulfonats mit anionischen Tensiden (z. B. Natrium-Cetylstearylsulfat).
- Bei Dermatika werden häufig nichtionische Emulgatoren mit Macrogol (= Polyethylenglycol)-Komponenten für hydrophile Cremes eingesetzt. Sie bilden mit phenolischen Wirkstoffen Wasserstoffbrückenbindungen zwischen der phenolischen OH-Gruppe und den Ethersauerstoffen der Emulgatoren. Diese Nebenvalenzbindung bewirkt das Ausfällen und Dehydratisieren des Emulgators und es kommt zum Brechen der Emulsion.

Der Zentrifugentest eignet sich demnach insbesondere, aber nicht ausschließlich, für die Untersuchung all jener Emulsionen – sowohl flüssig als auch halbfest –, die eine der vorgenannten Inhaltsstoffkombinationen enthalten, da der Tendenz zur Phasentrennung in diesen Fällen ein besonderes Augenmerk zu schenken ist. In Abhängigkeit von Zusammensetzung, Herstellungstechnik und sonstigen physiko-chemischen Eigenschaften (insbesondere der Viskosität, vgl. Ausführungen zu Quasiemulsionen in ▸Kap. 20.3.3) können die Auswirkungen der vorausgehend beschriebenen Phänomene zeitverzögert ablaufen. Das heißt thermodynamisch per se instabile Emulsionen können kinetisch stabil sein. Je nachdem wie stark die kinetische Stabilität ausgeprägt ist, wird eine niedrigere oder höhere Zentrifugenleistung notwendig sein, um eine Phasentrennung der Zubereitung auszulösen. Gleiches gilt für die Dauer den Zentrifugation. Um eine zuverlässige Aussage über ein Defekturarzneimittel zu erhalten, müssen daher zunächst die optimal diskriminierende Drehzahl und -dauer ermittelt werden. Insbesondere bei hochviskosen Zubereitungen sind längere Zentrifugierzeiten einzuplanen. Tritt eine Phasentrennung ein, so scheidet sich die ölige Phase aufgrund der meist geringeren Dichte auf der Oberfläche der Probe ab, während sich ausgeschiedene Wasseranteile üblicherweise am Boden

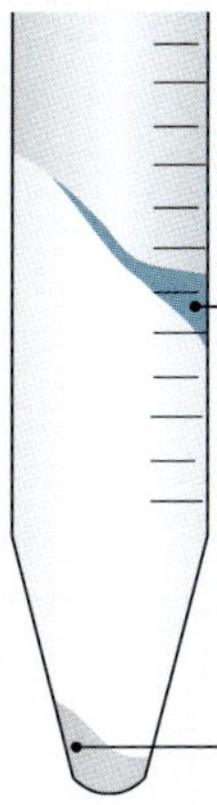

Abb. 20.2 Phasentrennung einer „weichen" W/O-Creme im Zentrifugentest

des Zentrifugenröhrchens sammeln (Abb. 20.2). Eine volumetrische Auswertung der ausgeschiedenen Anteile ist schwierig und schlecht reproduzierbar. Daher wird in der Praxis normalerweise darauf verzichtet und der Zentrifugentest als rein attributive Prüfung gestaltet.

21 pH-Messung

Einsatzbereich

Risikoklasse:

- Niedriges Risiko (Gesamtrisikoscore < 30)

Darreichungsformen:

- Lösungen, Suspensionen (auch Schüttelmixturen), Emulsionen, Säfte, Augentropfen
- Cremes, Gele

Für Details zur Eignung der Methode für bestimmte Darreichungsformen siehe ▸Kap. 21.3.3 und ▸Kap. 21.4.3.

21.1 Einführung

Die Bestimmung des pH-Werts ist eine der wichtigsten Prüfungen zur Beurteilung wässriger bzw. wasserhaltiger Defekturarzneimittel, denn kaum eine andere Analysenmethode liefert gleichzeitig Informationen zu so vielen Teilaspekten der pharmazeutischen Qualität. Die Kenntnis des pH-Bereichs von wasserhaltigen Zubereitungen ist insbesondere deshalb von Bedeutung, weil etliche Wirkstoffe nur in bestimmten pH-Fenstern ausreichend chemisch stabil und therapeutisch wirksam sind. Gleiches gilt für die Stabilität und antimikrobielle Wirksamkeit einer Vielzahl von Konservierungsmitteln (Ziegler 2013a). Die Aussagekraft des pH-Wertes beschränkt sich jedoch nicht auf die Stabilität und Wirksamkeit von Arzneistoffen und Konservierungsmitteln in der jeweiligen Zubereitung, seine Messung erlaubt darüber hinaus auch Rückschlüsse auf die Zuverlässigkeit und Reproduzierbarkeit des verwendeten Herstellungsverfahrens. Ferner ist der pH-Wert auch ein wesentliches Kriterium für die Verträglichkeit der Zubereitung am Applikationsort. ◻ Tab. 21.1 enthält die aus Gründen der Gewebetoleranz bzw. des Patientenschutzes empfohlenen pH-Werte für verschiedene Applikationsarten (bzw. Darreichungsformen). Aus der Relevanz all dieser Aspekte ergibt sich, dass der pH-Wert – seine zuverlässige Messbarkeit vorausgesetzt – in besonderer Weise als Qualitätskriterium für die Beurteilung von wässrigen bzw. wasserhaltigen Defekturarzneimitteln geeignet ist (vgl. ▸Kap. 21.2).

Der pH-Wert ergibt sich aus der Zusammensetzung eines Arzneimittels bzw. aus der Konzentration der darin vorliegenden Hydroxonium-Ionen (H_3O^+). Der dänische Chemiker Søren Peter Sørensen schlug 1909 vor, als Maß nicht direkt die Konzentration der Hydroxonium-Ionen anzugeben, sondern – um der besser handhabbaren Zahlenwerte willen – den negativen dekadischen Logarithmus dieser Größe (Bracher, et al. 2013).

$$pH = -\log[H_3O^+]$$

Dafür führte er die Bezeichnung „pH“ (Abk. für „Potentia Hydrogenii“) ein. Eine Änderung des pH-Wertes um 1 bedeutet demnach eine Änderung der Hydroxonium-Ionen-Konzentration um eine Zehnerpotenz. Der pH-Wert verdünnter wässriger Lösungen liegt zwischen 0 und 14. Die Skalenendpunkte entsprechen einerseits der idealen Lösung einer vollständig dissoziierten 1-normalen Säure und andererseits der idealen Lösung einer vollständig dissoziierten 1-normalen Base.

Tab. 21.1 Empfohlene pH-Werte für verschiedene Applikationsarten (bzw. Darreichungsformen) (nach Herzfeld, Kreuter 1999)

Applikationsart	Empfohlener pH-Wert
Oral:	
Tropfenweise	3–9
Löffelweise	5–7,5
Nasal	5–8
Auricular	5–8
Dermal	Breiter Toleranzbereich (Hautneutralität je nach Körperregion zwischen 4,5 und 6,9)
Vaginal	Reizlos
Ophthal:	
Augentropfen	5–8
Augenwässer	7,4
Parenteral:	
Injektionen	5–8
Infusionen	7,4

Diese erste Definition des pH-Werts vernachlässigt jedoch die gegenseitige Wechselwirkung der Ionen in einer wässerigen Lösung. Diese Wechselwirkung hat zur Folge, dass sich die effektiv wirksame Konzentration, die sog. Aktivität, von der nominellen Konzentration unterscheidet. Deshalb wurde Sørensens pH-Begriff von Gilbert Newton Lewis auf die Aktivitäten erweitert. Statt der Konzentration $[H_3O^+]$, wird also in Wirklichkeit stets die Aktivität der Wasserstoffionen $[a_{H_3O^+}]$ gemessen. Der Zusammenhang zwischen Konzentration und Aktivität kann durch den Aktivitätskoeffizienten f beschrieben werden, wobei der Wert von f näherungsweise von der Summe der Konzentration aller geladenen Teilchen (Kationen und Anionen) abhängt:

$$[a_{H_3O^+}] = f \cdot [H_3O^+]$$

Der praktisch gemessene pH-Wert ist demnach genau genommen der negative, dekadische Logarithmus der Wasserstoffionenaktivität.

$$pH = -\log[a_{H_3O^+}]$$

Erst in unendlich verdünnten Lösungen nimmt der Aktivitätskoeffizient f den Wert 1 an. Nur dann dürfen Aktivität und Konzentration einander gleichgesetzt werden (SCHOTT 2013).

Wegen des Unterschieds zwischen Konzentration und Aktivität kann aus der Messung von pH-Werten nicht direkt auf die Konzentration der Wasserstoffionen in Lösungen geschlossen werden. Umgekehrt ist eine absolute Eichung der pH-Skala gegen die Konzentration der Hydroxonium-Ionen nicht möglich. Eine solche Eichung wäre immer nur eine Näherung. Deshalb wird der praktischen pH-Messung eine konventionelle pH-Skala zugrunde gelegt. Die praktisch gemessenen pH-Werte beziehen sich hierbei auf eine

Reihe von Standardpufferlösungen, d.h. konventionelle pH-Werte werden stets im Vergleich zu den pH-Werten dieser Standardpufferlösungen gemessen (SCHOTT 2013).

Zur Bestimmung des pH-Wertes sind im Wesentlichen zwei Verfahren gebräuchlich: die Indikatormethode und die potentiometrische Methode, die beide im Arzneibuch beschrieben werden (Ph. Eur. 2013). Da bei der Indikatormethode subjektive Farbwahrnehmungen mitunter eine große Rolle spielen, werden pH-Werte in der pharmazeutischen Industrie heute routinemäßig potentiometrisch bestimmt (Sartorius AG 2013a). Die Indikatormethode ist zwar etwas ungenauer (Bracher, et al. 2013), dafür entfällt die Anschaffung teurer und wartungsintensiver Messelektroden. Welche der beiden Methoden im Einzelfall der Vorzug zu geben ist, dürfte von der Zahl der zu untersuchenden Chargen abhängen, vor allem aber von der Art der Zubereitungen, die in der jeweiligen Apotheke vorkommen bzw. davon welche Messgenauigkeit unter pharmazeutischen Gesichtspunkten als erforderlich angesehen wird.

21.2 Aussagekraft und Limitationen

Es liegt in der Natur des pH-Werts, dass er durch jede einzelne sauer oder basisch reagierende Komponente einer Zubereitung beeinflusst wird. Daraus ergibt sich, dass etwaige Einwaagefehler bei pH-aktiven Komponenten je nach Pufferung der Zubereitung mehr oder weniger unmittelbar auf den pH-Wert durchschlagen und somit bei dessen Bestimmung erkannt werden können. Gleiches gilt wenn beispielsweise statt der Wirkstoffbase versehentlich das Wirkstoffsalz eingesetzt wurde oder umgekehrt. Aber auch Rückschlüsse auf die Herstellungstechnik lassen sich aus der pH-Wert-Bestimmung ziehen. Werden beispielsweise Harnstoff-haltige Zubereitungen während der Herstellung zu stark erwärmt, kommt es infolge einer (partiellen) Zersetzung des Harnstoffs zu einem merklichen pH-Anstieg. Das gleiche Phänomen kann im Übrigen während der Lagerung auch ohne Wärmezufuhr beobachtet werden. Selbst eine geringfügige Hydrolyse des Harnstoffs kann im Laufe der Zeit in ungepufferter wässriger Lösung eine relevante pH-Erhöhung bewirken. Beispielsweise steigt der pH-Wert einer 10%igen wässrigen Harnstofflösung bei einem Zersetzungsgrad von gerade einmal 0,27 % von ursprünglich 6,15 auf 8,4 (NRF 2010a). Wie dieses Bespiel zeigt, können pH-Messungen unter bestimmten Voraussetzungen auch zur Beurteilung der Lagerstabilität von Defekturarzneimitteln herangezogen werden.

Die Ermittlung des pH-Werts hat in der Defekturanalytik nicht zuletzt deshalb einen hohen Stellenwert, weil viele Wirkstoffe nur in bestimmten pH-Bereichen rezeptiert werden dürfen. Der rezeptierbare pH-Bereich gibt an, welches Milieu – zumindest über einen begrenzten Zeitraum – eine ausreichende Stabilität des Wirkstoffs in wasserhaltigen Zubereitungen erwarten lässt. In die Betrachtungen geht dabei nicht nur die chemische Stabilität der Wirkstoffmoleküle ein, sondern auch eine mögliche Veränderung des Ladungszustands, die sich bei pH-Wert-Verschiebungen ergeben kann. Unabhängig von der Beurteilung der chemischen Stabilität muss der jeweilige Arzneistoff natürlich im gesamten rezeptierbaren pH-Bereich auch eine adäquate Wirksamkeit aufweisen. Sollte der Wirkstoff im pH-Bereich der Zubereitung nicht ausreichend wirksam bzw. stabil sein oder sollten Hilfsstoffe ihre Funktion (z. B. Konservierung) nicht erfüllen können, wären entsprechende Anpassungen an der Rezeptur bzw. eine pH-Wert-Einstellung vorzunehmen (Ziegler 2013a).

Wenn aus Stabilitätsuntersuchungen das Stabilitätsprofil eines Wirkstoffes über die in der Zubereitungen *gemessenen* pH-Werte hervorgeht, ist es für die Stabilitätsbeurteilung ohne Bedeutung, ob diese Werte tatsächlich in der Zubereitung vorliegen oder nicht. Dies gilt beispielsweise für Cremes, die nach einer Probenaufbereitung durch Verdünnung mit Wasser gemessen werden. Allerdings verbietet es sich ggf. die so gemessenen Werte auf andere, ähnlich zusammengesetzte Rezepturen zu übertragen oder sie zur Beurteilung anderer pH-abhängiger Parameter (z. B. ausreichende antimikrobielle Wirksamkeit des Konservierungsmittels) heranzuziehen (NRF 2013).

Bei Salben handelt es sich in aller Regel um komplett wasserfreie Zubereitungen, die demnach definitionsgemäß keinen pH-Wert besitzen. Dennoch können auch in diesen Fällen unter bestimmten Voraussetzungen pH-Wert-Bestimmungen an entsprechend aufgearbeiteten Proben zur Qualitätsbeurteilung herangezogen werden. So gibt das NRF beispielsweise in der Monographie für Povidon-Iod-Zuckersalbe 2,5 % (NRF 11.42.) an, dass eine Lösung von 1 g Salbe in 5 ml Wasser einen pH-Wert von etwa 3 aufweist (DAC/NRF 2013). Die United States Pharmacopeia lässt für Povidon-Iod-Salben (1 g gelöst zu 20 ml) den pH-Bereich 1,5 bis 6,5 zu (USP 30, 2006). Der pH-Wert der verdünnten Salbenproben eignet sich deshalb als Qualitätskriterium, weil er Aussagen über den Komplexierungsgrad des Iods erlaubt, denn bei der Dissoziation des Iods aus der Komplexbindung wird Säure frei, sodass das Povidon-Iod dementsprechend sauer reagiert. Das Säure-Base-Verhältnis kann also auch für wasserfreie oder nichtwässrige hydrophile Zubereitungen eine wichtige Rolle spielen, ohne dass für solche Zubereitungen ein pH-Wert definiert wäre. Demzufolge können orientierende pH-Messungen nach Wasserzusatz ggf. auch bei originär wasserfreien Zubereitungen für eine Qualitätsbeurteilung im Rahmen der Defekturanalytik in Betracht gezogen werden.

Voraussetzung für sinnvolle, reproduzierbare und aussagekräftige pH-Bestimmungen ist die genaue Methodenbeschreibung, z. B. hinsichtlich Probenvorbehandlung, Probenmenge, Art des Indikatorpapiers bzw. der verwendeten Messelektrode und der Kontaktzeit vor Ablesung. Allerdings ist auch bei standardisierten Defekturen die Genauigkeit der pH-Bestimmung schlechter als die tatsächlichen Schwankungen bei korrekten Anteilen der Ausgangsstoffe (NRF 2013). Dieses Problem wird in der Praxis dadurch relativiert, dass für die Beurteilung des pH-Werts in aller Regel kein konkreter Wert, sondern ein Akzeptanzbereich (pH-Spanne) definiert wird, in dem der Messwert des jeweiligen Defekturarzneimittels liegen muss, damit eine Freigabe zur Abgabe an den Patienten erfolgen kann.

21.3 Indikatormethode (Ph. Eur. 2.2.4)

21.3.1 Geräte

Außer der Indikatorflüssigkeit bzw. dem Indikatorpapier erfordert die Indikatormethode zur pH-Bestimmung keine speziellen Geräte, die über die üblicherweise in jeder Apotheke vorhandenen Glasgefäße oder ggf. eine Tüpfelplatte hinausgehen.

21.3.2 Methodenbeschreibung

Bei Indikatoren handelt es sich um Farbstoffe, deren Farbe sich in Abhängigkeit vom vorliegenden pH-Wert ändert. pH-Indikatoren können als Flüssigkeiten zugesetzt werden, oder man taucht mit dem Indikator imprägnierte Papiere oder Teststäbchen in die Probe ein. Alternativ kann auch eine geringe Menge der Zubereitung auf das Indikatorpapier getüpfelt werden. Dadurch wird im Gegensatz zur Misch- oder Eintauchmethode der direkte Kontakt des Ansatzes mit dem Prüfmittel vermieden und der Zubereitungsverlust vernachlässigbar klein gehalten (DAC/NRF 2013). Bei der Verwendung von Indikatorpapier oder -stäbchen wird die sichtbare Farbveränderung mit einer vorgegebenen Vergleichsskala z. B. auf der Packung der Teststäbchen verglichen. Es gibt Universalindikator-Papiere, die den pH-Bereich von 0 bis 14 abdecken, und Spezialpapiere, die einen engeren Bereich mit einer höheren Ablesegenauigkeit repräsentieren. Wegen der Subjektivität des Farbeindrucks und des Einflusses, den eine etwaige Eigenfarbe oder Trübung der Probe hat, sind Indikatorpapiere nur mäßig genau (Sartorius AG 2013a), werden aber wegen ihrer leichten Handhabung als Schnelltests geschätzt.

Die in der Ph. Eur.-Monographie 2.2.4 beschriebenen Flüssigindikatoren bzw. Indikatorpapiere sind in ◘ Tab. 21.2 gelistet. In der Regel wird in der Prüfanweisung bzw. Defekturspezifikation angegeben, wie eine Zubereitung reagiert (alkalisch, schwach alkalisch, stark alkalisch usw. → siehe erste Spalte der ◘ Tab. 21.2), woraus sich dann unmittelbar eine Auswahl an ggf. geeigneten Indikatoren ergibt. Das heißt bei Verwendung der Indikatormethode wird der pH-Wert der zu untersuchenden Probe in der Regel nicht durch einen bestimmten Zahlenwert, sondern eine Ober- und/oder Untergrenze charakterisiert (z. B. pH 3–10). Ist ein konkreter Indikator vorgegeben, sind die Begriffe „alkalisch", „neutral" oder „sauer" immer in Bezug auf den vorgeschriebenen Indikator zu verstehen. Eine Prüflösung, die „neutral gegenüber Methylrot" reagiert, kann deshalb durchaus einen realen pH-Wert von 4,5 aufweisen, also sauer reagieren (Bracher, et al. 2013). Teilweise werden durch die Indikatorfarben auch pH-Intervalle definiert. Wenn in ◘ Tab. 21.2 nichts anderes angegeben ist, werden 10 ml der zu untersuchenden Lösung mit 0,1 ml Indikator-Lösung versetzt.

21.3.3 Eignung

Die recht einfach durchzuführende Bestimmung des pH-Werts mithilfe von Indikatorfarbstoffen, -papier oder -stäbchen ist uneingeschränkt nur für klare, wässrige Lösungen geeignet (Fischer, Schüler 2013). Gefärbte oder trübe Zubereitungen lassen eine zuverlässige Erkennung der Indikatorfarbe nicht zu und können mit dieser Methode demzufolge genauso wenig geprüft werden, wie Zubereitungen, die Substanzen enthalten, die den Indikatorfarbstoff verändern (z. B. Oxidation durch Wasserstoffperoxid). Auch bei lipophilen Cremes, Suspensionen oder hochviskosen Hydrogelen kann der pH-Wert mit der Indikatormethode häufig nicht mit der erforderlichen Sicherheit ermittelt werden. Vereinzelt wird geraten, den pH-Wert von Cremes oder Gelen orientierungsweise zu bestimmen, indem man ein Indikatorstäbchen auf eine harte Unterlage legt und die halbfeste Probe mit einem Salbenspatel unter kräftigem Druck über die Farbzonen streicht, die dann abgelesen werden, nachdem überstehende Reste der Probe entfernt wurden. Diese Methode ist bislang nicht validiert und aufgrund der vielfältigen Imponderabilien bei ihrer Durchführung nicht für die Defekturanalytik zu empfehlen. Stattdessen sollte besser eine adäquate Probenaufbereitung erfolgen, die eine zuverlässig reproduzierbare pH-Bestimmung ermöglicht. Bei einer mit Wasser mischbaren oder in Wasser dispergierbaren Probe kommt beispielsweise eine Verdünnung mit Wasser in Frage. Hierbei ist darauf zu achten, dass die Verdünnung stets mit entmineralisiertem (am besten CO_2-freien) Wasser erfolgt, damit der gemessene pH-Wert ausschließlich durch die zu prüfende Zubereitung und nicht durch die Eigenschaften des Verdünnungsmediums bestimmt

Tab. 21.2 Indikatoren der Ph. Eur.-Monographie 2.2.4 (Ph. Eur. 2013)

Reaktion	pH-Wert	Indikator	Färbung
Alkalisch	> 8	Rotes Lackmus-Papier R	Blau
		Thymolblau-Lösung R (0,05 ml)	Grau oder violettblau
Schwach alkalisch	8,0–10,0	Phenolphthalein-Lösung R (0,05 ml)	Farblos oder rosa
		Thymolblau-Lösung R (0,05 ml)	Grau
Stark alkalisch	> 10	Phenolphthalein-Papier R	Rot
		Thymolblau-Lösung R (0,05 ml)	Violettblau
Neutral	6,0–8,0	Methylrot-Lösung R	Gelb
		Phenolrot-Lösung R (0,05 ml)	Gelb oder Rosa
Neutral gegenüber Methylrot	4,5–6,0	Methylrot-Lösung R	Orangerot
Neutral gegenüber Phenolphthalein	< 8,0	Phenolphthalein-Lösung R (0,05 ml)	Farblos; nach Zusatz von 0,05 ml Base ($0{,}1\ mol \cdot l^{-1}$) rosa oder rot
Sauer	< 6	Methylrot-Lösung R	Orange oder rot
		Bromthymolblau-Lösung R 1	Gelb
Schwach sauer	4,0–6,0	Methylrot-Lösung R	Orange
		Bromcresolgrün-Lösung R	Grün oder blau
Stark sauer	< 4	Kongorot-Papier R	Grün oder blau

wird. In der Regel führt der Zusatz von entmineralisiertem Wasser zu pH-Werten, die sich mit zunehmender Verdünnung dem Neutralbereich nähern. Deshalb kann es zur Validierung der Bestimmung sinnvoll sein, den pH-Wert bei mehreren Verdünnungsgraden zu messen und auf die unverdünnte Probe zu extrapolieren (NRF 2013).

Unter der Annahme, dass die Beschaffenheit des zu prüfenden Defekturarzneimittels (ggf. nach entsprechender Probenaufbereitung) eine pH-Bestimmung mit der Indikatormethode zulässt, stellt in der Regel die Ablesegenauigkeit der Vergleichsskala den limitierenden Faktor für die Präzision der Messung dar. Je nach Fragestellung und geforderter Genauigkeit sind Graduierungen von 1, 0,5 oder 0,2 pH-Einheiten sinnvoll (NRF 2013). Deshalb sollten in der Defekturanalytik statt Universalindikator-Papieren, wann immer möglich Spezialindikatorpapiere oder Indikatorstäbchen zum Einsatz kommen, die zwar nur einen engeren pH-Bereich abdecken, dafür aber eine höhere Ablesegenauigkeit aufweisen. Doch auch im letztgenannten Fall ist die individuelle Auffassung über die Wiederholbarkeit und Richtigkeit der Messungen an halbfesten Zubereitungen recht unterschiedlich. Mitunter deuten sich erhebliche Unterschiede von mehr als einer pH-Einheit an, wenn verschiedene Indikatorpapiere untereinander oder diese mit der potentiometrischen Messung verglichen werden (NRF 2013). Um unter den gegebenen Rahmenbedingungen ein Höchstmaß an Vergleichbarkeit der Messwerte sicher zu stellen, sollte daher stets mit dem gleichen Indikatorpapier und der gleichen Vergleichsskala gearbeitet werden.

Angesichts der komplexen Zusammensetzung von Defekturarzneimitteln und der vielfältigen, die pH-Messung beeinflussenden Parameter, ist es möglich, dass der gemessene pH-Wert zahlenmäßig nicht exakt dem Logarithmus der in der wässrigen Phase der Zubereitung tatsächlich vorliegenden Hydroxonium-Ionen-Aktivität $[a_{H_3O^+}]$ entspricht. In diesem Fall können aus dem reproduzierbar gemessenen pH-Wert zwar keine absoluten Aussagen zur Stabilität des Wirkstoffs in der Zubereitung abgeleitet werden – es sei denn, es wurde im Vorfeld ein Stabilitätsprofil erstellt, das mit dem gemessenen pH-Wert korreliert (vgl. ▸Kap. 21.2) –, vergleichende Relativbetrachtungen hinsichtlich der Chargenhomogenität bzw. -konformität sind jedoch durchaus möglich.

21.4 Potentiometrische Methode (Ph. Eur. 2.2.3)

21.4.1 Geräte

Die potentiometrische Bestimmung des pH-Werts erfolgt durch Messung der Potentialdifferenz zwischen zwei geeigneten Elektroden, die in die zu prüfende Zubereitung eintauchen. Während die Indikatorelektrode für Hydroxonium-Ionen empfindlich ist, liefert die für Hydroxonium-Ionen unempfindliche Referenzelektrode unabhängig von der Konzentration der H_3O^+-Ionen in der Probelösung stets dasselbe konstante Potential, gegen das gemessen wird.

Indikatorelektrode

Zur pH-Messung werden heute ausschließlich sog. Glaselektroden verwendet. Diese bestehen aus einer kleinen dünnwandigen (ca. 0,5–0,05 mm) Lithium-Barium-Silicat-Glas-Kugel, die mit einer Pufferlösung gefüllt ist. Die Oberfläche des Glases (die sog. Glasmembran) quillt in Wasser ein wenig auf, sodass ein gewisser Ionenaustausch zwischen Glas und Lösung möglich ist (○ Abb. 21.1). Zwischen den H_3O^+-Ionen in der Quellschicht und denen im Elektrolyten stellt sich ein Gleichgewicht ein, dessen Lage vom pH-Wert der Lösung abhängt. Daraus resultiert ein Potential an der Phasengrenze zwischen Glas und Elektrolyt (sog. Phasengrenzpotential). Dieser Vorgang spielt sich sowohl auf der Innenseite als auch auf der Außenseite der Glasmembran ab. Wenn der pH-Wert innen und außen unterschiedlich ist, entsteht dadurch an der Glasmembran eine Potentialdifferenz zwischen Innen- und Außenseite (Dominik, et al. 2013).

Da das Kugelinnere mit einer Pufferlösung gefüllt ist, die einen konstanten pH-Wert besitzt, ist die Größe des Potentials, das sich an der Glasmembran einstellt, gem. der Nernstschen Gleichung ausschließlich vom pH-Wert des äußeren Elektrolyten abhängig:

$$E = E_0 + 0{,}059\ (pH_{innen} - pH_{Probe})$$

| E Elektrodenpotential im Gleichgewicht | E_0 Normalpotential der verwendeten Elektrode | pH_{innen} pH-Wert des Innenpuffers | pH_{Probe} pH-Wert der zu vermessenden Probe

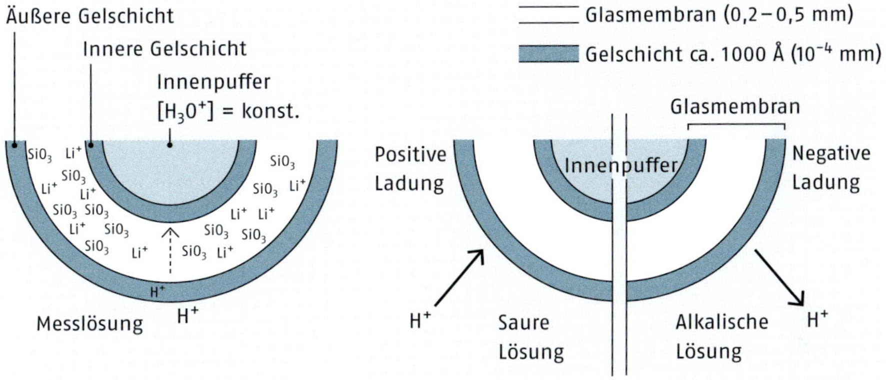

o Abb. 21.1 Potentialentstehung an der Glaselektrode (nach Mettler-Toledo AG 2007)

Referenzenelektrode

Die Referenzelektrode hat die Aufgabe, ein definiertes stabiles Referenzpotential zu liefern, gegen das das Potential des pH-Sensors gemessen werden kann. Zu diesem Zweck muss die Referenzelektrode aus einem speziellen Glas bestehen, das gegenüber den H_3O^+-Ionen in der Lösung unempfindlich ist. Außerdem muss die Elektrode zur Probenumgebung, in die sie eintaucht, offen sein. Aus diesem Grund wird im Schaft der Referenzelektrode eine Öffnung oder ein Diaphragma angebracht. Um korrekte Messungen zu erhalten, müssen sich Indikator- und Referenzelektrode in derselben Lösung befinden (Mettler-Toledo AG 2007). Häufig werden Silber/Silberchlorid- oder Quecksilber/Quecksilberchlorid-Elektroden (sog. Kalomel-Elektroden) als Referenzelektroden eingesetzt. Letztere werden in der Ph. Eur. zwar exemplarisch genannt, aber nicht exklusiv zugelassen (Ph. Eur. 2013). Aus Gründen des Umweltschutzes verlieren Kalomel-Elektroden jedoch zusehends an Bedeutung (Sartorius AG 2013a).

Einstabmessketten

Heute werden in den meisten Fällen sog. Einstabmessketten verwendet, bei denen Indikator- und Referenzelektrode in einem Griffstück kombiniert sind. Der Schaft der Glaselektrode wird dabei von einem zweiten koaxialen Glasrohr umgeben. Der entstehende Zwischenraum enthält die Bezugselektrode, die über ein seitlich angebrachtes Diaphragma mit der Messlösung in Kontakt steht (Rücker, et al. 2008; o Abb. 21.2). Indikator- und Referenzelektrode einer Einstabmesskette haben demnach exakt dieselben Eigenschaften wie die entsprechenden separaten Elektroden. Der einzige Unterschied besteht darin, dass sie zur einfacheren Handhabung in einen Stab integriert wurden. Um die pH-Messungen weiter zu vereinfachen, enthalten viele Einstabmessketten darüber hinaus einen Temperatursensor, so dass auch Messungen mit gleichzeitiger Temperaturkompensation möglich sind.

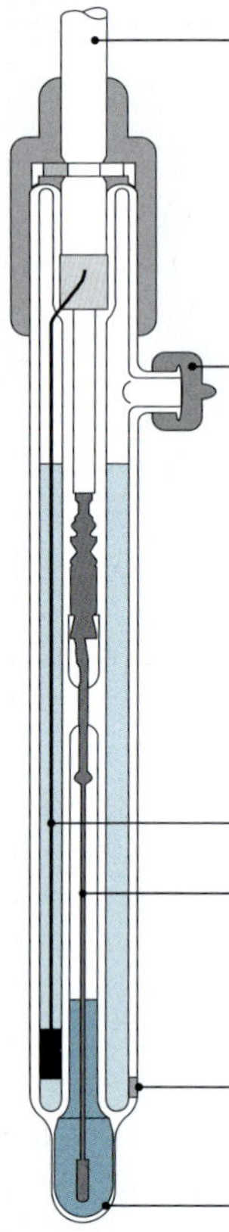

Abb. 21.2 Einstabmesskette mit innerer pH-Indikatorelektrode und äußerer Referenzelektrode (Rücker, et al. 2008)

Diaphragmatypen

Die Vielfalt unterschiedlicher Proben stellt auch ganz unterschiedliche Anforderungen an die Gestaltung der Elektroden, insbesondere an die Art des Diaphragmas der Referenzelektrode, das auf unterschiedliche Weise realisiert sein kann.

Keramikdiaphragma

Das Keramikdiaphragma ist die einfachste Verbindung zwischen Referenzelektrode und zu vermessender Probe. Es besteht aus einem porösen Keramikteil, das in den Glasschaft der Elektrode eingesetzt ist. Das poröse Keramikmaterial ermöglicht es, dass der Elektrolyt langsam aus der Elektrode austreten kann, ohne dabei jedoch völlig ungehindert herauszufließen zu können. Diese Art von Verbindung eignet sich sehr gut für Standardmessungen in wässrigen Lösungen. Allerdings hat dieses, wegen seiner einfachen Handhabung bei der Messung wässriger Lösungen wahrscheinlich meistverwendete Diaphragma einen großen Nachteil: Aufgrund der porösen Struktur kommt es leicht zur Verstopfung, insbesondere bei Suspensionen oder sehr viskosen Proben. Wenn der Elektrolyt nicht ungehindert fließen kann, sind jedoch keine Messungen mehr möglich, da das Referenzpotential nicht mehr stabil ist. Das gleiche Problem kann auftreten, wenn die innere

Elektrolytlösung der Referenzelektrode im Diaphragma auf die Probenlösung trifft und beide unter Bildung schwerlöslicher Salze miteinander reagieren, sodass das Diaphragma blockiert wird.

Schliffdiaphragma

Die Probleme des Keramikdiaphragmas bei der Messung von viskosen Proben und Suspensionen können durch Verwendung eines größeren Diaphragmas gelöst werden, das nicht so schnell verstopft und einfach zu reinigen ist. Eine solche Verbindung ist das Schliffdiaphragma. Es besteht aus einem geschliffenen Bereich des Elektrodenschafts, über den eine Hülse aus geschliffenem Glas oder Kunststoff geschoben werden kann. Der Elektrolyt tritt aus der Elektrode durch eine Öffnung aus, die von der Schliffglas- bzw. Kunststoffhülse bedeckt ist. Durch mehr oder weniger festes Anbringen der Hülse über dem Schliffbereich des Schafts kann der Elektrolytfluss aus dem Referenzelement reguliert werden. Gegenüber dem Keramikdiaphragma wird dadurch eine erheblich größere Fließgeschwindigkeit des Elektrolyts ermöglicht, was gerade bei der Messung in ionenarmen Medien vorteilhaft ist. Außerdem sind Schliffdiaphragmen gut zu reinigen, da die Hülse vollständig hochgeschoben und etwaige Verunreinigungen mit entmineralisiertem Wasser oder einem Tuch leicht aus dem Diaphragma entfernt werden können. (CAVE: die pH-Membran darf dabei nicht berührt werden!) Aufgrund dieser Eigenschaften sind Schliffdiaphragmen besonders für sehr viskose Proben sowie Suspensionen und Emulsionen geeignet.

Lochdiaphragma

Der dritte Diaphragmatyp ist das Lochdiaphragma. Hierbei ist die Referenzelektrode völlig offen gegen die Umgebung und bietet einen ungehinderten Kontakt zwischen Referenzelektrolyt und Probenlösung. Dies ist nur möglich, wenn der Referenzelektrolyt ein Feststoffpolymerelektrolyt ist. Der Vorteil dieses Diaphragmas besteht darin, dass es selten verstopft. Für das Lochdiaphragma sind selbst sehr feststoffreiche oder grobdisperse Suspensionen kein Problem. Die Nachteile der Feststoffpolymerelektrolyte, die bei diesem Diaphragmatyp verwendet werden, sind langsamere Reaktionszeiten und ein geringer Elektrolytfluss. Dies bedeutet, dass die gemessenen Proben eine genügend hohe Ionenkonzentration aufweisen müssen, um stabile Messungen zu ermöglichen.

Membranformen

Je nach Verwendungszweck einer Elektrode kann deren pH-Glasmembran unterschiedliche Formen und Eigenschaften besitzen. Die wichtigsten Auswahlkriterien hierfür sind Konsistenz, Volumen und Temperatur der Probe, sowie der erforderliche Messbereich und die Ionenkonzentration der Probelösungen. In ○ Abb. 21.3 sind verschiedene Membranformen mit ihren Eigenschaften und empfohlenen Anwendungsbereichen dargestellt.

Voltmeter

Neben geeigneten Elektroden benötigt man für die pH-Messung ein hochpräzises Voltmeter, mit dem die Spannungsdifferenz zwischen Indikator- und Referenzelektrode ermittelt wird. Laut Ph. Eur. muss der Eingangswiderstand des Voltmeters mindestens 100-mal größer sein als jener der verwendeten Elektroden, da sonst an der Messzelle ein zu hoher Spannungsabfall eintritt (Ph. Eur. 2013). Die Empfindlichkeit des Geräts muss

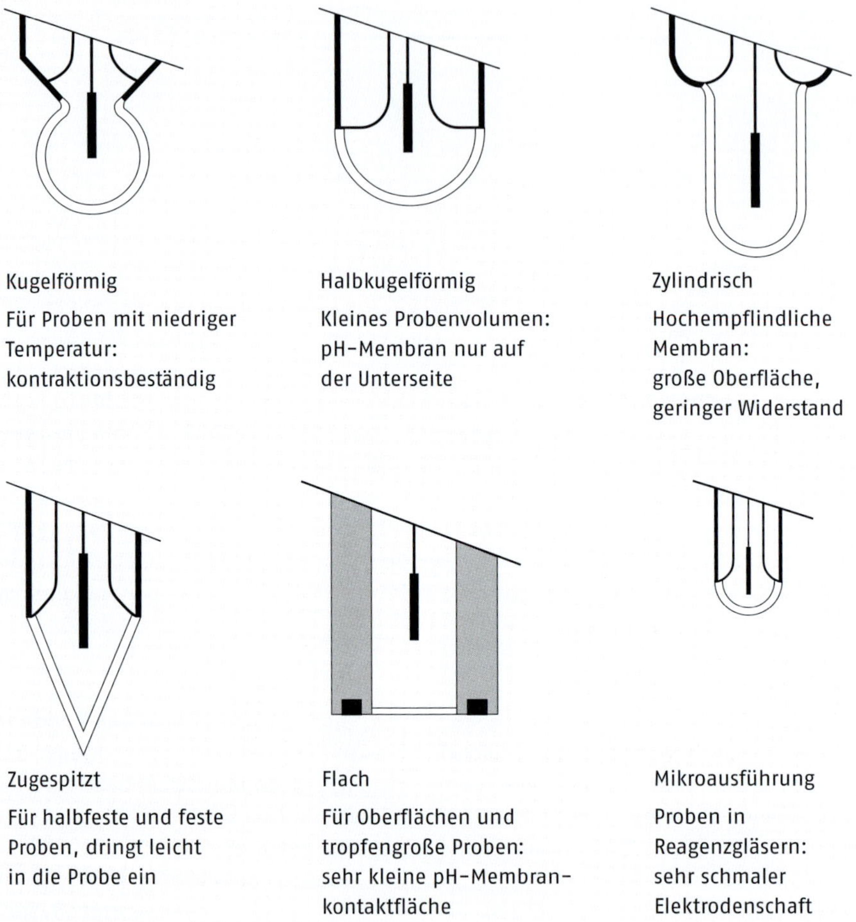

Abb. 21.3 Verschiedene Membranformen für pH-Elektroden (nach Mettler-Toledo AG 2007)

nach Arzneibuch mindestens 0,05 pH-Einheiten (mindestens 0,003 V) betragen. Diese Voraussetzungen werden von den meisten im Handel befindlichen pH-Metern erfüllt.

Berechnung des pH-Werts

Aus der gemessenen Potentialdifferenz zwischen der pH-empfindlichen Indikatorelektrode und der Referenzelektrode kann der pH-Wert entweder über eine Kalibriergerade bestimmt oder berechnet werden. Die Ph. Eur. verwendet für die Praxis eine empirische pH-Skala und setzt dabei den pH-Wert der Prüflösung in Relation zum pH-Wert einer Referenz-Pufferlösung. Der pH-Wert errechnet sich dabei nach folgender Gleichung:

$$pH = pH_S - \frac{\Delta E_X - \Delta E_S}{k}$$

| pH pH-Wert der untersuchten Probe | pH_S pH-Wert der Referenzlösung (Standard-Pufferlösung) | ΔE_X Gemessene Potentialdifferenz der Probe | ΔE_s Gemessene Potentialdifferenz der Referenzlösung (Standard-Pufferlösung) | k Temperaturabhängiger Faktor

Tab. 21.3 Wert des temperaturabhängigen Faktors *k* bei verschiedenen Temperaturen (Ph. Eur. 2013)

Temperatur [°C]	*k* [V]
15	0,0572
20	0,0582
25	0,0592
30	0,0601
35	0,0611

Der temperaturabhängige Faktor *k* beschreibt die Änderung der Potentialdifferenz der Messkette in Volt bei Änderung der Aktivität der Hydroxonium-Ionen in der Lösung um eine pH-Stufe (Bracher, et al. 2013). Er ist in der Ph. Eur.-Monographie 2.2.3 für verschiedene Temperaturen angegeben (Tab. 21.3). Die dort tabellierten Werte sind allerdings nur gültig, wenn das Potential der Indikatorelektrode exakt dem Nernstschen Gesetz gehorcht. Deshalb sollte *k* für jedes Messgerät bei den tatsächlichen Messbedingungen bestimmt werden, sofern nicht ohnehin Elektroden mit Temperaturfühler und automatischer Temperaturkompensation verwendet werden.

Kalibrierung

Glaselektroden zeigen meistens eine Abweichung vom idealen Nernstschen Verhalten. Aus diesem Grunde wird in der Ph. Eur. eine bestimmte Prozedur für die Kalibrierung vorgeschrieben: Die Apparatur wird mit der Kaliumhydrogenphthalat-Pufferlösung (primärer Referenzpuffer) und einer weiteren Pufferlösung mit anderem pH-Wert (vorzugsweise eine aus Tab. 21.4) eingestellt. Der abgelesene pH-Wert einer dritten Pufferlösung, deren pH-Wert zwischen den beiden Eichpunkten liegt, darf höchstens 0,05 pH-Einheiten von dem für diese Lösung angegebenen Wert abweichen.

Tab. 21.4 Referenz-Pufferlösungen der Ph. Eur. und ihre Änderung des pH-Werts in Abhängigkeit von der Temperatur

	Temperatur					
	15 °C	20 °C	25 °C	30 °C	35 °C	$\frac{\Delta pH}{\Delta T}\left[\frac{1}{°C}\right]$
Kaliumtetraoxalat-Lösung (0,05 mol · l^{-1}) $C_4H_3KO_8$ 2 H_2O	1,67	1,68	1,68	1,68	1,69	+0,001
Gesättigte Kaliumhydrogentartrat-Lösung (bei 25 °C) $C_4H_5KO_6$			3,56	3,55	3,55	−0,0014
Kaliumdihydrogencitrat-Lösung (0,05 mol · l^{-1}) $C_6H_7KO_7$	3,80	3,79	3,78	3,77	3,76	−0,0022

21

Tab. 21.4 Referenz-Pufferlösungen der Ph. Eur. und ihre Änderung des pH-Werts in Abhängigkeit von der Temperatur (Fortsetzung)

	Temperatur					
	15 °C	20 °C	25 °C	30 °C	35 °C	$\frac{\Delta pH}{\Delta T}\left[\frac{1}{°C}\right]$
Kaliumhydrogenphthalat-Lösung (0,05 mol · l^{-1}) $C_8H_5KO_4$	4,00	4,00	4,01	4,02	4,02	+0,012
Kaliumdihydrogenphosphat-Lösung (0,025 mol · l^{-1}) und Natriummonohydrogenphosphat-Lösung (0,025 mol · l^{-1}) KH_2PO_4 + Na_2HPO_4	6,90	6,88	6,87	6,85	6,84	−0,0028
Kaliumdihydrogenphosphat-Lösung (0,0087 mol · l^{-1}) und Natriummonohydrogenphosphat-Lösung (0,0303 mol · l^{-1}) KH_2PO_4 + Na_2HPO_4	7,45	7,43	7,41	7,40	7,39	−0,0028
Natriumtetraborat-Lösung (0,01 mol · l^{-1}) $Na_2B_4O_7 \cdot 10\ H_2O$	9,28	9,23	9,18	9,14	9,10	−0,0082
Natriumcarbonat-Lösung (0,025 mol · l^{-1}) und Natrium-hydrogencarbonat-Lösung (0,025 mol · l^{-1}) Na_2CO_3 + $NaHCO_3$	10,12	10,06	10,01	9,97	9,93	−0,0096
Gesättigte Calciumhydroxid-Lösung (bei 25 °C) $Ca(OH)_2$	12,81	12,63	12,45	12,29	12,13	−0,034

Einfache Hand-pH-Meter

Für die Verwendung von einfachen, im Vergleich zu arzneibuchkonformen Laborgeräten vergleichsweise billigen pH-Metern, die ebenfalls im Apotheken-Fachhandel angeboten werden, liegen bisher keine validen Daten vor. Von einer umfassenden fachlichen Beurteilung dieser Geräte für den Betrieb in der Apotheke ist derzeit nichts bekannt (NRF 2013). Die Verwendung solcher einfachen Hand-pH-Meter für die Defekturanalytik kann daher zum gegenwärtigen Zeitpunkt nicht empfohlen werden.

21.4.2 Methodenbeschreibung

Für die potentiometrische pH-Wert-Bestimmung verwendet man ein pH-Meter mit einer zur pH-Messung geeigneten pH-Elektrode. Die pH-Elektrode ist eine Messkette, an der sich, in Abhängigkeit vom pH-Wert der sie umgebenden Lösung, ein bestimmtes Potential aufbaut. Dieses Potential wird gegen eine Bezugselektrode gemessen, an der ein konstantes Potential herrscht. Aus der Potentialdifferenz der beiden Elektroden wird der pH-Wert berechnet. Voraussetzung für genaue und reproduzierbare Messungen sind definierte Messbedingungen. Besonders wichtig sind hierbei eine konstante Temperatur und die Homogenität des Messmediums.

21.4.3 Eignung

Im Gegensatz zur Indikatormethode lassen sich mithilfe der Potentiometrie auch in trüben und/oder gefärbten Zubereitungen aussagekräftige pH-Wert-Bestimmungen durchführen. Zwar wäre die Messung mittels pH-Elektroden prinzipiell sogar unmittelbar im Produkt möglich, aus hygienischen Gründen ist ein solches Vorgehen jedoch nicht zu vertreten. Des Weiteren ist oft eine zusätzliche Probenvorbereitung erforderlich, so dass eine direkte Messung im Produkt schon aus diesem Grund ausscheidet. Letzteres ist insbesondere dann der Fall, wenn der Wasseranteil der Probe gering oder von einer lipophilen Phase umgeben ist, z. B. in Lösungen mit überwiegend nichtwässrigen hydrophilen Bestandteilen, Emulsionen oder Cremes. Häufig genügt allerdings bereits ein definierter Verdünnungsschritt, um derlei Systeme in einen potentiometrisch vermessbaren Zustand zu überführen. Wie bereits bei der Probenvorbereitung für die Indikatormessung erläutert (▸ Kap. 21.3.3) darf die Verdünnung nur mit entmineralisiertem (am besten CO_2-freiem) Wasser erfolgen, damit der gemessene pH-Wert ausschließlich durch die zu prüfende Zubereitung und nicht durch die Eigenschaften des Verdünnungsmediums bestimmt wird. Mit zunehmender Verdünnung nähert sich der gemessene pH-Wert in der Regel immer weiter dem Neutralbereich an. Die Aufstellung einer geeigneten Verdünnungsreihe ermöglicht es jedoch in vielen Fällen nach entsprechender Validierung auf die unverdünnte Probe zu extrapolieren (NRF 2013). Auch elektrolytarme Zubereitungen lassen sich potentiometrisch mitunter nur schwer vermessen, da infolge einer geringen Ionenstärke stark streuende, schlecht reproduzierbare Werte erhalten werden. Um dies zu verhindern, können Zubereitungen mit zu geringer Ionenstärke Elektrolyte (z. B. einmolare Kaliumnitrat-Lösung) zugesetzt werden. Der Elektrolytzusatz verändert den pH-Wert in der Regel nicht, sondern führt lediglich zu einer Stabilisierung des Potentials. Unterschiedliche Zusatzmengen sollten demnach – von möglichen Verdünnungseffekten durch unterschiedliche Lösungsmittelmengen der Elektrolytlösung abgesehen – gleiche Messwerte ergeben.

Nicht potentiometrisch vermessbar sind alle jene Zubereitungen, die Substanzen enthalten, die die Messung unmittelbar stören, beispielsweise indem sie mit dem Messelektrolyten der Elektrode in situ schwerlösliche Salze bilden, die das Diaphragma verstopfen (vgl. ▸ Kap. 21.4.1). Ähnliche Schwierigkeiten bereitet mitunter die Vermessung von Suspensionen, da auch hier die Partikel der dispersen Phase das Diaphragma verstopfen können. Während sich die in-situ-Salzbildung in der Praxis auch durch eine etwaige Probenvorbereitung nicht verhindern lässt, kann die Verstopfung des Diaphragmas bei Suspensionen ggf. durch eine Abtrennung der dispersen Phase vor der Messung (z. B. durch Filtration, Zentrifugation etc.) oder Verdünnung verhindert werden. Manche Zubereitungen lassen sich in der Praxis jedoch nur schwer in ihre unterschiedlichen Phasen trennen. Alternativ besteht die Möglichkeit der Wahl eines anderen Elektrodentyps, dessen Diaphragma eine geringere Verstopfungstendenz aufweist (vgl. ▸ Kap. 21.4.1).

Doch nicht nur bei Suspensionen, auch bei vielen anderen im Rahmen der Defektur hergestellten Darreichungsformen spielt die Wahl der Messelektrode eine wichtige Rolle. In einigen Fällen lässt sich durch die Wahl einer speziell für das zu vermessende System geeigneten Messelektrode auch eine aufwendige Probenvorbereitung umgehen. Welche Elektrode geeignet ist, hängt in erster Linie von folgenden Produkteigenschaften ab: chemische Zusammensetzung (v. a. Wasseranteil), Homogenität, Viskosität, Temperatur und zu erwartender pH-Bereich. Besonderes Augenmerk erfordert die Auswahl bei wasserarmen, proteinreichen, viskosen Proben und bei Proben mit geringer Leitfähigkeit, da hier bei der Verwendung von Allzweck-Glaselektroden verschiedene Fehlerquellen auftreten. Bei manchen Proben spielt auch die Zeit zwischen Probenahme und Messung eine entscheidende Rolle. Zum Beispiel ändern manche alkalische Proben mit geringer Pufferkapazität ihren pH-Wert relativ rasch infolge einer CO_2-Aufnahme aus der Luft (Sartorius AG 2013a). Im Allgemeinen werden in Abhängigkeit von den Eigenschaften der zu vermessenden Zubereitung folgende Elektroden empfohlen:

Wässrige Lösungen: Einfache pH-Elektroden sind für Routinemessungen wässriger Lösungen völlig ausreichend. Die Vorteile der einfachen pH-Elektrode sind der unkomplizierte Gebrauch und die große Robustheit. Die Elektroden bestehen gewöhnlich aus Glas und verfügen über ein Keramikdiaphragma (vgl. ▸Kap. 21.4.1).

Emulsionen und Cremes: Für Emulsionen sind Elektroden mit Schliffdiaphragma am besten geeignet. Ein Schliffdiaphragma ist wenig verstopfungsanfällig und bietet der Probe gleichzeitig einen großen Kontaktbereich (vgl. ▸Kap. 21.4.1). Wenn die Verbindung dennoch verstopft, kann sie problemlos gereinigt werden. Hierfür muss lediglich die Schliffhülse von der Verbindung hochgeschoben und die Öffnung gesäubert werden. Da Elektroden mit Schliffdiaphragma über einen großen Kontaktbereich zwischen dem Referenzelektrolyt und der Probelösung verfügen, eignen sie sich auch für Proben, die instabile Signale erzeugen.

Suspensionen: Die Verwendung von pH-Elektroden mit Keramikdiaphragmen für die Vermessung von Suspensionen ist mitunter etwas heikel, da das Risiko für eine Verstopfung des Diaphragmas relativ hoch ist. In solchen Fällen ist eine pH-Elektrode mit einem Lochdiaphragma zu empfehlen, die über einen Feststoffpolymer-Referenzelektrolyt verfügt. Bei dieser Elektrode hat der Schaft eine Öffnung, die einen direkten Kontakt zwischen Elektrolyt und Probe erlaubt (vgl. ▸Kap. 21.4.1).

Halbfeste oder feste Proben: Nahezu feste Proben mit extrem hoher Viskosität (sehr feste Gele o. ä.) können nicht mit normalen pH-Elektroden gemessen werden, da sie für den beim Einführen in die Probe entstehenden Druck nicht ausgelegt sind. Hierfür sind spezielle Elektroden erforderlich, die leicht in die Proben eindringen. Dabei muss es die Membranform nicht nur ermöglichen, die Elektrode mit Kraft in die Probe zu drücken, sie muss darüber hinaus auch eine ausreichend große Kontaktfläche zur Probe bieten. Diese Voraussetzungen werden beispielsweise von Elektroden mit zugespitzter Membranform erfüllt (vgl. ▸Kap. 21.4.1).

Kleine Probenvolumina: Manchmal müssen sehr kleine Probenvolumina gemessen werden, die nicht einmal den untersten Bereich einer pH-Elektrode umschließen. Diese Art von Messungen können nur mit einer flachen pH-Elektrode durchgeführt werden. Derartige Elektroden benötigen zur Messung des pH-Werts nur eine Oberfläche. Hierbei wird die flache pH-Elektrode direkt auf die Oberfläche bzw. den Flüssigkeitstropfen gestellt, so dass die Probenflüssigkeit über die Oberfläche der ebenen Membran verteilt wird.

Aus nachvollziehbaren Gründen wird es für viele Apotheken nicht akzeptabel sein, für jede Darreichungsform die am besten geeignete Spezialelektrode anzuschaffen. Die obigen Ausführungen sind daher lediglich als Handreichung zu verstehen, die es der Apotheke ermöglichen sollen, die für das individuelle Defekturaufkommen am häufigsten passende Elektrode auszuwählen. So wie sich durch eine entsprechende Elektrodenauswahl evtl. eine aufwendige Probenvorbereitung umgehen lässt, kann natürlich im Umkehrschluss in bestimmten Fällen, das Fehlen einer ideal geeigneten Messelektrode durch eine entsprechende Probenvorbereitung kompensiert werden.

Aus den vorausgehenden Ausführungen wird deutlich, dass die potentiometrische pH-Wert-Bestimmung bei entsprechender Probenvorbereitung und Wahl der passenden Messelektrode einen sehr breiten Anwendungsbereich aufweist und ein breites Spektrum an Darreichungsformen abdeckt. In der Praxis ist daher eine Vielzahl von Defekturarzneimitteln für eine potentiometrische Untersuchung geeignet. Bei Defekturarzneimitteln, die im Hinblick auf die potentiometrische pH-Messung bekanntermaßen Schwierigkeiten bereiten können (niedriger Wasseranteil, disperse Systeme, hohe Viskosität) sollte allerdings grundsätzlich eine Validierung der Methode erfolgen, wobei die Probenvorbereitung ggf. mit einzubeziehen wäre.

22 Polarimetrie

Einsatzbereich

Risikoklasse:
- Niedriges Risiko (Gesamtrisikoscore < 30)
- Mittleres Risiko (Gesamtrisikoscore 30–100):
  nur wenn (halb)quantitative Rückschlüsse auf den Wirkstoffgehalt möglich sind (optische Drehung ausschließlich von der betrachteten Komponente abhängig)

Darreichungsformen:
- Lösungen, Säfte, Augentropfen

Für Details zur Eignung der Methode für bestimmte Darreichungsformen siehe ▸Kap. 22.3.2.

22.1 Einführung

Etwa 50 % der weltweit 100 meistverkauften Arzneistoffe sind chiral, d.h. es existieren zwei Isomere, die sich zueinander verhalten wie Bild und Spiegelbild. Häufig weisen die beiden zueinander spiegelbildlichen, auch als Enantiomere bezeichneten Moleküle eine unterschiedliche pharmakologische Aktivität auf, so dass ihrer Unterscheidung bei der pharmazeutischen Qualitätskontrolle eine große Bedeutung zukommt. Allerdings stehen hierfür nur wenige Methoden zur Verfügung, denn Enantiomere unterscheiden sich in ihren chemischen und physikalischen Eigenschaften lediglich durch zwei Effekte:

- Sie reagieren unterschiedlich mit anderen chiralen Molekülen
- Sie drehen die Polarisationsebene von linear polarisiertem Licht jeweils um denselben Winkel, aber in entgegengesetzter Richtung

Alle anderen chemischen und physikalischen Eigenschaften sind identisch (Dominik, et al. 2013). Im Rahmen der Routineprüfung von (Defektur-)Arzneimitteln, kommt lediglich die auch als optische Drehung oder optische Aktivität bezeichnete Drehung des polarisierten Lichts in Frage, da sie im Gegensatz zu chemischen Reaktion mit chiralen Molekülen einfach, standardisiert und unabhängig von etwaigen funktionellen Gruppe für alle Substanzen grundsätzlich in gleicher Weise geeignet ist. Die Bestimmung der optischen Aktivität dient jedoch nicht nur zur Unterscheidung verschiedener Enantiomere. Da sie eine spezifische Stoffeigenschaft chiraler Moleküle darstellt, kann sie wie Schmelzpunkt, Siedepunkt oder Dichte in vielfältiger Weise als Qualitätskriterium im Rahmen der analytischen Defekturprüfung herangezogen werden.

Die Ermittlung der optischen Drehung erfolgt in einem Polarimeter. Dabei wird durch einen sogenannten Polarisator linear polarisiertes Licht erzeugt, dessen Polarisationsebene beim Durchstrahlen einer optisch aktiven Probe um einen bestimmten Winkel gedreht wird. Der Betrag dieses Drehwinkels kann dann auf der anderen Seite der Probe gemessen werden. Die genaue Funktionsweise ist in ▸Kap. 22.3.1 beschrieben. Der Drehsinn wird vom Beobachter aus beurteilt, auf den der Lichtstrahl zukommt. Eine Drehung der Polarisationsebene im Uhrzeigersinn wird mit (+), die entgegengesetzte mit (–) bezeichnet.

Wie erwähnt handelt es sich bei der optischen Drehung um eine substanzspezifische Eigenschaft, die im Rahmen der beschriebenen Messanordnung jedoch durch die folgenden Faktoren beeinflusst werden kann:

- Wellenlänge des polarisierten Lichts: Laut Ph. Eur. erfolgt die Messung bei der D-Linie des Natriumlichtes (λ =589,3 nm).
- Beobachtungstemperatur: Laut Ph. Eur. erfolgt die Messung bei einer Temperatur von 20 ± 0,5 °C, sofern nichts anderes vorgeschrieben wird.
- Lösungsmittel: Ein Wechsel des Lösungsmittels kann nicht nur die Größe des abgelesenen Drehwinkels beeinflussen, sondern in Ausnahmefällen sogar eine Änderung des Drehsinns verursachen. Bei der Prüfung von Feststoffen sollten, sofern keine anderen Angaben gemacht werden, wässrige Lösungen untersucht werden.
- Anzahl der Teilchen im Lichtweg: Bei einheitlichen festen oder flüssigen Stoffen ist das Drehvermögen von der Dicke der durchstrahlten Schicht abhängig, bei Lösungen von Schichtdicke und Konzentration.

Die Größe der optischen Drehung einer Substanz wird durch den Begriff der spezifischen Drehung gekennzeichnet. Im Arzneibuch werden die folgenden konventionellen Definitionen verwendet:

Die *optische Drehung* einer reinen, unverdünnten Flüssigkeit ist der Drehungswinkel α, ausgedrückt in Grad (°) der Drehung der Polarisationsebene bei der Wellenlänge der D-Linie des Natriumlichts (λ = 589,3 nm), gemessen bei 20 °C in einer Schichtdicke von einem Dezimeter. Für Lösungen wird die Herstellung in der Monographie bzw. Prüfanweisung vorgeschrieben.

Die *spezifische Drehung* $[\alpha]_D^{20}$ *einer Flüssigkeit* ist definiert durch den Drehungswinkel α, ausgedrückt in Grad (°) der Drehung der Polarisationsebene bei der Wellenlänge der D-Linie des Natriumlichts (λ = 589,3 nm), gemessen bei 20 °C an der zu prüfenden Flüssigkeit, bezogen auf eine Schichtdicke von einem Dezimeter und geteilt durch die Dichte, ausgedrückt in Gramm je Kubikzentimeter.

$$[\alpha]_D^{20} = \frac{\alpha}{l \cdot \rho_{20}}$$

| $[\alpha]_D^{20}$ Spezifische Drehung eine Flüssigkeit | α Drehwinkel, abgelesen in Grad bei 20 ± 0,5 °C | l Länge des Polarimeterrohrs in Dezimeter | ρ_{20} Dichte bei 20 °C in $g \cdot cm^{-3}$ (Im Arzneibuch wird die Dichte durch die relative Dichte d_{20}^{20} ersetzt; vgl. ▶ Kap. 7.1)

Die *spezifische Drehung* $[\alpha]_D^{20}$ *einer gelösten Substanz* ist definiert durch den Drehungswinkel α, ausgedrückt in Grad (°) der Drehung der Polarisationsebene bei der Wellenlänge der D-Linie des Natriumlichts (λ = 589,3 nm), gemessen bei 20 °C an einer Lösung der zu prüfenden Substanz, bezogen auf eine Schichtdicke von einem Dezimeter und eine Konzentration von 1 Gramm Substanz je Milliliter. Die spezifische Drehung einer gelösten Substanz gilt immer für ein bestimmtes Lösungsmittel und eine gegebene Konzentration.

$$[\alpha]_D^{20} = \frac{1000 \cdot \alpha}{l \cdot c}$$

| $[\alpha]_D^{20}$ Spezifische Drehung einer gelösten Substanz | α Drehwinkel, abgelesen in Grad bei 20 ± 0,5 °C | l Länge des Polarimeterrohrs in Dezimeter | c Konzentration der Lösung in Gramm pro Liter

Zahlenmäßig besitzt $[\alpha]_D^{20}$ den gleichen Betrag wie der Drehwinkel α, den man unter den gleichen definierten Bedingungen messen würde, aber die Einheit der spezifischen Drehung ist nicht Grad (°), sondern Grad mal Milliliter je Dezimeter und Gramm ($° \cdot ml \cdot dm^{-1} \cdot g^{-1}$). Da diese Einheit relativ unhandlich ist, wird die spezifische Drehung auch im Arzneibuch durch ihren Zahlenwert ohne Angabe einer Einheit ausgedrückt.

22.2 Aussagekraft und Limitationen

Die spezifische Drehung ist eine charakteristische Stoffkonstante, die in der Arzneistoffanalytik zur Identitäts-, Reinheits- und Gehaltsbestimmung von optisch aktiven Substanzen eingesetzt wird. Abweichungen von der spezifischen Drehung können u. a. bedingt sein durch Anteile der enantiomeren Form sowie durch Neben- und Abbauprodukte.

Voraussetzung zur Identifizierung und zur Beurteilung der optischen Reinheit einer chiralen Substanz ist eine genügend große spezifische Drehung. Ist diese Voraussetzung nicht gegeben, besteht in einigen Fällen durch Komplexbildung oder durch Wahl eines anderen Lösungsmittels die Möglichkeit, eine Erhöhung der spezifischen Drehung zu erreichen (Feltkamp, et al. 1983).

Nach dem Arzneibuch wird die optische Drehung in folgender Weise als Identitätskriterium herangezogen (Rücker, et al. 2008):

- Die Substanz muss eine bestimmte Drehrichtung zeigen, ohne dass ein Zahlenwert für die Drehung gefordert wird.
- Die Substanz muss die geforderte optische oder spezifische Drehung besitzen.
- Die Substanz darf keine Drehung zeigen, um den Überschuss eines Enantiomers auszuschließen, d. h. um ein Racemat (äquimolare Mischung von Enantiomeren, sodass sich deren entgegengesetzte optische Drehung gegenseitig aufhebt) nachzuweisen.

Die optische Drehung ist in einem großen Bereich proportional zur Konzentration und damit grundsätzlich auch zur Gehaltsbestimmung von Defekturarzneimitteln geeignet. Der Gehalt einer Lösung kann mit Hilfe einer Eichgeraden oder (wenn die spezifische Drehung bekannt ist) rechnerisch ermittelt werden. Es gibt allerdings auch einige Fälle, in denen der gemessene Winkel von diesem linearen Gesetz abweicht, sodass die Auswertung mit einer Eichkurve vorgenommen werden muss (Dominik, et al. 2013). Eine Bestimmung der spezifischen Einzelgehalte von Lösungen, die mehrere optisch aktive Komponenten enthalten, ist in der Regel nicht möglich, auch dann nicht, wenn der Drehwert bei verschiedenen Wellenlängen gemessen wird. Eine Ausnahme bilden allenfalls binäre Gemische für die teilweise Diagramme vorliegen, aus denen in Abhängigkeit vom Drehwinkel die quantitative Zusammensetzung abgelesen werden kann (Feltkamp, et al. 1983).

Prinzipiell ist die Polarimetrie auch für die Reinheitsprüfung geeignet, jedoch nur dann, wenn die Verunreinigung eine optisch aktive Verbindung darstellt und nicht zufällig den gleichen Drehwert besitzt, wie die untersuchte Substanz/Zubereitung. Ist eine solche optisch aktive Verunreinigung enthalten, dann weicht der Drehwert der Probe, der sich normalerweise additiv aus den Drehwerten aller enthaltenen optisch aktiven Substanzen ergibt, mehr oder weniger stark vom Sollwert ab (Dominik, et al. 2013). Je nachdem, ob die nicht verunreinigte Probe an sich optisch aktiv ist, wird in der Spezifikation in den meisten Fällen ein Mindest- oder Höchstwert oder ein Intervall für die spezifische Drehung vorgeschrieben.

Anhand der vorausgehenden Ausführungen wird deutlich, dass die Bestimmung des Drehwinkels bei Defekturarzneimitteln, die optisch aktive Substanzen enthalten, sehr weitgehende Aussagen über die Qualität des Arzneimittels erlaubt. Identität und Gehalt sind dabei selbstverständlich die wichtigsten und wertvollsten Aussagen, die mit Hilfe der Polarimetrie getroffen werden können. Polarimetrische Identitäts- und Gehaltsprüfungen sind jedoch nicht in allen Fällen möglich. Liegen in der Zubereitung beispielsweise mehrere optische aktive Substanzen nebeneinander vor, so kann nicht mehr differenziert werden, welche davon in welchem Maße zum gemessenen Gesamtdrehwert der Zubereitung beiträgt, so dass eine Identitäts- und Gehaltsbestimmung, die die substanzspezfische Zuordnung eines konkreten Drehwerts voraussetzt, nicht mehr möglich ist. Für die Beurteilung der Qualität eines Defekturarzneimittels sind absolute Aussagen zu einzelnen Inhaltsstoffen allerdings auch nicht in jedem Fall erforderlich. Vielmehr gilt das Faktum, dass sich für eine Zubereitung gleicher qualitativer und quantitativer Zusammensetzung aus der Summe der Drehwerte aller Einzelkomponenten ein, für die Zubereitung charakteristischer und reproduzierbarer Gesamtdrehwert ergibt. Im Umkehrschluss kann davon ausgegangen werden, dass zwei nach der gleichen Herstellungsanweisung hergestellte Defekturarzneimittel einander quantitativ und qualitativ entsprechen, wenn ihr Drehwinkel identisch ist. Demzufolge lässt sich die Qualität eines wenig risikobehafteten Defekturarzneimittels ausreichend über einen in der Prüfanweisung spezifizierten Gesamtdrehwinkel der fertigen Zubereitung nachweisen, ohne dass hierzu substanzspezifische Aussagen zu einzelnen Inhaltsstoffen notwendig wären.

22.3 Optische Drehung (Ph. Eur. 2.2.7)

22.3.1 Geräte und Methodenbeschreibung

Die Polarimetrie ist eine Messmethode, die auf der Fähigkeit chiraler Moleküle beruht, die Schwingungsebene linear polarisierten Lichts zu drehen. Die Ph. Eur.-Monographie 2.2.7 enthält zwar zahlreiche Vorgaben zu den Messbedingungen (Wellenlänge, Temperatur etc.) aber außer der Forderung einer Ablesegenauigkeit des Drehwinkels von mindestens 0,01° keine spezifischen Vorgaben hinsichtlich der einzusetzenden Messgeräte. Es kommt daher prinzipiell jedes Polarimeter in Frage, dass die nötige Ablesegenauigkeit gewährleistet und die Einhaltung der genannten Messbedingungen ermöglicht. Auf dem Markt gibt es eine Vielzahl geeigneter Geräte, die diese Voraussetzungen erfüllen, wobei zwischen visuellen und photoelektrischen Polarimetern unterschieden wird.

22

Visuelle Polarimeter

Ein visuelles Polarimeter besteht aus einer Messküvette, die sich zwischen zwei linearen Polarisatoren befindet (o Abb. 22.1). Der erste Polarisator selektiert eine Polarisationsrichtung aus dem monochromatischen Licht einer Natriumdampf-Lampe. Beim Durchgang durch die zu untersuchende Probelösung wird die Schwingungsebene des linear polarisierten Lichts von optisch aktiven Molekülen um einen bestimmten Winkel gedreht. Dieser Drehwinkel wird mit Hilfe des zweiten Polarisators analysiert, der deswegen auch Analysator genannt wird.

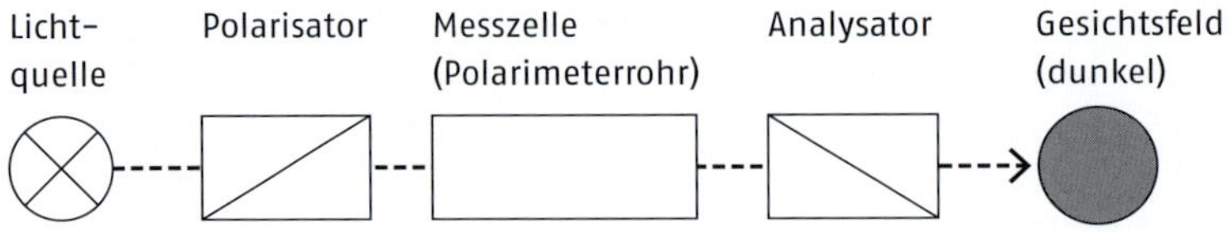

Abb. 22.1 Prinzip eines einfachen visuellen Polarimeters

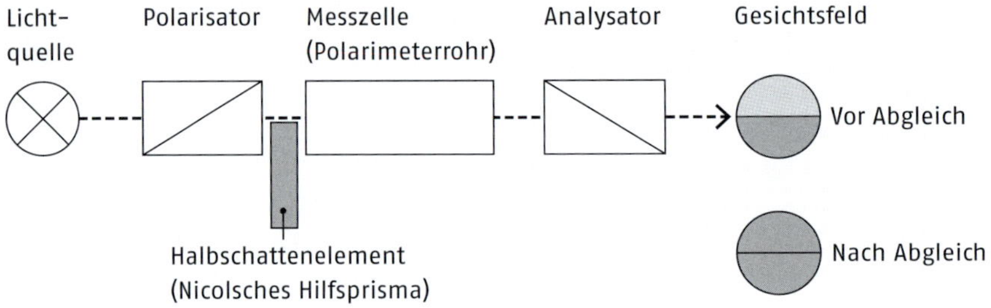

Abb. 22.2 Prinzip eines Halbschattenpolarimeters

Befindet sich im Strahlengang keine Analysenprobe (d. h. kein optisch aktives Molekül), so ist die Helligkeit des Lichtstrahls nach Verlassen des Analysators am größten, wenn die Polarisationsebenen von Analysator und Polarisator genau parallel stehen. Stehen die Ebenen genau senkrecht zueinander, so verlässt kein Licht den Analysator. In diesem Zustand maximaler Dunkelheit wird der Messwert an der Polarimeter-Skala abgelesen.

Wird eine optisch aktive Probe in den Strahlengang gebracht, so wird die Polarisationsrichtung des Lichts beim Durchgang durch die Probe um einen bestimmten Winkelbetrag α gedreht, wodurch hinter dem Analysator zunächst eine Aufhellung beobachtet wird. Nun wird der Analysator solange gedreht bis wieder volle Dunkelheit herrscht, was gerade bei einer Drehung um exakt den gleichen Winkelbetrag α erreicht ist, da der Analysator dann wieder im 90° Winkel zur Polarisationsebene des Lichtes am Ende des Strahlengangs steht.

Da es dem menschlichen Auge kaum möglich ist, die Einstellung der kleinsten oder größten Helligkeit genau zu erkennen, werden für die visuelle Ablesung der Drehwinkels üblicherweise sog. Halbschattenpolarimeter verwendet, bei denen das Sichtfeld in zwei Bereiche eingeteilt ist, die auf gleiche Helligkeit eingestellt werden müssen. Bei diesen Geräten wird die Grundstellung nicht bei 90° sondern bei einem kleinen Winkel daneben gewählt (meist bei 85–88°). Hierzu wird einen Teil des polarisierten Lichts durch ein kleines optisch aktives Quarzkristallplättchen geleitet (sogenanntes Halbschattenelement oder Nicolsches Hilfsprisma) und dessen Polarisationsebene so zusätzlich um wenige Grad gedreht (Abb. 22.2). Beide Lichtstrahlen fallen durch die Probe sowie den Analysator und werden in getrennten Bereichen des Sichtfensters angezeigt (Dominik, et al. 2013). Der Analysator wird dann nicht mehr auf absolute Dunkelheit des Gesichtsfeldes, sondern auf gleiche (schwache) Helligkeit der beiden Gesichtsfeldhälften gedreht. Auf diese Weise kann auch bei visueller Messung eine Drehwinkelgenauigkeit von 0,01° erreicht werden (Nürnberg, et al. 1991).

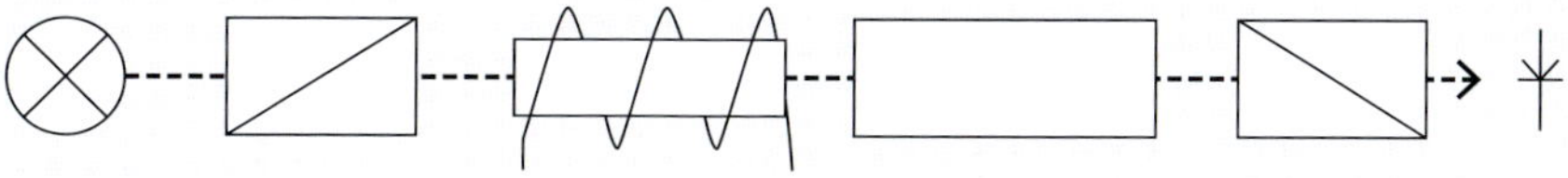

Abb. 22.3 Prinzip eines photoelektrischen Polarimeters mit Faraday-Modulator

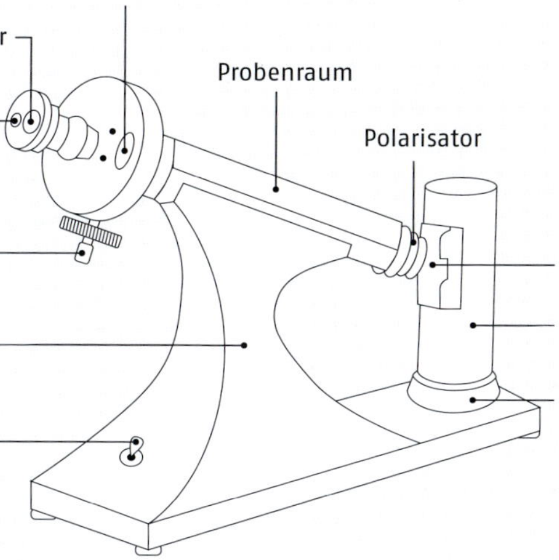

Abb. 22.4 Aufbau eines Polarimeters

Photoelektrische Polarimeter

Bei automatisch arbeitenden photoelektrischen Polarimetern wird entweder ein Polarisator mechanisch gedreht, oder es wird die Polarisationsrichtung des Lichts zwischen den Polarisatoren zusätzlich mit Hilfe eines sog. Faraday-Modulators (Abb. 22.3) periodisch gedreht, was durch ein magnetisches Wechselfeld der Frequenz ω in einem Glasstab erreicht wird. Die Messgenauigkeit eines Polarimeters mit Faraday-Kompensation ist grundsätzlich sehr hoch. Werte kleiner 0,0001° sind erreichbar, allerdings müssen diese Geräte regelmäßig geeicht werden (Nürnberg, et al. 1991). Die Helligkeitsmessung erfolgt über Photoelemente und einen Sekundärelektronenvervielfacher (Rücker, et al. 2008).

Unabhängig von der Wahl des eingesetztes Polarimeter-Typs erfolgt die Messung des Drehwinkels nach Ph. Eur., sofern nichts anderes vorgeschrieben ist, bei der Wellenlänge der D-Linie des Natriumlichts (λ = 589,3 nm) und bei 20 ± 0,5 °C. Die Länge des Polarimeterrohrs für die Probenaufnahme ist nicht definiert, sie liegt üblicherweise bei 10 oder 20 Zentimetern. Da die spezifische Drehung jedoch per Arzneibuchdefinition auf eine Schichtdicke von einem Dezimeter bezogen bzw. berechnet wird, werden Polarimeterrohre mit einer Länge von 10 Zentimetern im allgemeinen bevorzugt, wenn die optische Aktivität der Probe dies zulässt. Die Deckgläser an beiden Enden des Polarimeterrohrs, sind optische Präzisionsgläser, die entsprechend sorgsam behandelt werden müssen (z. B. penible Sauberkeit, keine Kratzer, Spannungsfreiheit!). Die metallischen Verschlussmuffen dürfen nach Einlage der elastischen Zwischenringe nur lose angezogen werden, um mechanische Verspannungen zu vermeiden, die zu Doppelbrechung im Glas mit Ablesefehlern von bis zu 0,05° führen können (Nürnberg, et al. 1991). Die Skaleneinteilung der Apparatur wird laut Ph. Eur.-Monographie in der Regel mittels geeichter Quarzplättchen kontrolliert. Die Linearität der Skaleneinteilung kann mit Saccharose-Lösungen überprüft werden.

22.3.2 Eignung

Grundsätzlich ist die Bestimmung der optischen Drehung mittels Polarimeter als analytische Prüfung für alle Zubereitungen geeignet, die eine oder mehrere optisch aktive Substanzen enthalten, solange kein Racemat vorliegt. Neben dieser Grundvoraussetzung müssten jedoch noch einige weitere Kriterien erfüllt sein, die auch für andere optische Messmethoden typisch sind. So sollten stets nur klare Lösungen mit dem Polarimeter vermessen werden (Bracher, et al. 2013). Trübe bzw. streuende Flüssigkeiten würden mit dem Lichtstrahl interferieren und die Messung beeinträchtigen. Deshalb ist insbesondere beim Befüllen des Polarimeterrohrs darauf zu achten, dass keine Luftbläschen in den Strahlengang eingeschlossen werden. Das Polarimeter steht demnach nur für die Untersuchung klarer, transparenter Flüssigkeiten und molekulardisperser Lösungen zur Verfügung. Mehrphasige System oder Zubereitungen können mit dieser Methode im Allgemeinen nicht untersucht werden. Feststoffe oder Feststoffgemische müssen vor der Messung in einer definierten Konzentration in einem geeigneten Lösungsmittel in Lösung gebracht werden. Hierbei kann das Phänomen der Mutarotation auftreten, was bei der Bestimmung des Drehwinkels frisch hergestellter Lösungen ggf. zu berücksichtigen ist. Als Mutarotation (lat.: mutare, dt.: ändern) bezeichnet man die spontane Änderung des Drehwinkels einer Lösung eines optisch aktiven Stoffes vom Zeitpunkt des Ansetzens der Lösung bis zum Erreichen eines festen Werts. Die Dauer der Mutarotation beträgt im Regelfall zwischen einigen Minuten und wenigen Stunden, in extremen Ausnahmefällen jedoch sogar einige Monate. Durch Erwärmen oder Zugabe von Katalysatoren kann die Dauer der Mutarotation ggf. verkürzt werden. Um reproduzierbare und vergleichbare Ergebnisse zu erzielen, hat die Herstellung von Lösungen, die Mutarotation zeigen und mit dem Polarimeter vermessen werden sollen, präzise den Vorgaben der Monographie bzw. der Prüfanweisung zu entsprechen. Die eigentliche Bestimmung des Drehwinkels erfolgt erst dann, wenn sich das sogenannte Mutarotationsgleichgewicht und damit ein konstanter Drehwert eingestellt hat.

23 Refraktometrie

Einsatzbereich

Risikoklasse:

- Niedriges Risiko (Gesamtrisikoscore < 30)
- Mittleres Risiko (Gesamtrisikoscore 30–100):
  nur wenn (halb)quantitative Rückschlüsse auf den Wirkstoffgehalt möglich sind (vorausgehende Erstellung von Kalibrierkurven mit Referenzproben bekannter Konzentration erforderlich)

Darreichungsformen:

- Lösungen, Säfte, Augentropfen

Für Details zur Eignung der Methode für bestimmte Darreichungsformen siehe ▸Kap. 23.3.2.

23.1 Einführung

Der Brechungsindex ist eine Stoffeigenschaft und kann wie Schmelzpunkt, Siedepunkt oder Dichte zur Identitäts- und Reinheitsprüfung sowie zur Charakterisierung von Stoffgemischen herangezogen werden (Bracher, et al. 2013). Er hat demzufolge eine erhebliche Bedeutung für die Überprüfung der Qualität von Defekturarzneimitteln.

Wenn ein Lichtstrahl der Wellenlänge λ aus dem Vakuum in eine durchsichtige Substanz (Gase, Flüssigkeiten oder Festkörper) eintritt, kommt es aufgrund der Wechselwirkung mit den Atomen bzw. Molekülen zu einer Verlangsamung seiner Ausbreitung. Das Verhältnis der Lichtgeschwindigkeit im Vakuum c und der Lichtgeschwindigkeit in der Substanz v_λ wird in der pharmazeutischen Literatur als Brechungsindex in der physikalischen Literatur auch als Brechzahl des Mediums bezeichnet:

$$n_\lambda(Medium) = \frac{c}{v_\lambda(Medium)}$$

| $n_\lambda(Medium)$ Brechungsindex des Mediums bei der Wellenlänge λ | c Lichtgeschwindigkeit im Vakuum | $v_\lambda(Medium)$ Geschwindigkeit eines Lichtstrahls der Wellenlänge λ im Medium

Der Index λ bei Brechungsindex und Lichtgeschwindigkeit im Medium signalisiert, dass beide von der Wellenlänge der Strahlung abhängig sind. Weitere Einflussfaktoren sind die Temperatur und bei Gasen zusätzlich der Druck.

Aus praktischen Gründen misst das Arzneibuch jedoch nicht den auf das Vakuum bezogenen, absoluten Brechungsindex, sondern den auf die Lichtgeschwindigkeit in Luft bezogenen relativen Brechungsindex:

$$n_\lambda(Medium) = \frac{v_\lambda(Luft)}{v_\lambda(Medium)}$$

Sein Wert weicht erst in der vierten Dezimale ($n_\lambda(Luft) = 1{,}00028$ bei 10 °C) von der absoluten Brechzahl ab. Da der Brechungsindex temperaturabhängig ist, wird neben dem Subskript für die Wellenlänge λ üblicherweise auch die bei der Bestimmung herrschende Messtemperatur T als Superskript im Brechungsindex n_λ^T angegeben.

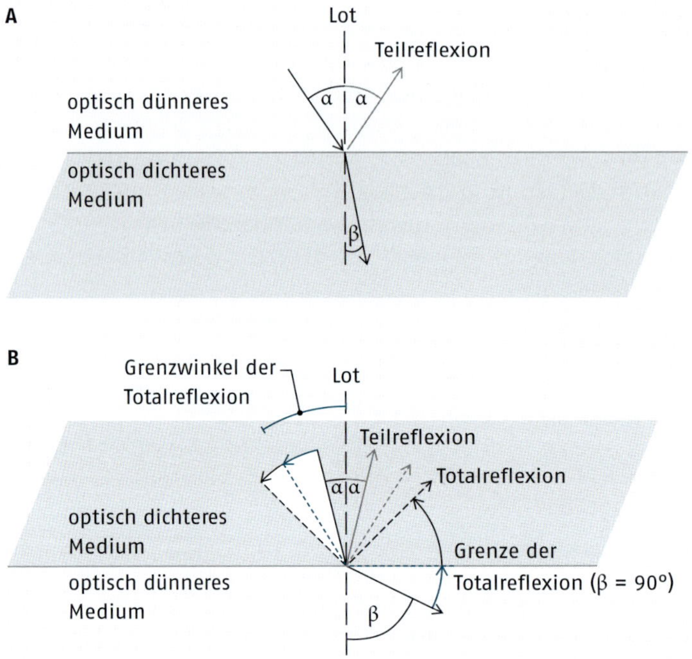

Abb. 23.1 Refraktion und Reflexion **A** Refraktion und Reflexion eines Lichtstrahls beim Übertritt vom optisch dünneren zum optisch dichteren Medium **B** Refraktion und Reflexion bzw. Totelreflexion beim Übertritt vom optisch dichteren zum optisch dünneren Medium (nach Rücker, et al. 2008)

Substanzen mit relativ kleinem Brechungsindex (nahe 1), werden als optisch dünn, Substanzen mit einem großen Brechungsindex als optisch dicht bezeichnet.

Trifft ein Lichtstrahl auf eine Grenzfläche zwischen zwei Medien unterschiedlicher optischer Dichte, treten meist zwei Effekte nebeneinander auf (Abb. 23.1). Ein Teil des Lichtstrahls wird an der Grenzfläche reflektiert (Reflexion), der andere Teil durchquert die Grenzfläche und wird dabei gebrochen (Refraktion), d.h. er ändert seine Ausbreitungsrichtung.

Für die Reflexion gilt: Einfallswinkel = Ausfallswinkel

Für die Refraktion gilt: $$\frac{\sin\alpha}{\sin\beta} = \frac{n_\lambda(\textit{Medium in das der Lichtstrahl eintritt})}{n_\lambda(\textit{Medium aus dem der Lichtstrahl austritt})}$$

Aus dem Refraktionsgesetz ergeben sich folgende praktische Gesetzmäßigkeiten:

- Tritt ein Lichtstrahl vom optisch dünneren in ein optisch dichteres Medium über, so wird er zur optischen Achse hin gebrochen (die optische Achse steht senkrecht auf der Fläche, an der die Brechung stattfindet).
- Tritt ein Lichtstrahl vom optisch dichteren ins optisch dünnere über, so wird er von der optischen Achse weg gebrochen.

Vergrößert man im letztgenannten Fall den Einfallwinkel α so wird auch der Brechungswinkel β zusehends größer, bis er schließlich einen Wert von $\beta = 90°$ erreicht (vgl. **o** Abb. 23.1). Wird der Einfallswinkel α jetzt noch weiter vergrößert, geht der Lichtstrahl nicht mehr in das optisch dünnere Medium über, sondern wird an der Grenzfläche komplett (total) reflektiert. Denjenigen Einfallswinkel α, bei dem β gerade 90° wird (**o** Abb. 23.1), bezeichnet man demzufolge als Grenzwinkel der Totalreflexion. Er lässt sich berechnen indem man im Refraktionsgesetz $\beta = 90°$ und damit $\sin\beta = 1$ setzt:

$$\frac{\sin\alpha}{\sin 90°} = \frac{n_\lambda(\textit{Medium in das der Lichtstrahl eintritt})}{n_\lambda(\textit{Medium aus dem der Lichtstrahl austritt})}$$

$$\sin\alpha = \frac{n_\lambda(\textit{Medium in das der Lichtstrahl eintritt})}{n_\lambda(\textit{Medium aus dem der Lichtstrahl austritt})}$$

Sofern der Brechungsindex eines der beiden Medien bekannt ist, kann durch Messung des Grenzwinkels der Totalreflexion der Brechungsindex des anderen Mediums errechnet werden.

23.2 Aussagekraft und Limitationen

Die Refraktometrie wird bevorzugt bei flüssigen Proben angewendet, weil die Messung des Brechungsindex einer Flüssigkeit besonders einfach, schnell und genau ist. Aber auch bei kristallinen Substanzen werden Brechungsindizes mitunter als zusätzliches Identitätskriterium angegeben. Bei nahezu allen im Handel erhältlichen, pharmazeutisch verwendeten Flüssigkeiten ist der Brechungsindex bekannt und kann im Arzneibuch oder in anderen Kompendien nachgeschlagen werden. Bei Handelsware ist er meist auch auf der Verpackung der jeweiligen Flüssigkeit angegeben.

Einfache binäre Systeme, wie etwa Lösungen eines qualitativ bekannten Reinstoffes in einem reinen Lösungsmittel, können mit der Refraktometrie auch quantitativ untersucht werden. In einigen Fällen besteht ein linearer Zusammenhang zwischen dem Brechungsindex und der Konzentration. Bei Glycerol etwa ist aufgrund des Brechungsindex eine schnelle quantitative Bestimmung des Wassergehalts möglich, weil n_D^{20} mit zunehmendem Wassergehalt nahezu linear abnimmt (Rücker, et al. 2008). Häufiger ist jedoch eine nicht-lineare Abhängigkeit festzustellen, die durch eine Kurve wiedergegeben wird. Auch in diesem Fall sind jedoch quantitative Bestimmungen möglich, wenn für die entsprechende Lösung eine Kalibrierkurve erstellt wird. Hierbei ist zu beachten, dass die Krümmung der Kurve durch die Art der Konzentrationsangabe beeinflusst wird. So führt die Auftragung der Brechzahl n_D^{20} gegen die molare Konzentration c einer Lösung eher zu einer linearen Relation, als eine Auftragung gegen den Gehalt in Massenprozent (Feltkamp, et al. 1983). Die Gehaltsbestimmung mittels Refraktometrie führt in der Regel dann zu einer guten Messgenauigkeit, wenn die Konzentration der Lösung wenigstens einige Promille beträgt (Nürnberg, et al. 1991). Quantitative Bestimmungen von Mischungen mit mehr als zwei Komponenten sind mit der Messung der Brechzahl allein nicht möglich. In diesem Fall müssten weitere physikalische Größen, wie z. B. die Dichte oder Temperatur herangezogen werden (Feltkamp, et al. 1983).

Da der Brechungsindex häufig schon durch geringe Verunreinigungen signifikant verändert wird, eignet er sich hervorragend zur qualitativen Reinheitsprüfung von Flüssigkeiten. Allerdings ist es oft nicht möglich, von der Größe der Abweichung des Brechungsindex auf die Größe und Art einer Verunreinigung zu schließen (Dominik, et al. 2013). Nach den Mischungsregeln lässt sich jedoch zumindest die Empfindlichkeit der Methode abschätzen, wenn die Brechzahlen der möglichen Verunreinigungen bekannt sind (Feltkamp, et al. 1983).

Das Arzneibuch verwendet den Brechungsindex auch in der Fettanalytik (Octyldodecanol, Isopropylmyristat, Isopropylpalmitat, Kakaobutter, Rizinusöl, Sesamöl, mittelkettige Triglyceride u. a.). Hier nimmt n_D^{20} mit zunehmender Zahl von C-Atomen und Doppelbindungen im Molekül zu. Beimengungen, Verfälschungen und Verdorbenheit können zu einer Veränderung des Brechungsindex führen und so analytisch erfasst werden (Rücker, et al. 2008). Viele der mit dieser Methode zu untersuchenden Fette sind auch in verarbeitetem Zustand, beispielsweise in Defekturarzneimitteln, in analoger Weise für refraktometrische Bestimmungen zugänglich und können damit einen Beitrag zur analytischen Qualitätsüberprüfung dieser Arzneimittel leisten. Aus der Tatsache, dass es sich bei vielen Substanzen, die laut Arzneibuch mittels Refraktometrie geprüft werden, um Vielstoffgemische (z. B. ätherische oder fette Öle) handelt, lässt sich schlussfolgern, dass diese Messmethode auch für die Defekturanalytik geeignet ist. Auch bei den meisten Defekturen handelt es sich um Vielstoffgemische, die einen charakteristischen Brechungsindex besitzen, der sich aus ihrer qualitativen und quantitativen Zusammensetzung ergibt. Obgleich absolute Aussagen zu einzelnen Inhaltsstoffen mit dieser Methode nicht möglich sind, erlaubt die Refraktometrie doch in Zusammenhang mit der Tatsache, dass jede Defekturherstellung laut Apothekenbetriebsordnung einer klar definierten Herstellungsanweisung folgt, zuverlässige Aussagen hinsichtlich der Chargenhomogenität und -konformität, was ja letztlich das Hauptziel der analytische Defekturprüfung darstellt. Solange also kein erhöhtes Risiko für den Patienten zu befürchten ist (vgl. ▸Kap. 3.2 und ▸Kap. 3.4), ist die Bestimmung des Brechungsindex eine hervorragend geeignete Methode für die Überprüfung der Qualität von Defekturarzneimitteln, vorausgesetzt natürlich die physiko-chemischen Eigenschaften der Zubereitung stehen einer refraktometrischen Untersuchung nicht im Weg.

23.3 Brechungsindex (Ph. Eur. 2.2.6)

23.3.1 Geräte und Methodenbeschreibung

Ph. Eur.-Monographie 2.2.6, in der die Bestimmung des Brechungsindex beschrieben ist, fordert kein konkretes Refraktometermodell, vielmehr spezifiziert sie ein bestimmtes Leistungsprofil, das von einem arzneibuchkonformen Refraktometer zu erfüllen ist. So muss das Refraktometer bei einer Wellenlänge von 589,3 nm (D-Linie des Natriumlichts) messen. Ist das Gerät mit einem Kompensationssystem versehen, kann auch polychromatisches, weißes Licht (enthält alle Wellenlängen zwischen 400 und 800 nm) verwendet werden. Die Messtemperatur muss 20 ± 0,5 °C betragen, und auf mindestens 0,5 °C genau abgelesen werden können. Ferner muss das Refraktometer das genaue Ablesen von mindestens drei Dezimalstellen gestatten.

Grundsätzlich kann der Brechungsindex auf zwei verschiedene Weisen ermittelt werden. Entweder wird der Ablenkungswinkel beim Durchgang eines Lichtstrahls durch ein

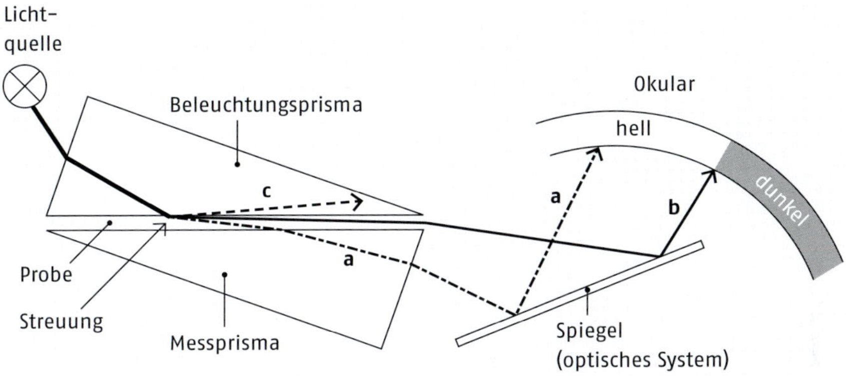

Abb. 23.2 Strahlengang im Abbe-Refraktometer (nach Rücker, et al. 2008)

mit der zu untersuchenden Substanz gefülltes Prisma bestimmt oder es wird der Grenzwinkel der Totalreflexion ermittelt. Die überwiegende Zahl der kommerziell hergestellten Refraktometer beruht auf letzterem Messprinzip.

Für den offizinellen Einsatz besonders häufig empfohlen wird das sogenannte Abbe-Refraktometer. Das Gerät enthält zwei Glas-Prismen, zwischen denen ein dünner Flüssigkeitsfilm der Probe eingebracht wird (Abb. 23.2). Ausgehend von der Lichtquelle fällt nun Licht durch das Beleuchtungsprisma und wird an dessen mattierter Unterfläche gestreut, so dass es das Prisma in alle Richtungen verlässt und in jedem denkbaren Einfallswinkel auf die Probe trifft. Strahlen, deren Einfallswinkel kleiner ist als der Grenzwinkel der Totalreflexion α (Strahlengang a), gelangen aus dem Beleuchtungsprisma in die Probe und von dort in das Messprisma. Sie fallen auf das Okular sorgen dort für einen hellen Bereich. Strahlen, deren Einfallswinkel exakt dem Grenzwinkel der Totalreflexion α entspricht (Strahlengang b), gelangen gerade noch in die Probe und erreichen demzufolge auch gerade noch das Okular. Strahlen hingegen, deren Einfallswinkel größer ist als der Grenzwinkel der Totalreflexion α (Strahlengang c) werden an der Grenze Beleuchtungsprisma/Probe total reflektiert, sie gelangen nicht in das Messprisma und damit auch nicht ins Okular, das demzufolge an den entsprechenden Stellen dunkel bleibt. Das zweite Messprisma dient lediglich als Probenhalterung und dazu den Lichtstrahl ins Okular zu leiten. Da hier das Licht von der optisch dünneren Probe ins optisch dichtere Glasprisma fällt, kann an dieser Grenze zwischen Substanz und Glas keine Totalreflexion auftreten. Die Hell-Dunkel-Grenze im Okular wird also genau durch den Lichtstrahl definiert, dessen Einfallswinkel mit dem Grenzwinkel der Totalreflexion α identisch ist. Er kann daher an einer Skala abgelesen werden, nachdem man im Okular die Hell-Dunkel-Grenze vermittels eines Drehknopfs mit einem Fadenkreuz zur Deckung gebracht hat (Abb. 23.3).

Aus dem Grenzwinkel der Totalreflexion α lässt sich mithilfe des bekannten Brechungsindex des Glasprismas n_{Glas} der Brechungsindex der Probe n_{Probe} mit folgender Formel berechnen:

$$n_{Probe} = n_{Glas} \cdot \sin\alpha$$

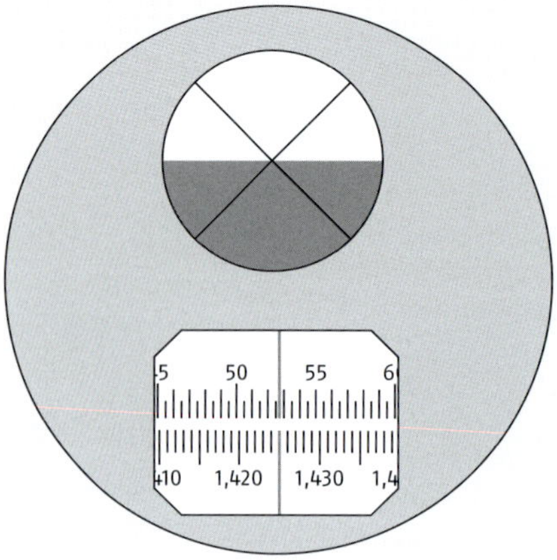

Abb. 23.3 Ableseeinrichtung eines Abbe-Refraktometers (oben: Okular in dem die Hell-Dunkel-Grenze mit dem Fadenkreuz zur Deckung gebracht ist; unten: Doppelskala zur Ablesung des Grenzwinkels der Totalreflexion und des Brechungsindex)

Tab. 23.1 Referenzsubstanzen zur Kontrolle des Refraktometers (Dominik, et al. 2013)

Referenzsubstanz	Brechungsindex n_D^{20}	Temperaturkorrekturfaktor $\Delta n / \Delta T$ [1/°C]
Trimethylpentan	1,392	−0,00049
Tetrachlorkohlenstoff	1,461	−0,00057
Toluol	1,497	−0,00056
Methylnaphthalin	1,616	−0,00048

Üblicherweise kann auf der Skala des Messgeräts nicht nur der Winkel sondern auch direkt der Brechungsindex abgelesen werden, sodass eine Berechnung für gewöhnlich entfällt.

Die Größe der Brechzahl ist von der Wellenlänge des verwendeten Lichts sowie von der Messtemperatur abhängig. Der Einfachheit halber arbeitet man bei 20 ± 0,5 °C mit Natriumlicht, das der Fraunhoferschen D-Linie mit der Wellenlänge 589,3 nm entspricht. Das Symbol des bei diesen Bedingungen gemessenen Brechungsindexes lautet dann n_D^{20}. Viele Geräte verwenden zwar weißes Tageslicht oder gewöhnliches Kunstlicht, das Ableseergebnis entspricht jedoch durch Einbau eines Abbe-Kompensators der Brechzahl für gelbes Natriumlicht. In Ausnahmefällen sieht das Arzneibuch höhere Messtemperaturen (z. B. 40 °C bei Kakaobutter) vor, dies wird bei der Angabe des Brechungsindex durch ein Superskript kenntlich gemacht, das die entsprechende Temperatur angibt (z. B. n_D^{40}).

Laut Ph. Eur. ist das Gerät mit Hilfe zertifizierter Referenzmaterialien zu kalibrieren (Tab. 23.1). Wird die Kalibrierung nicht bei genau 20 ± 0,5 °C vorgenommen, so müssen die Messwerte mit Hilfe der Korrekturfaktoren korrigiert werden.

23.3.2 Eignung

Die Bestimmung des Brechungsindex ist grundsätzlich eine einfache, schnell durchzuführende und gut reproduzierbare Methode um Fragen zu Identität, Gehalt und Reinheit direkt aus der Zubereitung heraus zu beantworten. Limitierender Faktor im Hinblick auf

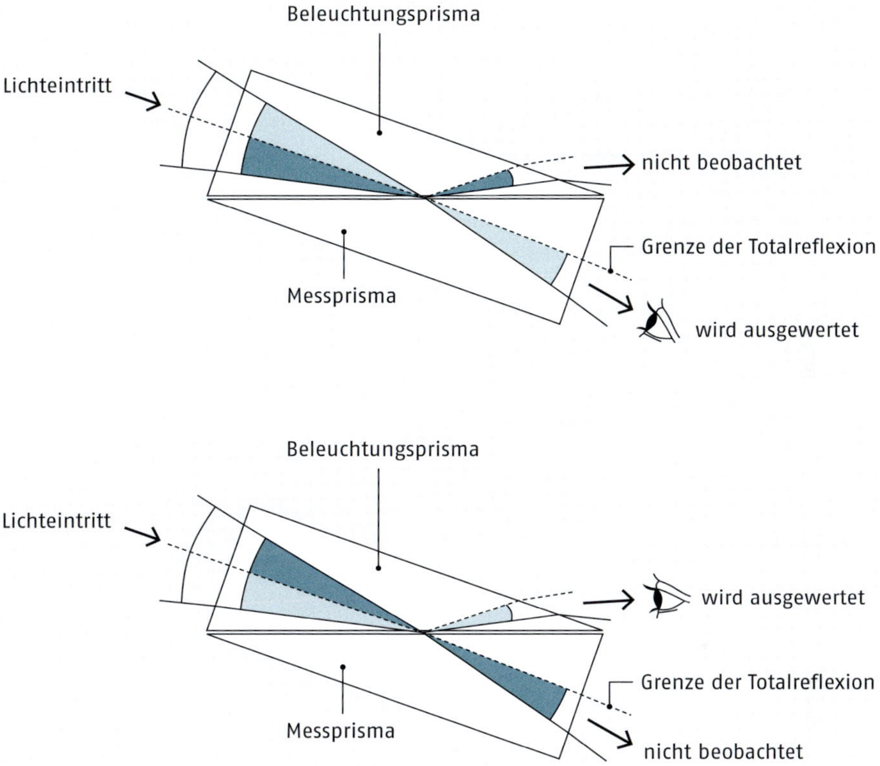

Abb. 23.4 Strahlengang in einem Abbe-Refraktometer: **A** Beobachtung des durchfallenden Lichtstrahls (Transmissionsmodus) **B** Beobachtung des reflektierten Lichtstrahls (Reflexionsmodus) (nach Nürnberg, et al. 1991)

die Gehaltsbestimmung ist in der offizinellen Praxis jedoch die häufig sehr geringe Wirkstoffkonzentration von Defekturarzneimitteln, so dass große relative Änderungen des Wirkstoffgehalts mitunter nur zu vergleichsweise geringen absolut messbaren Änderungen des Brechungsindex führen. Dies kann möglicherweise eine Probenvorbereitung erforderlich machen, wenn spezifische quantitative Aussagen zu einem bestimmten Inhaltsstoff getroffen werden sollen, was jedoch in den meisten Fälle entbehrlich ist, solange von einem Defekturarzneimittel nur ein geringes Risiko für den Patienten ausgeht (vgl. ▸Kap. 3.2 und ▸Kap. 3.4).

Gewisse Einschränkungen beim Einsatz der Refraktometrie ergeben sich bei trüben, streuenden oder absorbierenden Flüssigkeiten. Hierbei kommt es darauf an, ob die Hell-Dunkel-Grenze im durchfallenden Licht (Transmissionsmodus) oder im reflektierten Licht (Reflexionsmodus) beobachtet wird (Abb. 23.4). Im Transmissionsmodus ist zwar der Hell-Dunkel-Kontrast besonders groß, allerdings ist dieser Modus nur für klare, durchsichtige Flüssigkeiten geeignet, da nur diese genügend Licht auf die andere Seite der Probe transmittieren lassen. Im Reflexionsmodus hingegen werden die totalreflektierten Lichtwellen beobachtet, deren Eindringtiefe in das zu analysierende Medium nur im Submikrometerbereich liegt, weshalb in diesem Modus auch stark gefärbte oder getrübte Flüssigkeiten und sogar undurchsichtige Feststoffe vermessen werden können.

Wie erwähnt sind Brechungsindizes nach der Ph. Eur.-Monographie in der Regel bei 20 ± 0,5 °C zu messen. Da der Brechungsindex von Flüssigkeiten in hohem Maße von der Temperatur abhängt, wird die Richtigkeit der Messungen im Apothekenlabor unter Umständen dadurch beeinträchtigt, dass dort kein Thermostat vorhanden und somit die Bestimmung bei genau 20 ± 0,5 °C nicht möglich ist. Das Problem der fehlenden Thermostatierung lässt sich allerdings relativ leicht dadurch lösen, dass bei einer abweichenden Temperatur erhaltene Messergebnisse mit Hilfe eines Korrekturfaktors auf die Solltemperatur zurückgerechnet werden (Albert 2008).

Allgemein gilt, dass mit steigender Temperatur der Brechungsindex von Flüssigkeiten sinkt und wie folgt korrigiert werden kann:

$$n_D^{T_{Soll}} = n_D^{T_{Mess}} + \left(T_{Mess} - T_{Soll}\right) \cdot K_n$$

| $n_D^{T_{Soll}}$ Korrigierter Brechungsindex, bezogen auf die Solltemperatur T_{Soll} (entspricht meist n_D^{20}) | $n_D^{T_{Mess}}$ Gemessener Brechungsindex bei der Temperatur T_{Mess} | T_{Mess} Messtemperatur in °C | T_{Soll} Solltemperatur in °C (in der Regel gilt: $T_{Soll} = 20$ °C) | K_n Korrekturfaktor pro °C

Eine Liste mit Korrekturfaktoren zu über 150 pharmazeutisch verwendete Stoffen und Stoffgemischen findet sich in Anlage O des DAC (DAC/NRF 2013).

24 Schütt- und Stampfdichte von Haufwerken

Einsatzbereich

Risikoklasse:

- Niedriges Risiko (Gesamtrisikoscore < 30)

Darreichungsformen:

- Puder, Pulver, Granulate

Für Details zur Eignung der Methode für bestimmte Darreichungsformen siehe ▸Kap. 24.3.3.

24.1 Einführung

Wie bei Flüssigkeiten (▸Kap. 7), so ist die Dichte auch bei der pharmazeutischen Charakterisierung von Feststoffen aussagekräftiger Repräsentant einer Vielzahl qualitäts(mit)bestimmender Parameter, aus deren Zusammenspiel sich ein konkreter Wert ergibt, der für das jeweilige Material bzw. Produkt charakteristisch ist. Allerdings haben Feststoffe den Nachteil, dass eine Bestimmung ihrer wahren Dichte aufgrund von inneren Poren und Kapillarhohlräumen häufig nicht so einfach möglich ist, sodass hierfür ein apparativer Aufwand erforderlich wäre, der die Möglichkeiten einer Apotheke bei weitem übersteigt. Allerdings ist die Bestimmung der wahren Dichte auch nicht erforderlich, um im Rahmen der Defekturprüfung eine qualifizierte Aussage über ein Haufwerk zu treffen. Dies ist auch, wenngleich in gewissen Grenzen, über die Schütt- und Stampfdichte möglich, die gem. Ph. Eur.-Methode 2.9.34 ebenfalls zur Charakterisierung von Schüttgütern herangezogen und auch in der Apotheke mit vertretbarem Aufwand ermittelt werden können. Die Schüttdichte eines Haufwerks ist dabei definiert als das Verhältnis der Masse einer unverdichteten Probe zu ihrem Volumen, wobei im Volumen auch das Leervolumen zwischen den Teilchen enthalten ist. Die Stampfdichte ist eine durch definiertes Verdichten des Pulvers erhöhte Schüttdichte. Aus diesen Definitionen geht hervor, dass Schütt- und Stampfdichte sowohl von der Dichte der Partikel als auch von der räumlichen Anordnung der Teilchen im Schüttgut abhängig sind. Die originären Eigenschaften der Ausgangstoffe haben demnach zwar entscheidenden Einfluss auf die gemessenen Schütt- und Stampfdichten, die ihrerseits jedoch als Spiegelbild aller partikulären Interaktionen innerhalb einer Zubereitung zu verstehen sind. Zu den relevanten Ausgangstoffeigenschaften der einzelnen Partikel eines Schüttguts zählt folglich nicht nur ihre wahre Dichte, sondern auch ihre Größe, Form, Oberflächenbeschaffenheit, Hygroskopizität und ihr Sorptionsverhalten sowie einige weitere Charakteristika, die ihrerseits nicht nur von den verwendeten Materialien, sondern auch vom Verarbeitungs- und Herstellungsprozess geprägt werden. Die Ermittlung von Schütt- und Stoffdichte ist daher, bei Beachtung einiger grundsätzlicher Limitationen eine geeignete Methode zur Überprüfung der Chargenhomogenität und -konformität von Defekturarzneimitteln.

24.2 Aussagekraft und Limitationen

Füllt man ein Pulver lose in einen Behälter ein, so nimmt es den Zustand der Schüttdichte ein. Im Allgemeinen liegen die Partikel regellos nebeneinander und zeigen kaum eine Vorzugsorientierung. Die Schüttdichte repräsentiert demnach weitgehend den Zustand, den das Schüttgut auch bei Fließvorgängen innehat. Sie wird auch als Bulkdichte bezeichnet, da sie die Dichte eines Haufwerks einschließlich aller vorhandenen Lufträume in und zwischen den Partikeln beinhaltet.

Die Schüttdichte eines Haufwerks hängt in erster Linie von seiner Korngrößenverteilung ab, ferner von der Teilchenform und der Agglomerationsneigung. Niedrige Schüttdichten resultieren aus großen interpartikulären Zwischenräumen. Bei Haufwerken, in denen diese Zwischenräume durch kleinere Partikel ausgefüllt werden, treten entsprechend höhere Schüttdichten auf (Bracher, et al. 2013). Wirken mechanische Erschütterungen auf ein Pulverhaufwerk ein, kann dabei so viel Energie auf das System übertragen werden, dass die einzelnen Teilchen in der Lage sind, die interpartikulären Haftkräfte zu überwinden und einen höheren Ordnungszustand einzunehmen. Mit dem höheren Ordnungszustand sackt die Schüttgutsäule etwas in sich zusammen. Man kann ein Haufwerk im Zustand der Schüttdichte als metastabiles System bezeichnen, das bei Zufuhr von Aktivierungsenergie in einen stabileren Zustand übergeht, der durch das Stampfvolumen bzw. die Stampfdichte charakterisiert wird (Bracher, et al. 2013).

Besteht das Schüttgut aus weitgehend isometrischen Partikeln, werden sich die Werte der Schütt- und Stampfdichte in aller Regel nur geringfügig unterscheiden, da ein Pulverhaufwerk, das aus gleich großen, kugelförmigen Partikeln besteht, bereits unmittelbar nach dem Einfüllen in ein Gefäß einen hohen Ordnungszustand einnimmt, der durch die dichteste Kugelpackung bestimmt wird (Bauer, et al. 2012). Eine weitergehende Verdichtung durch mechanische Stampfbewegungen ist demzufolge kaum möglich. Bei anisometrischen, kantigen oder gar nadelförmigen Partikeln liegen mehr oder weniger ungeordnete Partikelstrukturen vor, die nach Eintrag der erforderlichen Aktivierungsenergie, z. B. durch Stampfbewegungen, in einen Zustand höherer Ordnung übergehen können, sodass sich Schütt- und Stampfvolumen bei diesen Systemen deutlich unterscheiden (Bracher, et al. 2013). Die Bestimmung von Schütt- und Stampfdichte lässt demnach nicht nur Rückschlüsse auf die Partikelgröße zu, sondern auch auf die Partikelmorphologie, sodass sich abweichende Ausgangsstoffqualitäten auch unmittelbar in den erhaltenen Dichtewerten widerspiegeln. Unter Umständen finden sogar subpartikuläre Veränderungen in Schütt- und Stampfdichte ihren Niederschlag. Im Unterschied zu Gasen und Flüssigkeiten, deren Dichte lediglich von Temperatur und Druck abhängt, ist die Dichte eines Feststoffs nämlich auch von seinem Aufbau abhängig und ändert sich mit der Kristallstruktur und dem Grad der Kristallinität. Daher kann, im Unterschied zu Flüssigkeiten, die Dichte von zwei chemisch äquivalenten Feststoffen unterschiedlich sein, was eine unterschiedliche Feststoffstruktur (z. B. Kristallgitter) widerspiegelt (Bauer, et al. 2012). Derlei Veränderungen sind zwar in der, analytisch deutlich schwerer zugänglichen, wahren Dicht mit deutlich größerer Sensitivität zu erkennen, ein Durchschlagen, bis auf die Werte von Schütt- und Stampfdichte ist jedoch durchaus denkbar.

Grundsätzlich ist bei der Bestimmung von Schütt- und Stampfdichte zu beachten, dass die Schütteigenschaften eines Schüttguts unmittelbar von der Verarbeitung, der Behandlung und der Lagerung des Materials abhängen, das heißt davon, wie mit ihm umgegangen wird. Die Partikel können beispielsweise ganz unterschiedlich verdichtet sein und bereits geringfügige Störungen des Pulverbetts können zu einer Veränderung der gemessenen Schüttdichte führen. Deshalb lässt sich die Schüttdichte oft nur schwer mit guter Wiederholungspräzision messen. Dies sollte bei der Festlegung der Produktspezifikation bzw. der Grenzwerte für die Freigabe des Defekturarzneimittels berücksichtigt werden. Um die maximal erreichbare Wiederholungspräzision auch tatsächlich zu erreichen, muss bei jeder einzelnen Bestimmung genau beschrieben werden, unter welchen Prüfbedingungen die Ergebnisse zustande gekommen sind (Ph. Eur. 2013).

24.3 Schütt- und Stampfdichte von Pulvern (Ph. Eur. 2.9.34)

24.3.1 Geräte

Die Ph. Eur.-Monographie 2.9.34 kennt drei verschiedene Gerätetypen, die zur Bestimmung des Schütt- und Stampfvolumens eingesetzt werden können. Wobei eines davon bereits unter dem Vorbehalt beschreiben wird, dass andere Geräte vorzuziehen sind. Um die Übersichtlichkeit zu wahren, soll im Folgenden nur das mit Abstand am häufigsten eingesetzte Messgerät vorgestellt werden, das zur Bestimmung von Schütt- und Stampfvolumen gleichermaßen verwendet kann und darüber hinaus die Vorteile einer großen Anwendungsbreite und der einfachen Adaptierbarkeit für kleine Pulvermengen in sich vereint. Es handelt sich dabei im Prinzip um einen einfachen, aber genau definierten Messzylinder, der auf einer Nockenwelle gelagert ist und in dieser Konstellation auch als Stampfvolumeter bezeichnet wird (o Abb. 24.1). Nach Ph. Eur. besteht ein arzneibuchkonformes Stampfvolumeter aus folgenden Bauteilen, die durch die nachgenannten Maße und Massen charakterisiert sind:

- 250-ml-Messzylinder mit 2-ml-Einteilung und einer Masse von 220 ± 44 g
- Verdichtungseinheit, die je Minute entweder nominal 250 ± 15 Stampfbewegungen mit einer Fallhöhe von 3 ± 0,2 mm oder nominal 300 ± 15 Stampfbewegungen mit einer Fallhöhe von 14 ± 2 mm auslöst.
  Lager und Halterung für den Messzylinder wiegen zusammen 450 ± 10 g

Falls die Verwendung einer 100-g-Probe nicht möglich ist, weil beispielsweise die Charge sehr klein ist, werden eine geringere Menge und ein passender 100-ml-Messzylinder mit 1-ml-Einteilung eingesetzt, wobei das Messgefäß dann 130 ± 16 g und die Halterung 240 ± 12 g wiegen müssen.

Modelle, bei denen sich der Messzylinder während des Stampfvorgangs kontinuierlich dreht, sind zu bevorzugen, weil damit eine glatte Oberfläche des Haufwerkes und folglich eine genauere Ablesbarkeit des Volumens gewährleistet sowie eine Auftrennung der Pulversäule während des Stampfens verhindert wird. Dieser Rotationsmechanismus ist im Arzneibuch allerdings nicht zwingend vorgeschrieben.

24.3.2 Methodenbeschreibung

Zur Ermittlung der Schüttdichte wird eine bestimmte Pulvermenge abgewogen und lose in einen Messzylinder gefüllt. Danach wird das Volumen, das dieses Pulver einnimmt, bestimmt und der Quotient aus Masse und Volumen ermittelt. Da die Messung laut Ph. Eur. in Messzylindern erfolgt, wird die Schüttdichte üblicherweise in Gramm je Milliliter angegeben, auch wenn die internationale Einheit Kilogramm je Kubikmeter ist ($1\,g \cdot ml^{-1} = 1000\,kg \cdot m^{-3}$). Schüttungen pharmazeutischer Haufwerke sind in aller Regel

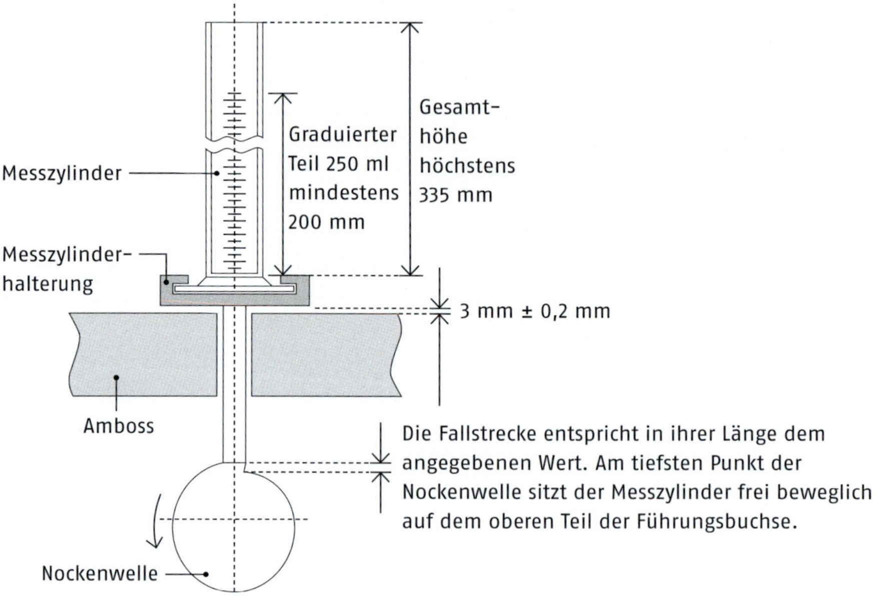

Abb. 24.1 Stampfvolumeter (Längenangaben in Millimetern) (Ph. Eur. 2013)

relativ fragile Systeme, die auf jede Form der Manipulation entsprechend sensitiv reagieren. Deshalb ist die Schüttdichte eines Pulvers nur bei genauer Einhaltung eines standardisierten Vorgehens mit passabler Wiederholpräzision zu messen.

Die Stampfdichte wird erhalten, indem eine Pulverprobe in einem graduierten Messzylinder oder einem Wägegefäß mit definiertem Volumen mechanisch verdichtet wird. Nachdem das Ausgangsvolumen des Pulvers festgehalten wurde, wird die Probe mechanisch gestampft, bis nur noch kleine weitere Volumen- oder Masseänderungen beobachtet werden. Das so erhaltene Volumen beziehungsweise die so erhaltene Masse wird abgelesen. Die mechanische Verdichtung wird erreicht, indem das Messgefäß mit der Pulverprobe mit einer bestimmten Frequenz (Stampfbewegungen pro Minute) aus einer bestimmten Höhe fallen gelassen wird. Die Einwaage wird dann durch das ermittelte Stampfvolumen dividiert und so die Stampfdichte errechnet.

Üblicherweise wird das Stampfvolumen nach 10, 500 und 1250 Stampfbewegungen abgelesen. Sollte die Volumendifferenz nach 500 und 1250 Stampfbewegungen größer als 2 Milliliter sein, wird die Zahl der Stampfbewegungen in Schritten von 1250 solange kontinuierlich erhöht, bis die Volumendifferenz zwischen zwei aufeinanderfolgenden Stampfintervallen einer Probe weniger als 2 Milliliter beträgt. Die Verdichtung als zusätzlicher Kennwert errechnet sich aus der Differenz der Volumina nach 10 und 500 Stampfbewegungen.

Der Vergleich von zwischen Schütt- und Stampfdichte eines Haufwerks stellt ein Maß für die relative Bedeutung interpartikulärer Wechselwirkungen und die Verdichtungstendenz eines Haufwerks dar. Als Kenngrößen eines solchen Vergleichs dienen zum Beispiel der Hausner-Faktor *HF* oder der Kompressibilitätsindex *C*:

$$HF = \frac{V_0}{V_f} = \frac{\rho_f}{\rho_0} \; [-] \qquad C = 100 \cdot \frac{V_0 - V_f}{V_0} = 100 \cdot \frac{\rho_f - \rho_0}{\rho_f} \; [\%]$$

| *HF* Hausner-Faktor | *C* Kompressibilitätsindex (auch Carr-Index) | V_0 Unverdichtetes Schüttvolumen | V_f Endgültiges Stampfvolumen | ρ_0 Schüttdichte | ρ_f Stampfdichte

Da sich die gleichen Wechselwirkungen, die die Schütteigenschaften eines Haufwerks beeinflussen, auch auf sein Fließverhalten auswirken, stellen Kompressibilitätsindex und Hausner-Faktor nicht nur ein Maß für die Verdichtungstendenz eines Haufwerks dar, sondern auch für dessen Fließeigenschaften. Konsequenterweise werden beide Kennzahlen in der Ph. Eur. sowohl in der Monographie 2.9.34 „Schütt- und Stampfdichte von Pulvern" als auch in der Monographie 2.9.36 „Fließverhalten von Pulvern" zur Haufwerkcharakterisierung herangezogen. Da die Bestimmung von Schütt- und Stampfvolumen bzw. -dichte Voraussetzung ist, um Hausner-Faktor und Kompressibilitätsindex berechnen zu können, erscheint es zweckmäßig die Ermittlung beider Kennzahlen an dieser Stelle abzuhandeln.

Der Ablauf der Prüfung nach Ph. Eur.-Monographie 2.9.34 und die damit zu ermittelnden Kennzahlen sind in **o** Abb. 24.2 zusammengefasst. Wie daraus hervorgeht, lassen sich mit dem in Ph. Eur.-Monographie 2.9.34 beschriebenen Verdichtungsexperiment relativ viele Kennzahlen ermitteln, die alle miteinander in sehr engem Zusammenhang stehen. Das Arzneibuch macht indes keine Angaben dazu, welche davon für die Beschreibung eines Schüttguts obligatorisch und welche fakultativ sind. Es liegt demnach im Ermessen des Prüfers, welche Kennzahlen er für eine Produktcharakterisierung als notwendig erachtet. Die getroffene Auswahl ist in der Prüfanweisung festzuhalten.

24.3.3 Eignung

Die Untersuchung mit dem Stampfvolumeter besitzt für Schüttgüter, wie sie im Rahmen der Defekturherstellung vorkommen eine relative universelle Einsatzmöglichkeit. Etwaige Einschränkungen, die aus der Verwendung der Methode herrühren, sind insofern eher theoretischer Natur, als dass Haufwerke, die derlei limitierende Eigenschaften aufweisen, in der Regel für die Anwendung als Defekturarzneimittel nicht in Frage kommen. Grundsätzlich muss eine gewisse (Rest-)Fließfähigkeit der Zubereitung gegeben sein, und die Hygroskopizität sollte so gering sein, dass während der Messung keine nennenswerte, das Verhalten der Probe beeinflussende Wassersorption stattfindet. Ferner ist darauf zu achten, dass sich die Pulversäule während der Messung nicht auftrennt, da das Volumen dann nicht mehr korrekt abgelesen werden kann. In diesen Fällen müssten alternative Prüfmethoden zum Einsatz kommen.

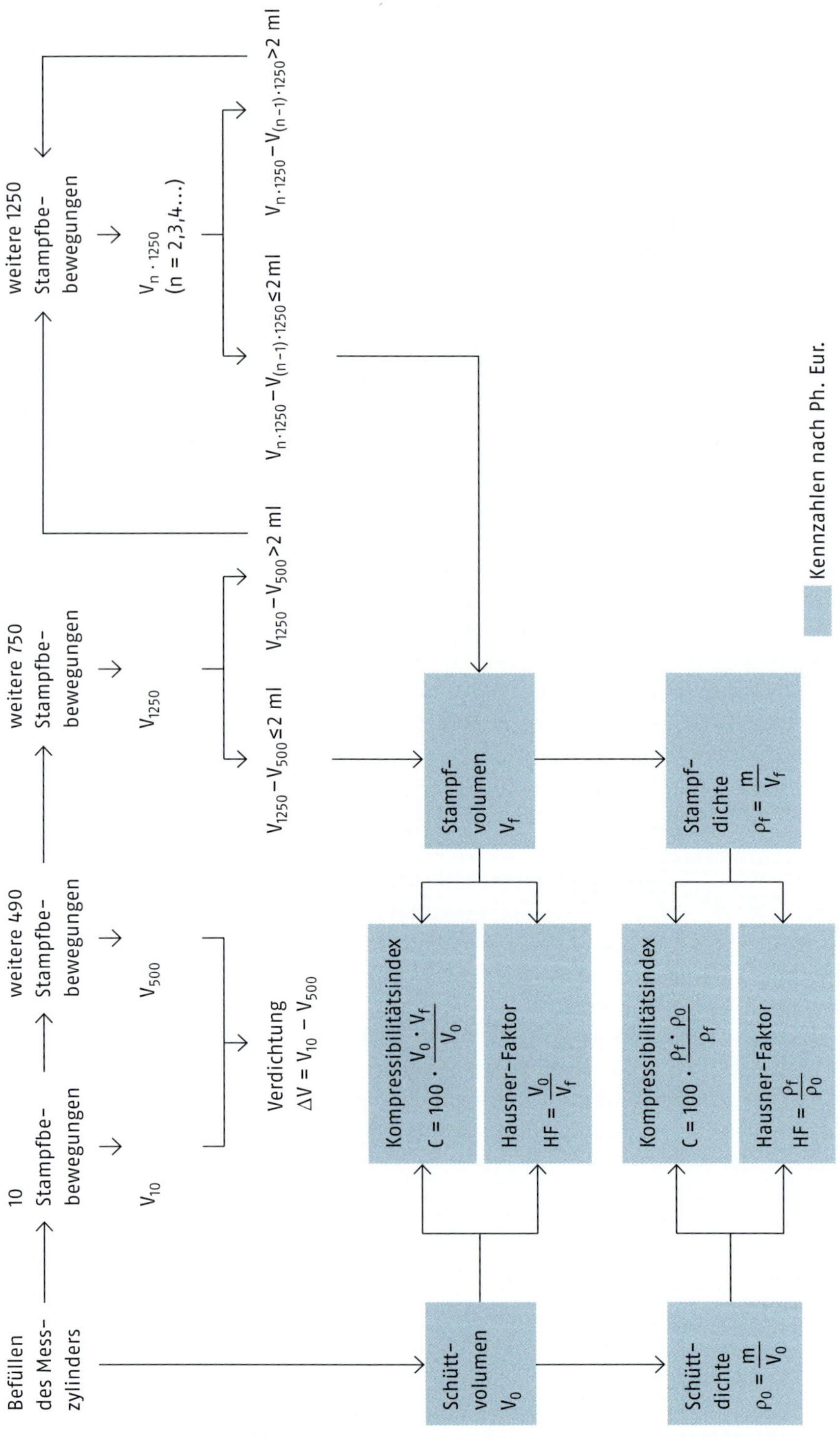

Abb. 24.2 Ablauf einer Haufwerk-Charaktersierung nach Ph. Eur.-Monographie 2.9.34

25 Sedimentationsanalyse

Einsatzbereich

Risikoklasse:
- Niedriges Risiko (Gesamtrisikoscore < 30)

Darreichungsformen:
- Suspensionen (auch Schüttelmixturen)

Für Details zur Eignung der Methode für bestimmte Darreichungsformen siehe ▸Kap. 25.3.3 und ▸Kap. 25.4.3.

25.1 Einführung

Die auffälligste Eigenschaft von Suspensionen ist die Sedimentation der dispergierten Partikel. Wie schnell sich die innere Phase absetzt, wie groß das Sedimentationsvolumen ist, ob das Sediment redispergierbar ist oder ein nicht mehr aufschüttelbares Sediment entsteht, all dies sind Parameter, die unmittelbar mit dem Sedimentationsverhalten einer Suspension zusammenhängen und ihre pharmazeutische Qualität (mit)bestimmen (Nürnberg, et al. 1991).

Für die pharmazeutische Anwendung von Suspensionen wäre es wünschenswert, dass der während der Herstellung erzeugte homogene Dispersionszustand über den gesamten Zeitraum der Lagerung und Anwendung unverändert erhalten bliebe. Aufgrund der in den Systemen gespeicherten hohen Grenzflächenenergie stellen Suspensionen jedoch thermodynamisch instabile Systeme dar, deren Eigenschaften von dem Bestreben bestimmt werden, diesen instabilen Status zu stabilisieren. Bereits unmittelbar nach Beenden der Dispergierung verlassen sie daher den homogenen Zustand, in den sie durch die Herstellung gebracht wurden. Nicht zuletzt aufgrund des Dichteunterschieds kommt es zwischen den beteiligten Phasen dabei zu Separationserscheinungen, die sich oft verlangsamen, jedoch meist nicht vollständig unterdrücken lassen (Voigt 2010). Konsequenterweise dürfen Suspensionen laut Ph. Eur. ein Sediment zeigen, sie müssen jedoch gut aufschüttelbar sein und so lange stabil bleiben, dass die Entnahme einer homogenen Dosis möglich ist.

Unter dem Sedimentationsverhalten wird im Allgemeinen die Sedimentationsgeschwindigkeit der festen Phase, die Art der Sedimentbildung, das Verhältnis von Sedimentvolumen zu Gesamtsuspensionsvolumen und der Packungszustand des Sediments verstanden. Letzterer ist mit einfachen Mitteln für gewöhnlich nicht zugänglich, lässt sich jedoch näherungsweise aus dem suspendierten Feststoffanteil und dem Sedimentvolumen ableiten. Die übrigen Kenngrößen des Sedimentationsverhaltens können vergleichsweise einfach und mit geringem apparativem Aufwand bestimmt werden. Das zugrundeliegende Prinzip basiert in der Regel darauf, dass man eine ausreichend große Probe der Suspension in einem geeigneten Messgefäß unter definierten Umgebungsbedingungen der freien Sedimentation überlässt, deren zeitlicher Verlauf sowie deren Endergebnis dann zur Ermittlung repräsentativer Messwerte herangezogen werden. Mit dem Pipettenverfah-

◘ Tab. 25.1 Parameter, die das Sedimentationsverhalten von Suspensionen beeinflussen

Disperse Phase	Dispersionsmittel
Partikelgröße/-form und ggf. Kristallmodifikation	Viskosität, Fließverhalten
Dispersitätsgrad	Volumen- bzw. Massenverhältnis von disperser Phase zu Dispersionsmittel
Dichte	Dichte
Löslichkeit bzw. Lösungsgeschwindigkeit im Dispersionsmittel	Polarität (lipophil, hydrophil) und Ionenstärke bzw. Ionenart
pH-Abhängigkeit der Löslichkeit	pH-Wert
Benetzbarkeit	Oberflächenspannung
Qualitative und quantitative Zusammensetzung	
Chemische und physikalische Kompatibilität	

ren nach Andreasen sowie der Messzylindermethode haben sich zwei Verfahren der Sedimentationsanalyse etabliert, die auch für den Einsatz im Apothekenlabor zweckmäßig sind und im Folgenden näher betrachtet werden. Auf die Vorstellung der für die Sedimentationsanalyse ebenfalls geeigneten Sedimentationswaage wird verzichtet, da der damit bei Defekturarzneimitteln erzielbare Erkenntnisgewinn den erhöhten apparativen Aufwand sowie die schwierige Handhabung dieses störanfälligen Geräts nicht rechtfertigt.

25.2 Aussagekraft und Limitationen

In welchem Zeitraum und in welchem Ausmaß Sedimentationserscheinungen auftreten, wird von der Gesamtheit aller Wechselwirkungen zwischen der dispersen Phase und dem verwendeten Dispersionsmittel bestimmt (Nürnberg, et al. 1991). Im Wesentlichen hängt das Sedimentationsverhalten einer Suspension von den in ◘ Tab. 25.1 genannten Parametern ab.

Aus der Vielzahl der dort aufgeführten Einflussgrößen ergibt sich, dass die Sedimentationsanalyse nicht nur ein aussagekräftiges Qualitätskriterium hinsichtlich der Stabilität einer Suspension darstellt, sondern auch eine repräsentative Kenngröße für die Homogenität und Konformität einer Charge. Sowohl variierende Qualitäten der eingesetzten Ausgangsstoffe (z. B. mikronisiert vs. nicht mikronisiert), als auch Abweichungen bei der Zusammensetzung (z. B. infolge eines Einwaagefehlers) oder der Herstellungstechnik (z. B. unterschiedliche Verarbeitungstemperaturen oder Scherkräfte, die zu einem veränderten Dispersitätsgrad führen) können auf das Sedimentationsverhalten durchschlagen und ggf. im Rahmen der Sedimentationsanalyse erkannt werden.

Wie erwähnt lässt sich die Sedimentation in Suspensionen aus thermodynamischen Gründen nie ganz verhindern. Im Verlauf der Lagerung können die Teilchen innerhalb des Sediments aggregieren und am Boden des Gefäßes einen festen Sedimentkuchen bil-

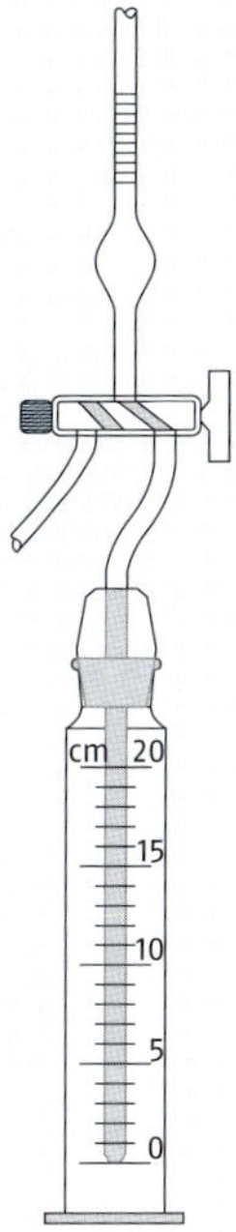

o Abb. 25.1 Andreasen-Pipette

den, so dass die Gleichförmigkeit der Dosierung nicht immer gegeben ist. Suspensionen müssen daher vor jedem Gebrauch geschüttelt werden, um den Wirkstoff über das Volumen gleichmäßig zu verteilen, was nur bei gut formulierten Präparaten in ausreichendem Maße gelingt. Die Redispergierbarkeit eines Sediments beeinflusst demnach die Gleichförmigkeit der Wirkstoffverteilung in den aus einer Suspension entnommenen Einzeldosen ganz wesentlich (Süverkrüp, Deicke 1999), weshalb sie bei der defekturmäßigen Herstellung von Suspensionen standardmäßig untersucht werden sollte. Im Allgemeinen verschlechtert sich die Aufschüttelbarkeit mit Zunahme der Konzentration der inneren Phase sowie mit zunehmender Lagerungsdauer – zunächst schneller, später langsamer. Mithin ist die Redispergierbarkeit auch ein wichtiges Kriterium zur Beurteilung der Lagerstabilität von Suspensionen.

25.3 Sedimentationsanalyse nach Andreasen

25.3.1 Geräte

Die Andreasen-Pipette (o Abb. 25.1) besteht im Wesentlichen aus einem Glaszylinder ($V \approx 550$ ml), auf dem eine Skala mit Zentimeterteilung aufgetragen ist, und einer Pipette, die mit einem Schliffkegel in den Zylinder eingesteckt ist und genau 20 cm tief in den Glaszylinder ragt. Oberhalb des Messzylinders befindet sich ein Zwei-Wege-Hahn, mit dem zwischen Probenentnahme aus dem Glaszylinder und Probenabgabe in ein Wägeschälchen umgestellt werden kann. Die Probenentnahme erfolgt mit einer geeigneten Pipettierhilfe, z. B. einem Peleusball. Um die Entnahme gleichbleibender Probenvolumina zu gewährleisten, befindet sich über dem Zwei-Wege-Hahn ein Vorratsgefäß definierten Volumens (10 ml) mit Skalierung.

25.3.2 Methodenbeschreibung

Bei der Sedimentationsanalyse mithilfe der Andreasen-Pipette handelt es sich um ein Verfahren, bei dem die Sinkgeschwindigkeit suspendierter Partikel als Maß für deren Teilchengröße dient. Anstelle des echten Teilchendurchmessers erhält man daher den Äquivalentdurchmesser einer Kugel, die unter den gegebenen Bedingungen mit der gleichen Sedimentationsgeschwindigkeit zu Boden sinken würde wie die Partikel der dispersen Phase (Nürnberg, et al. 1991).

Nach einer sorgfältigen Redispergierung sind die suspendierten Teilchen zu Beginn der Messung in allen Querschnitten des Gefäßes gleich verteilt (vgl. ▸ Abb. 25.2). Unter dem Einfluss der Schwerkraft beginnen die Partikel zu sedimentieren, wobei sie in Abhängigkeit von ihrer Größe, Form und Dichte unterschiedliche Sinkgeschwindigkeiten annehmen. Die Sedimentationsgeschwindigkeit v eines einzelnen Partikels ergibt sich aus dem Stokesschen Gesetz:

$$v = \frac{h_t}{t} = \frac{d_p^2\left(\rho_p - \rho_{fl}\right)\cdot g}{18\cdot\eta}$$

| v Sedimentationsgeschwindigkeit | h_t Sedimentationsstrecke zum Zeitpunkt t (entspricht der Höhe der Flüssigkeitssäule über dem unteren Ende der Pipette zum jeweiligen Entnahmezeitpunkt) | t Sedimentationszeit | d_P Partikeldurchmesser | ρ_p Dichte der Partikel | ρ_{fl} Dichte des Dispersionsmediums | g Ortsfaktor ($g = 9{,}81\ \text{m}\cdot\text{s}^{-2}$) | η Dynamische Viskosität des Dispersionsmediums

Im Laufe der Sedimentation führt die unterschiedliche Sinkgeschwindigkeit der einzelnen Partikel zu einer Konzentrationsänderung in den verschiedenen Flüssigkeitsschichten; die ursprünglich überall gleiche Konzentration nimmt zur Flüssigkeitsoberfläche hin stetig ab (Leuenberger 2002; vgl. ▸ Abb. 25.2). In festgelegten Zeitabständen werden durch die Pipette Proben aus einer definierten Zone des Glaszylinders entnommen und deren Feststoffgehalt oder deren Dichte bestimmt. Beide Parameter ändern sich in Abhängigkeit von den Suspensionseigenschaften im Laufe der Zeit und stellen ein Surrogat für das Sedimentationsverhalten der Suspension im Allgemeinen sowie für die Partikelgrößenverteilung der dispersen Phase im Besonderen dar. Aus der Zeit der Probenentnahme und der durch die Pipettengeometrie festliegenden Sedimentationsstrecke kann die Teilchengröße errechnet werden. (Herzfeld, Kreuter 1999)

25.3.3 Eignung

Im Gegensatz zur mikroskopischen Begutachtung (▸ Kap. 18.3) werden bei der Sedimentationsanalyse mit der Andreasen-Pipette nicht einzelne Teilchen, sondern Teilchenkollektive gemessen. Daher erlaubt die Sedimentationsanalyse keine fundierten Aussagen über die Dispersität der inneren Phase oder den Agglomerationszustand der Probe. Trotz dieser Einschränkung wird die Methode für die Untersuchung von Suspensionen häufig bevorzugt, da sie vergleichsweise einfach und zeitsparend durchzuführen ist und die tatsächlichen Verhältnisse innerhalb der Zubereitung besonders realitätsnah widerspiegelt. Hieraus resultiert auch die hohe Aussagekraft der Methode im Hinblick auf die tatsächliche Lagerstabilität einer Suspension.

Während die Prüfsiebung (▸ Kap. 18.4) nur für die Untersuchung von Teilchen bis hinab zu Partikeldurchmessern von ca. 40 µm – in Ausnahmefällen auch bis ca. 20 µm – geeignet ist, lassen sich mit der Andreasen-Pipette üblicherweise noch deutlich kleinere Teilchen analysieren. Der Messbereich der Sedimentationsanalyse im Schwerkraftfeld ist

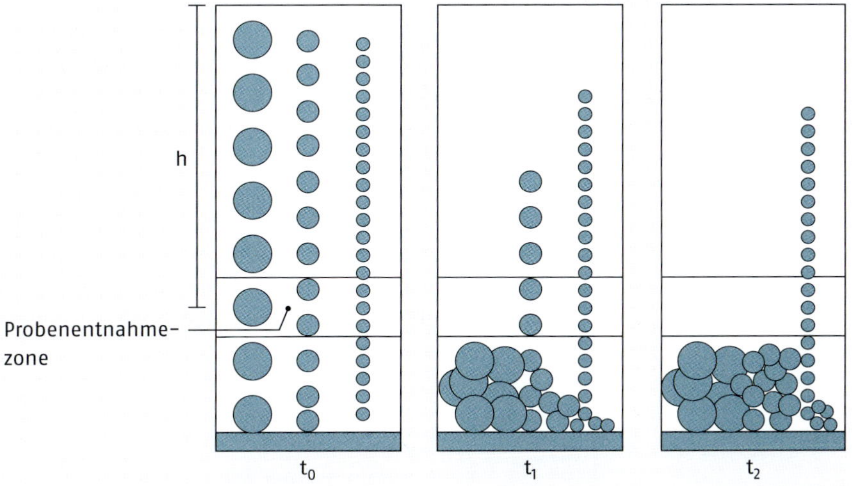

Abb. 25.2 Zeitlicher Verlauf der Sedimentation in einer Andreasen-Pipette. Aus den unterschiedlichen Sedimentationsgeschwindigkeiten der unterschiedlich großen Partikel resultieren im Verlauf der Messung unterschiedliche Feststoffgehalte bzw. Dichten in der Probenentnahmezone.

nach unten lediglich durch die Brownsche Molekularbewegung (bei Teilchen $< 1\,\mu m$) sowie die langen Messzeiten für sehr kleine Partikel begrenzt. Ersetzt man die Schwerkraft durch die Fliehkraft in einer Zentrifuge, so könnte der Messbereich sogar bis in den Nanometer-Bereich erweitert werden (Herzfeld, Kreuter 1999), ein solches Verfahren dürfte jedoch für die Defekturanalytik im Apothekenlabor weitgehend uninteressant sein.

Die Methode ist in weiten Grenzen sehr gut reproduzierbar, selbst dann, wenn die realen Verhältnisse in der Andreasen-Pipette bereits deutlich vom theoretischen Idealverhalten nach Stokes abweichen. Da das Stokessche Gesetz in idealer Weise streng genommen nur für kugelförmige Teilchen gilt, die ohne Behinderung und mit konstanter Geschwindigkeit sedimentieren, sind exakte Berechnungen und absolute Angaben zu Partikelgrößen nur möglich, wenn die folgenden Randbedingungen eingehalten werden:

- Die Flüssigkeit soll unendlich ausgedehnt und unbewegt sein; Konvektion durch Temperatur- oder Dichteunterschiede ist auszuschließen. Um dies sicherzustellen, muss nach der Bewegung der Flüssigkeit beim Dispergieren des Feststoffes eine ausreichende Abklingzeit der Strömung eingehalten werden.
- Die Temperatur des Mediums darf während der Messung nicht schwanken. Insbesondere sollten Sonnen- und andere Lichteinstrahlung sowie ein Verdunsten/Verdampfen der Flüssigkeit an der Oberfläche vermieden werden.
- Die Teilchenumströmung bei sehr kleinen Strömungsgeschwindigkeiten muss im laminaren Strömungsbereich stattfinden, d.h. die Sedimentationsgeschwindigkeit eines Teilchens darf keinesfalls so groß werden, dass es zu Turbulenzen kommt, weil dadurch die Sedimentation gestört wird.
- Die Feststoffteilchen dürfen während der Sedimentation nicht miteinander in Wechselwirkung treten, was in einem Konzentrationsbereich unter 1 Vol.-% im Allgemeinen gewährleistet ist. Höher konzentrierte Suspensionen sollten daher definiert verdünnt werden.

Im Hinblick auf den Randeffekt wandnaher Zonen, die die Sedimentationsgeschwindigkeit der Teilchen möglicherweise vermindern sowie den Einfluss von Abweichungen der Teilchen von der Kugelgestalt zeigte sich, dass hier Korrekturen – von extremen Bedingungen abgesehen – nicht notwendig sind (Nürnberg, et al. 1991). Der mittlere Fehler der Methode beträgt 2 bis 5 % (Feltkamp, et al. 1983), was bei der Festlegung der Akzeptanzkriterien berücksichtigt werden sollte.

Neben Suspensionen können grundsätzlich auch die Partikelgrößenverteilungen von Pulvern, Granulaten und anderen Haufwerken mit Hilfe der Andreasen-Pipette charakterisiert werden. Hierzu müssen die Feststoffe jedoch in einem geeigneten Dispersionsmedium suspendiert werden. Dieses darf die Feststoffteilchen nicht lösen oder gar chemisch verändern, ferner darf es weder zu einer Quellung der Feststoffteilchen noch zu einer Agglomeratbildung kommen.

25.4 Sedimentvolumenanalyse im Messzylinder

25.4.1 Geräte

Die Kennzahlen für Halbsetzzeit, Suspensionsquotient und Redispergierbarkeit eines Sediments können im Prinzip parallel bzw. konsekutiv in ein und demselben Versuch ermittelt werden. Benötigt wird hierfür lediglich ein fein skalierter Messzylinder, dessen Durchmesser mindestens das 500-fache des mittleren Durchmessers der dispergierten Partikel betragen sollte, um deren Sedimentation nicht zu beeinträchtigen. Für pharmazeutische Suspensionen dürften demnach in den meisten Fällen Messzylinder mit einem Durchmesser von 3 bis 5 cm ausreichend sein. Die Ablesegenauigkeit der Messskala sollte etwa 1 % bezogen auf das untersuchte Gesamtvolumen betragen. Da die Sedimentation gerade bei stabilen Suspensionen einige Zeit in Anspruch nehmen kann, wird empfohlen den Messzylinder mit Kunststofffolie oder einem geeigneten Stopfen zu verschließen.

25.4.2 Methodenbeschreibung

Nach sorgfältiger (Re-)Disperigerung wird die zu untersuchende Suspension in einen geeigneten Messzylinder überführt und in regelmäßigen Abständen das Volumen des sich bildenden Sediments abgelesen. Hierbei ist grundsätzlich zwischen zwei verschiedenen Typen der Sedimentbildung zu unterscheiden (Bauer, et al. 2012):

- Die aufstockende Sedimentation ist dadurch charakterisiert, dass sich das erste Sediment am Boden des Gefäßes ansammelt und sich jedes weitere Sediment auf diesem ablagert. Man beobachtet also ein wachsendes Sedimentvolumen. Der Überstand klärt sich dabei nur sehr langsam. Eine aufstockende Sedimentation wir vor allem bei Suspensionen beobachtet, deren Partikel nicht flocken (o Abb. 25.3 links).
- Bei der absetzenden Sedimentation entsteht hingegen bereits mit Einsetzen des Vorganges im obersten Teil der Suspension ein klarer Überstand, unter dem sich das Sediment befindet. Während der weiteren Sedimentation verlagert sich die Grenze zwischen dem klaren Überstand und dem Sediment allmählich nach unten. Das Sedimentvolumen nimmt also allmählich ab. Eine absetzende Sedimentation wird vorzugsweise dann beobachtet, wenn die Feststoffpartikel flocken (o Abb. 25.3 rechts).

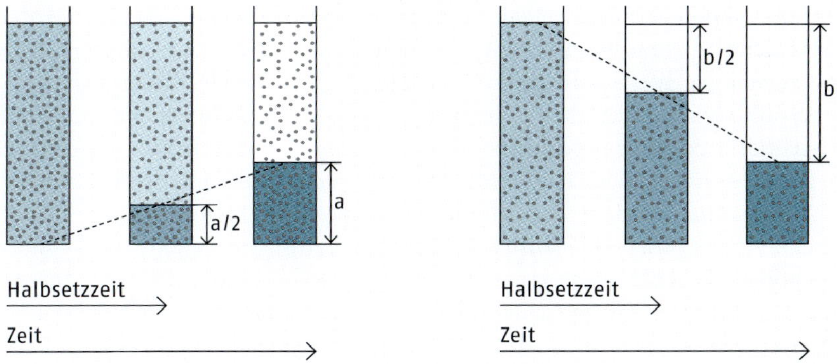

Abb. 25.3 Bestimmung der Halbsetzzeit bei aufstockender (links) und absetzender (rechts) Sedimentation (Voigt 2010)

Aus dem zeitlichen Verlauf der abgelesenen Sedimentvolumina sowie dem Endvolumen des Sediments nach Beendigung der Sedimentation lassen sich der Suspensionsquotient sowie die Halbsetzzeit ermitteln:

Suspensionsquotient

Der Suspensionsquotient *SQ* steht im Zusammenhang mit der Konzentration der dispersen Phase und ergibt sich aus dem Verhältnis des Sedimentvolumens am Ende der Sedimentation V_S zum Gesamtvolumen der Suspension V_g:

$$SQ = \frac{V_s}{V_g}$$

| *SQ* Suspensionsquotient | V_S Sedimentvolumens am Ende der Sedimentation | V_g Gesamtvolumen der untersuchten Suspension

Halbsetzzeit

Die Halbsetzzeit ist die Zeit, in der die Sedimentobergrenze die Hälfte ihres Weges zurückgelegt hat – bei der absetzenden Sedimentation von oben nach unten, bei der aufstockenden Sedimentation von unten nach oben (Abb. 25.3).

Redispergierbarkeit

Um die Redispergierbarkeit des Sediments zu beurteilen, wird der Messzylinder mit der darin enthaltenen, vollständig sedimentierten Suspension – in aller Regel manuell – normierten Kippbewegungen, z. B. um 90° unterworfen. Man ermittelt die Anzahl der Kippbewegungen, die erforderlich ist, um das Sediment vollständig zu redispergieren.

25.4.3 Eignung

Die Sedimentationsanalyse im Messzylinder ist eine so einfache und elementare Methode, dass durch sie kaum Anforderungen an die zu untersuchende Probe gestellt werden. Für den Verlauf der Sedimentation und dessen Konformität mit den Vorhersagen des Stokesschen Gesetzes gelten dieselben Restriktionen, die bereits für die Andreasen-Pipette in

▸Kap. 25.3.3 erläutert wurden. Darüber hinaus ist einschränkend zu berücksichtigen, dass das Messzylinder-Verfahren einen ausreichend hohem Feststoffanteil sowie eine klare Schichttrennung voraussetzt, da das Volumen des Sediments andernfalls nicht eindeutig und zuverlässig an der Messzylindergraduierung abgelesen werden kann (Voigt 2010). Das Sedimentationsverhalten von Suspensionen, die voluminöse, nach oben hin diffus auslaufende Sedimente bilden oder einen so geringen Feststoffgehalt besitzen, dass sich eine optisch wahrnehmbare Sedimentgrenze erst in einer sehr späten Phase der Sedimentation bildet, kann daher im Messzylinder nicht untersucht werden.

Die vorstehend beschriebene Prüfmethode für die Redispergierbarkeit wirkt auf den ersten Blick möglicherweise etwas archaisch, dennoch liefert sie ein hilfreiches Indiz für die Beurteilung der pharmazeutischen Qualität einer Suspension. Man mag hierzu anmerken, dass diese Methode kaum den tatsächlichen Schüttelgewohnheiten der Patienten entsprechen dürfte, da diese für gewöhnlich kräftiger, unkontrollierter und eher horizontal oder vertikal oszillierend Schütteln anstatt Kippbewegungen um eine definierte Achse auszuführen, dennoch erscheint die Methode als legitimer Ansatz, um die Prüfung auf Redispergierbarkeit im Rahmen der offizinellen Möglichkeiten zu standardisieren, zu objektivieren und reproduzierbar zu machen, sodass unabhängig von der prüfenden Person weitgehend vergleichbare Ergebnisse erzielt werden können.

26 Verlesen von Teemischungen

Einsatzbereich

Risikoklasse:

- Niedriges Risiko (Gesamtrisikoscore < 30): nur qualitativ
- Mittleres Risiko (Gesamtrisikoscore 30–100): auch quantitativ

Darreichungsformen:

- Tee(mischungen)

Für Details zur Eignung der Methode für bestimmte Darreichungsformen siehe ▸Kap. 26.3.3.

26.1 Einführung

Teegemische sind per Definition gleichförmige Mischungen aus zerkleinerten oder unzerkleinerten Drogen (DAC/NRF 2013), d. h. die verwendeten Ausgangsstoffe werden lediglich mechanisch gemischt. Die dabei auftretenden Scherkräfte sind in der Regel so gering, dass allenfalls mit einer geringfügigen Erhöhung des Feinanteils, nicht aber mit relevanten physiko-chemischen Veränderungen der Ausgangsstoffe zu rechnen ist. Da die Qualität der Ausgangsdrogen, namentlich ihr Gehalt an wirksamen bzw. wirksamkeitsmitbestimmenden Inhaltsstoffen, bereits im Vorfeld geprüft wurde, kann bei der Verwendung von zertifizierter, arzneibuchkonformer Ausgangsware davon ausgegangen werden, dass sich diese phytochemische Qualitätsaussage sinngemäß auch auf die Teemischung übertragen lässt. Entscheidend für die Beurteilung einer defekturmäßig hergestellten Teemischung bzw. des durchgeführten Mischprozesses ist daher vielmehr die Gewähr, dass die richtigen Drogen in der vorgeschriebenen Menge eingesetzt und zu einer homogenen Mischung verarbeitet wurden. Dies lässt sich am einfachsten und zuverlässigsten nachweisen, indem ein repräsentativer Teil der Teemischung nach der Herstellung wieder in seine Einzelbestandteile verlesen und falls erforderlich der Massenanteil jeder Bestandteil-Fraktion ermittelt wird. Für Teemischungen, die im Rahmen von Standardzulassungen in Verkehr gebracht werden, ist diese Prüfmethode bereits seit Langem vorgeschrieben (Braun 2011) und erfolgreich geübte Praxis. Vor dem Hintergrund, dass viele, der in Apotheken defekturmäßig angefertigten Teemischungen auf Standardzulassungen beruhen und nicht zuletzt aufgrund der jahrzehntelangen positiven Erfahrung erscheint die optische Identifizierung (und ggf. Quantifizierung) der Einzelbestandteile für die Qualitätsprüfung von Defektur-Tees prädestiniert.

An dieser Stelle sei nochmal darauf hingewiesen, dass im Sinne des risikobasierten Stufenmodells bei Zubereitungen der niedrigen Risikoklasse (diese dürfte für die meisten defekturmäßig hergestellten Teemischungen zutreffen) eine rein qualitative Untersuchung (Identifizierung charakteristischer Strukturmerkmale der verarbeiteten Drogen) als ausreichend anzusehen ist, erst bei mittlerem Risiko (also eher im Ausnahmefall) erscheint eine Quantifizierung der verlesenen Einzelbestandteilfraktionen geboten. Der Vollständigkeit halber wird die Quantifizierung nachfolgend aber ebenfalls beschrieben.

26.2 Aussagekraft und Limitationen

In einigen Fällen geben bereits einfache organoleptische Untersuchungen wie Geruchs- und Geschmacksproben wichtige Hinweise zur Sicherung der Identität und Qualität von Teemischungen. Soll die Mischung auf das Vorhandensein bestimmter wirksamer Inhaltsstoffe oder die Abwesenheit unerwünschter Begleitstoffe geprüft werden, so wird man hierzu auf geeignete chemische Verfahren oder chromatographische Untersuchungen zurückgreifen müssen. Aufgrund der ausschließlichen Verwendung von zertifizierter Ausgangsware sind derlei Untersuchungen bei der defekturmäßigen Herstellung von Teemischungen jedoch in der Regel nicht notwendig. Selbst bei vielen Standardzulassungen werden phytochemische Untersuchungen für die Freigabe der fertigen Mischung als entbehrlich angesehen. Wichtig ist hingegen der Nachweis, dass die richtigen Drogen in richtiger Menge eingesetzt wurden. Die Identität einer Droge lässt sich zumeist durch die Untersuchung ihrer morphologisch-anatomischen Merkmale absichern. Will man Ganz- oder Schnittdrogen, wie sie in Teemischungen üblicherweise zum Einsatz kommen, unter dem Lichtmikroskop mit einer Hellfeld-Durchlichtbeleuchtung untersuchen, so setzt dies einen erheblichen, präparativen Aufwand voraus. Von den Proben müssen zunächst sehr dünne durchleuchtbare Schnittpräparate gefertigt werden, bevor die eigentliche Beurteilung im Durchlichtmikroskop stattfinden kann. Ein Verlesen der Teemischung in ihre einzelnen Bestandteile zur quantitativen Bestimmung ist bei dieser Methode nicht möglich. Bei der Verwendung von „toto"- und „concis"-Drogen genügt jedoch meist eine Begutachtung der Drogenoberfläche unter dem schwächer vergrößernden Stereomikroskop (▸Kap. 26.3.1), mit einer Lupe oder gar mit dem bloßen Auge. Eine aufwändige Vorbereitung des Drogenmaterials entfällt in diesem Fall. Da sich eine Vielzahl anatomischer Merkmale (wie z. B. Haare, Drüsenschuppen, Spaltöffnungen, Lentizellen usw.) an der Oberfläche der pflanzlichen Gewebe befindet, sind diese auch bei der äußerlichen Betrachtung gut sichtbar. Aber auch einige der subepidermal gelegenen Merkmale zeichnen sich deutlich an der Oberfläche ab, wie z. B. Exkretbehälter, Sklereide oder Aerenchyme. Unter dem Stereomikroskop können an frischen Bruch- oder Schnittflächen darüber hinaus Informationen über den inneren Aufbau (Anordnung verschiedener Gewebeformen, Vorkommen einzelner Zellidioblasten) der Drogenteile gewonnen werden. Selbst das Vorhandensein diagnostisch wichtiger Pflanzeninhaltsstoffe wie z. B. Oxalatkristalle und Phytomelaneinlagerungen lässt sich an frischen Bruchflächen beobachten (Pfänder 2002). In aller Regel erlaubt die Summe der äußerlich (ggf. unter dem Stereomikroskop) sichtbaren, morphologisch-anatomischen Merkmale eine eindeutige Identifizierung der einzelnen Drogenbruchstücke und schafft damit auch die Voraussetzung für einen Quantifizierung der Einzelbestandteile, falls eine solche aufgrund der Risikobewertung der Zubereitung erforderlich sein sollte.

26.3 Verlesen von Teemischungen (nach DAC 2013)

26.3.1 Geräte

Für das Verlesen von Teemischungen werden in der Regel sogenannte Stereolupen bzw. Stereomikroskope eingesetzt, die eine detaillierte Beurteilung auch kleinster Pflanzenfragmente erlauben. Sie unterscheiden sich von herkömmlichen Mikroskopen durch die überwiegende Verwendung einer Auflichtbeleuchtung, d. h. die Objekte müssen nicht

◘ **Tab. 26.1** Für die Drogenanalytik relevante Unterschiede zwischen Stereo- und Durchlichtmikroskop

	Stereomikroskop	**Durchlichtmikroskop**
Beleuchtung	Auflicht	Durchlicht
Vergrößerung	5–40-fach (bis zu 100-fach)	30–1000-fach (bis zu 1500-fach)
Probenvorbereitung	Keine (direkte Betrachtung von Ganz- bzw. Schnittdrogen); bei sehr harten Drogen evtl. kurzfristiges Aufkochen in Wasser	Anfertigung von sehr dünnen, durchstrahlbaren Schnitten oder Pulverisieren der Droge
Erkennbare Strukturen	Oberflächenstrukturen (an Bruch-/Schnittflächen auch bestimmte innere Strukturen)	Innere Strukturen
Strahlengänge	Zwei Objektive erzeugen zwei komplett getrennte Strahlengänge	Ein Objektiv erzeugt einen Strahlengang (evtl. hinterher Auftrennung durch ein Prisma in zwei Teilstrahlengänge, von denen jeder einem Okular zugeleitet wird)
Bildeindruck	Dreidimensional Seitenrichtig	Zweidimensional Seitenverkehrt
Arbeitsabstand	5–10 cm (ermöglicht manuelles Verlesen der Probe)	<1 mm (keine Manipulation der Probe möglich)

durchstrahlbar sein, da in erster Linie ihre Oberfläche betrachtet wird (vgl. ◘ Tab. 26.1). An Bruch- oder Schnittflächen der zu untersuchenden Objekte können allerdings durchaus auch Erkenntnisse über den inneren Aufbau der Drogen gewonnen werden.

Ein weiterer wesentlicher Konstruktionsunterschied zum normalen Lichtmikroskop besteht in der Verwendung zweier getrennter Strahlengänge (● Abb. 26.1) mit unterschiedlichen Blickwinkeln für jedes Auge (Differenz ca. 12–14°), sodass der Benutzer ein dreidimensionales (stereoskopisches) Bild des Objektes erhält. Jeder der beiden Strahlengänge durchläuft ein zweistufiges optisches System, bestehend aus einem Objektiv und einem Okular, wobei die beiden Objektive zumeist in einer schützenden Hülse untergebracht sind. Zum Wechseln der Vergrößerung werden sie gemeinsam gegen ein anderes Objektivpaar ausgetauscht. Für die Untersuchung geschnittener Drogen hat sich eine Endvergrößerung von 10- bis 20-fach als nützlich erwiesen. Im Gegensatz zum normalen Lichtmikroskop wird aber beim Stereomikroskop das Objektbild durch Einfügen eines Prismensatzes in den Strahlengang aufgerichtet und seitenrichtig dargestellt. Eine aufwendige Beleuchtungseinrichtung mit Kondensor, Hilfslinsen und Irisblende wie bei der Durchlichtbetrachtung ist nicht erforderlich. Als Auflicht genügt eine einfache Niedervoltlampe, um das Objektfeld gleichmäßig auszuleuchten. Im Vergleich zu normalen Lichtmikroskopen, aber auch zu normalen Lupen, verfügen Stereomikroskope über einen wesentlich größeren Arbeitsabstand (Entfernung zwischen Objektiv und Objekt), der das komfortable Verlesen der einzelnen Teebestandteile möglich macht.

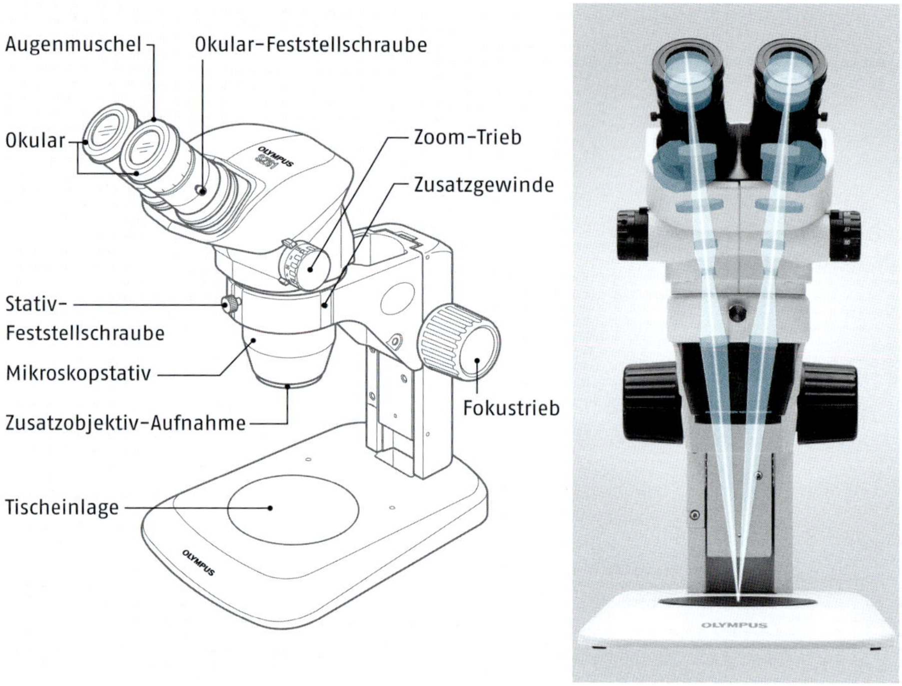

Abb. 26.1 Binokulares Stereomikroskop mit Strahlengang (Olympus 2014)

26.3.2 Methodenbeschreibung

Allgemeine Monographien zu Teemischungen findet man im ÖAB (ÖAB 2013), in der Ph. Helv. IX (Pharm. Helv. IX 2003) sowie im DAC (DAC/NRF 2013). All diese Monographien enthalten weitgehend inhaltsgleiche Vorschriften zur Prüfung, die in analoger Weise auch bei der Prüfung von gemäß Standardzulassung in Verkehr gebrachten Teemischungen Anwendung finden. Grundprinzip der Prüfung ist das Verlesen von Teemischungen in die einzelnen Bestandteile sowie deren anschließende Quantifizierung. Genau genommen handelt es sich also um eine Gleichförmigkeitsprüfung mit integrierter Identitätsprüfung, da die für das Verlesen der Teemischung notwendige Zuordnung jedes einzelnen Partikels zu einer bestimmten Drogenfraktion das Erkennung charakteristischer Strukturmerkmale und damit letztlich eine eindeutige Identifizierung des jeweiligen Drogenfragments voraussetzt. Falls die Identifizierung einzelner Teepartikel mit dem bloßen Auge nicht bzw. nicht mit ausreichender Sicherheit möglich ist, werden geeignete Geräte zur optischen Vergrößerung eingesetzt (▸Kap. 26.3.1 und ▸Kap. 18.3.1). Diese sind in den einschlägigen Monographien zwar erwähnt, jedoch nicht spezifiziert. Die bei einer Quantifizierung zu verlesende Probenmenge beträgt laut ÖAB 2013 (ÖAB 2013) 10,0 Gramm bzw. laut DAC (DAC/NRF 2013) 10,0 bis 20,0 g. In den Standardzulassungen (Braun 2011) ist lediglich von einer „geeigneten Menge" die Rede. Die maximal zulässige Abweichung von den sich aus der Deklaration ergebenden Mengenanteilen wird von allen Monographien (DAC/NRF 2013; ÖAB 2013; Braun 2011) übereinstimmend mit ± 20 Prozent angegeben. Wobei gemäß DAC in begründeten Ausnahmen abweichende Festlegungen möglich sind (DAC/NRF 2013). Ob eine Quantifizierung der Bestandteilfraktionen notwendig ist, richtet sich nach der Risikobeurteilung der Teemischung (vgl. ▸Kap. 3.4.1).

26.3.3 Eignung

Die Tatsache, dass sich die Verwendung des Stereomikroskops in vielen Apotheken infolge langjähriger Erfahrung bei der visuellen Begutachtung und Identitätsprüfung von „toto"- und „concis"-Droge als Methode der Wahl durchgesetzt hat, ist ein handfestes Indiz für die Praktikabilität dieser Methode. Dies liegt unter anderem darin begründet, dass das Stereomikroskop ein weniger gewöhnungsbedürftiges Bild liefert als normale Durchlichtmikroskope. Der Betrachter erhält ein räumliches, seitenrichtiges Bild, das feinste morphologische und anatomische Details der Drogenteile erkennen lässt. Aufgrund der relativ geringen Schärfentiefe und des dreidimensionalen Bildes heben sich diese Details auch ohne aufwendige Beleuchtungstechnik deutlich vom diffusen Hintergrund ab. Der für die Drogenanalytik relevante Vergrößerungsbereich von 10–20-fach sollte nur in Ausnahmefällen überschritten werden, weil sich die Schärfentiefe dann kontinuierlich auf Bruchteile von Millimetern verringert und damit der dreidimensionale Eindruck wieder verloren geht (Pfänder 2002). Dank des großen Arbeitsabstands und der seitenrichtigen Abbildung ist das Stereomikroskop ein ideales Hilfsmittel für das Verlesen in die einzelnen Bestandteile, was bei der Verwendung von Durchlichtmikroskopen schon allein aufgrund des Geräteaufbaus gar nicht möglich wäre. Umgekehrt sind der Verwendung des Stereomikroskops aufgrund der limitierten Vergrößerung bei „minutim concis"-Ware (sehr feiner Schnitt) oder gar Pulverdrogen natürliche Grenzen gesetzt. Diese Schnittvarianten spielen jedoch bei der Mischung von Tees üblicherweise keine Rolle, sodass sich in der Praxis hieraus kaum Einschränkungen ergeben. Bei sehr markanten Drogen, die sich bereits mit bloßem Auge sicher charakterisieren lassen, ist es mitunter möglich ganz auf die Verwendung optischer Hilfsmittel zu verzichten. Die einschlägigen Prüfmonographien lassen dies zu. Die Entscheidung und damit auch die Verantwortung dafür, ob im konkreten Fall eine rein makroskopische Begutachtung für eine Identifizierung der einzelnen Teebestandteile ausreicht, liegt demnach bei dem, die Prüfung durchführenden bzw. beaufsichtigenden Apotheker.

Unabhängig davon, ob eine makro- oder mikroskopische Prüfung vorgenommen wird, liegt es in der Natur dieser Prüfmethode, dass vereinzelt Bruchstücke vorkommen (meist infolge zu starker Zerkleinerung durch Scherkräfte während des Mischvorgangs), die nicht eindeutig identifiziert und zugeordnet werden können. Das ÖAB begrenzt den zulässigen Anteil nicht genau identifizierbarer oder zu stark zerkleinerter Drogenbruchstücke auf 20 Prozent (ÖAB 2013). Eine solche explizite Begrenzung erscheint jedoch entbehrlich, dass sie sich bereits implizit aus der maximal zulässigen Mindermenge von 20 Prozent für jeden einzelnen Bestandteil ergibt. Konsequenterweise verzichtet die DAC-Monographie auf die ausdrückliche Nennung eines entsprechenden Grenzwerts für die Gesamtmenge nicht identifizierbarer Bestandteile, wodurch die Aussagekraft der Prüfmethode für die Defekturanalyse jedoch in keiner Weise eingeschränkt wird.

Wie bei allen anderen Defekturprüfungen ist auch beim Verlesen von Teemischungen sicherzustellen, dass die untersuchte Probe ein zuverlässiges Urteil für die gesamte Charge ermöglicht. Bei Teemischungen bedarf diese Forderung allerdings eines größeren Augenmerks als bei den meisten anderen Darreichungsformen, da es hier in Abhängigkeit von der Zusammensetzung relativ leicht zu Entmischungen kommen kann. Im Gegensatz zur industriellen Verarbeitung, spielt dieses Problem bei der Defekturherstellung infolge der gesetzlich begrenzten Chargengröße und der entfallenden Transportwege jedoch eine geringere Rolle. Dennoch sollte auch bei der Defektur darauf geachtet werden, dass die Analyse an einer repräsentativen Probe vorgenommen wird. Die typische Chargengröße von defekturmäßig hergestellten Teemischungen beträgt in der Regel nur wenige Kilogramm, sodass die in den gängigen Prüfmonographien vorgesehene Stichprobe von zehn Gramm im Allgemeinen ausreichend ist. Im Einzelfall kann der benötigte Probenumfang jedoch auch deutlich höher liegen, insbesondere dann, wenn einzelne Mischungsbestandteile in sehr geringer Menge enthalten sind, da in diesem Fall geringe absolute Abweichungen beim Auswiegen der jeweiligen Bestandteilfraktion rechnerisch zu relativ großen prozentualen Abweichungen führen, die ja den laut Prüfvorschrift limitierten Parameter darstellen. Um eine in Wahrheit einwandfreie Teemischung nicht irrtümlich aufgrund eines negativen Prüfergebnisses zu verwerfen, sollte der Apotheker in seinem eigenen Interesse für derlei Teemischungen in der Prüfanweisung eine entsprechend größere Probenmenge vorsehen.

27 Viskosimetrie

Einsatzbereich

Risikoklasse:

- Niedriges Risiko (Gesamtrisikoscore < 30)

Darreichungsformen:

- Lösungen, Suspensionen (auch Schüttelmixturen), Emulsionen, Säfte, Augentropfen
- Cremes, Gele, Pasten, (Suspensions-)Salben

Für Details zur Eignung der Methode für bestimmte Darreichungsformen siehe ▸Kap. 27.4.3, ▸Kap. 27.5.3 und ▸Kap. 27.6.3.

27.1 Einführung

Flüssige und halbfeste pharmazeutische Zubereitungen sind dadurch gekennzeichnet, dass sie sich, im Gegensatz zu Feststoffen, unter dem Einfluss äußerer Kräfte irreversibel verformen, d.h. sie fließen. Dem Fließen wirkt jedoch ein, durch die innere Reibung bedingter, für die jeweilige Zubereitung charakteristischer Widerstand entgegen, der als Viskosität bezeichnet wird und das Reziprok der Fließfähigkeit darstellt. Die Untersuchung der Fließeigenschaften bzw. der Viskosität pharmazeutischer Zubereitungen bezeichnet man auch als rheologische Charakterisierung. Naturgemäß ist sie für die Qualitätsbeurteilung halbfester Zubereitungen, wie Salben, Cremes und Pasten von besonderem Interesse. Darüber hinaus werden aber auch die Fließeigenschaften von Suspensionen, Emulsionen und Lösungen untersucht.

Die rheologische Charakterisierung erlaubt grundsätzliche Aussagen über das Verhältnis von festen und flüssigen Anteilen, die Anwesenheit und Art oberflächenaktiver Bestandteile sowie die Beeinflussung der Fließeigenschaften durch emulgiertes Wasser. Neben der Zusammensetzung haben aber auch thermische (Emulgiertemperatur, Abkühlgeschwindigkeit etc.) und mechanische Beanspruchungen (Mischungsintensität, Mischungsdauer etc.) bei der Herstellung signifikanten Einfluss auf die rheologischen Strukturparameter (○ Abb. 27.1), von denen die Viskosität einer analytischen Untersuchung am besten und einfachsten zugänglich ist. Grundsätzlich sieht die Ph. Eur. drei auf verschiedenen Messprinzipien beruhende Methoden zur Bestimmung der Viskosität vor (Ph. Eur.-Methoden 2.2.9, 2.2.10, 2.2.49). Die Wahl der Messmethode richtet sich dabei sowohl nach den rheologischen Eigenschaften des zu untersuchenden Systems, als auch nach der Aussage, die mit den erhaltenen Messwerten getroffen werden soll (Herzfeld, Kreuter 1999). Um dies beurteilen zu können, ist die Erläuterung einiger rheologischer Grundbegriffe unumgänglich. Die Kenntnis dieser Fachtermini ist aber auch deshalb relevant, weil sie im Rahmen der Defekturprüfung zur Beschreibung der rheologische Eigenschaften einer Zubereitung benötigt werden.

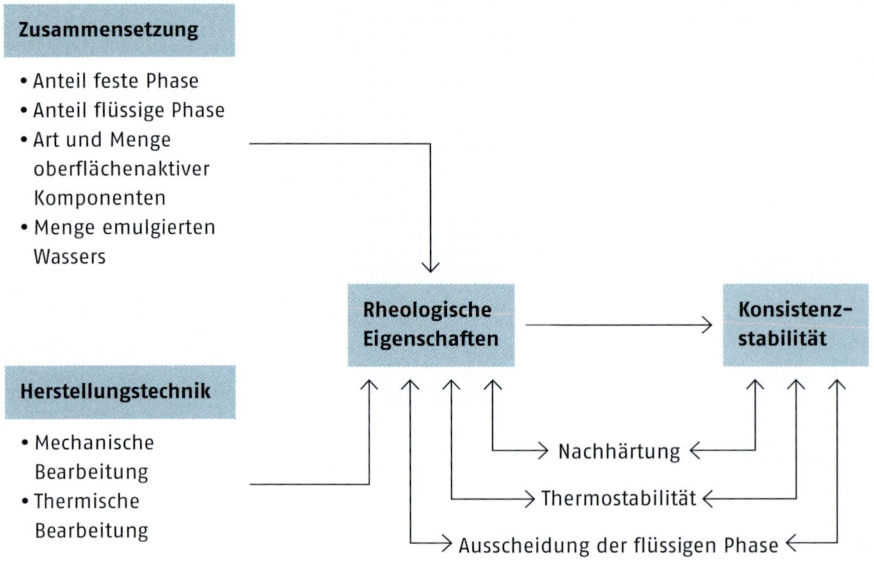

Abb. 27.1 Rheologie und Konsistenz bestimmende Einflussfaktoren (nach Feltkamp, et al. 1983)

27.2 Rheologische Grundbegriffe

Viskosität

Soll eine Flüssigkeit zum Fließen gebracht werden, muss auf sie eine äußere Kraft ausgeübt werden, die groß genug ist, um sowohl die intermolekularen Wechselwirkungen innerhalb der Flüssigkeit als auch die Haftwirkung der Moleküle an der Unterlage oder Gefäßwand überwinden. Dies lässt sich in einem Gedankenexperiment veranschaulichen, in dem man die Flüssigkeit in fiktive Schichten aufteilt, die sich gegeneinander verschieben lassen (Kartenblattmodell, vgl. Abb. 27.2). Wirkt auf die oberste Flüssigkeitsschicht mit der Fläche A eine parallel angreifende Kraft F ein, so verschiebt sich die Schicht mit einer bestimmten Geschwindigkeit v in Richtung der Krafteinwirkung. Die darunter liegenden Schichten werden mitbewegt, bedingt durch den Reibungswiderstand jedoch mit jeweils abnehmender Geschwindigkeit. Die am weitesten von der Unterlage entfernte Schicht bewegt sich demnach mit der höchsten Geschwindigkeit, die unmittelbar an der Unterlage haftende Schicht mit der geringsten. Die Geschwindigkeiten der übrigen Schichten liegen dazwischen.

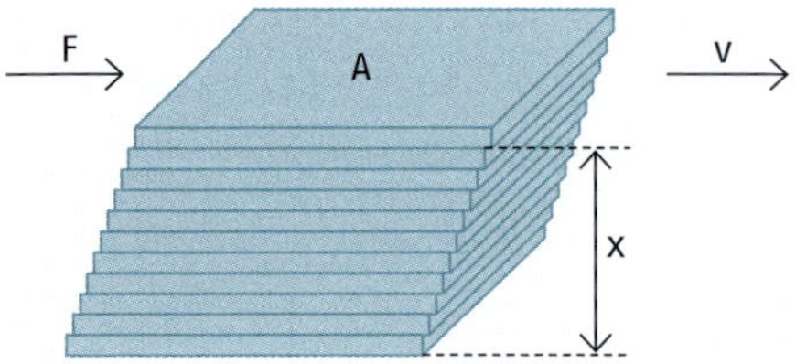

Abb. 27.2 Kartenblattmodell (Schiffter, Ziegler 2012)

Die Kraft F, die notwendig ist, um den Reibungswiderstand zu überwinden und die Flüssigkeit zu bewegen, ergibt sich dabei wie folgt:

$$\frac{F}{A} = \eta \cdot \frac{dv}{dx} \qquad \left[\mathrm{Pa \cdot s} = \frac{\mathrm{N \cdot s}}{\mathrm{m^2}} = \frac{\mathrm{kg}}{\mathrm{m \cdot s}}\right]$$

Der Quotient $\frac{F}{A}$ wird als Schubspannung τ, der Differentialquotient $\frac{dv}{dx}$ als Schergefälle oder Schergeschwindigkeit D bezeichnet. Die obige Gleichung vereinfacht sich somit zu:

$$\eta = \frac{\tau}{D} \qquad \left[\mathrm{Pa \cdot s} = \frac{\mathrm{N \cdot s}}{\mathrm{m^2}} = \frac{\mathrm{kg}}{\mathrm{m \cdot s}}\right]$$

| τ Schubspannung | F Auf die Flüssigkeitsschicht einwirkende Kraft | A Fläche der Flüssigkeitsschicht | D Schergefälle (Schergeschwindigkeit) | dv Geschwindigkeitsunterschied zwischen den beiden äußersten Flüssigkeitsschichten | x Abstand der betrachteten Flüssigkeitsschicht von der untersten, stationären Schicht | η Dynamische Viskosität

Die Division der dynamischen Viskosität durch die Dichte der zu prüfenden Flüssigkeit ergibt die sog. kinematische Viskosität ν:

$$\nu = \frac{\eta}{\rho} \qquad \left[\frac{\mathrm{mm^2}}{\mathrm{s}}\right]$$

| ν Kinematische Viskosität | η Dynamische Viskosität | ρ Dichte der untersuchten Flüssigkeit

In manchen Fällen verwendet die Ph. Eur. auch die relative Viskosität oder das Viskositätsverhältnis η_{rel} im Vergleich zu einer Referenzflüssigkeit:

$$\eta_{rel} = \frac{\eta_{Probe}}{\eta_{ref}} \qquad [-]$$

| η_{rel} Relative dynamische Viskosität (Viskositätsverhältnis) | η_{Probe} Dynamische Viskosität der Probe | η_{ref} Dynamische Viskosität der Referenz

Newtonsche Flüssigkeiten

Flüssigkeiten, die dem Newtonschen Gesetz gehorchen, werden als idealviskose bzw. Newtonsche Flüssigkeiten bezeichnet. Da sich bei Newtonschen Flüssigkeiten Schubspannung und Schergeschwindigkeit stets direkt proportional zueinander verhalten, bleibt die Viskosität einer Newtonschen Flüssigkeit bei gleichbleibender Temperatur stets konstant. Bekannte Flüssigkeiten mit dieser Eigenschaft sind Wasser oder dünne Öle. Im Rheogramm (graphische Darstellung der Schergeschwindigkeit über die Schubspannung) ergibt sich für Newtonsche Flüssigkeiten eine Ursprungsgerade (○ Abb. 27.3).

Im Gegensatz hierzu stehen strukturviskose Flüssigkeiten, die pseudoplastisches, dilatantes oder plastisches Fließverhalten und damit im Rheogramm keinen linearen Kurvenverlauf zeigen.

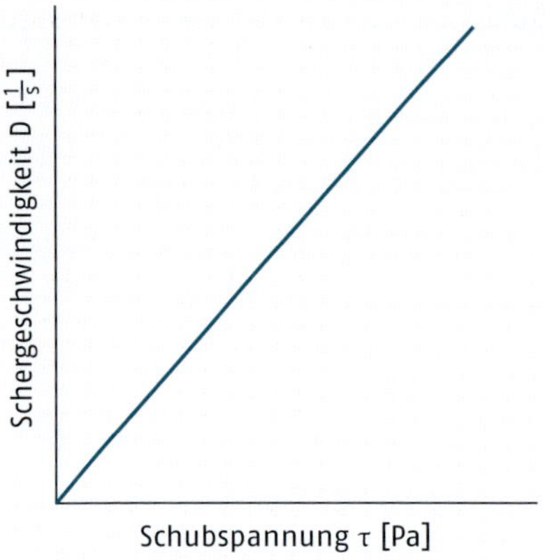

o Abb. 27.3 Rheogramm einer Newtonschen Flüssigkeit (idealviskoses Verhalten)

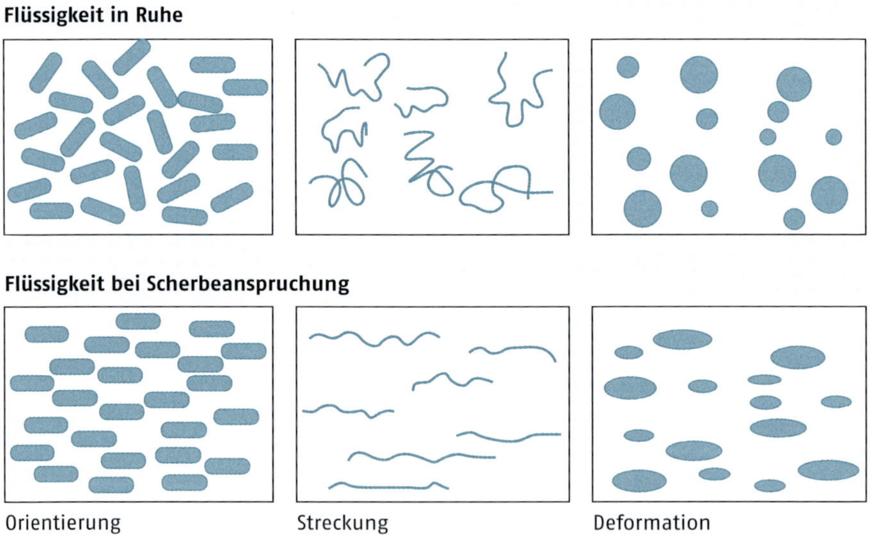

o Abb. 27.4 Veränderungen der inneren Struktur durch Scherbeanspruchung

Nicht-Newtonsche Flüssigkeiten

Systeme mit nichtlinearen Rheogrammen werden als nicht-Newtonsche oder strukturviskose Flüssigkeiten bezeichnet. Bei diesen Flüssigkeiten besteht kein direkt proportionaler Zusammenhang zwischen der Schubspannung und der Schergeschwindigkeit. Aus unterschiedlichen Schubspannungen resultieren somit auch unterschiedliche Viskositätswerte. Ursache hierfür sind durch die Scherbeanspruchung bewirkte Veränderungen der inneren Struktur der Systeme, beispielsweise durch Orientierungs-, Streckungs- und Deformationseffekte parallel zur Fließrichtung (o Abb. 27.4). Daraus resultiert beispielsweise eine verminderte innere Reibung bzw. Viskosität.

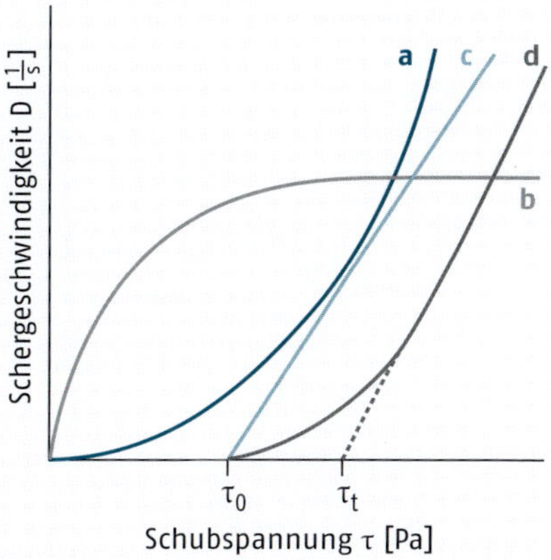

Abb. 27.5 Rheogramm nicht-Newtonscher (strukturviskoser) Fluide: **A** pseudoplastisch **B** dilatant **C** plastisch mit nachfolgend idealviskosem Verlauf **D** plastisch mit nachfolgend pseudoplastischem Verlauf τ_0 praktische Fließgrenze τ_t theoretische Fließgrenze

Ausgehend von steigenden Schubspannungswerten unterscheidet man je nach Art der Änderung der Fließfähigkeit der Systeme drei verschiedene Grundtypen der Strukturviskosität:

Pseudoplastische Systeme

Pseudoplastische Systeme fließen wie Newtonsche Systeme bereits beim Anlegen geringster Schubspannungen (Ursprung der Fließkurve im Nullpunkt). Ihre Viskosität sinkt jedoch mit steigender Scherbeanspruchung (**o** Abb. 27.5).

Beispiele: Lösungen linearer Makromoleküle (z. B. Cellulosederivate), Suspensionen anisometrischer Partikel, verschiedene Lacke, Milch, Tinte

Dilatante Systeme

Dilatante Systeme sind dadurch charakterisiert, dass ihre Viskosität mit steigender Scherbeanspruchung zunimmt, also Fließverfestigung eintritt.

Beispiele: Zuckerlösungen, Dispersionen mit sehr hohem (> 50 %) Feststoffanteil, z. B. hoch konzentrierte Stärkesuspensionen und Pasten

Plastische Systeme

Unter statischen Bedingungen ähnelt das Verhalten plastischer Systeme dem von Festkörpern.

Um einen Fließvorgang auszulösen, muss erst eine Mindestschubspannung auf das System einwirken. Dieses Verhalten lässt sich auf eine zusammenhängende Gerüststruktur in den jeweiligen Systemen zurückführen. Erst nach dem Aufbrechen der Gerüststruktur an der sogenannten Fließgrenze beginnt das Systems zu fließen. Oberhalb der Fließgrenze kann dann, je nach System idealviskoses, pseudoplastisches oder dilatantes Fließverhalten beobachtet werden.

Beispiele: Zähe Gele, Zahnpasta, Schokolade, Fett

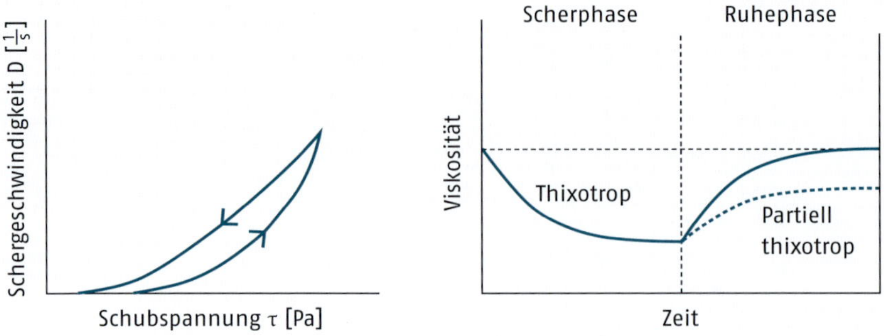

Abb. 27.6 Rheogramm und Viskositätsverlauf eines thixotropen Systems

Erfolgt die Strukturänderung nicht bzw. nicht nur in Abhängigkeit von der Schergeschwindigkeit sondern auch von der Scherzeit, so spricht man von thixotropem oder rheopexem Fließverhalten:

Thixotropie

Die Viskosität nimmt in Folge andauernder mechanischer Beanspruchung ab und erst nach Beendigung der Beanspruchung zeitverzögert wieder zu (Abb. 27.6). Thixotropie wird sowohl bei pseudoplastischen als auch bei plastischen Systemen beobachtet. Ursache sind oft isotherme Gel-Sol-Gel-Umwandlungen. Thixotropes Verhalten äußert sich im Rheogramm durch eine Hysterese, da Auf- und Abwärtskurve (erhalten durch kontinuierlich zu- bzw. abnehmende Scherbeanspruchung) nicht übereinander liegen. Eine irreversible Zerstörung der Gerüststruktur durch Scherung, wie sie z. B. bei Gelatinegelen zu beobachten ist, wird als Rheodestruktion bezeichnet.

Beispiele: Gele, Ketchup, Honig, tropffeste Farben, Mayonnaise

Rheopexie

Die Viskosität nimmt in Folge andauernder mechanischer Beanspruchung zu und erst nach Beendigung der Beanspruchung langsam wieder ab (Abb. 27.7).

Beispiele: spezielle Schmiermittel und Farben; in der Pharmazie kommt Rheopexie kaum vor.

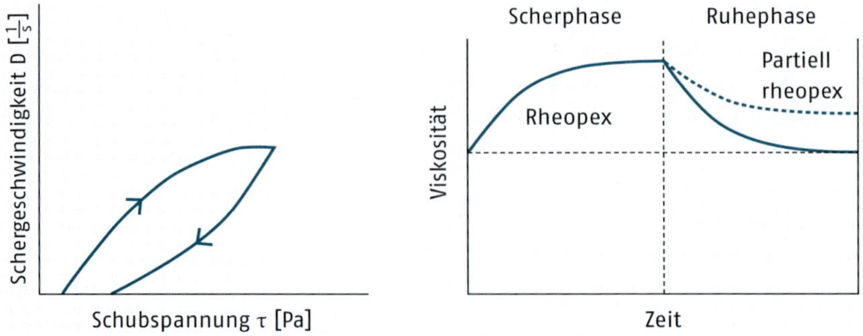

Abb. 27.7 Rheogramm und Viskositätsverlauf eines rheopexen Systems

27.3 Aussagekraft und Limitationen

Im Allgemeinen können alle bei Raumtemperatur fließfähigen Systeme mit vertretbarem Aufwand rheologisch charakterisiert werden. Dies gilt für einphasige und mehrphasige genauso wie für flüssige und halbfeste Zubereitungen. So vielfältig wie die prüfbaren Zubereitungen sind auch die Aussagen, die daraus abgeleitet werden können, wie die nachfolgenden Ausführungen verdeutlichen.

27.3.1 Lösungen

Pharmazeutische Lösungen, in denen Wirk- und Hilfsstoffe molekular dispers gelöst vorliegen, zeigen meist idealviskoses Fließverhalten. Ihre Viskosität weicht dabei in der Regel nur geringfügig von der Viskosität des verwendeten Lösungsmittels ab. Werden Lösungen viskositätserhöhende Verdickungsmittel zugesetzt, wie beispielsweise Cellulosederivate, so ist dabei zu beachten, dass mit einer Zunahme von Konzentration und Molmasse des Verdickungsmittels häufig nicht nur eine Viskositätserhöhung sondern auch ein Übergang von idealviskosem zu pseudoplastischem Fließverhalten verbunden ist.

27.3.2 Suspensionen

Das Fließverhalten einer Suspension hängt sowohl von der Form und dem Volumenanteil der suspendierten Phase ab, als auch von den rheologischen Eigenschaften des Dispersionsmittels. Bei geringen Feststoffgehalten entspricht das Fließverhalten der Suspension noch weitgehend dem des Dispersionsmittels. Mit steigenden Feststoffanteilen geht zunächst ein Übergang zu pseudoplastischem, später zu plastischem und bei sehr hohem Feststoffanteil (> 50 %) schließlich sogar zu dilatantem Fließverhalten einher. Dies ist darauf zurückzuführen, dass die Partikel zunehmende Anziehungskräfte aufeinander ausüben oder sich sogar berühren, wie etwa bei geflockten Suspensionen (Herzfeld, Kreuter 1999). Die Viskosität ist demzufolge konzentrationsabhängig, was dazu führt, dass von der Spezifikation einer Defektur signifikant abweichende Feststoffgehalte durch eine Viskositätsprüfung erkannt werden können. Zudem ist der verfestigende Effekt auf eine Zubereitung auch vom dispergierten Arzneistoff abhängig. So hat beispielsweise Zinkoxid einen vergleichsweise starken Einfluss auf die Struktur des Gesamtsystems, was auf die Korngröße und das hohe spezifische Volumen dieser Substanz zurückzuführen ist (Nürnberg, et al. 1991). Infolge dieses substanzspezifischen Einflusses auf das Fließverhalten von Suspensionen können auch Fehler bei Auswahl und Einsatz der Ausgangsstoffe mit Hilfe der rheologischen Charakterisierung detektiert werden. Bei pharmazeutischen Suspensionen ist häufig thixotropes Verhalten erwünscht, da so während der Lagerung die Sedimentation verhindert, zugleich aber eine gute Fließfähigkeit nach der Scherung beim Ausgießen oder Applizieren gewährleistet wird. Mit Hilfe eines Rheogramms lässt sich demzufolge auch die galenische Qualität einer Zubereitung umfassend beurteilen.

27.3.3 Emulsionen

Emulsionen sind Systeme mit sehr komplexen und wandelbaren inneren Strukturen, die neben der Zusammensetzung insbesondere auch vom eingesetzten Herstellungsverfahren abhängig sind. Im Gegensatz zu Suspensionen werden die rheologischen Eigenschaften von Emulsionen nicht nur vom Phasen-Volumen-Verhältnis und vom Fließverhalten der äußeren Phase bestimmt, sondern auch vom Deformationsverhalten der inneren

Phase sowie von den gegenseitigen Wechselwirkungen aller Komponenten. Letztere sind umso komplexer sind je höher der Volumenanteil der dispersen Phase ist. Eine Erhöhung des Dispersitätsgrads von Emulsionen durch Homogenisierung führt in diesem Zusammenhang regelmäßig zu einer Viskositätserhöhung, wohingegen Koaleszenzvorgänge während der Lagerung zu einer Viskositätserniedrigung führen. Die Viskosität ist demzufolge, bei ansonsten gleicher Zusammensetzung auch ein indirektes Maß für die relative Tröpfchengröße der dispersen Phase einer Emulsion. Sie erlaubt damit auch Aussagen über die galenische Lagerstabilität koaleszenzanfälliger Systeme.

27.3.4 Halbfeste Zubereitungen

Die rheologische Gemeinsamkeit aller halbfesten pharmazeutischen Zubereitungen besteht in der Existenz einer mehr oder weniger ausgeprägten Fließgrenze. Bezüglich ihres Aufbaus reicht das Spektrum von einfachen Einphasensystemen bis zu komplex zusammengesetzten Mehrphasensystemen, was sich auch in einem unterschiedlichen, rheologischen Verhalten äußert. Im einfachsten Fall wird plastisches, aufgrund der inneren Strukturierung der meisten Grundlagen thixotropes Fließverhalten gefunden. Bei komplex zusammengesetzten Mehrphasensystemen können aber teilweise sogar gegensätzliche rheologische Phänomene wie Dilatanz und Thixotropie nebeneinander vorkommen, was die Interpretation der erhaltenen Rheogramme häufig erheblich erschwert (Herzfeld, Kreuter 1999). Die Viskosität von Mehrphasensystemen ist in der Regel abhängig von der Menge und der Qualität der eingesetzten Strukturbildner: Bei Gelbildnern von der Stärke und Vollständigkeit ihrer Quellung, bei Emulgatoren von der Art und Intensität ihrer Emulgierung sowie von der Dispersität der inneren Phase (Feltkamp, et al. 1983). So konnten verschiedene Untersuchungen zeigen, dass eine zunehmende Konzentration fester lipophiler Emulgatoren im Allgemeinen zu einem Anstieg der Fließgrenze sowie der Anfangs- und Endviskosität halbfester Systeme führt. In einer Reihe von Untersuchungen gelang es zudem, eine Korrelation zwischen der Arzneistofffreisetzung und verschiedenen rheologischen Eigenschaften nachzuweisen (Nürnberg, et al. 1991). Da bei halbfesten Zubereitungen insbesondere die Wirkstofffreisetzung als entscheidendes Qualitätskriterium im Fokus des Interesses steht, ist die rheologische Charakterisierung auch unter diesem Blickwinkel betrachtet, eine geeignete Methode zur Prüfung der Qualität von halbfesten, dermal applizierten Defekturarzneimitteln.

27.3.5 Augensalben/-tropfen

Die rheologische Beschaffenheit von ophthal applizierten Zubereitungen spielt eine besondere Rolle, da hier Reizerscheinungen durch Systeme mit zu hoher Viskosität ausgeschlossen werden müssen. Andererseits können viskositätserhöhende Substanzen notwendig sein, um die Verweildauer der Zubereitung auf der Cornea und damit die Kontaktzeit des Arzneistoffs mit dem Auge zu verlängern. Die Viskosität der Tränenflüssigkeit beträgt etwa 1,00 bis 1,93 mPa · s. Um die Kontaktzeit ausreichend zu erhöhen, sollte die Viskosität bei etwa 10 bis 20 mPa · s liegen. Lösungen über 30 mPa · s rufen bereits unangenehme Empfindungen (Fremdkörpergefühl) hervor, über 40 bis 50 mPa · s besteht die Gefahr einer Verstopfung des Tränenkanals (Thoma 2013). Aufgrund dieser Einschränkungen hinsichtlich der Viskosität ophthal applizierter Zubereitungen, bietet sich die rheologische Untersuchung auch als Teil der Defekturprüfung dieser Darreichungsformen an.

Wie die vorausgehenden Beispiele zeigen, vermittelt die rheologische Charakterisierung ein sehr umfassendes Gesamtbild einer Vielzahl pharmazeutischer Zubereitung. Sie gibt indirekt Auskunft über deren Zusammensetzung, ihre innere Struktur, die Eignung der verwendeten Herstellungsmethode bzw. deren Reproduzierbarkeit sowie über die Lagerstabilität und Anwendungseigenschaften des Arzneimittels (Nürnberg, et al. 1991). Konsequenterweise ist die rheologische Untersuchung ein wichtiges Instrument bei der Qualitätskontrolle flüssiger und halbfester Darreichungsformen. Bei der Einhaltung stets gleicher, gut reproduzierbarer Analysebedingungen (gilt insbesondere für die Temperatur), ist die Viskosität ein guter Indikator, um evtl. Abweichungen bei der Zusammensetzung oder im Herstellungsprozess und damit eine potentielle Qualitätsminderung zu detektieren. Die Viskosität ist auch deshalb als Prüfparameter für die analytische Defekturprüfung geeignet, weil sie von nahezu alle Faktoren, die in ihrer Gesamtheit den Herstellungsprozess repräsentieren, (mit)beeinflusst wird. Das heißt eine signifikante Abweichung einzelner Einflussgrößen führt auch zu einer veränderten Viskosität. Die Herstellung eines kausalen Zusammenhangs zwischen einem vom Sollwert abweichenden Messergebnis für die Viskosität und der hierfür verantwortlichen Ursache ist zwar nur eingeschränkt möglich, in der Regel aber auch entbehrlich, da eine von der spezifizierten Qualität abweichende Charge unabhängig von der Ursache verworfen werden sollte. Prinzipiell wäre es zwar denkbar, dass zwei voneinander unabhängige Abweichungen bei der Defekturherstellung einander infolge gegenteiliger Auswirkungen auf die Viskosität gegenseitig kompensieren, dieses Risiko erscheint jedoch relativ gering und ließe sich ggf. durch eine Zweipunktmessung bei verschiedenen Temperaturen weiter minimieren.

27.4 Kapillarviskosimeter (Ph. Eur. 2.2.9)

Die in der Ph. Eur.-Monographie 2.2.9 beschriebene Viskositätsbestimmung mit dem Kapillarviskosimeter beruht auf der Messung der Strömungsgeschwindigkeit von Flüssigkeiten in dünnen Kapillaren. Dabei macht man sich die de Tatsache zunutze, dass die Fließgeschwindigkeit zur Viskosität des Fluids umgekehrt proportional ist.

27.4.1 Geräte

Klassischerweise stehen zwei verschiedene Kapillarviskosimeter-Typen (nach Ostwald und nach Ubbelohde) zur Auswahl. Bei beiden wird die zu untersuchende Flüssigkeit über das Füllrohr (L) in das Vorratsgefäß (A) eingefüllt. Da die mittlere Druckhöhe bei Ostwald-Viskosimetern (○ Abb. 27.8 links) von der Füllmenge abhängig ist, sind die vorgeschriebenen Messvolumina unbedingt einzuhalten. Das Messgut wird zur Messung soweit in das Messrohr (N) gesaugt, dass die Messkugel (C) komplett und die Vorlaufkugel (D) mindestens zur Hälfte mit Messflüssigkeit gefüllt sind. Gemessen wird die Zeit, die der Meniskus benötigt, um von der oberen Messmarke (E) auf die untere Messmarke (F) abzusinken. Bei Ubbelohde-Viskosimetern (○ Abb. 27.8 rechts) ist der Übergang von der Kapillare (R) in das Niveaugefäß (B) als Kugelkalotte ausgebildet, in die ein zusätzliches Belüftungsrohr (M) mündet. Nach Einfüllen des Messgutes über das Füllrohr (L) in das Vorratsgefäß (A) wird das Belüftungsrohr (M) verschlossen. Durch Ansaugen über das Rohr (N) werden die Messkugel (C) wieder komplett und die Vorlaufkugel (D) wieder mindestens bis zur Hälfte gefüllt. Nach Belüften des Rohrs (M) reißt die Flüssigkeitssäule im Niveaugefäß (B) ab. Dadurch bildet sich am Ausgang der Kapillare eine Luftblase und

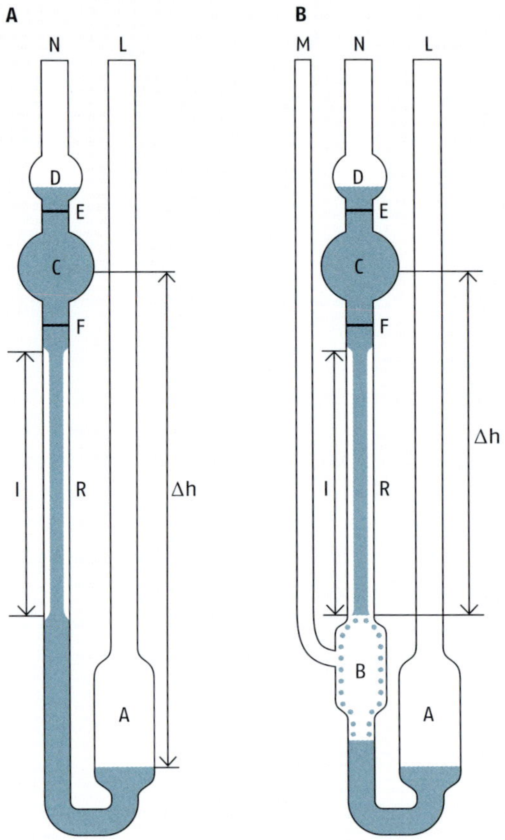

Abb. 27.8 Kapillarviskosimeter nach Ostwald (links) und Ubbelohde (rechts) (nach Bauer, et al. 2012)

damit das sogenannte hängende Niveau. Nach Belüften des Rohrs (N) läuft die aus der Kapillare ausfließende Messsubstanz an der Innenwand des Niveaugefäßes (B) als Film ab. Auf diese Weise ist der hydrostatische Druck der Flüssigkeitssäule unabhängig von der eingefüllten Substanzmenge. Auch beim Ubbelohde-Viskosimeter wird die Zeit gemessen, die der Flüssigkeitsmeniskus benötigt, um von der oberen Messmarke (E) auf die untere Messmarke (F) abzusinken.

Kapillarviskosimeter nach Ostwald besitzen einige Nachteile; vor allen Dingen ändert sich die Höhendifferenz Δh, die den hydrostatischen Druck aufbaut, während der Messung. Das mit einem Belüftungsrohr zum Druckausgleich des Systems ausgestattete Viskosimeter nach Ubbelohde schließt die hieraus resultierende Messungenauigkeit aus. Während früher hauptsächlich einfachere Kapillarviskosimeter der Ausführung nach Ostwald verwendet wurden, kommt mittlerweile nahezu ausschließlich das präzisere Instrument nach Ubbelohde zum Einsatz (Bracher, et al. 2013). In der Ph. Eur. wird daher nur das Letztgenannte beschrieben, für das laut Ph. Eur.-Monographie 2.2.9 folgende Dimensionen vorgeschrieben sind:

Tab. 27.1 Spezifikationen der Viskosimeter mit hängendem Kugelniveau nach Ph. Eur.-Monographie 2.2.9[1]

Visko-simeter Nr.	Geräte-konstante $[mm^2 \cdot s^{-2}]$ (nominell)	Messbereich $[mm \cdot s^{-1}]$	Innendurchmesser der Kapillare *R* [mm] (± 2 %)	Volumen des Gefäßes *C* [ml] (± 5 %)	Innendurch-messer des Rohrs *N* [mm]
1	0,01	3,5 bis 10	0,64	5,6	2,8 bis 3,2
1A	0,03	6 bis 30	0,84	5,6	2,8 bis 3,2
2	0,1	20 bis 100	1,15	5,6	2,8 bis 3,2
2A	0,3	60 bis 300	1,51	5,6	2,8 bis 3,2
3	1,0	200 bis 1 000	2,06	5,6	3,7 bis 4,3
3A	3,0	600 bis 3 000	2,74	5,6	4,6 bis 5,4
4	10	2 000 bis 10 000	3,70	5,6	4,6 bis 5,4
4A	30	6 000 bis 30 000	4,07	5,6	5,6 bis 6,4
5	100	20 000 bis 100 000	6,76	5,6	6,8 bis 7,5

[1] Die Ph. Eur.-Monographie 2.2.9 beschreibt Geräte, die von der International Organisation for Standardisation (ISO) vorgeschlagen wurden.

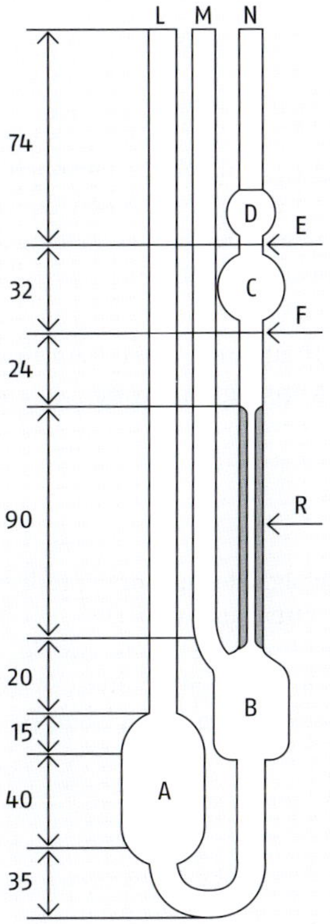

Abb. 27.9 Ubbelohde-Viskosimeter nach Ph. Eur.-Monographie 2.2.9 (Längenangaben in Millimetern)

Kapillarviskosimeter sind hochpräzise Glasgeräte, die der sorgfältigen Pflege bedürfen, um langfristig reproduzierbare Messwerte zu generieren. Eine sorgfältige Reinigung der Viskosimeter ist die Grundvoraussetzung dafür. Die Praxis hat gezeigt, dass in der Mehrzahl der Fälle Verunreinigungen die Ursache für erhöhte Streuungen der Durchflusszeit sind. Bereits geringste Mengen mikroskopisch kleiner Schmutzpartikel können Standardabweichungen von mehreren Prozent verursachen. Je größer der Kapillardurchmesser, umso geringer ist die Verschmutzungsgefahr. Neben Feststoffpartikeln beeinflussen auch an der Innenwand des Viskosimeters anhaftende Öl- bzw. Fettfilme die Durchflusszeit der Messflüssigkeit.

Neben den von der Ph. Eur. vorgeschriebenen Viskosimetern nach Ubbelode gibt es noch Mikroviskosimeter nach Ubbelohde (DIN 51562:2), die nur etwa 3 ml Flüssigkeit benötigen und von der Ph. Eur. beispielweise zur Untersuchung von Hyaluronidase empfohlen werden (Bracher, et al. 2013).

27.4.2 Methodenbeschreibung

Die Bestimmung der Viskosität mit Hilfe eines geeigneten Kapillarviskosimeters wird, wenn nichts anderes vorgeschrieben ist, bei einer Temperatur von 20 ± 0,1 °C durchgeführt. Mit einer Stoppuhr wird die Zeit auf eine Fünftelsekunde genau gemessen, welche die Flüssigkeit benötigt, um die Strecke zwischen Start- und Endmarkierung zu durchlaufen. Laut Ph. Eur. ist die Prüfung nur gültig, wenn zwei aufeinanderfolgende Messungen um höchstens 1 % abweichen. Der Mittelwert aus mindestens drei Messungen ergibt die Durchflusszeit der zu prüfenden Flüssigkeit.

Bei der Viskositätsbestimmung mit Kapillarviskosimetern macht man sich die Tatsache zunutze, dass die Auslaufgeschwindigkeit einer Flüssigkeit aus einer Kapillare der Viskosität umgekehrt proportional ist. Die Auslaufgeschwindigkeit folgt dem Hagen-Poiseuilleschen Gesetz, wonach gilt:

$$\dot{V} = \frac{\Delta V}{\Delta t} = A \cdot v = \frac{A^2 \cdot \Delta p}{8 \cdot \pi \cdot \eta \cdot l} = \frac{\Delta p \cdot r^4 \cdot \pi}{8 \cdot \eta \cdot l} \quad \left[\frac{\mathrm{m}^3}{\mathrm{s}}\right]$$

| V Volumenstrom durch die Kapillare | V Volumen | t Zeit | A Querschnittsfläche der Kapillare | v Fließ- bzw. Strömungsgeschwindigkeit | Δp Druckdifferenz zwischen den Enden der Kapillare (ergibt sich aus der Dichte, der mittleren Höhe der Flüssigkeitssäule und der Erdbeschleunigung: $\Delta p = \Delta h_m \cdot \rho \cdot g$) | r Kapillarradius | η Dynamische Viskosität | l Länge der Kapillare

Löst man die Gleichung nach der dynamischen Viskosität η auf und ersetzt Δp durch $\Delta h_m \cdot \rho \cdot g$ so erhält man folgende Gleichung, in der sich alle konstanten Größen zu einer Gerätekonstante k zusammenfassen lassen:

$$\eta = \frac{\rho \cdot g \cdot \pi \cdot h_m \cdot r^4 \cdot t}{8 \cdot l \cdot V} = \rho \cdot k \cdot t \quad [\mathrm{mPa \cdot s}]$$

| η Dynamische Viskosität [mPa · s] | ρ Dichte der zu prüfenden Flüssigkeit [mg · mm^{-3}] (erhalten durch Multiplikation ihrer relativen Dichte d_{20}^{20} mit 0,9982) | g Ortsfaktor (g = 9,81 m · s^{-2}) | h_m Mittlere Höhe der Flüssigkeitssäule [mm] | r Radius der Kapillare [mm] | t Zeit, die das Flüssigkeitsvolumen V benötigt um durch die Kapillare zu strömen [s] | l Länge der Kapillare [mm] | V Flüssigkeitsvolumen zwischen den beiden Messmarken, das die Kapillare in der Zeit t durchläuft [mm^3] | k Gerätekonstante $\left(k = \frac{g \cdot \pi \cdot h_m \cdot r^4}{8 \cdot l \cdot V}\right) \left[\frac{\mathrm{mm}^2}{\mathrm{s}^2}\right]$

Zur Berechnung der kinematischen Viskosität $\nu = \frac{\eta}{\rho}$ wird folgende Formel verwendet:

$$\nu = k \cdot t \left[\frac{\text{mm}^2}{\text{s}}\right]$$

| ν Kinematische Viskosität [$\text{mm}^2 \cdot \text{s}^{-1}$] | k Gerätekonstante $\left(k = \frac{g \cdot \pi \cdot h_m \cdot r^4}{8 \cdot l \cdot V}\right) \left[\frac{\text{mm}^2}{\text{s}^2}\right]$ | t Zeit, die das Flüssigkeitsvolumen V benötigt, um durch die Kapillare zu strömen [s]

Die Gerätekonstante k kann entweder den Herstellerunterlagen entnommen oder mit Hilfe einer geeigneten Bezugsflüssigkeit bekannter Viskosität und Dichte experimentell ermittelt werden. Die Ph. Eur. führt bei den Standardsubstanzen ein Kalibrieröl auf, das hierfür verwendet werden kann.

27.4.3 Eignung

Da es sich bei der Kapillarviskosimetrie um sogenannte Ein-Punkt-Messungen handelt (ein konkreter Punkt des Rheogramms wird ermittelt), ist diese Methode in erster Linie für idealviskose Newtonsche Fluide geeignet, die bei gleicher Temperatur unabhängig von der verwendeten Kapillare stets die gleiche Viskosität aufweisen. Wie in ▸ Kap. 27.4.1 ausgeführt, stehen für unterschiedliche Messbereiche Viskosimeter mit unterschiedlichen Kapillardurchmessern zur Verfügung, dadurch soll gewährleistet werden, dass einerseits relativ geringfügige Viskositätsunterschiede zu signifikant messbar unterschiedlichen Durchflusszeiten führen und sich andererseits die Messzeiten in vertretbarem Rahmen halten. Insgesamt werden Kapillarviskosimeter in der Pharmazie eher für flüssige Zubereitungen eingesetzt, da die Messzeiten bei halbfesten Zubereitungen relativ lang werden können oder gar die Gefahr einer Verstopfung der Kapillare besteht. Letzteres gilt natürlich für grobdisperse Systeme in besonderem Maße.

27.5 Rotationsviskosimeter (Ph. Eur. 2.2.10)

Das Prinzip der in Ph. Eur.-Monographie 2.2.10 beschriebenen Methode zur Viskositätsbestimmung mit Rotationsviskosimetern besteht darin, die Kraft zu messen, die auf einen Rotor wirkt (Drehmoment), während er mit konstanter Winkelgeschwindigkeit (Drehgeschwindigkeit) in einer Flüssigkeit rotiert. Aus dem Widerstand, der der Rotationsbewegung entgegengesetzt wird, lässt sich die Viskosität der Flüssigkeit ableiten.

27.5.1 Geräte

Zylinder-Becher-Viskosimeter

Die sogenannten Zylinder-Becher-Viskosimeter bestehen aus einem Hohlzylinder (Messbecher) und einem darin eingebrachten Vollzylinder (○ Abb. 27.10). Der äußere Zylinder besitzt den Radius r_a, der innere den Radius r_i und die Höhe h. Je nach Gerätetyp dreht sich der innere Zylinder (Rotationsviskosimeter nach Searle) oder der äußere Zylinder (Rotationsviskosimeter nach Couette), wobei der jeweils andere Zylinder fest steht. Durch die Drehbewegung ergibt sich im Ringspalt ein zylindrisches, laminares Strömungsprofil, wobei die maximale Geschwindigkeit des Untersuchungsgutes am sich drehenden Messkörper vorliegt, während sie am stationären Messkörper null ist. Für die Ermittlung der rheologischen Eigenschaften sind nur die Verhältnisse im Ringspalt von Interesse, andere

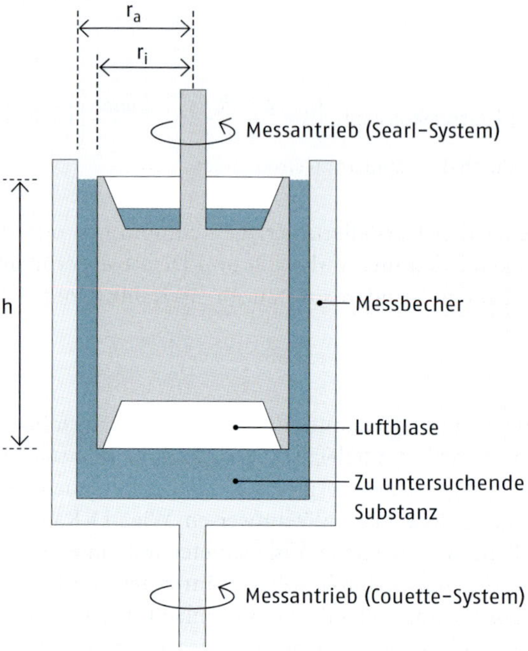

Abb. 27.10 Zylinder-Becher-Viskosimeter (Schiffter, Ziegler 2012)

Einflüsse auf das wirkende Drehmoment müssen soweit wie möglich eingedämmt werden. Dies gilt insbesondere für Wechselwirkungen der Bodenfläche des inneren Zylinders mit der zu vermessenden Probe. Durch das Einbringen einer Luftblase in den speziell gearbeiteten Boden des Messkörpers (Abb. 27.10) lassen sich diese jedoch stark reduzieren.

Zylinder-Becher-Systeme eignen sich vorwiegend zur Bestimmung der Viskosität niedrig bis mäßig viskoser Proben. Hochviskose Proben oder Proben mit hoher Fließgrenze lassen sich nur sehr schwer homogen und reproduzierbar in das Messsystem einfüllen (Voigt 2010). Zur Untersuchung sehr niedrigviskoser Proben müssen ggf. Spezialmesskörper mit sehr großer Oberfläche eingesetzt werden, da nur so eine ausreichende Messempfindlichkeit erzielt werden kann. Zu beachten ist ferner, dass für Messungen mit Zylinder-Becher-Apparaturen, im Vergleich zu anderen Viskosimetern, relativ große Probenmengen erforderlich sind.

Kegel-Platte-Viskosimeter

Kegel-Platte-Viskosimeter bestehen aus einer temperierbaren, horizontal angeordneten Platte sowie einem sehr flachen Kegel mit dem Anstellwinkel (= Spaltöffnungswinkel) α. Auch hier gibt es zwei Varianten: Im einen Fall steht die Platte fest, während der Kegel in Rotation versetzt wird; im anderen Fall ist der Kegel fixiert und die Platte rotiert. Die Kegelradien und Spaltöffnungswinkel können von Gerät zu Gerät variieren. Letzterer liegt üblicherweise zwischen 1° und 4°, da der ringförmige Keilspalt während der Messung komplett von der Probe ausgefüllt sein muss. Bei größeren Spaltöffnungswinkeln ist dies nicht immer in ausreichende Maße gewährleistet, weshalb die Fehleranfälligkeit

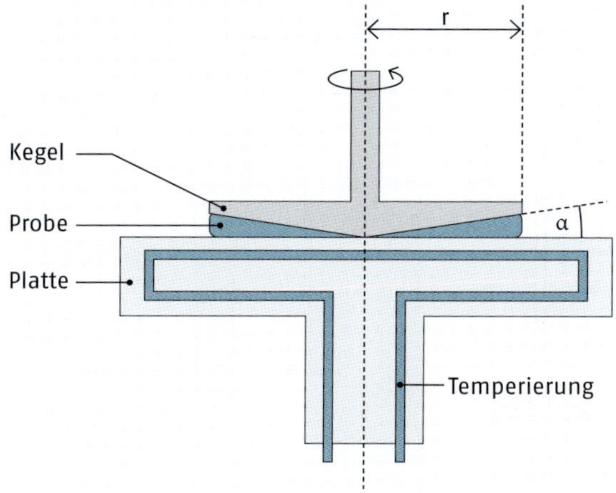

o Abb. 27.11 Kegel-Platte-Viskosimeter (Schiffter, Ziegler 2012)

ansteigt und die Messwerte stärker streuen. Den im Vergleich zur Zylinder-Becher-Methode besser definierten Messbedingungen sowie dem geringeren Arbeitsaufwand und Substanzbedarf stehen höhere Anschaffungskosten gegenüber.

Sehr niedrigviskose Substanzen lassen sich mit Kegel-Platte-Viskosimetern nur schwer vermessen, da diese den Spalt nicht immer vollständig füllen oder im Extremfall sogar aus dem Spalt herausfließen können. In Kegel-Platte-Systemen werden daher insbesondere Materialien mittlerer bis hoher Viskosität untersucht. Für Proben mit partikulären Bestandteilen kann die Kegel-Platte-Methode nur dann genutzt werden, wenn die Partikelgröße erheblich geringer ist als die Spaltbreite an der engsten Stelle.

Spindelviskosimeter

In Spindelviskosimetern wird die Viskosität bestimmt, indem eine Spindel (zum Beispiel zylinder- oder scheibenförmig; o Abb. 27.12) in die Flüssigkeit eintaucht und rotiert. Die zu vermessende Flüssigkeit befindet sich laut Ph. Eur-Monographie in einem Messgefäß mit einem Durchmesser von mindestens 80 mm, das darüber hinaus nicht näher definiert ist. Die Spindel wird von einem Motor angetrieben und die Drehzahl bei vorgegebener Kraft oder die notwendige Kraft bei vorgegebener Drehzahl bestimmt. Da das Flüssigkeitsvolumen und die Messgeometrie (Eintauchtiefe und absolute Lage der Spindel) nicht eindeutig definiert sind, kann nur eine relative Viskosität ermittelt werden, die ausschließlich für das verwendete Gerät bei der konkret vorliegenden Messgeometrie und den verwendeten Messparametern gilt.

Methodenbeschreibung

Das Messprinzip ist bei allen drei Rotationsviskosimetertypen gleich. Es besteht darin, die Kraft (in diesem Fall ein Drehmoment) zu messen, die auf einen Messkörper wirkt, während er in einer Flüssigkeit rotiert. Zwischen Messkörper und Motorwelle ist eine Feder angebracht, die sich mit konstanter Winkelgeschwindigkeit (Drehgeschwindigkeit) dreht. Der Differenzwinkel zwischen Feder und Spindel wird elektronisch aufgenommen und in einen Drehmomentwert umgewandelt. Der Drehmomentwert hängt von der Rotationsgeschwindigkeit der Spindel und der Geometrie des Prüfkörpers ab. Aus diesen Größen

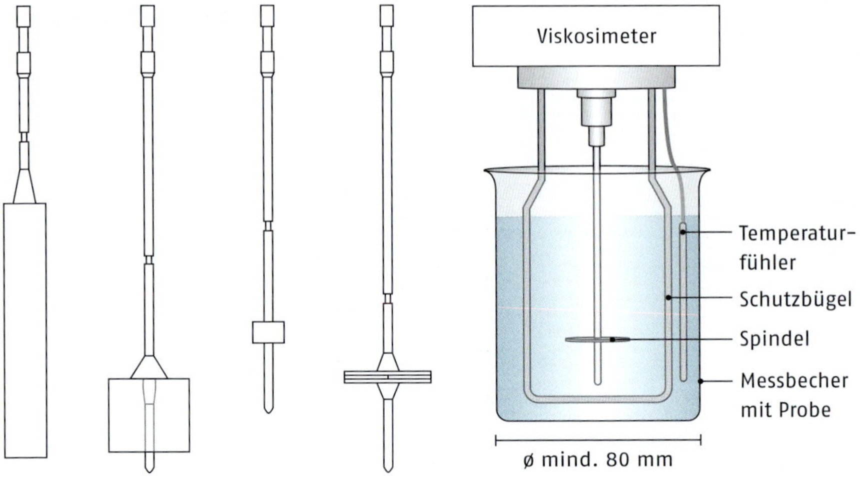

Abb. 27.12 Rotationsspindeln verschiedener Spindel-Viskosimeter gemäß der Ph. Eur.-Monographie 2.2.10

lässt sich die Viskosität der Probe ableiten. Die Kombination verschiedener Drehkörper mit verschiedenen Rotationsgeschwindigkeiten ermöglicht dabei eine optimal an die Probeneigenschaften adaptierte Viskositätsbestimmung über einen großen Messbereich.

Grundsätzlich lassen sich die in der Ph. Eur. genannten Rotationsviskosimeter in absolute (Zylinder-Becher- und Kegel-Platte-Viskosimeter) und relative Viskosimeter (Spindelviskosimeter) unterscheiden. Bei absoluten Viskosimetern sind die Messgeometrie und damit der Fluss der Probe gut definiert. Demzufolge ergeben die Messungen absolute Viskositätswerte, die mit anderen absoluten Werten verglichen werden können. Bei relativen Viskosimetern ist das Schergefälle (z. B. aufgrund variierender Spindelradien) nicht überall in der Probe gleich und kann nicht definiert werden. Die Messungen ergeben daher relative Viskositätswerte, die nicht mit absoluten Werten oder anderen relativen Werten verglichen werden können, es sei denn letztere sind bei gleicher Messgeometrie mit der gleichen, relativen Messmethode (gleicher Spindeltyp, gleiche Winkelgeschwindigkeit, gleiche Abmessungen des Probengefäßes) bestimmt worden.

Die absolute Viskosität η kann direkt aus den spezifischen Daten des verwendeten Rotationsviskosimeters und den Messdaten für das Drehmoment M und die Winkelgeschwindigkeit ω berechnet werden. Die relativen Werte für die Viskosität η werden mit Hilfe einer Gerätekonstante k bei festgelegter Messgeometrie ebenfalls aus den Messdaten von Winkelgeschwindigkeit ω und Drehmoment M ermittelt. Zur Vereinfachung der Berechnung werden die konstanten Parameter der Messgeometrie üblicherweise auch bei absoluten Viskosimetern in einer Gerätekonstante k zusammengefasst (Tab. 27.2).

Die Temperatur, bei der die Viskosität gemessen werden muss, ist in der Monographie (ggf. Prüfanweisung) vorgeschrieben. Für nicht-Newtonsche Systeme gibt die Monographie (ggf. Prüfanweisung) den Viskosimetertyp und, falls absolute Viskosimeter verwendet werden, die Winkelgeschwindigkeit oder das Schergefälle an, bei der die Viskosität zu bestimmen ist. Wenn das angegebene Schergefälle nicht genau eingestellt werden kann, wird ein etwas größeres und ein etwas kleineres Schergefälle eingestellt. Die gemessenen Werte werden interpoliert.

Tab. 27.2 Formeln zur Viskositätsberechnung bei Rotationsviskosimetern

	Zylinder-Becher-Viskosimeter	Kegel-Platte-Viskosimeter	Spindelviskosimeter
Schubspannung $\left[Pa = \frac{N}{m^2}\right]$	$\tau = \frac{r_i^2 + r_a^2}{4\pi \cdot h \cdot r_i^2 \cdot r_a^2} \cdot M$	$\tau = \frac{3}{2\pi \cdot r^3} \cdot M$	Aufgrund der variablen Messgeometrie nicht eindeutig definiert
Schergefälle $\left[\frac{1}{s}\right]$	$D = \frac{r_i^2 + r_a^2}{r_a^2 - r_i^2} \cdot \omega$	$D = \frac{\omega}{\alpha}$	Aufgrund der variablen Messgeometrie nicht eindeutig definiert
Dynamische Viskosität $\left[Pa \cdot s = \frac{N \cdot s}{m^2}\right]$	$\eta = \frac{\tau}{D} = \frac{M}{\omega \cdot 4\pi \cdot h} \cdot \left(\frac{1}{r_i^2} - \frac{1}{r_a^2}\right) = k \cdot \frac{M}{\omega}$	$\eta = \frac{\tau}{D} = \frac{3 \cdot M \cdot \alpha}{2 \cdot \pi \cdot r^3 \cdot \omega} = k \cdot \frac{M}{\omega}$	$\eta = k \cdot \frac{M}{\omega}$
Gerätekonstante $\left[\frac{1}{m^3}\right]$	$k = \frac{1}{4\pi \cdot h} \cdot \left(\frac{1}{r_i^2} - \frac{1}{r_a^2}\right)$	$k = \frac{3 \cdot \alpha}{2 \cdot \pi \cdot r^3}$	$k = \frac{\eta_{ref} \cdot \omega}{M}$ Wird mit Hilfe eines Standards mit zertifizierter Viskosität η_{ref} bei unterschiedlicher Winkelgeschwindigkeit ω über das Drehmoment M ermittelt
Vereinfachte Formel zur Viskositätsberechnung	$\eta = k \cdot \frac{M}{\omega}$	$\eta = k \cdot \frac{M}{\omega}$	$\eta = k \cdot \frac{M}{\omega}$
	M Drehmoment [Nm] r_i Radius des Messzylinders [m] (Innenradius des Scherspalts) r_a Radius des Messgefäßes [m] (Außenradius des Scherspalts) h Höhe des Messzylinders [m] ω Winkelgeschwindigkeit [rad · s^{-1}]	M Drehmoment [Nm] r Kegelradius [m] ω Winkelgeschwindigkeit [rad · s^{-1}] α Spaltöffnungswinkel [rad] (Kegelanstellwinkel)	M Drehmoment [Nm] ω Winkelgeschwindigkeit [rad · s^{-1}]

27.5.2 Eignung

Im Gegensatz zu Kapillar- und Kugelfallviskosimetern, werden Rotationsviskosimeter sowohl zur Messung der Viskosität von Newtonschen (scherunabhängige Viskosität) als auch von nicht-Newtonschen Flüssigkeiten (scherabhängige Viskosität oder scheinbare Viskosität) verwendet, da mit diesem Gerätetyp einfach und unkompliziert Mehr-Punkt-Messungen bei verschiedenen Schubspannungen und Schergeschwindigkeiten realisiert werden können. Rotationsviskosimeter ermöglichen somit die Aufnahme kompletter Rheogramme und demnach eine umfassendere Charakterisierung des Fließverhaltens als dies mit anderen, einfacheren Viskosimetern der Fall ist. Auch zur Ermittlung der Fließgrenze halbfester Zubereitungen sind Rotationsviskosimeter geeignet. In der Regel werden Rotationsviskosimeter für einen höheren Messbereich eingesetzt, da hier Schubspannung und Schergeschwindigkeit im Vergleich zu anderen Viskosimetertypen relativ unkompliziert erhöht werden können. Auch Suspensionen lassen sich grundsätzlich mit Rotationsviskosimetern vermessen, hierbei ist allerdings darauf zu achten, dass im Laufe der Messung keine signifikanten Sedimentationseffekte eintreten, die das Messergebnis verfälschen könnten. Zu den Auswahlkriterien für die verschiedenen Rotationsviskosimetertypen sei auf die Ausführungen zu den einzelnen Geräten in ▸Kap. 27.5.1 verwiesen.

27.6 Kugelfallviskosimeter (Ph. Eur. 2.2.49)

Das Prinzip der in Ph. Eur.-Monographie 2.2.49 beschriebenen Methode zur Viskositätsbestimmung mittels Kugelfallviskosimeter besteht darin, dass eine definierte Kugel unter dem Einfluss der Schwerkraft durch die zu untersuchende Probe fallen gelassen wird. Aus der Fallgeschwindigkeit der Kugel wird dann die Viskosität des Fluids ermittelt.

27.6.1 Geräte

Das Kugelfallviskosimeter besteht aus einem Glasrohr, das von einem Temperiermantel umschlossen ist (○Abb. 27.13), um eine genaue Temperaturkontrolle zu gewährleisten, und sechs Kugeln aus Glas, Eisen-Nickel oder Stahl, die unterschiedliche Dichten und Durchmesser besitzen. Das Rohr ist so fixiert, dass die Achse eine Neigung von 10° ± 1° gegenüber der Senkrechten aufweist. Das Rohr besitzt 2 Ringmarken, die die Laufstrecke der Kugel festlegen. Im Handel erhältliche Geräte werden mit Tabellen geliefert, in denen die Gerätekonstanten, die Kugeldichten und die Anwendbarkeit der unterschiedlichen Kugeln für die erwarteten Viskositätsbereiche angegeben werden (□Tab. 27.3).

27.6.2 Methodenbeschreibung

Vor Beginn der Messung wird die zu untersuchende Flüssigkeit in das schräg stehende Rohr, des Kugelfallviskosimeters gefüllt. Gleichzeitig wird in das Rohr eine Kugel höherer Dichte eingebracht. Da die dynamische Viskosität stark temperaturabhängig ist, sollte das von der Ph. Eur. vorgeschriebene Temperaturregime (15 Minuten Thermostase bei 20 ± 0,1 °C) eingehalten werden (Bracher, et al. 2013). Das Viskosimeterrohr, das drehbar an einem Stativ befestigt ist, wird zunächst um 180° gedreht, sodass die Kugel durch die Flüssigkeit in den Oberteil des Viskosimeters fällt. Zur Messung wird das Viskosimeter wieder umgedreht. Damit fällt die Kugel in umgekehrter Richtung und passiert dabei zwei Messmarken. Dabei wird die Kugel anfangs eine beschleunigte Bewegung durchführen und schließlich eine Gleichgewichtsgeschwindigkeit erreichen (Bauer, et al. 2012). Die

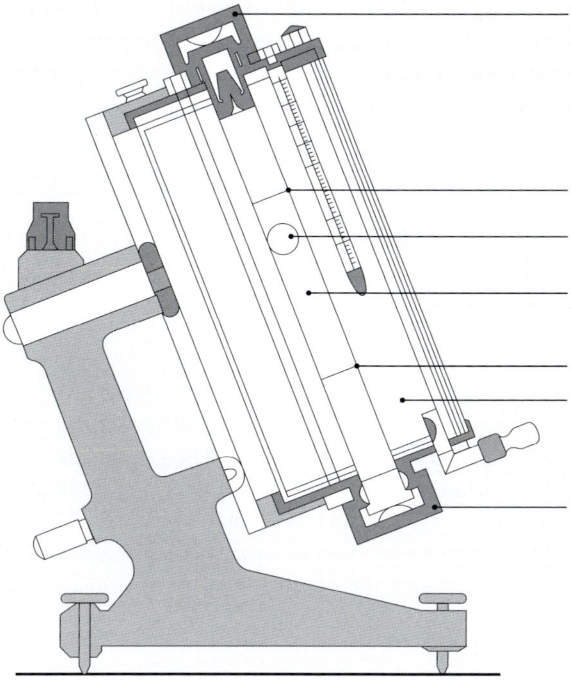

Abb. 27.13 Kugelfallviskosimeter nach Höppler (Bauer, et al. 2012)

Tab. 27.3 Spezifikation eines Kugelsatzes für ein Kugelfallviskosimeter nach DIN 53015

Kugel Nr.	Material	Kugeldichte ρ $\left[\frac{g}{cm^3}\right]$	Kugeldurchmesser [mm]	Gerätekonstante k $\left[\frac{mm^2}{s^2}\right]$	Messbereich [mPa · s]
1	Borosilikat-Glas	2,4	15,81	0,007	0,6–10
2	Borosilikat-Glas	2,4	15,6	0,09	9–140
3	Nickel-Eisen	8,1	15,6	0,09	40–70
4	Nickel-Eisen	8,1	15,2	0,7	150–5 000
5	Nickel-Eisen	8,1	14,0	7	1 500–50 000
6	Nickel-Eisen	8,1	11,0	35	7 500–250 000

obere Messmarke ist so angebracht, dass die Kugel beim Passieren derselben auf jeden Fall schon eine konstante Fallgeschwindigkeit erreicht hat. Dann wird die Zeit ermittelt, die die Kugel für das Durchlaufen der definierten Fallstrecke zwischen den beiden Messmarken benötigt.

Die Messung der dynamischen Viskosität mit Hilfe des Kugelfallviskosimeters basiert auf dem Stokesschen Gesetz, demzufolge sich die Fallgeschwindigkeit eines kugelförmigen Körpers in einem Medium (im Gleichgewichtszustand) aus der Dichtedifferenz zwischen diesem Körper und dem umgebenden Medium ($\rho_K - \rho_M$), dem Radius des Körpers r_K, der Erdbeschleunigung g und der Viskosität des umgebenden Mediums η_M errechnet (Bauer, et al. 2012).

$$v = \frac{2}{9} \cdot \frac{(\rho_K - \rho_M) \cdot r_K^2 \cdot g}{\eta_M} \quad \left[\frac{\text{m}}{\text{s}}\right]$$

| v Fallgeschwindigkeit | ρ_K Dichte des Körpers | ρ_M Dichte des umgebenden Mediums | r_K Radius des kugelförmigen Körpers | g Ortsfaktor ($g = 9{,}81 \text{ m} \cdot \text{s}^{-2}$) | η_M Viskosität des umgebenden Mediums

Zur Erfüllung des Stokesschen Gesetzes müsste die Kugel frei fallen. Um eine unregelmäßige Pendelbewegung der Kugel zu vermeiden, ist das Rohr jedoch etwas schräg gestellt, so dass die Kugel an der Innenwand des Rohrs abrollt. Dies hat zur Folge, dass die Fallgeschwindigkeit nicht exakt dem Stokesschen Gesetz folgt. Am einfachsten bedient man sich daher einer Gerätekonstante k, die mit Hilfe von Flüssigkeiten konstanter Viskosität ermittelt wird und in die auch die übrigen konstanten Versuchsbedingungen eingehen (Schiffter, Ziegler 2012). Dadurch reduziert sich die durch Umformung erhaltene Gleichung für die Viskosität zu:

$$\eta = \text{k} \cdot (\rho_K - \rho_M) \cdot t \qquad [\text{mPa} \cdot \text{s}]$$

| η Dynamische Viskosität [mPa · s] | k Gerätekonstante [$\text{mm}^2 \cdot \text{s}^{-2}$] | ρ_K Dichte der Kugel [$\text{g} \cdot \text{cm}^{-3}$] | ρ_M Dichte des zu prüfenden Mediums [$\text{g} \cdot \text{cm}^{-3}$](erhalten durch Multiplikation ihrer relativen Dichte d_{20}^{20} mit 0,9982) | t Laufzeit der Kugel [s]

Diese Formel setzt allerdings die Kenntnis der Dichte der zu messenden Flüssigkeit voraus, ggf. muss diese bestimmt werden (vgl. ▸Kap. 7); die Dichte der Kugel wird vom Hersteller angegeben. Ähnlich wie bei den Kapillarviskosimetern kann die Gerätekonstante aus der Messung einer Substanz mit bekannter Dichte und dynamischer Viskosität ermittelt werden. Bei Präzisionsinstrumenten hat der Hersteller sie außerdem mit Kalibrierölen bestimmt (Bracher, et al. 2013).

Um die Untersuchung von Flüssigkeiten in einem weiten Viskositätsbereich zu ermöglichen, stehen Kugeln mit unterschiedlicher Dichte zur Verfügung, die vor der Messung entsprechend den Eigenschaften der betreffenden Flüssigkeit auszuwählen sind. Bei der Messung ist darauf zu achten, dass die Kugel vor dem Passieren der ersten Messmarke die gesamte zur Verfügung stehende Strecke vom oberen Ende des Rohrs an durchlaufen hat, damit sichergestellt ist, dass sie zum Beginn der Messung den Zustand einer gleichförmigen Bewegung erreicht hat. Ein Nachteil der Kugelfallviskosimeter ist, dass relativ große Flüssigkeitsvolumina benötigt werden.

Die Ph. Eur. schreibt mindestens vier Messungen (drei Wiederholungen) vor, dabei dürfen zwei aufeinanderfolgende Messungen um nicht mehr als 1,5 % voneinander abweichen. Diese Festlegung erscheint laut Arzneibuch-Kommentar nicht plausibel (Bracher, et al. 2013): Denn insofern die zweite Messung von der ersten um + 1,5 % abweicht und die dritte wiederum von der zweiten ebenfalls um + 1,5 %, betrüge die Spannweite der Messwerte bereits 3 %.

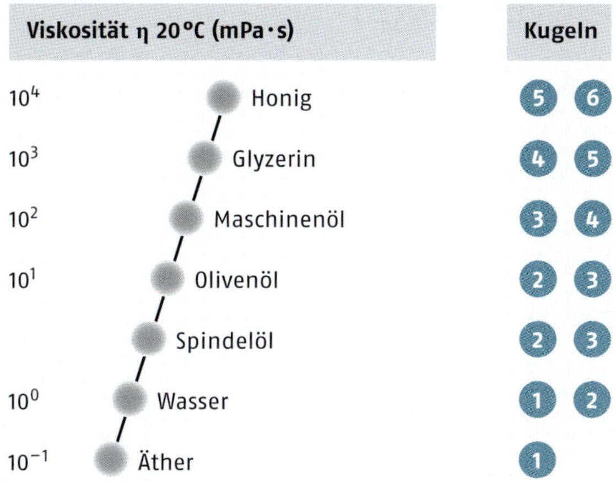

o Abb. 27.14 Messbereiche verschiedener Kugeln im Kugelfallviskosimeter

27.6.3 Eignung

Wie das Kapillarviskosimeter so gestattet auch das Kugelfallviskosimeter nur eine Ein-Punkt-Messung mit einer aus der Geometrie und den Dichten resultierenden Schubspannung und dem sich daraus ergebenden konstanten Schergefälle. Allerdings ist es bei Bedarf möglich, eine Flüssigkeit mit Kugeln unterschiedlichen Durchmessers bzw. unterschiedlicher Dichte zu vermessen und so Schubspannung und Schergefälle zu variieren. Um eine adäquate Empfindlichkeit der Messung zu gewährleisten, ist darauf zu achten, dass keine Kugeln ausgewählt werden, die die Messstrecke übermäßig schnell oder langsam durchlaufen. Im Allgemeinen sind die verschiedenen Kugeln, des üblicherweise aus sechs Kugeln bestehenden Kugelsatzes, dazu bestimmt, unterschiedliche Messbereiche abzudecken, sodass die Mehrpunktmessung eines Fluids durch Kugeltausch nur eingeschränkt empfohlen werden kann. Wie aus der Übersicht in o Abb. 27.14 deutlich wird, deckt die Gesamtheit eines Kugelsatzes einen sehr breiten Viskositätsbereich ab, sodass sich der Messbereich eines Kugelfallviskosimeters über mehrere Zehnerpotenzen erstreckt. Da bei Kugelfallviskosimetern weder die Schubspannung noch die Schergeschwindigkeit eindeutig bestimmbar sind, ist eine Ermittlung der Viskosität nur über die jeweilige Gerätekonstante möglich. Auf die Vermessung von Suspensionen sollte zur Vermeidung einer Koinzidenz von Kugelfall und die Messung beeinträchtigenden Sedimentationsereignissen verzichtet werden.

28 Wasseraufnahmevermögen

Einsatzbereich

Risikoklasse:

- Niedriges Risiko (Gesamtrisikoscore < 30)

Darreichungsformen:

- Cremes, Pasten, (Suspensions-)Salben

Für Details zur Eignung der Methode für bestimmte Darreichungsformen siehe ▸Kap. 28.4.3.

28.1 Einführung

Selbst lipophile Salbengrundlagen, wie z. B. Vaseline, können dank ihrer halbfesten Konsistenz auf rein mechanischem Wege Wasser aufnehmen und in disperser Form einschließen. Die maximale Wasseraufnahmefähigkeit erreicht dabei zwar kaum mehr als 6 bis 10 %, lässt sich aber durch den Zusatz von Emulgatoren deutlich erhöhen (Nürnberg, et al. 1991). Dennoch haben Absorptionsgrundlagen generell nur ein begrenztes Wasseraufnahmevermögen, das sich aus ihrer Zusammensetzung ergibt und für die jeweilige Zubereitung charakteristisch ist. Konsequenterweise ist die Bestimmung des maximalen Wasseraufnahmevermögens seit Langem Bestandteil der internationalen Arzneibuchliteratur (AB-DDR 1987; DAB 9, 1986; Pharm. Helv. VII 1987; ÖAB 1981; USP 22, 1989). Nicht nur in den genannten Arzneibüchern, auch darüber hinaus existiert bis heute eine Vielzahl verschiedener Konventionsmethoden, die sich in ihrer Durchführung und Ergebnisberechnung mitunter deutlich unterscheiden. Das einheitliche Grundprinzip aller Ausführungsbestimmungen besteht darin, jene Wassermenge zu bestimmen, die in eine definierte Grundlagenmenge bei einer bestimmten Temperatur dauernd oder für eine begrenzte Zeit inkorporiert werden kann. Die Ph. Eur. enthält bemerkenswerterweise gegenwärtig keine allgemeine Methode zur Bestimmung des Wasseraufnahmevermögens, jedoch beschreibt sie in den Substanzmonographien „Wollwachs“ und „Wasserhaltiges Wollwachs“ ein Verfahren zur Bestimmung der maximalen Wasseraufnahme, das im Wesentlichen den oben genannten Konventionsmethoden aus DAB 9 (1986) und Pharm. Helv. VII (1987) entspricht. Aufgrund ihrer Einfachheit und ihrer apparativen Anspruchslosigkeit erscheint diese Ph. Eur.-Methode auch für die Defekturanalytik im Apothekenlabor geeignet, weshalb sie als Basis für die nachfolgende Methodenbeschreibung ausgewählt wurde.

28.2 Aussagekraft und Limitationen

Da das Wasseraufnahmevermögen einer Zubereitung aus ihrer qualitativen und quantitativen Zusammensetzung resultiert, stellt es einen im Rahmen der Defekturanalytik prädestinierten Surrogatparamter für die galenische Qualität einer Zubereitung dar. Auf-

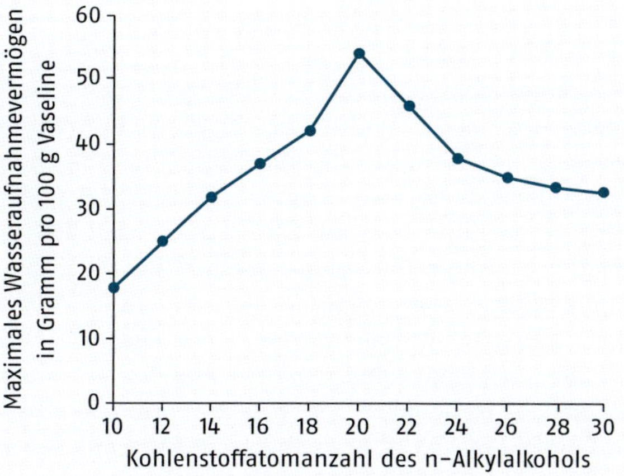

Abb. 28.1 Veränderung des maximalen Wasseraufnahmevermögens von Vaseline durch den Zusatz verschiedener n-Alkylalkohole

grund ihrer mechanischen Eigenschaften sind halbfeste, lipophile Grundlagen auch ohne Emulgatorzusatz in der Lage eine gewisse Wassermenge zu inkorporieren. Dabei entstehen sogenannte Quasiemulsionen, in denen Wasser als innere Phase in einer äußeren, lipophilen Phase lediglich durch deren hohe Viskosität festgehalten wird. Je höher die Viskosität der Zubereitung, desto stärker ist dieser Effekt ausgeprägt und desto mehr Wasser lässt sich im Allgemeinen – bei sonst gleichen Bedingungen – in die entsprechende Zubereitung einarbeiten. Meistens wird das Wasseraufnahmevermögen einer Grundlage jedoch durch den Zusatz von Emulgatoren gesteigert. Mit Erhöhung der Emulgatorkonzentration steigt gemeinhin zunächst auch das Wasseraufnahmevermögen, bevor es bei einer bestimmten Konzentration einen Maximalwert erreicht. Ab diesem Punkt führt die weitere Erhöhung der Tensidkonzentration aufgrund einer Überschreitung der Sättigungslöslichkeit des entsprechenden Tensids zu einer Kristallisation der Emulgatormoleküle und damit zu einer Abnahme des Wasseraufnahmevermögens. Aber nicht nur die Konzentration, auch die Natur eines Emulgators hat Einfluss auf das Wasseraufnahmevermögen einer Absorptionsgrundlage. So führt beispielsweise der Zusatz verschiedener n-Alkylalkohole (C_{10} bis C_{30}) zu Vaseline bei jeweils optimaler Emulgatorkonzentration zu unterschiedlichen Werten für das maximale Wasseraufnahmevermögen (Halpern, Wilkins 1949; Abb. 28.1).

Das Wasseraufnahmevermögen von Absorptionsgrundlagen ist demnach in erster Linie von der Konsistenz der lipophilen Grundlagenkomponenten sowie von der Natur und der Konzentration ggf. zugesetzter Emulgatoren abhängig. Etwaige, diesbezügliche Abweichungen von der Herstellanweisung schlagen sich demnach mehr oder weniger unmittelbar im Wasseraufnahmevermögen der Zubereitung nieder und können folglich durch dessen Bestimmung im Rahmen der Defekturanalytik erkannt werden. Unter bestimmten Bedingungen (▸ Kap. 28.3.3) kann das Wasseraufnahmevermögen auch für bereits wasserhaltige Zubereitungen ermittelt werden, allerdings ist selbiges im Vergleich zur wasserfreien Grundlage um den Betrag der bereits inkorporierten Wassermenge reduziert.

28.3 Prüfung des Wasseraufnahmevermögen

28.3.1 Geräte

Die für eine Bestimmung der Wasseraufnahmefähigkeit notwendigen Geräte sind in Apotheken üblicherweise vorhanden. Die in der Ph. Eur. beschriebene Konventionsmethode sieht für die portionsweise Zudosierung des Wassers zwar die Verwendung einer Bürette vor, allerdings sind auch alle anderen Volumenmessgeräte einsetzbar, deren Dosiergenauigkeit im Bereich von 1/10 Milliliter liegt. In der Praxis hat sich beispielsweise die Verwendung von fein graduierten Kunststoffspritzen bewährt. Für die manuelle Einarbeitung des Wassers schreibt die Ph. Eur.-Methode für Wollwachs statt eines Pistills die Verwendung eines zylindrischen Rührstabs aus Polypropylen hoher Dichte (HDPP = High Density Polypropylene) vor, der über den Laborbedarfshandel bezogen werden kann. Der Einsatz anderer Kunststoffstäbe ist denkbar, sofern sie in Form (zylindrisch) und Größe (ca. 10 × 120 mm) den Empfehlungen des Arzneibuchs im Wesentlichen entsprechen. Die zu verwendende Reibschale ist im Arzneibuch nicht näher definiert. Für die meisten Zubereitungen hat sich eine Porzellanreibschale mit einem Volumen von 150 ml als geeignet erwiesen.

28.3.2 Methodenbeschreibung

Die Bestimmung der Wasseraufnahmefähigkeit dient zur Charakterisierung von lipophilen Absorptionsbasen (z. B. Salben, wasseraufnehmenden Salben, W/O-Cremes). Das Prinzip besteht darin, eine vorgegebene Menge Wasser manuell in eine definierte Menge Grundlage einzuarbeiten, die dann über eine bestimmte Zeit nicht wieder aus der Zubereitung abgeschieden werden darf. Häufig wird das maximale Wasseraufnahmevermögen durch die sogenannte Wasserzahl ausgedrückt. Diese ist definiert als die maximale Wassermenge in Gramm, die 100 g wasserfreie Grundlage bei einer bestimmten Temperatur (meist 15–20 °C) dauernd oder eine begrenzte Zeit (meist 24 Stunden) festzuhalten vermögen, wobei das Wasser manuell zu inkorporieren ist (Voigt 2010). Die quantitative Erfassung der aufgenommenen Wassermenge erfolgt meist mittels Differenzwägung:

$$WZ = \frac{100 \cdot m_a}{m_b}$$

| WZ Wasserzahl | m_a Masse des von der Zubereitung aufgenommenen Wassers in Gramm | m_b Einwaage der Zubereitung vor der Wasseraufnahme in Gramm

Die Wasserzahl und der in Prozent angegebene Wassergehalt einer Probe sind nicht identisch, denn als Bezugsbasis für die Wasserzahl dient die wasserfreie Grundlage, während sich der Wassergehalt auf die wasserhaltige Emulsion bezieht. Im Europäischen Arzneibuch wird zur Charakterisierung des Wasseraufnahmevermögen jedoch nicht die Wasserzahl angegeben, sondern die maximale Wassermenge in Gramm oder Milliliter, die von 10 g einer Zubereitung gerade noch inkorporiert werden können. Um diese zu bestimmen, wird die Probenmenge nach Aufschmelzen und Abkühlen in einer Reibschale portionsweise mit 0,2 bis 0,5 ml Wasser versetzt. Nach jeder Zugabe wird kräftig gerührt, um das Wasser einzuarbeiten. Der Sättigungsgrad ist erreicht, wenn sich die Wassertröpfchen nicht mehr in die Masse einarbeiten lassen. Die Produktspezifikation respektive die Grenzwerte der Prüfanweisung legen fest, welche Wassermenge inkorporierbar sein muss. Auf eine Warte- bzw. Lagerungszeit sowie auf eine Überprüfung des resultierenden Wassergehalts z. B. durch azeotrope Destillation oder ein anderes Verfahren wird in der Ph. Eur. im Gegensatz zu einigen anderen Konventionsmethoden verzichtet. Die in der Ph. Eur. beschriebene Bestimmung des Wasseraufnahmevermögens ist demnach eine denkbar einfache sowie vergleichsweise schnell durchführbare Methode zur Defekturanalytik von lipophilen Absorptionsgrundlagen.

28.3.3 Eignung

Grundsätzlich ist die Bestimmung des Wasseraufnahmevermögens zur Charakterisierung aller halbfesten Grundlagen geeignet, die im Stande sind gewisse Mengen an Wasser zu inkorporieren. In der praktischen Durchführung gibt es jedoch einige Restriktionen, die den Einsatz der Methode limitieren. So muss bei der Einarbeitung des Wassers klar erkennbar sein, ab welcher Wassermenge der Sättigungsgrad erreicht ist, d. h. ab wann Wassertröpfchen sichtbar bleiben. Je dünnflüssiger eine Zubereitung ist, desto schwieriger ist dies zu erkennen, da neu gebildete Wassertröpfchen nicht zwangsläufig offen ersichtlich an der Oberfläche der Zubereitung persistieren, obschon sie nicht mehr als innere Phase in die Zubereitung inkorporiert werden. Daher ist die Methode für die Untersuchung von (dünn)flüssigen Emulsionen weitgehend ungeeignet. Das gilt auch für O/W-Cremes. Die äußere wässrige Phase dieser halbfesten Emulsionssysteme führt dazu, dass derlei Zubereitungen zugesetztes Wasser nicht inkorporieren, sondern sich damit vermischen. Das heißt, es tritt lediglich ein Verdünnungseffekt ein, infolgedessen die halbfeste Zubereitung sukzessive in eine zunehmend dünnflüssige O/W-Emulsion übergeht. Die Mischbarkeit mit Wasser ist in diesen Fällen de facto unbegrenzt, so dass für O/W-Systeme unabhängig von deren Viskosität kein charakteristischer Kennwert für das maximale Wasseraufnahmevermögen ermittelt werden kann. Gleiches gilt dem Prinzip nach für hydrophile Salbengrundlagen, z. B. auf Macrogolbasis, die nahezu unbegrenzt mit Wasser misch- bzw. verdünnbar sind. Zu den mithilfe der Bestimmung des maximalen Wasseraufnahmevermögens gut charakterisierbaren Zubereitungen gehören demnach insbesondere lipophile Cremes (= W/O-Cremes), hydrophobe Salben sowie wasseraufnehmende Salben, die W/O-Emulsionen bilden. Bei Emulgator-haltigen Zubereitungen ist zu berücksichtigen, dass das Emulgierverhalten der Emulgatoren stark von der Zubereitungstemperatur abhängt. Dies gilt nicht nur für die, von den Emulgatoreigenschaften abhängige Phasenlage, sondern auch für die inkorporierbare Wassergesamtmenge. Es ist daher stets darauf zu achten, dass die Zubereitung nach dem in der Monographie vorgesehenen, vorbereitenden Aufschmelzen wieder komplett auf Raumtemperatur abgekühlt ist, bevor mit der Einarbeitung des Wassers begonnen wird.

29 Zerfalls- und Erweichungszeit von Suppositorien

Einsatzbereich

Risikoklasse:
- Niedriges Risiko (Gesamtrisikoscore < 30)

Darreichungsformen:
- Suppositorien, Ovula, Rektalkapseln, Vaginalkapseln

Für Details zur Eignung der Methode für bestimmte Darreichungsformen siehe ▸Kap. 29.3.3 und ▸Kap. 29.4.3.

29.1 Einführung

Die Qualitätsprüfmethoden für Suppositorien und Ovula lehnen sich naturgemäß eng an jene der halbfesten Zubereitungen oder ihrer Ausgangsstoffe an. In bestimmten Fällen können aber auch Prüfungen von festen Arzneiformen als Vorbild dienen. Aufgrund ihrer Eigenschaft ihren Aggregatszustand bei Körpertemperatur durch Schmelzen (lipophile Suppositorien) oder Lösen (hydrophile Suppositorien) zu ändern, lassen sich Suppositorien mit thermoanalytischen Methoden am besten beurteilen. Ferner existieren Methoden zur Bestimmung der mechanischen Festigkeit, bei denen die Suppositorien bei einer gegebenen Untersuchungstemperatur einer zunehmenden mechanischen Belastung, z. B. durch Gewichte, ausgesetzt werden. Dieser Bruchfestigkeitstest wurde jedoch aufgrund der großen Streuung der Messwerte und der schlechten Reproduzierbarkeit aus dem Arzneibuch gestrichen und soll daher an dieser Stelle nicht für die Defekturanalytik empfohlen werden, wenngleich Härte und Festigkeit von Suppositorien wichtige Qualitätsmerkmale dieser Darreichungsform darstellen.

Neben den Prüfungen auf Gleichförmigkeit des Gehalts bzw. der Masse fordert das Arzneibuch für gegossene Suppositorien und Vaginalzäpfchen eine Überprüfung der Zerfallszeit (Ph. Eur. 2013). In Ph. Eur.-Monographie 2.9.2 ist eine Methode für die Zerfallsprüfung von Suppositorien oder Vaginalzäpfchen beschrieben, die mit einfachen Mitteln und geringem Aufwand auch im Apothekenlabor durchgeführt werden kann. Aufgrund der Bedeutung der Erweichungs-, Zerfalls- oder Auflösungseigenschaften für die Wirkstoff-Freisetzung von Suppositorien wurde eine Reihe weiterer Apparaturen entwickelt, die zur thermoanalytischen Prüfung von Suppositorien und Vaginalzäpfchen eingesetzt werden können. Dazu gehören beispielsweise die in Ph. Eur.-Monographie 2.9.22 beschriebenen Penetrationstester für die Bestimmung der Erweichungszeit lipophiler Suppositorien.

29.2 Aussagekraft und Limitationen

Die rektale bzw. vaginale Absorption eines Wirkstoffs hängt nicht nur von dessen Eigenschaften ab, sondern wird auch entscheidend vom Schmelz- bzw. Lösungsverhalten der Suppositoriengrundmasse beeinflusst. Daher müssen Suppositorien und Vaginalzäpfchen, ebenso wie Rektal- und Vaginalkapseln, zur Gewährleistung ihrer therapeutischen Wirkung innerhalb einer vorgegebenen Zeitspanne erweichen bzw. zerfallen. Aufgrund dieser unmittelbaren Kausalität sind Zerfalls- und Erweichungszeit wichtige Parameter, die die pharmazeutische Qualität der genannten Darreichungsformen in hohem Maße (mit)bestimmen. Sie erlauben fundierte Aussagen, ob ein rektal oder vaginal appliziertes Arzneimittel überhaupt in der Lage ist, die von ihm erwartete Wirksamkeit in angemessener Zeit zu entfalten.

Hierbei ist anzumerken, dass das Schmelz- bzw. Lösungsverhalten der fertigen Suppositorien infolge des meist vergleichsweise geringen Wirkstoffanteils im Wesentlichen durch die Eigenschaften der Grundlage bestimmt wird. Auch wenn Wirkstoffidentität und -gehalt in der Regel nicht unmittelbar auf Zerfalls- und Erweichungszeit durchschlagen und aus deren Bestimmung demzufolge keine Erkenntnisse über die Dosierungsgenauigkeit abgeleitet werden können, ist die Ermittlung von Zerfalls- und/oder Erweichungszeit ein probates Mittel um den Herstellungsprozess eines Defekturarzneimittels zu evaluieren. Dies gilt insbesondere für polymorphe Grundmassen, deren Modifikation sich durch eine nicht fachgerechte Verarbeitung möglicherweise ändert, was wiederum abweichendes Zerfalls- bzw. Schmelzverhalten der fertigen Suppositorien zur Folge haben kann. Doch nicht nur während der Herstellung auch während der Lagerung können Modifikationswechsel auftreten, wie das Beispiel von Hartfett, der am weitesten verbreiteten Suppositoriengrundmasse, zeigt. Nach dem Ausgießen und Erstarren der Zäpfchen liegt Hartfett zunächst in der energiereichen, orthorhombischen β'-Phase vor. Diese ist instabil und wandelt sich bei Raumtemperatur im Laufe der Zeit in die stabile, trikline β-Phase um. Dieser Prozess wird als Nachhärtung bezeichnet, denn durch die Umkristallisation steigt der Schmelzpunkt soweit an, dass die Suppositorien bei Körpertemperatur möglicherweise gar nicht mehr schmelzen (Bauer, et al. 2012). Kurzzeitiges Unterkühlen der Schmelze oder Lecithinzusatz beschleunigen die Nachhärtung von Hartfett und sollten bei dessen Verarbeitung daher grundsätzlich vermieden werden. Andere Grundmassen, wie etwa Kakaobutter, zeigen teilweise noch stärker ausgeprägte Polymorphie, werden aber nur noch selten zur Defekturherstellung eingesetzt und sind daher in der Praxis von untergeordneter Bedeutung. Diese Beispiele zeigen – pars pro toto –, dass qualitätsmindernde Abweichungen im Herstellungsprozess mithilfe der Prüfung von Zerfalls- und/oder Erweichungszeit erkannt und beurteilt werden können. Nicht zuletzt aufgrund der hieraus möglicherweise resultierenden, biopharmazeutischen Implikationen, ist im Arzneibuch die Einhaltung bestimmter Obergrenzen für die Zerfallszeit vorgeschrieben.

29.3 Zerfallszeit von Suppositorien und Vaginalzäpfchen (Ph. Eur. 2.9.2)

29.3.1 Geräte

Das Gerät zur Bestimmung der Zerfallszeit nach Ph. Eur.-Methode 2.9.2 besteht aus einem durchsichtigen Glas- oder Kunststoffzylinder geeigneter Wandstärke, in dem mit drei Haltebügeln ein Metalleinsatz befestigt ist (o Abb. 29.1). Dieser besteht aus zwei runden, etwa 30 mm voneinander entfernten Lochplatten aus rostfreiem Metall mit je 39 Löchern von 4 mm Durchmesser. Der Durchmesser der Platten ist fast so groß wie der innere Durchmesser des Zylinders. Die Prüfung wird mit drei der beschriebenen Geräte durchgeführt, von denen jedes einen einzelnen Prüfling enthält.

Jedes Gerät wird in ein Behältnis mit mindestens vier Litern Wasser von 36 bis 37 °C eingebracht, falls nichts anderes vorgeschrieben ist. Alle drei Geräte können auch miteinander in ein Behältnis mit mindestens 12 Liter Wasser gebracht werden. Das Behältnis ist mit einem langsam laufenden Rührer und einem Halter versehen, der es gestattet, das Gerät mindestens 90 mm senkrecht unter der Oberfläche des Wassers zu befestigen und um 180° zu drehen, ohne dass es aus dem Wasser genommen werden muss.

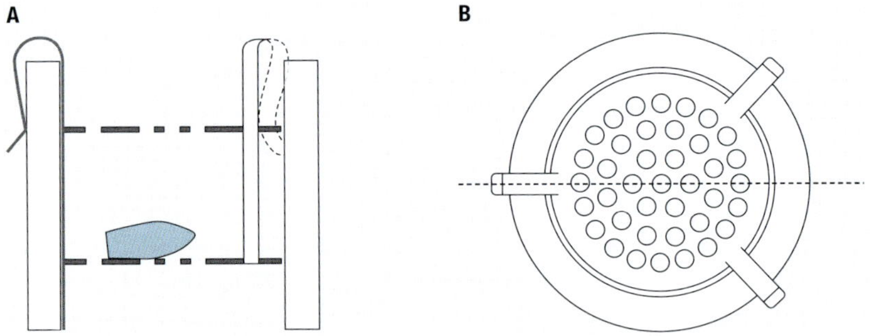

o **Abb. 29.1** Gerät zur Bestimmung der Zerfallszeit von Suppositorien und Vaginalzäpfchen nach Ph. Eur.-Methode 2.9.2. **A** Querschnitt; **B** Aufsicht (Bauer, et al. 2012)

29.3.2 Methodenbeschreibung

Bei der Prüfung der Zerfallszeit nach Ph. Eur.-Methode 2.9.2 handelt es sich um eine einfache Prüfung, mit deren Hilfe festgestellt wird, ob Suppositorien oder Vaginalzäpfchen (ggf. auch Rektal- oder Vaginalkapseln) in einem flüssigen Medium unter definierten Bedingungen in der vorgeschriebenen Zeit zerfallen.

29.3.3 Eignung

Mit Hilfe der Zerfallsprüfung nach Ph. Eur. können im Allgemeinen hinreichend aussagefähige Werte für die Beurteilung von rektal bzw. vaginal applizierten Defekturarzneimitteln erhalten werden. Allerdings kann die individuelle Beurteilung des Zerfalls Schwierigkeiten bereiten, wenn für die Herstellung von Suppositorien eine Hartfettmasse mit höherer Hydroxylzahl verwendet wurde, da diese Suppositorien beim Erweichen ihre Form behalten. Daher ist es sinnvoll, mit einem Glasstab auf die Abwesenheit eines festen Kerns zu prüfen, was laut Ph. Eur. explizit zugelassen ist.

Ob der im Arzneibuch für diese Prüfung verwendete Begriff „Zerfallszeit" für Suppositorien und Vaginalzäpfchen treffend gewählt wurde, ist umstritten, da mit der hier beschriebenen Methode weniger der Zerfall als vielmehr die Durchschmelzzeit bestimmt wird. Eine exakte Bestimmung der Durchschmelzzeit ist mit dieser Methode allerdings ebenfalls nicht möglich, da die geschmolzenen Prüfkörpermassen bevorzugt beim Umdrehen der Apparatur durch die Lochplatte abfließen. Als Grenzwertmethode zur Definition von Mindestanforderungen erfüllt sie jedoch ihren Zweck. Die Prüfung stellt demnach eine attributive Methode dar, die lediglich eine „entspricht/entspricht nicht"-Aussage ermöglicht. Grundsätzlich wird kritisiert, dass die Methode aufgrund der fehlenden Möglichkeit einer mechanischen Druckanwendung, die den In-vivo-Verhältnissen nachempfunden wäre, und des unphysiologisch hohen Wasservolumens von 4 Litern pro Prüfkörper, die tatsächlichen In-vivo-Verhältnisse nur unzureichend widerspiegelt. Dennoch hat sich die Methode in der Qualitätskontrolle von Suppositorien und Vaginalzäpfchen auf breiter Front etabliert und findet allgemeine Akzeptanz.

29.4 Erweichungszeit von lipophilen Suppositorien (Ph. Eur. 2.9.22)

29.4.1 Geräte

Die Ph. Eur.-Monographie 2.9.22 beschreibt zwei verschiedene Apparaturen, mit denen die Erweichungszeit von lipophilen Suppositorien bestimmt werden kann. Beide werden für die Messung in einem Wasserbad auf 36,5 ± 0,5 °C temperiert.

Apparatur A

Die Apparatur A (○ Abb. 29.2) besteht aus einem Glasrohr mit flachem Boden von 15,5 mm innerem Durchmesser und etwa 140 mm Länge. Das Rohr ist mit einem abnehmbaren Kunststoffaufsatz als Verschluss versehen, der eine Öffnung von 5,2 mm Durchmesser hat. Die Apparatur enthält einen Stab von 5,0 mm Durchmesser, der am unteren Ende breiter wird und einen Durchmesser von 12 mm erreicht. An der flachen Unterseite des Stabs ist eine Metallnadel von 2 mm Länge und 1 mm Durchmesser befestigt.

Der Stab besteht aus zwei Teilen: dem unteren Teil aus Kunststoff und dem oberen Teil aus Kunststoff oder Metall mit einer Scheibenmasse. Der obere und untere Teil des Stabs sind entweder miteinander verbunden (manuelle Ausführung) oder getrennt (automatische Ausführung). Die Masse des gesamten Stabs beträgt 30 ± 0,4 g. Der Stab trägt im oberen Teil einen verschiebbaren Markierungsring. Der Markierungsring wird so eingestellt, dass er mit der Oberkante des Kunststoffaufsatzes übereinstimmt, wenn der in das leere Glasrohr eingeführte Stab den Boden berührt.

Apparatur B

Die Apparatur B (○ Abb. 29.3) besteht aus einem Wasserbad, in das ein inneres Rohr eingesetzt und mit einem Stopfen befestigt ist. Das innere Rohr ist durch einen Stopfen am unteren Ende verschlossen. Die Apparatur ist mit einem Thermometer versehen.

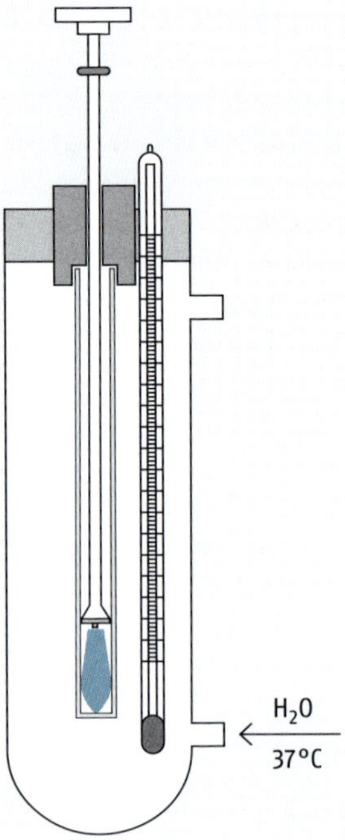

Abb. 29.2 Apparatur A zur Messung der Erweichungszeit von lipophilen Suppositorien nach Ph. Eur.-Monographie 2.9.22

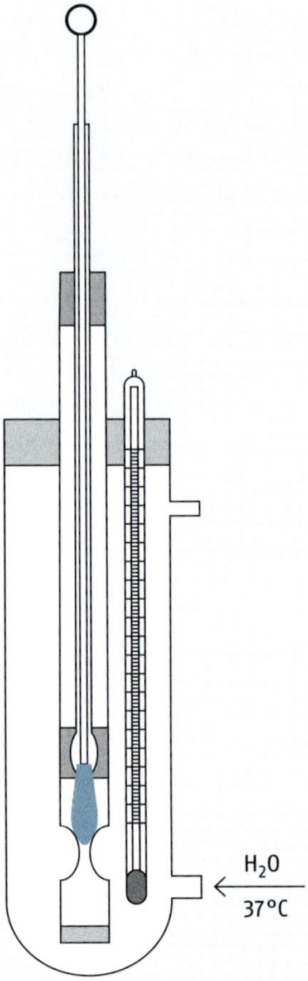

Abb. 29.3 Apparatur B zur Messung der Erweichungszeit von lipophilen Suppositorien nach Ph. Eur.-Monographie 2.9.22 mit Einsatz aus rostfreiem Stahl

Zwei Einsätze sind verfügbar:

- ein Glasstab in Form eines an beiden Enden verschlossenen Glasrohrs mit einem Wulst am unteren Ende, mit Bleikügelchen zu einer Gesamtmasse von 30 ± 0,4 g beschwert
- ein Einsatz aus rostfreiem Stahl, bestehend aus einem Stab (7,5 ± 0,1 g) in einem Rohr, das unten eine Erweiterung zur Aufnahme des Suppositoriums aufweist.

29.4.2 Methodenbeschreibung

Bei der Prüfung der Erweichungszeit wird die Zeit bestimmt, die verstreicht, bis ein Suppositorium unter definierten Bedingungen erweicht und einem definierten Gewicht nicht mehr standhält. Dazu werden zwei Prüfapparaturen beschrieben, von denen eine (Apparatur B) zwei verschiedene Einsätze haben kann. Insgesamt stehen somit drei Möglichkeiten zur Bestimmung der Erweichungszeit von lipophilen Suppositorien zur Verfügung

(Bracher, et al. 2013). Im Gegensatz zur Zerfallszeit wird für die Erweichungszeit die Einhaltung bestimmter Grenzwerte in der Ph. Eur. gegenwärtig nicht gefordert. Allerdings erscheint es opportun, sich diesbezüglich an der, in der Ph. Eur.-Monographie „Zubereitungen zur rektalen Anwendung" vorgeschriebenen, maximalen Zerfallszeit lipophiler Suppositorien von 30 Minuten zu orientieren. Auch die Zahl der zu untersuchenden Prüflinge wird im Arzneibuch nicht spezifiziert, damit wäre die Prüfung eines einzelnen Suppositoriums grundsätzlich ausreichend. Bei kleinen Chargengrößen erscheint dies aufgrund der guten Reproduzierbarkeit und der vergleichsweise geringen Streuung der Methode vertretbar. Insgesamt sollte jedoch darauf geachtet werden, dass die Anzahl der untersuchten Darreichungsformen in der Lage ist, ein repräsentatives Gesamtbild der Charge zu vermitteln.

29.4.3 Eignung

Die in Ph. Eur.-Monographie 2.9.22 beschriebenen Penetrationstester zur Bestimmung der Einweichungszeit lipophiler Suppositorien stellen Weiterentwicklungen des Zerfallstesters aus Ph. Eur.-Monographie 2.9.2 (▸Kap. 29.3.1) dar, durch die den tatsächlichen biopharmazeutischen Anforderungen an diese Arzneiform besser entsprochen werden soll. Im Einzelnen weisen die Apparaturen zur Bestimmung der Erweichungszeit gegenüber dem Zerfallstester folgende Vorteile auf:

- Einsatz deutlich geringerer Wassermenge (5 bzw. 10 Milliliter vs. 4 Liter je Suppositorium), die eher den tatsächlichen physiologischen Bedingungen entsprechen
- Kein Austritt geschmolzener Suppositorien-Masse während der Prüfung, was bei der Ermittlung der Zerfallszeit gemäß Ph. Eur. beim vorschriftsmäßigen Umdrehen des Prüfgeräts häufig der Fall ist
- Möglichkeit der mechanischen Druckanwendung (Nachempfindung der In-vivo-Verhältnisse)
- Wegfall der Manipulationen, die bei Methode 2.9.2 ggf. zur Feststellung eines im Suppositorium noch vorhandenen festen Kerns notwendig sind

Allerdings beschränkt sich die Prüfung der Erweichungszeit auf Suppositorien und Vaginalzäpfchen, die aus lipophilen Grundmassen hergestellt wurden, während die Prüfung der Zerfallszeit (▸Kap. 29.3) für lipophile wie für hydrophile Formkörper gleichermaßen Anwendung findet.

Unter der Voraussetzung, dass der Penetrationsstab ohne Hinderung durch das Führungsrohr das Zäpfchen durchdringt, können sowohl mit Prüfapparatur A als auch mit Prüfapparatur B gut reproduzierbare Werte erhalten werden. Gegenwärtig enthält das Arzneibuch keine Angaben darüber, in welchen Fällen welche Prüfapparatur zu verwenden ist, so dass die Apotheke grundsätzlich die freie Wahl hat. Ob bzw. in welchem Ausmaß die mit den verschiedenen Prüfapparaturen erhaltenen Werte voneinander abweichen, lässt sich gegenwärtig nicht abschließend beurteilen. Aus grundsätzlichen Erwägungen sollte jedoch für die Prüfung eines bestimmten Defekturarzneimittels stets die gleiche Prüfapparatur verwendet werden. Untersuchungen zur Verwendung von Prüfapparaturen mit automatischer Endpunktserkennung ergaben, dass der zwischen manueller und automatischer Methode beobachtete Unterschied (ca. 1 %) bedeutungslos ist. Auch bezüglich der Genauigkeit verhalten sich die beiden Methoden ähnlich (Bracher, et al. 2013). Die Verwendung der preisgünstigeren manuellen Geräte ist demnach kein Nachteil.

Teil C
Anhang

Literaturverzeichnis

AATB (Arbeitsgruppe Arzneimittel-, Apotheken-, Transfusions- und Betäubungsmittelwesen). Umsetzung der Apothekenbetriebsordnung (ApBetrO) (unter Berücksichtigung der durch die 4. Verordnung zur Änderung der ApBetrO vorgenommenen Änderungen) 13. Feburar 2013.

ABDA (Bundesvereinigung Deutscher Apothekerverbände). ABDA-Homepage. [Online] November 2013. www.abda.de/leitlinien.html

ABDA (Bundesvereinigung Deutscher Apothekerverbände). Die Apotheke – Zahlen, Daten, Fakten 2011. Berlin 2011

AB-DDR. Minister für Gesundheitswesen der DDR. Arzneibuch der DDR. Akademie-Verlag, Berlin 1987

ADKA (Bundesverband Deutscher Krankenhausapotheker e. V.). ADKA-Leitlinie: Aseptische Herstellung und Prüfung applikationsfertiger Parenteralia. Krankenhauspharmazie, *34:* 93–106, 2013

Agalloco JP, Akers JE. A critical look at sterility assurance. European Journal of Parenteral Science. *4*: 97–103, 2002

Albert K. Brechungsindex – Richtige Messung im Apothekenlabor. Pharmazeutische Zeitung, *10*, 2008

AMBV (Verordnung über die Bewilligungen im Arzneimittelbereich vom 17. Oktober 2001 – Arzneimittel-Bewilligungsverordnung). Stand 1. Mai 2013

AMG (Gesetz über den Verkehr mit Arzneimitteln – Arzneimittelgesetz) geändert am 23. Juli 2013. Bundesgesetzblatt, Berlin 2013

AMPreisVO (Arzneimittelpreisverordnung) geändert am 15. Juli 2013. Bundesgesetzblatt, Berlin 2013

AMVV (Verordnung über die Verschreibungspflicht von Arzneimitteln – Arzneimittelverschreibungsverordnung) geändert am 19. Februar 2013. Bundesgesetzblatt, Berlin 2013

AMWarnV (Arzneimittel-Warnhinweisverordnung) geändert am 29. September 1990. Bundesgesetzblatt, Berlin 1990

ApBetrO (Verordnung über den Betrieb von Apotheken – Apothekenbetriebsordnung) geändert am 12. Juni 2012. Bundesgesetzblatt, Berlin 2012

APD (Arbeitsgemeinschaft der Pharmaziertäte Deutschlands). Die neue ApBetrO – Pharmazieräte schaffen Klarheit. Deutsche Apotheker Zeitung, *47:* 90–93, 2012

APD (Arbeitsgemeinschaft der Pharmaziertäte Deutschlands). Defekturarzneimittel. Deutsche Apotheker Zeitung. *48*: 64–66, 2013

Arnold M. et al. Komplexemulgatoren. Kleinprojekt im Galenik-Praktikum der ETH Zürich. Zürich (CH) 2007

Auterhoff H, Kovar K-A. Identifizierung von Arzneistoffen. 6. Aufl., Wissenschaftliche Verlagsgesellschaft Stuttgart, 1998

BAK (Bundesapothekerkammer). Leitlinie „Herstellung und Prüfung der nicht zur parenteralen Anwendung bestimmten Rezeptur- und Defekturarzneimittel“ einschl. Kommentar. Eschborn 2012

BAK (Bundesapothekerkammer). Leitlinie „Herstellung und Prüfung applikationsfertiger Parenteralia ohne CMR-Eigenschaften der Kategorie 1A oder 1B“ einschl. Kommentar. Eschborn 2012a

BAK (Bundesapothekerkammer). Leitlinie „Aseptische Herstellung und Prüfung applikationsfertiger Parenteralia mit CMR-Eigenschaften der Kategorie 1A oder 1B“ einschl. Kommentar. Eschborn 2012b

BAK (Bundesapothekerkammer). Leitlinie „Prüfung und Lagerung der Ausgangsstoffe“ einschl. Kommentar. Eschborn 2012c

Bauer K, Frömming K-H, Führer C. Lehrbuch der Pharmazeutischen Technologie. 9. Aufl., Wissenschaftliche Verlagsgesellschaft Stuttgart, 2012

Beck G, Nürnberg E. Pharmazie. *297*, 1996

Bergner A, Pfeuffer J, Heinze A. Plausibilitätsprüfung und Dokumentation in der Rezeptur – Spezialfortbildung der Bayer. Landesapothekerkammer, 2012

Beyer J. Nahinfrarotspektroskopische Untersuchungen an pharmazeutischen Hilfsstoffen und festen Arzneiformen (Dissertation). Bonn 2003

BfArM (Bundesinstitut für Arzneimittel und Medizinprodukte). Standarzulassungen. [Online] November 2013. www.bfarm.de/DE/Arzneimittel/2_zulassung/verfahren/stdZul/stdzul-node.html

BGH, Urt. v. 10.12.1986. Pharma Recht. *61*, 1987

Blaschek W, Ebel S, et al. Hagers Enzyklopädie der Arzneistoffe und Drogen. Wissenschaftliche Verlagsgesellschaft Stuttgart, 2013

BMG (Bundesministerium für Gesundheit BMG). Entwurf zur Verordnung zur Änderung der Apothekenbetriebsordnung und anderer Regelungen vom 06. Juli 2010.

BMG (Bundesministerium für Gesundheit BMG). Amtliche Begründung zur 4. ApBetrO-ÄndV vom 05. Juni 2012

Bracher F, et al. Arzneibuch-Kommentar. 46. Aufl., Wissenschaftliche Verlagsgesellschaft Stuttgart, 2013

Braun R (Hrsg.). Standardzulassungen für Fertigarzneimittel. 18. Akt.lfg., Deutscher Apotheker Verlag, Stuttgart 2011

Brock T, Groteklaes M, Mischke P. Lehrbuch der Lacktechnologie. Vincentz Verlag, Hannover 1998

Brunner S, Fischer M. Einsatz der NIR-Spektroskopie im Bereich der Ausgangsstoffanalytik. Pharma-Technologie, 37–48, 1998

Carr RL. Chem. Eng. *72:* 163–168, 1965

Cyran W (Begr.), Rotta C (Hrsg.). Apothekenbetriebsordnung – Kommentar. 5. Aufl., Deutscher Apotheker Verlag, Stuttgart 2012

Daas AGJ, Miller JH. Content Limits in the European Pharmacopoeia (Part 2). Pharmeuropa, *10:* 138, 1998

DAB. Deutsches Arzneibuch 9. Wissenschaftliche Verlagsgesellschaft Stuttgart, 1986

DAB. Deutsches Arzneibuch – Amtliche Ausgabe 2012. Deutscher Apotheker Verlag, Stuttgart 2012

DAC/NRF. Bundesvereinigung Deutscher Apothekerverbände (ABDA) (Hrsg.). Deutscher Arzneimittel-Codex (DAC) inkl. Neues Rezeptur-Formularium (NRF). Govi-Verlag Pharmazeutischer Verlag GmbH, Eschborn 2013 und Deutscher Apotheker Verlag, Stuttgart 2013

Daniels R. Die richtige Galenik für kranke Haut. Pharmazeutische Zeitung, *24*, 2009

Dasgupta A. Therapeutic Drug Monitoring: Newer Drugs and Biomarkers. Academic Press, 2012

Dellingshausen R v, Lemmen S. Herstellung parenteraler Arzneimittel: Validierungsempfehlung des Verbands der Zytostatika-herstellenden Apothekerinnen und Apotheker (VZA) zur Sicherstellung der Arzneimittelqualität gemäß § 35 Abs. 4 Satz 1 Nr. 2 lit b) ApBetrO. Deutsche Apotheker Zeitung, *4:* 59, 2013

Deplazes C, et al. Dermatologische Magistralrezepturen der Schweiz. Winterthur (CH) 2010

Derendorf H, et al. Pharmakokinetik kompakt: Grundlagen und Praxisrelevanz. 3. Aufl., Wissenschaftliche Verlagsgesellschaft Stuttgart, 2010

Dietrich J, Sucker H. Analysengang zum Nachweis von Wirkstoffen, Hilfstoffen und Grundstoffen in Salben. Pharmazeutische Industrie, *34*: 15–23, 117–122, 190–192, 345–351, 430–436, 1972

Dominik A, Steinhilber D, Wurglics M. Instrumentelle Analytik kompakt. 3. Aufl., Wissenschaftliche Verlagsgesellschaft Stuttgart, 2013

DPhG (Deutsche Pharmazeutische Gesellschaft). Positionspapier der Fachgruppe Arzneimittelkontrolle/Pharmazeutische Analytik der Deutschen Pharmazeutischen Gesellschaft zum Thema Festlegung von Akzeptanzkriterien. Pharmazie in unserer Zeit *3:* 254–260, 2003

Drugbase. [Online] November 2013 www.drugbase.de

Ebel S, Schütz U. NIR-Spektroskopie im Europäischen Arzneibuch 1. Gerätequalifizierung (Gerätevalidierung). Pharma-Technologie, 15–24, 1998

EG-CLP (Verordnung (EG) Nr. 1272/2008 über die Einstufung, Kennzeichnung und Verpackung von Stoffen und Gemischen). Amtsblatt der Europäischen Union, Brüssel 2008

Eger K, Troschütz R, Roth HJ. Arzneistoffanalyse: Reaktivität – Stabilität – Analytik. 5. Aufl., Deutscher Apotheker Verlag, Stuttgart 2006

Eith C. Leitfähigkeitsmessung – aber richtig! Mettler Toledo AG, Schwerzenbach (CH) 2013

EMA (European Medicines Agency). Guideline on Real Time Release Testing (formerly Guideline on Parametric Release) EMA/CHMP/QWP/811210/2009-Rev1. London 2012

Erichsen GmbH & Co. KG. Technische Beschreibung und Bedienungsanweisung Grindometer nach Hegman (Modell 232). Erichsen GmbH & Co. KG, Hemer 2013

Erös I, Urgi-Hunyadvari E. Theoretische und praktische Fragen der sturkturrheologischen Forschung an Salben. Pharmazie. *32:* 709–719, 784–790, 1977

Europäische Kommission. Anhang 17 zum EU-Leitfaden für die Gute Herstellungspraxis. Brüssel 2001

Europäische Kommission. Guideline on the readability of the label and package leaflet of medicinal products for human use. (ENTR/F/2/SF/jr (2009)D/869. 2009

Europarat. Resolution CM/ResAP(2011)1 on quality and safety assurance requirements for medicinal products prepared in pharmacies for the special needs of patients. Straßburg 2011

FDA, Center for Drug Evaluation and Research. Guidance for Industry. Bioavailability and bioequivalence studies for orally administered drug products-general considerations. FDA Center for Drug Evaluation and Research, 2003

Feltkamp H, Fuchs P, Sucker H. Pharmazeutische Qualitätskontrolle. Georg Thieme Verlag, Stuttgart – New York 1983

Fischer U, Schüler K. Rezeptur – Qualität in 7 Schritten. Deutscher Apotheker Verlag, Stuttgart 2013

Gebler H, Kindl G. Pharmazie für die Praxis. 6. Aufl., Deutscher Apotheker Verlag, Stuttgart 2013

Gengenbach R. GMP – Qualifizierung und Validierung von Wirkstoffanlagen. Wiley-VCH, Weinheim 2008

Goldschmidt A, Streitberger H-J. BASF Handbuch Lackiertechnik. Vincentz Verlag, Hannover 2002

Golloch A, Kuß HM, Sartori P. Anorganisch-chemische Präparate. de Gruyter, Berlin – New York 1985

Gruntova Z, Mandak M. Bestimmung der Plastizität von Salbengrundlagen. Pharm. Ind. *33:* 223–227, 1971

Halpern A, Wilkins WJ. Studies in the hydrophilic properties of possible ointment base constituents. Journal of the American Pharmaceutical Association. Volume 38, Issue 5 1949, pp. 283–286.

Henrion R, Henrion G. Multivariate Datenanalyse. Springer Verlag, Berlin 1992

Herzfeld C-D, Kreuter J. Grundlagen der Arzneiformenlehre Galenik 2. Springer Verlag, Berlin – Heidelberg 1999

Hess WF, Tretbar I. Partikeltechnologie: Andreasen-Pipette – Bestimmung der Partikelgrößenverteilung. Inst. für Verfahrenstechnik und Biotechnologie der FH Flensburg, 2006

HiperScan GmbH. Erfüllung von 2.2.40 Ph. Eur. durch Apo-Ident. Dresden 2013

Hitschfeld R. Computergestütztes Umgebungsmonitoring in der pharmazeutischen Parenteralia-Produktion. Berlin 2005

Högger P, Strehl E. Repetitorium Klinische Pharmazie – Arbeitsbuch für Prüfung und Praxis. Govi-Verlag Pharmazeutischer Verlag GmbH, Eschborn 2007

Hörnig M. Umsetzung ApBetrO in der Praxis – Analytik in der Defektur. 14. Symposium Herstellung in der Krankenhausapotheke, Neu-Ulm 2013

Hradetzky G, Sommer K-D. Flüssigkeitsdichtemessung. Skript der Hochschule Merseburg (FH), 2002

ICH (International Conference on Harmonisation of Technical Requirements for Registration of Pharmaceuticals for Human Use). ICH Harmonised Tripartite Guideline: Validation of analytical procedures: Text and Methodology Q2(R1). 2005

Imming P. Arzneibuchanalytik. 2. Aufl., Wissenschaftliche Verlagsgesellschaft Stuttgart, 2013

Jaehde U, Radziwill R, Kloft C. Klinische Pharmazie – Grundlagen und Anwendung. 3. Aufl., Wissenschaftliche Verlagsgesellschaft Stuttgart, 2010.

Jander, Jahr. Maßanalyse. de Gruyter, Berlin 1989

Janosch J. Nahinfrarotspektroskopie in der Pharmazeutischen Analytik. Würzburg 1993

Kaufmann D, Fischer J. Kennzeichnung in der Apotheke. 2. Aufl., Deutscher Apotheker Verlag, Stuttgart 2007

Kessler W. Multivariate Datenanalyse. Wiley-VCH, Weinheim 2007

Kiefer A. Rezeptur, Defektur – was ist zu beachten. Pharmazeutische Zeitung *23*, 2012

Kwade A, Kampen I. Mikroskopie und Partikelmessung im Mikro- und Nanometerbereich. Vorlesungsskript des Instituts für Partikeltechnik der TU Braunschweig. Braunschweig

Latsch H, ZL-Rezeptur-Ringversuche – Qualitätssicherung in der Apotheke. Pharmazeutische Zeitung, *29*, 2010

Latsch H, et al. Konsistenz schwankt je nach Herstellung. Pharmazeutische Zeitung, *35*, 2009

LD Didactic GmbH. Gebrauchsanweisung Beckmann-Thermometer (666 173). Hürth 2013

Leuenberger H. Martin – Physikalische Pharmazie. 4. Aufl., Wissenschaftliche Verlagsgesellschaft Stuttgart, 2002

Link A. NIR-Spektroskopie in der Defektur. Deutsche Apotheker Zeitung, 2014

Metrohm AG. NIR Spectroscopy – A guide to near-infrared spectroscopic analysis of industrial manufacturing processes. Metrohm AG, Herisau (CH) 2013

Mettler-Toledo AG. Anleitung zur Messung von pH – Theorie und Praxis von pH-Anwendungen im Labor. Schwerzenbach (CH) 2007

Möll F, Deplazes C, Panizzon R. Dermatologische Magistralrezepturen in Spital, Praxis und Apotheke, Vortrag auf der 78. Jahresversammlung der Schweizerischen Gesellschaft für Dermatologie und Venerologie. Genf (CH) 1996

Münzel K, Büchi J, Schultz O-E. Galenisches Praktikum. Wissenschaftliche Verlagsgesellschaft Stuttgart, 1959

Mutschler E, et al. Mutschler – Arzneimittelwirkungen. 10. Aufl., Wissenschaftliche Verlagsgesellschaft Stuttgart, 2013

Nau H, Steinberg P, Kietzmann M. Lebensmitteltoxikologie – Rückstände und Kontaminanten: Risiken und Verbraucherschutz. Blackwell Verlag, Wien (A) 2003

Niedner R, Ziegenmeyer J. Dermatika. Wissenschaftliche Verlagsgesellschaft Stuttgart, 1992

Nielloud F, Marti-Mestres G. Pharmaceutical Emulsions and Suspensions. Marcel Dekker, Inc., New York – Basel 2000

North Carolina Medicaid Pharmacy Newsletter. Narrow therapeutic index drugs. März 2004

NRF (Neues Rezepturformularium). Rezepturhinweise: Unverträglichkeiten bei Dermatika. Govi-Verlag Pharmazeutischer Verlag GmbH, Eschborn 2010

NRF (Neues Rezeptur-Formularium). Rezepturhinweise: Harnstoff. Govi-Verlag Pharmazeutischer Verlag GmbH, Eschborn 2010a

NRF (Neues Rezeptur-Formularium). Rezepturhinweise: pH-Messung. Govi-Verlag Pharmazeutischer Verlag GmbH, Eschborn 2013

Nürnberg E, Baumann W, Surmann P. Hagers Handbuch der pharmazeutischen Praxis. Band 2: Methoden. Springer Verlag, Berlin 1991

ÖAB. Österreichisches Arzneibuch 1981. Österreichische Staatsdruckerei, Wien (A) 1981

ÖAB. Österreichisches Arzneibuch 2013. Verlag Österreich, Wien (A) 2013

Otto M. Einführung in die Chemometrie. Wiley-VCH, Weinheim 1996

Pachaly P, Koch A. DC-Atlas – Dünnschicht-Chromatographie in der Apotheke. 7. Akt.lfg., Wissenschaftliche Verlagsgesellschaft Stuttgart, 2012

Petersen S. Bestimmung der Emulgiereffektivität von Emulgatoren am Beispiel der Scheibenemulgierung und Hochdruckhomogenisierung. Halle (Saale) 2012

Pfänder HJ. Farbatlas der Drogenanalyse. 2. Aufl., Deutscher Apotheker Verlag, Stuttgart 2002

Ph. Eur. 2013. Amtliche deutsche Ausgabe (einschl. aller Nachträge bis 7.8). Deutscher Apotheker Verlag, Stuttgart 2013

Pharm. Helv. VII (Pharmacopoea Helvetica VII). Eidgenössische Drucksachen- und Materialzentrale, Bern (CH) 1987

Pharm. Helv. IX (Pharmacopoea Helvetica IX). Eidgenössische Drucksachen- und Materialzentrale, Bern (CH) 2003

Pharm. Helv. XI (Pharmacopoea Helvetica XI). Eidgenössische Drucksachen- und Materialzentrale, Bern (CH) 2012

PIC/S, Phamaceutical Inspection Convention, Phamaceutical Inspection Co-Operation Scheme. PIC/S Guide to Good Practices for the Preparation of Medicinal Products in Healthcare Establishments. 2008

Pozo Ojeda, Suñé Arbussá, Galenica Acta, *8:* 7, 1955

Preuschhof A, Tisch L. Apothekenbetriebsordnung – Synopse und erster Kommentar. Pharmazeutische Zeitung – Supplement 21/2012

Radtke G, Knop K, Lippold BC. Nahinfrarot(NIR)-Spektroskopie: Grundlagen und Anwendungen aus pharmazeutischer Sicht. Pharm. Ind. *61:* 848–857, 1999

Reutter B. Sichere Parenteralia-Herstellung – aber wie? Was ist für die Qualitätssicherung wirklich notwendig? Deutsche Apotheker Zeitung, *10*: 82–84, 2013

Rich S, Kriessler U. Die neue Apothekenbetriebsordnung – Informationsveranstaltung der LAK Baden-Württemberg. Ulm, Stuttgart, Freiburg, Heidelberg, April 2012

Rohdewald P, Rücker G, Glombitza K-W, et al. Apothekengerechte Prüfvorschriften. 17. Akt.lfg., Deutscher Apotheker Verlag, Stuttgart 2013

Rücker G, Neugebauer M, Willems GG. Instrumentelle Analytik für Pharmazeuten. 5. Aufl., Wissenschaftliche Verlagsgesellschaft Stuttgart, 2008

Saalfrank V. Elektronische Unterschrift – Papierlose Dokumentation gemäß Apothekenbetriebsordnung. Deutsche Apotheker Zeitung, *11*: 74–76, 2013

Sartorius AG. Handbuch der Elektroanalytik. Teil 3 Die elektrische Leitfähigkeit. Göttingen 2013

Sartorius AG. Handbuch der Elektroanalytik. Teil 2 Die pH-Messung. Göttingen 2013a

Saur O. Zytostatikaherstellung – Appell für Augenmaß bei Apothekenüberwachung. Deutsche Apotheker Zeitung, *12*: 97, 2013

Schiffter H, Ziegler AS. Formelsammlung Pharmazie. Wissenschaftliche Verlagsgesellschaft Stuttgart, 2012

SCHOTT Instruments GmbH. Wissenswertes über die pH-Messung. Mainz 2013

Schulz A. Hörath – Gefahrstoff-Verzeichnis. 9. Aufl., Deutscher Apotheker Verlag, Stuttgart 2013
Schulze D. Pulver und Schüttgüter: Fließeigenschaften und Handhabung. Springer Verlag, Berlin – Heidelberg 2009
Schweda E. Jander/Blasius – Anorganische Chemie II. 16. Aufl., Hirzel Verlag, Stuttgart 2011
Schwedt G. Chromatographische Trennmethoden. Georg Thieme Verlag, Stuttgart 1986
Spichers G, Peters J. Mathematische Grundlagen der Sterilitätsprüfung. Zentralblatt für Bakteriologie und Hygiene, I. Abteilung Originale A. 230, 112–138, 1975
StandRegV (Verordnung über Standardregistrierungen von Arzneimitteln) geändert am 07. Juli 2007. Bundesgesetzblatt, Berlin 2007
StandZV (Verordnung über Standardzulassungen von Arzneimitteln) geändert am 19. Oktober 2006. Bundesgesetzblatt, Berlin 2006
Sucker H. Quantitativer Analysengang von Salben. Deutsche Apotheker Zeitung, *104*: 727–733, 947–950, 1057–1058, 1160–1162, 1220–1221, 1254–1255, 1334–1338, 1408–1412, 1964
Sucker H, Fuchs P, Speiser P. Pharmazeutische Technologie. Georg Thieme Verlag, Stuttgart 1991
Süverkrüp R, Deicke A. Gebrauchsmusterschrift DE 299 11 370 U 1 Bundesrepublik Deutschland, 1999.
Tawab, M. 2013. Mit Grindometer maximale Teilchengröße prüfen. Deutsche Apotheker Zeitung, *11*: 79, 2013
Thoma K. Apothekenrezeptur und -defektur. 4. Akt.lfg., Deutscher Apotheker Verlag, Stuttgart 2013
Trommer H. Prüfung halbfester Arzneizubereitungen. Gebrüder Storck Verlag Fortbildungs-Archiv. 2010, pp. http://www.storckverlag.de/wp-content/uploads/2012/05/Fortbildung-2010–12-Arzneizubereitungen-und-Rheologie.pdf.
USP 22 (The United States Pharmacopeia 22). United States Pharmacopeial Convention, 1989
USP 30 (The United States Pharmacopeia 30). United States Pharmacopeial Convention, 2006
USP 37 (The United States Pharmacopeia 37 Main edition plus Supplements 1 and 2). Deutscher Apotheker Verlag, Stuttgart 2014
Voigt R. Pharmazeutische Technologie. 11. Aufl., Deutscher Apotheker Verlag, Stuttgart 2010
Wichtl M. Teedrogen und Phytopharmaka. 5. Aufl., Wissenschaftliche Verlagsgesellschaft Stuttgart, 2009.
Ziegler AS. Der letzte Schliff. Deutsche Apotheker Zeitung, *14*: 24–49, 2012
Ziegler AS. Plausibilitäts-Check Rezeptur. Deutscher Apotheker Verlag, Stuttgart 2012a
Ziegler AS. Jetzt hat das Drucken ein Ende. Deutsche Apotheker Zeitung, *37*: 82–83, 2013
Ziegler AS. Plausibilitäts-Check Rezeptur. 2. Aufl., Deutscher Apotheker Verlag, Stuttgart 2013a

Sachregister

Die **fett** hervorgehobenen Seitenzahlen verweisen auf die Hauptfundstelle.

A

AATB s. Arbeitsgruppe Arzneimittel-, Apotheken-, Transfusions- und Betäubungsmittelwesen
Abbe-Refraktometer 283ff.
–, Reflexionsmodus 285
–, Strahlengang 283
–, Transmissionsmodus 285
Abgabe 68
Abgabeort 69
Absorptionsgrundlage 328f.
Acceptance Value 171
Adhäsion von Pulvern 244
Aerenchym 302
Agglomeratbildung 106f., 288, 298
Agglomerate 239
–, in halbfesten Zubereitungen 109, 181f.
Aktivitätskoeffizient 257
Akzeptanzwert 92f.
–, Gleichförmigkeitsprüfung 171, 176
Aliquotmethode 99
Allergierisiko 52
AMBV s. Arzneimittel-Bewilligungsverordnung
Analysensiebe 240
Andreasen-Pipette 295ff.
Androgene 183
Anfärbemethode 252
Antibiotika 183
Antimykotika 183
Apertur, numerische 234
Apothekenbetrieb
–, üblicher 4, 6f.
Apothekenpflicht 15, 17
Applikationsart 45ff., 50
Äquivalentdurchmesser 238
Aräometer 114, **119ff.**
–, Baureihen 121
Arbeitsgemeinschaft der Pharmazieräte Deutschlands 43, **72ff.**
Arbeitsgruppe Arzneimittel-, Apotheken-, Transfusions- und Betäubungsmittelwesen (AATB) 74
Arzneibuchkonformität 48f.
Arzneimittelbegriff 5
Arzneimittel-Bewilligungsverordnung (AMBV) 43ff.
Arzneimittelpreisverordnung (AMPreisVO) 25
Arzneimittelwarnhinweisverordnung (AMWarnV) 17ff.
aseptische Herstellung 68, **97**
Attribute 87ff.
Aufbewahrungshinweise 18, 20
Aufladung, elektrostatische 149f., 152
Aufrahmung 106, 251
Aufschüttelbarkeit s. Redispergierbarkeit
Augensalben
–, Extensometrie 147
–, Viskosität 314
Augentropfen 83
–, Isotonie 217, 221
–, pH-Wert 257
–, Viskosität 314
Ausflockung 106
Ausflusstrichter 150ff.
Ausgangsstoffe 11
–, Arzneibuchkonfomität 48
–, Identifizierung 201
Auslagerung
– der Herstellung 23
– der Prüfung 24
Ausstreichtest 109
Auswertemethoden, multivariate 202

B

BAK-Leitlinie 27f., **35ff.**
Bancroft-Regel 253
Bekannte 309
Betäubungsmittel **51ff.**, 201
Beweglichkeit der Ladungsträger 194
Bildanalyse
–, halbautomatische 239
–, lichtmikroskopische 226
Blindenschrift 15, 17
Böschungswinkel s. Schüttwinkel
Brechen 253
–, Emulsionen 107
Brechungsindex 279ff.
Brechzahl 279ff.
Brownsche Molekularbewegung 297
Brummgele 104
Bulkware 8
–, Prüfung 9
–, Kennzeichnung 23

C

Caking 106, 294
Chargen
–, Bezeichnung 15ff.
–, Pilot- 87
–, Variabilität 93
Chargenhomogenität 101ff., 109
Chargenkonformität 101ff., 105
Chiralität 272
CMR-Stoffe 49f.
Content Uniformity 176ff.
Corticosteroide 56, 183
Cremes 85
–, Extensometrie 143, 146
–, Glanzpapiertest 109
–, Instabilität 251
–, organoleptische Prüfung 108
–, Penetrometrie 245ff.
–, pH-Messung 270
–, Phasenlage 194ff., 250ff.
–, Phasentrennung 253ff.
–, Viskosimetrie 307ff.
–, Wasseraufnahmevermögen 328ff.

D

Darreichungsform 45ff.
DC s. Dünnschichtchromatographie
Defekturarzneimittel 6
–, Bulkware 8
–, homöopathische 8
–, Hunderterregel 7
–, Kennzeichnung 14ff.
–, Plausibilitätsprüfung 13
–, Prüfung 12, 42ff.
–, Rechtsgrundlagen 3ff.
–, sterile 94ff.
–, Tausenderregel 8
–, Verbote 9
–, Zulassungsstatus 6f.
Densitometer, digitale 114
Densitometrie 113ff.
Dermatika
–, Extensometrie 143, 146
–, Glanzpapiertest 109
–, Instabilität 251
–, organoleptische Prüfung 108
–, Penetrometrie 245ff.
–, pH-Messung 270
–, Phasenlage 194ff., 250ff.
–, Phasentrennung 253ff.
–, Viskosimetrie 307ff.
–, Wasseraufnahmevermögen 328ff.
Dichte
–, absolute 113f.
–, Aräometer 119ff.
–, Pyknometer 115ff.
–, relative 113f.
Dilatantes Fließverhalten 311
disperse Phase 83f., **294ff.**, 313
Dispersionsmittel 83f., **294ff.**, 313
Dispersitätsgrad 84, 196
Dokumentation 9ff.
–, papierlose 13f.
–, Risikobeurteilung 69f.
Doppeltrogkammer 131
Dosierungsgenauigkeit 54, 170ff.
Dragendorffs Reagenz 139
Drehmoment 320ff.
Drehung, optische 272ff.
Drehwinkel 272ff.
Drogen, pflanzliche 65, 301f.
Drogenbruchstücke 302
Drogenzubereitungen, Identität 188
Dünnschichtchromatographie **125ff.**, 185, 188
–, Auftragegeräte 133
–, Detektion 133, 138ff.
–, Entwicklungskammer 131f.
–, Fließmittel 134ff.
–, halbquantitativ 128, 140f.
–, Horizontalentwicklungskammer 132, 138
–, HPTLC-Platten 129, 137f.
–, Kammersättigung 136f.
–, Platten 129f.
–, qualitativ 127, 187
–, quantitativ 128
–, R_F-Wert 127
–, Sprühgeräte 133
–, Sprühreagenzien 139f.
–, Umkehrphasen 130
–, Variokamer 132
Dünnschichtplatten 129f.
Durchlichtmikroskop 231ff., 302f.
Durchschmelzzeit 334f.
d-Wert 173, 175, 178

E

Ehrlichs Reagenz 139
Einstabmesskette 263f.
Elektrodendiaphragma
–, Keramikdiaphragma 264
–, Lochdiaphragma 265
–, Schliffdiaphragma 265
Elektrolytlösung 192
Elektronische Signatur s. Signatur, elektronische
eluotrope Reihe 135
Elutionskraft 135
Emulsionen 82ff.
–, Instabilität 251
–, organoleptische Prüfung 109f.
–, pH-Messung 270
–, Phasenlage 194ff., 250ff.
–, Tröpfchengröße 226ff.
–, Viskosimetrie 307ff.
–, Viskosität 313
Enantiomere 272
Endprüfung, analytische 12, 14, **71ff.**
Entmischungstendenz 150
Entsorgungshinweise 18ff.
Erweichungszeit 332, **335ff.**
ES s. Signatur, elektronische
Estrogene 183
Exkretbehälter 302
Extensometer 143f.
Extensometrie 142ff.
Extrakte 66, 109

F

Faraday-Kompensation 277
Färbemethode 252
Feinanteil 149ff., 242
Feretscher Durchmesser 229, 238
Feststoffagglomerate 109, 181f., 298
Fettanalytik 282
Filialverbund 24, 68f.
Fließeigenschaften 142
–, Haufwerke 48ff., 291
–, flüssige und halbfeste Zubereitungen 307ff.
Fließgeschwindigkeit 148ff.
Fließgrenze 142ff., 307ff.
Fließregulierungsmittel s. Fließverbesserer
Fließverbesserer 150
Fließverhalten
–, Haufwerke 48ff.
–, dilatantes 309ff.
–, idealviskoses 311ff.
– nach Carr 160
–, plastisches 309ff.
–, pseudoplastisches 309ff.
–, thixotropes 312ff.
Flotation 106
Fluoreszenz 127ff., **138ff.**
Fluoreszenzindikator 138
Freigabe, parametrische 95ff.
Fremdpartikel 106
FT-NIR-Systeme, postdispersive 201

G

Gebrauchsanweisung 15, 18
Gefrierpunkterniedrigung 216ff.

Gehaltsbestimmung 161ff.
–, Gravimetrie 166ff.
–, im risikobasierten Stufenmodell 74f.
–, NIR-Spektroskopie 213
–, Polarimetrie 274
–, Refraktometrie 281
Gele 84f.
–, Extensometrie 143, 146
–, Mikroemulsions- 104
–, Penetrometrie 245ff.
–, pH-Messung 270
–, Viskosimetrie 307ff.
Geruch 104
Gesamtrisikoscore 43, **69ff.**
Geschmack 104
Glanz 103
Glanzpapiertest 109
Glaselektrode 263
–, Kalibrierung 267
Gleichförmigkeit 170ff.
– der Masse 173ff.
– der Masse der abgegebenen Dosen aus Mehrdosenbehältnissen 178f.
– des Gehalts 174ff.
– einzeldosierter Arzneiformen 175ff.
Glucocorticoide 56, 183
Good Preparation Practices (GPP) 27, **29f.**
GPP s. Good Preparation Practices
Granulate 79
–, Fließverhalten 148ff.
–, Gleichförmigkeit 175ff.
–, organoleptische Prüfung 108
–, Partikelgröße 227ff.
–, Schütt- und Stampfdichte 287ff.
Gravimetrie 165ff.
–, Chloridionen 166f.
–, Sulfationen 168
Grenzflächenenergie 250
Grenzwerte
–, Festlegung 87ff.
–, individuelle Erarbeitung 91ff.
–, Prüfanweisung 12, 93
Grenzwinkel der Totalreflexion 281ff.
Grindometrie 180ff.
Gute Zubereitungspraxis (GPP) 27, **29f.**

H

halbfeste Zubereitungen
–, Extensometrie 143, 146
–, Glanzpapiertest 109
–, Instabilität 251
–, organoleptische Prüfung 108
–, Penetrometrie 245ff.
–, pH-Messung 270
–, Phasenlage 194ff., 250ff.
–, Phasentrennung 253ff.
–, Viskosimetrie 307ff.
–, Wasseraufnahmevermögen 328ff.
Halbschattenpolarimeter 276
Halbsetzzeit 298ff.
Hand-pH-Meter 268
Haptik 104ff., 143
Harnstoff 258
Haufwerke 80
–, Fließverhalten 148ff.
–, Partikelgröße 227ff.
–, Schütt- und Stampfdichte 287ff.
Hauptkomponentenregression 211
Hausner-Faktor 148, **159f.**, 291f.
Hautreaktionen 52
Herstellung
–, aseptische 68, 97
–, Auslagerung 23
Herstellungsanweisung 10
Herstellungsprotokoll 11
Herstellungszuschlag 25
Hilfstaxe 25
Homogenität s. Chargenhomogenität
Homöopathika 8
–, Kennzeichnung 23
Horizontalentwicklungskammer 132, 138
HPTLC-Platten 129, 137f.
Hunderterregel **7**, 15
Hydrolyse 52, 258
Hygroskopizität 150, 287

I

idealviskoses Fließverhalten 311ff.
Identifizierungsreihen des Arzneibuchs 189
Identitätsprüfung 184ff., 201
–, Spezifität 185, 189
–, Validität 189
Immersionsobjektive 234f.
Impedanz 198
Indikatorelektrode 262ff.
Indikatoren der Ph. Eur. 261
Indikatormethode 259ff.
–, Probenaufbereitung 261
–, Universalindikator 261
Indikatorpapier 259
Instabilität **52f.**, 250ff.
Interferometer 201
Interlabor-Standardabweichung 92
Intralabor-Standardabweichung 92
IR-Spektroskopie 200
Isomerisierung 52
Isotonisierung 216ff.

J

Jährliche Produktionsmenge 44f.

K

kalibrierfreie Methoden 164
Kalibrierung
–, Glaselektrode 267
–, Konduktometer 197
–, Kugelfallviskosimeter 326
–, NIR-Spektrometer 201f., 204, 211f.
–, Okularmikrometer 236
–, Osmometer 218, 220
–, Pyknometer 118
–, Refraktometer 284
Kalomel-Elektrode 263
Kanzerogenität 49f.
Kapillarviskosimeter
– nach Ostwald 315f.
– nach Ubbelohde 315ff.
Kapseln 68
–, Gleichförmigkeit 175ff.
–, organoleptische Prüfung 108

Kartenblattmodell 308
Kegelpenetromie 245
Kegel-Platte-Viskosimeter 320ff.
Kennzeichnung
–, allgemein 14
–, Bulkware 23
–, Defekturarzneimittel 15ff.
–, Fertigarzneimittel nach der Hunderterregel 15
–, Homöopathika 23
–, Packungsbeilage 17
–, Rezepturarzneimittel 15ff.
–, STADA-Präparate 20
–, Standardzulassungen 21ff.
Keramikdiaphragma 264
Kernfluss 154
Kleinste-Quadrate-Regression 211
Koaleszenz 197, 228, **250f.**
Kohäsion von Pulvern 244
Kohäsivität 108, 149
Köhler-Beleuchtung 233
kolligative Eigenschaft 216f.
Kompressibilitätsindex 148, **159f.**, 291f.
Kondensor 233, 303
Konduktometrie 192ff.
Konformität s. Chargenkonformität
Konsistenz 147, 245ff., 308f.
Kornfeinheit 181f.
Körnigkeit 104ff.
Kornklassencharakterisierung 243
Kristallstruktur 203
Kristallunterschiede 202
Kubelka-Munk-Transformation 211
Kugelfallviskosimeter 324f.
–, Kalibrierung 326
–, Kugelsatz 325
–, Messbereiche 327

L

Leitfähigkeit 78, **192ff.**, 251
–, Temperaturkompensation 199
Leitfähigkeitszelle 193, **197f.**
Leitwert, elektrischer 193
Lichtmikroskop **231ff.**, 303
–, Abbildungsmaßstab 232
–, Aufbau 233
–, Auflicht 234
–, Beleuchtungsvarianten 234
–, Durchlicht 234
–, Gesamtvergrößerung 232
–, Strahlengang 232
Lichtspaltmethode 181
Lochdiaphragma 265
Lösungen 82ff.
–, organoleptische Prüfung 109
–, pH-Messung 270
–, Viskosimetrie 307ff.
Luftstrahlsieb 241ff.
Lupe 302

M

Makrokonus 246
Martinscher Durchmesser 229, 238
Massefluss 154
Mass Variation 176ff.
Mehrdosenbehältnisse 178f.
Messokular 236f.
Michelson-Interferometer 205
Mikroemulsionsgele 104
Mikrokonus 246
mikronisierte Wirkstoffe 149ff., 182f., 234, 294
Mikroskop
–, Abbildungsmaßstab 232
–, Aufbau 233
–, Auflicht 234
–, Beleuchtungsvarianten 234
–, Durchlicht 234
–, Gesamtvergrößerung 232
–, Licht- 231ff., 303
–, numerische Apertur 234
–, Stereo- 302ff.
MLR s. Regression, multiple lineare
MSC s. Multiplicative Scatter Correction
Multiplicative Scatter Correction (MSC) 211
Mutagenität 49f.
Mutarotation 278

N

Nachhärtung
–, Gele 107, 308
–, Pasten 107
–, Suppositorien 333
Nahinfrarot-Spektroskopie (NIRS) 187, **200ff.**
–, Datenauswertung 212
–, Datenvorbehandlung 211
–, Detektoren 204
–, Feuchtigkeit 203
–, halbquantitative 213
–, Interferometer 204f.
–, Kalibrierung 211f.
–, Kombinationsschwingungen 207
–, Methoden, chemometrische 210
–, Michelson-Interferometer 205
–, Oberschwingungen 207
–, Polarisations-Interferometer 205f.
–, Probentemperatur 203
–, qualitative 211
–, quantitative 211ff., 215
–, Referenzspektren 187, 210ff.
–, Reflexion, diffuse 207ff.
–, Remission 209
–, Scanning-Grating-Systeme 204
–, Signal-Rausch-Verhältnis 206
–, Spektrenaufnahme 207
–, Spektrenauswertung 210
–, Spektrenbibliothek 201, 210f., 215
–, Spektrenvergleichsalgorithmen 187, 202, 210, 214
–, Teedrogen 201
–, Transflexion 209f.
–, Transmission 207ff.
–, Validierung 212f.
–, Wellenzahlpräzision 206
Namenszeichen 10ff.
Nasensprays 179
Nasschemie 187f.
Newtonsche Flüssigkeiten 309f.

Nicht-Newtonsche Flüssigkeiten 310ff.
Nicolsches Hilfsprisma 276
Ninhydrin 140
NIR-Spektroskopie s. Nahinfrarot-Spektroskopie
NIRS s. Nahinfrarot-Spektroskopie
numerische Apertur 234

O

Oberflächenbeschaffenheit 148, **235ff.**, 287
Oberflächentextur 104
Objektmikrometer 236f.
Ohmscher Widerstand 193, 198
Ohmsches Gesetz 192f.
Okularmikrometer 236f.
–, Kalibrierung 236
Opaleszenz 103, 110
Optische Drehung 272ff.
Organoleptik 103ff.
–, feste Darreichungsformen 108
–, flüssige Zubereitungen 109
–, halbfeste Darreichungsformen 108f.
Osmolalität 78, **216ff.**
Osmometer 218ff.
–, Kalibrierung 218, 220
Osmometrie 216ff.
osmotischer Druck 216ff.
O/W-Systeme 82, 143, 194, 250ff., 331
Oxidation 52

P

paarweise Unterschiedsprüfung 105
Packungsbeilage 17
parametrische Freigabe 95ff.
Partial Least Squares Regression (PLS) 211
Partikeldurchmesser 237f.
–, Grenzwertbestimmung 239
–, Grindometrie 182
–, Klassifizierung 242
–, Partikelgrößenbestimmung 226ff.
–, Sedimentationsanalyse 296
Partikelform 152
Partikelgröße 237f.
–, Grenzwertbestimmung 239
–, Grindometrie 182
–, Klassifizierung 242
–, Partikelgrößenbestimmung 226ff.
–, Sedimentationsanalyse 296
Partikelgrößenbestimmung 226ff.
–, Kalibrierung 237
–, mikroskopische 231, 237
–, Probenpräparation 235
Partikelgrößenverteilung
–, Partikelgrößenbestimmung 226ff.
–, Sedimentationsanalyse 296
Partikeloberfläche 148, **235ff.**, 287
Pasten 84f.
–, Extensometrie 143ff.
–, Körnigkeit 104
–, organoleptische Prüfung 108
–, Partikelgrößenbestimmung 236f.
–, Penetrometrie 245ff.
–, Viskosimetrie 307ff.
PCR s. Principal Component Regression
Penetrationstester 337
Penetrometrie 245ff.
–, Konsistenz 248
–, Probenvorbereitung 247
–, Temperatur 247f.
Pharmaceutical Inspection Cooperation Scheme (PIC/S) 27, 29f.
pharmazeutische Zubereitungen (Ph. Eur.-Monographie) **33f.**, 43
Phaseninversion **195**, 253
Phaseninversionstemperatur (PIT) 195
Phasenlage 194f., **250ff.**
–, Färbemethode 252
–, Verdünnungsmethode 252
Phasentrennung 147, 250ff.
Phasenumkehr s. Phaseninversion
Phasenvolumenanteil 196
pH-Bereich, rezeptierbarer 52, 258
pH-Messung 256ff.
–, Indikatorelektrode 262ff.
–, Indikatoren der Ph. Eur. 261
–, Indikatormethode 259ff.
–, Indikatorpapier 259
–, potentiometrische Methode 262ff.
–, Probenaufbereitung 261
–, Probenvorbereitung 269f.
–, Temperaturkompensation 263, 267
–, Teststäbchen 259f.
–, Universalindikator 261
pH-Skala 257
pH-Werte 52, 256ff.
– für verschiedene Applikationsarten 257
PIC/S s. Pharmaceutical Inspection Cooperation Scheme
Pilotchargen 87
PIT s. Phaseninversionstemperatur
plastisches Fließverhalten 309ff.
Plausibilitätsprüfung
–, Defektur 13
–, Rezeptur 13
PLS s. Partial Least Squares Regression
Polarimeter
–, Halbschatten- 276
–, photoelektrische 277
–, visuelle 275
Polarimetrie 272ff.
Polarisations-Interferometer 205f.
Polymorphie 202f., 333
Potentiometrie 262ff.
–, Probenvorbereitung 269f.
–, Temperaturkompensation 263, 267
Präzision 163
Principal Component Regression (PCR) 211
Probenahme 101f.
Produktionsmenge, jährliche 44f.
Prozessmonitoring 98

Prozessvalidierung 98
Prüfanweisung 12
–, Soll-/Grenzwerte 91ff.
Prüfbelastung 146
Prüfmethoden
–, feste Darreichungsformen 79ff.
–, flüssige Darreichungsformen 82ff.
–, halbfeste Darreichungsformen 84ff.
Prüfprotokoll 12
Prüfung
–, attributive 87ff., 185, 255, 335
–, auditive 104
–, gustatorische 104
–, haptische 104, 143
– nach Variablen 87f.
–, olfaktorische 104
–, organoleptische 12, 103ff.
–, –, feste Darreichungsformen 108
–, –, flüssige Zubereitungen 109
–, –, halbfeste Darreichungsformen 108f.
–, sensorische s. Prüfung, organoleptische
–, Standardzulassungen 86
–, visuelle 103
Pseudoabsorption 209f.
pseudoplastisches Fließverhalten 309ff.
Pseudopolymorphie 202
Pufferung 258
Pulver 79f.
–, Fließverhalten 148ff.
–, Gleichförmigkeit 175ff.
–, organoleptische Prüfung 108
–, Partikelgröße 227ff.
–, Schütt- und Stampfdichte 287ff.
Pumpzerstäuber 179
Pyknometer 115ff.
–, Baureihen 116f.

Q

QES s. Signatur, qualifizierte elektronische
Qualität, pharmazeutische 48
Qualitätskontrolle 31
Qualitätsmanagementsystem 30
Qualitätsmerkmale, organoleptische 105ff.
Qualitätssicherung 30
Quasiemulsionen 253f., 329

R

Racemat 274
Racemisierung 52
Rakel 181
Ranzigkeit 104
Rechtsgrundlagen der Defektur 3ff.
Redispergierbarkeit 299ff.
Reduktion 52
Referenzelektrode 263f.
Referenz-Pufferlösungen 267
Reflexion 280
–, diffuse 207ff.
Refraktion 280
Refraktometer, Kalibrierung 284
Refraktometrie 279ff.
–, Kalibrierung 284
–, Referenzsubstanzen 284
Regression, multiple lineare 211
Rektalkapseln 334
Relative Viskosimeter 322
Reproduktionstoxizität 49f.
Restfeuchte 150
Retardationsfaktor R_F 127
Retentionsfaktor 127
Rezepturzuschlag 25
R_F-Wert 127
Rheogramm 309f.
Rheologie 142, 245, **307f.**
Rheopexie 312
Rieseltrichter 150ff.
ringing gels 104
risikobasiertes Stufenmodell 71ff.
Risikobeurteilung 34, **43ff.**
–, Abgabe 68
–, Allergierisiko 52
–, Applikationsart 45
–, Betäubungsmittel 51
–, CMR-Stoffe 49
–, Darreichungsform 45
–, Dokumentation 69f.
–, Dosierung 54
–, Gesamtrisikoscore 43, 69ff.
–, Herstellungsprozess 67
–, inhärente Risiken des Wirkstoffs 47, 55ff.
–, Instabilität 52
–, Produktionsmenge 44
–, Sensibilisierung 52
–, therapeutische Breite 50
–, Umwelttoxizität 53
Risikoklassen 72ff.
Rotationsviskosimeter 319ff.
–, Couette-System 320
–, Gerätekonstante 322f.
–, Kegel-Platte-Viskosimeter 320ff.
–, relative Viskosimeter 322
–, Rotationsspindeln 322
–, Searl-System 320
–, Spindelviskosimeter 321ff.
–, Zylinder-Becher-Viskosimeter 319ff.

S

Säfte 83
Salben 85
–, Extensometrie 143, 146
–, Glanzpapiertest 109
–, Instabilität 251
–, organoleptische Prüfung 108
–, Penetrometrie 245ff.
–, Viskosimetrie 307ff.
–, Wasseraufnahmevermögen 328ff.
Salbengrundlagen 143, 328
–, Analysengang 190f.
Sandwichkammer 132
Scanning-Grating-Systeme 201, 204
Schergefälle 323ff.
Schergeschwindigkeit 309ff.
Scherzelle 148f.
Schliffdiaphragma 265
Schubspannung 309ff.
Schüttdichte 78, 159, **287ff.**
Schüttelmixturen 83
Schüttgüter
–, Fließverhalten 148ff.

–, Partikelgröße 227ff.
–, Schütt- und Stampfdichte 287ff.
Schüttvolumen 159, 290ff.
Schüttwinkel 148, **155ff.**
Schutz vor Täuschung 9
Sedimentation 106, 293ff.
–, absetzende 298f.
–, aufstockende 298f.
Sedimentationsanalyse 227, 293ff.
– nach Andreasen 295ff.
Sedimentationsgeschwindigkeit 296
Sedimentationsverhalten 78, 293ff.
Sedimentationswaage 294
Sedimentbildung 298f.
Sedimentkuchen 106, 294
Sedimentvolumenanalyse 298ff.
Sensibilisierung 52
Sensorik s. Organoleptik
Siebanalyse 240ff.
–, Kornklassen 243
Siebe 241
Siebung 227
Siedepunkterhöhung 216f.
Signatur
–, elektronische 10ff.
–, qualifizierte elektronische 10ff.
–, Signaturkarte 14
Sollwerte
–, Festlegung 87ff.
–, individuelle Erarbeitung 91ff.
–, Prüfanweisung 12, 93
Spektrenaufnahme 207
Spektrenauswertung 210
Spektrenbibliothek 201, **210f.**, 215
Spektrenvergleichsalgorithmen 187, 202, 210, 214
spezifische Drehung 274
Spezifität 185, 189
Spindelviskosimeter 321ff.
Spreitbarkeit 78, **142ff.**
Spreitung 142ff.
Spreitungsfläche 144
STADA-Präparate 7
–, Kennzeichnung 20
Stampfdichte 78, 159f., **287ff.**
Stampfvolumen 159f., **287ff.**
Stampfvolumeter 289f.
Standardabweichung
–, Interlabor- 92
–, Intralabor- 92
Standardregistrierungen, homöopathische 8
Standardzulassungen 7f.
–, Kennzeichnung 21ff.
–, Prüfung 86
Stereomikroskop 302ff.
–, Strahlengang 303f.
Sterilherstellung 30, 68, **95ff.**
Sterilisation 96f.
Sterilität 95
Sterilitätsprüfung 94f.
–, Aliquotmethode 99
–, Blutkulturflaschen 99
–, Direktbeschickungsmethode 95
–, Membranfiltermethode 94
–, Operationscharakteristik 96
–, parametrische Freigabe 95ff.
Sterilitätssicherungssystem 95ff.
Stokesscher Durchmesser 230
Stokessches Gesetz 296f.
strukturviskose Flüssigkeiten 310
Stufenmodell
–, Arbeitsgemeinschaft der Pharmazieräte Deutschlands 73
–, DAC/NRF-Kommission 73
–, risikobasiertes 71ff.
Suppositorien 68
–, Erweichungszeit 335ff.
–, Gleichförmigkeit 174ff.
–, organoleptische Prüfung 108
–, Zerfallszeit 334f.
Suppositoriengrundmasse 333
Surrogatparameter 77f.
Suspensionen 82ff.,
–, organoleptische Prüfung 108
–, Partikelgrößenbestimmung 226ff.
–, pH-Messung 270
–, Sedimentationsanalyse 293ff.
–, Viskosimetrie 307ff.
Suspensionsquotient 298f.
Suspensionssalben 84f.
–, Grindometrie 180ff.
–, Partikelgrößenbestimmung 226ff.

T

Tausenderregel 8
Teedrogen
–, Nahinfrarot-Spektroskopie (NIRS) 201
–, Risikobeurteilung 65f.
Teemischungen 80
–, Feinanteil 301
–, Identität 188
–, Nahinfrarot-Spektroskopie (NIRS) 201
–, optische Identifizierung 301ff.
–, Quantifizierung 301ff.
–, Risikobeurteilung 45, 65f.
–, Verlesen 301ff.
Teilchengröße s. Partikelgröße
Teilchengrößenbestimmung s. Partikelgrößenbestimmung
Teilungswert der Waage 173, 175, 178
Temperaturkompensation
–, Leitfähigkeit 199
–, Potentiometrie 263, 267
–, pH-Messung 263, 267
Textur 104
therapeutische Breite 50
therapeutischer Index 50
Thixotropie 312ff.
Tinkturen 66, 109
Titration 162ff.
Totalreflexion 280
–, Grenzwinkel der 281ff.
Tränenflüssigkeit 314
Transmission, Nahinfrarot-Spektroskopie (NIRS) 207ff.
Tröpfchengröße 196, 235ff.
Trübung 103ff.

U

Umwelttoxizität 53
Universalindikator 261
Unterschiedsprüfung, paarweise 105
Unterschrift 10ff.

V

Vaginalkapseln 333f.
Vaginalzäpfchen 80
–, Erweichungszeit 335ff.
–, Gleichförmigkeit 174ff.
–, organoleptische Prüfung 108
–, Zerfallszeit 334f.
Validierung 164, 189
–, NIR-Spektrometer 212f.
Van Urk-Reagenz 140
Variable 87f.
Variokammer 132
Vaseline 328
Verdichtung 292
Verdichtungstendenz 291
Verdünnungsmethode 252
Verfärbungen 106
Verlesen von Teemischungen 301ff.
Verschreibungspflicht 15, 17
Viskosimeter
–, Gerätekonstante 322f.
–, Kapillarviskosimeter 315ff.
–, Kegel-Platte- 320ff.
–, Kugelfall- 326
–, relative 322
–, Rotations- 319ff
–, Spindel- 321ff.
–, Zylinder-Becher- 319ff.
Viskosimetrie 307ff.
Viskosität 147, **307ff.**
–, dynamische 309, 318, 323ff.
–, kinematische 309
–, relative 309
Voltmeter 265f.

W

Waagen, hydrostatische 114
Warnhinweise 17ff.
Wasseraufnahmevermögen 328ff.
Wasserbindung, ungenügende 255
wasserhaltiges Wollwachs 328
Wasserzahl 330
Wellenzahlpräzision 206
Widerstand
–, elektrischer 192f.
–, spezifischer 193
Winkelgeschwindigkeit 322f.
Wirkstoff 57ff.
–, inhärente Risiken 47f., 55, 57ff.
Witt'scher Saugtopf 167
Wollwachs 328
–, wasserhaltiges 328
W/O-Systeme 82, 194, 250ff., 330

Z

Zäpfchen s. Suppositorien
Zellkonstante, Konduktometer 197f.
Zentrifugentest 253ff.
Zerfallszeit 332ff.
Zulassung 5
Zulassungspflicht 17
Zylinder-Becher-Viskosimeter 319ff.
Zytostatika 24, 73

Der Autor

Dr. rer. nat. Andreas S. Ziegler

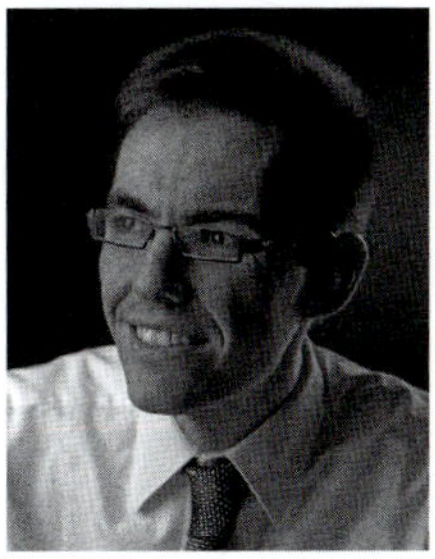

Studium der Pharmazie an der Friedrich-Alexander-Universität Erlangen-Nürnberg mit anschließender Promotion am dortigen Lehrstuhl für Pharmazeutische Technologie und Biopharmazie. Seit 2005 Referent und Wissenschaftsjournalist mit den Schwerpunkten Life Science und Wissenschaftskommunikation. Seit 2007 Fachapotheker für Pharmazeutische Technologie und Lehrauftrag für das Fach Pharmazeutische Technologie an der Friedrich-Alexander-Universität Erlangen-Nürnberg.

Andreas S. Ziegler
Arbeitshilfen Defektur

Andreas S. Ziegler

Arbeitshilfen Defektur

Risikobeurteilung, Prüfempfehlungen mit Musterdokumenten

Von
Andreas S. Ziegler, Großhabersdorf

Unter Mitarbeit von
Beate Riek, Gerlingen

2., aktualisierte Auflage

Mit 9 Abbildungen, 11 Tabellen und
41 Formularen mit Prüfmethoden

Deutscher
Apotheker Verlag

Zuschriften an
lektorat@dav-medien.de

Anschriften der Autoren

Dr. rer. nat. Andreas S. Ziegler
Flurstr. 2
90613 Großhabersdorf

Beate Riek
Gerlingen

Bibliografische Information der Deutschen Nationalbibliothek:
Die Deutsche Nationalbibliothek verzeichnet diese Publikation in der Deutschen Nationalbibliografie; detaillierte bibliografische Daten sind im Internet unter http://dnb.d-nb.de abrufbar.

2., aktualisierte Auflage 2026
ISBN 978-3-7692-8585-7 (Print)
ISBN 978-3-7692-8662-5 (E-Book, PDF)

Maybachstraße 8, 70469 Stuttgart
www.deutscher-apotheker-verlag.de
Printed in Germany

Satz: primustype Hurler GmbH, Notzingen
Druck und Bindung: Esser printSolutions GmbH, Bretten
Umschlaggestaltung: deblik, Berlin
Umschlagabbildung: Sinisa Botas – Fotolia.com

Vorwort

Mit der Novellierung der Apothekenbetriebsordnung (ApBetrO) im Jahr 2012 wurde die Prüfung von Defekturarzneimitteln zur Pflicht. Während dem Verordnungstext selbst wenig Konkretes zur Ausgestaltung der Defekturprüfung zu entnehmen ist, geht aus der Ph. Eur.-Monographie „Pharmazeutische Zubereitungen" hervor, dass der Prüfumfang für Defekturarzneimittel gegenüber industriell hergestellten Arzneimitteln reduziert werden kann. Konkret heißt es dort: „Die relevanten Prüfungen, die zur Sicherstellung einer angemessenen Qualität einer bestimmten Darreichungsform durchzuführen sind, sind in der Allgemeinen Monographie für die entsprechende Darreichungsform beschrieben. In den Fällen, in denen es bei nicht zulassungspflichtigen pharmazeutischen Zubereitungen unmöglich ist, die Prüfungen durchzuführen (zum Beispiel aufgrund der Chargengröße, der begrenzten Zeit), werden andere geeignete Methoden eingesetzt, um zu gewährleisten, dass die angemessene Qualität in Bezug auf die durchgeführte Risikobeurteilung, die geltenden lokalen Leitlinien und die gesetzlichen Anforderungen erzielt wird."

Einen Anhaltspunkt, wie eine solche risikoorientierte Ausgestaltung der Herstellung und Prüfung von Defekturarzneimitteln aussehen kann, liefert die Resolution CM/Res(2016)1 des Europarats aus dem Jahr 2016. Das in diesem Werk vorgestellte Konzept zur Risikobewertung von Defekturarzneimitteln basiert soweit als möglich auf diesen international konsentierten Empfehlungen des Europarats, berücksichtigt aber – wo notwendig oder vorgesehen – auch die Spezifika des deutschen Apothekenwesens sowie die verlautbarten Positionen einschlägiger Fachkreise bzw. nationaler Überwachungsinstanzen. Es soll alle Apotheken in die Lage versetzen, das Risiko der von ihnen hergestellten Defekturarzneimittel nach transparenten und nachvollziehbaren Kriterien zu beurteilen. Aus der jeweiligen Risikobeurteilung werden Prüfempfehlungen abgeleitet, dies es den Apotheken ermöglichen eine greifbare Vorstellung des notwendigen Prüfaufwands zu entwickeln und aus einer Vielzahl potentiell in Frage kommender Prüfmethoden in Abhängigkeit von Risikoklasse und Darreichungsform eine oder mehrere aussagekräftige Prüfmethoden für das jeweilige Defekturarzneimittel auszuwählen.

Der Nutzen der vor Ihnen liegenden Arbeitshilfen geht jedoch über eine zubereitungsspezifische Risikoermittlung sowie die bloße Unterstützung bei der Auswahl potentiell geeigneter Prüfmethoden weit hinaus. Der Hauptnutzen liegt in einer Rationalisierung der in § 8 ApBetrO vorgeschriebenen Prüfdokumentation. Durch die einfache Bezugnahme in Prüfanweisung und Prüfprotokoll auf die in diesem Werk enthaltenen Mustertexte reduziert sich die Schreibarbeit auf ein absolutes Minimum. Aufgrund der großen Auswahl an Mustertexten ist für nahezu jede Darreichungsform, jede Risikoklasse, jede Laborausstattung und jedes Budget eine passende Prüfmethode zu finden. Dadurch wird sichergestellt, dass in jeder Apotheke unabhängig von ihren individuellen Rahmenbedingungen ein Höchstmaß an Effizienz bei der Defekturherstellung und -prüfung gewährleistet wird. Hierbei ist anzumerken, dass die Auswahlmöglichkeiten der einzelnen Apotheke keineswegs auf die hier genannten Prüfmethoden beschränkt sind. Andere geeignete Prüfmethoden können selbstredend ebenfalls zum Einsatz kommen.

Erklärtes Ziel dieser Arbeitshilfen ist es, die Defektur auch und gerade bei kleinen Chargengrößen wieder zu einer effizienten, vor allem aber wirtschaftlichen Alternative zur Rezeptur machen. Auf diese Weise sollen sie einen Beitrag leisten, die Defektur und damit die Arzneimittelherstellung als ureigenstes Betätigungsfeld des Apothekers auch unter den neuen rechtlichen und regulatorischen Gegebenheiten dauerhaft in den Apotheken zu verankern!

Großhabersdorf,
im Winter 2026 Dr. Andreas S. Ziegler

Inhaltsverzeichnis

Vorwort V

1 Risikobeurteilung von Defekturen 1
2 Ermittlung des Gesamtrisikoscores 2
3 Auswahl der Prüfmethode anhand des risikobasierten Stufenmodells 15
4 Vorformulierte Prüfmethoden 20
5 Densitometrie, Aräometer (nach Ph. Eur. 2.2.5) 24
6 Densitometrie, Pyknometer (nach Ph. Eur. 2.2.5) 26
7 Dünnschichtchromatographie, qualitativ (nach Ph. Eur. 2.2.27) 28
8 Dünnschichtchromatographie, halbquantitativ (nach Ph. Eur. 2.2.27) 30
9 Erweichungszeit lipophiler Suppositorien (nach Ph. Eur. 2.9.22) 32
10 Extensometrie 34
11 Fließverhalten, Ausflusstrichter (nach Ph. Eur. 2.9.16) 36
12 Fließverhalten, Schüttwinkel (modifiziert nach Ph. Eur. 2.9.36) 38
13 Gehaltsbestimmung 40
14 Gehaltsbestimmung, Chloridionen gravimetrisch 42
15 Gehaltsbestimmung, Sulfationen gravimetrisch 44
16 Gleichförmigkeit der Masse (nach Ph. Eur. 2.9.5) 46
17 Gleichförmigkeit der Masse der abgegebenen Dosen aus Mehrdosenbehältnissen (nach Ph. Eur. 2.9.27) 48
18 Gleichförmigkeit des Gehalts (nach Ph. Eur. 2.9.6) 50
19 Gleichförmigkeit einzeldosierter Arzneiformen/Masse (nach Ph. Eur. 2.9.40) 52
20 Gleichförmigkeit einzeldosierter Arzneiformen/Gehalt (nach Ph. Eur. 2.9.40) 54
21 Grindometrie 56
22 Identitätsprüfung von Wirkstoffen 58
23 Konduktometrie (nach Ph. Eur. 2.2.38) 60
24 Nahinfrarot-Spektroskopie, qualitativ (nach Ph.Eur 2.2.40) 62
25 Nahinfrarot-Spektroskopie, (halb)quantitativ (nach Ph. Eur. 2.2.40) 64
26 Osmometrie, Beckmann-Apparatur (modifiziert nach Ph. Eur. 2.2.35) 66
27 Osmometrie, Osmometer (nach Ph. Eur. 2.2.35) 68
28 Partikelgrößenbestimmung, mikroskopisch (modifiziert nach Ph. Eur. 2.9.37) 70
29 Partikelgrößenbestimmung, Siebanalyse (modifiziert nach Ph. Eur. 2.9.12) 72
30 Penetrometrie (nach Ph. Eur. 2.9.9) 74
31 Phasenlage 76
32 Phasentrennung im Zentrifugentest 78
33 pH-Wert-Bestimmung, Indikatormethode (nach Ph. Eur. 2.2.4) 80

34 pH-Wert-Bestimmung, Potentiometrie (nach Ph. Eur. 2.2.3) ... 82
35 Polarimetrie (nach Ph. Eur. 2.2.7) ... 84
36 Refraktometrie (nach Ph. Eur. 2.2.6) ... 86
37 Schütt- und Stampfdichte (nach Ph. Eur. 2.9.34) ... 88
38 Sedimentationsanalyse nach Andreasen (modifiziert nach DIN 66 115) ... 90
39 Sedimentvolumenanalyse im Messzylinder ... 92
40 Verlesen von Teemischungen (nach DAC 2013) ... 94
41 Viskosimetrie, Kapillarviskosimeter (nach Ph. Eur. 2.2.9) ... 96
42 Viskosimetrie, Kugelfallviskosimeter (nach Ph. Eur. 2.2.49) ... 98
43 Viskosimetrie, Rotationsviskosimeter (nach Ph. Eur. 2.2.10) ... 100
44 Wasseraufnahmevermögen ... 102
45 Zerfallszeit von Suppositorien und Vaginalzäpfchen (nach Ph. Eur. 2.9.2) 104

Bestandteile des Dokumentationssystems ... 107
Literaturverzeichnis ... 109
Sachregister ... 111
Die Autoren ... 115

1 Risikobeurteilung von Defekturen

Die Formulierung des § 8 der Apothekenbetriebsordnung (ApBetrO) sieht bei Defekturarzneimitteln zwar die verpflichtende Erstellung von Prüfanweisung und Prüfprotokoll sowie eine über die organoleptische Beurteilung hinausgehende Endprüfung der Zubereitung vor, zur konkreten Ausgestaltung dieser Prüfpflicht sagt der Verordnungstext jedoch nichts (ApBetrO, 2012). Dadurch eröffnet sich ein erheblicher Interpretationsspielraum, den es im Sinne der Apotheken konstruktiv zu nutzen gilt. Hierbei ist grundsätzlich von einem einheitlichen Qualitätsstandard für alle Arzneimittel auszugehen, ganz gleich ob sie industriell oder offizinell hergestellt werden. Allerdings sind einige Aspekte zu berücksichtigen, in denen sich Defektur und industriell hergestellte Fertigarzneimittel deutlich voneinander unterscheiden:

Im Gegensatz zur industriellen Fertigung

- sind Defekturchargen mengenmäßig begrenzt (ApBetrO 2012).
- werden Defekturarzneimittel ausschließlich von pharmazeutischem Fachpersonal hergestellt (ApBetrO 2012).
- handelt es sich bei Defekturarzneimitteln um Zubereitungen, die für spezifische Bedürfnisse kleiner Patientengruppen hergestellt werden und daher von der Zulassungspflicht sowie der damit einhergehenden Evaluierung durch staatliche Behörden ausgenommen sind. Deshalb unterliegen laut Ph. Eur. alle an der Verordnung und Herstellung von Defekturarzneimitteln Beteiligten (wie verschreibender Arzt und/oder herstellender Apotheker) innerhalb ihres Verantwortungsbereichs einer besonderen Sorgfaltspflicht gegenüber dem Patienten (Ph. Eur. 2013).

In Summe rechtfertigt es die Kombination der genannten Aspekte, die Prüfanforderungen bei Defekturarzneimitteln auf das unerlässliche Minimum zu reduzieren. Die Überlegungen, wo genau dieses Minimum zu verorten ist, obliegen dem für die Herstellung bzw. Freigabe verantwortlichen Apotheker. Sie sollen risikoorientiert durchgeführt und zum Zweck der Nachvollziehbarkeit dokumentiert werden (Pharm. Helv. XI 2012; Ph. Eur. 2013). Ein solcher risikobasierter Ansatz bei der Festlegung der zur Endkontrolle von Defekturarzneimitteln erforderlichen Prüfung/en findet sich auch in den Resolutionen der Arbeitsgemeinschaft der Pharmazieräte Deutschlands (APD 2012, 2013) sowie in der Monographie „Pharmazeutische Zubereitungen", die 2013 in die Ph. Eur. aufgenommen wurde. Die Beurteilung des Risikos, das von einer Zubereitung für ein bestimmtes Patientenkollektiv ausgeht, ist demnach die Voraussetzung für die Auswahl konkreter Prüfmethoden für die Endkontrolle eines Defekturarzneimittels. Was auf den ersten Blick nach Mehraufwand aussieht, erweist sich bei genauerem Hinsehen als attraktive Möglichkeit den Prüfaufwand bei Defekturarzneimitteln enorm zu reduzieren – mitunter sogar so weit, dass die Wirtschaftlichkeitsschwelle erreicht und ihre Herstellung wieder als sinnvoll angesehen werden kann. Vor diesem Hintergrund ist es im wahrsten Sinne des Wortes lohnend, sich etwas Zeit zu nehmen, um eine Risikobeurteilung der entsprechenden Zubereitung vorzunehmen, zumal diese nicht mit umfassenden Literaturrecherchen verbunden sein muss und bei Verwendung geeigneter Arbeitshilfen mit geringem Aufwand realisiert werden kann.

2 Ermittlung des Gesamtrisikoscores

Das hier umgesetzte Konzept zur Risikobeurteilung von Defekturarzneimitteln basiert auf den Empfehlungen der Resolution CM/Res(2016)1 des Europarats (Europarat, 2016). Es geht konform mit den gesetzlichen Vorgaben der Defekturprüfung sowie dem nationalen und internationalen pharmazeutisch-regulatorischen Umfeld; soweit möglich werden die Empfehlungen internationaler Leitlinien aufgegriffen, wo erforderlich deutsche Spezifika berücksichtigt. Das Konzept und die damit erzielte Risikobewertung stehen im Einklang mit den bisherigen Verlautbarungen einschlägiger Fachkreise bzw. nationaler Überwachungsinstanzen. Es entspricht demnach den anerkannten pharmazeutischen Regeln und kann von den verantwortlichen Apothekern zur Risikobeurteilung der von ihnen bzw. unter ihrer Aufsicht hergestellten Defekturarzneimittel herangezogen werden. Darüber hinaus können apothekenspezifische Gesichtspunkte, soweit fachlich vertretbar, Berücksichtigung finden.

Die auf europäischer Ebene ausgearbeitete Resolution CM/Res(2016)1 des Europarats benennt die folgenden fünf Entscheidungskriterien als Grundlage einer Risikobeurteilung:

- Jährliche Produktionsmenge
- Applikationsart und Darreichungsform
- Inhärente Risiken des Wirkstoffs
- Herstellungsprozess
- Abgabe

Die Kriterien werden einzeln mit abgestuften Risikofaktoren von 1 (wenig kritisch) bis 5 (sehr kritisch) bewertet. Durch Multiplikation aller fünf Risikofaktoren ergibt sich der Gesamtrisikoscore eines Defekturarzneimittels, aus dem sich die Mindestanforderungen für dessen analytische Prüfung ableiten lassen (vgl. ▸Kap. 3).

Zum Zwecke der Nachvollziehbarkeit sollte die Risikobeurteilung eines Defekturarzneimittels dokumentiert werden (Pharm. Helv. XI, 2012; Ph. Eur., 2013). So kann jederzeit schlüssig dargelegt werden, welche rationalen Entscheidungen der Risikoeinstufung zugrunde gelegt wurden. Die Dokumentation kann auf dem Protokollformular aus ◘ Abb. 2.1 erfolgen und wird gemeinsam mit der Prüfanweisung des jeweiligen Defekturarzneimittels archiviert.

Ausführliche Erläuterungen zur Risikobeurteilung von Defekturarzneimitteln finden Sie in Ziegler AS. Defektur. Deutscher Apotheker Verlag, Stuttgart 2014

2.1 Jährliche Produktionsmenge

Für jede Zubereitung wird in Abhängigkeit von der jährlichen Produktionsmenge ein Risikofaktor zwischen 1 (sehr kleine Produktionsmengen) und 5 (sehr große Produktionsmengen) festgelegt. Die Grenzwerte sind für verschiedene Darreichungsformen separat definiert (◘ Tab. 2.1).

Bei den Mengenangaben handelt es sich um jährliche Produktionsmengen, nicht um Chargengrößen. Dabei erscheint es legitim, die Jahresproduktion zunächst defensiv zu schätzen. Übertrifft die tatsächliche Produktionsmenge im Laufe eines Jahres die ursprünglichen Erwartungen, sollte die Risikobeurteilung der entsprechenden Zubereitung überprüft und ggf. angepasst werden.

2.2 Applikationsart und Darreichungsform

Ein weiteres Kriterium für die Risikobeurteilung ist die Applikationsart, die in direktem Zusammenhang mit der Darreichungsform steht. Wie ein Blick in das Arzneibuch oder andere einschlägige pharmazeutische Fachliteratur zeigt, steigen die pharmazeutischen Qualitätsanforderungen von Dermatika über Peroralia bis hin zu Parenteralia kontinuierlich an. Hierbei gilt: Je höher die Qualitätsanforderungen an ein Arzneimittel, desto schwieriger sind diese einzuhalten und desto größer ist auch das Risiko für den Patienten, falls Letzteres nicht gelingt. Aber auch den aus der unterschiedlichen Bioverfügbarkeit herrührenden Risikounterschieden ist

Risikobeurteilung für Defekturarzneimittel

Modifiziert nach Resolution CM/Res(2016)1 des Europarats

Defekturarzneimittel: ______________________ Applikationsart: ____________

Inhaltsstoffe	Menge

Jährliche Produktionsmenge

Faktor	Flüssige Arzneiformen (einschl. Augentropfen) in üblichen Packungseinheiten	Feste, oral applizierte Arzneiformen (z.B. Kapseln) in Stück	Feste, rektal oder vaginal applizierte Arzneiformen (z.B. Suppositorien) in Stück	Halbfeste Arzneiformen oder Teemischungen in Gramm
5	> 3.000	> 180.000	> 60.000	> 300.000
4	1.500 – 3.000	90.000 – 180.000	30.000 – 60.000	150.000 – 300.000
3	750 – 1.499	45.000 – 89.999	15.000 – 29.999	75.000 – 149.999
2	150 – 749	9.000 – 44.999	3.000 – 14.999	15.000 – 74.999
1	< 150	< 9.000	< 3.000	< 15.000

Applikationsart und Darreichungsform

Faktor	Applikationsart und Darreichungsform
5	Parenteralia
4	Ophthalmika in der Chirurgie oder bei traumatischen Verletzungen
4	Inhalanda
4	Enteral bzw. vaginal applizierte Darreichungsformen (steril)
4	Topisch applizierte Darreichungsformen (steril)
3	Ophthalmika am unverletzten Auge
3	Enteral bzw. vaginal applizierte Darreichungsformen (unsteril)
2	Teemischungen
1	Topisch applizierte Darreichungsformen (unsteril)

Inhärente Risiken des Wirkstoffs

Faktor	Inhärente Risiken des Wirkstoffs	
5	Hohes Risiko	Bei der Einstufung des Risikos eines Wirkstoffs werden mindestens folgende Kriterien berücksichtigt: pharmazeutische Qualität (Arzneibuchkonformität), Kanzerogenität, Mutagenität, Reproduktionstoxizität, therapeutische Breite, Betäubungsmittel, Allergierisiko, Umwelttoxizität, Stabilität (Licht, Sauerstoff, Temperatur, pH-Wert), Dosierung
3	Mittleres Risiko	
1	Geringes Risiko	

Herstellungsprozess

Faktor	Herstellungsprozess
5	Aseptische Herstellung
4	Aseptische Herstellung mit Sterilisation im Endbehältnis
3	Befüllen von Kapseln
3	Gießen von Suppositorien/Ovula
2	Lösen und Mischen
2	Verdünnen
1	Abfüllen nicht steriler Zubereitungen

Abgabe

Faktor	Mengenverhältnis der inner- bzw. außerhalb der herstellenden Apotheke abgegebenen Packungseinheiten
5	Abgabe ausschließlich außerhalb der herstellenden Apotheke
4	Abgabe von mehr als 75 % außerhalb der herstellenden Apotheke
3	Abgabe von mehr als 50 % außerhalb der herstellenden Apotheke
2	Abgabe von mehr als 25 % außerhalb der herstellenden Apotheke
1	Abgabe hauptsächlich in der herstellenden Apotheke

	Gesamtrisikoscore	Risikoklasse
x x x x	=	☐ niedrig (Gesamtrisikoscore < 30) ☐ mittel (Gesamtrisikoscore 30 – 100) ☐ hoch (Gesamtrisikoscore > 100)

Abb. 2.1 Formular zur Risikobeurteilung von Defekturarzneimitteln

Tab. 2.1 Maßzahlen zur Risikobewertung der jährlichen Produktionsmenge von in öffentlichen Apotheken und Krankenhausapotheken hergestellten Defekturarzneimitteln

Jährliche Produktionsmenge				
Flüssige Arzneiformen (einschließlich Augentropfen) in üblichen Packungseinheiten	**Feste, oral applizierte Arzneiformen (z. B. Kapseln) in Stück**	**Feste, rektal oder vaginal applizierte Arzneiformen (z. B. Suppositorien) in Stück**	**Halbfeste Arzneiformen oder Teemischungen in Gramm**	**Risikofaktor**
> 3 000	> 180 000	> 60 000	> 300 000	5
1 500–3 000	90 000–180 000	30 000–60 000	150 000–300 000	4
750–1 499	45 000–89 999	15 000–29 999	75 000–149 999	3
150–749	9 000–44 999	3 000–14 999	15 000–74 999	2
< 150	< 9 000	< 3 000	< 15 000	1

Tab. 2.2 Risikofaktoren für verschiedene Applikationsarten/Darreichungsformen (modifiziert nach Europarat 2016)

Applikationsart/Darreichungsform	Risikofaktor
Parenteralia	5
Ophthalmika in der Chirurgie oder bei traumatischen Verletzungen	4
Inhalanda	4
Enteral bzw. vaginal applizierte Darreichungsformen (steril)	4
Topisch applizierte Darreichungsformen (steril)	4
Ophthalmika am unverletzten Auge	3
Enteral bzw. vaginal applizierte Darreichungsformen (unsteril)	3
Teemischungen	2
Topisch applizierte Darreichungsformen (unsteril)	1

Rechnung zu tragen. Arzneimittel, deren Inhaltsstoffe unmittelbar und vollständig in den Blutkreislauf gelangen, sind demnach mit einem höheren Risiko behaftet als Arzneimittel, deren Wirkstoffe zunächst im Darm resorbiert werden oder die Hautbarriere überwinden müssen. Zumal Letztere beim Auftreten unerwünschter Wirkungen jederzeit entfernt werden können, sodass eine weitere Resorption unterbleibt. Die Einstufungen verschiedener Applikationsarten bzw. Darreichungsformen können der Tab. 2.2 entnommen werden.

2.3 Inhärente Risiken des Wirkstoffs

Hauptrisikoträger eines Arzneimittels ist der Wirkstoff selbst, dessen pharmakologische Wirkung in aller Regel untrennbar mit einem gewissen toxikologischen Potential einhergeht. Dem besonderen Stellenwert der inhärenten Wirkstoffrisiken wird durch eine Dynamisierung der Risikofaktoren Rechnung getragen. Es gibt daher nur drei Gruppen, deren Risikofaktoren sich jeweils um zwei Zähler unterscheiden:

Tab. 2.3 Risikofaktoren für die Bewertung der inhärenten Risiken eines Wirkstoffs (modifiziert nach Europarat 2016)

Inhärente Risiken des Wirkstoffs	Risikofaktor
Hohes Risiko	5
Mittleres Risiko	3
Geringes Risiko	1

Bei der Einstufung des Risikos eines Wirkstoffs werden mindestens folgende Kriterien berücksichtigt: pharmazeutische Qualität (Arzneibuchkonformität), Kanzerogenität, Mutagenität, Reproduktionstoxizität, therapeutische Breite, Betäubungsmittel, Allergierisiko, Umwelttoxizität, Stabilität (Licht, Sauerstoff, Temperatur, pH-Wert), Dosierung

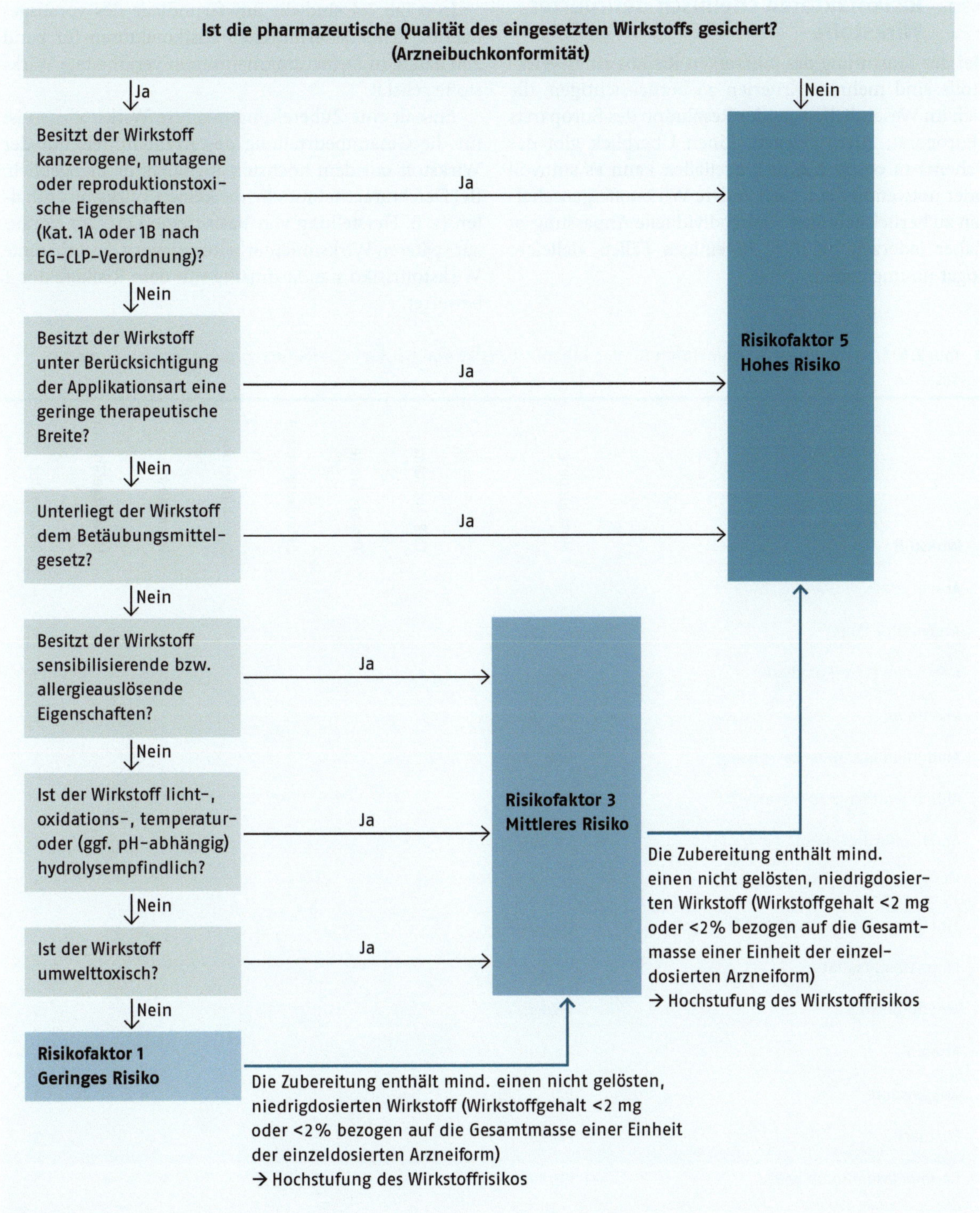

Abb. 2.2 Schema für die Bewertung der inhärenten Risiken eines Wirkstoffs

2.3.1 Risikofaktoren chemisch definierter Wirkstoffe

Bei der Einstufung des inhärenten Risikos eines Wirkstoffs sind mehrere Kriterien zu berücksichtigen, die sich im Wesentlichen aus der Resolution des Europarats (Europarat, 2016) ableiten. Einen Überblick gibt das Schema in ◘ Abb. 2.2. In Einzelfällen kann es sinnvoll oder notwendig sein, auch andere Wirkstoffeigenschaften zu berücksichtigen. Eine individuelle Anpassung ist daher jederzeit möglich, in einigen Fällen vielleicht sogar unumgänglich.

In ◘ Tab. 2.4 sind die auf Grundlage des vorausgehenden Schemas ermittelten Risikofaktoren für rund 200 häufig in Defekturarzneimitteln verarbeitete Wirkstoffe gelistet.

Enthält eine Zubereitung mehrere Wirkstoffe, so ist für die Gesamtbeurteilung des Arzneimittels nur der Wirkstoff mit dem höchsten Risikofaktor maßgeblich. Bei Defekturarzneimitteln, die keinen Wirkstoff enthalten (z. B. Herstellung von Basiscreme DAC im Voraus zur späteren Wirkstoffeinarbeitung), wird das inhärente Wirkstoffrisiko standardmäßig mit dem Risikofaktor 1 bewertet.

◘ **Tab. 2.4** Ermittlung der Risikofaktoren für das inhärente Risiko von häufig in Defekturarzneimitteln verwendeten Wirkstoffen

Wirkstoff	Monographie	CMR-Substanz	Therap. Breite	Betäubungsmittel	Sensibilisierung	Instabilität	Umweltgefährlich	Risikofaktor
Acetylcystein	Ph. Eur.					x		3
Acetylsalicylsäure	Ph. Eur.					x		3
Alfatradiol (17α-Estradiol)	DAC	x				x		5
Allantoin	Ph. Eur.							1
Aluminiumacetat-tartrat-Lösung	DAB							1
Aluminiumtrichlorid-Hexahydrat	Ph. Eur.							1
Ambroxolhydrochlorid	Ph. Eur.							1
5-Aminolävulinsäurehydrochlorid	DAC					x		3
Ammoniumbituminosulfonat (Ichthyol)	Ph. Eur.							1
Amphetaminsulfat	Ph. Eur.			x				5
Amphotericin B	Ph. Eur.					x		3
Atropin	Ph. Eur.					x		3
Azelainsäure	DAC							1
Bacitracin	Ph. Eur.					x		3
Beclometasondipropionat	Ph. Eur.	x				x		5
Benzalkoniumchlorid	Ph. Eur.						x	3
Benzocain	Ph. Eur.				x	x		3
Benzoylperoxid	Ph. Eur.				x			3
Benzylalkohol	Ph. Eur.					x		3
Benzylbenzoat	Ph. Eur.					x	x	3
Betamethasondipropionat	Ph. Eur.	x				x		5

Tab. 2.4 Ermittlung der Risikofaktoren für das inhärente Risiko von häufig in Defekturarzneimitteln verwendeten Wirkstoffen (Fortsetzung)

Wirkstoff	Monographie	CMR-Substanz	Therap. Breite	Betäubungsmittel	Sensibilisierung	Instabilität	Umweltgefährlich	Risikofaktor
Betamethasonvalerat	Ph. Eur.	x				x		5
Budesonid	Ph. Eur.					x		3
Butylscopolaminiumbromid	Ph. Eur.							1
Campher	Ph. Eur.							1
Capsaicinoide	DAC				x			3
Captopril	Ph. Eur.				x			3
Carbachol	Ph. Eur.							1
Cetylpyridiniumchlorid	Ph. Eur.						x	3
Chinidinsulfat	Ph. Eur.		x					5
Chininhydrochlorid	Ph. Eur.		x		x			5
Chininsulfat	Ph. Eur.		x		x			5
Chloralhydrat	Ph. Eur.					x		3
Chloramin T (Tosylchloramid-Natrium)	Ph. Eur.				x	x		3
Chloramphenicol	Ph. Eur.	x				x		5
Chlorhexidindiacetat	Ph. Eur.					x	x	3
Chlorhexidindigluconat-Lsg. 20 %	Ph. Eur.					x		3
Chlortetracyclinhydrochlorid	Ph. Eur.					x		3
Ciclopiroxolamin	Ph. Eur.				x	x	x	3
Ciclosporin	Ph. Eur.	x	x					5
Ciprofloxacinhydrochlorid	Ph. Eur.							1
Citronensäure, wasserfrei	Ph. Eur.							1
Clindamycindihydrogenphosphat	Ph. Eur.					x		3
Clindamycinhydrochlorid	Ph. Eur.					x		3
Clioquinol	Ph. Eur.				x	x		3
Clobetasolpropionat	Ph. Eur.	x				x		5
Clotrimazol	Ph. Eur.							1
Cocainhydrochlorid	Ph. Eur.	x		x	x	x		5
Codein	Ph. Eur.			x	x	x		5
Codeinphosphat-Hemihydrat	Ph. Eur.			x	x	x		5
Coffein	Ph. Eur.							1

Tab. 2.4 Ermittlung der Risikofaktoren für das inhärente Risiko von häufig in Defekturarzneimitteln verwendeten Wirkstoffen (Fortsetzung)

Wirkstoff	Monographie	CMR-Substanz	Therap. Breite	Betäubungsmittel	Sensibilisierung	Instabilität	Umweltgefährlich	Risikofaktor
Colchicin	Ph. Eur.	x	x			x		5
Colecalciferol (Vitamin D_3)	Ph. Eur.					x		3
Colistinsulfat	Ph. Eur.					x		3
Cromoglicinsäure-Natrium	Ph. Eur.				x			3
Cyanocobalamin (Vitamin B_{12})	Ph. Eur.					x		3
Dequaliniumchlorid	Ph. Eur.							1
Dexamethason	Ph. Eur.	x				x		5
Dexamethasonacetat	Ph. Eur.	x				x		5
Dexpanthenol	Ph. Eur.							1
Diclofenac-Natrium	Ph. Eur.							1
Digitoxin	Ph. Eur.		x			x		5
Digoxin	Ph. Eur.		x			x		5
Diltiazemhydrochlorid	Ph. Eur.					x		3
Dimethylsulfoxid	Ph. Eur.							1
Diphenhydraminhydrochlorid	Ph. Eur.					x		3
Dithranol	Ph. Eur.				x	x		3
Doxepinhydrochlorid	Ph. Eur.		x					5
Doxycyclin	Ph. Eur.							1
Doxylaminsuccinat	Ph. Eur.							1
Dronabinol	USP/DAC			x		x		5
Econazolnitrat	Ph. Eur.							1
Enalaprilmaleat	Ph. Eur.							1
Eosin-Dinatrium	Ph. Franc.							1
Epinephrinhydrochlorid	Ph. Eur.							1
Erythromycin	Ph. Eur.				x	x		3
17α-Estradiol (Alfatradiol)	DAC	x				x		5
Estradiolbenzoat	Ph. Eur.	x				x		5
17β-Estradiol-Hemihydrat	Ph. Eur.	x				x		5
Estriol	Ph. Eur.	x						5
Ethacridinlactat-Monohydrat (Rivanol)	Ph. Eur.					x		3

Tab. 2.4 Ermittlung der Risikofaktoren für das inhärente Risiko von häufig in Defekturarzneimitteln verwendeten Wirkstoffen (Fortsetzung)

Wirkstoff	Monographie	CMR-Substanz	Therap. Breite	Betäubungsmittel	Sensibilisierung	Instabilität	Umweltgefährlich	Risikofaktor
Ethanol	Ph. Eur.							1
Fluorescein-Natrium	Ph. Eur.							1
5-Fluorouracil	Ph. Eur.	x				x		5
Fuchsin	DAC	x				x		5
Furosemid	Ph. Eur.	x				x		5
Fusidinsäure	Ph. Eur.					x		3
Gentamicinsulfat, dermal	Ph. Eur.				x			3
Gentamicinsulfat, systemisch	Ph. Eur.		x		x			5
Gentianaviolett (Methylrosaniliniumchlorid)	Ph. Eur.						x	3
Glucose	Ph. Eur.							1
Glyceroltrinitrat-Lösung 1 %	Ph. Eur.							1
Glycolsäure-Lösung < 70 %	DAC							1
Griseofulvin	Ph. Eur.	x			x			5
Harnstoff	Ph. Eur.					x		3
Heparin-Natrium	Ph. Eur.							1
Hydrochinon	DAC				x	x	x	3
Hydrochlorothiazid	Ph. Eur.					x		3
Hydrocortison	Ph. Eur.	x				x		5
Hydrocortisonacetat	Ph. Eur.	x				x		5
8-Hydroxychinolinsulfat-Kaliumsulfat	DAB					x		3
8-Hydroxychinolinsulfat-Monohydrat	Ph. Helv.					x		3
Ibuprofen	Ph. Eur.							1
Ichthyol (Ammoniumbituminosulfonat)	Ph. Eur.							1
Indometacin	Ph. Eur.					x		3
Iod	Ph. Eur.						x	3
Isosorbiddinitrat	Ph. Eur.							1
Kaliumiodid	Ph. Eur.							1
Kaliumpermanganat	Ph. Eur.					x	x	3
Kanamycinsulfat	Ph. Eur.	x						5
Ketoconazol	Ph. Eur.	x					x	5

Tab. 2.4 Ermittlung der Risikofaktoren für das inhärente Risiko von häufig in Defekturarzneimitteln verwendeten Wirkstoffen (Fortsetzung)

Wirkstoff	Monographie	CMR-Substanz	Therap. Breite	Betäubungsmittel	Sensibilisierung	Instabilität	Umweltgefährlich	Risikofaktor
Kohle, medizinische	Ph. Eur.							1
Levomethadonhydrochlorid	Ph. Eur.	x		x		x		5
Lidocain, dermal	Ph. Eur.							1
Lidocain, systemisch	Ph. Eur.		x					5
Lidocainhydrochlorid, dermal	Ph. Eur.							1
Lidocainhydrochlorid, systemisch	Ph. Eur.		x					5
Macrogol 400	Ph. Eur.							1
Macrogol 4000	Ph. Eur.							1
Menthol	Ph. Eur.					x		3
Metamizol-Natrium	Ph. Eur.							1
Methadonhydrochlorid	Ph. Eur.	x		x		x		5
Methotrexat	Ph. Eur.	x	x			x		5
Methoxsalen (8-Methoxypsoralen)	DAC					x		3
Methylrosaniliniumchlorid (Gentianaviolett)	Ph. Eur.						x	3
Methylsalicylat	Ph. Eur.							1
Metronidazol	Ph. Eur.					x		3
Miconazol	Ph. Eur.				x			3
Miconazolnitrat	Ph. Eur.				x			3
Milchsäure	Ph. Eur.							1
Minoxidil	Ph. Eur.					x		3
Mometasonfuroat	Ph. Eur.	x						5
Morphinhydrochlorid	Ph. Eur.			x	x	x		5
Morphinsulfat	Ph. Eur.			x	x	x		5
Naloxonhydrochlorid-Dihydrat	Ph. Eur.							1
Naphazolinhydrochlorid	Ph. Eur.							1
Naproxen	Ph. Eur.							1
Natriumchlorid	Ph. Eur.							1
Natriumvalproat	Ph. Eur.	x	x					5
Neomycinsulfat	Ph. Eur.				x			3

Tab. 2.4 Ermittlung der Risikofaktoren für das inhärente Risiko von häufig in Defekturarzneimitteln verwendeten Wirkstoffen (Fortsetzung)

Wirkstoff	Monographie	CMR-Substanz	Therap. Breite	Betäubungsmittel	Sensibilisierung	Instabilität	Umweltgefährlich	Risikofaktor
Nystatin	Ph. Eur.					x		3
Oxytetracyclinhydrochlorid	Ph. Eur.					x		3
Paracetamol	Ph. Eur.					x		3
Phenobarbital	Ph. Eur.	x	x	x	x	x		5
Phenylephrinhydrochlorid	Ph. Eur.					x		3
Phenytoin	Ph. Eur.	x	x					5
Polidocanol 600 (Thesit®)	Ph. Eur.					x		3
Polihexanid-Lösung	DAC				x		x	3
Polymyxin-B-sulfat	Ph. Eur.							1
Povidon-Iod	Ph. Eur.						x	3
Prednicarbat	Ph. Eur.	x				x		5
Prednisolon	Ph. Eur.	x				x		5
Prednisolonacetat	Ph. Eur.	x				x		5
Prednison	Ph. Eur.	x				x		5
Procainhydrochlorid	Ph. Eur.				x	x		3
Progesteron	Ph. Eur.	x				x		5
Resorcin	Ph. Eur.					x	x	3
Retinol (Vitamin A)	Ph. Eur.	x				x		5
Salbutamolsulfat	Ph. Eur.							1
Salicylsäure	Ph. Eur.					x		3
Schwefel (äußerlich)	Ph. Eur.					x		3
Scopolaminhydrobromid	Ph. Eur.					x		3
Silbereiweiß	DAC						x	3
Silbereiweiß-Acetyltannat	DAC							1
Silber, kolloidales (äußerlich)	Ph. Eur.						x	3
Silbernitrat	Ph. Eur.					x	x	3
Steinkohlenteer	DAC	x				x		5
Steinkohlenteerlösung	DAC	x				x		5
Steinkohlenteerspiritus	DAC	x				x		5

Tab. 2.4 Ermittlung der Risikofaktoren für das inhärente Risiko von häufig in Defekturarzneimitteln verwendeten Wirkstoffen (Fortsetzung)

Wirkstoff	Monographie	CMR-Substanz	Therap. Breite	Betäubungsmittel	Sensibilisierung	Instabilität	Umweltgefährlich	Risikofaktor
Streptomycinsulfat	Ph. Eur.	x				x		5
Tannin	Ph. Eur.					x		3
Tannin-Eiweiß	DAC					x		3
Testosteron	Ph. Eur.	x				x		5
Testosteronpropionat	Ph. Eur.	x				x		5
Tetracainhydrochlorid	Ph. Eur.					x		3
Tetracyclinhydrochlorid	Ph. Eur.					x		3
Thalidomid	DAC	x				x		5
Theophyllin	Ph. Eur.		x					5
Thesit (Polidocanol 600)	Ph. Eur.					x		3
Tiabendazol	Ph. Eur.						x	3
α-Tocopherol (Vitamin E)	Ph. Eur.							1
α-Tocopherolacetat	Ph. Eur.					x		3
Tosylchloramid-Natrium (Chloramin T)	Ph. Eur.				x	x		3
Tranexamsäure	Ph. Eur.							1
Tretinoin (Vitamin-A-Säure)	Ph. Eur.	x				x		5
Triamcinolonacetonid	Ph. Eur.	x				x		5
Trichloressigsäure	Ph. Eur.						x	3
Triclosan	DAC					x	x	3
Tyrothricin	Ph. Eur.					x		3
Uridin	DAC							1
Valproinsäure	Ph. Eur.	x	x					5
Vancomycinhydrochlorid	Ph. Eur.		x		x			5
Vitamin-A-Säure (Tretinoin)	Ph. Eur.	x				x		5
Warfarin-Natrium	Ph. Eur.	x	x			x		5
Wasserstoffperoxid-Lösung ≤ 30 %	Ph. Eur.					x		3
Xylometazolinhydrochlorid	Ph. Eur.						x	3
Zinkoxid	Ph. Eur.						x	3
Zinksulfat-Heptahydrat	Ph. Eur.						x	3

Tab. 2.5 Beispiele offizineller Drogen mit einem Risikofaktor > 1 für das inhärente Wirkstoffrisiko

Deutsche Bezeichnung	Lateinische Bezeichnung	Risikofaktor
Adoniskraut	Adonidis herba	3
Belladonnablätter	Belladonnae folium	3
Belladonnawurzel	Belladonnae radix	3
Digitalis-pupurea-Blätter	Digitalis purpureae folium	5
Ephedrakraut	Ephedrae herba	3
Gelbwurz, Kanadische	Hydrastidis rhizoma	3
Maiglöckchenkraut	Convallariae herba	3
Meerzwiebel	Scillae bulbus	3
Opium	Opium crudum	5
Rauwolfiawurzel	Rauwolfiae radix	3
Schöllkraut	Chelidonii herba	3
Stramoniumblätter	Stramonii folium	3

2.3.2 Risikofaktoren pflanzlicher Drogen

Das inhärente Risikopotential pflanzlicher Drogen kann in der Regel mit dem Risikofaktor 1 bewertet werden. Eine Ausnahme bilden lediglich jene Drogen, die ein erhöhtes pharmakologisches und toxikologisches Wirkpotential aufweisen. Beispiele für offizinelle Drogen, die mit einem höheren Risikofaktor bewertet werden, sind in Tab. 2.5 gelistet.

Das inhärente Wirkstoffrisiko von durch Verarbeitung aus pflanzlichen Drogen gewonnenen (Zwischen-) Produkten wie Extrakten oder Tinkturen kann in der Regel analog zu den chemisch definierten Wirkstoffen gem. dem Entscheidungsbaum in Abb. 2.2 ermittelt werden.

2.4 Herstellungsprozess

Ein Teil des von einem Arzneimittel potentiell ausgehenden Patientenrisikos resultiert aus möglichen Herstellungsfehlern. Je komplexer der Herstellungsprozess, desto größer sind auch Vielfalt und Anzahl möglicher Fehlerquellen, die einen nachteiligen Einfluss auf die Qualität des Arzneimittels haben können, was sich konsequenterweise in höheren Risikofaktoren äußert.

In Tab. 2.6 sind defekturtypischen Herstellungsprozessen entsprechende Risikofaktoren zugeordnet.

Tab. 2.6 Risikofaktoren für verschiedene Herstellungsprozesse (modifiziert nach Europarat 2016)

Herstellungsprozess	Risikofaktor
Aseptische Herstellung	5
Aseptische Herstellung mit Sterilisation im Endbehältnis	4
Befüllen von Kapseln	3
Gießen von Suppositorien/Ovula	3
Lösen und Mischen	2
Verdünnen	2
Abfüllen nicht steriler Zubereitungen	1

2.5 Abgabe

In der Beurteilung des potentiellen Patientenrisikos eines Arzneimittels macht es einen Unterschied, ob das Arzneimittel direkt in der herstellenden Apotheke abgegeben wird, oder in anderen Apotheken. Dem liegt die Annahme zugrunde, dass sich ein Patient bei etwaigen Unverträglichkeitsreaktionen, Stabilitätsproblemen o. ä. vorrangig an die Abgabestelle des Arzneimittels wenden wird. Sind Abgabestelle und Herstellbetrieb identisch, kann dieser unmittelbar auf derlei Patientenberichte reagieren. Durch diese direkte Interventionsmöglichkeit wird das Risiko für das Patientenkollektiv als Ganzes entsprechend reduziert. Folglich ist das Patientenrisiko umso geringer, je ausgeprägter und unmittelbarer der Patientenkontakt der herstellenden Apotheke ist.

Je nach Verhältnis der innerhalb und außerhalb der herstellen Apotheke Arzneimittelmengen werden demnach unterschiedliche Risikofaktoren vergeben:

Tab. 2.7 Risikofaktoren in Abhängigkeit vom Abgabeort des Defekturarzneimittels (modifiziert nach Europarat 2016)

Abgabe (Mengenverhältnis der inner- bzw. außerhalb der herstellenden Apotheke abgegebenen Packungseinheiten)	**Risikofaktor**
Abgabe ausschließlich außerhalb der herstellenden Apotheke	5
Abgabe von mehr als 75 % außerhalb der herstellenden Apotheke	4
Abgabe von mehr als 50 % außerhalb der herstellenden Apotheke	3
Abgabe von mehr als 25 % außerhalb der herstellenden Apotheke	2
Abgabe hauptsächlich in der herstellenden Apotheke	1

3 Auswahl der Prüfmethode anhand des risikobasierten Stufenmodells

Es ist dezidierter Konsens der pharmazeutischen Fachkreise, dass unter der in § 8 ApBetrO geforderten Defekturarzneimittel-Prüfung nicht zwangsläufig eine vollumfängliche Identitäts-, Gehalts- und Reinheitsprüfung zu verstehen ist. Vielmehr ist der Umfang der durchzuführenden Endprüfung davon abhängig, welches potentielle Risiko von einem Defekturarzneimittel ausgeht. Um den Prüfaufwand ausreichend differenziert festlegen zu können, wird nachfolgend – in Übereinstimmung mit einem Vorschlag der DAC/NRF-Kommission – eine Unterteilung in drei Risikoklassen empfohlen. Als Maßstab für die Eingruppierung einer Zubereitung in eine der drei Risikoklassen „niedrig", „mittel" und „hoch" dient der gemäß ▸Kap. 2 ermittelte Gesamtrisikoscore (◻ Tab. 3.1).

Ausführliche Erläuterungen zur Auswahl der Prüfmethode anhand des risikobasierten Stufenmodells finden Sie in Ziegler AS. Defektur. Deutscher Apotheker Verlag, Stuttgart 2014

In der Praxis dürften die allermeisten Defekturarzneimittel in die niedrige, allenfalls in die mittlere Risikoklasse fallen, sodass sie mit vertretbarem Aufwand im Apothekenlabor geprüft werden können. Allerdings ist es nicht auszuschließen, dass in Einzelfällen, insbesondere bei parenteral applizierten Darreichungsformen oder sehr hohen Produktionsmengen, auch die erhöhten Prüfanforderungen der hohen Risikoklasse Geltung erlangen.

Nachfolgend werden den einzelnen Risikoklassen exemplarisch konkrete Prüfempfehlungen zugeordnet. Dies ermöglicht es den Apothekern, eine greifbare Vorstellung des notwendigen Prüfaufwands zu entwickeln. Der Entwurf eines klaren Prüfschemas, wie es in den folgenden Matrices zur Methodenauswahl dargelegt ist, erleichtert es den Apotheken zudem, sich in die „Architektur" eines solchen Prüfkonzepts einzudenken und die dort gemachten Vorschläge ihren individuellen Bedürfnissen anzupassen.

◻ **Tab. 3.1** Risikobasiertes Stufenmodell für die analytische Endprüfung

Gesamtrisikoscore < 30 (Niedriges Risiko)	Gesamtrisikoscore 30–100 (Mittleres Risiko)	Gesamtrisikoscore > 100 (Hohes Risiko)
Risikofaktoren in geringem Ausmaß vorhanden	Risikokriterien vorhanden	Mehrere Risikokriterien vorhanden
Gefährdungspotential für den Patienten sehr niedrig	Gefährdungspotential für den Patienten	Signifikantes Gefährdungspotential für den Patienten
Prüfungen		
Allgemeine analytische Merkmale (Surrogatparameter)	Allgemeine analytische Merkmale (Surrogatparameter) und halbquantitative Methoden	Quantitative und ggf. qualitative Prüfungen

Tab. 3.2 Methoden-Matrix zur Auswahl geeigneter Methoden für die Defekturprüfung fester Darreichungsformen

	Niedriges Risiko	Mittleres Risiko	Hohes Risiko
Puder, Pulver, Granulate	DC (qualitativ[1]; ▶ Kap. 7) Fließverhalten (▶ Kap. 11 u. 12) NIR-Spektroskopie (▶ Kap. 24) Partikelgröße (▶ Kap. 28 u. 29) Schütt-/Stampfdichte (▶ Kap. 37)	DC (halbquantitativ; ▶ Kap. 8) Gravimetrie NIR-Spektroskopie (mind. halbquantitativ[2]; ▶ Kap. 25)	Gehalt ggf. auch Gleichförmigkeit des Gehalts (▶ Kap. 13–15 u. ▶ Kap. 18–20) NIR-Spektroskopie (quantitativ[2]; ▶ Kap. 25) ggf. zusätzlich: Identität (▶ Kap. 22) Sterilität
Kapseln	DC (qualitativ[1]; ▶ Kap. 7) Gleichförmigkeit der Masse (▶ Kap. 16) NIR-Spektroskopie (▶ Kap. 24)		
Suppositorien	DC (qualitativ[1]; ▶ Kap. 7) Erweichungszeit (▶ Kap. 9) Gleichförmigkeit der Masse (▶ Kap. 16) NIR-Spektroskopie (▶ Kap. 24) Zerfallszeit (▶ Kap. 45)		
Ovula	DC (qualitativ[1]; ▶ Kap. 7) Erweichungszeit (▶ Kap. 9) Gleichförmigkeit der Masse (▶ Kap. 16) NIR-Spektroskopie (▶ Kap. 24) Zerfallszeit (▶ Kap. 45)		
Tee(mischungen)	DC (qualitativ[1]; ▶ Kap. 7) Fließverhalten (▶ Kap. 11 u. 12) NIR-Spektroskopie (▶ Kap. 24) Partikelgröße (▶ Kap. 29) Verlesen (nur qualitativ; ▶ Kap. 40)	DC (halbquantitativ; ▶ Kap. 8) NIR-Spektroskopie (mind. halbquantitativ[2]; ▶ Kap. 25) Verlesen (auch quantitativ; ▶ Kap. 40)	

[1] Dies ist eine Methode zur Identitätsprüfung, die an sich erst bei hohem Risiko relevant wäre; aufgrund ihrer einfachen Durchführbarkeit ist sie aber auch bei niedrigem Risiko eine praktikable Option.
[2] Die erhöhten Anforderungen für die (halb)quantitative Auswertung von NIR-Spektren sind zu beachten (vgl. ▶ Kap. 16).

3.1 Feste Darreichungsformen

In ▫ Tab. 3.2 sind die für feste Darreichungsformen potentiell in Frage kommenden Prüfmethoden gelistet. Hieraus kann der verantwortliche Apotheker in Abhängigkeit von der jeweiligen Risikoklasse und Darreichungsform nach Bedarf eine oder mehrere aussagekräftige Prüfmethoden auswählen. Andere geeignete Prüfmethoden können – additiv oder substitutiv – ebenfalls zum Einsatz kommen.

3.2 Flüssige Darreichungsformen

Die ▫ Tab. 3.3 enthält eine Übersicht der für flüssige Darreichungsformen potentiell in Frage kommenden Prüfmethoden. Hieraus kann der verantwortliche Apotheker in Abhängigkeit von der jeweiligen Risikoklasse und Darreichungsform nach Bedarf eine oder mehrere aussagekräftige Prüfmethoden auswählen. Andere geeignete Prüfmethoden können – additiv oder substitutiv – ebenfalls zum Einsatz kommen.

Viele der in ▫ Tab. 3.3 genannten Prüfmethoden sind an ganz konkrete Voraussetzungen geknüpft, sodass bei den meisten Zubereitungen von allen grundsätzlich denkbaren Prüfmethoden nur eine Auswahl überhaupt in Frage kommt. So ist die optische Drehung beispiels-

Tab. 3.3 Methoden-Matrix zur Auswahl geeigneter Methoden für die Defekturprüfung flüssiger Darreichungsformen

	Niedriges Risiko	Mittleres Risiko	Hohes Risiko
Lösungen	DC (qualitativ[1]; ▶ Kap. 7) Densitometrie (▶ Kap. 5) Konduktometrie (▶ Kap. 23) NIR-Spektroskopie (▶ Kap. 24) pH-Messung (▶ Kap. 33 u. 34) Polarimetrie (▶ Kap. 35) Refraktometrie (▶ Kap. 36) Viskosimetrie (▶ Kap. 41–43)	DC (halbquantitativ; ▶ Kap. 8) Gravimetrie Konduktometrie[3] (▶ Kap. 23) NIR-Spektroskopie (mind. halbquantitativ[2]; ▶ Kap. 25) Polarimetrie[3] (▶ Kap. 35) Refraktometrie[3] (▶ Kap. 36)	Gehalt (▶ Kap. 13–15) NIR-Spektroskopie (quantitativ[2]; ▶ Kap. 25) ggf. zusätzlich: Identität (▶ Kap. 22) Sterilität
Suspensionen (auch Schüttelmixturen)	DC (qualitativ[1]; ▶ Kap. 7) Konduktometrie (▶ Kap. 23) NIR-Spektroskopie (▶ Kap. 24) Partikelgröße (▶ Kap. 28) pH-Messung (▶ Kap. 33 u. 34) Sedimentationsanalyse (▶ Kap. 38 u. 39) Viskosimetrie (▶ Kap. 43)		
Emulsionen	DC (qualitativ[1]; ▶ Kap. 7) Densitometrie (▶ Kap. 5) Konduktometrie (▶ Kap. 23) NIR-Spektroskopie (▶ Kap. 24) Phasenlage/Phasentrennung (▶ Kap. 31 u. 32) pH-Messung (▶ Kap. 33 u. 34) Tröpfchengröße (▶ Kap. 28) Viskosimetrie (▶ Kap. 41–43)		
Säfte	DC (qualitativ[1]; ▶ Kap. 7) Densitometrie (▶ Kap. 5) Konduktometrie (▶ Kap. 23) NIR-Spektroskopie (▶ Kap. 24) pH-Messung (▶ Kap. 33 u. 34) Polarimetrie (▶ Kap. 35) Refraktometrie (▶ Kap. 36) Viskosimetrie (▶ Kap. 41–43)		
Augentropfen	DC (qualitativ[1]; ▶ Kap. 7) Densitometrie (▶ Kap. 5) Konduktometrie (▶ Kap. 23) NIR-Spektroskopie (▶ Kap. 24) Osmometrie (▶ Kap. 26 u. 27) pH-Messung (▶ Kap. 33 u. 34) Polarimetrie (▶ Kap. 35) Refraktometrie (▶ Kap. 36) Viskosimetrie (▶ Kap. 41–43)	DC (halbquantitativ; ▶ Kap. 8) Gravimetrie Konduktometrie[3] (▶ Kap. 23) NIR-Spektroskopie (mind. halbquantitativ[2]; ▶ Kap. 25) Osmometrie[3] (▶ Kap. 26 u. 27) Polarimetrie[3] (▶ Kap. 35) Refraktometrie[3] (▶ Kap. 36)	

[1] Dies ist eine Methode zur Identitätsprüfung, die an sich erst bei hohem Risiko relevant wäre; aufgrund ihrer einfachen Durchführbarkeit ist sie aber auch bei niedrigem Risiko eine praktikable Option.
[2] Die erhöhten Anforderungen für die (halb)quantitative Auswertung von NIR-Spektren sind zu beachten (vgl. ▶ Kap. 16).
[3] Die Methode ist nur geeignet, wenn sie für das jeweilige Defekturarzneimittel (halb)quantitative Rückschlüsse auf den Wirkstoffgehalt erlaubt.

weise nur dann von Interesse, wenn auch optisch aktive Substanzen in der Zubereitung enthalten sind. Die pH-Messung wiederum setzt ein wässriges bzw. zumindest protisches Lösungsmittel voraus, sodass diese Methode für ölige Lösungen in der Regel ausscheidet. Dünnschichtchromatographische Methoden sind prinzipiell für alle Risikoklassen geeignet.

Tab. 3.4 Auswahl geeigneter Methoden für die Defekturprüfung halbfester Darreichungsformen

	Niedriges Risiko	Mittleres Risiko	Hohes Risiko
Cremes	DC (qualitativ[1]; ▸Kap. 7) Extensometrie (▸Kap. 10) Konduktometrie (▸Kap. 23) NIR-Spektroskopie (▸Kap. 24) Penetrometrie (▸Kap. 30) Phasenlage/Phasentrennung (▸Kap. 31 u. 32) pH-Messung (▸Kap. 33 u. 34) Tröpfchengröße (▸Kap. 28) Viskosimetrie (▸Kap. 43) Wasseraufnahmevermögen (▸Kap. 44)	DC (halbquantitativ; ▸Kap. 8) NIR-Spektroskopie (mind. halbquantitativ[2]; ▸Kap. 25)	Gehalt (▸Kap. 13–15) NIR-Spektroskopie (quantitativ[2]; ▸Kap. 25) ggf. zusätzlich: Identität (▸Kap. 22) Sterilität
Gele	DC (qualitativ[1]; ▸Kap. 7) Extensometrie (▸Kap. 10) Konduktometrie (▸Kap. 23) NIR-Spektroskopie (▸Kap. 24) Penetrometrie (▸Kap. 30) pH-Messung (▸Kap. 33 u. 34) Viskosimetrie (▸Kap. 43)		
Pasten/ Suspensionssalben	DC (qualitativ[1]; ▸Kap. 7) Extensometrie (▸Kap. 10) Grindometrie (▸Kap. 21) NIR-Spektroskopie (▸Kap. 24) Partikelgröße (▸Kap. 28) Penetrometrie (▸Kap. 30) Viskosimetrie (▸Kap. 43) Wasseraufnahmevermögen (▸Kap. 44)		
Salben	DC (qualitativ[1]; ▸Kap. 7) Extensometrie (▸Kap. 10) NIR-Spektroskopie (▸Kap. 24) Penetrometrie (▸Kap. 30) Viskosimetrie (▸Kap. 43) Wasseraufnahmevermögen (▸Kap. 44)		

[1] Dies ist eine Methode zur Identitätsprüfung, die an sich erst bei hohem Risiko relevant wäre; aufgrund ihrer einfachen Durchführbarkeit ist sie aber auch bei niedrigem Risiko eine praktikable Option.
[2] Die erhöhten Anforderungen für die (halb)quantitative Auswertung von NIR-Spektren sind zu beachten (vgl. ▸Kap. 16).

3.3 Halbfeste Darreichungsformen

Die Tab. 3.4 enthält eine Übersicht der für halbfeste Darreichungsformen potentiell in Frage kommenden Prüfmethoden. Es sind nicht zwangsläufig alle gelisteten Prüfmethoden für jede halbfeste Zubereitung anwendbar. Der verantwortliche Apotheker kann in Abhängigkeit von der jeweiligen Risikoklasse und Darreichungsform nach Bedarf eine oder mehrere aussagekräftige Prüfmethoden auswählen. Andere geeignete Prüfmethoden können – additiv oder substitutiv – ebenfalls zum Einsatz kommen.

3.4 Standardzulassungen

Eine Apotheke, die sich auf eine Standardzulassung beziehen möchte, kann dies nur, wenn alle Vorgaben der jeweiligen Standardzulassungsmonographie eingehalten werden. Dies gilt auch für die Prüfvorschriften. Die Endprüfung erfolgt demnach mit den in der Standardzulassungsmonographie festgelegten Methoden, eine individuelle Auswahl durch die Apotheke entfällt in diesem Fall.

4 Vorformulierte Prüfmethoden

Die Apothekenbetriebsordnung schreibt für die Herstellung von Defekturarzneimitteln in § 8 ApBetrO die verpflichtende Erstellung einer Prüfanweisung und eines Prüfprotokolls vor.

Um die Erstellung der Prüfanweisung zu erleichtern, wurden in den folgenden Kapiteln 41 Prüfmethoden so ausgearbeitet und ausformuliert, dass dort alle relevanten Schritte und Parameter genau beschrieben sind. Bei der Erstellung der defekturspezifischen Prüfanweisung genügt es somit, auf die entsprechende Prüfmethode zu verweisen und nur noch einige konkrete, defekturspezifische Parameter zu ergänzen.

Abgestimmt sind die Vorlagen auf das Defektur-Dokumentationssystem des Deutschen Apotheker Verlags, im Speziellen auf die „Herstellungs- und Prüfanweisung Defekturarzneimittel" und das „Prüfprotokoll für Ausgangsstoffe und Defekturarzneimittel". Sie können aber prinzipiell auch mit anderen Dokumentationssystemen kombiniert werden.

4.1 Prüfanweisung

In der durch die Apothekenbetriebsordnung geforderten Prüfanweisung müssen für jedes Defekturarzneimittel Festlegungen getroffen werden zur Probennahme, zur Prüfmethode und zur Art der Prüfung. Außerdem sind dort die zulässigen Soll- und/oder Grenzwerte anzugeben.

Für jede der in den folgenden Kapiteln beschriebenen allgemeinen Prüfmethoden wurde eine Dokumentationsvorlage erstellt, die alle methodenspezifischen Angaben zur Durchführung der Prüfung in fertig ausformulierter Form beschreibt. Auf diese kann in der Prüfanweisung des Defekturarzneimittels verwiesen werden. Da die Soll- und Grenzwerte in der Regel nicht methoden-, sondern zubereitungsspezifisch sind, können sie in der allgemeinen Prüfmethode jedoch nicht konkretisiert werden.

Deshalb müssen in der Prüfanweisung bei Verweis auf die betreffende Prüfmethode noch einige konkrete Parameter ergänzt werden. Da diese zubereitungsspezifischen Angaben je nach Prüfmethode unterschiedlich sein können, sind sie für jede beschriebene Prüfmethode auf der linken Buchseite unter dem Punkt „Konkretisierung der Prüfmethode" gelistet.

Auf der Prüfanweisung wird also die zu verwendende Prüfmethode benannt (in der Regel mithilfe des Kurznamens), und dann durch die Ergänzung einiger Parameter konkretisiert. In ○ Abb. 4.1 sind diese Angaben in das Formular „Herstellungs- und Prüfanweisung" eingetragen. Es empfiehlt sich zudem, in der Prüfanweisung auch die ermittelte Risikoklasse des Defekturarzneimittels zu notieren.

Werden bei einem Defekturarzneimittel verschiedene Prüfungen durchgeführt, können die entsprechenden Prüfmethoden in gleicher Art und Weise hintereinander aufgelistet werden. Neben den hier beschriebenen Prüfmethoden kommen natürlich auch andere Methoden in Frage, sei es aus dem Arzneibuch oder anderen allgemein anerkannten pharmazeutischen Regeln.

4.2 Prüfprotokoll

Die bei der Durchführung der Prüfung gemessenen bzw. errechneten Prüfergebnisse sind von der prüfenden Person auf einem Prüfprotokoll zu dokumentieren (ApBetrO, 2012).

Deswegen finden sich in den fertig ausformulierten Dokumentationsvorlagen auf der rechten Buchseite auch Angaben dazu, welche Werte und Ergebnisse auf dem Prüfprotokoll dokumentiert werden sollten.

Das Ergebnis der durchgeführten Prüfung ist auf dem Prüfprotokoll anzugeben. Der Mustertext am Ende der Dokumentationsvorlage zeigt beispielhaft, wie dies in kurzer und prägnanter Form umgesetzt werden kann (○ Abb. 4.2).

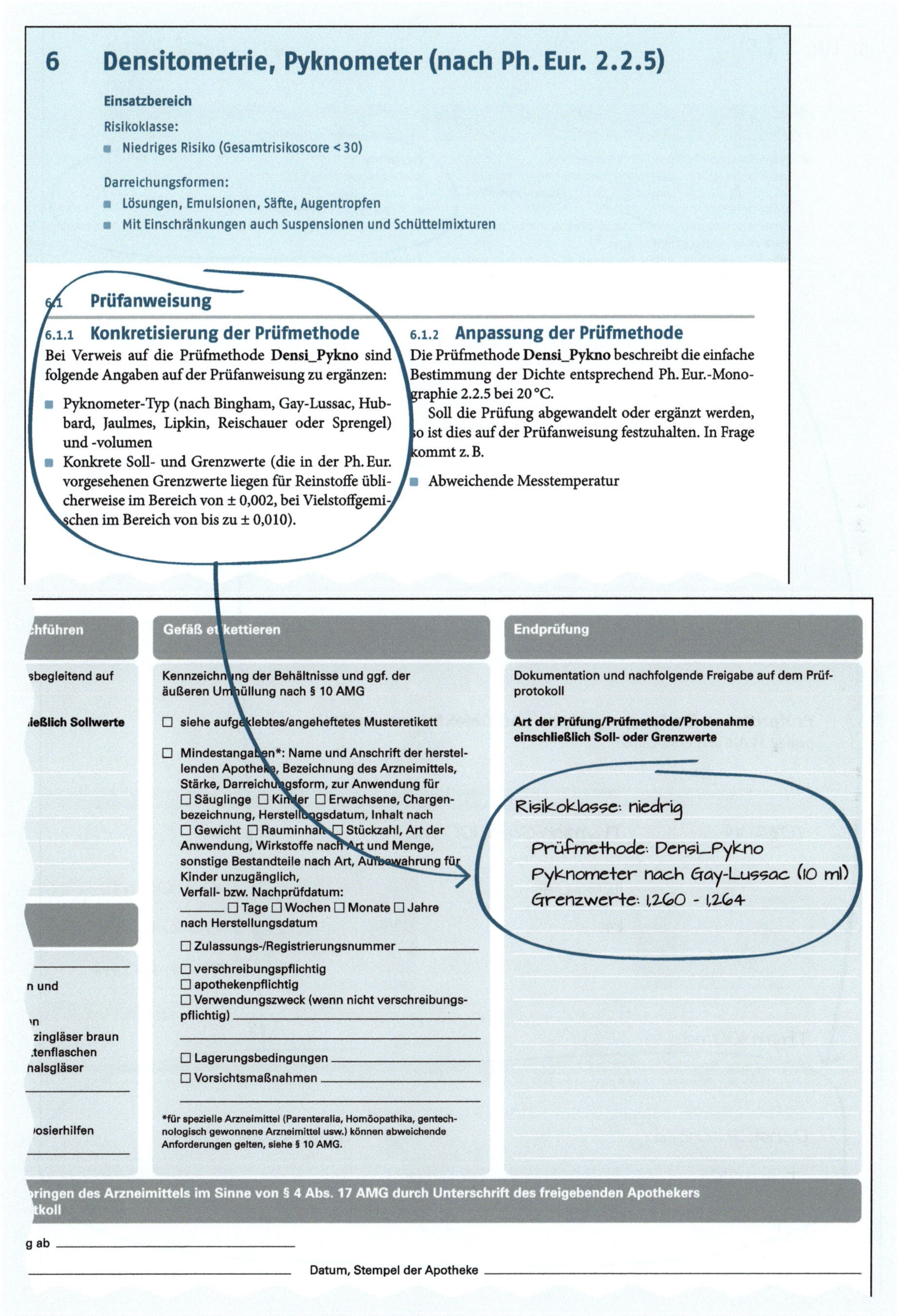

6 Densitometrie, Pyknometer (nach Ph. Eur. 2.2.5)

Einsatzbereich

Risikoklasse:

- Niedriges Risiko (Gesamtrisikoscore < 30)

Darreichungsformen:

- Lösungen, Emulsionen, Säfte, Augentropfen
- Mit Einschränkungen auch Suspensionen und Schüttelmixturen

6.1 Prüfanweisung

6.1.1 Konkretisierung der Prüfmethode

Bei Verweis auf die Prüfmethode **Densi_Pykno** sind folgende Angaben auf der Prüfanweisung zu ergänzen:

- Pyknometer-Typ (nach Bingham, Gay-Lussac, Hubbard, Jaulmes, Lipkin, Reischauer oder Sprengel) und -volumen
- Konkrete Soll- und Grenzwerte (die in der Ph. Eur. vorgesehenen Grenzwerte liegen für Reinstoffe üblicherweise im Bereich von ± 0,002, bei Vielstoffgemischen im Bereich von bis zu ± 0,010).

6.1.2 Anpassung der Prüfmethode

Die Prüfmethode **Densi_Pykno** beschreibt die einfache Bestimmung der Dichte entsprechend Ph. Eur.-Monographie 2.2.5 bei 20 °C.

Soll die Prüfung abgewandelt oder ergänzt werden, so ist dies auf der Prüfanweisung festzuhalten. In Frage kommt z. B.

- Abweichende Messtemperatur

…chführen

…sbegleitend auf

…ießlich Sollwerte

…n und

…n

…zingläser braun

…tenflaschen

…nalsgläser

…osierhilfen

Gefäß etikettieren

Kennzeichnung der Behältnisse und ggf. der äußeren Umhüllung nach § 10 AMG

☐ siehe aufgeklebtes/angeheftetes Musteretikett

☐ Mindestangaben*: Name und Anschrift der herstellenden Apotheke, Bezeichnung des Arzneimittels, Stärke, Darreichungsform, zur Anwendung für ☐ Säuglinge ☐ Kinder ☐ Erwachsene, Chargenbezeichnung, Herstellungsdatum, Inhalt nach ☐ Gewicht ☐ Rauminhalt ☐ Stückzahl, Art der Anwendung, Wirkstoffe nach Art und Menge, sonstige Bestandteile nach Art, Aufbewahrung für Kinder unzugänglich, Verfall- bzw. Nachprüfdatum: ______ ☐ Tage ☐ Wochen ☐ Monate ☐ Jahre nach Herstellungsdatum

☐ Zulassungs-/Registrierungsnummer ______

☐ verschreibungspflichtig
☐ apothekenpflichtig
☐ Verwendungszweck (wenn nicht verschreibungspflichtig) ______

☐ Lagerungsbedingungen ______
☐ Vorsichtsmaßnahmen ______

*für spezielle Arzneimittel (Parenteralia, Homöopathika, gentechnologisch gewonnene Arzneimittel usw.) können abweichende Anforderungen gelten, siehe § 10 AMG.

Endprüfung

Dokumentation und nachfolgende Freigabe auf dem Prüfprotokoll

Art der Prüfung/Prüfmethode/Probenahme einschließlich Soll- oder Grenzwerte

Risikoklasse: niedrig
Prüfmethode: Densi_Pykno
Pyknometer nach Gay-Lussac (10 ml)
Grenzwerte: 1,260 - 1,264

…ringen des Arzneimittels im Sinne von § 4 Abs. 17 AMG durch Unterschrift des freigebenden Apothekers …tkoll

…g ab ______

______ Datum, Stempel der Apotheke ______

Abb. 4.1 Konkretisierung der Prüfmethode (oberes Blatt, entspricht S. 26) auf der Prüfanweisung (unteres Blatt, entspricht Formular „Herstellungs- und Prüfanweisung Defektur" des Deutschen Apotheker Verlags)

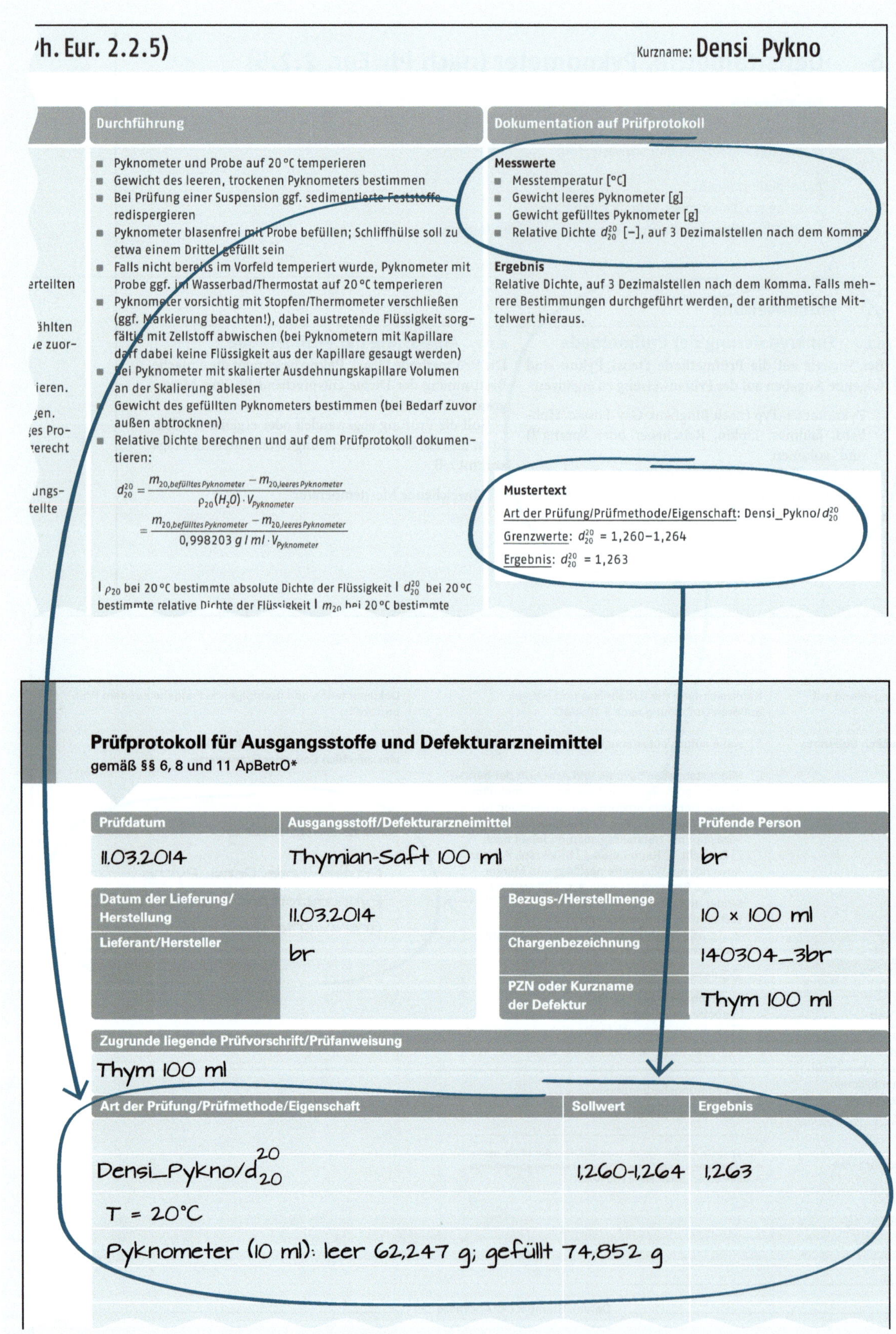

'h. Eur. 2.2.5) Kurzname: **Densi_Pykno**

erteilten / ählten / ie zuor- / ieren. / gen. / ges Pro- / erecht / ungs- / tellte

Durchführung

- Pyknometer und Probe auf 20 °C temperieren
- Gewicht des leeren, trockenen Pyknometers bestimmen
- Bei Prüfung einer Suspension ggf. sedimentierte Feststoffe redispergieren
- Pyknometer blasenfrei mit Probe befüllen; Schliffhülse soll zu etwa einem Drittel gefüllt sein
- Falls nicht bereits im Vorfeld temperiert wurde, Pyknometer mit Probe ggf. im Wasserbad/Thermostat auf 20 °C temperieren
- Pyknometer vorsichtig mit Stopfen/Thermometer verschließen (ggf. Markierung beachten!), dabei austretende Flüssigkeit sorgfältig mit Zellstoff abwischen (bei Pyknometern mit Kapillare darf dabei keine Flüssigkeit aus der Kapillare gesaugt werden)
- Bei Pyknometer mit skalierter Ausdehnungskapillare Volumen an der Skalierung ablesen
- Gewicht des gefüllten Pyknometers bestimmen (bei Bedarf zuvor außen abtrocknen)
- Relative Dichte berechnen und auf dem Prüfprotokoll dokumentieren:

$$d_{20}^{20} = \frac{m_{20,\text{befülltes Pyknometer}} - m_{20,\text{leeres Pyknometer}}}{\rho_{20}(H_2O) \cdot V_{\text{Pyknometer}}} = \frac{m_{20,\text{befülltes Pyknometer}} - m_{20,\text{leeres Pyknometer}}}{0{,}998203\ g/ml \cdot V_{\text{Pyknometer}}}$$

I ρ_{20} bei 20 °C bestimmte absolute Dichte der Flüssigkeit I d_{20}^{20} bei 20 °C bestimmte relative Dichte der Flüssigkeit I m_{20} bei 20 °C bestimmte

Dokumentation auf Prüfprotokoll

Messwerte

- Messtemperatur [°C]
- Gewicht leeres Pyknometer [g]
- Gewicht gefülltes Pyknometer [g]
- Relative Dichte d_{20}^{20} [–], auf 3 Dezimalstellen nach dem Komma

Ergebnis

Relative Dichte, auf 3 Dezimalstellen nach dem Komma. Falls mehrere Bestimmungen durchgeführt werden, der arithmetische Mittelwert hieraus.

Mustertext

Art der Prüfung/Prüfmethode/Eigenschaft: Densi_Pykno/d_{20}^{20}
Grenzwerte: d_{20}^{20} = 1,260–1,264
Ergebnis: d_{20}^{20} = 1,263

Prüfprotokoll für Ausgangsstoffe und Defekturarzneimittel
gemäß §§ 6, 8 und 11 ApBetrO*

Prüfdatum	Ausgangsstoff/Defekturarzneimittel	Prüfende Person
11.03.2014	Thymian-Saft 100 ml	br

Datum der Lieferung/Herstellung	11.03.2014	Bezugs-/Herstellmenge	10 × 100 ml
Lieferant/Hersteller	br	Chargenbezeichnung	140304_3br
		PZN oder Kurzname der Defektur	Thym 100 ml

Zugrunde liegende Prüfvorschrift/Prüfanweisung: Thym 100 ml

Art der Prüfung/Prüfmethode/Eigenschaft	Sollwert	Ergebnis
Densi_Pykno/d_{20}^{20}	1,260–1,264	1,263
T = 20 °C		
Pyknometer (10 ml): leer 62,247 g; gefüllt 74,852 g		

Abb. 4.2 Dokumentation der geforderten Messwerte und Ergebnisse (oberes Blatt, entspricht S. 27) auf dem Prüfprotokoll (unteres Blatt, entspricht Formular „Prüfprotokoll" des Deutschen Apotheker Verlags)

Um das Ergebnis zu erhalten, müssen aber bei einigen Prüfmethoden zunächst konkrete Messwerte ermittelt und dann umgerechnet werden. Grundsätzlich empfiehlt es sich, auch diese Einzelwerte auf dem Prüfprotokoll zu dokumentieren.

In ◘ Abb. 4.2 wurde das Prüfergebnis mitsamt den gemessenen Werten in das Formular „Prüfprotokoll für Ausgangsstoffe und Defekturarzneimittel" eingetragen.

Die Freigabe der Prüfergebnisse erfolgt durch den verantwortlichen Apotheker, der die Prüfung durchgeführt oder beaufsichtigt hat.

5 Densitometrie, Aräometer (nach Ph. Eur. 2.2.5)

Einsatzbereich

Risikoklasse:

- Niedriges Risiko (Gesamtrisikoscore < 30)

Darreichungsformen:

- Lösungen, Emulsionen, Säfte, Augentropfen

5.1 Prüfanweisung

5.1.1 Konkretisierung der Prüfmethode

Bei Verweis auf die Prüfmethode **Densi_Aräo** sind folgende Angaben auf der Prüfanweisung zu ergänzen:

- Aräometer-Typ (Auswahl unter Berücksichtigung der Oberflächenspannung, Messspanne, Skaleneinteilung, Skalenlänge und Fehlergrenze)
- Konkrete Soll- und Grenzwerte (die in der Ph. Eur. vorgesehenen Grenzwerte liegen für Reinstoffe üblicherweise im Bereich von ± 0,002, bei Vielstoffgemischen im Bereich von bis zu ± 0,010).

5.1.2 Anpassung der Prüfmethode

Die Prüfmethode **Densi_Aräo** beschreibt die einfache Bestimmung der Dichte entsprechend Ph. Eur.-Monographie 2.2.5 bei 20 °C.

Soll die Prüfung abgewandelt oder ergänzt werden, so ist dies auf der Prüfanweisung festzuhalten. In Frage kommt z. B.

- Abweichende Messtemperatur

Densitometrie, Aräometer (nach Ph. Eur. 2.2.5)

Kurzname: **Densi_Aräo**

Probenahme

Probenanzahl

Bei 1–14 Packungen:	1 Probe
Bei 15–39 Packungen:	2 Proben
Bei 40–76 Packungen:	3 Proben
Bei 77–100 Packungen:	4 Proben

Probenahme

Bulkware: Stichproben von unterschiedlichen, statistisch verteilten Stellen nehmen.

Einzelgebinde: Stichproben aus verschiedenen, zufällig gewählten Einzelgebinden nehmen. Jede Stichprobe muss dem Gebinde zuordenbar bleiben, dem sie entnommen wurde.

Es dürfen keine Verunreinigungen in die Zubereitung gelangen. Entnahme nur mit frisch gereinigten Geräten. Überschüssiges Probenmaterial verwerfen. Nach Entnahme alle Gebinde sachgerecht verschließen.

Schon während der Probenahme auf einheitliches Erscheinungsbild achten (Geruch, Farbe und Homogenität). Evtl. festgestellte Unregelmäßigkeiten protokollieren.

Durchführung

- Zu prüfende Flüssigkeit in einen durchsichtigen Standzylinder geeigneter Größe einfüllen und auf die Bezugstemperatur des Aräometers (in der Regel 20 °C) temperieren
- Unmittelbar vor der Messung mit einem Glasstab gut durchrühren
- Gereinigtes Aräometer vorsichtig in die Flüssigkeit sinken lassen, dabei nur oberhalb der Skala anfassen und darauf achten, dass das Aräometer nicht mehr als 5 mm oberhalb der Ablesestelle benetzt wird, da der Messwert sonst durch anhaftende Flüssigkeit verfälscht würde
- Durch leichtes Drehen wird sichergestellt, dass das Aräometer allseitig vollständig benetzt ist und evtl. anhaftende Luftblasen entfernt werden
- In Gleichgewichtslage schwimmt das Aräometer frei ohne Berührung des Standzylinders bei gleichmäßig ausgebildetem Meniskus
- Relative Dichte an der Skalierung bei durchsichtigen Flüssigkeiten „von unten" bzw. bei undurchsichtigen Flüssigkeiten „von oben" ablesen

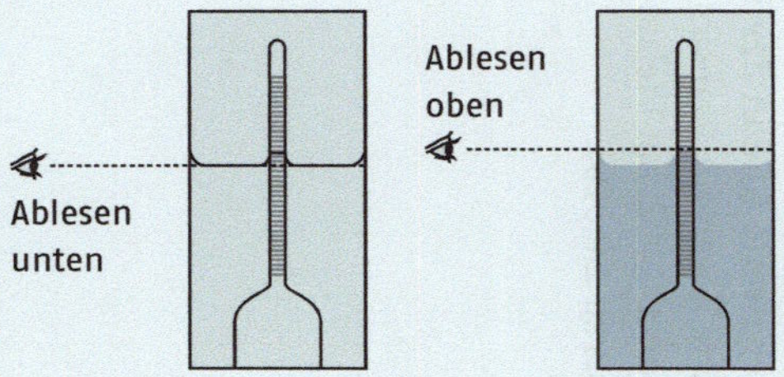

- Unmittelbar nach dem Ablesen wird die Temperatur der Flüssigkeit überprüft, diese muss der Bezugstemperatur des Aräometers entsprechen
- Sofern nichts anderes angegeben ist, wird die relative Dichte d_{20}^{20} verwendet; die absolute Dichte ρ_{20} und die relative Dichte d_{20}^{20} können ineinander umgerechnet werden:
  $\rho_{20} = 0{,}998203 \cdot d_{20}^{20}$ $\quad d_{20}^{20} = 1{,}00180 \cdot \rho_{20}$

Dokumentation auf Prüfprotokoll

Messwerte

- Messtemperatur [°C]
- Relative Dichte d_{20}^{20} [–], auf 3 Dezimalstellen nach dem Komma

Ergebnis

Relative Dichte, auf 3 Dezimalstellen nach dem Komma. Falls mehrere Bestimmungen durchgeführt werden, der arithmetische Mittelwert hieraus.

Mustertext

Art der Prüfung/Prüfmethode/Eigenschaft: Densi_Aräo/d_{20}^{20}

Grenzwerte: d_{20}^{20} = 1,260–1,264

Ergebnis: d_{20}^{20} = 1,263

6 Densitometrie, Pyknometer (nach Ph. Eur. 2.2.5)

Einsatzbereich

Risikoklasse:

- Niedriges Risiko (Gesamtrisikoscore < 30)

Darreichungsformen:

- Lösungen, Emulsionen, Säfte, Augentropfen
- Mit Einschränkungen auch Suspensionen und Schüttelmixturen

6.1 Prüfanweisung

6.1.1 Konkretisierung der Prüfmethode

Bei Verweis auf die Prüfmethode **Densi_Pykno** sind folgende Angaben auf der Prüfanweisung zu ergänzen:

- Pyknometer-Typ (nach Bingham, Gay-Lussac, Hubbard, Jaulmes, Lipkin, Reischauer oder Sprengel) und -volumen
- Konkrete Soll- und Grenzwerte (die in der Ph. Eur. vorgesehenen Grenzwerte liegen für Reinstoffe üblicherweise im Bereich von ± 0,002, bei Vielstoffgemischen im Bereich von bis zu ± 0,010).

6.1.2 Anpassung der Prüfmethode

Die Prüfmethode **Densi_Pykno** beschreibt die einfache Bestimmung der Dichte entsprechend Ph. Eur.-Monographie 2.2.5 bei 20 °C.

Soll die Prüfung abgewandelt oder ergänzt werden, so ist dies auf der Prüfanweisung festzuhalten. In Frage kommt z. B.

- Abweichende Messtemperatur

Densitometrie, Pyknometer (nach Ph. Eur. 2.2.5)

Kurzname: **Densi_Pykno**

Probenahme

Probenanzahl

Bei 1–14 Packungen: 1 Probe
Bei 15–39 Packungen: 2 Proben
Bei 40–76 Packungen: 3 Proben
Bei 77–100 Packungen: 4 Proben

Probenahme

Bulkware: Stichproben von unterschiedlichen, statistisch verteilten Stellen nehmen.

Einzelgebinde: Stichproben aus verschiedenen, zufällig gewählten Einzelgebinden nehmen. Jede Stichprobe muss dem Gebinde zuordenbar bleiben, dem sie entnommen wurde.

Disperse Systeme sind vor der Probenahme ggf. zu redispergieren.

Es dürfen keine Verunreinigungen in die Zubereitung gelangen. Entnahme nur mit frisch gereinigten Geräten. Überschüssiges Probenmaterial verwerfen. Nach Entnahme alle Gebinde sachgerecht verschließen.

Schon während der Probenahme auf einheitliches Erscheinungsbild achten (Geruch, Farbe und Homogenität). Evtl. festgestellte Unregelmäßigkeiten protokollieren.

Durchführung

- Pyknometer und Probe auf 20 °C temperieren
- Gewicht des leeren, trockenen Pyknometers bestimmen
- Bei Prüfung einer Suspension ggf. sedimentierte Feststoffe redispergieren
- Pyknometer blasenfrei mit Probe befüllen; Schliffhülse soll zu etwa einem Drittel gefüllt sein
- Falls nicht bereits im Vorfeld temperiert wurde, Pyknometer mit Probe ggf. im Wasserbad/Thermostat auf 20 °C temperieren
- Pyknometer vorsichtig mit Stopfen/Thermometer verschließen (ggf. Markierung beachten!), dabei austretende Flüssigkeit sorgfältig mit Zellstoff abwischen (bei Pyknometern mit Kapillare darf dabei keine Flüssigkeit aus der Kapillare gesaugt werden)
- Bei Pyknometer mit skalierter Ausdehnungskapillare Volumen an der Skalierung ablesen
- Gewicht des gefüllten Pyknometers bestimmen (bei Bedarf zuvor außen abtrocknen)
- Relative Dichte berechnen und auf dem Prüfprotokoll dokumentieren:

$$d_{20}^{20} = \frac{m_{20,\text{befülltes Pyknometer}} - m_{20,\text{leeres Pyknometer}}}{\rho_{20}(H_2O) \cdot V_{\text{Pyknometer}}} = \frac{m_{20,\text{befülltes Pyknometer}} - m_{20,\text{leeres Pyknometer}}}{0{,}998203\ g/ml \cdot V_{\text{Pyknometer}}}$$

I ρ_{20} bei 20 °C bestimmte absolute Dichte der Flüssigkeit I d_{20}^{20} bei 20 °C bestimmte relative Dichte der Flüssigkeit I m_{20} bei 20 °C bestimmte Masse des befüllten bzw. leeren Pyknometers I $\rho_{20}(H_2O)$ absolute Dichte von Wasser bei 20 °C (=0,998203 g/ml) I $V_{Pyknometer}$ Volumen des Pyknometers

- Sofern nichts anderes angegeben ist, wird die relative Dichte d_{20}^{20} verwendet; die absolute Dichte ρ_{20} und die relative Dichte d_{20}^{20} können ineinander umgerechnet werden:
  $\rho_{20} = 0{,}998203 \cdot d_{20}^{20}$ $d_{20}^{20} = 1{,}00180 \cdot \rho_{20}$

Dokumentation auf Prüfprotokoll

Messwerte

- Messtemperatur [°C]
- Gewicht leeres Pyknometer [g]
- Gewicht gefülltes Pyknometer [g]
- Relative Dichte d_{20}^{20} [–], auf 3 Dezimalstellen nach dem Komma

Ergebnis

Relative Dichte, auf 3 Dezimalstellen nach dem Komma. Falls mehrere Bestimmungen durchgeführt werden, der arithmetische Mittelwert hieraus.

Mustertext

Art der Prüfung/Prüfmethode/Eigenschaft: Densi_Pykno/ d_{20}^{20}

Grenzwerte: d_{20}^{20} = 1,260–1,264

Ergebnis: d_{20}^{20} = 1,263

7 Dünnschichtchromatographie, qualitativ (nach Ph. Eur. 2.2.27)

Einsatzbereich

Risikoklasse:

- Alle Risikoklassen (ggf. ergänzend zu anderen Prüfungen)

Darreichungsformen:

- Puder, Pulver, Granulate, Kapseln, Suppositorien, Ovula, Tee(mischungen)
- Lösungen, Suspensionen (auch Schüttelmixturen), Emulsionen, Säfte, Augentropfen
- Cremes, Gele, Pasten, (Suspensions-)Salben

7.1 Prüfanweisung

7.1.1 Konkretisierung der Prüfmethode

Bei Verweis auf die Prüfmethode **DC_qual** sind folgende Angaben auf der Prüfanweisung zu ergänzen:

- Entwicklungskammer (Normalkammer, Doppeltrogkammer, Simultan-Trennkammer etc.)
- Dünnschichtplatte (Format, Güte, Sorptionsschicht)
- Zusammensetzung des Fließmittels
- Kammersättigung (ja/nein)
- Untersuchungslösung: Substanzmenge [mg oder ml], Art und Menge der/des Lösungsmittel/s [ml]
- Referenzlösung/en: Substanzmenge [mg oder ml], Art und Menge der/des Lösungsmittel/s [ml]
- Auftragvolumen [µl] und Auftragform, ggf. Dauer der Nachaktivierung [min]
- Laufstrecke [cm], Laufzeit [min]
- Detektion: Tageslicht, UV-Licht bei $\lambda = 254$ nm und/oder $\lambda = 365$ nm, ggf. Reagenz zur chemischen Derivatisierung
- Soll-/Grenzwerte: R_F-Wert, Verhalten bei Detektion

7.1.2 Anpassung der Prüfmethode

Die Prüfmethode **DC_qual** beschreibt eine einfache Dünnschichtchromatographie entsprechend Ph. Eur.-Monographie 2.2.27 mit vertikaler Plattenentwicklung.

Soll die Prüfung abgewandelt oder ergänzt werden, so ist dies auf der Prüfanweisung festzuhalten. In Frage kommen z. B.

- Gleichzeitige Prüfung mehrerer Komponenten
- Zweidimensionale Chromatographie
- Horizontalentwicklung

Dünnschichtchromatographie, qualitativ (nach Ph. Eur. 2.2.27)

Kurzname: **DC_qual**

Probenahme

Probenanzahl
1 Probe

Probenahme
Stichprobe zufällig wählen und entnehmen. Disperse Systeme sind vor Probenahme ggf. zu redispergieren.

Es dürfen keine Verunreinigungen in die Zubereitung gelangen. Entnahme nur mit frisch gereinigten Geräten. Überschüssiges Probenmaterial verwerfen. Nach Entnahme alle Gebinde sachgerecht verschließen.

Schon während der Probenahme auf einheitliches Erscheinungsbild achten (Geruch, Farbe und Homogenität). Evtl. festgestellte Unregelmäßigkeiten protokollieren.

Durchführung

- Chromatographiekammer mit Fließmittel befüllen (bei Chromatographie in gesättigter Kammeratmosphäre zuvor mit Filterpapier auskleiden und eine Stunde bei 20–25 °C mit geschlossenem Deckel sättigen lassen)
- DC-Platte vorbereiten durch Markierung der Auftragspunkte
- Untersuchungslösung herstellen durch Lösen der Probe/n in dem in der Prüfanweisung festgelegten Lösungsmittel
- Referenzlösung herstellen durch Lösen der Referenzsubstanz im gleichen Lösungsmittel
- Untersuchungslösung und Referenzlösung/en auf DC-Platte auftragen und ggf. nachaktivieren
- Präparierte DC-Platte so in Chromatographiekammer stellen, dass die Auftragspunkte über dem Fließmittelniveau liegen
- Deckel schließen und Chromatogramm bei 20–25 °C laufen lassen
- DC-Platte herausnehmen sobald das Fließmittel die vorgeschriebene Laufstrecke zurückgelegt hat; Fließmittelfront markieren
- DC-Platte trocknen lassen
- Flecken detektieren, ggf. mit Hilfe von UV-Licht und/oder Sprühreagenzien
- Hauptfleck/e der Untersuchungslösung mit Fleck/en der Referenzlösung (Farbe, Größe) vergleichen
- R_F-Wert für Untersuchungslösung und Referenzlösung/en berechnen und auf dem Prüfprotokoll dokumentieren:

$$R_F = \frac{\textit{Entfernung der Substanz vom Start}}{\textit{Entfernung der Fließmittelfront vom Start}}$$

- Ggf. Kopie/Fotografie des Chromatogramms anfertigen und dem Prüfprotokoll beifügen

Dokumentation auf Prüfprotokoll

Messwerte
- Defektionsverhalten (Farbe, UV, Fluoreszenz, Sprühregenzien etc.), Größe und R_F-Wert der Untersuchungslösung
- Defektionsverhalten (Farbe, UV, Fluoreszenz, Sprühregenzien etc.), Größe und R_F-Wert der Referenzlösung/en

Ergebnis
Visueller Vergleich der Hauptflecke im Chromatogramm der Untersuchungslösung mit den entsprechenden Flecken im Chromatogramm der Referenzlösung hinsichtlich Lage und Form.

Mustertext
Art der Prüfung/Prüfmethode/Eigenschaft: DC_qual/Gentamicinsulfat/R_F-Wert; Verhalten bei Tageslicht und λ = 254 nach Besprühen mit 10%iger ethanolischer H_2SO_4
Sollwert: schwarz-bräunliche Zone bei R_F = 0,71–0,76
Ergebnis: schwarz-bräunliche Zone bei R_F = 0,73;
Lage, Form und Detektionsverhalten des Hauptflecks entsprechen der Referenzlösung

8 Dünnschichtchromatographie, halbquantitativ (nach Ph. Eur. 2.2.27)

Einsatzbereich

Risikoklasse:

- Mittleres Risiko (Gesamtrisikoscore 30–100)

Darreichungsformen:

- Puder, Pulver, Granulate, Kapseln, Suppositorien, Ovula, Tee(mischungen)
- Lösungen, Suspensionen (auch Schüttelmixturen), Emulsionen, Säfte, Augentropfen
- Cremes, Gele, Pasten, (Suspensions-)Salben

8.1 Prüfanweisung

8.1.1 Konkretisierung der Prüfmethode

Bei Verweis auf die Prüfmethode **DC_quan** sind folgende Angaben auf der Prüfanweisung zu ergänzen:

- Entwicklungskammer (Normalkammer, Doppeltrogkammer, Simultan-Trennkammer etc.)
- Dünnschichtplatte (Format, Güte, Sorptionsschicht)
- Zusammensetzung des Fließmittels
- Kammersättigung (ja/nein)
- Untersuchungslösung: Substanzmenge [mg oder ml], Art und Menge der/des Lösungsmittel/s [ml]
- Referenzlösung/en: Substanzmenge [mg oder ml], Art und Menge der/des Lösungsmittel/s [ml], Konzentration [%] bezogen auf Sollgehalt (in der Regel 80 %, 100 % und 120 %)
- Auftragvolumen [µl] und Auftragform, ggf. Dauer der Nachaktivierung [min]
- Laufstrecke [cm], Laufzeit [min]
- Detektion: Tageslicht, UV-Licht bei $\lambda = 254$ nm und/oder $\lambda = 365$ nm, ggf. Reagenz zur chemischen Derivatisierung
- Soll-/Grenzwerte: R_F-Wert, Verhalten bei Detektion

8.1.2 Anpassung der Prüfmethode

Die Prüfmethode **DC_quan** beschreibt eine einfache Dünnschichtchromatographie entsprechend Ph. Eur.-Monographie 2.2.27 mit vertikaler Plattenentwicklung.

Soll die Prüfung abgewandelt oder ergänzt werden, so ist dies auf der Prüfanweisung festzuhalten. In Frage kommen z. B.

- Gleichzeitige Prüfung mehrerer Komponenten
- Zweidimensionale Chromatographie
- Horizontalentwicklung

Dünnschichtchromatographie, halbquantitativ (nach Ph. Eur. 2.2.27)

Kurzname: **DC_quan**

Probenahme

Probenanzahl

Bei 1–14 Packungen: 1 Probe
Bei 15–39 Packungen: 2 Proben
Bei 40–76 Packungen: 3 Proben
Bei 77–100 Packungen: 4 Proben

Probenahme

Bulkware: Stichproben von unterschiedlichen, statistisch verteilten Stellen nehmen.

Einzelgebinde: Stichproben aus verschiedenen, zufällig gewählten Einzelgebinden nehmen. Jede Stichprobe muss dem Gebinde zuordenbar bleiben, dem sie entnommen wurde.

Disperse Systeme sind vor der Probenahme ggf. zu redispergieren.

Es dürfen keine Verunreinigungen in die Zubereitung gelangen. Entnahme nur mit frisch gereinigten Geräten. Überschüssiges Probenmaterial verwerfen. Nach Entnahme alle Gebinde sachgerecht verschließen.

Schon während der Probenahme auf einheitliches Erscheinungsbild achten (Geruch, Farbe und Homogenität). Evtl. festgestellte Unregelmäßigkeiten protokollieren.

Durchführung

- Chromatographiekammer mit Fließmittel befüllen (bei Chromatographie in gesättigter Kammeratmosphäre zuvor mit Filterpapier auskleiden und eine Stunde bei 20–25 °C mit geschlossenem Deckel sättigen lassen)
- DC-Platte vorbereiten durch Markierung der Auftragspunkte
- Untersuchungslösung herstellen durch Lösen der Probe/n in dem in der Prüfanweisung festgelegten Lösungsmittel; Konzentrationen bzw. Mengen dokumentieren
- Referenzlösungen in verschiedenen prozentualen Konzentrationen (bezogen auf den Sollwert) herstellen durch Lösen der Referenzsubstanz im gleichen Lösungsmittel; Konzentration bzw. Mengen dokumentieren
- Untersuchungslösung und Referenzlösung/en auf DC-Platte auftragen ggf. nachaktivieren; jeweiliges Auftragvolumen dokumentieren
- Präparierte DC-Platte so in die Chromatographiekammer stellen, dass die Auftragspunkte über dem Fließmittelniveau liegen
- Deckel schließen und Chromatogramm bei 20–25 °C entwickeln
- DC-Platte herausnehmen sobald Fließmittel die vorgeschriebene Laufstrecke zurückgelegt hat; Fließmittelfront markieren
- DC-Platte trocknen lassen
- Flecken detektieren, ggf. mit Hilfe von UV-Licht und/oder Sprühreagenzien
- Denjenigen Fleck der Referenzlösung bestimmen, der dem Hauptfleck der Untersuchungslösung am nächsten kommt (Form, Größe, Intensität)
- R_F-Wert für Untersuchungslösung und Referenzlösung/en berechnen und auf dem Prüfprotokoll dokumentieren:

$$R_F = \frac{\textit{Entfernung der Substanz vom Start}}{\textit{Entfernung der Fließmittelfront vom Start}}$$

- Ggf. Kopie/Fotografie des Chromatogramms anfertigen und dem Prüfprotokoll beifügen

Dokumentation auf Prüfprotokoll

Messwerte

- Alle verwendeten Substanz- [mg oder ml] und Lösungsmittelmengen [ml]
- Konzentrationen [%] der verwendeten Referenzlösungen bezogen auf den Sollwert
- Defektionsverhalten (Farbe, UV, Fluoreszenz, Sprühregenzien etc.), Größe und R_F-Wert der Untersuchungslösung
- Defektionsverhalten (Farbe, UV, Fluoreszenz, Sprühregenzien etc.), Größe und R_F-Wert der Referenzlösung/en

Ergebnis

Visueller Vergleich der Hauptflecke im Chromatogramm der Untersuchungslösung mit den entsprechenden Flecken im Chromatogramm der Referenzlösungen hinsichtlich Lage, Form, Größe und Intensität.
Bestimmung des Referenzflecks, dessen Größe und Intensität dem Fleck der Untersuchungslösung am nächsten kommt.

Mustertext

Art der Prüfung/Prüfmethode/Eigenschaft: DC_quan/Gentamicinsulfat/R_F-Wert; Verhalten bei Tageslicht und λ = 254 nach Besprühen mit 10%iger ethanolischer H_2SO_4; Größe und Intensität der Hauptflecke
Sollwert: schwarz-bräunliche Zone bei R_F = 0,71–0,76; Form, Größe und Intensität entsprechen der 100-%-Referenz
Ergebnis: schwarz-bräunliche Zone bei R_F = 0,73; Lage, Form und Defektionsverhalten des Hauptflecks entsprechen der Referenzlösung; Größe und Intensität entsprechen der 100-%-Referenz

9 Erweichungszeit lipophiler Suppositorien (nach Ph. Eur. 2.9.22)

Einsatzbereich

Risikoklasse:

- Niedriges Risiko (Gesamtrisikoscore < 30)

Darreichungsformen:

- Suppositorien, Ovula, Rektalkapseln, Vaginalkapseln

9.1 Prüfanweisung

9.1.1 Konkretisierung der Prüfmethode

Bei Verweis auf die Prüfmethode **Erweich_Supp** sind folgende Angaben auf der Prüfanweisung zu ergänzen:

- Zu verwendende Apparatur:
  - Prüfapparatur A nach Ph. Eur.-Monographie 2.9.22
  - Prüfapparatur B mit Glasstab oder Stahleinsatz nach Ph. Eur.-Monographie 2.9.22
- Konkreter Grenzwert: maximale Erweichungszeit (z. B. maximal 30 Minuten, in Analogie zu den Vorgaben bei der Bestimmung der Zerfallszeit lipophiler Suppositorien gemäß Ph. Eur. 2.9.2)

9.1.2 Anpassung der Prüfmethode

Die Prüfmethode **Erweich_Supp** beschreibt die Bestimmung der Erweichungszeit lipophiler Suppositorien entsprechend Ph. Eur.-Monographie 2.9.22 bei 36,5 ± 0,5 °C.

Soll die Prüfung abgewandelt oder ergänzt werden, so ist dies auf der Prüfanweisung festzuhalten.

Erweichungszeit lipophiler Suppositorien (nach Ph. Eur. 2.9.22)

Kurzname: **Erweich_Supp**

Probenahme

Probenanzahl

Bei 1–14 Packungen: 1 Probe
Bei 15–39 Packungen: 2 Proben
Bei 40–76 Packungen: 3 Proben
Bei 77–100 Packungen: 4 Proben

Probenahme

Bulkware: Stichproben von unterschiedlichen, statistisch verteilten Stellen nehmen.

Einzelgebinde: Stichproben aus verschiedenen, zufällig gewählten Einzelgebinden nehmen. Jede Stichprobe muss dem Gebinde zuordenbar bleiben, dem sie entnommen wurde.

Es dürfen keine Verunreinigungen in die Zubereitung gelangen. Entnahme nur mit frisch gereinigten Geräten. Überschüssiges Probenmaterial verwerfen. Nach Entnahme alle Gebinde sachgerecht verschließen.

Schon während der Probenahme auf einheitliches Erscheinungsbild achten (Geruch, Farbe und Homogenität). Evtl. festgestellte Unregelmäßigkeiten protokollieren.

Durchführung

Messung in Prüfapparatur A

- Suppositorium auf Raumtemperatur bringen
- Glasrohr mit 10 ml Wasser so im Wasserbad befestigen, dass es senkrecht mind. 7 cm in das Wasserbad eintaucht, ohne dessen Boden zu berühren
- Wasser auf 36,5 ± 0,5 °C temperieren
- Suppositorium mit der Spitze nach unten in das Glasrohr einführen, danach Stab mit frei gleitendem Kunststoffaufsatz einführen bis die Metallnadel die flache Seite des Suppositoriums berührt
- Aufsatz auf das Rohr setzen, Zeitmessung starten
- Zeitdauer messen, bis der Stab auf den Boden des Glasrohrs sinkt und der Markierungsring die Oberkante des Kunststoffaufsatzes erreicht

Messung in Prüfapparatur B

- Inneres Rohr mit 5 ml Wasser von 36,5 ± 0,5 °C füllen
- Suppositorium mit der Spitze nach unten einführen, darüber den Einsatz (Glasstab oder Stahleinsatz) einführen und Zeitmessung starten
- Zeitdauer messen, bis der Wulst des Glasstabs oder das untere Ende des Stahleinsatzes die Verengung des inneren Glasrohrs erreicht

Dokumentation auf Prüfprotokoll

Messwerte

- Erweichungszeit [min]

Ergebnis

Erweichungszeit (falls mehrere Bestimmungen durchgeführt wurden, der arithmetische Mittelwert hieraus)

Mustertext

Art der Prüfung/Prüfmethode/Eigenschaft: Erweich_Supp/Erweichungszeit (arithmetischer Mittelwert aller Messungen)
Grenzwert: max. 30 min
Ergebnis: 23 min

10 Extensometrie

Einsatzbereich

Risikoklasse:

- Niedriges Risiko (Gesamtrisikoscore < 30)

Darreichungsformen:

- Cremes, Gele, Pasten, (Suspensions-)Salben

10.1 Prüfanweisung

10.1.1 Konkretisierung der Prüfmethode

Bei Verweis auf die Prüfmethode **Extenso** sind folgende Angaben auf der Prüfanweisung zu ergänzen:

- Extensometer-Typ
- Tiefe der Dosierkammer [mm]
- Grundbelastung: Gewicht der Messplatte [g], Wartezeit [min]
- ggf. 1. Zusatzbelastung: Gesamtbelastung [g], Wartezeit [min]
- ggf. 2. Zusatzbelastung: Gesamtbelastung [g], Wartezeit [min]
- Konkrete Soll- und Grenzwerte für jede vorgesehene Belastungsstufe

10.1.2 Anpassung der Prüfmethode

Die Prüfmethode **Extenso** beschreibt die einfache Bestimmung der Spreitbarkeit bei 20° ± 1 °C.

Soll die Prüfung abgewandelt oder ergänzt werden, so ist dies auf der Prüfanweisung festzuhalten. In Frage kommen z. B.

- Abweichende Messtemperatur
- Vorbehandlung der Probe, z. B. im Dreiwalzenstuhl

Extensometrie

Kurzname: **Extenso**

Probenahme

Probenanzahl
Bei 1–76 Packungen: 3 Proben
Bei 77–100 Packungen: 4 Proben

Probenahme
Bulkware: Stichproben von unterschiedlichen, statistisch verteilten Stellen nehmen.

Einzelgebinde: Stichproben aus verschiedenen, zufällig gewählten Einzelgebinden nehmen. Jede Stichprobe muss dem Gebinde zuordenbar bleiben, dem sie entnommen wurde.

Es dürfen keine Verunreinigungen in die Zubereitung gelangen. Entnahme nur mit frisch gereinigten Geräten. Überschüssiges Probenmaterial verwerfen. Nach Entnahme alle Gebinde sachgerecht verschließen.

Schon während der Probenahme auf einheitliches Erscheinungsbild achten (Geruch, Farbe und Homogenität). Evtl. festgestellte Unregelmäßigkeiten protokollieren.

Durchführung

- Stempel des Extensometers gemäß der festgelegten Tiefe der Dosierkammer auswählen
- Falls nichts anderes festgelegt ist, erfolgt die Messung bei 20° ± 1 °C
- Dosierkammer luftblasenfrei und plan mit der Zubereitung befüllen, überschüssiges Probenmaterial mit Kartenblatt entfernen und verwerfen
- Dosierplatte mit Hilfe der Führungsstifte parallel auf die Basisplatte setzen, dabei wird der Stempel der Dosierkammer nach oben gedrückt. Die definierte Probe liegt jetzt auf der planen Unterfläche
- Grundbelastung auflegen: skalierte Messplatte mit Hilfe der Führungsstifte parallel zur Dosierplatte auf die Probe legen
- Festgelegte Wartezeit abwarten
- Radien der ausgespreiteten Fläche anhand des kreuzförmigen Millimeter-Maßstabs in 4 Richtungen ablesen und den Mittelwert $\bar{r}$ in Millimetern berechnen
- Ggf. Spreitung bei Zusatzbelastung messen durch vorsichtiges Auflegen von weiteren Gewichten, Abwarten der festgelegten Wartezeit/en und erneutes Ablesen der erreichten Radien in 4 Richtungen
- Messung an weiteren Stichproben wiederholen
- Spreitbarkeit jeder Stichprobe bei allen gemessenen Belastungen berechnen

  $$Spreitbarkeit = \bar{r}^2 \cdot \pi$$

- Für jede Belastung den arithmetischen Mittelwert aus der Spreitbarkeit aller Stichproben bestimmen

Dokumentation auf Prüfprotokoll

Messwerte
- Alle abgelesenen Einzelradien [mm]
- Mittelwert der 4 gemessenen Radien [mm] jeder Stichprobe bei jeder Belastung
- Spreitbarkeit [mm^2]

Ergebnis
Spreitbarkeit (arithmetischer Mittelwert aller Messungen); die jeweilige Gesamtbelastung wird in Klammern hinter dem Wert angegeben.

Mustertext
Art der Prüfung/Prüfmethode/Eigenschaft: Extenso/Spreitbarkeit
Sollwert: Spreitbarkeit = 1 130 mm^2 (50 g)
Ergebnis: Spreitbarkeit = 1 075 mm^2 (50 g)

11 Fließverhalten, Ausflusstrichter (nach Ph. Eur. 2.9.16)

Einsatzbereich

Risikoklasse:

- Niedriges Risiko (Gesamtrisikoscore < 30)

Darreichungsformen:

- Puder, Pulver, Granulate, Tee(mischungen)

11.1 Prüfanweisung

11.1.1 Konkretisierung der Prüfmethode

Bei Verweis auf die Prüfmethode **Fließ_Trich** sind folgende Angaben auf der Prüfanweisung zu ergänzen:

- Trichter-/Düsengeometrie (Trichterwinkel, Durchmesser der oberen Trichteröffnung und der Auslauföffnung, Länge des Auflaufrohrs)
- Trichter-/Düsenmaterial
- Probenmenge [g] (gewählter Prüftrichter sollte zu mindestens zwei Dritteln gefüllt sein)
- Konkrete Soll- und Grenzwerte: Fließfähigkeit $t_{100\,\mathrm{g}}$ [Sekunden und Zehntelsekunden]

11.1.2 Anpassung der Prüfmethode

Die Prüfmethode **Fließ_Trich** beschreibt die einfache Bestimmung des Fließverhaltens entsprechend Ph. Eur.-Monographie 2.9.16.

Soll die Prüfung abgewandelt oder ergänzt werden, so ist dies auf der Prüfanweisung festzuhalten.

Fließverhalten, Ausflusstrichter (nach Ph. Eur. 2.9.16)

Kurzname: **Fließ_Trich**

Probenahme

Probenanzahl
3 Proben

Probenahme
Bulkware: Stichproben von 3 unterschiedlichen, statistisch verteilten Stellen nehmen.

Einzelgebinde: Stichproben aus verschiedenen, zufällig gewählten Einzelgebinden nehmen. Jede Stichprobe muss dem Gebinde zuordenbar bleiben, dem sie entnommen wurde.

Es dürfen keine Verunreinigungen in die Zubereitung gelangen. Entnahme nur mit frisch gereinigten Geräten. Überschüssiges Probenmaterial verwerfen. Nach Entnahme alle Gebinde sachgerecht verschließen.

Schon während der Probenahme auf einheitliches Erscheinungsbild achten (Geruch, Farbe und Homogenität). Evtl. festgestellte Unregelmäßigkeiten protokollieren.

Durchführung

- Untere Öffnung des trockenen Trichters verschließen
- Probenmenge mit 0,5-%-Genauigkeit einwiegen und in den Trichter überführen ohne die Probe zu verdichten (ggf. auch Direkteinwaage in den verschlossenen Trichter). Der Trichter sollte zu mind. zwei Dritteln gefüllt sein.
- Untere Trichteröffnung öffnen und Zeit auf Sekunden und Zehntelsekunden messen, in der die gesamte Probe aus dem Trichter fließt
- Messung an 2 weiteren Stichproben wiederholen
- Fließfähigkeit aller 3 Stichproben bezogen auf 100 g berechnen:

$$t_{100g} = \frac{t_{Probe}}{m_{Probe}} \cdot 100g$$

| $t_{100\,g}$ Zeit, in der 100 g Probe aus dem Trichter fließen | t_{Probe} Zeit, in der die gesamte Probe aus dem Trichter fließt | m_{Probe} Masse der untersuchten Probe

- Arithmetischen Mittelwert aus allen 3 Stichproben bilden

Dokumentation auf Prüfprotokoll

Messwerte
- Probenmenge [g]
- Fließzeit $t_{100\,g}$ jeder Stichprobe [s], auf eine Dezimalstelle nach dem Komma

Ergebnis
Fließfähigkeit, auf eine Dezimalstelle nach dem Komma
- Kein Einzelmesswert weicht > 10 % vom Mittelwert der Messungen ab: Als Ergebnis wird der Mittelwert aus 3 Messungen angegeben
- Mind. ein Einzelmesswert weicht > 10 % vom Mittelwert der Messungen ab: Als Ergebnis wird der niedrigste und höchste Messwert angegeben

Mustertext
Art der Prüfung/Prüfmethode/Eigenschaft: Fließ_Trich/$t_{100\,g}$ (Mittelwert aus 3 Messungen)
Sollwert: $t_{100\,g}$ = 9,8 s
Ergebnis: $t_{100\,g}$ = 9,6 s

12 Fließverhalten, Schüttwinkel (modifiziert nach Ph. Eur. 2.9.36)

Einsatzbereich

Risikoklasse:

- Niedriges Risiko (Gesamtrisikoscore < 30)

Darreichungsformen:

- Puder, Pulver, Granulate, Tee(mischungen)

12.1 Prüfanweisung

12.1.1 Konkretisierung der Prüfmethode

Bei Verweis auf die Prüfmethode **Fließ_Wink** sind folgende Angaben auf der Prüfanweisung zu ergänzen:

- Trichter-/Düsengeometrie (Trichterwinkel, Durchmesser der oberen Trichteröffnung und der Auslauföffnung, Länge des Auflaufrohrs)
- Trichter-/Düsenmaterial
- Spezifizierung der Grundfläche (unbegrenzt oder Abmessung: Ø [mm]; Randhöhe [mm])
- Abstand zwischen Trichter und Grundfläche [cm] (Abstand zwischen Trichter und Spitze des sich bildenden Schüttgutkegels sollte bei Ende der Prüfung etwa 2 bis 4 cm betragen)
- Probenmenge [g]
- Konkrete Soll- und/oder Grenzwerte: Schüttwinkel α [°]

12.1.2 Anpassung der Prüfmethode

Die Prüfmethode **Fließ_Wink** beschreibt die einfache Bestimmung des Fließverhaltens, modifiziert nach Ph. Eur.-Monographie 2.9.36.

Soll die Prüfung abgewandelt oder ergänzt werden, so ist dies auf der Prüfanweisung festzuhalten. In Frage kommt z. B.

- Schüttwinkel nach Abfließen

Fließverhalten, Schüttwinkel (modifiziert nach Ph. Eur. 2.9.36)

Kurzname: **Fließ_Wink**

Probenahme

Probenanzahl
3 Proben

Probenahme
Bulkware: Stichproben von 3 unterschiedlichen, statistisch verteilten Stellen nehmen.

Einzelgebinde: Stichproben aus verschiedenen, zufällig gewählten Einzelgebinden nehmen. Jede Stichprobe muss dem Gebinde zuordenbar bleiben, dem sie entnommen wurde.

Es dürfen keine Verunreinigungen in die Zubereitung gelangen. Entnahme nur mit frisch gereinigten Geräten. Überschüssiges Probenmaterial verwerfen. Nach Entnahme alle Gebinde sachgerecht verschließen.

Schon während der Probenahme auf einheitliches Erscheinungsbild achten (Geruch, Farbe und Homogenität). Evtl. festgestellte Unregelmäßigkeiten protokollieren.

Durchführung

- Untere Öffnung des trockenen Trichters verschließen
- Probenmenge einwiegen und in den Trichter überführen ohne die Probe zu verdichten (ggf. auch Direkteinwaage in den verschlossenen Trichter)
- Untere Trichteröffnung öffnen und Inhalt auf die Grundfläche (großflächig, ohne Begrenzung; kreisförmig begrenzt, mit/ohne Rand) fließen lassen
- Höhe und Durchmesser des symmetrischen Schüttgutkegels millimetergenau messen
- Messung an 2 weiteren Stichproben wiederholen
- Schüttwinkel aller 3 Stichproben berechnen:

$$\tan\alpha = \frac{h_K}{0{,}5 \cdot d_K}$$

I α Schüttwinkel (Böschungswinkel) I h_K Höhe des Schüttgutkegels I d_K Durchmesser der Grundfläche des Schüttgutkegels

- Arithmetischen Mittelwert aus allen 3 Stichproben bilden

Dokumentation auf Prüfprotokoll

Messwerte
- Verwendete Probenmenge [g]
- Gemessene Höhe und Durchmesser des Schüttgutkegels jeder Stichprobe [mm]
- Berechneter Schüttwinkel jeder Stichprobe [°]

Ergebnis
Schüttwinkel (arithmetischer Mittelwert aus 3 Messungen)

Mustertext
Art der Prüfung/Prüfmethode/Eigenschaft: Fließ_Wink/Schüttwinkel α
Grenzwerte: α = 25,0°–30,0°
Ergebnis: α = 28,7°

13 Gehaltsbestimmung

Einsatzbereich

Risikoklasse:

- Hohes Risiko (Gesamtrisikoscore > 100)

Darreichungsformen:

- Puder, Pulver, Granulate, Kapseln, Suppositorien, Ovula, Tee(mischungen)
- Lösungen, Suspensionen (auch Schüttelmixturen), Emulsionen, Säfte, Augentropfen
- Cremes, Gele, Pasten, (Suspensions-)Salben

13.1 Prüfanweisung

13.1.1 Konkretisierung der Prüfmethode

Bei Verweis auf die Prüfmethode **Gehalt** sind folgende Angaben auf der Prüfanweisung zu ergänzen:

- Zugrunde liegende Monographie/Prüfvorschrift
- Konzentration [%] und Menge [ml] der Probenlösung
- Geräteauswahl entsprechend der gewählten Prüfmethode
- Konkreter Sollwert: 100,0 %
- Konkrete Grenzwerte: Mindestgehalt [%] und Maximalgehalt [%] (in der Regel 95,0 % und 105,0 %)

13.1.2 Anpassung der Prüfmethode

Die Prüfmethode **Gehalt** beschreibt in Verbindung mit der zugrunde liegenden Monographie/Prüfvorschrift die Bestimmung des Gehalts eines Wirkstoffes.

Soll die Prüfung abgewandelt oder ergänzt werden, so ist dies auf der Prüfanweisung festzuhalten.

Gehaltsbestimmung

Kurzname: **Gehalt**

Probenahme

Probenanzahl
Bei 1–14 Packungen: 1 Probe
Bei 15–39 Packungen: 2 Proben
Bei 40–76 Packungen: 3 Proben
Bei 77–100 Packungen: 4 Proben

Probenahme
Bulkware: Stichproben von unterschiedlichen, statistisch verteilten Stellen nehmen.

Einzelgebinde: Stichproben aus verschiedenen, zufällig gewählten Einzelgebinden nehmen. Jede Stichprobe muss dem Gebinde zuordenbar bleiben, dem sie entnommen wurde.

Disperse Systeme sind vor der Probenahme ggf. zu redispergieren.

Es dürfen keine Verunreinigungen in die Zubereitung gelangen. Entnahme nur mit frisch gereinigten Geräten. Überschüssiges Probenmaterial verwerfen. Nach Entnahme alle Gebinde sachgerecht verschließen.

Schon während der Probenahme auf einheitliches Erscheinungsbild achten (Geruch, Farbe und Homogenität). Evtl. festgestellte Unregelmäßigkeiten protokollieren.

Durchführung

- Die Durchführung der Gehaltsbestimmung richtet sich nach den Vorgaben der für den Arzneistoff zum Prüfungszeitpunkt jeweils gültigen Arzneibuchmonographie oder Prüfvorschrift
- Die in der Probe ermittelte Wirkstoffmenge wird zu der sich aus der Herstellungsanweisung ergebenden Sollmenge ins Verhältnis gesetzt und als Gehalt in Prozent vom Sollwert angeben.

Dokumentation auf Prüfprotokoll

Messwerte
- Alle gemessenen und berechneten Substanzmengen [mg] und -gehalte [%]

Ergebnis
Gehalt vom sich aus der Herstellungsanweisung ergebenden Sollwert [%]

Mustertext
Art der Prüfung/Prüfmethode/Eigenschaft: Gehalt/Wasserfreie Titration von Codein nach Ph. Eur./Gehalt [%]
Soll-/Grenzwerte: 100,0 % ± 5,0 %
Ergebnis: 99,3 %

14 Gehaltsbestimmung, Chloridionen gravimetrisch

Einsatzbereich

Risikoklasse:

- Hohes Risiko (Gesamtrisikoscore > 100)

Darreichungsformen:

- Puder, Pulver, Granulate, Kapseln, Suppositorien, Ovula, Tee(mischungen)
- Lösungen, Suspensionen (auch Schüttelmixturen), Emulsionen, Säfte, Augentropfen
- Cremes, Gele, Pasten, (Suspensions-)Salben

14.1 Prüfanweisung

14.1.1 Konkretisierung der Prüfmethode

Bei Verweis auf die Prüfmethode **Gehalt_Chlorid** sind folgende Angaben auf der Prüfanweisung zu ergänzen:

- Konzentration [%] und Menge [ml] der Probenlösung
- Tiegel-Typ (Glasfiltertiegel 1D4 oder Porzellanfiltertiegel A1)
- Konkreter Sollwert: 100,0 %
- Konkrete Grenzwerte: Mindestgehalt [%] und Maximalgehalt [%] (in der Regel 95,0 % und 105,0 %)

14.1.2 Anpassung der Prüfmethode

Die Prüfmethode **Gehalt_Chlorid** beschreibt die Bestimmung des Chloridgehalts einer Probelösung.

Soll die Prüfung abgewandelt oder ergänzt werden, so ist dies auf der Prüfanweisung festzuhalten.

Gehaltsbestimmung, Chloridionen gravimetrisch

Kurzname: **Gehalt_Chlorid**

Probenahme

Probenanzahl

Bei 1–14 Packungen:	1 Probe
Bei 15–39 Packungen:	2 Proben
Bei 40–76 Packungen:	3 Proben
Bei 77–100 Packungen:	4 Proben

Probenahme

Bulkware: Stichproben von unterschiedlichen, statistisch verteilten Stellen nehmen.

Einzelgebinde: Stichproben aus verschiedenen, zufällig gewählten Einzelgebinden nehmen. Jede Stichprobe muss dem Gebinde zuordenbar bleiben, dem sie entnommen wurde.

Disperse Systeme sind vor der Probenahme ggf. zu redispergieren.

Es dürfen keine Verunreinigungen in die Zubereitung gelangen. Entnahme nur mit frisch gereinigten Geräten. Überschüssiges Probenmaterial verwerfen. Nach Entnahme alle Gebinde sachgerecht verschließen.

Schon während der Probenahme auf einheitliches Erscheinungsbild achten (Geruch, Farbe und Homogenität). Evtl. festgestellte Unregelmäßigkeiten protokollieren.

Durchführung

- Arbeitsbereich der Methode: 0,5–2,0 mmol Chlorid (17,7–70,9 mg Chlorid)
- Herstellung der Probenlösung, inklusive der Elimination etwaiger Störeinflüsse durch mitgefällte Ionen wie etwa Br^-, I^-, CN^-, SCN^-, Zn^{2+}
- Entsprechend dem Arbeitsbereich 10, 20 oder 25 ml neutrale Probelösung in ein Becherglas geben, 1 ml HNO_3 zusetzen und mit H_2O auf 175 ml verdünnen (pH = 2–3)
- 10 Tropfen Methylorange-Lösung zugeben
- Unter ständigem Rühren langsam 25 ml $AgNO_3$-Lösung aus einer Bürette eintropfen
- Entstandenen Niederschlag absetzen lassen und Vollständigkeit der Fällung durch erneutes Eintropfen von $AgNO_3$-Lösung in die überstehende Lösung prüfen
- Becherglas mit Uhrglas bedecken und gefällte Probe unter ständigem Rühren bis nahe an den Siedepunkt erhitzen
- So lange bei der Temperatur belassen bis sich der Niederschlag zusammenballt
- Probe von der Heizplatte nehmen und im Dunkeln abkühlen lassen
- Probe mit 25 ml Waschflüssigkeit (1 ml HNO_3 in 200 ml H_2O) in den Tiegel überführen und 4- bis 5-mal mit 20 ml Waschflüssigkeit und mit 10 ml kaltem Wasser waschen, bis das Filtrat Ag^+-frei ist.
- Filtertiegel im Trockenschrank langsam auf 120–130 °C erhitzen und Niederschlag bis zur Gewichtskonstanz trocknen
- Tiegel im Exsikkator abkühlen lassen, Masse des Niederschlags *m*(AgCl) auswiegen und Chloridmenge *m*(Cl^-) berechnen

$$m(Cl^-) = 0{,}24737 \cdot m(AgCl)$$

- Chloridgehalt in Prozent vom Sollwert berechnen

$$Gehalt\,[\%] = \frac{m_{ermittelt}(Cl^-)}{m_{Soll}(Cl^-)}$$

- Reinigung der Filtertiegel durch heiße 5-molare Ammoniak-Lösung und nachfolgendes Sauberspülen mit heißem Wasser

Dokumentation auf Prüfprotokoll

Messwerte

- Niederschlagsmenge *m*(AgCl) [mg]
- Berechnete Chloridmenge *m*(Cl^-) [mg]

Ergebnis

Gehalt vom sich aus der Herstellungsanweisung ergebenden Sollwert [%]

Mustertext

Art der Prüfung/Prüfmethode/Eigenschaft: Gehalt_Chlorid/Gehalt [%]

Soll-/Grenzwerte: 100,0 % ± 5,0 %

Ergebnis: 99,3 %

15 Gehaltsbestimmung, Sulfationen gravimetrisch

Einsatzbereich

Risikoklasse:

- Hohes Risiko (Gesamtrisikoscore > 100)

Darreichungsformen:

- Puder, Pulver, Granulate, Kapseln, Suppositorien, Ovula, Tee(mischungen)
- Lösungen, Suspensionen (auch Schüttelmixturen), Emulsionen, Säfte, Augentropfen
- Cremes, Gele, Pasten, (Suspensions-)Salben

15.1 Prüfanweisung

15.1.1 Konkretisierung der Prüfmethode

Bei Verweis auf die Prüfmethode **Gehalt_Sulfat** sind folgende Angaben auf der Prüfanweisung zu ergänzen:

- Konzentration [%] und Menge [ml] der Probenlösung
- Konkreter Sollwert: 100,0 %
- Konkrete Grenzwerte: Mindestgehalt [%] und Maximalgehalt [%] (in der Regel 95,0 % und 105,0 %)

15.1.2 Anpassung der Prüfmethode

Die Prüfmethode **Gehalt_Sulfat** beschreibt die Bestimmung des Sulfatgehalts einer Probelösung.

Soll die Prüfung abgewandelt oder ergänzt werden, so ist dies auf der Prüfanweisung festzuhalten.

Gehaltsbestimmung, Sulfationen gravimetrisch

Kurzname: **Gehalt_Sulfat**

Probenahme

Probenanzahl

Bei 1–14 Packungen: 1 Probe
Bei 15–39 Packungen: 2 Proben
Bei 40–76 Packungen: 3 Proben
Bei 77–100 Packungen: 4 Proben

Probenahme

Bulkware: Stichproben von unterschiedlichen, statistisch verteilten Stellen nehmen.

Einzelgebinde: Stichproben aus verschiedenen, zufällig gewählten Einzelgebinden nehmen. Jede Stichprobe muss dem Gebinde zuordenbar bleiben, dem sie entnommen wurde.

Disperse Systeme sind vor der Probenahme ggf. zu redispergieren.

Es dürfen keine Verunreinigungen in die Zubereitung gelangen. Entnahme nur mit frisch gereinigten Geräten. Überschüssiges Probenmaterial verwerfen. Nach Entnahme alle Gebinde sachgerecht verschließen.

Schon während der Probenahme auf einheitliches Erscheinungsbild achten (Geruch, Farbe und Homogenität). Evtl. festgestellte Unregelmäßigkeiten protokollieren.

Durchführung

- Arbeitsbereich der Methode: 0,3–1,5 mmol Sulfat (28,8–144,2 mg Sulfat)
- Herstellung der Probenlösung, inklusive der Elimination etwaiger Störeinflüsse durch mitgefällte Ionen wie etwa Cl^-, NO_3^-, ClO_3^-, PO_4^{3-}, CrO_4^{2-}, MnO_4^-, Fe^{3+}, Cr^{3+}, Ca^{2+}
- Entsprechend dem Arbeitsbereich 20 oder 25 ml Probelösung in ein Becherglas geben, 2–5 ml 2-molare Salzsäure zusetzen und mit H_2O auf 200 ml verdünnen
- Bei Bedarf pH-Wert mit 2-molarer Salzsäure oder 2-molarer Ammoniak-Lösung auf 2,0–2,5 einstellen
- Becherglas mit Uhrglas bedecken und unter ständigem Rühren zum Sieden erhitzen
- Unter ständigem Rühren langsam aus einer Bürette heiße $BaCl_2$-Lösung (4,9 g $BaCl_2 \cdot H_2O$ zu 100 ml in H_2O gelöst) zutropfen
- Niederschlag immer wieder sedimentieren lassen und Vollständigkeit der Fällung durch Zugabe eines Tropfens $BaCl_2$-Lösung in die überstehende Lösung prüfen
- Lösung 2–3 Stunden im bedeckten Becherglas bei 70–80 °C stehen lassen (nicht kochen!) und erneut Vollständigkeit der Fällung durch Zugabe eines Tropfens $BaCl_2$-Lösung prüfen
- Probe vollständig in Porzellanfiltertiegel A1 überführen und filtrieren, dann mit je 5 ml heißem Wasser so lange waschen, bis die durchgelaufene Waschflüssigkeit Chlorid-frei ist
- Filtertiegel bei 600 °C bis zur Gewichtskonstanz glühen (ca. 65 Min.)
- Tiegel im Exsikkator abkühlen lassen, Masse des Niederschlags $m(BaSO_4)$ auswiegen und Sulfatmenge $m(SO_4^{2-})$ berechnen

  $$m(SO_4^{2-}) = 0{,}41158 \cdot m(BaSO_4)$$

- Sulfatgehalt in Prozent vom Sollwert berechnen

  $$Gehalt[\%] = \frac{m_{ermittelt}(SO_4^{2-})}{m_{Soll}(SO_4^{2-})}$$

- Reinigung der Filtertiegel durch warme konzentrierte H_2SO_4 oder durch Kochen mit konzentrierter Na_2CO_3-Lösung

Dokumentation auf Prüfprotokoll

Messwerte

- Niederschlagsmenge $m(BaSO_4)$ [mg]
- Berechnete Sulfatmenge $m(SO_4^{2-})$ [mg]

Ergebnis

Gehalt vom sich aus der Herstellungsanweisung ergebenden Sollwert [%]

Mustertext

Art der Prüfung/Prüfmethode/Eigenschaft: Gehalt_Sulfat/Gehalt [%]
Soll-/Grenzwerte: 100,0 % ± 5,0 %
Ergebnis: 99,6 %

16 Gleichförmigkeit der Masse (nach Ph. Eur. 2.9.5)

Einsatzbereich

Risikoklasse:

- Niedriges Risiko (Gesamtrisikoscore < 30)

Darreichungsformen:

- Kapseln, nicht überzogene Granulate und Pulver (in Einzeldosisbehältnissen)
- Suppositorien und Vaginalzäpfchen

16.1 Prüfanweisung

16.1.1 Anpassung der Prüfmethode

Die Prüfmethode **Gleich_Masse** beschreibt die Bestimmung der Gleichförmigkeit der Masse entsprechend Ph. Eur.-Monographie 2.9.5.

Soll die Prüfung abgewandelt oder ergänzt werden, so ist dies auf der Prüfanweisung festzuhalten.

Gleichförmigkeit der Masse (nach Ph. Eur. 2.9.5)

Kurzname: **Gleich_Masse**

Probenahme

Probenanzahl
20 Einzeldosen

Probenahme
Die Stichproben werden nach dem Zufallsprinzip entnommen.

Es dürfen keine Verunreinigungen in die Charge oder an die Prüfmuster gelangen. Probenahme nur mit frisch gereinigten Geräten.

Sofern für die nachfolgende Wägung der Inhalt aus einem Einzeldosisbehältnis zu entnehmen ist, hat dies unter den Bedingungen der üblichen Anwendung der Darreichungsform zu erfolgen.

Schon während der Probenahme auf einheitliches Erscheinungsbild achten (Geruch, Farbe, Homogenität, äußerliche Unversehrtheit). Evtl. festgestellte Unregelmäßigkeiten protokollieren.

Durchführung

- Bestimmung der Einzelmassen
  - Zubereitungen in Einzeldosisbehältnissen: Inhalt jedes Behältnisses einzeln wiegen
  - Hartgelatinekapseln: jede Kapsel mit Inhalt wiegen, Kapsel öffnen und entleeren, leere Kapselhülle wiegen und die Masse des Inhalts als Differenz beider Wägungen errechnen
  - Weichgelatinekapseln: jede Kapsel mit Inhalt wiegen, Kapsel öffnen und entleeren, leere Kapselhülle mit Lösungsmittel waschen, vollständig trocknen lassen bis kein Lösungsmittelgeruch mehr wahrnehmbar ist, leere Kapselhülle wiegen und Masse des Inhalts als Differenz beider Wägungen errechnen
  - Suppositorien/Vaginalzäpfchen: jede entnommene Einheit einzeln wiegen
- Durchschnittsmasse $\overline{W}$ aller 20 Einzelmassen w_i berechnen

$$\overline{W} = \frac{1}{20} \cdot \sum_{i=1}^{20} w_i$$

- Ausgehend von der Durchschnittsmasse die absoluten Grenzwerte des engeren Akzeptanzbereichs berechnen

$$w_{i,min}^{eng} = \overline{W} - p \cdot \overline{W} \qquad w_{i,max}^{eng} = \overline{W} + p \cdot \overline{W}$$

- Absolute Grenzwerte des erweiterten Akzeptanzbereichs berechnen

$$w_{i,min}^{weit} = \overline{W} - 2p \cdot \overline{W} \qquad w_{i,max}^{weit} = \overline{W} + 2p \cdot \overline{W}$$

I p zulässige prozentuale Abweichung

Arzneiform	$\overline{W}$ [mg]	p [%]
Kapseln, nicht überzogene Granulate und Pulver (in Einzeldosisbehältnissen)	< 300	10
	≥ 300	7,5
Suppositorien und Vaginalzäpfchen	Ohne Unterscheidung der Massen	5

Dokumentation auf Prüfprotokoll

Messwerte
- Einzelmassen w_i aller n Stichproben [mg]
- Durchschnittsmasse $\overline{W}$ [mg]
- Absoluter unterer und oberer Grenzwert des engeren Akzeptanzbereichs: $w_{i,min}^{eng}$ und $w_{i,max}^{eng}$ [mg]
- Absoluter unterer und oberer Grenzwert des erweiterten Akzeptanzbereichs: $w_{i,min}^{weit}$ und $w_{i,max}^{weit}$ [mg]

Ergebnis
Anzahl der Stichproben n_p mit einer Masse außerhalb des engeren Akzeptanzbereichs ($\overline{W} \pm p \cdot \overline{W}$)
Anzahl der Stichproben n_{2p} mit einer Masse außerhalb des erweiterten Akzeptanzbereichs ($\overline{W} \pm 2p \cdot \overline{W}$)

Mustertext
Art der Prüfung/Prüfmethode/Eigenschaft: Gleich_Masse/n_p und n_{2p}
Grenzwerte: $n_p \leq 2$, $n_{2p} = 0$
Ergebnis: $n_p = 1$, $n_{2p} = 0$

17 Gleichförmigkeit der Masse der abgegebenen Dosen aus Mehrdosenbehältnissen (nach Ph. Eur. 2.9.27)

Einsatzbereich

Risikoklasse:

- Niedriges Risiko (Gesamtrisikoscore < 30)

Darreichungsformen:

- Laut Ph. Eur. für orale Darreichungsformen (Granulate, Pulver und flüssige Zubereitungen zum Einnehmen), die in Mehrdosenbehältnissen mit einer vom Hersteller mitgelieferten Dosiervorrichtung in Verkehr gebracht werden, aber prinzipiell auch auf nicht oral applizierte Darreichungsformen übertragbar

17.1 Prüfanweisung

17.1.1 Konkretisierung der Prüfmethode

Bei Verweis auf die Prüfmethode **Gleich_ MDO** sind folgende Angaben auf der Prüfanweisung zu ergänzen:

- Zulässige Abweichung des engeren Akzeptanzbereichs (gemäß Ph. Eur.: $\bar{W} \pm 10\,\%$)
- Zulässige Abweichung des erweiterten Akzeptanzbereichs (gemäß Ph. Eur.: $\bar{W} \pm 20\,\%$)
- Grenzwerte: maximale Anzahl der Stichproben, die außerhalb des engeren Akzeptanzbereichs ($n_{10\,\%}$) bzw. außerhalb des erweiterten Akzeptanzbereichs ($n_{20\,\%}$) liegen dürfen (gemäß Ph. Eur. $n_{10\,\%} \leq 2$, bzw. $n_{20\,\%} = 0$).

17.1.2 Anpassung der Prüfmethode

Die Prüfmethode **Gleich_ MDO** beschreibt die Bestimmung der Gleichförmigkeit der Masse der abgegebenen Dosen aus Mehrdosenbehältnissen entsprechend Ph. Eur.-Monographie 2.9.27.

Soll die Prüfung abgewandelt oder ergänzt werden, so ist dies auf der Prüfanweisung festzuhalten.

Gleichförmigkeit der Masse der abgegebenen Dosen aus Mehrdosenbehältnissen (nach Ph. Eur. 2.9.27) Kurzname: Gleich_MD0

Probenahme

Probenanzahl
20 Proben

Probenahme
Die 20 Stichproben werden nach dem Zufallsprinzip entnommen, nach Möglichkeit aus verschiedenen Mehrdosenbehältnissen.

Es dürfen keine Verunreinigungen in die Charge oder an die Prüfmuster gelangen. Probenahme nur mit frisch gereinigten Geräten. Überschüssiges Probenmaterial verwerfen.

Die Entnahme der Einzeldosen aus einem Mehrdosenbehältnis hat unter den Bedingungen der üblichen Anwendung der Darreichungsform zu erfolgen.

Schon während der Probenahme auf einheitliches Erscheinungsbild achten (Geruch, Farbe, Homogenität). Evtl. festgestellte Unregelmäßigkeiten protokollieren.

Mehrdosenbehältnisse, deren Inhalt nach Probenahme nicht mehr die erforderliche Sollmenge aufweist, aus dem Verkehr ziehen.

Durchführung

- Einzeldosen mithilfe der mitgelieferten Dosiervorrichtung entnehmen und einzeln wiegen (ggf. durch Differenzwägung des Mehrdosenbehältnisses vor und nach Entnahme der Einzeldosis)
- Dabei sicherstellen, dass die Wahrscheinlichkeit in die Stichprobe zu kommen für jede entnehmbare Dosis gleich ist, also für die erste genauso hoch wie für die letzte
- Durchschnittsmasse $\overline{W}$ aller 20 Einzelmassen w_i berechnen

$$\overline{W} = \frac{1}{20} \cdot \sum_{i=1}^{20} w_i$$

- Ausgehend von der Durchschnittsmasse die absoluten Grenzwerte des engeren Akzeptanzbereichs berechnen

$$w_{i,min}^{10\%} = \overline{W} - 0{,}1 \cdot \overline{W} \qquad w_{i,max}^{10\%} = \overline{W} + 0{,}1 \cdot \overline{W}$$

- Absolute Grenzwerte des erweiterten Akzeptanzbereichs berechnen

$$w_{i,min}^{20\%} = \overline{W} - 0{,}2 \cdot \overline{W} \qquad w_{i,max}^{20\%} = \overline{W} + 0{,}2 \cdot \overline{W}$$

Dokumentation auf Prüfprotokoll

Messwerte
- Einzelmassen w_i aller n Stichproben [mg]
- Durchschnittsmasse $\overline{W}$ [mg]
- Absoluter unterer und oberer Grenzwert des engeren Akzeptanzbereichs: $w_{i,min}^{10\%}$ und $w_{i,max}^{10\%}$ [mg]
- Absoluter unterer und oberer Grenzwert des erweiterten Akzeptanzbereichs: $w_{i,min}^{20\%}$ und $w_{i,max}^{20\%}$ [mg]

Ergebnis
Anzahl der Stichproben $n_{10\%}$ mit einer Masse außerhalb des engeren Akzeptanzbereichs ($\overline{W}$ ± 10%)
Anzahl der Stichproben $n_{20\%}$ mit einer Masse außerhalb des erweiterten Akzeptanzbereichs ($\overline{W}$ ± 20%)

Mustertext
Art der Prüfung/Prüfmethode/Eigenschaft: Gleich_MD0/$n_{10\%}$ und $n_{20\%}$
Grenzwerte: $n_{10\%} \leq 2$, $n_{20\%} = 0$
Ergebnis: $n_{10\%} = 1$, $n_{20\%} = 0$

18 Gleichförmigkeit des Gehalts (nach Ph. Eur. 2.9.6)

Einsatzbereich

Risikoklasse:

- Hohes Risiko (Gesamtrisikoscore > 100)

Darreichungsformen:

- Kapseln, nicht zur Herstellung von Parenteralia bestimmte Pulver, Granulate
- Suppositorien und Vaginalzäpfchen

18.1 Prüfanweisung

18.1.1 Konkretisierung der Prüfmethode

Bei Verweis auf die Prüfmethode **Gleich_Gehalt** sind folgende Angaben auf der Prüfanweisung zu ergänzen:

- Grenzwerte des engeren Akzeptanzbereichs (gemäß Ph. Eur.: $\overline{X} \pm 15\,\%$)
- Grenzwerte des erweiterten Akzeptanzbereichs (gemäß Ph. Eur.: $\overline{X} \pm 25\,\%$)
- Grenzwerte: maximale Anzahl aller n Stichproben, die außerhalb des engeren Akzeptanzbereichs ($n_{15\,\%}$) und außerhalb des erweiterten Akzeptanzbereichs ($n_{25\,\%}$) liegen dürfen (gemäß Ph. Eur. $n_{15\,\%} \leq 0{,}1 \cdot n$, $n_{25\,\%} = 0$)

18.1.2 Anpassung der Prüfmethode

Die Prüfmethode **Gleich_Gehalt** beschreibt die Bestimmung der Gleichförmigkeit des Gehalts entsprechend Ph. Eur.-Monographie 2.9.6.

Soll die Prüfung abgewandelt oder ergänzt werden, so ist dies auf der Prüfanweisung festzuhalten.

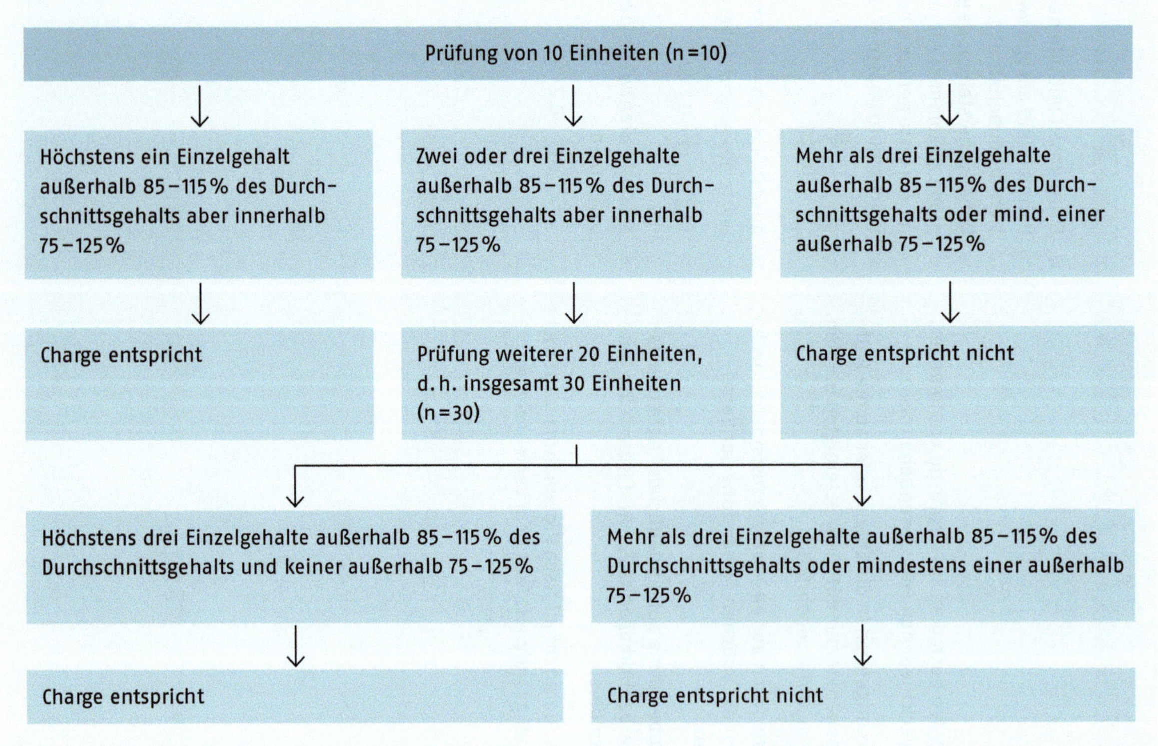

Gleichförmigkeit des Gehalts (nach Ph. Eur. 2.9.6)

Kurzname: **Gleich_Gehalt**

Probenahme

Probenanzahl
10 Einzeldosen, bei Überschreitung der Akzeptanzkriterien ggf. 20 weitere Einzeldosen (n = 10 bzw. 20)

Probenahme
Die Stichproben werden nach dem Zufallsprinzip entnommen.

Es dürfen keine Verunreinigungen in die Charge oder an die Prüfmuster gelangen. Probenahme nur mit frisch gereinigten Geräten.

Sofern für die nachfolgende Wägung der Inhalt aus einem Einzeldosisbehältnis zu entnehmen ist, hat dies unter den Bedingungen der üblichen Anwendung der Darreichungsform zu erfolgen.

Schon während der Probenahme auf einheitliches Erscheinungsbild achten (Geruch, Farbe, Homogenität, äußerliche Unversehrtheit). Evtl. festgestellte Unregelmäßigkeiten protokollieren.

Durchführung

- Die Durchführung der Gehaltsbestimmung richtet sich nach den Vorgaben der für den Arzneistoff zum Prüfungszeitpunkt jeweils gültigen Arzneibuchmonographie oder Prüfvorschrift
- Wirkstoffgehalt für jede der 10 Proben bestimmen
- Durchschnittsgehalt $\overline{X}$ aller 10 Einzelgehalte x_i berechnen

$$\overline{X} = \frac{1}{10} \cdot \sum_{i=1}^{10} x_i$$

- Ausgehend vom Durchschnittsgehalt die absoluten Grenzwerte des engeren Akzeptanzbereichs berechnen

$$x_{i,min}^{15\%} = \overline{X} - 0{,}15 \cdot \overline{X} \qquad x_{i,max}^{15\%} = \overline{X} + 0{,}15 \cdot \overline{X}$$

- Absolute Grenzwerte des erweiterten Akzeptanzbereichs berechnen

$$x_{i,min}^{25\%} = \overline{X} - 0{,}25 \cdot \overline{X} \qquad x_{i,max}^{25\%} = \overline{X} + 0{,}25 \cdot \overline{X}$$

- Liegen 2 oder 3 Einzelgehalte außerhalb der Grenzen des engeren Akzeptanzbereichs, aber innerhalb der Grenzen des erweiterten Akzeptanzbereichs, so wird der Wirkstoffgehalt von weiteren 20 Einheiten bestimmt
- In diesem Fall Durchschnittsgehalt auf Basis der größeren Stichprobenzahl neu berechnen

$$\overline{X} = \frac{1}{30} \cdot \sum_{i=1}^{30} x_i$$

- Ausgehend vom neuen Durchschnittsgehalt die absoluten Grenzwerte des engeren und weiteren Akzeptanzbereichs neu berechnen

Dokumentation auf Prüfprotokoll

Messwerte
- Einzelgehalte x_i aller n Stichproben [%]
- Durchschnittsgehalt $\overline{X}$ aus 10 bzw. 30 Proben [%]
- Absoluter unterer und oberer Grenzwert des engeren Akzeptanzbereichs: $x_{i,min}^{15\%}$ und $x_{i,max}^{15\%}$ [%]
- Absoluter unterer und oberer Grenzwert des erweiterten Akzeptanzbereichs: $w_{i,min}^{25\%}$ und $w_{i,max}^{25\%}$ [%]

Ergebnis
Anzahl der Stichproben $n_{15\%}$ mit einem Gehalt außerhalb des engeren Akzeptanzbereichs
Anzahl der Stichproben $n_{25\%}$ mit einem Gehalt außerhalb des erweiterten Akzeptanzbereichs

Mustertext
Art der Prüfung/Prüfmethode/Eigenschaft:
Gleich_Gehalt/$n_{15\%}$ und $n_{25\%}$
Grenzwerte: $n_{15\%} \leq 0{,}1 \cdot n$, $n_{25\%} = 0$
Ergebnis: $n_{15\%} = 0$, $n_{25\%} = 0$

19 Gleichförmigkeit einzeldosierter Arzneiformen/Masse (nach Ph. Eur. 2.9.40)

Einsatzbereich

Risikoklasse:

- Hohes Risiko (Gesamtrisikoscore > 100)

Darreichungsformen:

- Hartkapseln mit Dosis ≥ 25 mg und Wirkstoffanteil ≥ 25 %
- Mit Lösungen gefüllte Weichkapseln mit Dosis ≥ 25 mg und Wirkstoffanteil ≥ 25 %
- Feste Zubereitungen mit einem Bestandteil oder feste Zubereitungen aus im Endbehältnis gefriergetrockneten Lösungen (jeweils in Einzeldosisbehältnissen)
- Lösungen (in Einzeldosisbehältnissen)

19.1 Prüfanweisung

19.1.1 Konkretisierung der Prüfmethode

Bei Verweis auf die Prüfmethode **Gleich_EDO_Masse** sind folgende Angaben auf der Prüfanweisung zu ergänzen:

- Grenzwerte: zulässiger Akzeptanzwert AV (gemäß Ph. Eur.: AV ≤ 15,0)
- Grenzwerte bei $AV_{10} > 15{,}0$ und $AV_{30} \leq 15{,}0$: maximale Anzahl der Stichproben $n_{25\,\%}$, deren Einzelgehalt vom Referenzwert *M* um mehr als 25 % abweicht (gemäß Ph. Eur.: $n_{25\,\%} = 0$)

19.1.2 Anpassung der Prüfmethode

Die Prüfmethode **Gleich_EDO_Masse** beschreibt die Bestimmung der Gleichförmigkeit einzeldosierter Arzneiformen mittels Gleichförmigkeit der Masse entsprechend Ph. Eur.-Monographie 2.9.40.

Soll die Prüfung abgewandelt oder ergänzt werden, so ist dies auf der Prüfanweisung festzuhalten.

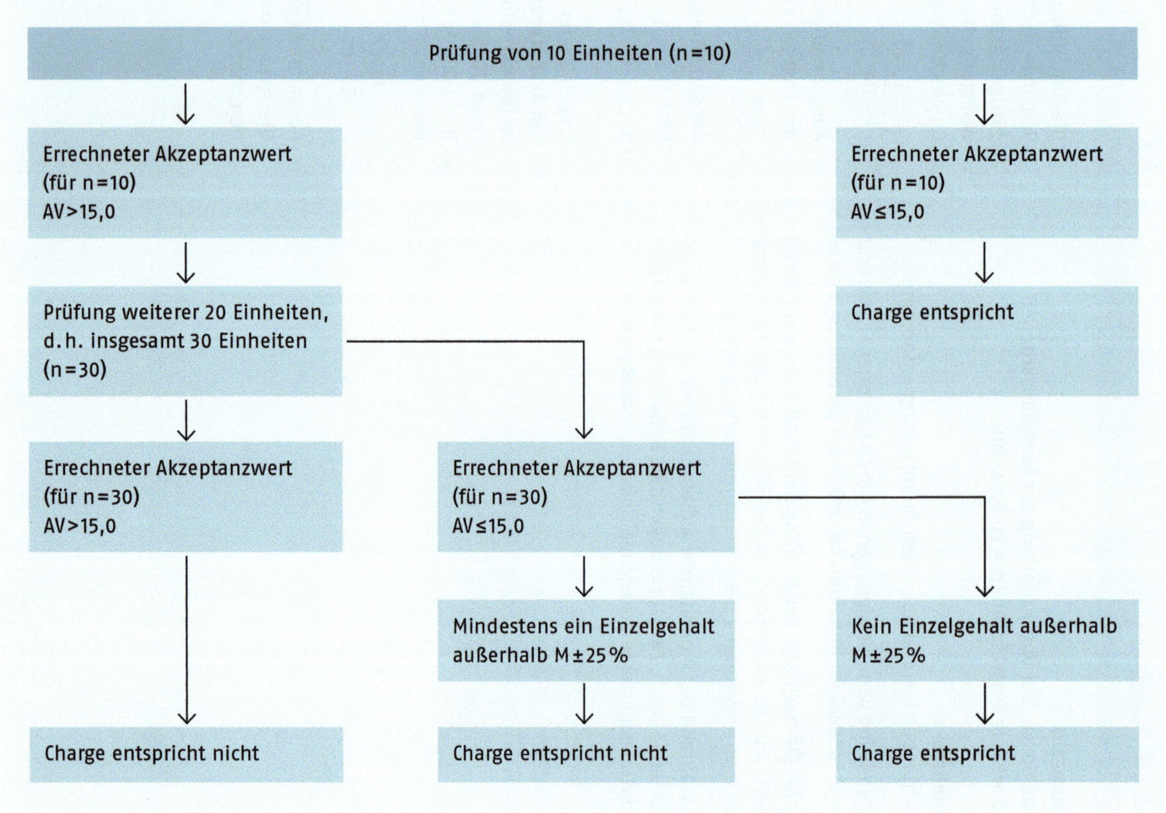

Gleichförmigkeit einzeldosierter Arzneiformen/Masse (nach Ph. Eur. 2.9.40)

Kurzname: **Gleich_EDO_Masse**

Probenahme

Probenanzahl
Repräsentatives Muster zur Gehaltsbestimmung
10 Einzeldosen zur Massebestimmung, bei Überschreitung des Akzeptanzwertes 20 weitere Einzeldosen zur Massebestimmung

Probenahme
Die Stichproben werden nach dem Zufallsprinzip entnommen.

Es dürfen keine Verunreinigungen in die Charge oder an die Prüfmuster gelangen. Probenahme nur mit frisch gereinigten Geräten.

Sofern für die nachfolgende Prüfung bzw. Wägung der Inhalt aus einem Einzeldosisbehältnis zu entnehmen ist, hat dies unter den Bedingungen der üblichen Anwendung der Darreichungsform zu erfolgen.

Schon während der Probenahme auf einheitliches Erscheinungsbild achten (Geruch, Farbe, Homogenität, äußerliche Unversehrtheit). Evtl. festgestellte Unregelmäßigkeiten protokollieren.

Durchführung

- Die Durchführung der Gehaltsbestimmung richtet sich nach den Vorgaben der für den Arzneistoff zum Prüfungszeitpunkt jeweils gültigen Arzneibuchmonographie oder Prüfvorschrift
- Wirkstoffgehalt *A* in [%] vom Sollgehalt an einem repräsentativen Muster bestimmen
- 10 Einzeldosen einzeln genau wiegen (bei Hartgelatinekapseln jede Kapsel erst mit Inhalt wiegen, dann Kapsel öffnen und entleeren, leere Kapselhülle wiegen und die Masse des Inhalts als Differenz beider Wägungen errechnen)
- Aus dem gemessenen Wirkstoffgehalt *A* [%] und den 10 Einzelmassen/-volumina w_i die Wirkstoffgehalte x_i jeder einzeldosierten Arzneiform sowie deren Mittelwert $\overline{X}$ berechnen:

$$x_i = w_i \cdot \frac{A}{\overline{W}} \qquad \overline{X} = \frac{1}{10} \cdot \sum_{i=1}^{10} x_i$$

- Akzeptanzwert *AV* (Acceptance Value) mithilfe des Referenzwertes *M* berechnen:

$$AV_{10} = \left|M - \overline{X}\right| + 2{,}4 \cdot s$$

Für den Referenzwert *M* gilt:		Für die Standardabweichung *s* gilt:
$98{,}5\,\% \le \overline{X} \le 101{,}5\,\%$	$M = \overline{X}$	$s = \left[\frac{1}{9} \cdot \sum_{i=1}^{10} (x_i - \overline{X})^2\right]^{1/2}$
$\overline{X} < 98{,}5\,\%$	$M = 98{,}5\,\%$	
$\overline{X} > 101{,}5\,\%$	$M = 101{,}5\,\%$	

- Bei $AV_{10} > 15{,}0$ die Einzelmassen von 20 weiteren Proben wiegen und die Einzelgehalte x_i nach obiger Formel berechnen
- Mittelwert $\overline{X}$, Standardabweichung *s* und Akzeptanzwert AV_{30} auf Basis der Gesamt-Stichprobenzahl (n = 30) neu berechnen:

$$\overline{X} = \frac{1}{30} \cdot \sum_{i=1}^{30} x_i \qquad s = \left[\frac{1}{29} \cdot \sum_{i=1}^{30} (x_i - \overline{X})^2\right]^{1/2} \qquad AV_{30} = \left|M - \overline{X}\right| + 2{,}0 \cdot s$$

Dokumentation auf Prüfprotokoll

Messwerte
- Gehalt *A* des gemessenen Musters [%]
- Einzelmassen w_i aller Stichproben [mg]
- Einzelgehalte x_i aller Stichproben [%]
- Durchschnittsgehalt $\overline{X}$ [%]
- Standardabweichung *s* [%]
- Referenzwert *M* [%]
- Akzeptanzwert/e *AV*

Ergebnis
Akzeptanzwert AV_{10} bzw. AV_{30}
Wenn AV_{10} über 15,0 liegt wird AV_{30} bestimmt
Wenn AV_{30} kleiner oder gleich 15,0 ist, wird die Anzahl der Stichproben $n_{25\,\%}$ angegeben, deren Einzelgehalt vom Referenzwert *M* um mehr als 25,0 % abweicht

Mustertext
Art der Prüfung/Prüfmethode/Eigenschaft:
Gleich_EDO_Masse/*AV*, *M*
Grenzwerte: $AV_{10} \le 15{,}0$ oder $AV_{30} \le 15{,}0$ und $n_{25\,\%} = 0$
Ergebnis: $AV_{10} = 12{,}7$

20 Gleichförmigkeit einzeldosierter Arzneiformen/Gehalt (nach Ph. Eur. 2.9.40)

Einsatzbereich

Risikoklasse:

- Hohes Risiko (Gesamtrisikoscore > 100)

Darreichungsformen:

- Kapseln, nicht überzogene Granulate und Pulver (in Einzeldosisbehältnissen)
- Suppositorien und Vaginalzäpfchen
- Lösungen, Suspensionen (auch Schüttelmixturen), Emulsionen, Säfte, Augentropfen (in Einzeldosisbehältnissen)
- Cremes, Gele, Pasten, (Suspensions-)Salben (in Einzeldosisbehältnissen)

Falls nichts anderes angegeben ist, gelten die Spezifikationen der Prüfung nicht für Suspensionen, Emulsionen oder Gele in Einzeldosisbehältnissen zur kutanen Anwendung.

20.1 Prüfanweisung

20.1.1 Konkretisierung der Prüfmethode

Bei Verweis auf die Prüfmethode **Gleich_EDO_Gehalt** sind folgende Angaben auf der Prüfanweisung zu ergänzen:

- Grenzwerte: zulässiger Akzeptanzwert AV (gemäß Ph. Eur.: AV ≤ 15,0)
- Grenzwerte bei $AV_{10} > 15{,}0$ und $AV_{30} \leq 15{,}0$: maximale Anzahl der Stichproben $n_{25\,\%}$, deren Einzelgehalt vom Referenzwert *M* um mehr als 25 % abweicht (gemäß Ph. Eur.: $n_{25\,\%} = 0$)

20.1.2 Anpassung der Prüfmethode

Die Prüfmethode **Gleich_EDO_Gehalt** beschreibt die Bestimmung der Gleichförmigkeit einzeldosierter Arzneiformen mittels Gleichförmigkeit der Masse entsprechend Ph. Eur.-Monographie 2.9.40.

Soll die Prüfung abgewandelt oder ergänzt werden, so ist dies auf der Prüfanweisung festzuhalten.

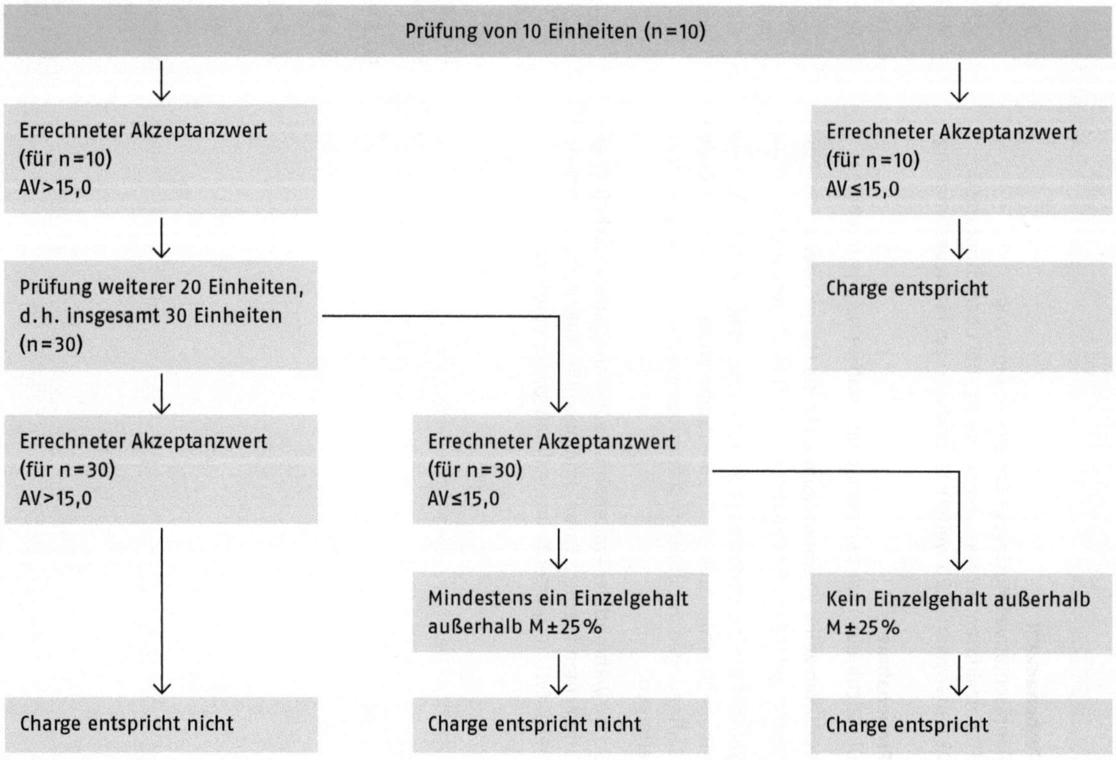

Gleichförmigkeit einzeldosierter Arzneiformen/Gehalt (nach Ph. Eur. 2.9.40)

Kurzname: **Gleich_EDO_Gehalt**

Probenahme

Probenanzahl
10 Einzeldosen, bei Überschreitung des Akzeptanzwertes 20 weitere Einzeldosen

Probenahme
Die Stichproben werden nach dem Zufallsprinzip entnommen.

Es dürfen keine Verunreinigungen in die Charge oder an die Prüfmuster gelangen. Probenahme nur mit frisch gereinigten Geräten.

Sofern für die nachfolgende Prüfung der Inhalt aus einem Einzeldosisbehältnis zu entnehmen ist, hat dies unter den Bedingungen der üblichen Anwendung der Darreichungsform zu erfolgen.

Schon während der Probenahme auf einheitliches Erscheinungsbild achten (Geruch, Farbe, Homogenität, äußerliche Unversehrtheit). Evtl. festgestellte Unregelmäßigkeiten protokollieren.

Durchführung

- Die Durchführung der Gehaltsbestimmung richtet sich nach den Vorgaben der für den Arzneistoff zum Prüfungszeitpunkt jeweils gültigen Arzneibuchmonographie oder Prüfvorschrift
- Wirkstoffgehalt x_i in [%] für jede der 10 Einzeldosen bestimmen

$$\overline{X} = \frac{1}{10} \cdot \sum_{i=1}^{10} x_i$$

- Akzeptanzwert *AV* (Acceptance Value) mithilfe des Referenzwertes *M* berechnen:

$$AV_{10} = \left|M - \overline{X}\right| + 2{,}4 \cdot s$$

Für den Referenzwert *M* gilt:		Für die Standardabweichung *s* gilt:
$98{,}5\,\% \le \overline{X} \le 101{,}5\,\%$	$M = \overline{X}$	$s = \left[\frac{1}{9} \cdot \sum_{i=1}^{10} (x_i - \overline{X})^2\right]^{1/2}$
$\overline{X} < 98{,}5\,\%$	$M = 98{,}5\,\%$	
$\overline{X} > 101{,}5\,\%$	$M = 101{,}5\,\%$	

- Bei $AV_{10} > 15{,}0$ die Einzelgehalte von 20 weiteren Einzeldosen bestimmen
- Mittelwert $\overline{X}$, Standardabweichung *s* und Akzeptanzwert AV_{30} auf Basis der Gesamt-Stichprobenzahl (n = 30) neu berechnen

$$\overline{X} = \frac{1}{30} \cdot \sum_{i=1}^{30} x_i \qquad s = \left[\frac{1}{29} \cdot \sum_{i=1}^{30} (x_i - \overline{X})^2\right]^{1/2} \qquad AV_{30} = \left|M - \overline{X}\right| + 2{,}0 \cdot s$$

Dokumentation auf Prüfprotokoll

Messwerte
- Einzelgehalte x_i aller Stichproben [%]
- Durchschnittsgehalt $\overline{X}$ [%]
- Standardabweichung *s* [%]
- Referenzwert *M* [%]
- Akzeptanzwert/e *AV*

Ergebnis
Akzeptanzwert AV_{10} bzw. AV_{30}
Wenn AV_{10} über 15,0 liegt wird AV_{30} bestimmt
Wenn AV_{30} kleiner oder gleich 15,0 ist, wird die Anzahl der Stichproben $n_{25\,\%}$ angegeben, deren Einzelgehalt vom Referenzwert *M* um mehr als 25,0 % abweicht

Mustertext
Art der Prüfung/Prüfmethode/Eigenschaft: Gleich_EDO_Gehalt/ *AV*, *M*
Grenzwerte: $AV_{10} \le 15{,}0$ oder $AV_{30} \le 15{,}0$ und $n_{25\,\%} = 0$
Ergebnis: $AV_{10} = 12{,}7$

21 Grindometrie

Einsatzbereich

Risikoklasse:

- Niedriges Risiko (Gesamtrisikoscore < 30)

Darreichungsformen:

- Pasten, Suspensionssalben

21.1 Prüfanweisung

21.1.1 Konkretisierung der Prüfmethode

Bei Verweis auf die Prüfmethode **Grindo** sind folgende Angaben auf der Prüfanweisung zu ergänzen:

- Grindometer-Typ
- Sollwert: Kornfeinheit [µm]
- Grenzwerte: konkreter Bereich (z. B. Sollwert ± 15 µm) oder Angabe eines maximalen Grenzwertes, den kein Partikel (oder nur eine festzulegende Anzahl von Partikeln) überschreiten darf (z. B. kein Partikel > 90 µm)

21.1.2 Anpassung der Prüfmethode

Die Prüfmethode **Grindo** beschreibt die Bestimmung der Kornfeinheit mit Hilfe eines Grindometers, modifiziert nach DIN 53 203 bzw. DIN EN 21 524 und ISO 1524.

Soll die Prüfung abgewandelt oder ergänzt werden, so ist dies auf der Prüfanweisung festzuhalten.

Prüfmethode

Grindometrie

Kurzname: **Grindo**

Probenahme

Probenanzahl
Bei 1–76 Packungen: 3 Proben
Bei 77–100 Packungen: 4 Proben

Probenahme
Bulkware: Stichproben von unterschiedlichen, statistisch verteilten Stellen nehmen.

Einzelgebinde: Stichproben aus verschiedenen, zufällig gewählten Einzelgebinden nehmen. Jede Stichprobe muss dem Gebinde zuordenbar bleiben, dem sie entnommen wurde.

Es dürfen keine Verunreinigungen in die Zubereitung gelangen. Entnahme nur mit frisch gereinigten Geräten. Überschüssiges Probenmaterial verwerfen. Nach Entnahme alle Gebinde sachgerecht verschließen.

Schon während der Probenahme auf einheitliches Erscheinungsbild achten (Geruch, Farbe und Homogenität). Evtl. festgestellte Unregelmäßigkeiten protokollieren.

Durchführung

- Ausreichende Menge der zu prüfenden Zubereitung an der tiefsten Stelle der Grindometerrinne ohne Lufteinschlüsse einfüllen
- Probenmaterial in einer gleichmäßigen, durchgehenden Handbewegung mit der Rakel zum flachen Ende des Grindometers hin ausstreichen, dabei Rakel senkrecht zur Oberfläche des Prüfgeräts und senkrecht zum Verlauf der Rinne zu halten

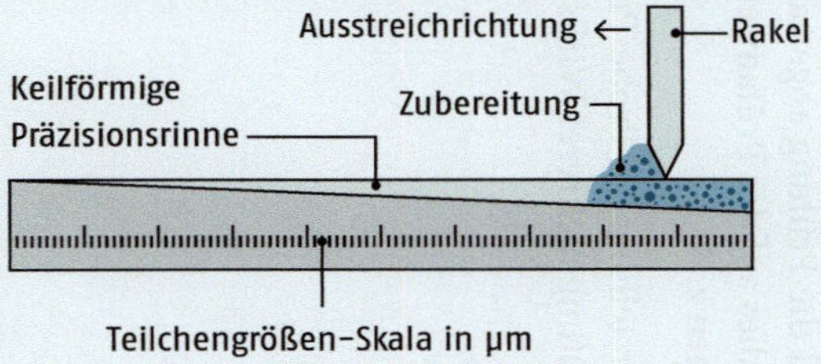

- Probenoberfläche rechtwinklig zur Rinne unter flachem Winkel (20–30°) gegen eine Lichtquelle begutachten
- Tiefste Stelle des Grindometerkeils ermitteln, an der ein Partikel oder die Schleifspur eines Partikels sichtbar ist
- Rinnentiefe an dieser Stelle ablesen, sie entspricht der Kornfeinheit
- Messung an weiteren Stichproben wiederholen
- Aritmethischen Mittelwert der Kornfeinheit aller Stichproben berechnen und auf dem Prüfprotokoll dokumentieren bzw. Anzahl der Partikel ermitteln, die einen bestimmten Durchmesser überschreiten

Dokumentation auf Prüfprotokoll

Messwerte
- Kornfeinheit jeder Stichprobe [µm]

Ergebnis
Kornfeinheit (arithmetischer Mittelwert aller Messungen), ggf. Anzahl der Partikel, die einen bestimmten Durchmesser überschreiten

Mustertext
Art der Prüfung/Prüfmethode/Eigenschaft: Grindo/Kornfeinheit
Grenzwert: kein Partikel > 90 µm
Ergebnis: größter Partikel 74 µm

22 Identitätsprüfung von Wirkstoffen

Einsatzbereich

Risikoklasse:

- Hohes Risiko (Gesamtrisikoscore > 100): ggf. ergänzend zu quantitativen Prüfungen

Darreichungsformen:

- Puder, Pulver, Granulate, Kapseln, Suppositorien, Ovula, Tee(mischungen)
- Lösungen, Suspensionen (auch Schüttelmixturen), Emulsionen, Säfte, Augentropfen
- Cremes, Gele, Pasten, (Suspensions-)Salben

22.1 Prüfanweisung

22.1.1 Konkretisierung der Prüfmethode

Bei Verweis auf die Prüfmethode **Ident** sind folgende Angaben auf der Prüfanweisung zu ergänzen:

- Zu prüfender Wirkstoff
- Zugrunde liegende Monographie/Prüfvorschrift
- Geräteauswahl entsprechend der gewählten Prüfmethode
- Sollergebnis (z. B. Fällung, Färbung etc.)

22.1.2 Anpassung der Prüfmethode

Die Prüfmethode **Ident** beschreibt in Verbindung mit der zugrunde liegenden Monographie/Prüfvorschrift die Bestimmung der Identität eines Wirkstoffes.

Soll die Prüfung abgewandelt oder ergänzt werden, so ist dies auf der Prüfanweisung festzuhalten. In Frage kommen z. B.

- Herstellung der Probe/Probenlösung
- Prüfung mehrerer Wirkstoffe

Identitätsprüfung von Wirkstoffen

Kurzname: **Ident**

Probenahme

Probenanzahl
1 Probe

Probenahme
Stichprobe zufällig wählen und entnehmen.

Es dürfen keine Verunreinigungen in die Zubereitung gelangen. Entnahme nur mit frisch gereinigten Geräten. Überschüssiges Probenmaterial verwerfen. Nach Entnahme alle Gebinde sachgerecht verschließen.

Schon während der Probenahme auf einheitliches Erscheinungsbild achten (Geruch, Farbe und Homogenität). Evtl. festgestellte Unregelmäßigkeiten protokollieren.

Durchführung

- Die Durchführung der Identitätsprüfung richtet sich nach den Vorgaben der für den Arzneistoff zum Prüfungszeitpunkt jeweils gültigen Arzneibuchmonographie oder Prüfvorschrift

Dokumentation auf Prüfprotokoll

Messwerte
- Messwerte (z. B. Drehwinkel, pH-Wert etc.) oder Beschreibung (z. B. Fällung, Färbung etc.) der jeweiligen Identitätsprüfung

Ergebnis
Identität „entspricht" bzw. „entspricht nicht"

Mustertext
Art der Prüfung/Prüfmethode/Eigenschaft: Ident/Coffeincitrat nach DAC:
B: in Wasser lösen/mit Iodlösung und verd. Salzsäure versetzen → dunkelbrauner Niederschlag
C: Identitätsreaktion auf Xanthine (Ph. Eur. 2.3.1) → entspricht
D: Erhitzen mit Acetanhydrid → Rotfärbung
E: in Wasser lösen/Dimethylgelb-Lösung zusetzen → Rotfärbung
Sollergebnis: Nachweise der Prüfmonographie entsprechen
Ergebnis:
B: dunkelbrauner Niederschlag
C: entspricht
D: Rotviolette Färbung
E: Rotfärbung
Identität entspricht

23 Konduktometrie (nach Ph. Eur. 2.2.38)

Einsatzbereich

Risikoklasse:

- Niedriges Risiko (Gesamtrisikoscore < 30)

Darreichungsformen:

- Lösungen, Suspensionen (auch Schüttelmixturen), Emulsionen, Säfte, Augentropfen
- Cremes, Gele

23.2 Prüfanweisung

23.2.1 Konkretisierung der Prüfmethode

Bei Verweis auf die Prüfmethode **Kondukto** sind folgende Angaben auf der Prüfanweisung zu ergänzen:

- Zu verwendende Zelle einschließlich der Zellkonstante K [1/cm]
- Zertifiziertes Referenzmaterial zur Kalibrierung (in der Regel eine definierte Kaliumchlorid-Lösung, deren Leitfähigkeitswert nahe dem zu erwartenden Wert der Prüflösung liegt)
- Kontaktzeit vor Ablesung [s]
- Soll- und Grenzwerte: es können Unter- und/oder Obergrenzen festgelegt werden

23.2.2 Anpassung der Prüfmethode

Die Prüfmethode **Kondukto** beschreibt die Bestimmung der Leitfähigkeit entsprechend Ph. Eur.-Monographie 2.2.38 bei 25 ± 1 °C, bzw. die Messung bei anderen Temperaturen unter Anwendung einer automatischen Temperaturkompensation, die den Messwert auf die Referenztemperatur von 25 °C umrechnet.

Soll die Prüfung abgewandelt oder ergänzt werden, so ist dies auf der Prüfanweisung festzuhalten. In Frage kommt z. B.

- Abweichende Messtemperatur (z. B. bei Verwendung einer Messzelle ohne automatische Temperaturkompensation). Die abweichende Messtemperatur ϑ_{Mess} ist dann als Index in der Leitfähigkeit $\kappa_{\vartheta_{Mess}}$ anzugeben.

Konduktometrie (nach Ph.Eur. 2.2.38)

Kurzname: **Kondukto**

Probenahme

Probenanzahl

Bei 1–14 Packungen:	1 Probe
Bei 15–39 Packungen:	2 Proben
Bei 40–76 Packungen:	3 Proben
Bei 77–100 Packungen:	4 Proben

Probenahme

Bulkware: Stichproben von unterschiedlichen, statistisch verteilten Stellen nehmen.

Einzelgebinde: Stichproben aus verschiedenen, zufällig gewählten Einzelgebinden nehmen. Jede Stichprobe muss dem Gebinde zuordenbar bleiben, dem sie entnommen wurde.

Es dürfen keine Verunreinigungen in die Zubereitung gelangen. Entnahme nur mit frisch gereinigten Geräten. Überschüssiges Probenmaterial verwerfen. Nach Entnahme alle Gebinde sachgerecht verschließen.

Schon während der Probenahme auf einheitliches Erscheinungsbild achten (Geruch, Farbe und Homogenität). Evtl. festgestellte Unregelmäßigkeiten protokollieren.

Durchführung

Kalibrierung der Messzelle (Ermittlung der Zellkostanten)

- Kalibrierung bei Messzellen mit zertifizierter Zellkonstante regelmäßig durchführen, bei Messzellen ohne zertifizierte Zellkonstante vor jedem Einsatz
- Messzelle mehrere Male mit destilliertem Wasser und danach mindestens zweimal mit zertifiziertem Referenzmaterial spülen
- Messzelle in zertifiziertes Referenzmaterial eintauchen, Widerstand R_{ZRM} messen
- Zellkonstante K [1/cm] aus dem gemessenen Widerstand R_{ZRM} und der Leitfähigkeit κ_{ZRM} der Lösung des Referenzmaterials in [µS/cm] berechnen

  $K = R_{ZRM} \cdot \kappa_{ZRM}$

I R_{ZRM} gemessener Widerstand des zertifizierten Referenzmaterials [MΩ]
I κ_{ZRM} Leitfähigkeit der Lösung des zertifizierten Rerenzmaterials [µS/cm]

- Die so bestimmte Zellkonstante K darf max. 5 % vom angegebenen Wert abweichen
- Die Kalibrierung bei einer Temperatur von 25 °C durchführen (sofern nichts anderes vorgeschrieben ist); bei Verwendung einer Messzelle mit automatischer Temperaturkompensation kann die Messung bei anderer Temperatur erfolgen und das Ergebnis durch das Messgerät auf die Referenztemperatur von 25 °C umgerechnet werden

Messung

- Alle Messungen bei einer Temperatur von 25 °C durchführen (sofern nichts anderes vorgeschrieben ist); bei Verwendung einer Messzelle mit automatischer Temperaturkompensation kann die Messung bei anderer Temperatur erfolgen und das Ergebnis durch das Messgerät auf die Referenztemperatur von 25 °C umgerechnet werden
- Messzelle mehrere Male mit destilliertem Wasser und danach mindestens zweimal mit zu prüfender Zubereitung spülen
- Messzelle in Probe eintauchen (gerätespezifische Mindesteintauchtiefe beachten), eventuelle Luftblasen durch leichtes Klopfen entfernen, Kontaktzeit abwarten
- Bei viskosen Zubereitungen die Probe aktiv in die Messzelle einbringen (z. B. mit Kartenblatt) oder spezielle Messzelle verwenden
- Leitfähigkeit $\kappa_{25\,°C}$ ablesen

Dokumentation auf Prüfprotokoll

Messwerte

- Leitfähigkeit $\kappa_{25\,°C}$ [µS/cm]

Ergebnis

Leitfähigkeit

Mustertext

Art der Prüfung/Prüfmethode/Eigenschaft: Kondukto/Leitfähigkeit $\kappa_{25\,°C}$
Grenzwert: $\kappa_{25\,°C} \leq 50$ µS/cm
Ergebnis: $\kappa_{25\,°C} = 47$ µS/cm

24 Nahinfrarot-Spektroskopie, qualitativ (nach Ph.Eur 2.2.40)

Einsatzbereich

Risikoklasse:

- Niedriges Risiko (Gesamtrisikoscore < 30)

Darreichungsformen:

- Puder, Pulver, Granulate, Kapseln, Suppositorien, Ovula, Tee(mischungen)
- Lösungen, Suspensionen (auch Schüttelmixturen), Emulsionen, Säfte, Augentropfen
- Cremes, Gele, Pasten, (Suspensions-)Salben

24.1 Prüfanweisung

24.1.1 Konkretisierung der Prüfmethode

Bei Verweis auf die Prüfmethode **NIR_qual** sind folgende Angaben auf der Prüfanweisung zu ergänzen:

- NIR-Spektrometer-Typ mit Gerätespezifikation:
  - Spektralbereich [nm] oder [cm^{-1}]
  - Spektrale Auflösung [nm] oder [cm^{-1}]
  - Wellenlängenpräzision [nm] oder [cm^{-1}]
  - Betriebstemperatur [°C]
- Messmethode und passende Messanordnung:
  - bei Messung der Transmission: Bestimmung der Hintergrundreferenz, Probenhalterung, ggf. Art und Schichtdicke der Zelle (im Allgemeinen 0,5 bis 4 mm)
  - bei Messung der diffusen Reflexion: Reflexionsreferenzmaterial (z. B. keramische Fliesen, thermoplastische Harze und Gold), Probenhalterung
  - bei Messung der Transflexion: zu verwendender Reflektor/Transflexionsstempel (meist aus Metall oder einer inerten Substanz: z. B. TiO_2), Art und Schichtdicke der Zelle
- Messzeit und Anzahl der Scans (zur Optimierung des Signal-Rausch-Verhältnisses)

24.1.2 Anpassung der Prüfmethode

Die Prüfmethode **NIR_qual** beschreibt die Ermittlung und qualitative Auswertung eines NIR-Spektrums entsprechend Ph. Eur.-Monographie 2.2.40.

Soll die Prüfung abgewandelt oder ergänzt werden, so ist dies auf der Prüfanweisung festzuhalten. In Frage kommt z. B.

- Messung mittels einer faseroptischen Sonde

Hinweis: Falls hinreichende Spezifität gegeben ist, erfordert der direkte Vergleich eines repräsentativen Spektrums der zu untersuchenden Substanz mit einer Referenzsubstanz zur qualitativen chemischen oder physikalischen Identifizierung nicht zwingend den Einsatz einer Referenzspektrenbibliothek.

Nahinfrarotspektroskopie, qualitativ (nach Ph. Eur. 2.2.40)

Kurzname: **NIR_qual**

Probenahme

Probenanzahl
1 Probe

Probenahme
Bulkware: Stichproben von unterschiedlichen, statistisch verteilten Stellen nehmen.

Einzelgebinde: Stichproben aus verschiedenen, zufällig gewählten Einzelgebinden nehmen. Jede Stichprobe muss dem Gebinde zuordenbar bleiben, dem sie entnommen wurde.

Es dürfen keine Verunreinigungen in die Zubereitung gelangen. Entnahme nur mit frisch gereinigten Geräten. Überschüssiges Probenmaterial verwerfen. Nach Entnahme alle Gebinde sachgerecht verschließen.

Schon während der Probenahme auf einheitliches Erscheinungsbild achten (Geruch, Farbe und Homogenität). Evtl. festgestellte Unregelmäßigkeiten protokollieren.

Durchführung

- Sicherstellen, dass das Gerät regelmäßig eine den Vorgaben des Europäischen Arzneibuchs entsprechende, automatische interne Selbstkalibrierung durchführt
- Der Zugang zu den Daten der Vergleichssubstanzen (Identität sowie Rohdaten der Spektren) und zur Dokumentation der Datenbankvalidierung ist sichergestellt
- Den für die beabsichtigte Anwendung am besten geeigneten Messmodus (Transmission, diffuse Reflexion oder Transflexion) bzw. am besten geeigneten Messanordnung auswählen:
  - Bei Messung der Transmission ist die Kenntnis des Transmissionsspektrums des Hintergrunds erforderlich. Feste Probensubstanzen in reproduzierbarer Weise in geeigneter Probenhalterung fixieren, flüssige Proben werden in einer für NIR-Strahlung durchlässigen Zelle geeigneter Schichtdicke eingebracht
  - Bei Messung der Reflexion zunächst die reflektierte Strahlung einer Hintergrundreferenz bestimmen, um die Basislinie zu erhalten. Anschließend die Reflexion einer oder mehrerer Proben messen
  - Bei Messung der Transflexion den Reflektor (Transflexionsstempel) so hinter der Probe platzieren, dass die optische Schichtdicke verdoppelt wird
- Auswahl des passenden Spektrenvergleichsalgorithmus durch Eingabe der Bezeichnung der Probe/Zubereitung und Festlegung der zu beantwortenden Fragestellung (Identität, Korngröße, Kristallinität o. ä.)
- Sicherstellen, dass der Sensor sauber ist
- Probe in das dafür vorgesehene Probenbehältnis einbringen bzw. im Strahlengang des Geräts positionieren, dann die Messung starten (Vorgaben des Gerätemanuals beachten!)
- Die Datenauswertung erfolgt durch direkten Vergleich des Spektrums der untersuchten Substanz mit dem individuellen Referenzspektrum oder den gemittelten Referenzspektren der Datenbank auf der Grundlage ihrer mathematischen Korrelation oder anderer geeigneter Algorithmen. Die Zuverlässigkeit des für eine spezielle Anwendung gewählten Algorithmus ist validiert: Der Korrelationskoeffizient, die Summe der Abweichungsquadrate oder der Abstand der Clusteranalyse stimmen mit den im Validierungsverfahren festgelegten Akzeptanzgrenzen überein.

Dokumentation auf Prüfprotokoll

Messwerte
- Spektrum der untersuchten Substanz

Ergebnis
Das Spektrum der untersuchten Substanz wird mit dem individuellen Referenzspektrum oder den gemittelten Referenzspektren aller Substanzen der Datenbank verglichen

Mustertext
Art der Prüfung/Prüfmethode/Eigenschaft:
NIR_qual/Ibuprofen-Creme
Sollergebnis: Spektrum entspricht Referenzspektrum
Ergebnis: Spektrum entspricht Referenzspektrum

25 Nahinfrarot-Spektroskopie, (halb)quantitativ (nach Ph. Eur. 2.2.40)

Einsatzbereich

Risikoklasse:

- Mittleres Risiko (Gesamtrisikoscore 30–100)[1]
- Hohes Risiko (Gesamtrisikoscore >100)[1]

Darreichungsformen:

- Puder, Pulver, Granulate, Kapseln, Suppositorien, Ovula, Tee(mischungen)
- Lösungen, Suspensionen (auch Schüttelmixturen), Emulsionen, Säfte, Augentropfen
- Cremes, Gele, Pasten, (Suspensions-)Salben

[1] Quantitative Messungen/Auswertungen können nur mit hierfür geeigneten Gerätetypen durchgeführt werden

25.1 Tipps zur Erstellung der Prüfanweisung

25.1.1 Konkretisierung der Prüfmethode

Bei Verweis auf die Prüfmethode **NIR_quan** sind folgende Angaben auf der Prüfanweisung zu ergänzen:

- NIR-Spektrometer-Typ mit Gerätespezifikation:
  - Spektralbereich [nm] oder [cm^{-1}]
  - Spektrale Auflösung [nm] oder [cm^{-1}]
  - Wellenlängenpräzision [nm] oder [cm^{-1}]
  - Betriebstemperatur [°C]
- Messmethode und passende Messanordnung:
  - bei Messung der Transmission: Bestimmung der Hintergrundreferenz, Probenhalterung, ggf. Art und Schichtdicke der Zelle (im Allgemeinen 0,5 bis 4 mm)
  - bei Messung der diffusen Reflexion: Reflexionsreferenzmaterial (z. B. keramische Fliesen, thermoplastische Harze und Gold), Probenhalterung
  - bei Messung der Transflexion: zu verwendender Reflektor/Transflexionsstempel (meist aus Metall oder einer inerten Substanz: z. B. TiO_2), Art und Schichtdicke der Zelle
- Messzeit und Anzahl der Scans (zur Optimierung des Signal-Rausch-Verhältnisses)
- Probentemperatur
- Konkreter Sollwert: 100 %
- Konkrete Grenzwerte: Mindestgehalt [%] und Maximalgehalt [%] (in der Regel 95,0 % und 105,0 %)

25.1.2 Anpassung der Prüfmethode

Die Prüfmethode **NIR_quan** beschreibt die Ermittlung und qualitative Auswertung eines NIR-Spektrums entsprechend Ph. Eur.-Monographie 2.2.40.

Soll die Prüfung abgewandelt oder ergänzt werden, so ist dies auf der Prüfanweisung festzuhalten. In Frage kommt z. B.

- Messung mittels einer faseroptischen Sonde

Nahinfrarotspektroskopie, (halb)quantitativ (nach Ph. Eur. 2.2.40)

Kurzname: **NIR_quan**

Probenahme

Probenanzahl
Bei 1–14 Packungen: 1 Probe
Bei 15–39 Packungen: 2 Proben
Bei 40–76 Packungen: 3 Proben
Bei 77–100 Packungen: 4 Proben

Probenahme
Bulkware: Stichproben von unterschiedlichen, statistisch verteilten Stellen nehmen.

Einzelgebinde: Stichproben aus verschiedenen, zufällig gewählten Einzelgebinden nehmen. Jede Stichprobe muss dem Gebinde zuordenbar bleiben, dem sie entnommen wurde.

Es dürfen keine Verunreinigungen in die Zubereitung gelangen. Entnahme nur mit frisch gereinigten Geräten. Überschüssiges Probenmaterial verwerfen. Nach Entnahme alle Gebinde sachgerecht verschließen.

Schon während der Probenahme auf einheitliches Erscheinungsbild achten (Geruch, Farbe und Homogenität). Evtl. festgestellte Unregelmäßigkeiten protokollieren.

Durchführung

- Sicherstellen, dass das Gerät regelmäßig eine den Vorgaben des Europäischen Arzneibuchs entsprechende, automatische interne Selbstkalibrierung durchführt
- Die korrekte Quantifizierung ist bei vorgenommenen Veränderungen der Matrix innerhalb des spezifizierten Bereichs nachgewiesen. Die spezifischen Akzeptanzkriterien für jeden Validierungsparameter stimmen mit der beabsichtigten Verwendung der Methode überein
- Der Zugang zu den Daten der Vergleichssubstanzen (Identität sowie Rohdaten der Spektren) und zur Dokumentation der Datenbankvalidierung ist sichergestellt
- Den für die beabsichtigte Anwendung am besten geeigneten Messmodus (Transmission, diffuse Reflexion oder Transflexion) bzw. am besten geeigneten Messanordnung auswählen:
  - Bei Messung der Transmission ist die Kenntnis des Transmissionsspektrums des Hintergrunds erforderlich. Feste Probensubstanzen in reproduzierbarer Weise in geeigneter Probenhalterung fixieren, flüssige Proben werden in einer für NIR-Strahlung durchlässigen Zelle geeigneter Schichtdicke eingebracht.
  - Bei Messung der Reflexion zunächst die reflektierte Strahlung einer Hintergrundreferenz bestimmen, um die Basislinie zu erhalten. Anschließend die Reflexion einer oder mehrerer Proben messen.
  - Bei Messung der Transflexion den Reflektor (Transflexionsstempel) so hinter der Probe platzieren, dass die optische Schichtdicke verdoppelt wird.
- Auswahl des passenden Spektrenvergleichsalgorithmus für die Gehaltsbestimmung
- Sicherstellen, dass der Sensor sauber ist
- Probe in das dafür vorgesehene Probenbehältnis einbringen bzw. im Strahlengang des Geräts positionieren, dann die Messung starten (Vorgaben des Gerätemanuals beachten)
- Die Datenauswertung erfolgt auf Basis eines mathematischen Modells durch Korrelation des Probenspektrums mit den Spektren einer ausreichend großen Anzahl an Proben mit bekannten Gehaltswerten. Alle Proben liefern quantitative Ergebnisse, die innerhalb des durch den beabsichtigten Zweck der Methode festgelegten Präzisionsintervalls liegen.

Dokumentation auf Prüfprotokoll

Messwerte
- Spektrum der untersuchten Substanz
- Ermittelter Wirkstoffgehalt [%]

Ergebnis
Gehalt vom sich aus der Herstellungsanweisung ergebenden Sollwert [%]

Mustertext
Art der Prüfung/Prüfmethode/Eigenschaft: NIR_quan/Gehalt Ibuprofen-Creme
Soll-/Grenzwerte: 100,0 % ± 5,0 %
Ergebnis: 98,6 %

26 Osmometrie, Beckmann-Apparatur (modifiziert nach Ph. Eur. 2.2.35)

Einsatzbereich

Risikoklasse:

- Niedriges Risiko (Gesamtrisikoscore < 30)
- Mittleres Risiko (Gesamtrisikoscore 30–100): nur wenn (halb)quantitative Rückschlüsse auf den Wirkstoffgehalt möglich sind

Darreichungsformen:

- Bevorzugt für Augentropfen
- Ggf. auch zur Einwaagekontrolle bei anderen Lösungen

26.1 Prüfanweisung

26.1.1 Konkretisierung der Prüfmethode

Bei Verweis auf die Prüfmethode **Osmo_Beck** sind folgende Angaben auf der Prüfanweisung zu ergänzen:

- Erwartete Gefriertemperatur der Probenlösung
- Konkrete Soll- bzw. Grenzwerte

26.1.2 Anpassung der Prüfmethode

Die Prüfmethode **Osmo_Beck** beschreibt die Bestimmung der Osmolalität modifiziert nach Ph. Eur.-Monographie 2.2.35.

Soll die Prüfung abgewandelt oder ergänzt werden, so ist dies auf der Prüfanweisung festzuhalten.

Prüfmethode

Osmometrie, Beckmann-Apparatur (modifiziert nach Ph.Eur. 2.2.35)

Kurzname: **Osmo_Beck**

Probenahme

Probenanzahl
Bei 1–76 Packungen: 3 Proben
Bei 77–100 Packungen: 4 Proben

Probenahme
Bulkware: Stichproben von unterschiedlichen, statistisch verteilten Stellen nehmen.

Einzelgebinde: Stichproben aus verschiedenen, zufällig gewählten Einzelgebinden nehmen. Jede Stichprobe muss dem Gebinde zuordenbar bleiben, dem sie entnommen wurde.

Es dürfen keine Verunreinigungen in die Zubereitung gelangen. Entnahme nur mit frisch gereinigten Geräten. Überschüssiges Probenmaterial verwerfen. Nach Entnahme alle Gebinde sachgerecht verschließen.

Schon während der Probenahme auf einheitliches Erscheinungsbild achten (Geruch, Farbe und Homogenität). Evtl. festgestellte Unregelmäßigkeiten protokollieren.

Durchführung

- Gas- oder luftgesättigte Lösungen durch kurzes Erwärmen entgasen
- Messbereich des Beckmann-Thermometers so einstellen, dass sich das Ende der Quecksilbersäule bei der voraussichtlichen Gefriertemperatur des Lösungsmittels im oberen Viertel der Skala befindet
- Kühlgefäß mit Eiswasser/Kochsalz-Kältemischung von ca. −5 °C füllen und wiederholt umrühren
- Probenlösung auf 1–2 °C über der erwarteten Gefriertemperatur abkühlen
- So viel Probenlösung in das Gefriergefäß einbringen, dass das Quecksilbergefäß des Beckmann-Thermometers vollständig in die Flüssigkeit eintaucht
- Sobald Flüssigkeit etwa 0,2 °C unter die erwartete Gefriertemperatur der Lösung abgekühlt ist, Kristallisation auslösen (z. B. durch Rührervibration oder Impfkristall)
- Temperaturverlauf beobachten und die höchste, während des Gefriervorgangs beobachtete Temperatur ablesen, dies ist die Gefriertemperatur T_f der Probe
- Messung mindestens zweimal wiederholen, Mittelwert berechnen
- Anschließend Gefrierpunkt T_{f,H_2O} von gereinigtem Wasser (bzw. dem reinen Lösungsmittel) in gleicher Weise ermitteln
- Aus der Differenz beider Werte die Gefrierpunkterniedrigung $\Delta T_f = T_{f,H_2O} - T_f$ berechnen
- Falls die kryoskopische Konstante K_f des Lösungsmittels bekannt ist (für Wasser ist K_f = 1,86 °C · kg/mol), die Osmolalität ξ_m berechnen

$$\xi_m = \frac{\Delta T_f}{K_f} \cdot 1000 \cdot \text{mosmol/kg}$$

Dokumentation auf Prüfprotokoll

Messwerte
- Gefrierpunkterniedrigung ΔT_f [°C], auf 2 Dezimalstellen nach dem Komma
- Osmolalität ξ_m [mosmol/kg]

Ergebnis
Gefrierpunkterniedrigung, auf 2 Dezimalstellen nach dem Komma (jeweils arithmetischer Mittelwert aller Messungen) oder Osmolalität

Mustertext
Art der Prüfung/Prüfmethode/Eigenschaft: Osmo_Beck/ΔT_f
Soll-/Grenzwerte: ΔT_f = −0,52 °C ± 0,03 °C
Ergebnis: ΔT_f = −0,51 °C

27 Osmometrie, Osmometer (nach Ph. Eur. 2.2.35)

Einsatzbereich

Risikoklasse:

- Niedriges Risiko (Gesamtrisikoscore < 30)
- Mittleres Risiko (Gesamtrisikoscore 30–100): nur wenn (halb)quantitative Rückschlüsse auf den Wirkstoffgehalt möglich sind

Darreichungsformen:

- Bevorzugt für Augentropfen
- Ggf. auch zur Einwaagekontrolle bei anderen Lösungen

27.1 Prüfanweisung

27.1.1 Konkretisierung der Prüfmethode

Bei Verweis auf die Prüfmethode **Osmo_Osmo** sind folgende Angaben auf der Prüfanweisung zu ergänzen:

- Referenzlösung/en für die Kalibrierung
- Unterkühlungstemperatur der Referenzlösung/en
- Unterkühlungstemperatur der Probenlösung
- Konkrete Soll- und Grenzwerte

27.1.2 Anpassung der Prüfmethode

Die Prüfmethode **Osmo_Osmo** beschreibt die Bestimmung der Osmolalität entsprechend Ph. Eur.-Monographie 2.2.35.

Soll die Prüfung abgewandelt oder ergänzt werden, so ist dies auf der Prüfanweisung festzuhalten.

Osmometrie, Osmometer (nach Ph.Eur. 2.2.35)

Kurzname: **Osmo_Osmo**

Probenahme

Probenanzahl

Bei 1–14 Packungen: 1 Probe
Bei 15–39 Packungen: 2 Proben
Bei 40–76 Packungen: 3 Proben
Bei 77–100 Packungen: 4 Proben

Probenahme

Bulkware: Stichproben von unterschiedlichen, statistisch verteilten Stellen nehmen.

Einzelgebinde: Stichproben aus verschiedenen, zufällig gewählten Einzelgebinden nehmen. Jede Stichprobe muss dem Gebinde zuordenbar bleiben, dem sie entnommen wurde.

Es dürfen keine Verunreinigungen in die Zubereitung gelangen. Entnahme nur mit frisch gereinigten Geräten. Überschüssiges Probenmaterial verwerfen. Nach Entnahme alle Gebinde sachgerecht verschließen.

Schon während der Probenahme auf einheitliches Erscheinungsbild achten (Geruch, Farbe und Homogenität). Evtl. festgestellte Unregelmäßigkeiten protokollieren.

Durchführung

- Gas- oder luftgesättigte Lösungen durch kurzes Erwärmen entgasen
- Nullpunkt des Geräts mit Wasser einstellen
- Gerät mit Hilfe von Referenzlösungen kalibrieren: Referenzlösung in die Messzelle einbringen, ohne zu rühren unter den Gefrierpunkt (auf die vorgegebene Unterkühlungstemperatur) abkühlen. Es sind mind. zwei Referenzlösungen für die Kalibrierung zu verwenden, da der Messwert zwischen zwei Werten der kalibrierten Skala liegen muss.
- Kristallisation auslösen (z. B. durch Rührervibration). Die freiwerdende Kristallisationswärme führt zu einem Temperaturanstieg bis auf eine Maximaltemperatur, die als Erstarrungspunkt registriert wird. Das Gerät zeigt die Erstarrungstemperatur oder die hieraus errechnete Osmolalität ξ_m an und speichert diese als Referenzwert für die Kalibrierung.
- Messzelle mit zu prüfender Lösung spülen
- Probenlösung in die Messzelle einbringen und ohne zu rühren unter den Gefrierpunkt (auf die vorgegebene Unterkühlungstemperatur) abkühlen
- Kristallisation auslösen (z. B. durch Rührervibration). Die Erstarrungstemperatur oder die hieraus errechnete Osmolalität ξ_m ablesen. Der für die Probenlösung gemessene Wert muss zwischen 2 Werten der kalibrierten Skala liegen
- Falls direktes Ablesen der Osmolalität ξ_m nicht möglich ist, kann diese auch aus der gemessenen Gefrierpunkterniedrigung ΔT_f berechnet werden, sofern die kryoskopische Konstante K_f des Lösungsmittels bekannt ist:

$$\xi_m = \frac{\Delta T_f}{K_f} \cdot 1000 \cdot \text{mosmol/kg}$$

I K_f Kryoskopische Konstante des Lösungsmittels (für Wasser ist K_f = 1,86 °C · kg/mol)

- Falls die kryoskopische Konstante K_f des Lösungsmittels nicht bekannt ist, kann stattdessen auch die Gefrierpunkterniedrigung ΔT_f mit einer Genauigkeit von 0,01°C angegeben werden.

Dokumentation auf Prüfprotokoll

Messwerte

- Gefrierpunkterniedrigung ΔT_f [°C], auf 2 Dezimalstellen nach dem Komma
- Osmolalität ξ_m [mosmol/kg]

Ergebnis

Gefrierpunkterniedrigung, auf 2 Dezimalstellen nach dem Komma oder Osmolalität

Mustertext

Art der Prüfung/Prüfmethode/Eigenschaft: Osmo_Osmo/ξ_m
Soll-/Grenzwerte: ξ_m = 280 ± 20 mosmol/kg
Ergebnis: ξ_m = 282 mosmol/kg

28 Partikelgrößenbestimmung, mikroskopisch (modifiziert nach Ph. Eur. 2.9.37)

Einsatzbereich

Risikoklasse:

- Niedriges Risiko (Gesamtrisikoscore < 30)

Darreichungsformen:

- Puder, Pulver, Granulate, Tee(mischungen)
- Suspensionen (auch Schüttelmixturen), Emulsionen
- Cremes, Pasten, Suspensionssalben

28.1 Prüfanweisung

28.1.1 Konkretisierung der Prüfmethode

Bei Verweis auf die Prüfmethode **Partik_Mikro** sind folgende Angaben auf der Prüfanweisung zu ergänzen:

- Zu verwendende Okular-Objektiv-Kombination
- Probenmenge [g]
- Bei Pudern, Pulvern, Granulaten: ggf. geeignetes Dispersionsmedium und Verdünnungsverhältnis
- Bei hoch konzentrierten oder viskosen Zubereitungen: ggf. Verdünnungsmedium und Verdünnungsverhältnis
- Art des zu bestimmenden Partikeldurchmessers (Feret-Durchmesser, Martin-Durchmesser, Äquivalentdurchmesser, Länge, Breite etc.)
- Größengrenzwert [µm]
- Maximale Partikelanzahl, die den Größengrenzwert überschreiten darf
- Mikroskopisches Erscheinungsbild (Partikelform, evtl. Partikelverbindungen, Aussehen/Zustand, Oberflächenstruktur)

28.1.2 Anpassung der Prüfmethode

Die Prüfmethode **Partik_Mikro** beschreibt die Bestimmung der Partikelgröße mit Hilfe eines Lichtmikroskops, in Anlehnung an Ph. Eur.-Monographie 2.9.37.

Soll die Prüfung abgewandelt oder ergänzt werden, so ist dies auf der Prüfanweisung festzuhalten.

Partikelgrößenbestimmung, mikroskopisch (modifiziert nach Ph.Eur. 2.9.37)

Kurzname: **Partik_Mikro**

Probenahme

Probenanzahl

Bei 1–14 Packungen: 1 Probe
Bei 15–39 Packungen: 2 Proben
Bei 40–76 Packungen: 3 Proben
Bei 77–100 Packungen: 4 Proben

Probenahme

Bulkware: Stichproben von unterschiedlichen, statistisch verteilten Stellen nehmen.

Einzelgebinde: Stichproben aus verschiedenen, zufällig gewählten Einzelgebinden nehmen. Jede Stichprobe muss dem Gebinde zuordenbar bleiben, dem sie entnommen wurde.

Es dürfen keine Verunreinigungen in die Zubereitung gelangen. Entnahme nur mit frisch gereinigten Geräten. Überschüssiges Probenmaterial verwerfen. Nach Entnahme alle Gebinde sachgerecht verschließen.

Schon während der Probenahme auf einheitliches Erscheinungsbild achten (Geruch, Farbe und Homogenität). Evtl. festgestellte Unregelmäßigkeiten protokollieren.

Durchführung

- Messokular mit Hilfe eines Objektmikrometers kalibrieren und Umrechnungsfaktor *f* der Okular-Objektiv-Kombination bestimmen

$$f = \frac{TS_{Obj}}{TS_{Ok}} \cdot d_{TS_{Obj}}$$

| TS_{Obj} Anzahl der Teilstriche auf dem Objektmikrometer | TS_{Ok} Anzahl der deckungsgleichen Teilstriche auf dem Messokular | $d_{TS_{Obj}}$ Abstand der Teilstriche auf dem Objektmikrometer [µm]

- Jede Okular-Objektiv-Kombination muss einzeln kalibriert werden
- Ausreichend kleine Menge der gleichmäßig gemischten oder dispergierten Probe abteilen
- Bei Pudern, Pulvern oder Granulaten: Probenmenge in Dispersionsmedium suspendieren, bei Bedarf mit Hilfe eines Benetzungsmittels
- Bei hoch konzentrierten oder viskosen Zubereitungen Probe ggf. verdünnen
- Soll nur die Größe der Primärteilchen gemessen werden, ggf. vorhandene Agglomerate desagglomerieren
- Homogene Suspension oder Emulsion auf den Objektträger so aufbringen, dass keine Flüssigkeitsströmungen entstehen
- Objektträger auf Objekttisch des Mikroskops einspannen und mit Hilfe des Messokulars vermessen. Es gilt

$$d_p = TS_{ok} \cdot f$$

| d_p Partikeldurchmesser | TS_{OK} Anzahl der Teilstriche auf dem Messokular | *f* Umrechnungsfaktor

- Partikel zählen, deren Größe den vorgeschriebenen Grenzwert überschreitet
- Dokumentation des mikroskopischen Erscheinungsbildes: Partikelform, evtl. Partikelverbindungen, Aussehen/Zustand, Oberflächenstruktur

Dokumentation auf Prüfprotokoll

Messwerte

- Beschreibung des mikroskopischen Erscheinungsbildes: Partikelform, evtl. Partikelverbindungen, Aussehen/Zustand, Oberflächenstruktur
- Größter Partikeldurchmesser [µm] oder Anzahl der Partikel, die den festgelegten Größengrenzwert überschreiten

Ergebnis

Anzahl der Partikel, die den festgelegten Größengrenzwert überschreiten
Entsprechung des mikroskopisches Erscheinungsbilds

Mustertext

Art der Prüfung/Prüfmethode/Eigenschaft: Partik_Mikro
Sollwert: glatte scharfkantige Nadeln, kein Partikel > 100 µm, max. 1 Partikel > 90 µm (Längenbestimmung)
Ergebnis: glatte scharfkantige Nadeln ≤ 84 µm

29 Partikelgrößenbestimmung, Siebanalyse (modifiziert nach Ph. Eur. 2.9.12)

Einsatzbereich

Risikoklasse:

- Niedriges Risiko (Gesamtrisikoscore < 30)

Darreichungsformen:

- Puder, Pulver, Granulate, Tee(mischungen)

29.1 Prüfanweisung

29.1.1 Konkretisierung der Prüfmethode

Bei Verweis auf die Prüfmethode **Partik_Sieb** sind folgende Angaben auf der Prüfanweisung zu ergänzen:

- Zu verwendende/s Sieb/e (Siebdurchmesser, lichte Maschenweite)
- Siebmethode
- Probenmenge
- Konkrete Soll-/Grenzwerte:
  - Charakterisierung durch eine Siebnummer: mind. 97 % (m/m) der Probe passieren das angegebene Sieb
  - Charakterisierung durch zwei Siebnummern: mind. 90% (m/m) der Probe passieren das grobmaschige Sieb und max. 40% (m/m) passieren das engmaschige Sieb.

Kornklassen der Ph. Eur.

- Grobkörnig: mind. 95 % passieren Sieb 1400, und max. 40 % passieren Sieb 355
- Mittelfein: mind. 95 % passieren Sieb 355, und max. 40 % passieren Sieb 180
- Fein: mind. 95 % passieren Sieb 180, und max. 40 % passieren Sieb 125
- Sehr fein: mind. 95 % passieren Sieb 125, und max. 40 % passieren Sieb 90

29.1.2 Anpassung der Prüfmethode

Die Prüfmethode **Partik_Sieb** beschreibt die Bestimmung der Partikelgröße mittels Siebanalyse, modifiziert nach Ph. Eur.-Monographie 2.9.12.

Soll die Prüfung abgewandelt oder ergänzt werden, so ist dies auf der Prüfanweisung festzuhalten. In Frage kommt z. B.

- Abweichende Kornklassen und/oder Siebdurchgänge

Partikelgrößenbestimmung, Siebanalyse (modifiziert nach Ph.Eur. 2.9.12)

Kurzname: **Partik_Sieb**

Probenahme

Probenanzahl
Bei 1–14 Packungen: 1 Probe
Bei 15–39 Packungen: 2 Proben
Bei 40–76 Packungen: 3 Proben
Bei 77–100 Packungen: 4 Proben

Probenahme
Bulkware: Stichproben von unterschiedlichen, statistisch verteilten Stellen nehmen.

Einzelgebinde: Stichproben aus verschiedenen, zufällig gewählten Einzelgebinden nehmen. Jede Stichprobe muss dem Gebinde zuordenbar bleiben, dem sie entnommen wurde.

Es dürfen keine Verunreinigungen in die Zubereitung gelangen. Entnahme nur mit frisch gereinigten Geräten. Überschüssiges Probenmaterial verwerfen. Nach Entnahme alle Gebinde sachgerecht verschließen.

Schon während der Probenahme auf einheitliches Erscheinungsbild achten (Geruch, Farbe und Homogenität). Evtl. festgestellte Unregelmäßigkeiten protokollieren.

Durchführung

- Werden mehrere Siebe verwendet, so sind diese so übereinander zu setzen, dass ihre lichte Maschenweite von oben nach unten hin abnimmt
- Vorgeschriebene Probenmenge auf das oberste Sieb aufbringen
- Probe sieben bis sich die Masse auf einem Sieb während einer Siebdauer von 5 Minuten um weniger als 5 % oder 0,1 g ändert (bei Sieben mit 76 mm Durchmesser weniger als 10 %)
- Die getrennten Fraktionen des Pulvers für jedes Sieb wiegen und Siebdurchgang in Massenprozent berechnen:

$$Siebdurchgang[\%(m/m)] = \frac{m_{Durchgang}}{m_{Probe}}$$

I $m_{Durchgang}$ Masse der abgesiebten Pulverfraktion I m_{Probe} Gesamt-Probenmasse

Dokumentation auf Prüfprotokoll

Messwerte
- Siebdurchgang jedes verwendeten Siebs [% (m/m)]

Ergebnis
Siebdurchgang

Mustertext
Art der Prüfung/Prüfmethode/Eigenschaft: Partik_Sieb/Siebdurchgang
Sollwert: Siebdurchgang durch Sieb 355: mind. 95 %; Siebdurchgang durch Sieb 180: max. 40 % (mittelfeines Pulver nach Ph. Eur.)
Ergebnis: Siebdurchgang durch Sieb 355: 98 %; Siebdurchgang durch Sieb 180: 23 %

30 Penetrometrie (nach Ph. Eur. 2.9.9)

Einsatzbereich

Risikoklasse:

- Niedriges Risiko (Gesamtrisikoscore < 30)

Darreichungsformen:

- Cremes, Gele, Pasten, (Suspensions-)Salben

30.1 Prüfanweisung

30.1.1 Konkretisierung der Prüfmethode

Bei Verweis auf die Prüfmethode **Penetro** sind folgende Angaben auf der Prüfanweisung zu ergänzen:

- Größe und Masse des Prüfkörpers (meist Verwendung eines Mikro- oder Makrokonus nach Ph. Eur.)
- Aufbewahrungszeit zwischen Befüllung der Prüfbehältnisse und Messung [h] (gemäß Ph. Eur.: 24 h)
- Lagerungs- und Messtemperatur [°C] (gemäß Ph. Eur.: 25 ± 0,5 °C)
- Konkrete Soll- und Grenzwerte (üblicherweise ± 3 % vom Mittelwert)

30.1.2 Anpassung der Prüfmethode

Die Prüfmethode **Penetro** beschreibt die Ermittlung von Kennzahlen zur Konsistenz halbfester Zubereitungen.

Soll die Prüfung abgewandelt oder ergänzt werden, so ist dies auf der Prüfanweisung festzuhalten. In Frage kommen z. B.

- Abweichende Messtemperatur (häufig unumgänglich)
- Abweichende Probenvorbereitung
  - Scherung nach Lagerung (Methode B nach Ph. Eur. 2.9.9)
  - Aufschmelzen der Proben vor dem Befüllen der Prüfbehältnisse (Methode C nach Ph. Eur. 2.9.9)

Penetrometrie (nach Ph. Eur. 2.9.9)

Kurzname: **Penetro**

Probenahme

Probenanzahl
3 Proben, bei Abweichungen von mehr als 3 % vom Mittelwert 6 Proben

Probenahme
Bulkware: Stichproben von unterschiedlichen, statistisch verteilten Stellen nehmen.

Einzelgebinde: Stichproben aus verschiedenen, zufällig gewählten Einzelgebinden nehmen. Jede Stichprobe muss dem Gebinde zuordenbar bleiben, dem sie entnommen wurde.

Es dürfen keine Verunreinigungen in die Zubereitung gelangen. Entnahme nur mit frisch gereinigten Geräten. Überschüssiges Probenmaterial verwerfen. Nach Entnahme alle Gebinde sachgerecht verschließen.

Schon während der Probenahme auf einheitliches Erscheinungsbild achten (Geruch, Farbe und Homogenität). Evtl. festgestellte Unregelmäßigkeiten protokollieren.

Durchführung

- 3 Prüfbehältnisse sorgfältig, vollständig und luftblasenfrei mit der Zubereitung füllen, ggf. Oberfläche glatt ausstreichen
- Gefüllte Probenbehältnisse über vorgegebene Zeit bei konstanter, vorgegebener Temperatur lagern
- Gefülltes Behältnis so auf die Grundplatte des Penetrometers stellen, dass es zentriert und senkrecht zur vertikalen Achse des Prüfkörpers steht
- Prüfkörper absenken bis er die Oberfläche der Probe gerade berührt (alternativ kann auch das Prüfbehältnis angehoben werden)
- Prüfkörper 5 Sekunden aus der Arretierung freigeben und in die Probe eindringen lassen
- Eindringtiefe in Zehntelmillimetern messen
- Prüfung an den beiden anderen Proben bei gleicher Temperatur wiederholen
- Arithmetisches Mittel der 3 Messungen berechnen
- Weicht eine der 3 Messungen um mehr als 3 % vom Durchschnitt ab, so wird die Prüfung an 3 weiteren Proben wiederholt und der Mittelwert aller 6 Messungen sowie die Standardabweichung berechnet

Dokumentation auf Prüfprotokoll

Messwerte
- Eindringtiefen aller Einzelmessungen [mm], auf eine Dezimalstelle nach dem Komma
- Mittelwert aus 3 Messungen [mm], auf eine Dezimalstelle nach dem Komma
- Ggf. Mittelwert aus 6 Messungen mit Standardabweichung

Ergebnis
Eindringtiefe (arithmetischer Mittelwert aller Messungen)

Mustertext
Art der Prüfung/Prüfmethode/Eigenschaft: Penetro/Eindringtiefe
Soll-/Grenzwerte: 12,3 mm ± 3 %
Ergebnis: 12,5 mm (Mittelwert aus 3 Messungen); kein Einzelwert weicht mehr als 3 % vom Mittelwert ab

31 Phasenlage

Einsatzbereich

Risikoklasse:

- Niedriges Risiko (Gesamtrisikoscore < 30)

Darreichungsformen:

- Emulsionen
- Cremes

31.1 Prüfanweisung

31.1.1 Konkretisierung der Prüfmethode

Bei Verweis auf die Prüfmethode **Phase_Lage** sind folgende Angaben auf der Prüfanweisung zu ergänzen:

- Anfärbemethode: Variante und Farbstoff
  - Variante A: hydrophiler Farbstoff, z. B. wässrige 2%ige Lösung von Methylenblau, Malachitgrün oder Erythrosin
  - Variante B: lipophiler Farbstoff, z. B. 2 %ige Lösung von Sudanrot in Olivenöl
- Verdünnungsmethode: Variante und zugefügte Menge
  - Variante A: Verdünnung mit Wasser
  - Variante B: Verdünnung mit Olivenöl
- Sollwert: erwartete Phasenlage

31.1.2 Anpassung der Prüfmethode

Die Prüfmethode **Phase_Lage** beschreibt die Ermittlung der Phasenlage von Emulsionen und Cremes durch Anfärben oder Verdünnen.

Soll die Prüfung abgewandelt oder ergänzt werden, so ist dies auf der Prüfanweisung festzuhalten. In Frage kommen z. B.

- Erwärmen des Olivenöls bei der Verdünnungsmethode B auf ca. 40–45 °C (z. B. um ein eindeutigeres Ergebnis bei W/O-Cremes zu erzielen)
- Abweichender Farbstoff
- Abweichendes Verdünnungsmedium

Phasenlage

Kurzname: **Phase_Lage**

Probenahme

Probenanzahl
1 Probe

Probenahme
Stichprobe zufällig wählen und entnehmen.

Es dürfen keine Verunreinigungen in die Zubereitung gelangen. Entnahme nur mit frisch gereinigten Geräten. Überschüssiges Probenmaterial verwerfen. Nach Entnahme alle Gebinde sachgerecht verschließen.

Schon während der Probenahme auf einheitliches Erscheinungsbild achten (Geruch, Farbe und Homogenität). Evtl. festgestellte Unregelmäßigkeiten protokollieren.

Durchführung

Anfärbemethode
- 5 Tropfen der Farbstofflösung mit kleiner Probe der Emulsion/Creme vermischen und sorgfältig auf Objektträger oder Uhrglas verreiben
- Färbt sich Mischung in kurzer Zeit *durchgehend*, so liegt bei Verwendung eines hydrophilen Farbstoffs (Variante A) eine O/W-Emulsion/Creme vor, bei Verwendung eines lipophilen Farbstoffs (Variante B) eine W/O-Emulsion/Creme

Verdünnungsmethode
- In Wasser (Variante A): einen Tropfen der Emulsion/Creme in einem kleinen Becherglas in etwa 5 ml Wasser geben, sanft umrühren oder schütteln. Bei gleichmäßiger „wolkenartiger" Verteilung des Tropfens liegt eine O/W-Emulsion vor, bei zäh aneinander haftenden oder zusammengeballten oder auf der Wasseroberfläche ausgebreiteten Tropfen eine W/O-Emulsion
- In Olivenöl (Variante B): einen Tropfen der Emulsion/Creme in einem kleinen Becherglas in etwa 5 ml Olivenöl geben, sanft umrühren oder schütteln. Bei gleichmäßiger Verteilung des Tropfens im Öl liegt eine W/O-Emulsion vor, bei zusammengeballten oder untersinkenden Tropfen eine O/W-Emulsion

Dokumentation auf Prüfprotokoll

Messwerte
- Anfärbemethode: Intensität und Durchgängigkeit der Färbung
- Verdünnungsmethode: Verhalten des Tropfens

Ergebnis
Emulsionstyp: W/O oder O/W oder ambiphil

Mustertext
Art der Prüfung/Prüfmethode/Eigenschaft:
Phase_Lage/wasserhaltige hydrophile Salbe/Emulsionstyp
Sollwert: O/W-Emulsion
Ergebnis: entspricht

32 Phasentrennung im Zentrifugentest

Einsatzbereich

Risikoklasse:

- Niedriges Risiko (Gesamtrisikoscore < 30)

Darreichungsformen:

- Emulsionen
- Cremes

32.1 Prüfanweisung

32.1.1 Konkretisierung der Prüfmethode

Bei Verweis auf die Prüfmethode **Phase_Trenn** sind folgende Angaben auf der Prüfanweisung zu ergänzen:

- Zentrifuge
- Umdrehungsgeschwindigkeit [U/min] und Zentrifugationszeit [min]
- Sollwert: keine Phasentrennung

32.1.2 Anpassung der Prüfmethode

Die Prüfmethode **Phase_Trenn** beschreibt die Untersuchung der physikalischen Stabilität von flüssigen oder halbfesten Emulsionen.

Soll die Prüfung abgewandelt oder ergänzt werden, so ist dies auf der Prüfanweisung festzuhalten. In Frage kommt z. B.

- Zugabe eines Farbstoffs zur besseren Identifizierung der Phasen

Phasentrennung im Zentrifugentest

Kurzname: **Phase_Trenn**

Probenahme

Probenanzahl
Bei 1–14 Packungen: 1 Probe
Bei 15–39 Packungen: 2 Proben
Bei 40–76 Packungen: 3 Proben
Bei 77–100 Packungen: 4 Proben

Probenahme
Bulkware: Stichproben von unterschiedlichen, statistisch verteilten Stellen nehmen.

Einzelgebinde: Stichproben aus verschiedenen, zufällig gewählten Einzelgebinden nehmen. Jede Stichprobe muss dem Gebinde zuordenbar bleiben, dem sie entnommen wurde.

Es dürfen keine Verunreinigungen in die Zubereitung gelangen. Entnahme nur mit frisch gereinigten Geräten. Überschüssiges Probenmaterial verwerfen. Nach Entnahme alle Gebinde sachgerecht verschließen.

Schon während der Probenahme auf einheitliches Erscheinungsbild achten (Geruch, Farbe und Homogenität). Evtl. festgestellte Unregelmäßigkeiten protokollieren.

Durchführung

- 2 durchsichtige Zentrifugenröhrchen gleich hoch (etwa bis zur Hälfte) mit Probe befüllen
- Probenröhrchen an gegenüberliegenden Stellen in den Schleuderkopf der Zentrifuge stecken
- Zentrifuge bei vorgegebenen Bedingungen (Umdrehungsgeschwindigkeit und Zeit) laufen lassen
- Probenröhrchen entnehmen und makroskopisch beurteilen

Dokumentation auf Prüfprotokoll

Messwerte
- Visuelle Beurteilung der Emulsion nach Zentrifugation

Ergebnis
Anzeichen einer Phasentrennung erkennbar/nicht erkennbar

Mustertext
Art der Prüfung/Prüfmethode/Eigenschaft:
Phase_Trenn
Sollwert: keine Phasentrennung bei 6 000 U/min über 10 min
Ergebnis: entspricht

33 pH-Wert-Bestimmung, Indikatormethode (nach Ph. Eur. 2.2.4)

Einsatzbereich

Risikoklasse:

- Niedriges Risiko (Gesamtrisikoscore < 30)

Darreichungsformen:

- Lösungen, Suspensionen (auch Schüttelmixturen), Emulsionen, Säfte, Augentropfen
- Cremes, Gele

33.1 Prüfanweisung

33.1.1 Konkretisierung der Prüfmethode

Bei Verweis auf die Prüfmethode **pH_Indi** sind folgende Angaben auf der Prüfanweisung zu ergänzen:

- Bei Bedarf Maßnahmen zur Probenvorbereitung. Bei Zubereitungen mit geringem Wasseranteil (< 30 %) und/oder hoher Konsistenz sowie bei dispersen Systemen ist in den meisten Fällen eine Probenaufbereitung notwendig. Folgende Maßnahmen kommen in Betracht:
  - hydrophile Emulsionen und Cremes: z. B. Verdünnung mit entmineralisiertem (CO_2-freiem) Wasser im Verhältnis 1:1 bis 1:3
  - Suspensionen, lipophile Emulsionen und Cremes: z. B. Herbeiführung einer Phasentrennung durch Tiefkühlen, Erhitzen, Zentrifugieren, Filtrieren o. ä.
- Art (und ggf. Menge) des zu verwendenden Indikators: konkrete Indikatorlösung oder Indikatorpapier/-stäbchen
- Soll-/Grenzwerte: Färbung nach Indikatorreaktion, konkrete Angabe des minimalen und/oder maximalen pH-Wertes (Akzeptanzbereich)

33.1.2 Anpassung der Prüfmethode

Die Prüfmethode **pH_Indi** beschreibt die Bestimmung des pH-Wertes einer Zubereitung mit Hilfe geeigneter Indikatoren entsprechend Ph. Eur.-Monographie 2.2.4.

Soll die Prüfung abgewandelt oder ergänzt werden, so ist dies auf der Prüfanweisung festzuhalten.

pH-Wert-Bestimmung, Indikatormethode (nach Ph.Eur. 2.2.4)

Kurzname: **pH_Indi**

Probenahme

Probenanzahl
Bei 1–14 Packungen: 1 Probe
Bei 15–39 Packungen: 2 Proben
Bei 40–76 Packungen: 3 Proben
Bei 77–100 Packungen: 4 Proben

Probenahme
Bulkware: Stichproben von unterschiedlichen, statistisch verteilten Stellen nehmen.

Einzelgebinde: Stichproben aus verschiedenen, zufällig gewählten Einzelgebinden nehmen. Jede Stichprobe muss dem Gebinde zuordenbar bleiben, dem sie entnommen wurde.

Es dürfen keine Verunreinigungen in die Zubereitung gelangen. Entnahme nur mit frisch gereinigten Geräten. Überschüssiges Probenmaterial verwerfen. Nach Entnahme alle Gebinde sachgerecht verschließen.

Schon während der Probenahme auf einheitliches Erscheinungsbild achten (Geruch, Farbe und Homogenität). Evtl. festgestellte Unregelmäßigkeiten protokollieren.

Durchführung

- Bei Bedarf Probe gemäß Prüfanweisung aufbereiten
- Probe mit Indikator zur Reaktion bringen:
  - Mit Indikatorlösung: ca. 10 ml Probenlösung mit 0,1 ml Indikatorlösung versetzen, Färbung beurteilen
  - Mit Indikatorpapier/-stäbchen: Indikatorpapier/-stäbchen direkt in die entnommene Probe tauchen oder ausreichende Menge Probenlösung mit Pipette auf das Indikatorpapier/-stäbchen aufbringen, pH-Wert ermitteln durch Vergleich der Färbung mit vorgegebener Vergleichsskala

Dokumentation auf Prüfprotokoll

Messwerte
- Färbung nach Indikatorreaktion oder ermittelter pH-Wert, auf 0,5 Einheiten genau

Ergebnis
Färbung oder Angabe des pH-Werts, auf 0,5 Einheiten genau

Mustertext
Art der Prüfung/Prüfmethode/Eigenschaft:
pH_Indi/pH-Wert
Grenzwerte: 7,0–8,0
Ergebnis: 7,0

34 pH-Wert-Bestimmung, Potentiometrie (nach Ph. Eur. 2.2.3)

Einsatzbereich

Risikoklasse:

- Niedriges Risiko (Gesamtrisikoscore < 30)

Darreichungsformen:

- Lösungen, Suspensionen (auch Schüttelmixturen), Emulsionen, Säfte, Augentropfen
- Cremes, Gele

34.1 Prüfanweisung

34.1.1 Konkretisierung der Prüfmethode

Bei Verweis auf die Prüfmethode **pH_ Potentio** sind folgende Angaben auf der Prüfanweisung zu ergänzen:

- Bei Bedarf Maßnahmen zur Probenvorbereitung. Bei Zubereitungen mit geringem Wasseranteil (< 30 %), niedrigem Elektrolytgehalt und/oder hoher Konsistenz sowie bei dispersen Systemen ist in den meisten Fällen eine Probenaufbereitung notwendig. Folgende Maßnahmen kommen in Betracht:
  - hydrophile Emulsionen und Cremes: z. B. Verdünnung mit entmineralisiertem (CO_2-freiem) Wasser im Verhältnis 1:1 bis 1:3
  - Suspensionen, lipophile Emulsionen und Cremes: z. B. Herbeiführung einer Phasentrennung durch Tiefkühlen, Erhitzen, Zentrifugieren, Filtrieren o. ä.
  - Für elektrolytarme oder kolloidale Lösungen, Suspensionen oder Gele: Zusatz von 1 ml einer 1- bis 3-molaren Kaliumnitrat-Lösung
- Messtemperatur (bei Verwendung einer Messzelle mit automatischer Temperaturkompensation nicht zwingend erforderlich)
- Zu verwendende Messelektrode
- Erster (= Primärer) Referenzpuffer (Kaliumhydrogenphthalat-Pufferlösung)
- Zweiter Referenzpuffer
- Dritter Referenzpuffer zur Überprüfung (pH-Wert liegt zwischen erstem und zweitem Referenzpuffer)
- Kontaktzeit vor der Ablesung [s]
- Grenzwerte: konkrete Angabe des minimalen und/oder maximalen pH-Wertes (Akzeptanzbereich)

34.1.2 Anpassung der Prüfmethode

Die Prüfmethode **pH_ Potentio** beschreibt die Bestimmung des pH-Wertes einer Zubereitung mittels Potentiometrie bei 20–25 °C entsprechend Ph. Eur. 2.2.3.

Soll die Prüfung abgewandelt oder ergänzt werden, so ist dies auf der Prüfanweisung festzuhalten. In Frage kommt z. B.

- Abweichende Messtemperatur (z. B. bei Verwendung einer Messzelle ohne automatische Temperaturkompensation)

pH-Wert-Bestimmung, Potentiometrie (nach Ph.Eur. 2.2.3)

Kurzname: **pH_ Potentio**

Probenahme

Probenanzahl
Bei 1–14 Packungen: 1 Probe
Bei 15–39 Packungen: 2 Proben
Bei 40–76 Packungen: 3 Proben
Bei 77–100 Packungen: 4 Proben

Probenahme
Bulkware: Stichproben von unterschiedlichen, statistisch verteilten Stellen nehmen.

Einzelgebinde: Stichproben aus verschiedenen, zufällig gewählten Einzelgebinden nehmen. Jede Stichprobe muss dem Gebinde zuordenbar bleiben, dem sie entnommen wurde.

Es dürfen keine Verunreinigungen in die Zubereitung gelangen. Entnahme nur mit frisch gereinigten Geräten. Überschüssiges Probenmaterial verwerfen. Nach Entnahme alle Gebinde sachgerecht verschließen.

Schon während der Probenahme auf einheitliches Erscheinungsbild achten (Geruch, Farbe und Homogenität). Evtl. festgestellte Unregelmäßigkeiten protokollieren.

Durchführung

Kalibrierung

- Elektrode vor jeder Messung mit entmineralisiertem Wasser spülen und trocken tupfen (CAVE: Glasmembran nicht beschädigen!)
- pH-Meter mit Kaliumhydrogenphthalat-Puffer (primärer Referenzpuffer) und zweitem Referenzpuffer einstellen
- Einstellung durch Messen des pH-Werts des dritten Referenzpuffers prüfen; der Messwert darf um max. 0,05 pH-Einheiten vom Sollwert abweichen
- Kalibrierung regelmäßig durchführen, bei seltenen Messungen vor jedem Einsatz

Messung

- Alle Messungen erfolgen – sofern nichts anderes vorgeschrieben ist – bei gleicher Temperatur (20–25 °C)
- Bei Bedarf Probe gemäß Prüfanweisung aufbereiten
- Elektrode vor jeder Messung mit entmineralisiertem Wasser spülen und trocken tupfen (CAVE: Glasmembran nicht beschädigen!)
- Elektrode in zu vermessende Probe eintauchen (Mindesteintauchtiefe beachten!)
- Ausreichende Kontaktzeit abwarten, dann pH-Wert ablesen

Dokumentation auf Prüfprotokoll

Messwerte

- pH-Wert, auf eine Dezimalstelle nach dem Komma

Ergebnis
pH-Wert, auf eine Dezimalstelle nach dem Komma

Mustertext
Art der Prüfung/Prüfmethode/Eigenschaft: pH_Potentio/pH-Wert
Grenzwerte: 7,0–8,0
Ergebnis: 7,2

35 Polarimetrie (nach Ph. Eur. 2.2.7)

Einsatzbereich

Risikoklasse:

- Niedriges Risiko (Gesamtrisikoscore < 30)
- Mittleres Risiko (Gesamtrisikoscore 30–100): nur wenn (halb)quantitative Rückschlüsse auf den Wirkstoffgehalt möglich sind (optische Drehung ausschließlich von der betrachteten Komponente abhängig)

Darreichungsformen:

- Lösungen, Säfte, Augentropfen

35.1 Prüfanweisung

35.1.1 Konkretisierung der Prüfmethode

Bei Verweis auf die Prüfmethode **Polari** sind folgende Angaben auf der Prüfanweisung zu ergänzen:

- Polarimeter-Typ
- Länge des Polarimeterrohrs
- Bei Vermessung von Feststoffen/Feststoffgemischen: Herstellung der Untersuchungslösung (Konzentration, Lösungsmittel)
- Bei (halb)quantitativer Auswertung: bekannter Wert für $[\alpha]_D^{20}$
- Konkrete Soll- und Grenzwerte
- Ggf. Wartezeit bis Mutarotation abgeschlossen ist

35.1.2 Anpassung der Prüfmethode

Die Prüfmethode **Polari** beschreibt die Bestimmung der optischen Drehung einer flüssigen, klaren Zubereitung mittels Polarimeter bei $20 \pm 0{,}5\,°C$ und $\lambda = 589{,}3\,nm$ (Wellenlänge der D-Linie des Natriumlichts), entsprechend Ph. Eur. 2.2.7.

Soll die Prüfung abgewandelt oder ergänzt werden, so ist dies auf der Prüfanweisung festzuhalten. In Frage kommt z. B.

- (Halb)quantitative Bestimmung eines gelösten Einzelstoffes: Voraussetzung ist ein bekannter Wert für $[\alpha]_D^{20}$, ggf. ist dieser an einer Lösung bekannter Konzentration zu bestimmen. Der Nullpunkt wird mit dem Lösungsmittel bestimmt, die Konzentration *c* [g/l] oder *c'* [% (m/m)] berechnet

$$c = \frac{1000 \cdot \alpha}{l \cdot [\alpha]_D^{20}} \qquad c' = \frac{100 \cdot \alpha}{l \cdot [\alpha]_D^{20} \cdot \rho_{20}}$$

Polarimetrie (nach Ph.Eur. 2.2.7)

Kurzname: **Polari**

Probenahme

Probenanzahl

Bei 1–14 Packungen: 1 Probe
Bei 15–39 Packungen: 2 Proben
Bei 40–76 Packungen: 3 Proben
Bei 77–100 Packungen: 4 Proben

Probenahme

Bulkware: Stichproben von unterschiedlichen, statistisch verteilten Stellen nehmen.

Einzelgebinde: Stichproben aus verschiedenen, zufällig gewählten Einzelgebinden nehmen. Jede Stichprobe muss dem Gebinde zuordenbar bleiben, dem sie entnommen wurde.

Es dürfen keine Verunreinigungen in die Zubereitung gelangen. Entnahme nur mit frisch gereinigten Geräten. Überschüssiges Probenmaterial verwerfen. Nach Entnahme alle Gebinde sachgerecht verschließen.

Schon während der Probenahme auf einheitliches Erscheinungsbild achten (Geruch, Farbe und Homogenität). Evtl. festgestellte Unregelmäßigkeiten protokollieren.

Durchführung

- Bei Bedarf Probenlösung temperieren (20 ± 0,5 °C), ggf. Einstellung des Mutarotationsgleichgewichts abwarten
- Nullpunkt bestimmen durch Einlegen des geschlossenen, leeren Polarimeterrohrs in den Strahlengang und Bestimmung des Drehwinkels (D-Linie des Natriumlichts; λ = 589,3 nm)
- Drehrichtung bestimmen: Sie wird für rechtsdrehende Substanzen (die die Polarisationsebene vom Beobachter aus gesehen im Uhrzeigersinn drehen) als positiv (+) und linksdrehende Substanzen als negativ (–) festgelegt
- Polarimeterrohr blasenfrei mit Probenlösung füllen, in Strahlengang einlegen und Drehwinkel auf 0,01° genau bestimmen
- Optische Drehung der Probe α [°] berechnen: bei gleichen Vorzeichen von Nullpunkt und Proben-Drehwinkel wird die Differenz gebildet, bei verschiedenen Vorzeichen werden sie addiert
- Messung viermal an derselben Probe wiederholen und den Mittelwert aller gemessenen Drehwinkel bilden
- Aus dem Drehwinkel α die spezifische Drehung $[\alpha]_D^{20}$ berechnen
  - Für reine, unverdünnte Flüssigkeiten:

$$[\alpha]_D^{20} = \frac{\alpha}{l \cdot \rho_{20}}$$

I l Länge des Polarimeterrohrs [dm] I ρ_{20} absolute Dichte (= $d_{20}^{20} \cdot 0{,}998203$ g/ml) I d_{20}^{20} relative Dichte

  - Bei der Messung von Lösungen verdünnter Flüssigkeiten oder Feststoffe ist deren Konzentration c zu berücksichtigen:

$$[\alpha]_D^{20} = \frac{1000 \cdot \alpha}{l \cdot c}$$

- Falls $[\alpha]_D^{20}$ bereits bekannt ist, kann aus dem gemessenen Drehwinkel die Konzentration c [g/l] oder c' [% (m/m)] errechnet werden:

$$c = \frac{1000 \cdot \alpha}{l \cdot [\alpha]_D^{20}} \qquad c' = \frac{100 \cdot \alpha}{l \cdot [\alpha]_D^{20} \cdot \rho_{20}}$$

I α Drehwinkel [°] I l Länge des Polarimeterrohrs [dm] I $[\alpha]_D^{20}$ spezifische Drehung I ρ_{20} absolute Dichte (= $d_{20}^{20} \cdot 0{,}998203$ g/ml) I d_{20}^{20} relative Dichte

Dokumentation auf Prüfprotokoll

Messwerte

- Alle gemessenen Drehwinkel α [°], auf 2 Dezimalstellen nach dem Komma, mit Drehrichtung
- Alle spezifischen Drehungen $[\alpha]_D^{20}$ [° · ml · dm^{-1} · g^{-1}], auf 2 Dezimalstellen nach dem Komma, mit Drehrichtung. Die Angabe erfolgt in der Regel ohne Einheit

Ergebnis

Spezifische Drehung, auf 2 Dezimalstellen nach dem Komma, mit Drehrichtung (arithmetischer Mittelwert aus allen vermessenen Proben)

Mustertext

Art der Prüfung/Prüfmethode/Eigenschaft:

Polari/Spezifische Drehung $[\alpha]_D^{20}$

Grenzwerte: $[\alpha]_D^{20}$ = –127° bis –132°

Ergebnis: $[\alpha]_D^{20}$ = –128°

36 Refraktometrie (nach Ph. Eur. 2.2.6)

Einsatzbereich

Risikoklasse:

- Niedriges Risiko (Gesamtrisikoscore < 30)
- Mittleres Risiko (Gesamtrisikoscore 30–100): nur wenn (halb)quantitative Rückschlüsse auf den Wirkstoffgehalt möglich sind (vorausgehende Erstellung von Kalibrierkurven mit Referenzproben bekannter Konzentration erforderlich)

Darreichungsformen:

- Lösungen, Säfte, Augentropfen

36.1 Prüfanweisung

36.1.1 Konkretisierung der Prüfmethode

Bei Verweis auf die Prüfmethode **Refrakto** sind folgende Angaben auf der Prüfanweisung zu ergänzen:

- Refraktometer-Typ
- Konkrete Soll- und Grenzwerte (die in der Ph. Eur. für Reinstoffe vorgesehenen Grenzwert liegen üblicherweise im Bereich von ± 0,002, bei Vielstoffgemischen im Bereich von bis zu ± 0,008)

36.1.2 Anpassung der Prüfmethode

Die Prüfmethode **Refrakto** beschreibt die Bestimmung des Brechungsindex einer flüssigen, klaren Zubereitung mittels Refraktometer bei 20 ± 0,5 °C und λ = 589,3 nm (Wellenlänge der D-Linie des Natriumlichts), entsprechend Ph. Eur. 2.9.16.

Soll die Prüfung abgewandelt oder ergänzt werden, so ist dies auf der Prüfanweisung festzuhalten. In Frage kommen z. B.

- Abweichende Messtemperatur, dann Rückrechnung des Messergebnisses auf die Solltemperatur mit Hilfe eines Korrekturfaktors (vgl. DAC Anlage O)
- Sollte ohne Temperaturkorrektur von den Konventionsbedingungen des Arzneibuchs (λ = 589,3 nm; T = 20 ± 0,5 °C) abgewichen werden, so ist dies beim Ergebnis zu vermerken, es gilt dann:
  n_{λ}^{T} ist der Brechungsindex, gemessen bei der Wellenlänge λ und der Temperatur T
- Aufbereitung trüber, gefärbter oder undurchsichtiger Flüssigkeiten bzw. Feststoffe (Messung ggf. in modernen, im Reflexionsmodus arbeitenden Grenzwinkelrefraktometern möglich)
- (Halb)quantitative Bestimmung eines gelösten Einzelstoffs durch Ablesen der Konzentration an eigens hierfür aufgestellten Kalibrierkurven

Refraktometrie (nach Ph.Eur. 2.2.6)

Kurzname: **Refrakto**

Probenahme

Probenanzahl
Bei 1–14 Packungen: 1 Probe
Bei 15–39 Packungen: 2 Proben
Bei 40–76 Packungen: 3 Proben
Bei 77–100 Packungen: 4 Proben

Probenahme
Bulkware: Stichproben von unterschiedlichen, statistisch verteilten Stellen nehmen.

Einzelgebinde: Stichproben aus verschiedenen, zufällig gewählten Einzelgebinden nehmen. Jede Stichprobe muss dem Gebinde zuordenbar bleiben, dem sie entnommen wurde.

Es dürfen keine Verunreinigungen in die Zubereitung gelangen. Entnahme nur mit frisch gereinigten Geräten. Überschüssiges Probenmaterial verwerfen. Nach Entnahme alle Gebinde sachgerecht verschließen.

Schon während der Probenahme auf einheitliches Erscheinungsbild achten (Geruch, Farbe und Homogenität). Evtl. festgestellte Unregelmäßigkeiten protokollieren.

Durchführung

- Falls nichts anderes vorgeschrieben ist wird der Brechungsindex bei 20 ± 0,5 °C bestimmt und auf die D-Linie des Natriumlichts (λ = 589,3 nm) bezogen
- Probenlösung bei Bedarf temperieren
- Probenlösung blasenfrei in die Messzelle einbringen und Grenzwinkel der Totalreflexion α ermitteln
- Brechungsindex der Probe von der Skala des Refraktometers ablesen, oder mithilfe des bekannten Brechungsindex des Glasprismas n_{Glas} aus dem Grenzwinkel der Totalreflexion α errechnen:

$$n_D^{20} = n_{Glas} \cdot \sin\alpha$$

Dokumentation auf Prüfprotokoll

Messwerte
- Messtemperatur
- Brechungsindex n_D^{20} [–], auf mind. 3 Dezimalstellen nach dem Komma

Ergebnis
Brechungsindex (falls mehrere Bestimmungen durchgeführt wurden, der arithmetische Mittelwert hieraus)

Mustertext
Art der Prüfung/Prüfmethode/Eigenschaft:
Refrakto/Brechungsindex n_D^{20}
Soll-/Grenzwerte: n_D^{20} = 1,499 ± 0,008
Ergebnis: n_D^{20} = 1,502

37 Schütt- und Stampfdichte (nach Ph. Eur. 2.9.34)

Einsatzbereich

Risikoklasse:

- Niedriges Risiko (Gesamtrisikoscore < 30)

Darreichungsformen:

- Puder, Pulver, Granulate

37.1 Prüfanweisung

37.1.1 Konkretisierung der Prüfmethode

Bei Verweis auf die Prüfmethode **Schütt_Stampf** sind folgende Angaben auf der Prüfanweisung zu ergänzen:

- Ggf. Maschenweite des Siebs zur Desagglomeration der Probe
- Volumen und Skalierung des Messzylinders
- Probenmasse *m* [g] (Messzylinder sollte zu mindestens 60 % gefüllt sein)
- Fallhöhe und Stampffrequenz (gemäß Ph. Eur.: 250 ± 15 Stampfbewegungen mit einer Fallhöhe von 3 ± 0,2 mm oder 300 ± 15 Stampfbewegungen mit einer Fallhöhe von 14 ± 2 mm)
- Festlegung der zu berechnenden Kenngröße/n: Schüttdichte ρ_0, Stampfdichte ρ_f, Verdichtung ΔV, Hausner-Faktor *HF* und/oder Kompressibilitätsindex *C*
- Konkrete Soll- bzw. Grenzwerte

37.2.2 Anpassung der Prüfmethode

Die Prüfmethode **Schütt_Stampf** beschreibt die Bestimmung der Schütt- und Stampfdichte modifiziert nach Ph. Eur.-Monographie 2.9.34.

Soll die Prüfung abgewandelt oder ergänzt werden, so ist dies auf der Prüfanweisung festzuhalten.

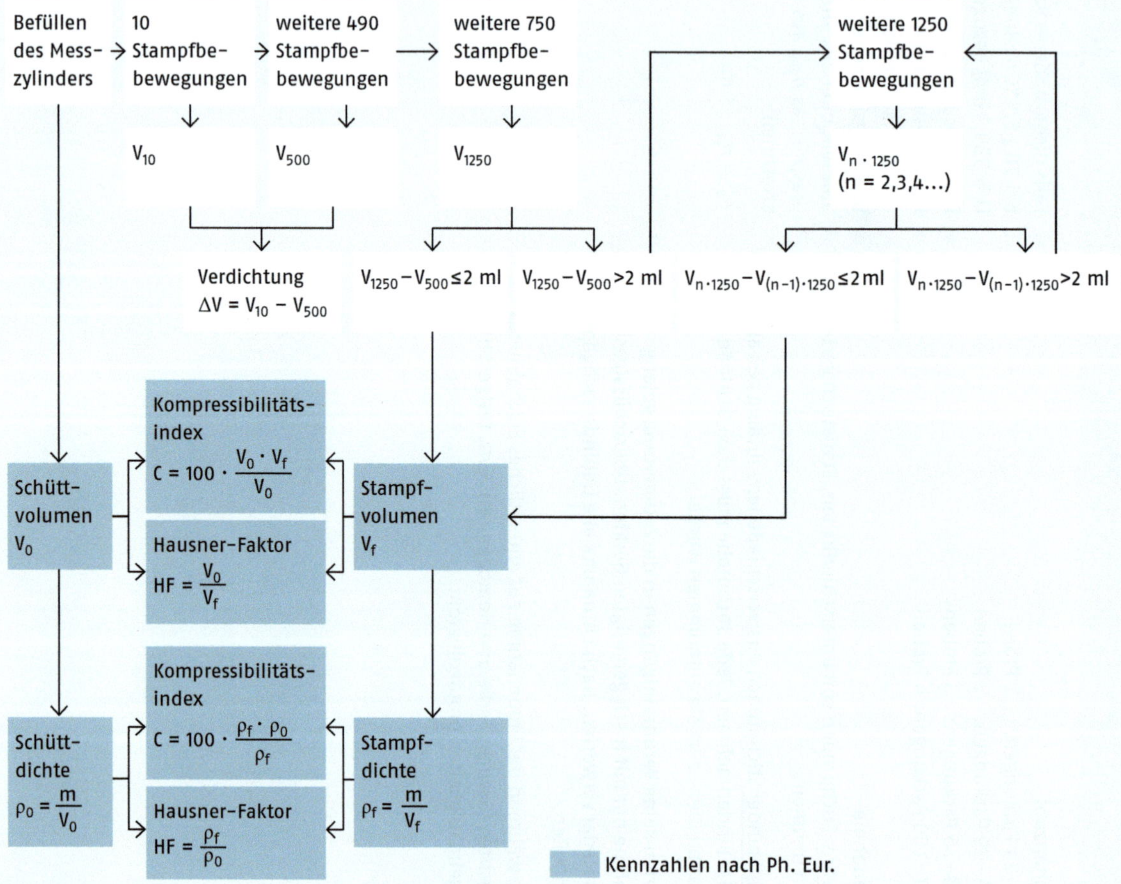

Abb. 37.1 Ablauf einer Haufwerk-Charakterisierung nach Ph. Eur. – Monographie 2.9.34

Schütt- und Stampfdichte (nach Ph. Eur. 2.9.34)

Kurzname: **Schütt_Stampf**

Probenahme

Probenanzahl

Bei 1–14 Packungen: 1 Probe
Bei 15–39 Packungen: 2 Proben
Bei 40–76 Packungen: 3 Proben
Bei 77–100 Packungen: 4 Proben

Probenahme

Bulkware: Stichproben von 3 unterschiedlichen, statistisch verteilten Stellen nehmen.

Einzelgebinde: Stichproben aus verschiedenen, zufällig gewählten Einzelgebinden nehmen. Jede Stichprobe muss dem Gebinde zuordenbar bleiben, dem sie entnommen wurde.

Es dürfen keine Verunreinigungen in die Zubereitung gelangen. Entnahme nur mit frisch gereinigten Geräten. Überschüssiges Probenmaterial verwerfen. Nach Entnahme alle Gebinde sachgerecht verschließen.

Schon während der Probenahme auf einheitliches Erscheinungsbild achten (Geruch, Farbe und Homogenität). Evtl. festgestellte Unregelmäßigkeiten protokollieren.

Durchführung

- Bei Bedarf Probenmenge vorsichtig sieben, um Agglomerate zu zerkleinern
- Probenmasse m auf 0,1 % genau wiegen und ohne Verdichtung in einen trockenen Messzylinder einbringen
- Oberfläche der Pulverprobe ebnen, ohne das Material zusammenzudrücken
- Schüttvolumen V_0 am nächsten Messstrich ablesen
- Messzylinder mit Probe in der Halterung des Stampfvolumeters fixieren und diese 10, 500 und 1 250 Stampfbewegungen aussetzen
- Die entsprechenden Volumina V_{10}, V_{500} und V_{1250} jeweils am nächsten Teilstrich ablesen
- Beträgt die Differenz zwischen V_{500} und V_{1250} mehr als 2 ml, so wird die Zahl der Stampfbewegungen so lange in Schritten von 1 250 erhöht, bis die Differenz zwischen 2 aufeinanderfolgenden Stampfintervallen weniger als 2 ml beträgt; das so ermittelte Stampfvolumen gilt als endgültiges Stampfvolumen V_f
- Je nach Maßgabe der Prüfanweisung werden folgende Werte berechnet:
  - Schüttdichte
    $$\rho_0 = \frac{m}{V_0}$$
  - Stampfdichte
    $$\rho_f = \frac{m}{V_f}$$
  - Verdichtung
    $$\Delta V = V_{10} - V_{500}$$
  - Hausner-Faktor
    $$HF = \frac{V_0}{V_f} = \frac{\rho_f}{\rho_0}$$
  - Kompressibilitätsindex
    $$C = 100 \cdot \frac{V_0 - V_f}{V_0} = 100 \cdot \frac{\rho_f - \rho_0}{\rho_f}$$

Dokumentation auf Prüfprotokoll

Messwerte

- Probenmasse m [g]
- Schüttvolumen V_0 [ml]
- Alle gemessenen Stampfvolumina V_n [ml] (n = Zahl der Stampfbewegungen)
- Endgültiges Stampfvolumen V_f [ml]
- Ggf. Schüttdichte ρ_0 [g/ml], Stampfdichte ρ_f [g/ml], Verdichtung ΔV [ml], Hausner-Faktor HF [–], Kompressibilitätsindex C [–]

Ergebnis

Schüttvolumen und endgültiges Stampfvolumen. Je nach Maßgabe der Prüfanweisung auch Schüttdichte, Stampfdichte, Verdichtung, Hausner-Faktor und/oder Kompressibilitätsindex.
Falls mehrere Bestimmungen durchgeführt wurden, jeweils der arithmetische Mittelwert hieraus.

Mustertext
Art der Prüfung/Prüfmethode/Eigenschaft:
Schütt_Stampf/*HF*
Grenzwerte: *HF* = 1,12–1,18
Ergebnis: *HF* = 1,13

38 Sedimentationsanalyse nach Andreasen (modifiziert nach DIN 66 115)

Einsatzbereich

Risikoklasse:

- Niedriges Risiko (Gesamtrisikoscore < 30)

Darreichungsformen:

- Suspensionen (auch Schüttelmixturen)

38.1 Prüfanweisung

38.1.1 Konkretisierung der Prüfmethode

Bei Verweis auf die Prüfmethode **Sedi_And** sind folgende Angaben auf der Prüfanweisung zu ergänzen:

- Zeitintervalle für die Probenahme (z. B. berechnet aufgrund der zu erwartenden Partikeldurchmesser, oder festgelegt durch Aufteilen der erwarteten Gesamt-Sedimentationszeit in gleichmäßige Intervalle)
- Probevolumen *V*
- Bei Bedarf Art der grafischen Darstellung (Histogramm, Summenverteilung o. ä.)
- Grenzwerte: konkrete minimale und/oder maximale Gesamtdichte der entnommenen Probe für jeden festgelegten Probenahmezeitpunkt

38.1.2 Anpassung der Prüfmethode

Die Prüfmethode **Sedi_And** beschreibt die Sedimentationsanalyse mittels Andreasen-Pipette, bestimmt wird die Gesamtdichte der entnommenen Proben.

Soll die Prüfung abgewandelt oder ergänzt werden, so ist dies auf der Prüfanweisung festzuhalten. In Frage kommen z. B.

- Bestimmung des prozentualen Durchgangs: ermittelt wird der Trockenrückstand (nach Trocknen der Proben im Trockenschrank bei 105 °C), daraus wird dann der prozentuale Durchgang *D* berechnet

$$D_i = \frac{m_i}{m_0} \cdot 100$$

| D_i Prozentualer Durchgang der i-ten Probe | m_i Gefundene Masse der i-ten Probe | m_0 Gefundene Masse der Nullprobe

- Analyse von Suspensionen mit einer Feststoffkonzentration > 0,1 Vol.-%: Probe vor Messung mit geeignetem Dispersionsmedium verdünnen
- Analyse von Pulvern, Granulaten oder anderen Haufwerken: Feststoffe vor Messung in geeignetem Dispersionsmedium suspendieren

Sedimentationsanalyse nach Andreasen (modifiziert nach DIN 66 115)

Kurzname: **Sedi_And**

Probenahme

Probenanzahl

Bei 1–14 Packungen: 1 Probe
Bei 15–39 Packungen: 2 Proben
Bei 40–76 Packungen: 3 Proben
Bei 77–100 Packungen: 4 Proben

Probenahme

Bulkware: Stichproben von unterschiedlichen, statistisch verteilten Stellen nehmen.

Einzelgebinde: Stichproben aus verschiedenen, zufällig gewählten Einzelgebinden nehmen. Jede Stichprobe muss dem Gebinde zuordenbar bleiben, dem sie entnommen wurde.

Suspension vor Probenahme sorgfältig redispergieren. Es dürfen keine Verunreinigungen in die Zubereitung gelangen. Entnahme nur mit frisch gereinigten Geräten. Überschüssiges Probenmaterial verwerfen. Nach Entnahme alle Gebinde sachgerecht verschließen.

Schon während der Probenahme auf einheitliches Erscheinungsbild achten (Geruch, Farbe und Homogenität). Evtl. festgestellte Unregelmäßigkeiten protokollieren.

Durchführung

- Probenauffanggefäße beschriften und einzeln wiegen
- Suspension sorgfältig redispergieren
- Bei Bedarf Probe gemäß Prüfanweisung verdünnen (die Feststoffkonzentration der Dispersion sollte max. 0,1 Vol-% betragen)
- Standzylinder der Andreasen-Pipette mit Probe bis etwa zur 19-cm-Marke füllen, dann Pipette einsetzen und durch das Loch in der Pipette mit weiterer Probe bis zur 20-cm-Marke auffüllen
- Zwei-Wege-Hahn quer stellen, Einfüllloch mit dem Daumen verschließen und Inhalt der Pipette durch sorgfältiges Umschwenken (auch über Kopf) redispergieren
- Nullprobe entnehmen: Zwei-Wege-Hahn zur Pipette hin öffnen, vorgegebenes Probevolumen *V* mit Hilfe des Peleusballs in Vorratsgefäß saugen (Markierung beachten!), dann Probe durch Drehen des Zwei-Wege-Hahns in eines der Probenauffanggefäße ablassen
- Gefülltes Auffanggefäß wiegen, Differenz zur Masse des leeren Auffanggefäßes berechnen: Nullmasse m_0
- Inhalt der Andreasen-Pipette erneut redispergieren wie oben beschrieben, dann Pipette ruhig hinstellen und Stoppuhr starten
- Nach festgelegten/m Zeitintervall/en Proben entnehmen und Probenmassen m_i bestimmen wie oben beschrieben. Nach Entnahme der einzelnen Proben nicht erneut redispergieren!
- Gesamtdichte der Probe für jeden Entnahmezeitpunkt aus Probenmasse m_i und Probenvolumen V_{Probe} berechnen:

$$\rho_{Probe} = \frac{m_i}{V_{Probe}}$$

Dokumentation auf Prüfprotokoll

Messwerte

- Einzelmassen [mg] der leeren Probenauffanggefäße
- Einzelmassen [mg] der gefüllten Auffanggefäße
- Probenmasse *m* [mg] jeder Probe
- Zeitintervall zwischen Start der Messung und jeweiliger Probenahme [min]
- Gesamtdichte ρ_{Probe} [mg/ml] jeder Probe

Ergebnis

Gesamtdichte jeder Probe
(Ggf. grafische Darstellung)

Mustertext

Art der Prüfung/Prüfmethode/Eigenschaft: Sedi_And/Gesamtdichte ρ_{Probe} nach definierten Zeitintervallen

Grenzwerte: ρ_{Probe} nach 3 Minuten ≤ 1,260; ρ_{Probe} nach 10 Minuten ≤ 1,350

Ergebnis: ρ_{Probe} nach 3 Minuten = 1,254; ρ_{Probe} nach 10 Minuten = 1,346

39 Sedimentvolumenanalyse im Messzylinder

Einsatzbereich

Risikoklasse:

- Niedriges Risiko (Gesamtrisikoscore < 30)

Darreichungsformen:

- Suspensionen (auch Schüttelmixturen)

39.1 Prüfanweisung

39.1.1 Konkretisierung der Prüfmethode

Bei Verweis auf die Prüfmethode **Sedi_Zyl** sind folgende Angaben auf der Prüfanweisung zu ergänzen:

- Volumen, Durchmesser und Skalierung des Messzylinders
- Zeitintervalle zum Ablesen des Sedimentvolumens
- Zu bestimmende Kennzahl/en: Suspensionsquotient, Halbsetzzeit und/oder Redispergierbarkeit
- Konkrete Grenzwerte: minimaler bzw. maximaler Suspensionsquotient, minimale bzw. maximale Halbsetzzeit, maximale Anzahl der Kippbewegungen bei der Prüfung auf Redispergierbarkeit

39.1.2 Anpassung der Prüfmethode

Die Prüfmethode **Sedi_Zyl** beschreibt die Sedimentationsvolumenanalyse im Messzylinder, bestimmt wird die Halbsetzzeit, der Suspensionsquotient und/oder die Redispergierbarkeit der Suspension.

Soll die Prüfung abgewandelt oder ergänzt werden, so ist dies auf der Prüfanweisung festzuhalten.

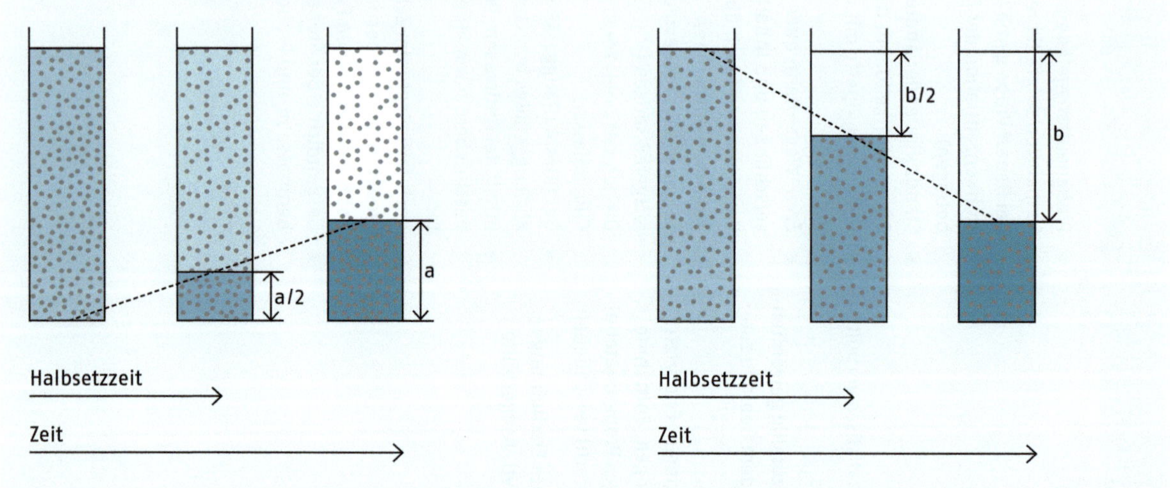

Abb. 39.1 Bestimmung der Halbsetzzeit bei aufstockender (links) und absetzender (rechts) Sedimentation (Voigt 2010)

Sedimentationsvolumenanalyse im Messzylinder

Kurzname: **Sedi_Zyl**

Probenahme

Probenanzahl

Bei 1–14 Packungen: 1 Probe
Bei 15–39 Packungen: 2 Proben
Bei 40–76 Packungen: 3 Proben
Bei 77–100 Packungen: 4 Proben

Probenahme

Bulkware: Stichproben von unterschiedlichen, statistisch verteilten Stellen nehmen.

Einzelgebinde: Stichproben aus verschiedenen, zufällig gewählten Einzelgebinden nehmen. Jede Stichprobe muss dem Gebinde zuordenbar bleiben, dem sie entnommen wurde.

Suspension vor Probennahme sorgfältig redispergieren. Es dürfen keine Verunreinigungen in die Zubereitung gelangen. Entnahme nur mit frisch gereinigten Geräten. Überschüssiges Probenmaterial verwerfen. Nach Entnahme alle Gebinde sachgerecht verschließen.

Schon während der Probenahme auf einheitliches Erscheinungsbild achten (Geruch, Farbe und Homogenität). Evtl. festgestellte Unregelmäßigkeiten protokollieren.

Durchführung

- Suspension sorgfältig redispergieren und in Messzylinder überführen und der freien Sedimentation überlassen
- Nach vorgegebenem Zeitintervall das Sedimentvolumen ablesen; die Ablesung erfolgt an der Schichtgrenze zwischen trübem Sediment und klarem oder signifikant weniger getrübtem Überstand
- Nach jedem weiteren Zeitintervall das Sedimentvolumen in gleicher Weise ablesen
- So lange wiederholen, bis die Sedimentation vollständig abgeschlossen ist (Sedimentvolumen über 4 Stunden konstant oder Änderung < 1 %)
- Suspensionsquotienten SQ berechnen aus Sedimentvolumen V_S am Ende der Sedimentation und Gesamtvolumen der untersuchten Suspension V_g

$$SQ = \frac{V_s}{V_g}$$

- Halbsetzzeit ermitteln: Zeit, in der die Sedimentobergrenze die Hälfte ihres Weges (bei der absetzenden Sedimentation von oben nach unten, bei der aufstockenden Sedimentation von unten nach oben) zurückgelegt hat
- Zur Prüfung auf Redispergierbarkeit den verschlossenen Messzylinder mit der sedimentierten Suspension kurz um 90° kippen und wieder aufrichten, dann auf Abwesenheit eines Sediments prüfen. In 15-Sekunden-Abständen wiederholen bis kein Sediment mehr sichtbar ist, dabei Anzahl der notwendigen Kippbewegungen zählen

Dokumentation auf Prüfprotokoll

Messwerte

- Sedimentvolumen [ml] für jedes Zeitintervall
- Suspensionsquotient SQ [%]
- Halbsetzzeit [min, s]
- Redispergierbarkeit [Anzahl der 90°-Kippbewegungen]

Ergebnis

Suspensionsquotient, Halbsetzzeit und/oder Redispergierbarkeit

Mustertext

Art der Prüfung/Prüfmethode/Eigenschaft: Sedi_Zyl/SQ; Redispergierbarkeit
Grenzwerte: SQ = 20–25 %; Redispergierbarkeit ≤ 5 Kippbewegungen
Ergebnis: SQ = 22 %; Redispergierbarkeit = 3 Kippbewegungen

40 Verlesen von Teemischungen (nach DAC 2013)

Einsatzbereich

Risikoklasse:

- Niedriges Risiko (Gesamtrisikoscore < 30): nur qualitativ
- Mittleres Risiko (Gesamtrisikoscore 30–100): auch quantitativ

Darreichungsformen:

- Tee(mischungen)

40.1 Prüfanweisung

40.1.1 Konkretisierung der Prüfmethode

Bei Verweis auf die Prüfmethode **Verl_Tee** sind folgende Angaben auf der Prüfanweisung zu ergänzen:

- Probenmenge [g] (laut DAC 10,0–20,0 g)
- Bei Bedarf: Verwendung geeigneter Hilfsmittel (Lupe, Stereomikroskop), Vergrößerung
- Charakteristische Merkmale der zu prüfenden Drogen
- Bei quantitativer Bestimmung: deklarierte Massenanteile der Einzelbestandteile
- Soll- bzw. Grenzwerte:
  - Bei qualitativer Bestimmung: Die charakteristischen Bestandteile der einzelnen Drogen müssen nachweisbar sein
  - Bei quantitativer Bestimmung: Art und Anteil der Einzelbestandteile mit Angabe der minimal bzw. maximal zulässigen Massenanteilen (in der Regel max. ± 20 % vom deklarierten Wert)

40.1.2 Anpassung der Prüfmethode

Die Prüfmethode **Verl_Tee** beschreibt das Verlesen von Teemischungen modifiziert nach DAC 2013.

Soll die Prüfung abgewandelt oder ergänzt werden, so ist dies auf der Prüfanweisung festzuhalten.

Verlesen von Teemischungen (nach DAC 2013)

Kurzname: **Verl_Tee**

Probenahme

Probenanzahl
1 Probe

Probenahme
Stichprobe zufällig wählen und entnehmen.

Es dürfen keine Verunreinigungen in die Zubereitung gelangen. Entnahme nur mit frisch gereinigten Geräten. Überschüssiges Probenmaterial verwerfen. Nach Entnahme alle Gebinde sachgerecht verschließen.

Schon während der Probenahme auf einheitliches Erscheinungsbild achten (Geruch, Farbe und Homogenität). Evtl. festgestellte Unregelmäßigkeiten protokollieren.

Durchführung

- Probe in dünner Schicht ausbreiten und charakteristische Merkmale der einzelnen Drogen identifizieren (falls erforderlich unter Verwendung geeigneter Hilfsmittel, z. B. Lupe oder Stereomikroskop)
- Bei quantitativer Bestimmung die identifizierten Bestandteile verlesen (= in verschiedene Drogenfraktionen sortieren) und die so erhaltenen Bestandteil-Fraktionen einzeln wiegen, Massenanteile der Einzelfraktionen berechnen

Dokumentation auf Prüfprotokoll

Messwerte
- Listung der anhand charakteristischer Merkmale identifizierten Einzelbestandteile
- Bei quantitativer Bestimmung Masse jeder Bestandteil-Fraktion [g] bzw. [mg]

Ergebnis
Qualitative (ggf. auch quantitative) Listung der identifizierten Einzelbestandteile

Mustertext
Art der Prüfung/Prüfmethode/Eigenschaft: Verl_Tee/Husten- und Bronchialtee I NRF 4.10. quantitativ
Soll-/Grenzwerte: Bitterer Fenchel 25±5 %, Spitzwegerichblätter 25±5 %, Süßholzwurzel 25±5 %, Thymian 25±5 %
Ergebnis: Bitterer Fenchel 24 %, Spitzwegerichblätter 23 %, Süßholzwurzel 25 %, Thymian 21 %, nicht genau identifizierbare Bestandteile 7 %

41 Viskosimetrie, Kapillarviskosimeter (nach Ph. Eur. 2.2.9)

Einsatzbereich

Risikoklasse:

- Niedriges Risiko (Gesamtrisikoscore < 30)

Darreichungsformen:

- Lösungen, Emulsionen, Säfte, Augentropfen

41.1 Prüfanweisung

41.1.1 Konkretisierung der Prüfmethode

Bei Verweis auf die Prüfmethode **Visko_Kap** sind folgende Angaben auf der Prüfanweisung zu ergänzen:

- Viskosimeter-Typ (nach Ostwald oder Ubbelohde), Innendurchmesser der Kapillare, ggf. Gerätekonstante
- Probenmenge: Volumen des Messgefäßes [ml]
- Konkrete Soll- bzw. Grenzwerte: minimale und maximale dynamische Viskosität [mPa · s] oder kinematische Viskosität [mm^2/s]

41.1.2 Anpassung der Prüfmethode

Die Prüfmethode **Visko_Kap** beschreibt die Bestimmung der Viskosität einer Zubereitung mittels Kapillarviskosimeter entsprechend Ph. Eur.-Monographie 2.2.9 bei 20 °C.

Soll die Prüfung abgewandelt oder ergänzt werden, so ist dies auf der Prüfanweisung festzuhalten.

Viskosimetrie, Kapillarviskosimeter (nach Ph. Eur. 2.2.9)

Kurzname: **Visko_Kap**

Probenahme

Probenanzahl

Bei 1–14 Packungen: 1 Probe
Bei 15–39 Packungen: 2 Proben
Bei 40–76 Packungen: 3 Proben
Bei 77–100 Packungen: 4 Proben

Probenahme

Bulkware: Stichproben von unterschiedlichen, statistisch verteilten Stellen nehmen.

Einzelgebinde: Stichproben aus verschiedenen, zufällig gewählten Einzelgebinden nehmen. Jede Stichprobe muss dem Gebinde zuordenbar bleiben, dem sie entnommen wurde.

Es dürfen keine Verunreinigungen in die Zubereitung gelangen. Entnahme nur mit frisch gereinigten Geräten. Überschüssiges Probenmaterial verwerfen. Nach Entnahme alle Gebinde sachgerecht verschließen.

Schon während der Probenahme auf einheitliches Erscheinungsbild achten (Geruch, Farbe und Homogenität). Evtl. festgestellte Unregelmäßigkeiten protokollieren.

Durchführung

- Alle mit Messflüssigkeit in Berührung kommenden Teile unmittelbar vor Messung gründlich reinigen und trocknen
- Bei Bedarf Probe filtrieren
- Vorgegebene Probenmenge über das Füllrohr in das Vorratsgefäß des Viskosimeters einfüllen
- Viskosimeter in Wasserbad von 20 ± 0,1 °C stellen und 30 min lang in senkrechter Stellung stehen lassen
- Probe über das Messrohr ansaugen, so dass die Messkugel komplett und die Vorlaufkugel mindestens zur Hälfte mit Probe gefüllt ist (bei Ubbelohde-Viskosimeter zuvor das Belüftungsrohr verschließen)
- Messrohr verschließen zum Halten der Flüssigkeit (bei Ubbelohde-Viskosimeter das Belüftungsrohr öffnen zur Bildung des hängenden Kugelniveaus)
- Messrohr öffnen und Zeit messen, in der das Flüssigkeitsniveau von der oberen zur unteren Messmarke absinkt
- Messung mind. zweimal mit derselben Probe wiederholen
- Die Prüfung ist nur gültig, wenn 2 aufeinander folgende Messungen um höchstens 1 % abweichen
- Durchflusszeit t als Mittelwert aller Messungen berechnen
- Dynamische Viskosität η mit Hilfe der absoluten Dichte ρ_{20} [mg/ml] (= relative Dichte $d_{20}^{20} \cdot 0{,}998203$ mg/ml), der gemessenen Durchflusszeit t und der Gerätekonstanten k [mm²/s²] berechnen:

  $$\eta = \rho_{20} \cdot k \cdot t \ \ [\text{mPa} \cdot \text{s}]$$

- Bei unbekannter Dichte die kinematische Viskosität ν berechnen:

  $$\nu = k \cdot t \ \ [\text{mm}^2/\text{s}]$$

Dokumentation auf Prüfprotokoll

Messwerte

- Zeit [s] jeder Einzelmessung, auf 0,2 Sekunden genau
- Mittlere Durchflusszeit t [s], auf 1 Dezimalstelle nach dem Komma
- Dynamische Viskosität η [mPa · s] oder kinematische Viskosität ν [mm²/s]

Ergebnis

Dynamische Viskosität oder kinematische Viskosität (jeweils als arithmetischer Mittelwert aller Proben, pro Probe mind. 3 Messungen)

Mustertext

Art der Prüfung/Prüfmethode/Eigenschaft: Visko_Kap/dynamische Viskosität η
Grenzwerte: η = 80,0–100,0 mPa · s
Ergebnis: η = 86,3 mPa · s

42 Viskosimetrie, Kugelfallviskosimeter (nach Ph. Eur. 2.2.49)

Einsatzbereich

Risikoklasse:

- Niedriges Risiko (Gesamtrisikoscore < 30)

Darreichungsformen:

- Lösungen, Emulsionen, Säfte, Augentropfen

42.1 Prüfanweisung

42.1.1 Konkretisierung der Prüfmethode

Bei Verweis auf die Prüfmethode **Visko_Kug** sind folgende Angaben auf der Prüfanweisung zu ergänzen:

- Viskosimeter-Typ, zu verwendende Kugel (es sollte eine Laufzeit von mindestens 30 Sekunden erzielt werden), ggf. Gerätekonstante
- Konkrete Soll- bzw. Grenzwerte: minimale und/oder maximale dynamische Viskosität [mm^2/s]

42.1.2 Anpassung der Prüfmethode

Die Prüfmethode **Visko_Kug** beschreibt die Bestimmung der Viskosität einer Zubereitung mittels Kugelfallviskosimeter entsprechend Ph. Eur.-Monographie 2.2.49 bei 20 °C.

Soll die Prüfung abgewandelt oder ergänzt werden, so ist dies auf der Prüfanweisung festzuhalten.

Viskosimetrie, Kugelfallviskosimeter (nach Ph. Eur. 2.2.49)

Kurzname: **Visko_Kug**

Probenahme

Probenanzahl

Bei 1–14 Packungen:	1 Probe
Bei 15–39 Packungen:	2 Proben
Bei 40–76 Packungen:	3 Proben
Bei 77–100 Packungen:	4 Proben

Probenahme

Bulkware: Stichproben von unterschiedlichen, statistisch verteilten Stellen nehmen.

Einzelgebinde: Stichproben aus verschiedenen, zufällig gewählten Einzelgebinden nehmen. Jede Stichprobe muss dem Gebinde zuordenbar bleiben, dem sie entnommen wurde.

Es dürfen keine Verunreinigungen in die Zubereitung gelangen. Entnahme nur mit frisch gereinigten Geräten. Einwirken von Scherkräften vermeiden. Überschüssiges Probenmaterial verwerfen. Nach Entnahme alle Gebinde sachgerecht verschließen.

Schon während der Probenahme auf einheitliches Erscheinungsbild achten (Geruch, Farbe und Homogenität). Evtl. festgestellte Unregelmäßigkeiten protokollieren.

Durchführung

- Probe blasenfrei in das gereinigte, trockene Rohr des Kugelfallviskosimeters füllen
- Vorgegebene Kugel einsetzen, ohne Zeitmessung durch Probe laufen lassen und Rohr verschließen
- Gefülltes Viskosimeter mind. 15 min auf 20 ± 0,1 °C temperieren
- Messrohr um 180° drehen, Kugel durch die Probe laufen lassen und dabei Zeit messen, die die Kugel für den Durchlauf von der oberen zur unteren Messmarke benötigt
- Prüfung mind. dreimal wiederholen
- Die Prüfung ist nur gültig, wenn 2 aufeinander folgende Messungen um höchstens 1,5 % abweichen
- Laufzeit t der Kugel als Mittelwert aller gemessenen Zeiten berechnen
- Dynamische Viskosität η mit Hilfe der gemittelten Laufzeit t, der Dichte der Kugel ρ_K, der absoluten Dichte ρ_{20} der Lösung (ρ_{20} = relative Dichte $d_{20}^{20} \cdot 0{,}998203$ mg/ml) und der Gerätekonstanten k berechnen:

$$\eta = k \cdot (\rho_K - \rho_{20}) \cdot t \quad [\text{mPa} \cdot \text{s}]$$

Dokumentation auf Prüfprotokoll

Messwerte

- Kugellaufzeit t [s] jeder Einzelmessung, auf 0,2 Sekunden genau
- Dynamische Viskosität η [mPa · s]

Ergebnis

Dynamische Viskosität (als arithmetischer Mittelwert aller Proben, pro Probe mind. 4 Messungen)

Mustertext

Art der Prüfung/Prüfmethode/Eigenschaft: Visko_Kug/dynamische Viskosität η
Grenzwerte: η = 540–660 mPa · s
Abweichung zweier aufeinanderfolgender Einzelmessungen ≤1,5 %
Ergebnis: η = 585 mPa · s
Abweichung entspricht

43 Viskosimetrie, Rotationsviskosimeter (nach Ph. Eur. 2.2.10)

Einsatzbereich

Risikoklasse:

- Niedriges Risiko (Gesamtrisikoscore < 30)

Darreichungsformen:

- Lösungen, Suspensionen (auch Schüttelmixturen), Emulsionen, Säfte, Augentropfen
- Cremes, Gele, Pasten, (Suspensions-)Salben

43.1 Prüfanweisung

43.1.1 Konkretisierung der Prüfmethode

Bei Verweis auf die Prüfmethode **Visko_Rot** sind folgende Angaben auf der Prüfanweisung zu ergänzen:

- Viskosimeter-Typ, zu verwendender Messkörper, ggf. Gerätekonstante
- Wartezeit zwischen Probeneingabe und Messung
- Messbedingungen:
  - Winkelgeschwindigkeit oder Schergefälle bei Verwendung absoluter Viskosimeter (Zylinder-Becher- und Platte-Kegel-Viskosimeter)
  - Beschreibung der Messmethode/-geometrie bei Verwendung relativer Viskosimeter (Spindelviskosimeter): Spindeltyp, Eintauchtiefe des Prüfkörpers, Winkelgeschwindigkeit, Abmessungen des Probengefäßes
- Konkrete Soll- und Grenzwerte: minimale und/oder maximale dynamische Viskosität

43.1.2 Anpassung der Prüfmethode

Die Prüfmethode **Visko_Rot** beschreibt die Bestimmung der Viskosität einer Zubereitung mittels Rotationsviskosimeter entsprechend Ph. Eur.-Monographie 2.2.10 bei 20 °C.

Soll die Prüfung abgewandelt oder ergänzt werden, so ist dies auf der Prüfanweisung festzuhalten. In Frage kommt z. B.

- Bestimmung mehrerer Werte bei verschiedenen Einstellungen zur Erstellung einer Fließkurve/eines Rheogramms (z. B. bei strukturviskosen Proben). In diesem Fall wird die erwartete rheologische Eigenschaft (idealviskos, dilatant, plastisch, pseudoplastisch, thixotrop, rheopex, rheodestruktiv) anhand der Fließcharakteristik im Rheogramm überprüft.

Viskosimetrie, Rotationsviskosimeter (nach Ph. Eur. 2.2.10)

Kurzname: **Visko_Rot**

Probenahme

Probenanzahl
Bei 1–76 Packungen: 3 Proben
Bei 77–100 Packungen: 4 Proben

Probenahme
Bulkware: Stichproben von unterschiedlichen, statistisch verteilten Stellen nehmen.

Einzelgebinde: Stichproben aus verschiedenen, zufällig gewählten Einzelgebinden nehmen. Jede Stichprobe muss dem Gebinde zuordenbar bleiben, dem sie entnommen wurde.

Suspensionen vor Probennahme sorgfältig redispergieren. Es dürfen keine Verunreinigungen in die Zubereitung gelangen. Entnahme nur mit frisch gereinigten Geräten. Einwirken von Scherkräften vermeiden. Überschüssiges Probenmaterial verwerfen. Nach Entnahme alle Gebinde sachgerecht verschließen.

Schon während der Probenahme auf einheitliches Erscheinungsbild achten (Geruch, Farbe und Homogenität). Evtl. festgestellte Unregelmäßigkeiten protokollieren.

Durchführung

- Vor erster Messung oder nach Wechsel des Messkörpers einen Nullabgleich (=Rotation ohne Probe) durchführen, dabei darf der sich drehende Messkörper nicht berührt werden
- Suspensionen sorgfältig redispergieren
- Probe ggf. temperieren (20 ± 0,1 °C) und blasenfrei in den Messbecher/Messspalt einfüllen, vorgegebene Wartezeit abwarten
- Messkörper mittig und bis zur vorgesehenen Einfüllmarke in die Probe eintauchen
- Messung starten und das sich bei den vorgegebenen Bedingungen einstellende Drehmoment messen (Messgrenze des Viskosimeters beachten: bei zu großem Drehmoment sind kleinere, bei zu kleinem Drehmoment größere Messkörper zu verwenden)
- Messung mind. zweimal wiederholen
- Mittelwert M aller gemessenen Drehmomente berechnen
- Dynamische Viskosität η mit Hilfe des gemittelten Drehmoments M [Nm], der gewählten Winkelgeschwindigkeit ω [rad/s] und der Gerätekonstanten k berechnen [rad/m³]:

$$\eta = k \cdot \frac{M}{\omega}$$

Dokumentation auf Prüfprotokoll

Messwerte
- Drehmoment jeder Einzelmessung [Nm]
- Mittelwert aller Drehmomente M [Nm]
- Winkelgeschwindigkeit ω [rad/s]
- dynamische Viskosität η [mPa · s]

Ergebnis
Dynamische Viskosität (als arithmetischer Mittelwert aus mind. 3 Messungen)

Mustertext
Art der Prüfung/Prüfmethode/Eigenschaft: Visko_Rot/dynamische Viskosität η
Grenzwerte: η = 540–660 mPa · s
Ergebnis: η = 585 mPa · s

44 Wasseraufnahmevermögen

Einsatzbereich

Risikoklasse:

- Niedriges Risiko (Gesamtrisikoscore < 30)

Darreichungsformen:

- Cremes, Pasten, (Suspensions-)Salben

44.1 Prüfanweisung

44.1.1 Konkretisierung der Prüfmethode

Bei Verweis auf die Prüfmethode **Wasserauf** sind folgende Angaben auf der Prüfanweisung zu ergänzen:

- Länge und Durchmesser des zylindrischen Rührstabs
- Konkrete Soll- bzw. Grenzwerte: minimale und/oder maximale Wasseraufnahme

44.1.2 Anpassung der Prüfmethode

Die Prüfmethode **Wasserauf** beschreibt die Ermittlung des Wasseraufnahmevermögens einer Zubereitung bei Raumtemperatur.

Soll die Prüfung abgewandelt oder ergänzt werden, so ist dies auf der Prüfanweisung festzuhalten. In Frage kommt z. B.

- Abweichende Probenmenge
- Wartezeit, in der sich kein Wasser abscheiden darf

Wasseraufnahmevermögen

Kurzname: **Wasserauf**

Probenahme

Probenanzahl
1 Probe (mind. 10 g)

Probenahme
Stichprobe zufällig wählen und entnehmen.

Es dürfen keine Verunreinigungen in die Zubereitung gelangen. Entnahme nur mit frisch gereinigten Geräten. Überschüssiges Probenmaterial verwerfen. Nach Entnahme alle Gebinde sachgerecht verschließen.

Schon während der Probenahme auf einheitliches Erscheinungsbild achten (Geruch, Farbe und Homogenität). Evtl. festgestellte Unregelmäßigkeiten protokollieren.

Durchführung

- Mind. 10 g Probe schmelzen und in Reibschale auf Raumtemperatur erkalten lassen
- Reibschale mit auf Raumtemperatur erkalteter Probe wiegen
- Probe mit 0,2–0,5 ml Wasser versetzen und mit zylindrischem Stab (z. B. aus Polypropylen hoher Dichte mit einem Durchmesser von ca. 10 mm und einer Länge von 120 mm; kein Pistill verwenden) so lange kräftig rühren, bis das Wasser vollständig eingearbeitet ist
- So lange schrittweise 0,2–0,5 ml Wasser zugeben und rühren, bis die Wassertröpfchen sichtbar bleiben und sich nicht mehr in die Masse einarbeiten lassen
- Reibschale erneut wiegen und Wasseraufnahme über die Massedifferenz bestimmen

Dokumentation auf Prüfprotokoll

Messwerte
- Wasseraufnahme [g]

Ergebnis
Wasseraufnahme

Mustertext
Art der Prüfung/Prüfmethode/Eigenschaft: Wasserauf/Wasseraufnahme
Grenzwerte: Wasseraufnahme > 20 g
Ergebnis: entspricht

45 Zerfallszeit von Suppositorien und Vaginalzäpfchen (nach Ph. Eur. 2.9.2)

Einsatzbereich

Risikoklasse:

- Niedriges Risiko (Gesamtrisikoscore < 30)

Darreichungsformen:

- Suppositorien, Ovula, Rektalkapseln, Vaginalkapseln

45.1 Prüfanweisung

45.1.1 Konkretisierung der Prüfmethode

Bei Verweis auf die Prüfmethode **Zerfall_Supp** sind folgende Angaben auf der Prüfanweisung zu ergänzen:

- Konkreter Grenzwert: maximale Zerfallszeit nach Ph. Eur. (nur in begründeten Ausnahmen sind auch abweichende Zeiten möglich):
  - Suppositorien mit fetthaltiger Grundmasse: 30 Minuten
  - Suppositorien mit wasserlöslicher Grundmasse: 60 Minuten
  - Rektalkapseln: 30 Minuten
  - Vaginalzäpfchen: 60 Minuten
  - Vaginalkapseln: 30 Minuten

45.1.2 Anpassung der Prüfmethode

Die Prüfmethode **Zerfall_Supp** beschreibt die Überprüfung der Zerfallszeit von Suppositorien und Vaginalzäpfchen entsprechend Ph. Eur.-Monographie 2.9.2 bei 36–37 °C.

Soll die Prüfung abgewandelt oder ergänzt werden, so ist dies auf der Prüfanweisung festzuhalten.

Zerfallszeit von Suppositorien und Vaginalzäpfchen (nach Ph. Eur. 2.9.2)

Kurzname: **Zerfall_Supp**

Probenahme

Probenanzahl
3 Proben

Probenahme
Die Stichproben werden nach dem Zufallsprinzip entnommen.

Es dürfen keine Verunreinigungen in die Charge oder an die Prüfmuster gelangen. Probenahme nur mit frisch gereinigten Geräten.

Schon während der Probenahme auf einheitliches Erscheinungsbild achten (Geruch, Farbe, Homogenität, äußerliche Unversehrtheit). Evtl. festgestellte Unregelmäßigkeiten protokollieren.

Durchführung

- 3 Messgeräte mit jeweils einer Probe bestücken, dazu jeweils eine Probe in den Metalleinsatz legen und diesen in dem dazugehörigen Zylinder befestigen
- Jedes der 3 Geräte in ein Behältnis einbringen, das mind. 4 Liter auf 36–37 °C temperiertes Wasser enthält (oder alle 3 gemeinsam in ein Behältnis mit mind. 12 Liter temperiertem Wasser)
- Geräte alle 10 Minuten um 180° drehen
- Proben nach der vorgegebenen Zeit auf Zerfall prüfen, dieser ist erreicht wenn
  - die Auflösung vollständig ist,
  - die Bestandteile des Suppositoriums oder des Vaginalzäpfchens sich getrennt haben: das heißt die geschmolzenen Fettbestandteile haben sich an der Oberfläche der Flüssigkeit angesammelt, unlösliche Pulver sind zu Boden gesunken, und lösliche Bestandteile haben sich aufgelöst. Je nach Typ der Zubereitung können die Bestandteile auf eine oder mehrere der oben genannten Arten verteilt sein
  - Erweichen des Prüflings eintritt, unter Umständen begleitet von einer deutlichen Veränderung der ursprünglichen Form des Suppositoriums oder des Vaginalzäpfchens, ohne dass die Bestandteile sich vollständig trennen. Das Erweichen muss in einem solchen Ausmaß erfolgen, dass das Suppositorium oder das Vaginalzäpfchen keinen festen Kern mehr enthält, der dem Druck mit einem Glasstab Widerstand bietet
  - die Hülle der Rektal- oder Vaginalgelatinekapsel einen Riss zeigt, durch den der Inhalt austritt
  - kein Rückstand auf der perforierten Platte zurückbleibt oder ein etwa verbliebener Rückstand aus einer weichen schaumigen Masse besteht, in der beim Druck mit einem Glasstab kein fester Kern (Vaginaltablette) feststzustellen ist
- Die Anforderungen der Prüfung sind erfüllt, wenn alle Prüflinge zerfallen sind

Dokumentation auf Prüfprotokoll

Messwerte
- Beurteilung des Zerfalls jeder Probe nach der vorgegebenen Zeit

Ergebnis
Anzahl der Proben, die nach der vorgegebenen Zeit nicht vollständig zerfallen sind

Mustertext
Art der Prüfung/Prüfmethode/Eigenschaft: Zerfall_Supp/Zerfall nach 30 min
Sollwert: Alle Proben sind vollständig zerfallen
Ergebnis: entspricht

Bestandteile des Dokumentationssystems

Diese Arbeitshilfen sind abgestimmt auf das Defektur-Dokumentationssystem des Deutschen Apotheker Verlags. Das Defektur-Dokumentationssystem umfasst folgende Bestandteile:

- Risikobeurteilung Defekturarzneimittel, Block mit 50 Blatt
- Herstellungs- und Prüfanweisungen Defektur, Block mit 50 Blatt
- Herstellungsprotokolle Rezeptur und Defektur, Block mit 120 Blatt
- Prüfprotokolle Ausgangsstoffe und Defekturarzneimittel, Block mit 120 Blatt

Alle Blöcke sind zudem in dem vorkonfektionierten Ordner enthalten:

- Defektur nach ApBetrO, Ringbuch mit Inhalt

Weiterführende Informationen zu dem vorgestellten risikobasierten Stufenmodell und zu den einzelnen Prüfmethoden sind zu finden in:

- Ziegler AS. Defektur. Deutscher Apotheker Verlag, Stuttgart 2014

Literaturverzeichnis

AATB (Arbeitsgruppe Arzneimittel-, Apotheken-, Transfusions- und Betäubungsmittelwesen). Umsetzung der Apothekenbetriebsordnung (ApBetrO) (unter Berücksichtigung der durch die 4. Verordnung zur Änderung der ApBetrO vorgenommenen Änderungen) 13. Februar 2013

Albert K. Brechungsindex – Richtige Messung im Apothekenlabor. Pharmazeutische Zeitung, *10*, 2008

AMG (Gesetz über den Verkehr mit Arzneimitteln – Arzneimittelgesetz) geändert am 23. Juli 2013. Bundesgesetzblatt, Berlin 2013

ApBetrO (Verordnung über den Betrieb von Apotheken – Apothekenbetriebsordnung) geändert am 12. Juni 2012. Bundesgesetzblatt, Berlin 2012

APD (Arbeitsgemeinschaft der Pharmaziertäte Deutschlands). Die neue ApBetrO – Pharmazieräte schaffen Klarheit. Deutsche Apotheker Zeitung, *47:* 90–93, 2012

APD (Arbeitsgemeinschaft der Pharmaziertäte Deutschlands). Defekturarzneimittel. Deutsche Apotheker Zeitung. *48:* 64–66, 2013

BAK (Bundesapothekerkammer). Leitlinie „Herstellung und Prüfung der nicht zur parenteralen Anwendung bestimmten Rezeptur- und Defekturarzneimittel" einschl. Kommentar. Eschborn 2022

Bauer K, Frömming K-H, Führer C. Lehrbuch der Pharmazeutischen Technologie. 9. Aufl., Wissenschaftliche Verlagsgesellschaft Stuttgart, 2012

Blaschek W, Ebel S, et al. Hagers Enzyklopädie der Arzneistoffe und Drogen. Wissenschaftliche Verlagsgesellschaft Stuttgart, 2013

Bracher F, et al. Arzneibuch-Kommentar. 46. Aufl., Wissenschaftliche Verlagsgesellschaft Stuttgart, 2013

Braun R (Hrsg.). Standardzulassungen für Fertigarzneimittel. 18. Akt.lfg., Deutscher Apotheker Verlag, Stuttgart 2011

Brock T, Groteklaes M, Mischke P. Lehrbuch der Lacktechnologie. Vincentz Verlag, Hannover 1998

Brunner S, Fischer M. Einsatz der NIR-Spektroskopie im Bereich der Ausgangsstoffanalytik. Pharma-Technologie, 37–48, 1998

DAB. Deutsches Arzneibuch – Amtliche Ausgabe 2025. Deutscher Apotheker Verlag, Stuttgart 2025

DAC/NRF. Bundesvereinigung Deutscher Apothekerverbände (ABDA) (Hrsg.). Deutscher Arzneimittel-Codex (DAC) inkl. Neues Rezeptur-Formularium (NRF). Govi-Verlag Pharmazeutischer Verlag GmbH, Eschborn 2025 und Deutscher Apotheker Verlag, Stuttgart 2025

Derendorf H, et al. Pharmakokinetik kompakt: Grundlagen und Praxisrelevanz. 3. Aufl., Wissenschaftliche Verlagsgesellschaft Stuttgart, 2010

Dominik A, Steinhilber D, Wurglics M. Instrumentelle Analytik kompakt. 3. Aufl., Wissenschaftliche Verlagsgesellschaft Stuttgart, 2013

Drugbase. [Online] November 2013 www.drugbase.de

EG-CLP (Verordnung (EG) Nr. 1272/2008 über die Einstufung, Kennzeichnung und Verpackung von Stoffen und Gemischen). Amtsblatt der Europäischen Union, Brüssel 2008

Eith C. Leitfähigkeitsmessung – aber richtig! Mettler Toledo AG, Schwerzenbach (CH) 2013

Erichsen GmbH & Co. KG. Technische Beschreibung und Bedienungsanweisung Grindometer nach Hegman (Modell 232). Erichsen GmbH & Co. KG, Hemer 2013

Erös I, Urgi-Hunyadvari E. Theoretische und praktische Fragen der sturkturrheologischen Forschung an Salben. Pharmazie. *32:* 709–719, 784–790, 1977

Europarat. Resolution CM/Res(2016)1 on quality and safety assurance requirements for medicinal products prepared in pharmacies for the special needs of patients. Straßburg 2016

Feltkamp H, Fuchs P, Sucker H. Pharmazeutische Qualitätskontrolle. Georg Thieme Verlag, Stuttgart – New York 1983

Gebler H, Kindl G. Pharmazie für die Praxis. 6. Aufl., Deutscher Apotheker Verlag, Stuttgart 2013

Gruntova Z, Mandak M. Bestimmung der Plastizität von Salbengrundlagen. Pharm. Ind. *33:* 223–227, 1971

Herzfeld C-D, Kreuter J. Grundlagen der Arzneiformenlehre Galenik 2. Springer Verlag, Berlin – Heidelberg 1999

Hess WF, Tretbar I. Partikeltechnologie: Andreasen-Pipette – Bestimmung der Partikelgrößenverteilung. Inst. für Verfahrenstechnik und Biotechnologie der FH Flensburg, 2006

HiperScan GmbH. Erfüllung von 2.2.40 Ph. Eur. durch Apo-Ident. Dresden 2013

Högger P, Strehl E. Repetitorium Klinische Pharmazie – Arbeitsbuch für Prüfung und Praxis. Govi-Verlag Pharmazeutischer Verlag GmbH, Eschborn 2007

Imming P. Arzneibuchanalytik. 2. Aufl., Wissenschaftliche Verlagsgesellschaft Stuttgart, 2013

Jaehde U, Radziwill R, Kloft C. Klinische Pharmazie – Grundlagen und Anwendung. 3. Aufl., Wissenschaftliche Verlagsgesellschaft Stuttgart, 2010

Jander, Jahr. Maßanalyse. de Gruyter, Berlin 1989

Kwade A, Kampen I. Mikroskopie und Partikelmessung im Mikro- und Nanometerbereich. Vorlesungsskript des Instituts für Partikeltechnik der TU Braunschweig. Braunschweig

Leuenberger H. Martin – Physikalische Pharmazie. 4. Aufl., Wissenschaftliche Verlagsgesellschaft Stuttgart, 2002

Link A. NIR-Spektroskopie in der Defekturanalytik. Deutsche Apotheker Zeitung, 2014

Metrohm AG. NIR Spectroscopy – A guide to near-infrared spectroscopic analysis of industrial manufacturing processes. Metrohm AG, Herisau (CH) 2013

Mettler-Toledo AG. Anleitung zur Messung von pH – Theorie und Praxis von pH-Anwendungen im Labor. Schwerzenbach (CH) 2007

Münzel K, Büchi J, Schultz O-E. Galenisches Praktikum. Wissenschaftliche Verlagsgesellschaft Stuttgart, 1959

Mutschler E, et al. Mutschler – Arzneimittelwirkungen. 10. Aufl., Wissenschaftliche Verlagsgesellschaft Stuttgart, 2013

Niedner R, Ziegenmeyer J. Dermatika. Wissenschaftliche Verlagsgesellschaft Stuttgart, 1992

NRF (Neues Rezeptur-Formularium). Rezepturhinweise: pH-Messung. Govi-Verlag Pharmazeutischer Verlag GmbH, Eschborn 2013

Nürnberg E, Baumann W, Surmann P. Hagers Handbuch der pharmazeutischen Praxis. Band 2: Methoden. Springer Verlag, Berlin 1991

ÖAB. Österreichisches Arzneibuch 2013. Verlag Österreich, Wien (A) 2013

Pachaly P, Koch A. DC-Atlas – Dünnschicht-Chromatographie in der Apotheke. 7. Akt.lfg., Wissenschaftliche Verlagsgesellschaft Stuttgart, 2012

Ph. Eur. 2025. Amtliche deutsche Ausgabe (einschl. aller Nachträge bis 11.7). Deutscher Apotheker Verlag, Stuttgart 2023

Pharm. Helv. XI (Pharmacopoea Helvetica XI). Eidgenössische Drucksachen- und Materialzentrale, Bern (CH) 2012

Pozo Ojeda, Suñé Arbussá, Galenica Acta, *8:* 7, 1955

Rohdewald P, Rücker G, Glombitza K-W, et al. Apothekengerechte Prüfvorschriften. 17. Akt.lfg., Deutscher Apotheker Verlag, Stuttgart 2013

Rücker G, Neugebauer M, Willems GG. Instrumentelle Analytik für Pharmazeuten. 5. Aufl., Wissenschaftliche Verlagsgesellschaft Stuttgart, 2008

Sartorius AG. Handbuch der Elektroanalytik. Teil 3 Die elektrische Leitfähigkeit. Göttingen 2013

Sartorius AG. Handbuch der Elektroanalytik. Teil 2 Die pH-Messung. Göttingen 2013

Schiffter H, Ziegler AS. Formelsammlung Pharmazie. Wissenschaftliche Verlagsgesellschaft Stuttgart, 2012

SCHOTT Instruments GmbH. Wissenswertes über die pH-Messung. Mainz 2013

Schulz A. Hörath – Gefahrstoff-Verzeichnis. 9. Aufl., Deutscher Apotheker Verlag, Stuttgart 2013

Schulze D. Pulver und Schüttgüter: Fließeigenschaften und Handhabung. Springer Verlag, Berlin – Heidelberg 2009

Schwedt G. Chromatographische Trennmethoden. Georg Thieme Verlag, Stuttgart 1986

StandZV (Verordnung über Standardzulassungen von Arzneimitteln) geändert am 19. Oktober 2006. Bundesgesetzblatt, Berlin 2006

Sucker H, Fuchs P, Speiser P. Pharmazeutische Technologie. Georg Thieme Verlag, Stuttgart 1991

Tawab, M. 2013. Mit Grindometer maximale Teilchengröße prüfen. Deutsche Apotheker Zeitung, *11*: 79, 2013

Thoma K. Apothekenrezeptur und -defektur. 11. Akt.lfg., Deutscher Apotheker Verlag, Stuttgart 2024

Voigt R. Pharmazeutische Technologie. 11. Aufl., Deutscher Apotheker Verlag, Stuttgart 2010

Wichtl M. Teedrogen und Phytopharmaka. 5. Aufl., Wissenschaftliche Verlagsgesellschaft Stuttgart, 2009

Ziegler AS. Defektur. Deutscher Apotheker Verlag, Stuttgart 2014

Ziegler AS. Der letzte Schliff. Deutsche Apotheker Zeitung, *14*: 24–49, 2012

Ziegler AS. Plausibilitäts-Check Rezeptur. Deutscher Apotheker Verlag, Stuttgart 2012

Ziegler AS. Jetzt hat das Drucken ein Ende. Deutsche Apotheker Zeitung, *37*: 82–83, 2013

Ziegler AS. Plausibilitäts-Check Rezeptur. 6. Aufl., Deutscher Apotheker Verlag, Stuttgart 2022

Sachregister

A

Abgabeort 14
absolute Dichte
–, Aräometer 25
–, Pyknometer 27
Acceptance Value s.a. Akzeptanzwert 53
Akzeptanzbereich, Gleichförmigkeit 47, 49, 51
Akzeptanzwerte, Gleichförmigkeit 53, 55
Allergieauslösung 5
Anfärbemethode, Phasenlage 76
Apothekenbetriebsordnung 20
Applikationsart 2
Äquivalentdurchmesser 70
Aräometer 24
Arbeitsgemeinschaft der Pharmazieräte Deutschlands 1
Augentropfen 17
–, Brechungsindex 86
–, DC 28, 30
–, Densitometrie 24, 26
–, Dichte 24, 26
–, Gehaltsbestimmung 40, 42, 44
–, Gleichförmigkeit einzeldosierter Arzneiformen 54
–, Identitätsprüfung 58
–, Konduktometrie 60
–, Leitfähigkeit 60
–, NIR-Spektroskopie 62, 64
–, optische Drehung 84
–, Osmolalität 66, 68
–, pH-Wert-Bestimmung 80, 82
–, Polarimetrie 84
–, Viskosität 96, 98, 100
Ausflusstrichter 36
Auswahl der Prüfmethode 15

B

Beckmann-Apparatur 66
Betäubungsmittel 5
Böschungswinkel 39
Brechungsindex 86

C

Chloridionen, Gehaltsbestimmung 42
Chromatogramm 29, 31
Cremes 18
–, DC 28, 30
–, Extensiometrie 34
–, Gehaltsbestimmung 40, 42, 44
–, Gleichförmigkeit einzeldosierter Arzneiformen 54
–, Identitätsprüfung 58
–, Konduktometrie 60
–, Konsistenz 74
–, Leitfähigkeit 60
–, NIR-Spektroskopie 62, 64
–, Partikelgrößenbestimmung 70
–, Penetrometrie 74
–, Phasenlage 76
–, Phasentrennung 78
–, pH-Wert-Bestimmung 80, 82
–, Spreitbarkeit 34
–, Viskosität 100
–, Wasseraufnahmevermögen 102

D

Darreichungsform 2
–, Prüfmethoden 15
–, Risikobeurteilung 2
Defektionsverhalten 29, 31
Densitometrie
–, Aräometer 24
–, Pyknometer 26
Dichte, absolute
–, Aräometer 25
–, Pyknometer 27
Dichte, relative
–, Aräometer 25
–, Pyknometer 27
Dokumentationsvorlage 20
Drehmoment 101
Drehrichtung 85
Drehung
–, optische 84
–, spezifische 85
Drehwinkel 85
Drogen 94
Dünnschichtchromatographie
–, halbquantitativ 30
–, qualitativ 28
Durchflusszeit 97
dynamische Viskosität 96, 98, 100

E

Eindringtiefe 75
Elektrolytgehalt 82
Emulsionen 17
–, DC 28, 30
–, Densitometrie 24, 26
–, Dichte 24, 26
–, Gehaltsbestimmung 40, 42, 44
–, Gleichförmigkeit einzeldosierter Arzneiformen/Masse 54
–, Identitätsprüfung 58
–, Konduktometrie 60
–, Leitfähigkeit 60
–, NIR-Spektroskopie 62, 64
–, Partikelgrößenbestimmung 70
–, Phasenlage 76
–, Phasentrennung 78
–, pH-Wert-Bestimmung 80, 82
–, Viskosität 96, 98, 100
Emulsionstyp 77
Erweichungszeit lipophiler Suppositorien 32
Europarat 2
Extensometrie 34

F

Fallhöhe 88
Farbstoff, Phasenlage 76
Feret-Durchmesser 70
feste Darreichungsformen, Prüfmethoden 16
Fließcharakteristik 100
Fließfähigkeit 37
Fließverhalten
–, Ausflusstrichter 36
–, Schüttwinkel 38
Fließzeit 37
flüssige Darreichungsformen, Prüfmethoden 16
flüssige Zubereitungen zum Einnehmen, Gleichförmigkeit der Masse der abgegebenen Dosen aus Mehrdosenbehältnissen 48
Formular zur Risikobeurteilung 3

G

Gefrierpunkterniedrigung 67, 69
Gehalt, Gleichförmigkeit 53f.
Gehaltsbestimmung
–, Chloridionen 42
–, Sulfationen 44
–, Wirkstoffe 40
Gele 18
–, DC 28, 30
–, Extensometrie 34
–, Gehaltsbestimmung 40, 42, 44
–, Gleichförmigkeit einzeldosierter Arzneiformen 54
–, Identitätsprüfung 58
–, Konduktometrie 60
–, Konsistenz 74
–, Leitfähigkeit 60
–, NIR-Spektroskopie 62, 64
–, Penetrometrie 74
–, pH-Wert-Bestimmung 80, 82
–, Spreitbarkeit 34
–, Viskosität 100
Gesamtrisikoscore
–, Auswahl der Prüfmethode 15
–, Ermittlung 2

Gleichförmigkeit
- der Masse 46
- - der abgegebenen Dosen aus Mehrdosenbehältnissen 48
- des Gehalts 50
- einzeldosierter Arzneiformen/ Gehalt 54
- einzeldosierter Arzneiformen/ Masse 52
Granulate 16
–, DC 28, 30
–, Fließverhalten 36, 38
–, Gehaltsbestimmung 40, 42, 44
–, Gleichförmigkeit der Masse 46
–, - der abgegebenen Dosen aus Mehrdosenbehältnissen 48
–, Gleichförmigkeit des Gehaltes 50
–, Gleichförmigkeit einzeldosierter Arzneiformen 54
–, Identitätsprüfung 58
–, NIR-Spektroskopie 62, 64
–, Partikelgrößenbestimmung 70, 72
–, Schütt- und Stampfdichte 88
–, Sedimentationsanalyse 90
Grindometer 56
Grindometrie 56
Grundbelastung, Extensometer 34

H
halbfeste Darreichungsformen, Prüfmethoden 18
Halbsetzzeit 92
Hausner-Faktor 88
Herstellungsprozess 13
Herstellungs- und Prüfanweisung 20
Hydrolyseempfindlichkeit 5

I
Identitätsprüfung, Wirkstoff 58
Indikatorlösung 80
Indikatorpapier/-stäbchen 80
industrielle Fertigung 1
inhärente Risiken des Wirkstoffs 4

J
jährliche Produktionsmenge 2

K
Kanzerogenität 5
Kapillarviskosimeter 96
Kapseln 16
–, DC 28, 30
–, Gehaltsbestimmung 40, 42, 44
–, Gleichförmigkeit der Masse 46
–, Gleichförmigkeit des Gehaltes 50
–, Gleichförmigkeit einzeldosierter Arzneiformen 52, 54
–, Identitätsprüfung 58
–, NIR-Spektroskopie 62, 64
kinematische Viskosität 96
Kompressibilitätsindex 88
Konduktometrie 60
Konsistenz 74
Kornfeinheit 56
Kornklasse 72
kryoskopische Konstante 67, 69
Kugelfallviskosimeter 98
Kugellaufzeit 99

L
Leitfähigkeit 60
Lichtempfindlichkeit 5
Lösungen 17
–, Brechungsindex 86
–, DC 28, 30
–, Densitometrie 24, 26
–, Dichte 24, 26
–, Gehaltsbestimmung 40, 42, 44
–, Gleichförmigkeit einzeldosierter Arzneiformen 52, 54
–, Identitätsprüfung 58
–, Konduktometrie 60
–, Leitfähigkeit 60
–, NIR-Spektroskopie 62, 64
–, optische Drehung 84
–, Osmolalität 66, 68
–, pH-Wert-Bestimmung 80, 82
–, Polarimetrie 84
–, Refraktometrie 86
–, Viskosität 96, 98, 100

M
Martin-Durchmesser 70
Masse, Gleichförmigkeit 46, 48, 52
Messokular 71
mikroskopische Partikelgrößenbestimmung 70
Mustertext 20
Mutagenität 5
Mutarotation 84

N
Nahinfrarot-Spektroskopie
–, (halb)quantitativ 64
–, qualitativ 62
Niederschlagsmenge 43, 45

O
Objektmikrometer 71
optische Drehung 84
Osmometer 68
Osmometrie
–, Beckmann-Apparatur 66
–, Osmometer 68
Ovula 16
–, DC 28, 30
–, Erweichungszeit 32
–, Gehaltsbestimmung 40, 42, 44
–, Identitätsprüfung 58
–, NIR-Spektroskopie 62, 64
–, Zerfallszeit 104
Oxidationsempfindlichkeit 5

P
Partikeldurchmesser 70
Partikelform 70
Partikelgrößenbestimmung
–, mikroskopisch 70
–, Siebanalyse 72
Pasten 18
–, DC 28, 30
–, Extensometrie 34
–, Gehaltsbestimmung 40, 42, 44
–, Gleichförmigkeit einzeldosierter Arzneiformen 54
–, Grindometrie 56
–, Identitätsprüfung 58
–, Konsistenz 74
–, Kornfeinheit 56
–, NIR-Spektroskopie 62, 64
–, Partikelgrößenbestimmung 70
–, Penetrometrie 74
–, Spreitbarkeit 34
–, Viskosität 100
–, Wasseraufnahmevermögen 102
Penetrometrie 74
Phasenlage 76
Phasentrennung, Zentrifugentest 78
pH-Wert-Bestimmung
–, Indikatormethode 80
–, Potentiometrie 82
Platte-Kegel-Viskosimeter 100
Polarimetrie 84
Potentiometrie 82
Produktionsmenge, jährliche 2
prozentualer Durchgang 90
Prüfanweisung 20
Prüfempfehlungen 15
Prüfkörper 75
Prüfmethode
–, Auswahl 15
–, feste Darreichungsformen 16
–, flüssige Darreichungsformen 16
–, halbfeste Darreichungsformen 18
–, Konkretisierung auf Prüfanweisung 20
–, Kurznamen 20
–, vorformulierte 20
Prüfprotokoll 20
–, Dokumentation Messwerte 22
–, Ergebnisse 22
Prüfschema 15
Puder 16
–, DC 28, 30
–, Fließverhalten 36, 38
–, Gehaltsbestimmung 40, 42, 44
–, Identitätsprüfung 58

–, NIR-Spektroskopie 62, 64
–, Partikelgrößenbestimmung 70, 72
–, Schütt- und Stampfdichte 88
Pulver 16
–, DC 28, 30
–, Fließverhalten 36, 38
–, Gehaltsbestimmung 40, 42, 44
–, Gleichförmigkeit der Masse 46
–, – der abgegebenen Dosen aus Mehrdosenbehältnissen 48
–, Gleichförmigkeit des Gehaltes 50
–, Gleichförmigkeit einzeldosierter Arzneiformen 54
–, Identitätsprüfung 58
–, NIR-Spektroskopie 62, 64
–, Partikelgrößenbestimmung 70, 72
–, Schütt- und Stampfdichte 88
–, Sedimentationsanalyse 90
Pulver zur Herstellung von Parenteralia, Gleichförmigkeit der Masse 46
Pyknometer 26

R

Redispergierbarkeit 92
Referenzpuffer 82
Referenzspektrum, NIR 63
Referenzwert, Gleichförmigkeit 53, 55
Reflexion, diffuse 62, 64
Refraktometrie 86
Rektalkapseln
–, Erweichungszeit 32
–, Zerfallszeit 104
relative Dichte
–, Aräometer 25
–, Pyknometer 27
Reproduktionstoxizität 5
Resolution CM/Res(2016)1 des Europarats 2
Resolutionen der Arbeitsgemeinschaft der Pharmazieräte Deutschlands 1
R_F-Wert 29, 31
Rheogramm 100
Risikobasiertes Stufenmodell, Auswahl der Prüfmethode 15
Risikobeurteilung 1
–, Formular 3
Risikofaktoren
–, Abgabeort des Defekturarzneimittels 14
–, abgestufte 2
–, Applikationsart 4
–, Darreichungsform 4
–, Herstellungsprozess 13
–, inhärentes Wirkstoffrisiko 6ff.
–, jährliche Produktionsmenge 4
–, pflanzliche Drogen 13
Rotationsviskosimeter 100

S

Säfte 17
–, Brechungsindex 86
–, DC 28, 30
–, Densitometrie 24, 26
–, Dichte 24, 26
–, Gehaltsbestimmung 40, 42, 44
–, Gleichförmigkeit einzeldosierter Arzneiformen 54
–, Identitätsprüfung 58
–, Konduktometrie 60
–, Leitfähigkeit 60
–, NIR-Spektroskopie 62, 64
–, optische Drehung 84
–, pH-Wert-Bestimmung 80, 82
–, Polarimetrie 84
–, Refraktometrie 86
–, Viskosität 96, 98, 100
Salben 18
–, DC 28, 30
–, Extensometrie 34
–, Gehaltsbestimmung 40, 42, 44
–, Gleichförmigkeit einzeldosierter Arzneiformen 54
–, Grindometrie 56
–, Identitätsprüfung 58
–, Konsistenz 74
–, NIR-Spektroskopie 62, 64
–, Partikelgrößenbestimmung 70
–, Penetrometrie 74
–, Spreitbarkeit 34
–, Viskosität 100
–, Wasseraufnahmevermögen 102
Schergefälle 100
Schüttdichte 88
Schüttelmixturen 17
–, DC 28, 30
–, Densitometrie 24, 26
–, Dichte 24, 26
–, Gehaltsbestimmung 40, 42, 44
–, Gleichförmigkeit einzeldosierter Arzneiformen 54
–, Identitätsprüfung 58
–, Konduktometrie 60
–, Leitfähigkeit 60
–, NIR-Spektroskopie 62, 64
–, Partikelgrößenbestimmung 70
–, pH-Wert-Bestimmung 80, 82
–, Sedimentationsanalyse 90
–, Sedimentationsvolumenanalyse 92
–, Viskosität 100
Schüttgutkegel 39
Schütt- und Stampfdichte 88
Schüttvolumen 89
Schüttwinkel 38
Sedimentationsanalyse nach Andreasen 90
Sedimentvolumen 93
Sedimentvolumenanalyse 92
Sensibilisierung 5
Siebanalyse 72
Siebdurchgang 73
Soll- und Grenzwerte 20
Spektrum, NIR 63, 65
spezifische Drehung 85
Spindelviskosimeter 100
Spreitbarkeit 35
Stampfdichte 88
Stampffrequenz 88
Stampfvolumen 89
Standardzulassungen 19
Sulfationen, Gehaltsbestimmung 44
Suppositorien 16
–, DC 28, 30
–, Erweichungszeit 32
–, Gehaltsbestimmung 40, 42, 44
–, Gleichförmigkeit der Masse 46
–, Gleichförmigkeit des Gehaltes 50
–, Gleichförmigkeit einzeldosierter Arzneiformen 54
–, Identitätsprüfung 58
–, NIR-Spektroskopie 62, 64
–, Zerfallszeit 104
Suspensionen 17
–, DC 28, 30
–, Densitometrie 24, 26
–, Dichte 24, 26
–, Extensometrie 34
–, Gehaltsbestimmung 40, 42, 44
–, Gleichförmigkeit einzeldosierter Arzneiformen 54
–, Identitätsprüfung 58
–, Konduktometrie 60
–, Kornfeinheit 56
–, Leitfähigkeit 60
–, NIR-Spektroskopie 62, 64
–, Partikelgrößenbestimmung 70
–, pH-Wert-Bestimmung 80, 82
–, Sedimentationsanalyse 90
–, Sedimentationsvolumenanalyse 92
–, Spreitbarkeit 34
–, Viskosität 100
Suspensionsquotient 92
Suspensionssalben 18
–, DC 28, 30
–, Extensometrie 34
–, Gehaltsbestimmung 40, 42, 44
–, Gleichförmigkeit einzeldosierter Arzneiformen 54
–, Grindometrie 56
–, Identitätsprüfung 58
–, Konsistenz 74
–, NIR-Spektroskopie 62, 64
–, Partikelgrößenbestimmung 70
–, Penetrometrie 74
–, Spreitbarkeit 34
–, Viskosität 100
–, Wasseraufnahmevermögen 102

T

Tee(mischungen) 16
–, DC 28, 30
–, Fließverhalten 36, 38
–, Gehaltsbestimmung 40, 42, 44
–, Identitätsprüfung 58
–, NIR-Spektroskopie 62, 64
–, Partikelgrößenbestimmung 70, 72
–, Verlesen 94
therapeutische Breite 5
Transflexion 62, 64
Transmission 62, 64
Trichter 36, 38

U

Umwelttoxizität 5

V

Vaginalkapseln
–, Erweichungszeit 32
–, Zerfallszeit 104
Vaginalzäpfchen
–, Gleichförmigkeit der Masse 46
–, Gleichförmigkeit des Gehaltes 50
–, Gleichförmigkeit einzeldosierter Arzneiformen 54
Verdichtung 88
Verdünnungsmethode, Phasenlage 76
Verlesen von Teemischungen 94
Viskosimetrie
–, Kapillarviskosimeter 96
–, Kugelfallviskosimeter 98
–, Rotationsviskosimeter 100
Viskosität
–, dynamische 96, 98, 100
–, kinematische 96

W

Wasseraufnahmevermögen 102
Winkelgeschwindigkeit 100
Wirkstoff, inhärentes Risiko 4
Wirkstoffgehalt 5

Z

Zellkonstante 61
Zentrifugentest 78
Zerfallszeit von Suppositorien/ Vaginalzäpfchen 104
Zulassungspflicht 1
Zusatzbelastung Extensometer 34
Zylinder-Becher-Viskosimeter 100

Die Autoren

Dr. rer. nat. Andreas S. Ziegler

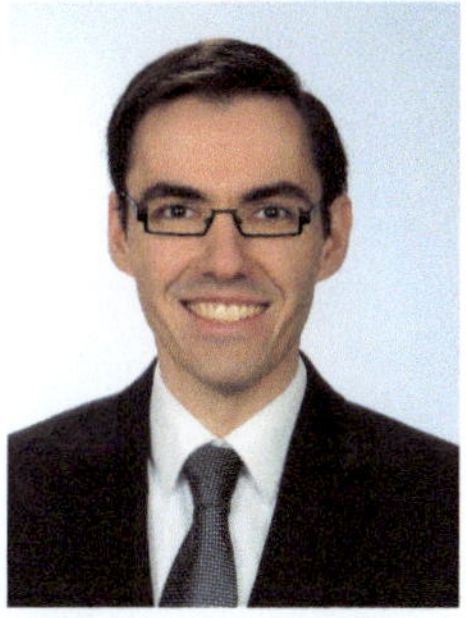

Studium der Pharmazie an der Friedrich-Alexander-Universität Erlangen-Nürnberg mit anschließender Promotion am dortigen Lehrstuhl für Pharmazeutische Technologie und Biopharmazie. Seit 2005 ist er Referent und Wissenschaftspublizist. Seit 2007 ist er Fachapotheker für pharmazeutische Technologie und hat einen Lehrauftrag für das Fach Pharmazeutische Technologie an der Friedrich-Alexander-Universität Erlangen-Nürnberg. Er ist Autor zahlreicher Bücher, die im Deutschen Apotheker Verlag erschienen sind, Mitarbeiter des Cyran-Rotta-Apothekenbetriebsordnung-Kommentars sowie Sprecher des Ausschusses zur Digitalisierung und Innovation der pharmazeutischen Berufsausübung (DIPhaB) der Bayerischen Landesapothekerkammer.

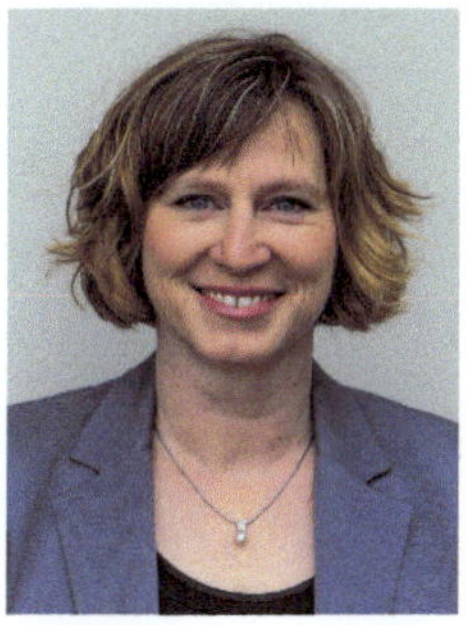

Beate Riek

Studium der Pharmazie an der Friedrich-Alexander-Universität Erlangen-Nürnberg. Nach mehreren Jahren Berufspraxis in der öffentlichen Apotheke folgte eine Tätigkeit in der pharmazeutischen Industrie. Seit 2011 beim Deutschen Apotheker Verlag, zunächst als Programmplanerin mit Schwerpunkt Rezeptur und Defektur, dann als Produktmanagerin für Dokumentationssoftware. Nebenberuflich Autorin für die PTAheute und die Deutsche Apotheker Zeitung.

Risikobeurteilung für Defekturarzneimittel

Modifiziert nach Resolution CM/Res(2016)1 des Europarats

Defekturarzneimittel: ______________________ Applikationsart: ______________

Inhaltsstoffe	Menge

Jährliche Produktionsmenge

Faktor	Flüssige Arzneiformen (einschl. Augentropfen) in üblichen Packungseinheiten	Feste, oral applizierte Arzneiformen (z.B. Kapseln) in Stück	Feste, rektal oder vaginal applizierte Arzneiformen (z.B. Suppositorien) in Stück	Halbfeste Arzneiformen oder Teemischungen in Gramm
5	> 3.000	> 180.000	> 60.000	> 300.000
4	1.500 – 3.000	90.000 – 180.000	30.000 – 60.000	150.000 – 300.000
3	750 – 1.499	45.000 – 89.999	15.000 – 29.999	75.000 – 149.999
2	150 – 749	9.000 – 44.999	3.000 – 14.999	15.000 – 74.999
1	< 150	< 9.000	< 3.000	< 15.000

Applikationsart und Darreichungsform

Faktor	Applikationsart und Darreichungsform
5	Parenteralia
4	Ophthalmika in der Chirurgie oder bei traumatischen Verletzungen
4	Inhalanda
4	Enteral bzw. vaginal applizierte Darreichungsformen (steril)
4	Topisch applizierte Darreichungsformen (steril)
3	Ophthalmika am unverletzten Auge
3	Enteral bzw. vaginal applizierte Darreichungsformen (unsteril)
2	Teemischungen
1	Topisch applizierte Darreichungsformen (unsteril)

Inhärente Risiken des Wirkstoffs

Faktor	Inhärente Risiken des Wirkstoffs	
5	Hohes Risiko	Bei der Einstufung des Risikos eines Wirkstoffs werden mindestens folgende Kriterien berücksichtigt: pharmazeutische Qualität (Arzneibuchkonformität), Kanzerogenität, Mutagenität, Reproduktionstoxizität, therapeutische Breite, Betäubungsmittel, Allergierisiko, Umwelttoxizität, Stabilität (Licht, Sauerstoff, Temperatur, pH-Wert), Dosierung
3	Mittleres Risiko	
1	Geringes Risiko	

Herstellungsprozess

Faktor	Herstellungsprozess
5	Aseptische Herstellung
4	Aseptische Herstellung mit Sterilisation im Endbehältnis
3	Befüllen von Kapseln
3	Gießen von Suppositorien/Ovula
2	Lösen und Mischen
2	Verdünnen
1	Abfüllen nicht steriler Zubereitungen

Abgabe

Faktor	Mengenverhältnis der inner- bzw. außerhalb der herstellenden Apotheke abgegebenen Packungseinheiten
5	Abgabe ausschließlich außerhalb der herstellenden Apotheke
4	Abgabe von mehr als 75 % außerhalb der herstellenden Apotheke
3	Abgabe von mehr als 50 % außerhalb der herstellenden Apotheke
2	Abgabe von mehr als 25 % außerhalb der herstellenden Apotheke
1	Abgabe hauptsächlich in der herstellenden Apotheke

	Gesamtrisikoscore	Risikoklasse
x x x x	=	☐ niedrig (Gesamtrisikoscore < 30) ☐ mittel (Gesamtrisikoscore 30 – 100) ☐ hoch (Gesamtrisikoscore > 100)

Deutscher Apotheker Verlag, Vordruck 121400241

Risikobeurteilung für Defekturarzneimittel

Modifiziert nach Resolution CM/Res(2016)1 des Europarats

Defekturarzneimittel: ______________________ Applikationsart: ______________

Inhaltsstoffe	Menge

Jährliche Produktionsmenge

Faktor	Flüssige Arzneiformen (einschl. Augentropfen) in üblichen Packungseinheiten	Feste, oral applizierte Arzneiformen (z.B. Kapseln) in Stück	Feste, rektal oder vaginal applizierte Arzneiformen (z.B. Suppositorien) in Stück	Halbfeste Arzneiformen oder Teemischungen in Gramm
5	> 3.000	> 180.000	> 60.000	> 300.000
4	1.500 – 3.000	90.000 – 180.000	30.000 – 60.000	150.000 – 300.000
3	750 – 1.499	45.000 – 89.999	15.000 – 29.999	75.000 – 149.999
2	150 – 749	9.000 – 44.999	3.000 – 14.999	15.000 – 74.999
1	< 150	< 9.000	< 3.000	< 15.000

Applikationsart und Darreichungsform

Faktor	Applikationsart und Darreichungsform
5	Parenteralia
4	Ophthalmika in der Chirurgie oder bei traumatischen Verletzungen
4	Inhalanda
4	Enteral bzw. vaginal applizierte Darreichungsformen (steril)
4	Topisch applizierte Darreichungsformen (steril)
3	Ophthalmika am unverletzten Auge
3	Enteral bzw. vaginal applizierte Darreichungsformen (unsteril)
2	Teemischungen
1	Topisch applizierte Darreichungsformen (unsteril)

Inhärente Risiken des Wirkstoffs

Faktor	Inhärente Risiken des Wirkstoffs	
5	Hohes Risiko	Bei der Einstufung des Risikos eines Wirkstoffs werden mindestens folgende Kriterien berücksichtigt: pharmazeutische Qualität (Arzneibuchkonformität), Kanzerogenität, Mutagenität, Reproduktionstoxizität, therapeutische Breite, Betäubungsmittel, Allergierisiko, Umwelttoxizität, Stabilität (Licht, Sauerstoff, Temperatur, pH-Wert), Dosierung
3	Mittleres Risiko	
1	Geringes Risiko	

Herstellungsprozess

Faktor	Herstellungsprozess
5	Aseptische Herstellung
4	Aseptische Herstellung mit Sterilisation im Endbehältnis
3	Befüllen von Kapseln
3	Gießen von Suppositorien/Ovula
2	Lösen und Mischen
2	Verdünnen
1	Abfüllen nicht steriler Zubereitungen

Abgabe

Faktor	Mengenverhältnis der inner- bzw. außerhalb der herstellenden Apotheke abgegebenen Packungseinheiten
5	Abgabe ausschließlich außerhalb der herstellenden Apotheke
4	Abgabe von mehr als 75 % außerhalb der herstellenden Apotheke
3	Abgabe von mehr als 50 % außerhalb der herstellenden Apotheke
2	Abgabe von mehr als 25 % außerhalb der herstellenden Apotheke
1	Abgabe hauptsächlich in der herstellenden Apotheke

					Gesamtrisikoscore	Risikoklasse
x	x	x	x	=		☐ niedrig (Gesamtrisikoscore < 30) ☐ mittel (Gesamtrisikoscore 30 – 100) ☐ hoch (Gesamtrisikoscore > 100)

Deutscher Apotheker Verlag, Vordruck 121400241

Risikobeurteilung für Defekturarzneimittel

Modifiziert nach Resolution CM/Res(2016)1 des Europarats

Defekturarzneimittel: ____________________ Applikationsart: ____________________

Inhaltsstoffe	Menge

Jährliche Produktionsmenge

Faktor	Flüssige Arzneiformen (einschl. Augentropfen) in üblichen Packungseinheiten	Feste, oral applizierte Arzneiformen (z.B. Kapseln) in Stück	Feste, rektal oder vaginal applizierte Arzneiformen (z.B. Suppositorien) in Stück	Halbfeste Arzneiformen oder Teemischungen in Gramm
5	> 3.000	> 180.000	> 60.000	> 300.000
4	1.500 – 3.000	90.000 – 180.000	30.000 – 60.000	150.000 – 300.000
3	750 – 1.499	45.000 – 89.999	15.000 – 29.999	75.000 – 149.999
2	150 – 749	9.000 – 44.999	3.000 – 14.999	15.000 – 74.999
1	< 150	< 9.000	< 3.000	< 15.000

Applikationsart und Darreichungsform

Faktor	Applikationsart und Darreichungsform
5	Parenteralia
4	Ophthalmika in der Chirurgie oder bei traumatischen Verletzungen
4	Inhalanda
4	Enteral bzw. vaginal applizierte Darreichungsformen (steril)
4	Topisch applizierte Darreichungsformen (steril)
3	Ophthalmika am unverletzten Auge
3	Enteral bzw. vaginal applizierte Darreichungsformen (unsteril)
2	Teemischungen
1	Topisch applizierte Darreichungsformen (unsteril)

Inhärente Risiken des Wirkstoffs

Faktor	Inhärente Risiken des Wirkstoffs	
5	Hohes Risiko	Bei der Einstufung des Risikos eines Wirkstoffs werden mindestens folgende Kriterien berücksichtigt: pharmazeutische Qualität (Arzneibuchkonformität), Kanzerogenität, Mutagenität, Reproduktionstoxizität, therapeutische Breite, Betäubungsmittel, Allergierisiko, Umwelttoxizität, Stabilität (Licht, Sauerstoff, Temperatur, pH-Wert), Dosierung
3	Mittleres Risiko	
1	Geringes Risiko	

Herstellungsprozess

Faktor	Herstellungsprozess
5	Aseptische Herstellung
4	Aseptische Herstellung mit Sterilisation im Endbehältnis
3	Befüllen von Kapseln
3	Gießen von Suppositorien/Ovula
2	Lösen und Mischen
2	Verdünnen
1	Abfüllen nicht steriler Zubereitungen

Abgabe

Faktor	Mengenverhältnis der inner- bzw. außerhalb der herstellenden Apotheke abgegebenen Packungseinheiten
5	Abgabe ausschließlich außerhalb der herstellenden Apotheke
4	Abgabe von mehr als 75 % außerhalb der herstellenden Apotheke
3	Abgabe von mehr als 50 % außerhalb der herstellenden Apotheke
2	Abgabe von mehr als 25 % außerhalb der herstellenden Apotheke
1	Abgabe hauptsächlich in der herstellenden Apotheke

	Gesamtrisikoscore	Risikoklasse
x x x x =		☐ niedrig (Gesamtrisikoscore < 30) ☐ mittel (Gesamtrisikoscore 30 – 100) ☐ hoch (Gesamtrisikoscore > 100)

Deutscher Apotheker Verlag, Vordruck 121400241

Risikobeurteilung für Defekturarzneimittel

Modifiziert nach Resolution CM/Res(2016)1 des Europarats

Defekturarzneimittel: ____________________ Applikationsart: ____________________

Inhaltsstoffe	Menge

Jährliche Produktionsmenge

Faktor	Flüssige Arzneiformen (einschl. Augentropfen) in üblichen Packungseinheiten	Feste, oral applizierte Arzneiformen (z.B. Kapseln) in Stück	Feste, rektal oder vaginal applizierte Arzneiformen (z.B. Suppositorien) in Stück	Halbfeste Arzneiformen oder Teemischungen in Gramm
5	> 3.000	> 180.000	> 60.000	> 300.000
4	1.500 – 3.000	90.000 – 180.000	30.000 – 60.000	150.000 – 300.000
3	750 – 1.499	45.000 – 89.999	15.000 – 29.999	75.000 – 149.999
2	150 – 749	9.000 – 44.999	3.000 – 14.999	15.000 – 74.999
1	< 150	< 9.000	< 3.000	< 15.000

Applikationsart und Darreichungsform

Faktor	Applikationsart und Darreichungsform
5	Parenteralia
4	Ophthalmika in der Chirurgie oder bei traumatischen Verletzungen
4	Inhalanda
4	Enteral bzw. vaginal applizierte Darreichungsformen (steril)
4	Topisch applizierte Darreichungsformen (steril)
3	Ophthalmika am unverletzten Auge
3	Enteral bzw. vaginal applizierte Darreichungsformen (unsteril)
2	Teemischungen
1	Topisch applizierte Darreichungsformen (unsteril)

Inhärente Risiken des Wirkstoffs

Faktor	Inhärente Risiken des Wirkstoffs	
5	Hohes Risiko	Bei der Einstufung des Risikos eines Wirkstoffs werden mindestens folgende Kriterien berücksichtigt: pharmazeutische Qualität (Arzneibuchkonformität), Kanzerogenität, Mutagenität, Reproduktionstoxizität, therapeutische Breite, Betäubungsmittel, Allergierisiko, Umwelttoxizität, Stabilität (Licht, Sauerstoff, Temperatur, pH-Wert), Dosierung
3	Mittleres Risiko	
1	Geringes Risiko	

Herstellungsprozess

Faktor	Herstellungsprozess
5	Aseptische Herstellung
4	Aseptische Herstellung mit Sterilisation im Endbehältnis
3	Befüllen von Kapseln
3	Gießen von Suppositorien/Ovula
2	Lösen und Mischen
2	Verdünnen
1	Abfüllen nicht steriler Zubereitungen

Abgabe

Faktor	Mengenverhältnis der inner- bzw. außerhalb der herstellenden Apotheke abgegebenen Packungseinheiten
5	Abgabe ausschließlich außerhalb der herstellenden Apotheke
4	Abgabe von mehr als 75 % außerhalb der herstellenden Apotheke
3	Abgabe von mehr als 50 % außerhalb der herstellenden Apotheke
2	Abgabe von mehr als 25 % außerhalb der herstellenden Apotheke
1	Abgabe hauptsächlich in der herstellenden Apotheke

					Gesamtrisikoscore	Risikoklasse
x	x	x	x	=		☐ niedrig (Gesamtrisikoscore < 30) ☐ mittel (Gesamtrisikoscore 30 – 100) ☐ hoch (Gesamtrisikoscore > 100)

Deutscher Apotheker Verlag, Vordruck 121400241

Risikobeurteilung für Defekturarzneimittel

Modifiziert nach Resolution CM/Res(2016)1 des Europarats

Defekturarzneimittel: ______________________ Applikationsart: ______________

Inhaltsstoffe	Menge

Jährliche Produktionsmenge

Faktor	Flüssige Arzneiformen (einschl. Augentropfen) in üblichen Packungseinheiten	Feste, oral applizierte Arzneiformen (z.B. Kapseln) in Stück	Feste, rektal oder vaginal applizierte Arzneiformen (z.B. Suppositorien) in Stück	Halbfeste Arzneiformen oder Teemischungen in Gramm
5	> 3.000	> 180.000	> 60.000	> 300.000
4	1.500 – 3.000	90.000 – 180.000	30.000 – 60.000	150.000 – 300.000
3	750 – 1.499	45.000 – 89.999	15.000 – 29.999	75.000 – 149.999
2	150 – 749	9.000 – 44.999	3.000 – 14.999	15.000 – 74.999
1	< 150	< 9.000	< 3.000	< 15.000

Applikationsart und Darreichungsform

Faktor	Applikationsart und Darreichungsform
5	Parenteralia
4	Ophthalmika in der Chirurgie oder bei traumatischen Verletzungen
4	Inhalanda
4	Enteral bzw. vaginal applizierte Darreichungsformen (steril)
4	Topisch applizierte Darreichungsformen (steril)
3	Ophthalmika am unverletzten Auge
3	Enteral bzw. vaginal applizierte Darreichungsformen (unsteril)
2	Teemischungen
1	Topisch applizierte Darreichungsformen (unsteril)

Inhärente Risiken des Wirkstoffs

Faktor	Inhärente Risiken des Wirkstoffs	
5	Hohes Risiko	Bei der Einstufung des Risikos eines Wirkstoffs werden mindestens folgende Kriterien berücksichtigt: pharmazeutische Qualität (Arzneibuchkonformität), Kanzerogenität, Mutagenität, Reproduktionstoxizität, therapeutische Breite, Betäubungsmittel, Allergierisiko, Umwelttoxizität, Stabilität (Licht, Sauerstoff, Temperatur, pH-Wert), Dosierung
3	Mittleres Risiko	
1	Geringes Risiko	

Herstellungsprozess

Faktor	Herstellungsprozess
5	Aseptische Herstellung
4	Aseptische Herstellung mit Sterilisation im Endbehältnis
3	Befüllen von Kapseln
3	Gießen von Suppositorien/Ovula
2	Lösen und Mischen
2	Verdünnen
1	Abfüllen nicht steriler Zubereitungen

Abgabe

Faktor	Mengenverhältnis der inner- bzw. außerhalb der herstellenden Apotheke abgegebenen Packungseinheiten
5	Abgabe ausschließlich außerhalb der herstellenden Apotheke
4	Abgabe von mehr als 75 % außerhalb der herstellenden Apotheke
3	Abgabe von mehr als 50 % außerhalb der herstellenden Apotheke
2	Abgabe von mehr als 25 % außerhalb der herstellenden Apotheke
1	Abgabe hauptsächlich in der herstellenden Apotheke

					Gesamtrisikoscore	Risikoklasse
x	x	x	x	=		☐ niedrig (Gesamtrisikoscore < 30) ☐ mittel (Gesamtrisikoscore 30 – 100) ☐ hoch (Gesamtrisikoscore > 100)

Deutscher Apotheker Verlag, Vordruck 121400241

Risikobeurteilung für Defekturarzneimittel

Modifiziert nach Resolution CM/Res(2016)1 des Europarats

Defekturarzneimittel: ______________________ Applikationsart: ______________

Inhaltsstoffe	Menge

Jährliche Produktionsmenge

Faktor	Flüssige Arzneiformen (einschl. Augentropfen) in üblichen Packungseinheiten	Feste, oral applizierte Arzneiformen (z.B. Kapseln) in Stück	Feste, rektal oder vaginal applizierte Arzneiformen (z.B. Suppositorien) in Stück	Halbfeste Arzneiformen oder Teemischungen in Gramm
5	> 3.000	> 180.000	> 60.000	> 300.000
4	1.500 – 3.000	90.000 – 180.000	30.000 – 60.000	150.000 – 300.000
3	750 – 1.499	45.000 – 89.999	15.000 – 29.999	75.000 – 149.999
2	150 – 749	9.000 – 44.999	3.000 – 14.999	15.000 – 74.999
1	< 150	< 9.000	< 3.000	< 15.000

Applikationsart und Darreichungsform

Faktor	Applikationsart und Darreichungsform
5	Parenteralia
4	Ophthalmika in der Chirurgie oder bei traumatischen Verletzungen
4	Inhalanda
4	Enteral bzw. vaginal applizierte Darreichungsformen (steril)
4	Topisch applizierte Darreichungsformen (steril)
3	Ophthalmika am unverletzten Auge
3	Enteral bzw. vaginal applizierte Darreichungsformen (unsteril)
2	Teemischungen
1	Topisch applizierte Darreichungsformen (unsteril)

Inhärente Risiken des Wirkstoffs

Faktor	Inhärente Risiken des Wirkstoffs	
5	Hohes Risiko	Bei der Einstufung des Risikos eines Wirkstoffs werden mindestens folgende Kriterien berücksichtigt: pharmazeutische Qualität (Arzneibuchkonformität), Kanzerogenität, Mutagenität, Reproduktionstoxizität, therapeutische Breite, Betäubungsmittel, Allergierisiko, Umwelttoxizität, Stabilität (Licht, Sauerstoff, Temperatur, pH-Wert), Dosierung
3	Mittleres Risiko	
1	Geringes Risiko	

Herstellungsprozess

Faktor	Herstellungsprozess
5	Aseptische Herstellung
4	Aseptische Herstellung mit Sterilisation im Endbehältnis
3	Befüllen von Kapseln
3	Gießen von Suppositorien/Ovula
2	Lösen und Mischen
2	Verdünnen
1	Abfüllen nicht steriler Zubereitungen

Abgabe

Faktor	Mengenverhältnis der inner- bzw. außerhalb der herstellenden Apotheke abgegebenen Packungseinheiten
5	Abgabe ausschließlich außerhalb der herstellenden Apotheke
4	Abgabe von mehr als 75 % außerhalb der herstellenden Apotheke
3	Abgabe von mehr als 50 % außerhalb der herstellenden Apotheke
2	Abgabe von mehr als 25 % außerhalb der herstellenden Apotheke
1	Abgabe hauptsächlich in der herstellenden Apotheke

	Gesamtrisikoscore	Risikoklasse
x x x x =		☐ niedrig (Gesamtrisikoscore < 30) ☐ mittel (Gesamtrisikoscore 30 – 100) ☐ hoch (Gesamtrisikoscore > 100)

Deutscher Apotheker Verlag, Vordruck 121400241

Risikobeurteilung für Defekturarzneimittel

Modifiziert nach Resolution CM/Res(2016)1 des Europarats

Defekturarzneimittel: ______________________ Applikationsart: ______________

Inhaltsstoffe	Menge

Jährliche Produktionsmenge

Faktor	Flüssige Arzneiformen (einschl. Augentropfen) in üblichen Packungseinheiten	Feste, oral applizierte Arzneiformen (z.B. Kapseln) in Stück	Feste, rektal oder vaginal applizierte Arzneiformen (z.B. Suppositorien) in Stück	Halbfeste Arzneiformen oder Teemischungen in Gramm
5	> 3.000	> 180.000	> 60.000	> 300.000
4	1.500 – 3.000	90.000 – 180.000	30.000 – 60.000	150.000 – 300.000
3	750 – 1.499	45.000 – 89.999	15.000 – 29.999	75.000 – 149.999
2	150 – 749	9.000 – 44.999	3.000 – 14.999	15.000 – 74.999
1	< 150	< 9.000	< 3.000	< 15.000

Applikationsart und Darreichungsform

Faktor	Applikationsart und Darreichungsform
5	Parenteralia
4	Ophthalmika in der Chirurgie oder bei traumatischen Verletzungen
4	Inhalanda
4	Enteral bzw. vaginal applizierte Darreichungsformen (steril)
4	Topisch applizierte Darreichungsformen (steril)
3	Ophthalmika am unverletzten Auge
3	Enteral bzw. vaginal applizierte Darreichungsformen (unsteril)
2	Teemischungen
1	Topisch applizierte Darreichungsformen (unsteril)

Inhärente Risiken des Wirkstoffs

Faktor	Inhärente Risiken des Wirkstoffs	
5	Hohes Risiko	Bei der Einstufung des Risikos eines Wirkstoffs werden mindestens folgende Kriterien berücksichtigt: pharmazeutische Qualität (Arzneibuchkonformität), Kanzerogenität, Mutagenität, Reproduktionstoxizität, therapeutische Breite, Betäubungsmittel, Allergierisiko, Umwelttoxizität, Stabilität (Licht, Sauerstoff, Temperatur, pH-Wert), Dosierung
3	Mittleres Risiko	
1	Geringes Risiko	

Herstellungsprozess

Faktor	Herstellungsprozess
5	Aseptische Herstellung
4	Aseptische Herstellung mit Sterilisation im Endbehältnis
3	Befüllen von Kapseln
3	Gießen von Suppositorien/Ovula
2	Lösen und Mischen
2	Verdünnen
1	Abfüllen nicht steriler Zubereitungen

Abgabe

Faktor	Mengenverhältnis der inner- bzw. außerhalb der herstellenden Apotheke abgegebenen Packungseinheiten
5	Abgabe ausschließlich außerhalb der herstellenden Apotheke
4	Abgabe von mehr als 75 % außerhalb der herstellenden Apotheke
3	Abgabe von mehr als 50 % außerhalb der herstellenden Apotheke
2	Abgabe von mehr als 25 % außerhalb der herstellenden Apotheke
1	Abgabe hauptsächlich in der herstellenden Apotheke

					Gesamtrisikoscore	Risikoklasse
x	x	x	x	=		☐ niedrig (Gesamtrisikoscore < 30) ☐ mittel (Gesamtrisikoscore 30 – 100) ☐ hoch (Gesamtrisikoscore > 100)

Deutscher Apotheker Verlag, Vordruck 121400241

Risikobeurteilung für Defekturarzneimittel

Modifiziert nach Resolution CM/Res(2016)1 des Europarats

Defekturarzneimittel: ______________________ Applikationsart: ______________

Inhaltsstoffe	Menge

Jährliche Produktionsmenge

Faktor	Flüssige Arzneiformen (einschl. Augentropfen) in üblichen Packungseinheiten	Feste, oral applizierte Arzneiformen (z.B. Kapseln) in Stück	Feste, rektal oder vaginal applizierte Arzneiformen (z.B. Suppositorien) in Stück	Halbfeste Arzneiformen oder Teemischungen in Gramm
5	> 3.000	> 180.000	> 60.000	> 300.000
4	1.500 – 3.000	90.000 – 180.000	30.000 – 60.000	150.000 – 300.000
3	750 – 1.499	45.000 – 89.999	15.000 – 29.999	75.000 – 149.999
2	150 – 749	9.000 – 44.999	3.000 – 14.999	15.000 – 74.999
1	< 150	< 9.000	< 3.000	< 15.000

Applikationsart und Darreichungsform

Faktor	Applikationsart und Darreichungsform
5	Parenteralia
4	Ophthalmika in der Chirurgie oder bei traumatischen Verletzungen
4	Inhalanda
4	Enteral bzw. vaginal applizierte Darreichungsformen (steril)
4	Topisch applizierte Darreichungsformen (steril)
3	Ophthalmika am unverletzten Auge
3	Enteral bzw. vaginal applizierte Darreichungsformen (unsteril)
2	Teemischungen
1	Topisch applizierte Darreichungsformen (unsteril)

Inhärente Risiken des Wirkstoffs

Faktor	Inhärente Risiken des Wirkstoffs	
5	Hohes Risiko	Bei der Einstufung des Risikos eines Wirkstoffs werden mindestens folgende Kriterien berücksichtigt: pharmazeutische Qualität (Arzneibuchkonformität), Kanzerogenität, Mutagenität, Reproduktionstoxizität, therapeutische Breite, Betäubungsmittel, Allergierisiko, Umwelttoxizität, Stabilität (Licht, Sauerstoff, Temperatur, pH-Wert), Dosierung
3	Mittleres Risiko	
1	Geringes Risiko	

Herstellungsprozess

Faktor	Herstellungsprozess
5	Aseptische Herstellung
4	Aseptische Herstellung mit Sterilisation im Endbehältnis
3	Befüllen von Kapseln
3	Gießen von Suppositorien/Ovula
2	Lösen und Mischen
2	Verdünnen
1	Abfüllen nicht steriler Zubereitungen

Abgabe

Faktor	Mengenverhältnis der inner- bzw. außerhalb der herstellenden Apotheke abgegebenen Packungseinheiten
5	Abgabe ausschließlich außerhalb der herstellenden Apotheke
4	Abgabe von mehr als 75 % außerhalb der herstellenden Apotheke
3	Abgabe von mehr als 50 % außerhalb der herstellenden Apotheke
2	Abgabe von mehr als 25 % außerhalb der herstellenden Apotheke
1	Abgabe hauptsächlich in der herstellenden Apotheke

Gesamtrisikoscore	Risikoklasse
___ x ___ x ___ x ___ x ___ = ___	☐ niedrig (Gesamtrisikoscore < 30) ☐ mittel (Gesamtrisikoscore 30 – 100) ☐ hoch (Gesamtrisikoscore > 100)

Deutscher Apotheker Verlag, Vordruck 121400241

Risikobeurteilung für Defekturarzneimittel

Modifiziert nach Resolution CM/Res(2016)1 des Europarats

Defekturarzneimittel: ____________________ Applikationsart: ____________

Inhaltsstoffe	Menge

Jährliche Produktionsmenge

Faktor	Flüssige Arzneiformen (einschl. Augentropfen) in üblichen Packungseinheiten	Feste, oral applizierte Arzneiformen (z.B. Kapseln) in Stück	Feste, rektal oder vaginal applizierte Arzneiformen (z.B. Suppositorien) in Stück	Halbfeste Arzneiformen oder Teemischungen in Gramm
5	> 3.000	> 180.000	> 60.000	> 300.000
4	1.500 – 3.000	90.000 – 180.000	30.000 – 60.000	150.000 – 300.000
3	750 – 1.499	45.000 – 89.999	15.000 – 29.999	75.000 – 149.999
2	150 – 749	9.000 – 44.999	3.000 – 14.999	15.000 – 74.999
1	< 150	< 9.000	< 3.000	< 15.000

Applikationsart und Darreichungsform

Faktor	Applikationsart und Darreichungsform
5	Parenteralia
4	Ophthalmika in der Chirurgie oder bei traumatischen Verletzungen
4	Inhalanda
4	Enteral bzw. vaginal applizierte Darreichungsformen (steril)
4	Topisch applizierte Darreichungsformen (steril)
3	Ophthalmika am unverletzten Auge
3	Enteral bzw. vaginal applizierte Darreichungsformen (unsteril)
2	Teemischungen
1	Topisch applizierte Darreichungsformen (unsteril)

Inhärente Risiken des Wirkstoffs

Faktor	Inhärente Risiken des Wirkstoffs	
5	Hohes Risiko	Bei der Einstufung des Risikos eines Wirkstoffs werden mindestens folgende Kriterien berücksichtigt: pharmazeutische Qualität (Arzneibuchkonformität), Kanzerogenität, Mutagenität, Reproduktionstoxizität, therapeutische Breite, Betäubungsmittel, Allergierisiko, Umwelttoxizität, Stabilität (Licht, Sauerstoff, Temperatur, pH-Wert), Dosierung
3	Mittleres Risiko	
1	Geringes Risiko	

Herstellungsprozess

Faktor	Herstellungsprozess
5	Aseptische Herstellung
4	Aseptische Herstellung mit Sterilisation im Endbehältnis
3	Befüllen von Kapseln
3	Gießen von Suppositorien/Ovula
2	Lösen und Mischen
2	Verdünnen
1	Abfüllen nicht steriler Zubereitungen

Abgabe

Faktor	Mengenverhältnis der inner- bzw. außerhalb der herstellenden Apotheke abgegebenen Packungseinheiten
5	Abgabe ausschließlich außerhalb der herstellenden Apotheke
4	Abgabe von mehr als 75 % außerhalb der herstellenden Apotheke
3	Abgabe von mehr als 50 % außerhalb der herstellenden Apotheke
2	Abgabe von mehr als 25 % außerhalb der herstellenden Apotheke
1	Abgabe hauptsächlich in der herstellenden Apotheke

					Gesamtrisikoscore	Risikoklasse
x	x	x	x	=		☐ niedrig (Gesamtrisikoscore < 30) ☐ mittel (Gesamtrisikoscore 30 – 100) ☐ hoch (Gesamtrisikoscore > 100)

Risikobeurteilung für Defekturarzneimittel

Modifiziert nach Resolution CM/Res(2016)1 des Europarats

Defekturarzneimittel: ______________________ Applikationsart: ______________

Inhaltsstoffe	Menge

Jährliche Produktionsmenge

Faktor	Flüssige Arzneiformen (einschl. Augentropfen) in üblichen Packungseinheiten	Feste, oral applizierte Arzneiformen (z.B. Kapseln) in Stück	Feste, rektal oder vaginal applizierte Arzneiformen (z.B. Suppositorien) in Stück	Halbfeste Arzneiformen oder Teemischungen in Gramm
5	> 3.000	> 180.000	> 60.000	> 300.000
4	1.500 – 3.000	90.000 – 180.000	30.000 – 60.000	150.000 – 300.000
3	750 – 1.499	45.000 – 89.999	15.000 – 29.999	75.000 – 149.999
2	150 – 749	9.000 – 44.999	3.000 – 14.999	15.000 – 74.999
1	< 150	< 9.000	< 3.000	< 15.000

Applikationsart und Darreichungsform

Faktor	Applikationsart und Darreichungsform
5	Parenteralia
4	Ophthalmika in der Chirurgie oder bei traumatischen Verletzungen
4	Inhalanda
4	Enteral bzw. vaginal applizierte Darreichungsformen (steril)
4	Topisch applizierte Darreichungsformen (steril)
3	Ophthalmika am unverletzten Auge
3	Enteral bzw. vaginal applizierte Darreichungsformen (unsteril)
2	Teemischungen
1	Topisch applizierte Darreichungsformen (unsteril)

Inhärente Risiken des Wirkstoffs

Faktor	Inhärente Risiken des Wirkstoffs	
5	Hohes Risiko	Bei der Einstufung des Risikos eines Wirkstoffs werden mindestens folgende Kriterien berücksichtigt: pharmazeutische Qualität (Arzneibuchkonformität), Kanzerogenität, Mutagenität, Reproduktionstoxizität, therapeutische Breite, Betäubungsmittel, Allergierisiko, Umwelttoxizität, Stabilität (Licht, Sauerstoff, Temperatur, pH-Wert), Dosierung
3	Mittleres Risiko	
1	Geringes Risiko	

Herstellungsprozess

Faktor	Herstellungsprozess
5	Aseptische Herstellung
4	Aseptische Herstellung mit Sterilisation im Endbehältnis
3	Befüllen von Kapseln
3	Gießen von Suppositorien/Ovula
2	Lösen und Mischen
2	Verdünnen
1	Abfüllen nicht steriler Zubereitungen

Abgabe

Faktor	Mengenverhältnis der inner- bzw. außerhalb der herstellenden Apotheke abgegebenen Packungseinheiten
5	Abgabe ausschließlich außerhalb der herstellenden Apotheke
4	Abgabe von mehr als 75 % außerhalb der herstellenden Apotheke
3	Abgabe von mehr als 50 % außerhalb der herstellenden Apotheke
2	Abgabe von mehr als 25 % außerhalb der herstellenden Apotheke
1	Abgabe hauptsächlich in der herstellenden Apotheke

	Gesamtrisikoscore	Risikoklasse
x x x x	=	☐ niedrig (Gesamtrisikoscore < 30) ☐ mittel (Gesamtrisikoscore 30 – 100) ☐ hoch (Gesamtrisikoscore > 100)

Deutscher Apotheker Verlag, Vordruck 121400241

Risikobeurteilung für Defekturarzneimittel

Modifiziert nach Resolution CM/Res(2016)1 des Europarats

Defekturarzneimittel: ____________________ Applikationsart: ____________

Inhaltsstoffe	Menge

Jährliche Produktionsmenge

Faktor	Flüssige Arzneiformen (einschl. Augentropfen) in üblichen Packungseinheiten	Feste, oral applizierte Arzneiformen (z.B. Kapseln) in Stück	Feste, rektal oder vaginal applizierte Arzneiformen (z.B. Suppositorien) in Stück	Halbfeste Arzneiformen oder Teemischungen in Gramm
5	> 3.000	> 180.000	> 60.000	> 300.000
4	1.500 – 3.000	90.000 – 180.000	30.000 – 60.000	150.000 – 300.000
3	750 – 1.499	45.000 – 89.999	15.000 – 29.999	75.000 – 149.999
2	150 – 749	9.000 – 44.999	3.000 – 14.999	15.000 – 74.999
1	< 150	< 9.000	< 3.000	< 15.000

Applikationsart und Darreichungsform

Faktor	Applikationsart und Darreichungsform
5	Parenteralia
4	Ophthalmika in der Chirurgie oder bei traumatischen Verletzungen
4	Inhalanda
4	Enteral bzw. vaginal applizierte Darreichungsformen (steril)
4	Topisch applizierte Darreichungsformen (steril)
3	Ophthalmika am unverletzten Auge
3	Enteral bzw. vaginal applizierte Darreichungsformen (unsteril)
2	Teemischungen
1	Topisch applizierte Darreichungsformen (unsteril)

Inhärente Risiken des Wirkstoffs

Faktor	Inhärente Risiken des Wirkstoffs	
5	Hohes Risiko	Bei der Einstufung des Risikos eines Wirkstoffs werden mindestens folgende Kriterien berücksichtigt: pharmazeutische Qualität (Arzneibuchkonformität), Kanzerogenität, Mutagenität, Reproduktionstoxizität, therapeutische Breite, Betäubungsmittel, Allergierisiko, Umwelttoxizität, Stabilität (Licht, Sauerstoff, Temperatur, pH-Wert), Dosierung
3	Mittleres Risiko	
1	Geringes Risiko	

Herstellungsprozess

Faktor	Herstellungsprozess
5	Aseptische Herstellung
4	Aseptische Herstellung mit Sterilisation im Endbehältnis
3	Befüllen von Kapseln
3	Gießen von Suppositorien/Ovula
2	Lösen und Mischen
2	Verdünnen
1	Abfüllen nicht steriler Zubereitungen

Abgabe

Faktor	Mengenverhältnis der inner- bzw. außerhalb der herstellenden Apotheke abgegebenen Packungseinheiten
5	Abgabe ausschließlich außerhalb der herstellenden Apotheke
4	Abgabe von mehr als 75 % außerhalb der herstellenden Apotheke
3	Abgabe von mehr als 50 % außerhalb der herstellenden Apotheke
2	Abgabe von mehr als 25 % außerhalb der herstellenden Apotheke
1	Abgabe hauptsächlich in der herstellenden Apotheke

	Gesamtrisikoscore	Risikoklasse
x x x x =		☐ niedrig (Gesamtrisikoscore < 30) ☐ mittel (Gesamtrisikoscore 30 – 100) ☐ hoch (Gesamtrisikoscore > 100)

Deutscher Apotheker Verlag, Vordruck 121400241

Risikobeurteilung für Defekturarzneimittel

Modifiziert nach Resolution CM/Res(2016)1 des Europarats

Defekturarzneimittel: ______________________ Applikationsart: ______________

Inhaltsstoffe	Menge

Jährliche Produktionsmenge

Faktor	Flüssige Arzneiformen (einschl. Augentropfen) in üblichen Packungseinheiten	Feste, oral applizierte Arzneiformen (z.B. Kapseln) in Stück	Feste, rektal oder vaginal applizierte Arzneiformen (z.B. Suppositorien) in Stück	Halbfeste Arzneiformen oder Teemischungen in Gramm
5	> 3.000	> 180.000	> 60.000	> 300.000
4	1.500 – 3.000	90.000 – 180.000	30.000 – 60.000	150.000 – 300.000
3	750 – 1.499	45.000 – 89.999	15.000 – 29.999	75.000 – 149.999
2	150 – 749	9.000 – 44.999	3.000 – 14.999	15.000 – 74.999
1	< 150	< 9.000	< 3.000	< 15.000

Applikationsart und Darreichungsform

Faktor	Applikationsart und Darreichungsform
5	Parenteralia
4	Ophthalmika in der Chirurgie oder bei traumatischen Verletzungen
4	Inhalanda
4	Enteral bzw. vaginal applizierte Darreichungsformen (steril)
4	Topisch applizierte Darreichungsformen (steril)
3	Ophthalmika am unverletzten Auge
3	Enteral bzw. vaginal applizierte Darreichungsformen (unsteril)
2	Teemischungen
1	Topisch applizierte Darreichungsformen (unsteril)

Inhärente Risiken des Wirkstoffs

Faktor	Inhärente Risiken des Wirkstoffs	
5	Hohes Risiko	Bei der Einstufung des Risikos eines Wirkstoffs werden mindestens folgende Kriterien berücksichtigt: pharmazeutische Qualität (Arzneibuchkonformität), Kanzerogenität, Mutagenität, Reproduktionstoxizität, therapeutische Breite, Betäubungsmittel, Allergierisiko, Umwelttoxizität, Stabilität (Licht, Sauerstoff, Temperatur, pH-Wert), Dosierung
3	Mittleres Risiko	
1	Geringes Risiko	

Herstellungsprozess

Faktor	Herstellungsprozess
5	Aseptische Herstellung
4	Aseptische Herstellung mit Sterilisation im Endbehältnis
3	Befüllen von Kapseln
3	Gießen von Suppositorien/Ovula
2	Lösen und Mischen
2	Verdünnen
1	Abfüllen nicht steriler Zubereitungen

Abgabe

Faktor	Mengenverhältnis der inner- bzw. außerhalb der herstellenden Apotheke abgegebenen Packungseinheiten
5	Abgabe ausschließlich außerhalb der herstellenden Apotheke
4	Abgabe von mehr als 75 % außerhalb der herstellenden Apotheke
3	Abgabe von mehr als 50 % außerhalb der herstellenden Apotheke
2	Abgabe von mehr als 25 % außerhalb der herstellenden Apotheke
1	Abgabe hauptsächlich in der herstellenden Apotheke

	Gesamtrisikoscore	Risikoklasse
x x x x =		☐ niedrig (Gesamtrisikoscore < 30) ☐ mittel (Gesamtrisikoscore 30 – 100) ☐ hoch (Gesamtrisikoscore > 100)

Deutscher Apotheker Verlag, Vordruck 121400241

Risikobeurteilung für Defekturarzneimittel

Modifiziert nach Resolution CM/Res(2016)1 des Europarats

Defekturarzneimittel: ______________________ Applikationsart: ______________

Inhaltsstoffe	Menge

Jährliche Produktionsmenge

Faktor	Flüssige Arzneiformen (einschl. Augentropfen) in üblichen Packungseinheiten	Feste, oral applizierte Arzneiformen (z.B. Kapseln) in Stück	Feste, rektal oder vaginal applizierte Arzneiformen (z.B. Suppositorien) in Stück	Halbfeste Arzneiformen oder Teemischungen in Gramm
5	> 3.000	> 180.000	> 60.000	> 300.000
4	1.500 – 3.000	90.000 – 180.000	30.000 – 60.000	150.000 – 300.000
3	750 – 1.499	45.000 – 89.999	15.000 – 29.999	75.000 – 149.999
2	150 – 749	9.000 – 44.999	3.000 – 14.999	15.000 – 74.999
1	< 150	< 9.000	< 3.000	< 15.000

Applikationsart und Darreichungsform

Faktor	Applikationsart und Darreichungsform
5	Parenteralia
4	Ophthalmika in der Chirurgie oder bei traumatischen Verletzungen
4	Inhalanda
4	Enteral bzw. vaginal applizierte Darreichungsformen (steril)
4	Topisch applizierte Darreichungsformen (steril)
3	Ophthalmika am unverletzten Auge
3	Enteral bzw. vaginal applizierte Darreichungsformen (unsteril)
2	Teemischungen
1	Topisch applizierte Darreichungsformen (unsteril)

Inhärente Risiken des Wirkstoffs

Faktor	Inhärente Risiken des Wirkstoffs	
5	Hohes Risiko	Bei der Einstufung des Risikos eines Wirkstoffs werden mindestens folgende Kriterien berücksichtigt: pharmazeutische Qualität (Arzneibuchkonformität), Kanzerogenität, Mutagenität, Reproduktionstoxizität, therapeutische Breite, Betäubungsmittel, Allergierisiko, Umwelttoxizität, Stabilität (Licht, Sauerstoff, Temperatur, pH-Wert), Dosierung
3	Mittleres Risiko	
1	Geringes Risiko	

Herstellungsprozess

Faktor	Herstellungsprozess
5	Aseptische Herstellung
4	Aseptische Herstellung mit Sterilisation im Endbehältnis
3	Befüllen von Kapseln
3	Gießen von Suppositorien/Ovula
2	Lösen und Mischen
2	Verdünnen
1	Abfüllen nicht steriler Zubereitungen

Abgabe

Faktor	Mengenverhältnis der inner- bzw. außerhalb der herstellenden Apotheke abgegebenen Packungseinheiten
5	Abgabe ausschließlich außerhalb der herstellenden Apotheke
4	Abgabe von mehr als 75 % außerhalb der herstellenden Apotheke
3	Abgabe von mehr als 50 % außerhalb der herstellenden Apotheke
2	Abgabe von mehr als 25 % außerhalb der herstellenden Apotheke
1	Abgabe hauptsächlich in der herstellenden Apotheke

					Gesamtrisikoscore	Risikoklasse
x	x	x	x	=		☐ niedrig (Gesamtrisikoscore < 30) ☐ mittel (Gesamtrisikoscore 30 – 100) ☐ hoch (Gesamtrisikoscore > 100)

Deutscher Apotheker Verlag, Vordruck 121400241

Risikobeurteilung für Defekturarzneimittel

Modifiziert nach Resolution CM/Res(2016)1 des Europarats

Defekturarzneimittel: ____________________ Applikationsart: ____________

Inhaltsstoffe	Menge

Jährliche Produktionsmenge

Faktor	Flüssige Arzneiformen (einschl. Augentropfen) in üblichen Packungseinheiten	Feste, oral applizierte Arzneiformen (z.B. Kapseln) in Stück	Feste, rektal oder vaginal applizierte Arzneiformen (z.B. Suppositorien) in Stück	Halbfeste Arzneiformen oder Teemischungen in Gramm
5	> 3.000	> 180.000	> 60.000	> 300.000
4	1.500 – 3.000	90.000 – 180.000	30.000 – 60.000	150.000 – 300.000
3	750 – 1.499	45.000 – 89.999	15.000 – 29.999	75.000 – 149.999
2	150 – 749	9.000 – 44.999	3.000 – 14.999	15.000 – 74.999
1	< 150	< 9.000	< 3.000	< 15.000

Applikationsart und Darreichungsform

Faktor	Applikationsart und Darreichungsform
5	Parenteralia
4	Ophthalmika in der Chirurgie oder bei traumatischen Verletzungen
4	Inhalanda
4	Enteral bzw. vaginal applizierte Darreichungsformen (steril)
4	Topisch applizierte Darreichungsformen (steril)
3	Ophthalmika am unverletzten Auge
3	Enteral bzw. vaginal applizierte Darreichungsformen (unsteril)
2	Teemischungen
1	Topisch applizierte Darreichungsformen (unsteril)

Inhärente Risiken des Wirkstoffs

Faktor	Inhärente Risiken des Wirkstoffs	
5	Hohes Risiko	Bei der Einstufung des Risikos eines Wirkstoffs werden mindestens folgende Kriterien berücksichtigt: pharmazeutische Qualität (Arzneibuchkonformität), Kanzerogenität, Mutagenität, Reproduktionstoxizität, therapeutische Breite, Betäubungsmittel, Allergierisiko, Umwelttoxizität, Stabilität (Licht, Sauerstoff, Temperatur, pH-Wert), Dosierung
3	Mittleres Risiko	
1	Geringes Risiko	

Herstellungsprozess

Faktor	Herstellungsprozess
5	Aseptische Herstellung
4	Aseptische Herstellung mit Sterilisation im Endbehältnis
3	Befüllen von Kapseln
3	Gießen von Suppositorien/Ovula
2	Lösen und Mischen
2	Verdünnen
1	Abfüllen nicht steriler Zubereitungen

Abgabe

Faktor	Mengenverhältnis der inner- bzw. außerhalb der herstellenden Apotheke abgegebenen Packungseinheiten
5	Abgabe ausschließlich außerhalb der herstellenden Apotheke
4	Abgabe von mehr als 75 % außerhalb der herstellenden Apotheke
3	Abgabe von mehr als 50 % außerhalb der herstellenden Apotheke
2	Abgabe von mehr als 25 % außerhalb der herstellenden Apotheke
1	Abgabe hauptsächlich in der herstellenden Apotheke

					Gesamtrisikoscore	Risikoklasse
x	x	x	x	=		☐ niedrig (Gesamtrisikoscore < 30) ☐ mittel (Gesamtrisikoscore 30 – 100) ☐ hoch (Gesamtrisikoscore > 100)

Deutscher Apotheker Verlag, Vordruck 121400241

Risikobeurteilung für Defekturarzneimittel

Modifiziert nach Resolution CM/Res(2016)1 des Europarats

Defekturarzneimittel: ____________________ Applikationsart: ____________

Inhaltsstoffe	Menge

Jährliche Produktionsmenge

Faktor	Flüssige Arzneiformen (einschl. Augentropfen) in üblichen Packungseinheiten	Feste, oral applizierte Arzneiformen (z.B. Kapseln) in Stück	Feste, rektal oder vaginal applizierte Arzneiformen (z.B. Suppositorien) in Stück	Halbfeste Arzneiformen oder Teemischungen in Gramm
5	> 3.000	> 180.000	> 60.000	> 300.000
4	1.500 – 3.000	90.000 – 180.000	30.000 – 60.000	150.000 – 300.000
3	750 – 1.499	45.000 – 89.999	15.000 – 29.999	75.000 – 149.999
2	150 – 749	9.000 – 44.999	3.000 – 14.999	15.000 – 74.999
1	< 150	< 9.000	< 3.000	< 15.000

Applikationsart und Darreichungsform

Faktor	Applikationsart und Darreichungsform
5	Parenteralia
4	Ophthalmika in der Chirurgie oder bei traumatischen Verletzungen
4	Inhalanda
4	Enteral bzw. vaginal applizierte Darreichungsformen (steril)
4	Topisch applizierte Darreichungsformen (steril)
3	Ophthalmika am unverletzten Auge
3	Enteral bzw. vaginal applizierte Darreichungsformen (unsteril)
2	Teemischungen
1	Topisch applizierte Darreichungsformen (unsteril)

Inhärente Risiken des Wirkstoffs

Faktor	Inhärente Risiken des Wirkstoffs	
5	Hohes Risiko	Bei der Einstufung des Risikos eines Wirkstoffs werden mindestens folgende Kriterien berücksichtigt: pharmazeutische Qualität (Arzneibuchkonformität), Kanzerogenität, Mutagenität, Reproduktionstoxizität, therapeutische Breite, Betäubungsmittel, Allergierisiko, Umwelttoxizität, Stabilität (Licht, Sauerstoff, Temperatur, pH-Wert), Dosierung
3	Mittleres Risiko	
1	Geringes Risiko	

Herstellungsprozess

Faktor	Herstellungsprozess
5	Aseptische Herstellung
4	Aseptische Herstellung mit Sterilisation im Endbehältnis
3	Befüllen von Kapseln
3	Gießen von Suppositorien/Ovula
2	Lösen und Mischen
2	Verdünnen
1	Abfüllen nicht steriler Zubereitungen

Abgabe

Faktor	Mengenverhältnis der inner- bzw. außerhalb der herstellenden Apotheke abgegebenen Packungseinheiten
5	Abgabe ausschließlich außerhalb der herstellenden Apotheke
4	Abgabe von mehr als 75 % außerhalb der herstellenden Apotheke
3	Abgabe von mehr als 50 % außerhalb der herstellenden Apotheke
2	Abgabe von mehr als 25 % außerhalb der herstellenden Apotheke
1	Abgabe hauptsächlich in der herstellenden Apotheke

					Gesamtrisikoscore	Risikoklasse
x	x	x	x	=		☐ niedrig (Gesamtrisikoscore < 30) ☐ mittel (Gesamtrisikoscore 30 – 100) ☐ hoch (Gesamtrisikoscore > 100)

Risikobeurteilung für Defekturarzneimittel

Modifiziert nach Resolution CM/Res(2016)1 des Europarats

Defekturarzneimittel: ____________________ Applikationsart: ____________________

Inhaltsstoffe	Menge

Jährliche Produktionsmenge

Faktor	Flüssige Arzneiformen (einschl. Augentropfen) in üblichen Packungseinheiten	Feste, oral applizierte Arzneiformen (z.B. Kapseln) in Stück	Feste, rektal oder vaginal applizierte Arzneiformen (z.B. Suppositorien) in Stück	Halbfeste Arzneiformen oder Teemischungen in Gramm
5	> 3.000	> 180.000	> 60.000	> 300.000
4	1.500 – 3.000	90.000 – 180.000	30.000 – 60.000	150.000 – 300.000
3	750 – 1.499	45.000 – 89.999	15.000 – 29.999	75.000 – 149.999
2	150 – 749	9.000 – 44.999	3.000 – 14.999	15.000 – 74.999
1	< 150	< 9.000	< 3.000	< 15.000

Applikationsart und Darreichungsform

Faktor	Applikationsart und Darreichungsform
5	Parenteralia
4	Ophthalmika in der Chirurgie oder bei traumatischen Verletzungen
4	Inhalanda
4	Enteral bzw. vaginal applizierte Darreichungsformen (steril)
4	Topisch applizierte Darreichungsformen (steril)
3	Ophthalmika am unverletzten Auge
3	Enteral bzw. vaginal applizierte Darreichungsformen (unsteril)
2	Teemischungen
1	Topisch applizierte Darreichungsformen (unsteril)

Inhärente Risiken des Wirkstoffs

Faktor	Inhärente Risiken des Wirkstoffs	
5	Hohes Risiko	Bei der Einstufung des Risikos eines Wirkstoffs werden mindestens folgende Kriterien berücksichtigt: pharmazeutische Qualität (Arzneibuchkonformität), Kanzerogenität, Mutagenität, Reproduktionstoxizität, therapeutische Breite, Betäubungsmittel, Allergierisiko, Umwelttoxizität, Stabilität (Licht, Sauerstoff, Temperatur, pH-Wert), Dosierung
3	Mittleres Risiko	
1	Geringes Risiko	

Herstellungsprozess

Faktor	Herstellungsprozess
5	Aseptische Herstellung
4	Aseptische Herstellung mit Sterilisation im Endbehältnis
3	Befüllen von Kapseln
3	Gießen von Suppositorien/Ovula
2	Lösen und Mischen
2	Verdünnen
1	Abfüllen nicht steriler Zubereitungen

Abgabe

Faktor	Mengenverhältnis der inner- bzw. außerhalb der herstellenden Apotheke abgegebenen Packungseinheiten
5	Abgabe ausschließlich außerhalb der herstellenden Apotheke
4	Abgabe von mehr als 75 % außerhalb der herstellenden Apotheke
3	Abgabe von mehr als 50 % außerhalb der herstellenden Apotheke
2	Abgabe von mehr als 25 % außerhalb der herstellenden Apotheke
1	Abgabe hauptsächlich in der herstellenden Apotheke

					Gesamtrisikoscore	Risikoklasse
x	x	x	x	=		☐ niedrig (Gesamtrisikoscore < 30) ☐ mittel (Gesamtrisikoscore 30 – 100) ☐ hoch (Gesamtrisikoscore > 100)

Deutscher Apotheker Verlag, Vordruck 121400241

Risikobeurteilung für Defekturarzneimittel

Modifiziert nach Resolution CM/Res(2016)1 des Europarats

Defekturarzneimittel: ______________________ Applikationsart: ______________

Inhaltsstoffe	Menge

Jährliche Produktionsmenge

Faktor	Flüssige Arzneiformen (einschl. Augentropfen) in üblichen Packungseinheiten	Feste, oral applizierte Arzneiformen (z.B. Kapseln) in Stück	Feste, rektal oder vaginal applizierte Arzneiformen (z.B. Suppositorien) in Stück	Halbfeste Arzneiformen oder Teemischungen in Gramm
5	> 3.000	> 180.000	> 60.000	> 300.000
4	1.500 – 3.000	90.000 – 180.000	30.000 – 60.000	150.000 – 300.000
3	750 – 1.499	45.000 – 89.999	15.000 – 29.999	75.000 – 149.999
2	150 – 749	9.000 – 44.999	3.000 – 14.999	15.000 – 74.999
1	< 150	< 9.000	< 3.000	< 15.000

Applikationsart und Darreichungsform

Faktor	Applikationsart und Darreichungsform
5	Parenteralia
4	Ophthalmika in der Chirurgie oder bei traumatischen Verletzungen
4	Inhalanda
4	Enteral bzw. vaginal applizierte Darreichungsformen (steril)
4	Topisch applizierte Darreichungsformen (steril)
3	Ophthalmika am unverletzten Auge
3	Enteral bzw. vaginal applizierte Darreichungsformen (unsteril)
2	Teemischungen
1	Topisch applizierte Darreichungsformen (unsteril)

Inhärente Risiken des Wirkstoffs

Faktor	Inhärente Risiken des Wirkstoffs	
5	Hohes Risiko	Bei der Einstufung des Risikos eines Wirkstoffs werden mindestens folgende Kriterien berücksichtigt: pharmazeutische Qualität (Arzneibuchkonformität), Kanzerogenität, Mutagenität, Reproduktionstoxizität, therapeutische Breite, Betäubungsmittel, Allergierisiko, Umwelttoxizität, Stabilität (Licht, Sauerstoff, Temperatur, pH-Wert), Dosierung
3	Mittleres Risiko	
1	Geringes Risiko	

Herstellungsprozess

Faktor	Herstellungsprozess
5	Aseptische Herstellung
4	Aseptische Herstellung mit Sterilisation im Endbehältnis
3	Befüllen von Kapseln
3	Gießen von Suppositorien/Ovula
2	Lösen und Mischen
2	Verdünnen
1	Abfüllen nicht steriler Zubereitungen

Abgabe

Faktor	Mengenverhältnis der inner- bzw. außerhalb der herstellenden Apotheke abgegebenen Packungseinheiten
5	Abgabe ausschließlich außerhalb der herstellenden Apotheke
4	Abgabe von mehr als 75 % außerhalb der herstellenden Apotheke
3	Abgabe von mehr als 50 % außerhalb der herstellenden Apotheke
2	Abgabe von mehr als 25 % außerhalb der herstellenden Apotheke
1	Abgabe hauptsächlich in der herstellenden Apotheke

	Gesamtrisikoscore	Risikoklasse
x x x x	=	☐ niedrig (Gesamtrisikoscore < 30) ☐ mittel (Gesamtrisikoscore 30 – 100) ☐ hoch (Gesamtrisikoscore > 100)

Deutscher Apotheker Verlag, Vordruck 121400241

Risikobeurteilung für Defekturarzneimittel

Modifiziert nach Resolution CM/Res(2016)1 des Europarats

Defekturarzneimittel: ______________________ Applikationsart: ______________________

Inhaltsstoffe	Menge

Jährliche Produktionsmenge

Faktor	Flüssige Arzneiformen (einschl. Augentropfen) in üblichen Packungseinheiten	Feste, oral applizierte Arzneiformen (z.B. Kapseln) in Stück	Feste, rektal oder vaginal applizierte Arzneiformen (z.B. Suppositorien) in Stück	Halbfeste Arzneiformen oder Teemischungen in Gramm
5	> 3.000	> 180.000	> 60.000	> 300.000
4	1.500 – 3.000	90.000 – 180.000	30.000 – 60.000	150.000 – 300.000
3	750 – 1.499	45.000 – 89.999	15.000 – 29.999	75.000 – 149.999
2	150 – 749	9.000 – 44.999	3.000 – 14.999	15.000 – 74.999
1	< 150	< 9.000	< 3.000	< 15.000

Applikationsart und Darreichungsform

Faktor	Applikationsart und Darreichungsform
5	Parenteralia
4	Ophthalmika in der Chirurgie oder bei traumatischen Verletzungen
4	Inhalanda
4	Enteral bzw. vaginal applizierte Darreichungsformen (steril)
4	Topisch applizierte Darreichungsformen (steril)
3	Ophthalmika am unverletzten Auge
3	Enteral bzw. vaginal applizierte Darreichungsformen (unsteril)
2	Teemischungen
1	Topisch applizierte Darreichungsformen (unsteril)

Inhärente Risiken des Wirkstoffs

Faktor	Inhärente Risiken des Wirkstoffs	
5	Hohes Risiko	Bei der Einstufung des Risikos eines Wirkstoffs werden mindestens folgende Kriterien berücksichtigt: pharmazeutische Qualität (Arzneibuchkonformität), Kanzerogenität, Mutagenität, Reproduktionstoxizität, therapeutische Breite, Betäubungsmittel, Allergierisiko, Umwelttoxizität, Stabilität (Licht, Sauerstoff, Temperatur, pH-Wert), Dosierung
3	Mittleres Risiko	
1	Geringes Risiko	

Herstellungsprozess

Faktor	Herstellungsprozess
5	Aseptische Herstellung
4	Aseptische Herstellung mit Sterilisation im Endbehältnis
3	Befüllen von Kapseln
3	Gießen von Suppositorien/Ovula
2	Lösen und Mischen
2	Verdünnen
1	Abfüllen nicht steriler Zubereitungen

Abgabe

Faktor	Mengenverhältnis der inner- bzw. außerhalb der herstellenden Apotheke abgegebenen Packungseinheiten
5	Abgabe ausschließlich außerhalb der herstellenden Apotheke
4	Abgabe von mehr als 75 % außerhalb der herstellenden Apotheke
3	Abgabe von mehr als 50 % außerhalb der herstellenden Apotheke
2	Abgabe von mehr als 25 % außerhalb der herstellenden Apotheke
1	Abgabe hauptsächlich in der herstellenden Apotheke

					Gesamtrisikoscore	Risikoklasse
	x	x	x	x	=	☐ niedrig (Gesamtrisikoscore < 30) ☐ mittel (Gesamtrisikoscore 30 – 100) ☐ hoch (Gesamtrisikoscore > 100)

Deutscher Apotheker Verlag, Vordruck 121400241

Risikobeurteilung für Defekturarzneimittel

Modifiziert nach Resolution CM/Res(2016)1 des Europarats

Defekturarzneimittel: ______________________ Applikationsart: ______________

Inhaltsstoffe	Menge

Jährliche Produktionsmenge

Faktor	Flüssige Arzneiformen (einschl. Augentropfen) in üblichen Packungseinheiten	Feste, oral applizierte Arzneiformen (z.B. Kapseln) in Stück	Feste, rektal oder vaginal applizierte Arzneiformen (z.B. Suppositorien) in Stück	Halbfeste Arzneiformen oder Teemischungen in Gramm
5	> 3.000	> 180.000	> 60.000	> 300.000
4	1.500 – 3.000	90.000 – 180.000	30.000 – 60.000	150.000 – 300.000
3	750 – 1.499	45.000 – 89.999	15.000 – 29.999	75.000 – 149.999
2	150 – 749	9.000 – 44.999	3.000 – 14.999	15.000 – 74.999
1	< 150	< 9.000	< 3.000	< 15.000

Applikationsart und Darreichungsform

Faktor	Applikationsart und Darreichungsform
5	Parenteralia
4	Ophthalmika in der Chirurgie oder bei traumatischen Verletzungen
4	Inhalanda
4	Enteral bzw. vaginal applizierte Darreichungsformen (steril)
4	Topisch applizierte Darreichungsformen (steril)
3	Ophthalmika am unverletzten Auge
3	Enteral bzw. vaginal applizierte Darreichungsformen (unsteril)
2	Teemischungen
1	Topisch applizierte Darreichungsformen (unsteril)

Inhärente Risiken des Wirkstoffs

Faktor	Inhärente Risiken des Wirkstoffs	
5	Hohes Risiko	Bei der Einstufung des Risikos eines Wirkstoffs werden mindestens folgende Kriterien berücksichtigt: pharmazeutische Qualität (Arzneibuchkonformität), Kanzerogenität, Mutagenität, Reproduktionstoxizität, therapeutische Breite, Betäubungsmittel, Allergierisiko, Umwelttoxizität, Stabilität (Licht, Sauerstoff, Temperatur, pH-Wert), Dosierung
3	Mittleres Risiko	
1	Geringes Risiko	

Herstellungsprozess

Faktor	Herstellungsprozess
5	Aseptische Herstellung
4	Aseptische Herstellung mit Sterilisation im Endbehältnis
3	Befüllen von Kapseln
3	Gießen von Suppositorien/Ovula
2	Lösen und Mischen
2	Verdünnen
1	Abfüllen nicht steriler Zubereitungen

Abgabe

Faktor	Mengenverhältnis der inner- bzw. außerhalb der herstellenden Apotheke abgegebenen Packungseinheiten
5	Abgabe ausschließlich außerhalb der herstellenden Apotheke
4	Abgabe von mehr als 75 % außerhalb der herstellenden Apotheke
3	Abgabe von mehr als 50 % außerhalb der herstellenden Apotheke
2	Abgabe von mehr als 25 % außerhalb der herstellenden Apotheke
1	Abgabe hauptsächlich in der herstellenden Apotheke

					Gesamtrisikoscore	Risikoklasse
x	x	x	x	=		☐ niedrig (Gesamtrisikoscore < 30) ☐ mittel (Gesamtrisikoscore 30 – 100) ☐ hoch (Gesamtrisikoscore > 100)

Deutscher Apotheker Verlag, Vordruck 121400241

Risikobeurteilung für Defekturarzneimittel

Modifiziert nach Resolution CM/Res(2016)1 des Europarats

Defekturarzneimittel: ______________________ Applikationsart: ______________

Inhaltsstoffe	Menge

Jährliche Produktionsmenge

Faktor	Flüssige Arzneiformen (einschl. Augentropfen) in üblichen Packungseinheiten	Feste, oral applizierte Arzneiformen (z.B. Kapseln) in Stück	Feste, rektal oder vaginal applizierte Arzneiformen (z.B. Suppositorien) in Stück	Halbfeste Arzneiformen oder Teemischungen in Gramm
5	> 3.000	> 180.000	> 60.000	> 300.000
4	1.500 – 3.000	90.000 – 180.000	30.000 – 60.000	150.000 – 300.000
3	750 – 1.499	45.000 – 89.999	15.000 – 29.999	75.000 – 149.999
2	150 – 749	9.000 – 44.999	3.000 – 14.999	15.000 – 74.999
1	< 150	< 9.000	< 3.000	< 15.000

Applikationsart und Darreichungsform

Faktor	Applikationsart und Darreichungsform
5	Parenteralia
4	Ophthalmika in der Chirurgie oder bei traumatischen Verletzungen
4	Inhalanda
4	Enteral bzw. vaginal applizierte Darreichungsformen (steril)
4	Topisch applizierte Darreichungsformen (steril)
3	Ophthalmika am unverletzten Auge
3	Enteral bzw. vaginal applizierte Darreichungsformen (unsteril)
2	Teemischungen
1	Topisch applizierte Darreichungsformen (unsteril)

Inhärente Risiken des Wirkstoffs

Faktor	Inhärente Risiken des Wirkstoffs	
5	Hohes Risiko	Bei der Einstufung des Risikos eines Wirkstoffs werden mindestens folgende Kriterien berücksichtigt: pharmazeutische Qualität (Arzneibuchkonformität), Kanzerogenität, Mutagenität, Reproduktionstoxizität, therapeutische Breite, Betäubungsmittel, Allergierisiko, Umwelttoxizität, Stabilität (Licht, Sauerstoff, Temperatur, pH-Wert), Dosierung
3	Mittleres Risiko	
1	Geringes Risiko	

Herstellungsprozess

Faktor	Herstellungsprozess
5	Aseptische Herstellung
4	Aseptische Herstellung mit Sterilisation im Endbehältnis
3	Befüllen von Kapseln
3	Gießen von Suppositorien/Ovula
2	Lösen und Mischen
2	Verdünnen
1	Abfüllen nicht steriler Zubereitungen

Abgabe

Faktor	Mengenverhältnis der inner- bzw. außerhalb der herstellenden Apotheke abgegebenen Packungseinheiten
5	Abgabe ausschließlich außerhalb der herstellenden Apotheke
4	Abgabe von mehr als 75 % außerhalb der herstellenden Apotheke
3	Abgabe von mehr als 50 % außerhalb der herstellenden Apotheke
2	Abgabe von mehr als 25 % außerhalb der herstellenden Apotheke
1	Abgabe hauptsächlich in der herstellenden Apotheke

	Gesamtrisikoscore	Risikoklasse
___ x ___ x ___ x ___ x ___	=	☐ niedrig (Gesamtrisikoscore < 30) ☐ mittel (Gesamtrisikoscore 30 – 100) ☐ hoch (Gesamtrisikoscore > 100)

Deutscher Apotheker Verlag, Vordruck 121400241

Risikobeurteilung für Defekturarzneimittel

Modifiziert nach Resolution CM/Res(2016)1 des Europarats

Defekturarzneimittel: ____________________ Applikationsart: ____________________

Inhaltsstoffe	Menge

Jährliche Produktionsmenge

Faktor	Flüssige Arzneiformen (einschl. Augentropfen) in üblichen Packungseinheiten	Feste, oral applizierte Arzneiformen (z.B. Kapseln) in Stück	Feste, rektal oder vaginal applizierte Arzneiformen (z.B. Suppositorien) in Stück	Halbfeste Arzneiformen oder Teemischungen in Gramm
5	> 3.000	> 180.000	> 60.000	> 300.000
4	1.500 – 3.000	90.000 – 180.000	30.000 – 60.000	150.000 – 300.000
3	750 – 1.499	45.000 – 89.999	15.000 – 29.999	75.000 – 149.999
2	150 – 749	9.000 – 44.999	3.000 – 14.999	15.000 – 74.999
1	< 150	< 9.000	< 3.000	< 15.000

Applikationsart und Darreichungsform

Faktor	Applikationsart und Darreichungsform
5	Parenteralia
4	Ophthalmika in der Chirurgie oder bei traumatischen Verletzungen
4	Inhalanda
4	Enteral bzw. vaginal applizierte Darreichungsformen (steril)
4	Topisch applizierte Darreichungsformen (steril)
3	Ophthalmika am unverletzten Auge
3	Enteral bzw. vaginal applizierte Darreichungsformen (unsteril)
2	Teemischungen
1	Topisch applizierte Darreichungsformen (unsteril)

Inhärente Risiken des Wirkstoffs

Faktor	Inhärente Risiken des Wirkstoffs	
5	Hohes Risiko	Bei der Einstufung des Risikos eines Wirkstoffs werden mindestens folgende Kriterien berücksichtigt: pharmazeutische Qualität (Arzneibuchkonformität), Kanzerogenität, Mutagenität, Reproduktionstoxizität, therapeutische Breite, Betäubungsmittel, Allergierisiko, Umwelttoxizität, Stabilität (Licht, Sauerstoff, Temperatur, pH-Wert), Dosierung
3	Mittleres Risiko	
1	Geringes Risiko	

Herstellungsprozess

Faktor	Herstellungsprozess
5	Aseptische Herstellung
4	Aseptische Herstellung mit Sterilisation im Endbehältnis
3	Befüllen von Kapseln
3	Gießen von Suppositorien/Ovula
2	Lösen und Mischen
2	Verdünnen
1	Abfüllen nicht steriler Zubereitungen

Abgabe

Faktor	Mengenverhältnis der inner- bzw. außerhalb der herstellenden Apotheke abgegebenen Packungseinheiten
5	Abgabe ausschließlich außerhalb der herstellenden Apotheke
4	Abgabe von mehr als 75 % außerhalb der herstellenden Apotheke
3	Abgabe von mehr als 50 % außerhalb der herstellenden Apotheke
2	Abgabe von mehr als 25 % außerhalb der herstellenden Apotheke
1	Abgabe hauptsächlich in der herstellenden Apotheke

	Gesamtrisikoscore	Risikoklasse
x x x x	=	☐ niedrig (Gesamtrisikoscore < 30) ☐ mittel (Gesamtrisikoscore 30 – 100) ☐ hoch (Gesamtrisikoscore > 100)

Deutscher Apotheker Verlag, Vordruck 121400241

Risikobeurteilung für Defekturarzneimittel

Modifiziert nach Resolution CM/Res(2016)1 des Europarats

Defekturarzneimittel: ______________________ Applikationsart: ______________

Inhaltsstoffe	Menge

Jährliche Produktionsmenge				
Faktor	Flüssige Arzneiformen (einschl. Augentropfen) in üblichen Packungseinheiten	Feste, oral applizierte Arzneiformen (z.B. Kapseln) in Stück	Feste, rektal oder vaginal applizierte Arzneiformen (z.B. Suppositorien) in Stück	Halbfeste Arzneiformen oder Teemischungen in Gramm
5	> 3.000	> 180.000	> 60.000	> 300.000
4	1.500 – 3.000	90.000 – 180.000	30.000 – 60.000	150.000 – 300.000
3	750 – 1.499	45.000 – 89.999	15.000 – 29.999	75.000 – 149.999
2	150 – 749	9.000 – 44.999	3.000 – 14.999	15.000 – 74.999
1	< 150	< 9.000	< 3.000	< 15.000

Applikationsart und Darreichungsform	
Faktor	Applikationsart und Darreichungsform
5	Parenteralia
4	Ophthalmika in der Chirurgie oder bei traumatischen Verletzungen
4	Inhalanda
4	Enteral bzw. vaginal applizierte Darreichungsformen (steril)
4	Topisch applizierte Darreichungsformen (steril)
3	Ophthalmika am unverletzten Auge
3	Enteral bzw. vaginal applizierte Darreichungsformen (unsteril)
2	Teemischungen
1	Topisch applizierte Darreichungsformen (unsteril)

Inhärente Risiken des Wirkstoffs		
Faktor	Inhärente Risiken des Wirkstoffs	
5	Hohes Risiko	Bei der Einstufung des Risikos eines Wirkstoffs werden mindestens folgende Kriterien berücksichtigt: pharmazeutische Qualität (Arzneibuchkonformität), Kanzerogenität, Mutagenität, Reproduktionstoxizität, therapeutische Breite, Betäubungsmittel, Allergierisiko, Umwelttoxizität, Stabilität (Licht, Sauerstoff, Temperatur, pH-Wert), Dosierung
3	Mittleres Risiko	
1	Geringes Risiko	

Herstellungsprozess	
Faktor	Herstellungsprozess
5	Aseptische Herstellung
4	Aseptische Herstellung mit Sterilisation im Endbehältnis
3	Befüllen von Kapseln
3	Gießen von Suppositorien/Ovula
2	Lösen und Mischen
2	Verdünnen
1	Abfüllen nicht steriler Zubereitungen

Abgabe	
Faktor	Mengenverhältnis der inner- bzw. außerhalb der herstellenden Apotheke abgegebenen Packungseinheiten
5	Abgabe ausschließlich außerhalb der herstellenden Apotheke
4	Abgabe von mehr als 75 % außerhalb der herstellenden Apotheke
3	Abgabe von mehr als 50 % außerhalb der herstellenden Apotheke
2	Abgabe von mehr als 25 % außerhalb der herstellenden Apotheke
1	Abgabe hauptsächlich in der herstellenden Apotheke

					Gesamtrisikoscore	Risikoklasse
x	x	x	x	=		☐ niedrig (Gesamtrisikoscore < 30) ☐ mittel (Gesamtrisikoscore 30 – 100) ☐ hoch (Gesamtrisikoscore > 100)

Deutscher Apotheker Verlag, Vordruck 121400241

Risikobeurteilung für Defekturarzneimittel

Modifiziert nach Resolution CM/Res(2016)1 des Europarats

Defekturarzneimittel: ______________________ Applikationsart: ______________

Inhaltsstoffe	Menge

Jährliche Produktionsmenge

Faktor	Flüssige Arzneiformen (einschl. Augentropfen) in üblichen Packungseinheiten	Feste, oral applizierte Arzneiformen (z.B. Kapseln) in Stück	Feste, rektal oder vaginal applizierte Arzneiformen (z.B. Suppositorien) in Stück	Halbfeste Arzneiformen oder Teemischungen in Gramm
5	> 3.000	> 180.000	> 60.000	> 300.000
4	1.500 – 3.000	90.000 – 180.000	30.000 – 60.000	150.000 – 300.000
3	750 – 1.499	45.000 – 89.999	15.000 – 29.999	75.000 – 149.999
2	150 – 749	9.000 – 44.999	3.000 – 14.999	15.000 – 74.999
1	< 150	< 9.000	< 3.000	< 15.000

Applikationsart und Darreichungsform

Faktor	Applikationsart und Darreichungsform
5	Parenteralia
4	Ophthalmika in der Chirurgie oder bei traumatischen Verletzungen
4	Inhalanda
4	Enteral bzw. vaginal applizierte Darreichungsformen (steril)
4	Topisch applizierte Darreichungsformen (steril)
3	Ophthalmika am unverletzten Auge
3	Enteral bzw. vaginal applizierte Darreichungsformen (unsteril)
2	Teemischungen
1	Topisch applizierte Darreichungsformen (unsteril)

Inhärente Risiken des Wirkstoffs

Faktor	Inhärente Risiken des Wirkstoffs	
5	Hohes Risiko	Bei der Einstufung des Risikos eines Wirkstoffs werden mindestens folgende Kriterien berücksichtigt: pharmazeutische Qualität (Arzneibuchkonformität), Kanzerogenität, Mutagenität, Reproduktionstoxizität, therapeutische Breite, Betäubungsmittel, Allergierisiko, Umwelttoxizität, Stabilität (Licht, Sauerstoff, Temperatur, pH-Wert), Dosierung
3	Mittleres Risiko	
1	Geringes Risiko	

Herstellungsprozess

Faktor	Herstellungsprozess
5	Aseptische Herstellung
4	Aseptische Herstellung mit Sterilisation im Endbehältnis
3	Befüllen von Kapseln
3	Gießen von Suppositorien/Ovula
2	Lösen und Mischen
2	Verdünnen
1	Abfüllen nicht steriler Zubereitungen

Abgabe

Faktor	Mengenverhältnis der inner- bzw. außerhalb der herstellenden Apotheke abgegebenen Packungseinheiten
5	Abgabe ausschließlich außerhalb der herstellenden Apotheke
4	Abgabe von mehr als 75 % außerhalb der herstellenden Apotheke
3	Abgabe von mehr als 50 % außerhalb der herstellenden Apotheke
2	Abgabe von mehr als 25 % außerhalb der herstellenden Apotheke
1	Abgabe hauptsächlich in der herstellenden Apotheke

					Gesamtrisikoscore	Risikoklasse
x	x	x	x	=		☐ niedrig (Gesamtrisikoscore < 30) ☐ mittel (Gesamtrisikoscore 30 – 100) ☐ hoch (Gesamtrisikoscore > 100)

Deutscher Apotheker Verlag, Vordruck 121400241

Risikobeurteilung für Defekturarzneimittel

Modifiziert nach Resolution CM/Res(2016)1 des Europarats

Defekturarzneimittel: ______________________ Applikationsart: ______________

Inhaltsstoffe	Menge

Jährliche Produktionsmenge

Faktor	Flüssige Arzneiformen (einschl. Augentropfen) in üblichen Packungseinheiten	Feste, oral applizierte Arzneiformen (z.B. Kapseln) in Stück	Feste, rektal oder vaginal applizierte Arzneiformen (z.B. Suppositorien) in Stück	Halbfeste Arzneiformen oder Teemischungen in Gramm
5	> 3.000	> 180.000	> 60.000	> 300.000
4	1.500 – 3.000	90.000 – 180.000	30.000 – 60.000	150.000 – 300.000
3	750 – 1.499	45.000 – 89.999	15.000 – 29.999	75.000 – 149.999
2	150 – 749	9.000 – 44.999	3.000 – 14.999	15.000 – 74.999
1	< 150	< 9.000	< 3.000	< 15.000

Applikationsart und Darreichungsform

Faktor	Applikationsart und Darreichungsform
5	Parenteralia
4	Ophthalmika in der Chirurgie oder bei traumatischen Verletzungen
4	Inhalanda
4	Enteral bzw. vaginal applizierte Darreichungsformen (steril)
4	Topisch applizierte Darreichungsformen (steril)
3	Ophthalmika am unverletzten Auge
3	Enteral bzw. vaginal applizierte Darreichungsformen (unsteril)
2	Teemischungen
1	Topisch applizierte Darreichungsformen (unsteril)

Inhärente Risiken des Wirkstoffs

Faktor	Inhärente Risiken des Wirkstoffs	
5	Hohes Risiko	Bei der Einstufung des Risikos eines Wirkstoffs werden mindestens folgende Kriterien berücksichtigt: pharmazeutische Qualität (Arzneibuchkonformität), Kanzerogenität, Mutagenität, Reproduktionstoxizität, therapeutische Breite, Betäubungsmittel, Allergierisiko, Umwelttoxizität, Stabilität (Licht, Sauerstoff, Temperatur, pH-Wert), Dosierung
3	Mittleres Risiko	
1	Geringes Risiko	

Herstellungsprozess

Faktor	Herstellungsprozess
5	Aseptische Herstellung
4	Aseptische Herstellung mit Sterilisation im Endbehältnis
3	Befüllen von Kapseln
3	Gießen von Suppositorien/Ovula
2	Lösen und Mischen
2	Verdünnen
1	Abfüllen nicht steriler Zubereitungen

Abgabe

Faktor	Mengenverhältnis der inner- bzw. außerhalb der herstellenden Apotheke abgegebenen Packungseinheiten
5	Abgabe ausschließlich außerhalb der herstellenden Apotheke
4	Abgabe von mehr als 75 % außerhalb der herstellenden Apotheke
3	Abgabe von mehr als 50 % außerhalb der herstellenden Apotheke
2	Abgabe von mehr als 25 % außerhalb der herstellenden Apotheke
1	Abgabe hauptsächlich in der herstellenden Apotheke

	Gesamtrisikoscore	Risikoklasse
x x x x	=	☐ niedrig (Gesamtrisikoscore < 30) ☐ mittel (Gesamtrisikoscore 30 – 100) ☐ hoch (Gesamtrisikoscore > 100)

Deutscher Apotheker Verlag, Vordruck 121400241

Risikobeurteilung für Defekturarzneimittel

Modifiziert nach Resolution CM/Res(2016)1 des Europarats

Defekturarzneimittel: ______________________ Applikationsart: ______________

Inhaltsstoffe	Menge

Jährliche Produktionsmenge

Faktor	Flüssige Arzneiformen (einschl. Augentropfen) in üblichen Packungseinheiten	Feste, oral applizierte Arzneiformen (z.B. Kapseln) in Stück	Feste, rektal oder vaginal applizierte Arzneiformen (z.B. Suppositorien) in Stück	Halbfeste Arzneiformen oder Teemischungen in Gramm
5	> 3.000	> 180.000	> 60.000	> 300.000
4	1.500 – 3.000	90.000 – 180.000	30.000 – 60.000	150.000 – 300.000
3	750 – 1.499	45.000 – 89.999	15.000 – 29.999	75.000 – 149.999
2	150 – 749	9.000 – 44.999	3.000 – 14.999	15.000 – 74.999
1	< 150	< 9.000	< 3.000	< 15.000

Applikationsart und Darreichungsform

Faktor	Applikationsart und Darreichungsform
5	Parenteralia
4	Ophthalmika in der Chirurgie oder bei traumatischen Verletzungen
4	Inhalanda
4	Enteral bzw. vaginal applizierte Darreichungsformen (steril)
4	Topisch applizierte Darreichungsformen (steril)
3	Ophthalmika am unverletzten Auge
3	Enteral bzw. vaginal applizierte Darreichungsformen (unsteril)
2	Teemischungen
1	Topisch applizierte Darreichungsformen (unsteril)

Inhärente Risiken des Wirkstoffs

Faktor	Inhärente Risiken des Wirkstoffs	
5	Hohes Risiko	Bei der Einstufung des Risikos eines Wirkstoffs werden mindestens folgende Kriterien berücksichtigt: pharmazeutische Qualität (Arzneibuchkonformität), Kanzerogenität, Mutagenität, Reproduktionstoxizität, therapeutische Breite, Betäubungsmittel, Allergierisiko, Umwelttoxizität, Stabilität (Licht, Sauerstoff, Temperatur, pH-Wert), Dosierung
3	Mittleres Risiko	
1	Geringes Risiko	

Herstellungsprozess

Faktor	Herstellungsprozess
5	Aseptische Herstellung
4	Aseptische Herstellung mit Sterilisation im Endbehältnis
3	Befüllen von Kapseln
3	Gießen von Suppositorien/Ovula
2	Lösen und Mischen
2	Verdünnen
1	Abfüllen nicht steriler Zubereitungen

Abgabe

Faktor	Mengenverhältnis der inner- bzw. außerhalb der herstellenden Apotheke abgegebenen Packungseinheiten
5	Abgabe ausschließlich außerhalb der herstellenden Apotheke
4	Abgabe von mehr als 75 % außerhalb der herstellenden Apotheke
3	Abgabe von mehr als 50 % außerhalb der herstellenden Apotheke
2	Abgabe von mehr als 25 % außerhalb der herstellenden Apotheke
1	Abgabe hauptsächlich in der herstellenden Apotheke

					Gesamtrisikoscore	Risikoklasse
x	x	x	x	=		☐ niedrig (Gesamtrisikoscore < 30) ☐ mittel (Gesamtrisikoscore 30 – 100) ☐ hoch (Gesamtrisikoscore > 100)

Deutscher Apotheker Verlag, Vordruck 121400241

Risikobeurteilung für Defekturarzneimittel

Modifiziert nach Resolution CM/Res(2016)1 des Europarats

Defekturarzneimittel: ______________________ Applikationsart: ______________

Inhaltsstoffe	Menge

Jährliche Produktionsmenge

Faktor	Flüssige Arzneiformen (einschl. Augentropfen) in üblichen Packungseinheiten	Feste, oral applizierte Arzneiformen (z.B. Kapseln) in Stück	Feste, rektal oder vaginal applizierte Arzneiformen (z.B. Suppositorien) in Stück	Halbfeste Arzneiformen oder Teemischungen in Gramm
5	> 3.000	> 180.000	> 60.000	> 300.000
4	1.500 – 3.000	90.000 – 180.000	30.000 – 60.000	150.000 – 300.000
3	750 – 1.499	45.000 – 89.999	15.000 – 29.999	75.000 – 149.999
2	150 – 749	9.000 – 44.999	3.000 – 14.999	15.000 – 74.999
1	< 150	< 9.000	< 3.000	< 15.000

Applikationsart und Darreichungsform

Faktor	Applikationsart und Darreichungsform
5	Parenteralia
4	Ophthalmika in der Chirurgie oder bei traumatischen Verletzungen
4	Inhalanda
4	Enteral bzw. vaginal applizierte Darreichungsformen (steril)
4	Topisch applizierte Darreichungsformen (steril)
3	Ophthalmika am unverletzten Auge
3	Enteral bzw. vaginal applizierte Darreichungsformen (unsteril)
2	Teemischungen
1	Topisch applizierte Darreichungsformen (unsteril)

Inhärente Risiken des Wirkstoffs

Faktor	Inhärente Risiken des Wirkstoffs	
5	Hohes Risiko	Bei der Einstufung des Risikos eines Wirkstoffs werden mindestens folgende Kriterien berücksichtigt: pharmazeutische Qualität (Arzneibuchkonformität), Kanzerogenität, Mutagenität, Reproduktionstoxizität, therapeutische Breite, Betäubungsmittel, Allergierisiko, Umwelttoxizität, Stabilität (Licht, Sauerstoff, Temperatur, pH-Wert), Dosierung
3	Mittleres Risiko	
1	Geringes Risiko	

Herstellungsprozess

Faktor	Herstellungsprozess
5	Aseptische Herstellung
4	Aseptische Herstellung mit Sterilisation im Endbehältnis
3	Befüllen von Kapseln
3	Gießen von Suppositorien/Ovula
2	Lösen und Mischen
2	Verdünnen
1	Abfüllen nicht steriler Zubereitungen

Abgabe

Faktor	Mengenverhältnis der inner- bzw. außerhalb der herstellenden Apotheke abgegebenen Packungseinheiten
5	Abgabe ausschließlich außerhalb der herstellenden Apotheke
4	Abgabe von mehr als 75 % außerhalb der herstellenden Apotheke
3	Abgabe von mehr als 50 % außerhalb der herstellenden Apotheke
2	Abgabe von mehr als 25 % außerhalb der herstellenden Apotheke
1	Abgabe hauptsächlich in der herstellenden Apotheke

					Gesamtrisikoscore	Risikoklasse
x	x	x	x	=		☐ niedrig (Gesamtrisikoscore < 30) ☐ mittel (Gesamtrisikoscore 30 – 100) ☐ hoch (Gesamtrisikoscore > 100)

Deutscher Apotheker Verlag, Vordruck 121400241

Risikobeurteilung für Defekturarzneimittel

Modifiziert nach Resolution CM/Res(2016)1 des Europarats

Defekturarzneimittel: ______________________ Applikationsart: ______________

Inhaltsstoffe	Menge

Jährliche Produktionsmenge

Faktor	Flüssige Arzneiformen (einschl. Augentropfen) in üblichen Packungseinheiten	Feste, oral applizierte Arzneiformen (z.B. Kapseln) in Stück	Feste, rektal oder vaginal applizierte Arzneiformen (z.B. Suppositorien) in Stück	Halbfeste Arzneiformen oder Teemischungen in Gramm
5	> 3.000	> 180.000	> 60.000	> 300.000
4	1.500 – 3.000	90.000 – 180.000	30.000 – 60.000	150.000 – 300.000
3	750 – 1.499	45.000 – 89.999	15.000 – 29.999	75.000 – 149.999
2	150 – 749	9.000 – 44.999	3.000 – 14.999	15.000 – 74.999
1	< 150	< 9.000	< 3.000	< 15.000

Applikationsart und Darreichungsform

Faktor	Applikationsart und Darreichungsform
5	Parenteralia
4	Ophthalmika in der Chirurgie oder bei traumatischen Verletzungen
4	Inhalanda
4	Enteral bzw. vaginal applizierte Darreichungsformen (steril)
4	Topisch applizierte Darreichungsformen (steril)
3	Ophthalmika am unverletzten Auge
3	Enteral bzw. vaginal applizierte Darreichungsformen (unsteril)
2	Teemischungen
1	Topisch applizierte Darreichungsformen (unsteril)

Inhärente Risiken des Wirkstoffs

Faktor	Inhärente Risiken des Wirkstoffs	
5	Hohes Risiko	Bei der Einstufung des Risikos eines Wirkstoffs werden mindestens folgende Kriterien berücksichtigt: pharmazeutische Qualität (Arzneibuchkonformität), Kanzerogenität, Mutagenität, Reproduktionstoxizität, therapeutische Breite, Betäubungsmittel, Allergierisiko, Umwelttoxizität, Stabilität (Licht, Sauerstoff, Temperatur, pH-Wert), Dosierung
3	Mittleres Risiko	
1	Geringes Risiko	

Herstellungsprozess

Faktor	Herstellungsprozess
5	Aseptische Herstellung
4	Aseptische Herstellung mit Sterilisation im Endbehältnis
3	Befüllen von Kapseln
3	Gießen von Suppositorien/Ovula
2	Lösen und Mischen
2	Verdünnen
1	Abfüllen nicht steriler Zubereitungen

Abgabe

Faktor	Mengenverhältnis der inner- bzw. außerhalb der herstellenden Apotheke abgegebenen Packungseinheiten
5	Abgabe ausschließlich außerhalb der herstellenden Apotheke
4	Abgabe von mehr als 75 % außerhalb der herstellenden Apotheke
3	Abgabe von mehr als 50 % außerhalb der herstellenden Apotheke
2	Abgabe von mehr als 25 % außerhalb der herstellenden Apotheke
1	Abgabe hauptsächlich in der herstellenden Apotheke

					Gesamtrisikoscore	Risikoklasse
x	x	x	x	=		☐ niedrig (Gesamtrisikoscore < 30) ☐ mittel (Gesamtrisikoscore 30 – 100) ☐ hoch (Gesamtrisikoscore > 100)

Deutscher Apotheker Verlag, Vordruck 121400241

Risikobeurteilung für Defekturarzneimittel

Modifiziert nach Resolution CM/Res(2016)1 des Europarats

Defekturarzneimittel: ______________________ Applikationsart: ____________

Inhaltsstoffe	Menge

Jährliche Produktionsmenge

Faktor	Flüssige Arzneiformen (einschl. Augentropfen) in üblichen Packungseinheiten	Feste, oral applizierte Arzneiformen (z.B. Kapseln) in Stück	Feste, rektal oder vaginal applizierte Arzneiformen (z.B. Suppositorien) in Stück	Halbfeste Arzneiformen oder Teemischungen in Gramm
5	> 3.000	> 180.000	> 60.000	> 300.000
4	1.500 – 3.000	90.000 – 180.000	30.000 – 60.000	150.000 – 300.000
3	750 – 1.499	45.000 – 89.999	15.000 – 29.999	75.000 – 149.999
2	150 – 749	9.000 – 44.999	3.000 – 14.999	15.000 – 74.999
1	< 150	< 9.000	< 3.000	< 15.000

Applikationsart und Darreichungsform

Faktor	Applikationsart und Darreichungsform
5	Parenteralia
4	Ophthalmika in der Chirurgie oder bei traumatischen Verletzungen
4	Inhalanda
4	Enteral bzw. vaginal applizierte Darreichungsformen (steril)
4	Topisch applizierte Darreichungsformen (steril)
3	Ophthalmika am unverletzten Auge
3	Enteral bzw. vaginal applizierte Darreichungsformen (unsteril)
2	Teemischungen
1	Topisch applizierte Darreichungsformen (unsteril)

Inhärente Risiken des Wirkstoffs

Faktor	Inhärente Risiken des Wirkstoffs	
5	Hohes Risiko	Bei der Einstufung des Risikos eines Wirkstoffs werden mindestens folgende Kriterien berücksichtigt: pharmazeutische Qualität (Arzneibuchkonformität), Kanzerogenität, Mutagenität, Reproduktionstoxizität, therapeutische Breite, Betäubungsmittel, Allergierisiko, Umwelttoxizität, Stabilität (Licht, Sauerstoff, Temperatur, pH-Wert), Dosierung
3	Mittleres Risiko	
1	Geringes Risiko	

Herstellungsprozess

Faktor	Herstellungsprozess
5	Aseptische Herstellung
4	Aseptische Herstellung mit Sterilisation im Endbehältnis
3	Befüllen von Kapseln
3	Gießen von Suppositorien/Ovula
2	Lösen und Mischen
2	Verdünnen
1	Abfüllen nicht steriler Zubereitungen

Abgabe

Faktor	Mengenverhältnis der inner- bzw. außerhalb der herstellenden Apotheke abgegebenen Packungseinheiten
5	Abgabe ausschließlich außerhalb der herstellenden Apotheke
4	Abgabe von mehr als 75 % außerhalb der herstellenden Apotheke
3	Abgabe von mehr als 50 % außerhalb der herstellenden Apotheke
2	Abgabe von mehr als 25 % außerhalb der herstellenden Apotheke
1	Abgabe hauptsächlich in der herstellenden Apotheke

					Gesamtrisikoscore	Risikoklasse
x	x	x	x	=		☐ niedrig (Gesamtrisikoscore < 30) ☐ mittel (Gesamtrisikoscore 30 – 100) ☐ hoch (Gesamtrisikoscore > 100)

Deutscher Apotheker Verlag, Vordruck 121400241

Risikobeurteilung für Defekturarzneimittel

Modifiziert nach Resolution CM/Res(2016)1 des Europarats

Defekturarzneimittel: ____________________ Applikationsart: ____________________

Inhaltsstoffe	Menge

Jährliche Produktionsmenge

Faktor	Flüssige Arzneiformen (einschl. Augentropfen) in üblichen Packungseinheiten	Feste, oral applizierte Arzneiformen (z.B. Kapseln) in Stück	Feste, rektal oder vaginal applizierte Arzneiformen (z.B. Suppositorien) in Stück	Halbfeste Arzneiformen oder Teemischungen in Gramm
5	> 3.000	> 180.000	> 60.000	> 300.000
4	1.500 – 3.000	90.000 – 180.000	30.000 – 60.000	150.000 – 300.000
3	750 – 1.499	45.000 – 89.999	15.000 – 29.999	75.000 – 149.999
2	150 – 749	9.000 – 44.999	3.000 – 14.999	15.000 – 74.999
1	< 150	< 9.000	< 3.000	< 15.000

Applikationsart und Darreichungsform

Faktor	Applikationsart und Darreichungsform
5	Parenteralia
4	Ophthalmika in der Chirurgie oder bei traumatischen Verletzungen
4	Inhalanda
4	Enteral bzw. vaginal applizierte Darreichungsformen (steril)
4	Topisch applizierte Darreichungsformen (steril)
3	Ophthalmika am unverletzten Auge
3	Enteral bzw. vaginal applizierte Darreichungsformen (unsteril)
2	Teemischungen
1	Topisch applizierte Darreichungsformen (unsteril)

Inhärente Risiken des Wirkstoffs

Faktor	Inhärente Risiken des Wirkstoffs	
5	Hohes Risiko	Bei der Einstufung des Risikos eines Wirkstoffs werden mindestens folgende Kriterien berücksichtigt: pharmazeutische Qualität (Arzneibuchkonformität), Kanzerogenität, Mutagenität, Reproduktionstoxizität, therapeutische Breite, Betäubungsmittel, Allergierisiko, Umwelttoxizität, Stabilität (Licht, Sauerstoff, Temperatur, pH-Wert), Dosierung
3	Mittleres Risiko	
1	Geringes Risiko	

Herstellungsprozess

Faktor	Herstellungsprozess
5	Aseptische Herstellung
4	Aseptische Herstellung mit Sterilisation im Endbehältnis
3	Befüllen von Kapseln
3	Gießen von Suppositorien/Ovula
2	Lösen und Mischen
2	Verdünnen
1	Abfüllen nicht steriler Zubereitungen

Abgabe

Faktor	Mengenverhältnis der inner- bzw. außerhalb der herstellenden Apotheke abgegebenen Packungseinheiten
5	Abgabe ausschließlich außerhalb der herstellenden Apotheke
4	Abgabe von mehr als 75 % außerhalb der herstellenden Apotheke
3	Abgabe von mehr als 50 % außerhalb der herstellenden Apotheke
2	Abgabe von mehr als 25 % außerhalb der herstellenden Apotheke
1	Abgabe hauptsächlich in der herstellenden Apotheke

	Gesamtrisikoscore	Risikoklasse
___ x ___ x ___ x ___ x ___	=	☐ niedrig (Gesamtrisikoscore < 30) ☐ mittel (Gesamtrisikoscore 30 – 100) ☐ hoch (Gesamtrisikoscore > 100)

Deutscher Apotheker Verlag, Vordruck 121400241

Risikobeurteilung für Defekturarzneimittel

Modifiziert nach Resolution CM/Res(2016)1 des Europarats

Defekturarzneimittel: ______________________ Applikationsart: ______________

Inhaltsstoffe	Menge

Jährliche Produktionsmenge

Faktor	Flüssige Arzneiformen (einschl. Augentropfen) in üblichen Packungseinheiten	Feste, oral applizierte Arzneiformen (z.B. Kapseln) in Stück	Feste, rektal oder vaginal applizierte Arzneiformen (z.B. Suppositorien) in Stück	Halbfeste Arzneiformen oder Teemischungen in Gramm
5	> 3.000	> 180.000	> 60.000	> 300.000
4	1.500 – 3.000	90.000 – 180.000	30.000 – 60.000	150.000 – 300.000
3	750 – 1.499	45.000 – 89.999	15.000 – 29.999	75.000 – 149.999
2	150 – 749	9.000 – 44.999	3.000 – 14.999	15.000 – 74.999
1	< 150	< 9.000	< 3.000	< 15.000

Applikationsart und Darreichungsform

Faktor	Applikationsart und Darreichungsform
5	Parenteralia
4	Ophthalmika in der Chirurgie oder bei traumatischen Verletzungen
4	Inhalanda
4	Enteral bzw. vaginal applizierte Darreichungsformen (steril)
4	Topisch applizierte Darreichungsformen (steril)
3	Ophthalmika am unverletzten Auge
3	Enteral bzw. vaginal applizierte Darreichungsformen (unsteril)
2	Teemischungen
1	Topisch applizierte Darreichungsformen (unsteril)

Inhärente Risiken des Wirkstoffs

Faktor	Inhärente Risiken des Wirkstoffs	
5	Hohes Risiko	Bei der Einstufung des Risikos eines Wirkstoffs werden mindestens folgende Kriterien berücksichtigt: pharmazeutische Qualität (Arzneibuchkonformität), Kanzerogenität, Mutagenität, Reproduktionstoxizität, therapeutische Breite, Betäubungsmittel, Allergierisiko, Umwelttoxizität, Stabilität (Licht, Sauerstoff, Temperatur, pH-Wert), Dosierung
3	Mittleres Risiko	
1	Geringes Risiko	

Herstellungsprozess

Faktor	Herstellungsprozess
5	Aseptische Herstellung
4	Aseptische Herstellung mit Sterilisation im Endbehältnis
3	Befüllen von Kapseln
3	Gießen von Suppositorien/Ovula
2	Lösen und Mischen
2	Verdünnen
1	Abfüllen nicht steriler Zubereitungen

Abgabe

Faktor	Mengenverhältnis der inner- bzw. außerhalb der herstellenden Apotheke abgegebenen Packungseinheiten
5	Abgabe ausschließlich außerhalb der herstellenden Apotheke
4	Abgabe von mehr als 75 % außerhalb der herstellenden Apotheke
3	Abgabe von mehr als 50 % außerhalb der herstellenden Apotheke
2	Abgabe von mehr als 25 % außerhalb der herstellenden Apotheke
1	Abgabe hauptsächlich in der herstellenden Apotheke

						Gesamtrisikoscore	Risikoklasse
	x	x	x	x	=		☐ niedrig (Gesamtrisikoscore < 30) ☐ mittel (Gesamtrisikoscore 30 – 100) ☐ hoch (Gesamtrisikoscore > 100)

Deutscher Apotheker Verlag, Vordruck 121400241

Risikobeurteilung für Defekturarzneimittel

Modifiziert nach Resolution CM/Res(2016)1 des Europarats

Defekturarzneimittel: ____________________ Applikationsart: ____________________

Inhaltsstoffe	Menge

Jährliche Produktionsmenge

Faktor	Flüssige Arzneiformen (einschl. Augentropfen) in üblichen Packungseinheiten	Feste, oral applizierte Arzneiformen (z.B. Kapseln) in Stück	Feste, rektal oder vaginal applizierte Arzneiformen (z.B. Suppositorien) in Stück	Halbfeste Arzneiformen oder Teemischungen in Gramm
5	> 3.000	> 180.000	> 60.000	> 300.000
4	1.500 – 3.000	90.000 – 180.000	30.000 – 60.000	150.000 – 300.000
3	750 – 1.499	45.000 – 89.999	15.000 – 29.999	75.000 – 149.999
2	150 – 749	9.000 – 44.999	3.000 – 14.999	15.000 – 74.999
1	< 150	< 9.000	< 3.000	< 15.000

Applikationsart und Darreichungsform

Faktor	Applikationsart und Darreichungsform
5	Parenteralia
4	Ophthalmika in der Chirurgie oder bei traumatischen Verletzungen
4	Inhalanda
4	Enteral bzw. vaginal applizierte Darreichungsformen (steril)
4	Topisch applizierte Darreichungsformen (steril)
3	Ophthalmika am unverletzten Auge
3	Enteral bzw. vaginal applizierte Darreichungsformen (unsteril)
2	Teemischungen
1	Topisch applizierte Darreichungsformen (unsteril)

Inhärente Risiken des Wirkstoffs

Faktor	Inhärente Risiken des Wirkstoffs	
5	Hohes Risiko	Bei der Einstufung des Risikos eines Wirkstoffs werden mindestens folgende Kriterien berücksichtigt: pharmazeutische Qualität (Arzneibuchkonformität), Kanzerogenität, Mutagenität, Reproduktionstoxizität, therapeutische Breite, Betäubungsmittel, Allergierisiko, Umwelttoxizität, Stabilität (Licht, Sauerstoff, Temperatur, pH-Wert), Dosierung
3	Mittleres Risiko	
1	Geringes Risiko	

Herstellungsprozess

Faktor	Herstellungsprozess
5	Aseptische Herstellung
4	Aseptische Herstellung mit Sterilisation im Endbehältnis
3	Befüllen von Kapseln
3	Gießen von Suppositorien/Ovula
2	Lösen und Mischen
2	Verdünnen
1	Abfüllen nicht steriler Zubereitungen

Abgabe

Faktor	Mengenverhältnis der inner- bzw. außerhalb der herstellenden Apotheke abgegebenen Packungseinheiten
5	Abgabe ausschließlich außerhalb der herstellenden Apotheke
4	Abgabe von mehr als 75 % außerhalb der herstellenden Apotheke
3	Abgabe von mehr als 50 % außerhalb der herstellenden Apotheke
2	Abgabe von mehr als 25 % außerhalb der herstellenden Apotheke
1	Abgabe hauptsächlich in der herstellenden Apotheke

					Gesamtrisikoscore	Risikoklasse
x	x	x	x	=		☐ niedrig (Gesamtrisikoscore < 30) ☐ mittel (Gesamtrisikoscore 30 – 100) ☐ hoch (Gesamtrisikoscore > 100)

Deutscher Apotheker Verlag, Vordruck 121400241

Risikobeurteilung für Defekturarzneimittel

Modifiziert nach Resolution CM/Res(2016)1 des Europarats

Defekturarzneimittel: ______________________ Applikationsart: ______________

Inhaltsstoffe	Menge

Jährliche Produktionsmenge

Faktor	Flüssige Arzneiformen (einschl. Augentropfen) in üblichen Packungseinheiten	Feste, oral applizierte Arzneiformen (z.B. Kapseln) in Stück	Feste, rektal oder vaginal applizierte Arzneiformen (z.B. Suppositorien) in Stück	Halbfeste Arzneiformen oder Teemischungen in Gramm
5	> 3.000	> 180.000	> 60.000	> 300.000
4	1.500 – 3.000	90.000 – 180.000	30.000 – 60.000	150.000 – 300.000
3	750 – 1.499	45.000 – 89.999	15.000 – 29.999	75.000 – 149.999
2	150 – 749	9.000 – 44.999	3.000 – 14.999	15.000 – 74.999
1	< 150	< 9.000	< 3.000	< 15.000

Applikationsart und Darreichungsform

Faktor	Applikationsart und Darreichungsform
5	Parenteralia
4	Ophthalmika in der Chirurgie oder bei traumatischen Verletzungen
4	Inhalanda
4	Enteral bzw. vaginal applizierte Darreichungsformen (steril)
4	Topisch applizierte Darreichungsformen (steril)
3	Ophthalmika am unverletzten Auge
3	Enteral bzw. vaginal applizierte Darreichungsformen (unsteril)
2	Teemischungen
1	Topisch applizierte Darreichungsformen (unsteril)

Inhärente Risiken des Wirkstoffs

Faktor	Inhärente Risiken des Wirkstoffs	
5	Hohes Risiko	Bei der Einstufung des Risikos eines Wirkstoffs werden mindestens folgende Kriterien berücksichtigt: pharmazeutische Qualität (Arzneibuchkonformität), Kanzerogenität, Mutagenität, Reproduktionstoxizität, therapeutische Breite, Betäubungsmittel, Allergierisiko, Umwelttoxizität, Stabilität (Licht, Sauerstoff, Temperatur, pH-Wert), Dosierung
3	Mittleres Risiko	
1	Geringes Risiko	

Herstellungsprozess

Faktor	Herstellungsprozess
5	Aseptische Herstellung
4	Aseptische Herstellung mit Sterilisation im Endbehältnis
3	Befüllen von Kapseln
3	Gießen von Suppositorien/Ovula
2	Lösen und Mischen
2	Verdünnen
1	Abfüllen nicht steriler Zubereitungen

Abgabe

Faktor	Mengenverhältnis der inner- bzw. außerhalb der herstellenden Apotheke abgegebenen Packungseinheiten
5	Abgabe ausschließlich außerhalb der herstellenden Apotheke
4	Abgabe von mehr als 75 % außerhalb der herstellenden Apotheke
3	Abgabe von mehr als 50 % außerhalb der herstellenden Apotheke
2	Abgabe von mehr als 25 % außerhalb der herstellenden Apotheke
1	Abgabe hauptsächlich in der herstellenden Apotheke

					Gesamtrisikoscore	Risikoklasse
x	x	x	x	=		☐ niedrig (Gesamtrisikoscore < 30) ☐ mittel (Gesamtrisikoscore 30 – 100) ☐ hoch (Gesamtrisikoscore > 100)

Deutscher Apotheker Verlag, Vordruck 121400241

Risikobeurteilung für Defekturarzneimittel

Modifiziert nach Resolution CM/Res(2016)1 des Europarats

Defekturarzneimittel: ______________________ Applikationsart: ______________

Inhaltsstoffe	Menge

Jährliche Produktionsmenge

Faktor	Flüssige Arzneiformen (einschl. Augentropfen) in üblichen Packungseinheiten	Feste, oral applizierte Arzneiformen (z.B. Kapseln) in Stück	Feste, rektal oder vaginal applizierte Arzneiformen (z.B. Suppositorien) in Stück	Halbfeste Arzneiformen oder Teemischungen in Gramm
5	> 3.000	> 180.000	> 60.000	> 300.000
4	1.500 – 3.000	90.000 – 180.000	30.000 – 60.000	150.000 – 300.000
3	750 – 1.499	45.000 – 89.999	15.000 – 29.999	75.000 – 149.999
2	150 – 749	9.000 – 44.999	3.000 – 14.999	15.000 – 74.999
1	< 150	< 9.000	< 3.000	< 15.000

Applikationsart und Darreichungsform

Faktor	Applikationsart und Darreichungsform
5	Parenteralia
4	Ophthalmika in der Chirurgie oder bei traumatischen Verletzungen
4	Inhalanda
4	Enteral bzw. vaginal applizierte Darreichungsformen (steril)
4	Topisch applizierte Darreichungsformen (steril)
3	Ophthalmika am unverletzten Auge
3	Enteral bzw. vaginal applizierte Darreichungsformen (unsteril)
2	Teemischungen
1	Topisch applizierte Darreichungsformen (unsteril)

Inhärente Risiken des Wirkstoffs

Faktor	Inhärente Risiken des Wirkstoffs	
5	Hohes Risiko	Bei der Einstufung des Risikos eines Wirkstoffs werden mindestens folgende Kriterien berücksichtigt: pharmazeutische Qualität (Arzneibuchkonformität), Kanzerogenität, Mutagenität, Reproduktionstoxizität, therapeutische Breite, Betäubungsmittel, Allergierisiko, Umwelttoxizität, Stabilität (Licht, Sauerstoff, Temperatur, pH-Wert), Dosierung
3	Mittleres Risiko	
1	Geringes Risiko	

Herstellungsprozess

Faktor	Herstellungsprozess
5	Aseptische Herstellung
4	Aseptische Herstellung mit Sterilisation im Endbehältnis
3	Befüllen von Kapseln
3	Gießen von Suppositorien/Ovula
2	Lösen und Mischen
2	Verdünnen
1	Abfüllen nicht steriler Zubereitungen

Abgabe

Faktor	Mengenverhältnis der inner- bzw. außerhalb der herstellenden Apotheke abgegebenen Packungseinheiten
5	Abgabe ausschließlich außerhalb der herstellenden Apotheke
4	Abgabe von mehr als 75 % außerhalb der herstellenden Apotheke
3	Abgabe von mehr als 50 % außerhalb der herstellenden Apotheke
2	Abgabe von mehr als 25 % außerhalb der herstellenden Apotheke
1	Abgabe hauptsächlich in der herstellenden Apotheke

					Gesamtrisikoscore	Risikoklasse
x	x	x	x	=		☐ niedrig (Gesamtrisikoscore < 30) ☐ mittel (Gesamtrisikoscore 30 – 100) ☐ hoch (Gesamtrisikoscore > 100)

Deutscher Apotheker Verlag, Vordruck 121400241

Risikobeurteilung für Defekturarzneimittel

Modifiziert nach Resolution CM/Res(2016)1 des Europarats

Defekturarzneimittel: ______________________________ Applikationsart: ______________

Inhaltsstoffe	Menge

Jährliche Produktionsmenge

Faktor	Flüssige Arzneiformen (einschl. Augentropfen) in üblichen Packungseinheiten	Feste, oral applizierte Arzneiformen (z.B. Kapseln) in Stück	Feste, rektal oder vaginal applizierte Arzneiformen (z.B. Suppositorien) in Stück	Halbfeste Arzneiformen oder Teemischungen in Gramm
5	> 3.000	> 180.000	> 60.000	> 300.000
4	1.500 – 3.000	90.000 – 180.000	30.000 – 60.000	150.000 – 300.000
3	750 – 1.499	45.000 – 89.999	15.000 – 29.999	75.000 – 149.999
2	150 – 749	9.000 – 44.999	3.000 – 14.999	15.000 – 74.999
1	< 150	< 9.000	< 3.000	< 15.000

Applikationsart und Darreichungsform

Faktor	Applikationsart und Darreichungsform
5	Parenteralia
4	Ophthalmika in der Chirurgie oder bei traumatischen Verletzungen
4	Inhalanda
4	Enteral bzw. vaginal applizierte Darreichungsformen (steril)
4	Topisch applizierte Darreichungsformen (steril)
3	Ophthalmika am unverletzten Auge
3	Enteral bzw. vaginal applizierte Darreichungsformen (unsteril)
2	Teemischungen
1	Topisch applizierte Darreichungsformen (unsteril)

Inhärente Risiken des Wirkstoffs

Faktor	Inhärente Risiken des Wirkstoffs	
5	Hohes Risiko	Bei der Einstufung des Risikos eines Wirkstoffs werden mindestens folgende Kriterien berücksichtigt: pharmazeutische Qualität (Arzneibuchkonformität), Kanzerogenität, Mutagenität, Reproduktionstoxizität, therapeutische Breite, Betäubungsmittel, Allergierisiko, Umwelttoxizität, Stabilität (Licht, Sauerstoff, Temperatur, pH-Wert), Dosierung
3	Mittleres Risiko	
1	Geringes Risiko	

Herstellungsprozess

Faktor	Herstellungsprozess
5	Aseptische Herstellung
4	Aseptische Herstellung mit Sterilisation im Endbehältnis
3	Befüllen von Kapseln
3	Gießen von Suppositorien/Ovula
2	Lösen und Mischen
2	Verdünnen
1	Abfüllen nicht steriler Zubereitungen

Abgabe

Faktor	Mengenverhältnis der inner- bzw. außerhalb der herstellenden Apotheke abgegebenen Packungseinheiten
5	Abgabe ausschließlich außerhalb der herstellenden Apotheke
4	Abgabe von mehr als 75 % außerhalb der herstellenden Apotheke
3	Abgabe von mehr als 50 % außerhalb der herstellenden Apotheke
2	Abgabe von mehr als 25 % außerhalb der herstellenden Apotheke
1	Abgabe hauptsächlich in der herstellenden Apotheke

					Gesamtrisikoscore	Risikoklasse
	x	x	x	x	=	☐ niedrig (Gesamtrisikoscore < 30) ☐ mittel (Gesamtrisikoscore 30 – 100) ☐ hoch (Gesamtrisikoscore > 100)

Deutscher Apotheker Verlag, Vordruck 121400241

Risikobeurteilung für Defekturarzneimittel

Modifiziert nach Resolution CM/Res(2016)1 des Europarats

Defekturarzneimittel: ______________________ Applikationsart: ______________

Inhaltsstoffe	Menge

Jährliche Produktionsmenge

Faktor	Flüssige Arzneiformen (einschl. Augentropfen) in üblichen Packungseinheiten	Feste, oral applizierte Arzneiformen (z.B. Kapseln) in Stück	Feste, rektal oder vaginal applizierte Arzneiformen (z.B. Suppositorien) in Stück	Halbfeste Arzneiformen oder Teemischungen in Gramm
5	> 3.000	> 180.000	> 60.000	> 300.000
4	1.500 – 3.000	90.000 – 180.000	30.000 – 60.000	150.000 – 300.000
3	750 – 1.499	45.000 – 89.999	15.000 – 29.999	75.000 – 149.999
2	150 – 749	9.000 – 44.999	3.000 – 14.999	15.000 – 74.999
1	< 150	< 9.000	< 3.000	< 15.000

Applikationsart und Darreichungsform

Faktor	Applikationsart und Darreichungsform
5	Parenteralia
4	Ophthalmika in der Chirurgie oder bei traumatischen Verletzungen
4	Inhalanda
4	Enteral bzw. vaginal applizierte Darreichungsformen (steril)
4	Topisch applizierte Darreichungsformen (steril)
3	Ophthalmika am unverletzten Auge
3	Enteral bzw. vaginal applizierte Darreichungsformen (unsteril)
2	Teemischungen
1	Topisch applizierte Darreichungsformen (unsteril)

Inhärente Risiken des Wirkstoffs

Faktor	Inhärente Risiken des Wirkstoffs	
5	Hohes Risiko	Bei der Einstufung des Risikos eines Wirkstoffs werden mindestens folgende Kriterien berücksichtigt: pharmazeutische Qualität (Arzneibuchkonformität), Kanzerogenität, Mutagenität, Reproduktionstoxizität, therapeutische Breite, Betäubungsmittel, Allergierisiko, Umwelttoxizität, Stabilität (Licht, Sauerstoff, Temperatur, pH-Wert), Dosierung
3	Mittleres Risiko	
1	Geringes Risiko	

Herstellungsprozess

Faktor	Herstellungsprozess
5	Aseptische Herstellung
4	Aseptische Herstellung mit Sterilisation im Endbehältnis
3	Befüllen von Kapseln
3	Gießen von Suppositorien/Ovula
2	Lösen und Mischen
2	Verdünnen
1	Abfüllen nicht steriler Zubereitungen

Abgabe

Faktor	Mengenverhältnis der inner- bzw. außerhalb der herstellenden Apotheke abgegebenen Packungseinheiten
5	Abgabe ausschließlich außerhalb der herstellenden Apotheke
4	Abgabe von mehr als 75 % außerhalb der herstellenden Apotheke
3	Abgabe von mehr als 50 % außerhalb der herstellenden Apotheke
2	Abgabe von mehr als 25 % außerhalb der herstellenden Apotheke
1	Abgabe hauptsächlich in der herstellenden Apotheke

Gesamtrisikoscore	Risikoklasse
x x x x =	☐ niedrig (Gesamtrisikoscore < 30) ☐ mittel (Gesamtrisikoscore 30 – 100) ☐ hoch (Gesamtrisikoscore > 100)

Deutscher Apotheker Verlag, Vordruck 121400241

Risikobeurteilung für Defekturarzneimittel

Modifiziert nach Resolution CM/Res(2016)1 des Europarats

Defekturarzneimittel: ______________________ Applikationsart: ______________

Inhaltsstoffe	Menge

Jährliche Produktionsmenge

Faktor	Flüssige Arzneiformen (einschl. Augentropfen) in üblichen Packungseinheiten	Feste, oral applizierte Arzneiformen (z.B. Kapseln) in Stück	Feste, rektal oder vaginal applizierte Arzneiformen (z.B. Suppositorien) in Stück	Halbfeste Arzneiformen oder Teemischungen in Gramm
5	> 3.000	> 180.000	> 60.000	> 300.000
4	1.500 – 3.000	90.000 – 180.000	30.000 – 60.000	150.000 – 300.000
3	750 – 1.499	45.000 – 89.999	15.000 – 29.999	75.000 – 149.999
2	150 – 749	9.000 – 44.999	3.000 – 14.999	15.000 – 74.999
1	< 150	< 9.000	< 3.000	< 15.000

Applikationsart und Darreichungsform

Faktor	Applikationsart und Darreichungsform
5	Parenteralia
4	Ophthalmika in der Chirurgie oder bei traumatischen Verletzungen
4	Inhalanda
4	Enteral bzw. vaginal applizierte Darreichungsformen (steril)
4	Topisch applizierte Darreichungsformen (steril)
3	Ophthalmika am unverletzten Auge
3	Enteral bzw. vaginal applizierte Darreichungsformen (unsteril)
2	Teemischungen
1	Topisch applizierte Darreichungsformen (unsteril)

Inhärente Risiken des Wirkstoffs

Faktor	Inhärente Risiken des Wirkstoffs	
5	Hohes Risiko	Bei der Einstufung des Risikos eines Wirkstoffs werden mindestens folgende Kriterien berücksichtigt: pharmazeutische Qualität (Arzneibuchkonformität), Kanzerogenität, Mutagenität, Reproduktionstoxizität, therapeutische Breite, Betäubungsmittel, Allergierisiko, Umwelttoxizität, Stabilität (Licht, Sauerstoff, Temperatur, pH-Wert), Dosierung
3	Mittleres Risiko	
1	Geringes Risiko	

Herstellungsprozess

Faktor	Herstellungsprozess
5	Aseptische Herstellung
4	Aseptische Herstellung mit Sterilisation im Endbehältnis
3	Befüllen von Kapseln
3	Gießen von Suppositorien/Ovula
2	Lösen und Mischen
2	Verdünnen
1	Abfüllen nicht steriler Zubereitungen

Abgabe

Faktor	Mengenverhältnis der inner- bzw. außerhalb der herstellenden Apotheke abgegebenen Packungseinheiten
5	Abgabe ausschließlich außerhalb der herstellenden Apotheke
4	Abgabe von mehr als 75 % außerhalb der herstellenden Apotheke
3	Abgabe von mehr als 50 % außerhalb der herstellenden Apotheke
2	Abgabe von mehr als 25 % außerhalb der herstellenden Apotheke
1	Abgabe hauptsächlich in der herstellenden Apotheke

	Gesamtrisikoscore	Risikoklasse
x x x x	=	☐ niedrig (Gesamtrisikoscore < 30) ☐ mittel (Gesamtrisikoscore 30 – 100) ☐ hoch (Gesamtrisikoscore > 100)

Deutscher Apotheker Verlag, Vordruck 121400241

Risikobeurteilung für Defekturarzneimittel

Modifiziert nach Resolution CM/Res(2016)1 des Europarats

Defekturarzneimittel: ____________ Applikationsart: ____________

Inhaltsstoffe	Menge

Jährliche Produktionsmenge

Faktor	Flüssige Arzneiformen (einschl. Augentropfen) in üblichen Packungseinheiten	Feste, oral applizierte Arzneiformen (z.B. Kapseln) in Stück	Feste, rektal oder vaginal applizierte Arzneiformen (z.B. Suppositorien) in Stück	Halbfeste Arzneiformen oder Teemischungen in Gramm
5	> 3.000	> 180.000	> 60.000	> 300.000
4	1.500 – 3.000	90.000 – 180.000	30.000 – 60.000	150.000 – 300.000
3	750 – 1.499	45.000 – 89.999	15.000 – 29.999	75.000 – 149.999
2	150 – 749	9.000 – 44.999	3.000 – 14.999	15.000 – 74.999
1	< 150	< 9.000	< 3.000	< 15.000

Applikationsart und Darreichungsform

Faktor	Applikationsart und Darreichungsform
5	Parenteralia
4	Ophthalmika in der Chirurgie oder bei traumatischen Verletzungen
4	Inhalanda
4	Enteral bzw. vaginal applizierte Darreichungsformen (steril)
4	Topisch applizierte Darreichungsformen (steril)
3	Ophthalmika am unverletzten Auge
3	Enteral bzw. vaginal applizierte Darreichungsformen (unsteril)
2	Teemischungen
1	Topisch applizierte Darreichungsformen (unsteril)

Inhärente Risiken des Wirkstoffs

Faktor	Inhärente Risiken des Wirkstoffs	
5	Hohes Risiko	Bei der Einstufung des Risikos eines Wirkstoffs werden mindestens folgende Kriterien berücksichtigt: pharmazeutische Qualität (Arzneibuchkonformität), Kanzerogenität, Mutagenität, Reproduktionstoxizität, therapeutische Breite, Betäubungsmittel, Allergierisiko, Umwelttoxizität, Stabilität (Licht, Sauerstoff, Temperatur, pH-Wert), Dosierung
3	Mittleres Risiko	
1	Geringes Risiko	

Herstellungsprozess

Faktor	Herstellungsprozess
5	Aseptische Herstellung
4	Aseptische Herstellung mit Sterilisation im Endbehältnis
3	Befüllen von Kapseln
3	Gießen von Suppositorien/Ovula
2	Lösen und Mischen
2	Verdünnen
1	Abfüllen nicht steriler Zubereitungen

Abgabe

Faktor	Mengenverhältnis der inner- bzw. außerhalb der herstellenden Apotheke abgegebenen Packungseinheiten
5	Abgabe ausschließlich außerhalb der herstellenden Apotheke
4	Abgabe von mehr als 75 % außerhalb der herstellenden Apotheke
3	Abgabe von mehr als 50 % außerhalb der herstellenden Apotheke
2	Abgabe von mehr als 25 % außerhalb der herstellenden Apotheke
1	Abgabe hauptsächlich in der herstellenden Apotheke

					Gesamtrisikoscore	Risikoklasse
x	x	x	x	=		☐ niedrig (Gesamtrisikoscore < 30) ☐ mittel (Gesamtrisikoscore 30 – 100) ☐ hoch (Gesamtrisikoscore > 100)

Deutscher Apotheker Verlag, Vordruck 121400241

Risikobeurteilung für Defekturarzneimittel

Modifiziert nach Resolution CM/Res(2016)1 des Europarats

Defekturarzneimittel: ______________________ Applikationsart: ______________

Inhaltsstoffe	Menge

Jährliche Produktionsmenge

Faktor	Flüssige Arzneiformen (einschl. Augentropfen) in üblichen Packungseinheiten	Feste, oral applizierte Arzneiformen (z.B. Kapseln) in Stück	Feste, rektal oder vaginal applizierte Arzneiformen (z.B. Suppositorien) in Stück	Halbfeste Arzneiformen oder Teemischungen in Gramm
5	> 3.000	> 180.000	> 60.000	> 300.000
4	1.500 – 3.000	90.000 – 180.000	30.000 – 60.000	150.000 – 300.000
3	750 – 1.499	45.000 – 89.999	15.000 – 29.999	75.000 – 149.999
2	150 – 749	9.000 – 44.999	3.000 – 14.999	15.000 – 74.999
1	< 150	< 9.000	< 3.000	< 15.000

Applikationsart und Darreichungsform

Faktor	Applikationsart und Darreichungsform
5	Parenteralia
4	Ophthalmika in der Chirurgie oder bei traumatischen Verletzungen
4	Inhalanda
4	Enteral bzw. vaginal applizierte Darreichungsformen (steril)
4	Topisch applizierte Darreichungsformen (steril)
3	Ophthalmika am unverletzten Auge
3	Enteral bzw. vaginal applizierte Darreichungsformen (unsteril)
2	Teemischungen
1	Topisch applizierte Darreichungsformen (unsteril)

Inhärente Risiken des Wirkstoffs

Faktor	Inhärente Risiken des Wirkstoffs	
5	Hohes Risiko	Bei der Einstufung des Risikos eines Wirkstoffs werden mindestens folgende Kriterien berücksichtigt: pharmazeutische Qualität (Arzneibuchkonformität), Kanzerogenität, Mutagenität, Reproduktionstoxizität, therapeutische Breite, Betäubungsmittel, Allergierisiko, Umwelttoxizität, Stabilität (Licht, Sauerstoff, Temperatur, pH-Wert), Dosierung
3	Mittleres Risiko	
1	Geringes Risiko	

Herstellungsprozess

Faktor	Herstellungsprozess
5	Aseptische Herstellung
4	Aseptische Herstellung mit Sterilisation im Endbehältnis
3	Befüllen von Kapseln
3	Gießen von Suppositorien/Ovula
2	Lösen und Mischen
2	Verdünnen
1	Abfüllen nicht steriler Zubereitungen

Abgabe

Faktor	Mengenverhältnis der inner- bzw. außerhalb der herstellenden Apotheke abgegebenen Packungseinheiten
5	Abgabe ausschließlich außerhalb der herstellenden Apotheke
4	Abgabe von mehr als 75 % außerhalb der herstellenden Apotheke
3	Abgabe von mehr als 50 % außerhalb der herstellenden Apotheke
2	Abgabe von mehr als 25 % außerhalb der herstellenden Apotheke
1	Abgabe hauptsächlich in der herstellenden Apotheke

	Gesamtrisikoscore	Risikoklasse
x x x x	=	☐ niedrig (Gesamtrisikoscore < 30) ☐ mittel (Gesamtrisikoscore 30 – 100) ☐ hoch (Gesamtrisikoscore > 100)

Deutscher Apotheker Verlag, Vordruck 121400241

Risikobeurteilung für Defekturarzneimittel

Modifiziert nach Resolution CM/Res(2016)1 des Europarats

Defekturarzneimittel: ______________________ Applikationsart: ______________

Inhaltsstoffe	Menge

Jährliche Produktionsmenge

Faktor	Flüssige Arzneiformen (einschl. Augentropfen) in üblichen Packungseinheiten	Feste, oral applizierte Arzneiformen (z.B. Kapseln) in Stück	Feste, rektal oder vaginal applizierte Arzneiformen (z.B. Suppositorien) in Stück	Halbfeste Arzneiformen oder Teemischungen in Gramm
5	> 3.000	> 180.000	> 60.000	> 300.000
4	1.500 – 3.000	90.000 – 180.000	30.000 – 60.000	150.000 – 300.000
3	750 – 1.499	45.000 – 89.999	15.000 – 29.999	75.000 – 149.999
2	150 – 749	9.000 – 44.999	3.000 – 14.999	15.000 – 74.999
1	< 150	< 9.000	< 3.000	< 15.000

Applikationsart und Darreichungsform

Faktor	Applikationsart und Darreichungsform
5	Parenteralia
4	Ophthalmika in der Chirurgie oder bei traumatischen Verletzungen
4	Inhalanda
4	Enteral bzw. vaginal applizierte Darreichungsformen (steril)
4	Topisch applizierte Darreichungsformen (steril)
3	Ophthalmika am unverletzten Auge
3	Enteral bzw. vaginal applizierte Darreichungsformen (unsteril)
2	Teemischungen
1	Topisch applizierte Darreichungsformen (unsteril)

Inhärente Risiken des Wirkstoffs

Faktor	Inhärente Risiken des Wirkstoffs	
5	Hohes Risiko	Bei der Einstufung des Risikos eines Wirkstoffs werden mindestens folgende Kriterien berücksichtigt: pharmazeutische Qualität (Arzneibuchkonformität), Kanzerogenität, Mutagenität, Reproduktionstoxizität, therapeutische Breite, Betäubungsmittel, Allergierisiko, Umwelttoxizität, Stabilität (Licht, Sauerstoff, Temperatur, pH-Wert), Dosierung
3	Mittleres Risiko	
1	Geringes Risiko	

Herstellungsprozess

Faktor	Herstellungsprozess
5	Aseptische Herstellung
4	Aseptische Herstellung mit Sterilisation im Endbehältnis
3	Befüllen von Kapseln
3	Gießen von Suppositorien/Ovula
2	Lösen und Mischen
2	Verdünnen
1	Abfüllen nicht steriler Zubereitungen

Abgabe

Faktor	Mengenverhältnis der inner- bzw. außerhalb der herstellenden Apotheke abgegebenen Packungseinheiten
5	Abgabe ausschließlich außerhalb der herstellenden Apotheke
4	Abgabe von mehr als 75 % außerhalb der herstellenden Apotheke
3	Abgabe von mehr als 50 % außerhalb der herstellenden Apotheke
2	Abgabe von mehr als 25 % außerhalb der herstellenden Apotheke
1	Abgabe hauptsächlich in der herstellenden Apotheke

					Gesamtrisikoscore	Risikoklasse
x	x	x	x	=		☐ niedrig (Gesamtrisikoscore < 30) ☐ mittel (Gesamtrisikoscore 30 – 100) ☐ hoch (Gesamtrisikoscore > 100)

Deutscher Apotheker Verlag, Vordruck 121400241

Risikobeurteilung für Defekturarzneimittel

Modifiziert nach Resolution CM/Res(2016)1 des Europarats

Defekturarzneimittel: ______________________ Applikationsart: ______________________

Inhaltsstoffe	Menge

Jährliche Produktionsmenge

Faktor	Flüssige Arzneiformen (einschl. Augentropfen) in üblichen Packungseinheiten	Feste, oral applizierte Arzneiformen (z.B. Kapseln) in Stück	Feste, rektal oder vaginal applizierte Arzneiformen (z.B. Suppositorien) in Stück	Halbfeste Arzneiformen oder Teemischungen in Gramm
5	> 3.000	> 180.000	> 60.000	> 300.000
4	1.500 – 3.000	90.000 – 180.000	30.000 – 60.000	150.000 – 300.000
3	750 – 1.499	45.000 – 89.999	15.000 – 29.999	75.000 – 149.999
2	150 – 749	9.000 – 44.999	3.000 – 14.999	15.000 – 74.999
1	< 150	< 9.000	< 3.000	< 15.000

Applikationsart und Darreichungsform

Faktor	Applikationsart und Darreichungsform
5	Parenteralia
4	Ophthalmika in der Chirurgie oder bei traumatischen Verletzungen
4	Inhalanda
4	Enteral bzw. vaginal applizierte Darreichungsformen (steril)
4	Topisch applizierte Darreichungsformen (steril)
3	Ophthalmika am unverletzten Auge
3	Enteral bzw. vaginal applizierte Darreichungsformen (unsteril)
2	Teemischungen
1	Topisch applizierte Darreichungsformen (unsteril)

Inhärente Risiken des Wirkstoffs

Faktor	Inhärente Risiken des Wirkstoffs	
5	Hohes Risiko	Bei der Einstufung des Risikos eines Wirkstoffs werden mindestens folgende Kriterien berücksichtigt: pharmazeutische Qualität (Arzneibuchkonformität), Kanzerogenität, Mutagenität, Reproduktionstoxizität, therapeutische Breite, Betäubungsmittel, Allergierisiko, Umwelttoxizität, Stabilität (Licht, Sauerstoff, Temperatur, pH-Wert), Dosierung
3	Mittleres Risiko	
1	Geringes Risiko	

Herstellungsprozess

Faktor	Herstellungsprozess
5	Aseptische Herstellung
4	Aseptische Herstellung mit Sterilisation im Endbehältnis
3	Befüllen von Kapseln
3	Gießen von Suppositorien/Ovula
2	Lösen und Mischen
2	Verdünnen
1	Abfüllen nicht steriler Zubereitungen

Abgabe

Faktor	Mengenverhältnis der inner- bzw. außerhalb der herstellenden Apotheke abgegebenen Packungseinheiten
5	Abgabe ausschließlich außerhalb der herstellenden Apotheke
4	Abgabe von mehr als 75 % außerhalb der herstellenden Apotheke
3	Abgabe von mehr als 50 % außerhalb der herstellenden Apotheke
2	Abgabe von mehr als 25 % außerhalb der herstellenden Apotheke
1	Abgabe hauptsächlich in der herstellenden Apotheke

					Gesamtrisikoscore	Risikoklasse
x	x	x	x	=		☐ niedrig (Gesamtrisikoscore < 30) ☐ mittel (Gesamtrisikoscore 30 – 100) ☐ hoch (Gesamtrisikoscore > 100)

Deutscher Apotheker Verlag, Vordruck 121400241

Risikobeurteilung für Defekturarzneimittel

Modifiziert nach Resolution CM/Res(2016)1 des Europarats

Defekturarzneimittel: ______________________________ Applikationsart: ______________

Inhaltsstoffe	Menge

Jährliche Produktionsmenge

Faktor	Flüssige Arzneiformen (einschl. Augentropfen) in üblichen Packungseinheiten	Feste, oral applizierte Arzneiformen (z.B. Kapseln) in Stück	Feste, rektal oder vaginal applizierte Arzneiformen (z.B. Suppositorien) in Stück	Halbfeste Arzneiformen oder Teemischungen in Gramm
5	> 3.000	> 180.000	> 60.000	> 300.000
4	1.500 – 3.000	90.000 – 180.000	30.000 – 60.000	150.000 – 300.000
3	750 – 1.499	45.000 – 89.999	15.000 – 29.999	75.000 – 149.999
2	150 – 749	9.000 – 44.999	3.000 – 14.999	15.000 – 74.999
1	< 150	< 9.000	< 3.000	< 15.000

Applikationsart und Darreichungsform

Faktor	Applikationsart und Darreichungsform
5	Parenteralia
4	Ophthalmika in der Chirurgie oder bei traumatischen Verletzungen
4	Inhalanda
4	Enteral bzw. vaginal applizierte Darreichungsformen (steril)
4	Topisch applizierte Darreichungsformen (steril)
3	Ophthalmika am unverletzten Auge
3	Enteral bzw. vaginal applizierte Darreichungsformen (unsteril)
2	Teemischungen
1	Topisch applizierte Darreichungsformen (unsteril)

Inhärente Risiken des Wirkstoffs

Faktor	Inhärente Risiken des Wirkstoffs	
5	Hohes Risiko	Bei der Einstufung des Risikos eines Wirkstoffs werden mindestens folgende Kriterien berücksichtigt: pharmazeutische Qualität (Arzneibuchkonformität), Kanzerogenität, Mutagenität, Reproduktionstoxizität, therapeutische Breite, Betäubungsmittel, Allergierisiko, Umwelttoxizität, Stabilität (Licht, Sauerstoff, Temperatur, pH-Wert), Dosierung
3	Mittleres Risiko	
1	Geringes Risiko	

Herstellungsprozess

Faktor	Herstellungsprozess
5	Aseptische Herstellung
4	Aseptische Herstellung mit Sterilisation im Endbehältnis
3	Befüllen von Kapseln
3	Gießen von Suppositorien/Ovula
2	Lösen und Mischen
2	Verdünnen
1	Abfüllen nicht steriler Zubereitungen

Abgabe

Faktor	Mengenverhältnis der inner- bzw. außerhalb der herstellenden Apotheke abgegebenen Packungseinheiten
5	Abgabe ausschließlich außerhalb der herstellenden Apotheke
4	Abgabe von mehr als 75 % außerhalb der herstellenden Apotheke
3	Abgabe von mehr als 50 % außerhalb der herstellenden Apotheke
2	Abgabe von mehr als 25 % außerhalb der herstellenden Apotheke
1	Abgabe hauptsächlich in der herstellenden Apotheke

					Gesamtrisikoscore	Risikoklasse
	x	x	x	x	=	☐ niedrig (Gesamtrisikoscore < 30) ☐ mittel (Gesamtrisikoscore 30 – 100) ☐ hoch (Gesamtrisikoscore > 100)

Deutscher Apotheker Verlag, Vordruck 121400241

Risikobeurteilung für Defekturarzneimittel

Modifiziert nach Resolution CM/Res(2016)1 des Europarats

Defekturarzneimittel: ______________________ Applikationsart: ______________

Inhaltsstoffe	Menge

Jährliche Produktionsmenge

Faktor	Flüssige Arzneiformen (einschl. Augentropfen) in üblichen Packungseinheiten	Feste, oral applizierte Arzneiformen (z.B. Kapseln) in Stück	Feste, rektal oder vaginal applizierte Arzneiformen (z.B. Suppositorien) in Stück	Halbfeste Arzneiformen oder Teemischungen in Gramm
5	> 3.000	> 180.000	> 60.000	> 300.000
4	1.500 – 3.000	90.000 – 180.000	30.000 – 60.000	150.000 – 300.000
3	750 – 1.499	45.000 – 89.999	15.000 – 29.999	75.000 – 149.999
2	150 – 749	9.000 – 44.999	3.000 – 14.999	15.000 – 74.999
1	< 150	< 9.000	< 3.000	< 15.000

Applikationsart und Darreichungsform

Faktor	Applikationsart und Darreichungsform
5	Parenteralia
4	Ophthalmika in der Chirurgie oder bei traumatischen Verletzungen
4	Inhalanda
4	Enteral bzw. vaginal applizierte Darreichungsformen (steril)
4	Topisch applizierte Darreichungsformen (steril)
3	Ophthalmika am unverletzten Auge
3	Enteral bzw. vaginal applizierte Darreichungsformen (unsteril)
2	Teemischungen
1	Topisch applizierte Darreichungsformen (unsteril)

Inhärente Risiken des Wirkstoffs

Faktor	Inhärente Risiken des Wirkstoffs	
5	Hohes Risiko	Bei der Einstufung des Risikos eines Wirkstoffs werden mindestens folgende Kriterien berücksichtigt: pharmazeutische Qualität (Arzneibuchkonformität), Kanzerogenität, Mutagenität, Reproduktionstoxizität, therapeutische Breite, Betäubungsmittel, Allergierisiko, Umwelttoxizität, Stabilität (Licht, Sauerstoff, Temperatur, pH-Wert), Dosierung
3	Mittleres Risiko	
1	Geringes Risiko	

Herstellungsprozess

Faktor	Herstellungsprozess
5	Aseptische Herstellung
4	Aseptische Herstellung mit Sterilisation im Endbehältnis
3	Befüllen von Kapseln
3	Gießen von Suppositorien/Ovula
2	Lösen und Mischen
2	Verdünnen
1	Abfüllen nicht steriler Zubereitungen

Abgabe

Faktor	Mengenverhältnis der inner- bzw. außerhalb der herstellenden Apotheke abgegebenen Packungseinheiten
5	Abgabe ausschließlich außerhalb der herstellenden Apotheke
4	Abgabe von mehr als 75 % außerhalb der herstellenden Apotheke
3	Abgabe von mehr als 50 % außerhalb der herstellenden Apotheke
2	Abgabe von mehr als 25 % außerhalb der herstellenden Apotheke
1	Abgabe hauptsächlich in der herstellenden Apotheke

						Gesamtrisikoscore	Risikoklasse
	x	x	x	x	=		☐ niedrig (Gesamtrisikoscore < 30) ☐ mittel (Gesamtrisikoscore 30 – 100) ☐ hoch (Gesamtrisikoscore > 100)

Deutscher Apotheker Verlag, Vordruck 121400241

Risikobeurteilung für Defekturarzneimittel

Modifiziert nach Resolution CM/Res(2016)1 des Europarats

Defekturarzneimittel: ______________________ Applikationsart: ______________

Inhaltsstoffe	Menge

Jährliche Produktionsmenge

Faktor	Flüssige Arzneiformen (einschl. Augentropfen) in üblichen Packungseinheiten	Feste, oral applizierte Arzneiformen (z.B. Kapseln) in Stück	Feste, rektal oder vaginal applizierte Arzneiformen (z.B. Suppositorien) in Stück	Halbfeste Arzneiformen oder Teemischungen in Gramm
5	> 3.000	> 180.000	> 60.000	> 300.000
4	1.500 – 3.000	90.000 – 180.000	30.000 – 60.000	150.000 – 300.000
3	750 – 1.499	45.000 – 89.999	15.000 – 29.999	75.000 – 149.999
2	150 – 749	9.000 – 44.999	3.000 – 14.999	15.000 – 74.999
1	< 150	< 9.000	< 3.000	< 15.000

Applikationsart und Darreichungsform

Faktor	Applikationsart und Darreichungsform
5	Parenteralia
4	Ophthalmika in der Chirurgie oder bei traumatischen Verletzungen
4	Inhalanda
4	Enteral bzw. vaginal applizierte Darreichungsformen (steril)
4	Topisch applizierte Darreichungsformen (steril)
3	Ophthalmika am unverletzten Auge
3	Enteral bzw. vaginal applizierte Darreichungsformen (unsteril)
2	Teemischungen
1	Topisch applizierte Darreichungsformen (unsteril)

Inhärente Risiken des Wirkstoffs

Faktor	Inhärente Risiken des Wirkstoffs	
5	Hohes Risiko	Bei der Einstufung des Risikos eines Wirkstoffs werden mindestens folgende Kriterien berücksichtigt: pharmazeutische Qualität (Arzneibuchkonformität), Kanzerogenität, Mutagenität, Reproduktionstoxizität, therapeutische Breite, Betäubungsmittel, Allergierisiko, Umwelttoxizität, Stabilität (Licht, Sauerstoff, Temperatur, pH-Wert), Dosierung
3	Mittleres Risiko	
1	Geringes Risiko	

Herstellungsprozess

Faktor	Herstellungsprozess
5	Aseptische Herstellung
4	Aseptische Herstellung mit Sterilisation im Endbehältnis
3	Befüllen von Kapseln
3	Gießen von Suppositorien/Ovula
2	Lösen und Mischen
2	Verdünnen
1	Abfüllen nicht steriler Zubereitungen

Abgabe

Faktor	Mengenverhältnis der inner- bzw. außerhalb der herstellenden Apotheke abgegebenen Packungseinheiten
5	Abgabe ausschließlich außerhalb der herstellenden Apotheke
4	Abgabe von mehr als 75 % außerhalb der herstellenden Apotheke
3	Abgabe von mehr als 50 % außerhalb der herstellenden Apotheke
2	Abgabe von mehr als 25 % außerhalb der herstellenden Apotheke
1	Abgabe hauptsächlich in der herstellenden Apotheke

					Gesamtrisikoscore	Risikoklasse
x	x	x	x	=		☐ niedrig (Gesamtrisikoscore < 30) ☐ mittel (Gesamtrisikoscore 30 – 100) ☐ hoch (Gesamtrisikoscore > 100)

Deutscher Apotheker Verlag, Vordruck 121400241

Risikobeurteilung für Defekturarzneimittel

Modifiziert nach Resolution CM/Res(2016)1 des Europarats

Defekturarzneimittel: ______________________ Applikationsart: ______________

Inhaltsstoffe	Menge

Jährliche Produktionsmenge

Faktor	Flüssige Arzneiformen (einschl. Augentropfen) in üblichen Packungseinheiten	Feste, oral applizierte Arzneiformen (z.B. Kapseln) in Stück	Feste, rektal oder vaginal applizierte Arzneiformen (z.B. Suppositorien) in Stück	Halbfeste Arzneiformen oder Teemischungen in Gramm
5	> 3.000	> 180.000	> 60.000	> 300.000
4	1.500 – 3.000	90.000 – 180.000	30.000 – 60.000	150.000 – 300.000
3	750 – 1.499	45.000 – 89.999	15.000 – 29.999	75.000 – 149.999
2	150 – 749	9.000 – 44.999	3.000 – 14.999	15.000 – 74.999
1	< 150	< 9.000	< 3.000	< 15.000

Applikationsart und Darreichungsform

Faktor	Applikationsart und Darreichungsform
5	Parenteralia
4	Ophthalmika in der Chirurgie oder bei traumatischen Verletzungen
4	Inhalanda
4	Enteral bzw. vaginal applizierte Darreichungsformen (steril)
4	Topisch applizierte Darreichungsformen (steril)
3	Ophthalmika am unverletzten Auge
3	Enteral bzw. vaginal applizierte Darreichungsformen (unsteril)
2	Teemischungen
1	Topisch applizierte Darreichungsformen (unsteril)

Inhärente Risiken des Wirkstoffs

Faktor	Inhärente Risiken des Wirkstoffs	
5	Hohes Risiko	Bei der Einstufung des Risikos eines Wirkstoffs werden mindestens folgende Kriterien berücksichtigt: pharmazeutische Qualität (Arzneibuchkonformität), Kanzerogenität, Mutagenität, Reproduktionstoxizität, therapeutische Breite, Betäubungsmittel, Allergierisiko, Umwelttoxizität, Stabilität (Licht, Sauerstoff, Temperatur, pH-Wert), Dosierung
3	Mittleres Risiko	
1	Geringes Risiko	

Herstellungsprozess

Faktor	Herstellungsprozess
5	Aseptische Herstellung
4	Aseptische Herstellung mit Sterilisation im Endbehältnis
3	Befüllen von Kapseln
3	Gießen von Suppositorien/Ovula
2	Lösen und Mischen
2	Verdünnen
1	Abfüllen nicht steriler Zubereitungen

Abgabe

Faktor	Mengenverhältnis der inner- bzw. außerhalb der herstellenden Apotheke abgegebenen Packungseinheiten
5	Abgabe ausschließlich außerhalb der herstellenden Apotheke
4	Abgabe von mehr als 75 % außerhalb der herstellenden Apotheke
3	Abgabe von mehr als 50 % außerhalb der herstellenden Apotheke
2	Abgabe von mehr als 25 % außerhalb der herstellenden Apotheke
1	Abgabe hauptsächlich in der herstellenden Apotheke

					Gesamtrisikoscore	Risikoklasse
x	x	x	x	=		☐ niedrig (Gesamtrisikoscore < 30) ☐ mittel (Gesamtrisikoscore 30 – 100) ☐ hoch (Gesamtrisikoscore > 100)

Deutscher Apotheker Verlag, Vordruck 121400241

Risikobeurteilung für Defekturarzneimittel

Modifiziert nach Resolution CM/Res(2016)1 des Europarats

Defekturarzneimittel: ______________________ Applikationsart: ______________

Inhaltsstoffe	Menge

Jährliche Produktionsmenge

Faktor	Flüssige Arzneiformen (einschl. Augentropfen) in üblichen Packungseinheiten	Feste, oral applizierte Arzneiformen (z.B. Kapseln) in Stück	Feste, rektal oder vaginal applizierte Arzneiformen (z.B. Suppositorien) in Stück	Halbfeste Arzneiformen oder Teemischungen in Gramm
5	> 3.000	> 180.000	> 60.000	> 300.000
4	1.500 – 3.000	90.000 – 180.000	30.000 – 60.000	150.000 – 300.000
3	750 – 1.499	45.000 – 89.999	15.000 – 29.999	75.000 – 149.999
2	150 – 749	9.000 – 44.999	3.000 – 14.999	15.000 – 74.999
1	< 150	< 9.000	< 3.000	< 15.000

Applikationsart und Darreichungsform

Faktor	Applikationsart und Darreichungsform
5	Parenteralia
4	Ophthalmika in der Chirurgie oder bei traumatischen Verletzungen
4	Inhalanda
4	Enteral bzw. vaginal applizierte Darreichungsformen (steril)
4	Topisch applizierte Darreichungsformen (steril)
3	Ophthalmika am unverletzten Auge
3	Enteral bzw. vaginal applizierte Darreichungsformen (unsteril)
2	Teemischungen
1	Topisch applizierte Darreichungsformen (unsteril)

Inhärente Risiken des Wirkstoffs

Faktor	Inhärente Risiken des Wirkstoffs	
5	Hohes Risiko	Bei der Einstufung des Risikos eines Wirkstoffs werden mindestens folgende Kriterien berücksichtigt: pharmazeutische Qualität (Arzneibuchkonformität), Kanzerogenität, Mutagenität, Reproduktionstoxizität, therapeutische Breite, Betäubungsmittel, Allergierisiko, Umwelttoxizität, Stabilität (Licht, Sauerstoff, Temperatur, pH-Wert), Dosierung
3	Mittleres Risiko	
1	Geringes Risiko	

Herstellungsprozess

Faktor	Herstellungsprozess
5	Aseptische Herstellung
4	Aseptische Herstellung mit Sterilisation im Endbehältnis
3	Befüllen von Kapseln
3	Gießen von Suppositorien/Ovula
2	Lösen und Mischen
2	Verdünnen
1	Abfüllen nicht steriler Zubereitungen

Abgabe

Faktor	Mengenverhältnis der inner- bzw. außerhalb der herstellenden Apotheke abgegebenen Packungseinheiten
5	Abgabe ausschließlich außerhalb der herstellenden Apotheke
4	Abgabe von mehr als 75 % außerhalb der herstellenden Apotheke
3	Abgabe von mehr als 50 % außerhalb der herstellenden Apotheke
2	Abgabe von mehr als 25 % außerhalb der herstellenden Apotheke
1	Abgabe hauptsächlich in der herstellenden Apotheke

					Gesamtrisikoscore	Risikoklasse
x	x	x	x	=		☐ niedrig (Gesamtrisikoscore < 30) ☐ mittel (Gesamtrisikoscore 30 – 100) ☐ hoch (Gesamtrisikoscore > 100)

Deutscher Apotheker Verlag, Vordruck 121400241

Risikobeurteilung für Defekturarzneimittel

Modifiziert nach Resolution CM/Res(2016)1 des Europarats

Defekturarzneimittel: ______________________ Applikationsart: ______________

Inhaltsstoffe	Menge

Jährliche Produktionsmenge

Faktor	Flüssige Arzneiformen (einschl. Augentropfen) in üblichen Packungseinheiten	Feste, oral applizierte Arzneiformen (z.B. Kapseln) in Stück	Feste, rektal oder vaginal applizierte Arzneiformen (z.B. Suppositorien) in Stück	Halbfeste Arzneiformen oder Teemischungen in Gramm
5	> 3.000	> 180.000	> 60.000	> 300.000
4	1.500 – 3.000	90.000 – 180.000	30.000 – 60.000	150.000 – 300.000
3	750 – 1.499	45.000 – 89.999	15.000 – 29.999	75.000 – 149.999
2	150 – 749	9.000 – 44.999	3.000 – 14.999	15.000 – 74.999
1	< 150	< 9.000	< 3.000	< 15.000

Applikationsart und Darreichungsform

Faktor	Applikationsart und Darreichungsform
5	Parenteralia
4	Ophthalmika in der Chirurgie oder bei traumatischen Verletzungen
4	Inhalanda
4	Enteral bzw. vaginal applizierte Darreichungsformen (steril)
4	Topisch applizierte Darreichungsformen (steril)
3	Ophthalmika am unverletzten Auge
3	Enteral bzw. vaginal applizierte Darreichungsformen (unsteril)
2	Teemischungen
1	Topisch applizierte Darreichungsformen (unsteril)

Inhärente Risiken des Wirkstoffs

Faktor	Inhärente Risiken des Wirkstoffs	
5	Hohes Risiko	Bei der Einstufung des Risikos eines Wirkstoffs werden mindestens folgende Kriterien berücksichtigt: pharmazeutische Qualität (Arzneibuchkonformität), Kanzerogenität, Mutagenität, Reproduktionstoxizität, therapeutische Breite, Betäubungsmittel, Allergierisiko, Umwelttoxizität, Stabilität (Licht, Sauerstoff, Temperatur, pH-Wert), Dosierung
3	Mittleres Risiko	
1	Geringes Risiko	

Herstellungsprozess

Faktor	Herstellungsprozess
5	Aseptische Herstellung
4	Aseptische Herstellung mit Sterilisation im Endbehältnis
3	Befüllen von Kapseln
3	Gießen von Suppositorien/Ovula
2	Lösen und Mischen
2	Verdünnen
1	Abfüllen nicht steriler Zubereitungen

Abgabe

Faktor	Mengenverhältnis der inner- bzw. außerhalb der herstellenden Apotheke abgegebenen Packungseinheiten
5	Abgabe ausschließlich außerhalb der herstellenden Apotheke
4	Abgabe von mehr als 75 % außerhalb der herstellenden Apotheke
3	Abgabe von mehr als 50 % außerhalb der herstellenden Apotheke
2	Abgabe von mehr als 25 % außerhalb der herstellenden Apotheke
1	Abgabe hauptsächlich in der herstellenden Apotheke

	Gesamtrisikoscore	Risikoklasse
x x x x =		☐ niedrig (Gesamtrisikoscore < 30) ☐ mittel (Gesamtrisikoscore 30 – 100) ☐ hoch (Gesamtrisikoscore > 100)

Deutscher Apotheker Verlag, Vordruck 121400241

Risikobeurteilung für Defekturarzneimittel

Modifiziert nach Resolution CM/Res(2016)1 des Europarats

Defekturarzneimittel: ______________________ Applikationsart: ____________

Inhaltsstoffe	Menge

Jährliche Produktionsmenge

Faktor	Flüssige Arzneiformen (einschl. Augentropfen) in üblichen Packungseinheiten	Feste, oral applizierte Arzneiformen (z.B. Kapseln) in Stück	Feste, rektal oder vaginal applizierte Arzneiformen (z.B. Suppositorien) in Stück	Halbfeste Arzneiformen oder Teemischungen in Gramm
5	> 3.000	> 180.000	> 60.000	> 300.000
4	1.500 – 3.000	90.000 – 180.000	30.000 – 60.000	150.000 – 300.000
3	750 – 1.499	45.000 – 89.999	15.000 – 29.999	75.000 – 149.999
2	150 – 749	9.000 – 44.999	3.000 – 14.999	15.000 – 74.999
1	< 150	< 9.000	< 3.000	< 15.000

Applikationsart und Darreichungsform

Faktor	Applikationsart und Darreichungsform
5	Parenteralia
4	Ophthalmika in der Chirurgie oder bei traumatischen Verletzungen
4	Inhalanda
4	Enteral bzw. vaginal applizierte Darreichungsformen (steril)
4	Topisch applizierte Darreichungsformen (steril)
3	Ophthalmika am unverletzten Auge
3	Enteral bzw. vaginal applizierte Darreichungsformen (unsteril)
2	Teemischungen
1	Topisch applizierte Darreichungsformen (unsteril)

Inhärente Risiken des Wirkstoffs

Faktor	Inhärente Risiken des Wirkstoffs	
5	Hohes Risiko	Bei der Einstufung des Risikos eines Wirkstoffs werden mindestens folgende Kriterien berücksichtigt: pharmazeutische Qualität (Arzneibuchkonformität), Kanzerogenität, Mutagenität, Reproduktionstoxizität, therapeutische Breite, Betäubungsmittel, Allergierisiko, Umwelttoxizität, Stabilität (Licht, Sauerstoff, Temperatur, pH-Wert), Dosierung
3	Mittleres Risiko	
1	Geringes Risiko	

Herstellungsprozess

Faktor	Herstellungsprozess
5	Aseptische Herstellung
4	Aseptische Herstellung mit Sterilisation im Endbehältnis
3	Befüllen von Kapseln
3	Gießen von Suppositorien/Ovula
2	Lösen und Mischen
2	Verdünnen
1	Abfüllen nicht steriler Zubereitungen

Abgabe

Faktor	Mengenverhältnis der inner- bzw. außerhalb der herstellenden Apotheke abgegebenen Packungseinheiten
5	Abgabe ausschließlich außerhalb der herstellenden Apotheke
4	Abgabe von mehr als 75 % außerhalb der herstellenden Apotheke
3	Abgabe von mehr als 50 % außerhalb der herstellenden Apotheke
2	Abgabe von mehr als 25 % außerhalb der herstellenden Apotheke
1	Abgabe hauptsächlich in der herstellenden Apotheke

	Gesamtrisikoscore	Risikoklasse
x x x x =		☐ niedrig (Gesamtrisikoscore < 30) ☐ mittel (Gesamtrisikoscore 30 – 100) ☐ hoch (Gesamtrisikoscore > 100)

Deutscher Apotheker Verlag, Vordruck 121400241

Risikobeurteilung für Defekturarzneimittel

Modifiziert nach Resolution CM/Res(2016)1 des Europarats

Defekturarzneimittel: ____________________ Applikationsart: ____________

Inhaltsstoffe	Menge

Jährliche Produktionsmenge

Faktor	Flüssige Arzneiformen (einschl. Augentropfen) in üblichen Packungseinheiten	Feste, oral applizierte Arzneiformen (z.B. Kapseln) in Stück	Feste, rektal oder vaginal applizierte Arzneiformen (z.B. Suppositorien) in Stück	Halbfeste Arzneiformen oder Teemischungen in Gramm
5	> 3.000	> 180.000	> 60.000	> 300.000
4	1.500 – 3.000	90.000 – 180.000	30.000 – 60.000	150.000 – 300.000
3	750 – 1.499	45.000 – 89.999	15.000 – 29.999	75.000 – 149.999
2	150 – 749	9.000 – 44.999	3.000 – 14.999	15.000 – 74.999
1	< 150	< 9.000	< 3.000	< 15.000

Applikationsart und Darreichungsform

Faktor	Applikationsart und Darreichungsform
5	Parenteralia
4	Ophthalmika in der Chirurgie oder bei traumatischen Verletzungen
4	Inhalanda
4	Enteral bzw. vaginal applizierte Darreichungsformen (steril)
4	Topisch applizierte Darreichungsformen (steril)
3	Ophthalmika am unverletzten Auge
3	Enteral bzw. vaginal applizierte Darreichungsformen (unsteril)
2	Teemischungen
1	Topisch applizierte Darreichungsformen (unsteril)

Inhärente Risiken des Wirkstoffs

Faktor	Inhärente Risiken des Wirkstoffs	
5	Hohes Risiko	Bei der Einstufung des Risikos eines Wirkstoffs werden mindestens folgende Kriterien berücksichtigt: pharmazeutische Qualität (Arzneibuchkonformität), Kanzerogenität, Mutagenität, Reproduktionstoxizität, therapeutische Breite, Betäubungsmittel, Allergierisiko, Umwelttoxizität, Stabilität (Licht, Sauerstoff, Temperatur, pH-Wert), Dosierung
3	Mittleres Risiko	
1	Geringes Risiko	

Herstellungsprozess

Faktor	Herstellungsprozess
5	Aseptische Herstellung
4	Aseptische Herstellung mit Sterilisation im Endbehältnis
3	Befüllen von Kapseln
3	Gießen von Suppositorien/Ovula
2	Lösen und Mischen
2	Verdünnen
1	Abfüllen nicht steriler Zubereitungen

Abgabe

Faktor	Mengenverhältnis der inner- bzw. außerhalb der herstellenden Apotheke abgegebenen Packungseinheiten
5	Abgabe ausschließlich außerhalb der herstellenden Apotheke
4	Abgabe von mehr als 75 % außerhalb der herstellenden Apotheke
3	Abgabe von mehr als 50 % außerhalb der herstellenden Apotheke
2	Abgabe von mehr als 25 % außerhalb der herstellenden Apotheke
1	Abgabe hauptsächlich in der herstellenden Apotheke

					Gesamtrisikoscore	Risikoklasse
x	x	x	x	=		☐ niedrig (Gesamtrisikoscore < 30) ☐ mittel (Gesamtrisikoscore 30 – 100) ☐ hoch (Gesamtrisikoscore > 100)

Deutscher Apotheker Verlag, Vordruck 121400241

Risikobeurteilung für Defekturarzneimittel

Modifiziert nach Resolution CM/Res(2016)1 des Europarats

Defekturarzneimittel: ______________________ Applikationsart: ______________

Inhaltsstoffe	Menge

Jährliche Produktionsmenge

Faktor	Flüssige Arzneiformen (einschl. Augentropfen) in üblichen Packungseinheiten	Feste, oral applizierte Arzneiformen (z.B. Kapseln) in Stück	Feste, rektal oder vaginal applizierte Arzneiformen (z.B. Suppositorien) in Stück	Halbfeste Arzneiformen oder Teemischungen in Gramm
5	> 3.000	> 180.000	> 60.000	> 300.000
4	1.500 – 3.000	90.000 – 180.000	30.000 – 60.000	150.000 – 300.000
3	750 – 1.499	45.000 – 89.999	15.000 – 29.999	75.000 – 149.999
2	150 – 749	9.000 – 44.999	3.000 – 14.999	15.000 – 74.999
1	< 150	< 9.000	< 3.000	< 15.000

Applikationsart und Darreichungsform

Faktor	Applikationsart und Darreichungsform
5	Parenteralia
4	Ophthalmika in der Chirurgie oder bei traumatischen Verletzungen
4	Inhalanda
4	Enteral bzw. vaginal applizierte Darreichungsformen (steril)
4	Topisch applizierte Darreichungsformen (steril)
3	Ophthalmika am unverletzten Auge
3	Enteral bzw. vaginal applizierte Darreichungsformen (unsteril)
2	Teemischungen
1	Topisch applizierte Darreichungsformen (unsteril)

Inhärente Risiken des Wirkstoffs

Faktor	Inhärente Risiken des Wirkstoffs	
5	Hohes Risiko	Bei der Einstufung des Risikos eines Wirkstoffs werden mindestens folgende Kriterien berücksichtigt: pharmazeutische Qualität (Arzneibuchkonformität), Kanzerogenität, Mutagenität, Reproduktionstoxizität, therapeutische Breite, Betäubungsmittel, Allergierisiko, Umwelttoxizität, Stabilität (Licht, Sauerstoff, Temperatur, pH-Wert), Dosierung
3	Mittleres Risiko	
1	Geringes Risiko	

Herstellungsprozess

Faktor	Herstellungsprozess
5	Aseptische Herstellung
4	Aseptische Herstellung mit Sterilisation im Endbehältnis
3	Befüllen von Kapseln
3	Gießen von Suppositorien/Ovula
2	Lösen und Mischen
2	Verdünnen
1	Abfüllen nicht steriler Zubereitungen

Abgabe

Faktor	Mengenverhältnis der inner- bzw. außerhalb der herstellenden Apotheke abgegebenen Packungseinheiten
5	Abgabe ausschließlich außerhalb der herstellenden Apotheke
4	Abgabe von mehr als 75 % außerhalb der herstellenden Apotheke
3	Abgabe von mehr als 50 % außerhalb der herstellenden Apotheke
2	Abgabe von mehr als 25 % außerhalb der herstellenden Apotheke
1	Abgabe hauptsächlich in der herstellenden Apotheke

					Gesamtrisikoscore	Risikoklasse
x	x	x	x	=		☐ niedrig (Gesamtrisikoscore < 30) ☐ mittel (Gesamtrisikoscore 30 – 100) ☐ hoch (Gesamtrisikoscore > 100)

Deutscher Apotheker Verlag, Vordruck 121400241

Risikobeurteilung für Defekturarzneimittel

Modifiziert nach Resolution CM/Res(2016)1 des Europarats

Defekturarzneimittel: ____________________ Applikationsart: ____________________

Inhaltsstoffe	Menge

Jährliche Produktionsmenge

Faktor	Flüssige Arzneiformen (einschl. Augentropfen) in üblichen Packungseinheiten	Feste, oral applizierte Arzneiformen (z.B. Kapseln) in Stück	Feste, rektal oder vaginal applizierte Arzneiformen (z.B. Suppositorien) in Stück	Halbfeste Arzneiformen oder Teemischungen in Gramm
5	> 3.000	> 180.000	> 60.000	> 300.000
4	1.500 – 3.000	90.000 – 180.000	30.000 – 60.000	150.000 – 300.000
3	750 – 1.499	45.000 – 89.999	15.000 – 29.999	75.000 – 149.999
2	150 – 749	9.000 – 44.999	3.000 – 14.999	15.000 – 74.999
1	< 150	< 9.000	< 3.000	< 15.000

Applikationsart und Darreichungsform

Faktor	Applikationsart und Darreichungsform
5	Parenteralia
4	Ophthalmika in der Chirurgie oder bei traumatischen Verletzungen
4	Inhalanda
4	Enteral bzw. vaginal applizierte Darreichungsformen (steril)
4	Topisch applizierte Darreichungsformen (steril)
3	Ophthalmika am unverletzten Auge
3	Enteral bzw. vaginal applizierte Darreichungsformen (unsteril)
2	Teemischungen
1	Topisch applizierte Darreichungsformen (unsteril)

Inhärente Risiken des Wirkstoffs

Faktor	Inhärente Risiken des Wirkstoffs	
5	Hohes Risiko	Bei der Einstufung des Risikos eines Wirkstoffs werden mindestens folgende Kriterien berücksichtigt: pharmazeutische Qualität (Arzneibuchkonformität), Kanzerogenität, Mutagenität, Reproduktionstoxizität, therapeutische Breite, Betäubungsmittel, Allergierisiko, Umwelttoxizität, Stabilität (Licht, Sauerstoff, Temperatur, pH-Wert), Dosierung
3	Mittleres Risiko	
1	Geringes Risiko	

Herstellungsprozess

Faktor	Herstellungsprozess
5	Aseptische Herstellung
4	Aseptische Herstellung mit Sterilisation im Endbehältnis
3	Befüllen von Kapseln
3	Gießen von Suppositorien/Ovula
2	Lösen und Mischen
2	Verdünnen
1	Abfüllen nicht steriler Zubereitungen

Abgabe

Faktor	Mengenverhältnis der inner- bzw. außerhalb der herstellenden Apotheke abgegebenen Packungseinheiten
5	Abgabe ausschließlich außerhalb der herstellenden Apotheke
4	Abgabe von mehr als 75 % außerhalb der herstellenden Apotheke
3	Abgabe von mehr als 50 % außerhalb der herstellenden Apotheke
2	Abgabe von mehr als 25 % außerhalb der herstellenden Apotheke
1	Abgabe hauptsächlich in der herstellenden Apotheke

					Gesamtrisikoscore	Risikoklasse
x	x	x	x	=		☐ niedrig (Gesamtrisikoscore < 30) ☐ mittel (Gesamtrisikoscore 30 – 100) ☐ hoch (Gesamtrisikoscore > 100)

Deutscher Apotheker Verlag, Vordruck 121400241

Risikobeurteilung für Defekturarzneimittel

Modifiziert nach Resolution CM/Res(2016)1 des Europarats

Defekturarzneimittel: ______________________________ Applikationsart: ______________

Inhaltsstoffe	Menge

Jährliche Produktionsmenge

Faktor	Flüssige Arzneiformen (einschl. Augentropfen) in üblichen Packungseinheiten	Feste, oral applizierte Arzneiformen (z.B. Kapseln) in Stück	Feste, rektal oder vaginal applizierte Arzneiformen (z.B. Suppositorien) in Stück	Halbfeste Arzneiformen oder Teemischungen in Gramm
5	> 3.000	> 180.000	> 60.000	> 300.000
4	1.500 – 3.000	90.000 – 180.000	30.000 – 60.000	150.000 – 300.000
3	750 – 1.499	45.000 – 89.999	15.000 – 29.999	75.000 – 149.999
2	150 – 749	9.000 – 44.999	3.000 – 14.999	15.000 – 74.999
1	< 150	< 9.000	< 3.000	< 15.000

Applikationsart und Darreichungsform

Faktor	Applikationsart und Darreichungsform
5	Parenteralia
4	Ophthalmika in der Chirurgie oder bei traumatischen Verletzungen
4	Inhalanda
4	Enteral bzw. vaginal applizierte Darreichungsformen (steril)
4	Topisch applizierte Darreichungsformen (steril)
3	Ophthalmika am unverletzten Auge
3	Enteral bzw. vaginal applizierte Darreichungsformen (unsteril)
2	Teemischungen
1	Topisch applizierte Darreichungsformen (unsteril)

Inhärente Risiken des Wirkstoffs

Faktor	Inhärente Risiken des Wirkstoffs	
5	Hohes Risiko	Bei der Einstufung des Risikos eines Wirkstoffs werden mindestens folgende Kriterien berücksichtigt: pharmazeutische Qualität (Arzneibuchkonformität), Kanzerogenität, Mutagenität, Reproduktionstoxizität, therapeutische Breite, Betäubungsmittel, Allergierisiko, Umwelttoxizität, Stabilität (Licht, Sauerstoff, Temperatur, pH-Wert), Dosierung
3	Mittleres Risiko	
1	Geringes Risiko	

Herstellungsprozess

Faktor	Herstellungsprozess
5	Aseptische Herstellung
4	Aseptische Herstellung mit Sterilisation im Endbehältnis
3	Befüllen von Kapseln
3	Gießen von Suppositorien/Ovula
2	Lösen und Mischen
2	Verdünnen
1	Abfüllen nicht steriler Zubereitungen

Abgabe

Faktor	Mengenverhältnis der inner- bzw. außerhalb der herstellenden Apotheke abgegebenen Packungseinheiten
5	Abgabe ausschließlich außerhalb der herstellenden Apotheke
4	Abgabe von mehr als 75 % außerhalb der herstellenden Apotheke
3	Abgabe von mehr als 50 % außerhalb der herstellenden Apotheke
2	Abgabe von mehr als 25 % außerhalb der herstellenden Apotheke
1	Abgabe hauptsächlich in der herstellenden Apotheke

					Gesamtrisikoscore	Risikoklasse
	x	x	x	x	=	☐ niedrig (Gesamtrisikoscore < 30) ☐ mittel (Gesamtrisikoscore 30 – 100) ☐ hoch (Gesamtrisikoscore > 100)

Deutscher Apotheker Verlag, Vordruck 121400241